国家科学技术学术著作出版基金资助出版

嗓音医学工程学

万明习　王素品　吴　亮　著

科学出版社

北　京

内 容 简 介

嗓音医学工程学是在推动嗓音医学发展过程中自身得到发展，多学科交叉特色突出，体系正在逐渐形成，且尚需不断拓展的重要研究领域。本书明确了嗓音医学工程学的概念和内涵，对核心的基础理论、工程技术方法、应用结果与内在机制进行了系统深入的阐述。全书共7章，很好地把握了本领域现状、核心和新方向，其中核心内容包括嗓音产生的物理与调控机制，检测、成像与分析，病理语音重建与增强等方面的理论方法、关键技术和应用成果。

本书适合于生物医学工程、喉科学及嗓音医学、语言声学与通讯、语言学、心理学与神经科学等领域的科研人员、研究生和医生阅读，希望能够为致力于该领域研究的科研人员提供具体的理论方法与关键技术。

图书在版编目(CIP)数据

嗓音医学工程学/万明习，王素品，吴亮著. —北京：科学出版社，2015.2
ISBN 978-7-03-043382-4

Ⅰ.①嗓… Ⅱ.①万… ②王… ③吴… Ⅲ.①嗓音医学 Ⅳ.①R767.92

中国版本图书馆CIP数据核字(2015)第029636号

责任编辑：罗 静 刘 晶 / 责任校对：郑金红
责任印制：吴兆东 / 封面设计：北京铭轩堂广告设计有限公司

科学出版社 出版
北京东黄城根北街16号
邮政编码：100717
http://www.sciencep.com
北京厚诚则铭印刷科技有限公司印刷
科学出版社发行 各地新华书店经销
*
2015年2月第 一 版 开本：787×1092 1/16
2025年1月第三次印刷 印张：30 1/4
字数：711 000

定价：168.00元

(如有印装质量问题，我社负责调换)

前　言

嗓音的产生是语音器官最重要的生理功能和社会功能，是喉科学、艺术嗓音、语言声学和语音通讯、语言学、生物医学工程学、心理学与神经科学等学科共同关注的焦点。嗓音医学（voice medicine）是一门研究嗓音产生的基本原理、探讨嗓音与言语障碍的病因、发病机制、诊断、治疗和预防的科学，研究领域涉及嗓音生理、艺术嗓音、嗓音功能评估、嗓音疾病诊断、嗓音外科治疗、无喉言语康复等许多方面。20世纪，欧洲和美国等相继建立了一批与嗓音医学相关的研究机构、学术组织和基金会，出版了多份专门的学术刊物，嗓音医学及其相关技术研究得到了快速发展。

嗓音医学工程学（engineering in voice medicine）则是在推动嗓音医学发展过程中自身得到发展，学科交叉特色突出，体系逐渐形成，但尚需不断拓展深化的重要研究领域。

除了语言声学和语音通讯领域之外，数理科学与工程技术在嗓音医学的生理基础、功能评估与临床检查、语音重建与替代交流、嗓音与言语障碍等分支领域的研究发展中均发挥了重要作用，并形成了专门的理论方法与技术手段。发音与构语过程涉及来自中枢神经系统命令对呼吸-发声空气动力系统、喉与声门形态及声带振动、上声道构语与共鸣等语音产生过程的复杂与精确控制。因此，发声空气动力学、声带组织力学与振动力学、嗓音和语言声学、喉内外肌肌电与发声神经控制等是嗓音医学及工程领域的基础性核心问题。声带是人体中振动频率最高的微小器官，也是最易损伤的语音器官，它的高速、精微、复杂的三维振动对浊音嗓音源特性起主要决定作用。围绕声带振动与嗓音源特性的研究，产生了专门的基础研究手段和临床检查技术及设备。以自动电子喉为代表的病理语音重建和替代交流技术也在快速发展。语音神经肌肉系统调节运动研究手段和脑功能成像技术正在言语语言病理学分支领域前沿研究发挥作用。由此可见，嗓音医学工程学的研究内容具有特色但又分散，而其内涵正在不断得到充实并形成体系。

目前国际上尚未见到能系统反映嗓音医学工程学主要内容与前沿发展的著作。由Fant撰写的*Acoustic Theory of Speech Production*（1970，第二版）一书是语言声学和语音通讯领域奠基性经典著作。1981年由日本学者Hirano编写的*Clinical Examination of Voice*一书，从满足临床需要角度对嗓音疾病的客观检查与评价方法进行了系统归纳和简要介绍。1995年，由Titze撰写的*Principles of Voice Production*一书为不同学科领域的学者从物理学角度了解嗓音的产生、调节与控制等提供了重要帮助。2013年，Springer将Baghai-Ravary等撰写的*Automatic Speech Signal Analysis for Clinical Diagnosis and Assessment of Speech Disorders*（共70页）作为语音技术丛书出版。

20世纪80年代以前，我国少数知名喉科学和艺术嗓音医学专家就结合临床实践开展了与嗓音有关的研究，出版了《简明声病学》（张逎华，1981）和《歌唱医学基础》（冯葆富，1981）。80年代初，在我国主要由喉科学和艺术嗓音医学专家开启了嗓音医学这一专门领域，早期也称为嗓音医学与言语医学（phoniatrics and logopedics），少数语言学、语言声学和生物医学工程学等领域专家也在其中做了重要的研究工作。2000 年以来,《嗓音医学基础与临床》(杨式麟,2001)、《嗓音外科学》(江德胜和余养居,2004)、《嗓音医学》(韩德民,2007)、《嗓音疾病与嗓音外科学》(于萍和王荣光,2009)和《实用临床嗓音医学》(黄永望,2012)等相继出版。这些教科书和著作对嗓音医学领域的人才培养、科学研究和临床实践等发挥了重要作用,本书作者也从中受益匪浅。但到目前为止,国内也没有一部关于嗓音医学工程学方面的著作。

本书作者及其研究小组自 1986 年以来一直从事嗓音医学物理与工程方面的研究工作,在声带多维振动和嗓音源特性测量及高速成像、发声肌肉黏弹性-空气动力学测量与数学物理建模研究、无喉语音重建与替代交流等三大方面发展了具有创新性的基础理论、研究方法和关键技术,逐渐形成了具有特色的嗓音医学工程学研究体系。为了促进学术交流与人才培养,加快我国嗓音医学工程学专门领域的发展,我们于 2012 年启动了《嗓音医学工程学》的撰写工作。此专著的内容主要是本小组近三十年研究成果的归纳和总结,同时涵盖了国际上的最新进展。嗓音医学工程学的理论方法和关键技术与生理病理基础及前沿密切关联,作者在撰写时不仅保证了本书的系统性,还强调了内容的深入性。因此,希望本书能够帮助读者对嗓音医学工程学领域有所了解;也希望对准备进入该领域进行研究的学者起到"抛砖引玉"的作用;更希望为致力于该领域深入研究的科学家和工程开发的技术人员提供具体的理论方法与关键技术。

本书共分为 7 章:第 1 章简单介绍了嗓音医学工程学的发展历程、语音产生的生理基础和物理原理、现有嗓音医学研究与临床应用的检测、成像及分析方法;第 2 章详细介绍了发声空气动力学的物理和数学建模方法,及其在声门腔组织形态变化对发声作用方面的主要研究成果;第 3 章主要讨论了声门图检测电采样场理论、信号起源模型、信号处理与特征参数提取方法及其与声带振动模式的关系,发展了两种新的声门图技术;第 4 章主要介绍了高速成像和高帧率超声成像方法在声带振动特性和组织力学参数反求研究中的理论方法、关键技术和应用结果,对声带的相干光学断层成像也有涉及;第 5 章详细叙述了在自动电子喉语音重建领域关于嗓音源合成与控制的理论方法及关键技术;第 6 章主要介绍了关于电子喉语音增强和病理语音评价等方面的研究成果;第 7 章从脑功能成像角度介绍了关于语音听觉与发声大脑控制机制方面研究的初步方案。

全书撰写过程中,作者参阅了大量国内外本领域和相关领域的教科书、论文等文献,并注意反映我国在嗓音医学及工程领域的工作进展。书中每章参考文献的选择除了满足引文的要求外,还力求涵盖本领域的经典文献和最新文献。由于嗓音医学及工程涉及面广,发展迅速,积累了丰富的文献资料,本书在引文方面可能还有疏漏,敬请谅解。此外,由于作者水平有限,本书在内容选取与写作等方面存在不足和疏漏之处在所难免,恳请读者不吝赐教,予以批评和指正。

作者要特别感谢近 20 年来牛海军、刘汉军、秦绪磊等 13 位博士生和 19 位硕士生的研究工作。感谢张全忠教授和王锦玲教授,缅怀张迺华教授和余桂芬医生,是他们在 20 世纪 80 年代中期同时为作者 1 人——一位生物医学工程专业研究生讲授和主持考试耳鼻咽喉科学课程,并提供动物实验和临床研究的保障。还要感谢北京、天津、上海和南京等地的多位中老年艺术嗓音医学、耳鼻咽喉科学和语言声学专家,当作者 20 世纪 80 年代中期满怀激情进入这一自己本不熟悉的领域时，他们给予了充分的鼓励。感谢 R. C. Scherer 教授在发声空气动力学研究和人才培养方面提供的富有成效的合作。感谢作者的导师程敬之教授 30 多年来给予的指导和支持。

本书的研究工作得到了国家自然科学基金面上项目（No. 68871030、No. 69101002、No. 69871023、No. 30070212、No. 30770544、No. 10874137、No. 61271087、No. 11274250）、国家杰出青年科学基金项目（No. 69925101）、原国家教委跨世纪优秀人才计划项目和教育部博士点基金（No. 20100201110049）等的大力支持，也得到了 973 项目课题（No. 2010CB732603）的重要支持。

正是所有这些因素支持我们在本领域长期从事研究和人才培养工作，并使本书得以完成，在此一并表示感谢。

著　者

于西安交通大学

2014 年 2 月

目　　录

第 1 章　嗓音医学工程学基础

1.1　嗓音医学工程学简介

1.1.1　嗓音言语医学

嗓音(voice)是在高级中枢神经的控制下，声门下气流挤压声带使其振动产生基音，并经咽腔、口腔和鼻腔调节而发出的具有一定音调、强度和音色的声音。嗓音的产生是语音器官最重要的生理功能和社会功能，是喉科学、艺术嗓音、语言声学和语音通讯、语言学、生物医学工程学、心理学与神经科学等学科共同关注的焦点。嗓音医学(voice medicine)是一门研究嗓音产生的基本原理，探讨嗓音与言语障碍的病因、发病机制、诊断、治疗和预防的科学，研究领域涉及嗓音生理、艺术嗓音、嗓音功能评估、嗓音疾病诊断、嗓音外科治疗、无喉言语康复等许多方面。20 世纪以来，随着全球信息化进程的推进，人类语言交流的广度及深度不断增加，对言语语言的要求已经不再停留于基本的交流功能上，而是上升到情感交流的高度，上升到“美声健声”的高度，因此对嗓音保健及嗓音康复质量的要求正在不断提高。所以，对嗓音医学领域的持续深入研究，对于人类发声机制的阐明，以及嗓音疾病的诊断、治疗、康复和保健都具有极其重要意义。

在国际上，嗓音医学(phoniatrics)和言语医学(logopedics)是一对相伴相生的概念，最初由奥地利医生 Hago Stern 于 1919 年提出。嗓音医学是研究嗓音器官，包括呼吸器、发声器和共鸣腔在内的解剖、生理、病理及有关临床疾病诊治问题的学科；言语医学是研究人们有关语言功能和言语病理的学科。而嗓音言语医学(logopedics and phoniatrics, L. P.)就是研究包括嗓音医学和言语医学两个方面在内的一门科学。随着社会需求的增长和研究技术的发展，首先在西方世界出现了与嗓音言语医学相关的研究机构、学术组织、政府机构及基金会等。在欧洲，国际嗓音医学和言语医学联合会(International Association of Logopedics and Phoniatrics, IALP)于 1924 年成立于奥地利的维也纳，是当时嗓音医学领域中最早的具有全球影响力的国际组织，出版了期刊 *Folia Phoniatrica et Logopaedica*。现在全球 31 个国家的 44 个协会参加了该联合会。美国的 ASHA(American Speech-Language-Hearing Association)成立于 1925 年，目前是美国临床言语语言病理学(speech-language pathology)从业资格标准的制定机构和专门的认证机构。美国的 Voice Foundation 也是非常具有国际影响力的、致力于嗓音医学和嗓音科学研究及教育的组织。在亚洲，日本音声言语医学会在语音、语言、听觉功能紊乱，以及脑对发声的中枢调控等方面具有深厚的研究背景，出版了《言语医学》一书，并提出了嗓音质量的主观评价标准。这些机构和组织一般由临床喉科医生、语音声学家、物理学家、生理学和生物学家、工程技术专家等多行业、多领域研究人员组成。他们大量的研究成果都发表在该领域具有国际影响力和国际知名的科技期刊中，如 *IEEE Transactions on Biomedical Engi-*

neering, *The Journal of the Acoustical Society of America*, *Journal of Speech*, *Language and Hearing Research*, *Journal of Voice*, *Folia Phoniatrica et Logopaedica*, 等等。

20 世纪 80 年代以前,我国少数知名喉科学和艺术嗓音医学专家就结合临床实践开展了与嗓音有关的研究。80 年代初,由喉科学和艺术嗓音医学专家开启了嗓音医学这一专门领域,早期也称为嗓音医学与言语医学。少数语言学、语言声学和生物医学工程学等领域专家也在其中做了重要的研究工作。经过三十余年的发展,我国的嗓音言语医学在研究领域、诊疗范围、从业人员数量、学术交流及相关研究成果的刊出等方面都具有一定水准,在嗓音生理、嗓音评估、语言治疗、艺术嗓音、嗓音外科、喉康复治疗、发音再造、吞咽障碍等方面都取得了一定的研究进展。2009 年,中华医学会耳鼻咽喉头颈外科分会成立了专门的嗓音学组,领导出版了《听力学及言语疾病杂志》期刊。此外,在北京和重庆等地也有一些地区性的嗓音研究协会。虽然与发达国家的研究单位相比还存在一些差距,但目前国内的一些三级甲等医院已经能够独立开展临床嗓音功能的评估和治疗。然而,国内对嗓音言语医学开展研究的研究者绝大多数为临床喉科医生,研究重点和大部分的研究成果都集中在嗓音医学领域,言语医学的发展非常滞后且目前仍处于被嗓音医学“代管”的状态,远非临床医师所能独立涉足。因此在国内,嗓音医学实际上包含了嗓音医学和言语医学这两个方面的研究内容。

1.1.2 嗓音医学工程学

随着科学技术的进步,喉科的检查方法和研究手段都有了很快的发展。其中一些是专门针对喉科检查和喉病康复而设计发展的,如非侵入且操作简便的电声门图、能够对声带高速振动进行“慢像”观察的频闪喉镜、无需手术且易于掌握的人工电子喉等;此外还有一些技术手段是借用其他临床或科研领域的技术方法,如超声、CT、高速摄影、肌电图、非线性动力学分析、声学分析和评价,等等。这些技术手段相互配合、相互补充,为研究者提供同一研究对象的不同角度的多维信息,为全面深入地进行研究奠定了基础。

自 1986 年以来,本书作者及其研究小组从生物物理和工程应用的角度出发,对嗓音医学领域中亟待解决的问题和难点不断提出创新的研究思路和实施方法,逐步发展并形成了十分具有特色的嗓音医学工程研究体系。我们将流体动力学和组织力学等自然科学方法与检测和成像技术、信号处理技术和康复工程等工程技术方法相结合,应用于声带多维振动和嗓音源特性测量及高速成像、发声肌肉黏弹性-空气动力学测量与数学物理建模研究、无喉语音重建与替代交流等方面的研究中来,将嗓音言语医学与物理学和工程学融合形成一个整体,首次提出了嗓音医学工程学这一概念:嗓音医学工程学(engineering in voice medicine)是在嗓音医学发展过程中逐渐形成的与工程学结合的交叉产物,是一门运用现代工程技术的原理和方法在多层次上研究嗓音医学的综合性、高技术的科学。在嗓音医学工程研究中,物理学和工程学扮演着十分重要的角色,它们是构成嗓音医学工程学这座大厦的基石。但遗憾的是,到目前为止我国的嗓音医学工程学仍未形成一个专门的人才培养学科。

经过近三十年的研究积累,我们利用物理学和工程学方法对发声生理与生物物理机制、嗓音学检测及信号处理方法、发声空气动力学特征、声带振动及组织力学特性、嗓音康复重建技术等方面进行了多年系统深入的研究，形成了特有的嗓音医学工程基础理论、研究方法和关键技术，同时也构成了本学术专著的主要成果。本书在概括性地介绍了嗓音产生的生理解剖结构、物理原理及现有的嗓音学检测和研究手段基础上，主要内容可分为三大部分：发声空气动力学的物理与数学建模方法、声带振动的组织力学测量与成像、无喉语音康复技术。此外，考虑到言语医学在我国的研究基础相对薄弱，本书中还介绍了本研究小组对大脑的语音加工机制的初步研究方案和成果。希望本书能够帮助读者对嗓音医学工程学领域有所了解，也希望为准备进入该领域进行研究的学者起到抛砖引玉的作用，更希望为致力于该领域深入研究的科学家和工程开发的技术人员提供具体的理论方法与关键技术，使得嗓音医学工程学的研究内容不断拓宽、研究方法不断创新、研究成果不断丰富，从而促进嗓音医学工程学在我国的蓬勃快速发展。

1.2　发声系统

发声器官是人类歌唱和言语等发声过程的生理基础，而发声器官的解剖学是本书后续内容的重要基础。本节在编写过程中主要参考了国内耳鼻喉科学的权威教材和著作，包括汪吉宝和黄选兆等编写的《实用耳鼻咽喉科学》、吴学愚等编写的《喉科学》、江德胜和余养居等编写的《嗓音外科学》。

人类发声系统主要包含三个组成部分：振动部分——声带；动力部分——肺；传播和共鸣部分——胸腔、咽喉腔、喉腔、口鼻腔和头颅。对于人类语言功能而言，还需要有神经系统和咬字吐字器官（唇、舌、牙、腭等）的配合。

根据发声系统各部分的解剖结构和功能，通常将发声系统分为三个子腔，分别是喉下腔、喉腔和喉上腔。

1.2.1　喉下腔

喉下腔主要包括肺、气管和支气管，除了作为呼吸系统的一部分之外，也是整个发声系统的能量来源。

气管（trachea）是由弹性透明软骨、平滑肌、黏膜和结缔组织构成的腔管，共计有16～20个气管环，分叉为左、右主支气管。气管环之间有结缔组织连接。成人气管长度为10～12cm，横截面积2.5cm^2，左右径2～2.5cm，前后径1～2cm。

支气管的结构与气管相似，由软骨、黏膜、平滑肌及结缔组织组成。从气管杈开始分为左、右主支气管，进入肺门。右侧主支气管粗短，长约2.5cm，与气管纵轴约成25°角，左侧主支气管细而长，长约5cm，与气管纵轴约成45°角，左右主支气管交角平均63°～79°。

肺是进行气体交换的器官，位于胸腔内纵隔的两侧，左右各一。肺上端钝圆处称为肺尖，向上经胸廓上口突入颈根部，底位于膈上面，左肺由斜裂分为上、下两个肺叶，右肺除斜裂外，还有一水平裂将其分为上、中、下三个肺叶。肺以支气管反复分支形成的支气管树为基础构成。支气管各级分支之间及肺泡之间都由结缔组织性的间质所填充，血管、淋巴管、神经等随支气管的分支分布在结缔组织内。成人肺容积为3000～5000cm^3，在正常呼吸时，肺内的气体交换量一般不大于1000cm^3。

1.2.2 喉腔

喉腔既是发声器官，又是呼吸道的门户，居于前正中，舌骨之下，是由喉支架围成的管状空腔，上通咽喉，下接气管。通常以声带为界，将喉腔分为声门上区（supraglottal portion）、声门区（glottal portion）和声门下区（subglottal portion）三部分。

1. 声门上区

声门上区位于声带上缘以上，其前襞为会厌软骨，二侧襞为杓会厌襞，后襞为杓状软骨。介于喉入口与室带之间的部分，称为喉前庭（laryngeal vestibule），上宽下窄，前壁比后壁长。其下又有室带与喉室两部分结构。

1）室带

室带（ventricular fold）也称假声带（false vocal fold），左右各一，位于声带上方，与声带平行，由黏膜、室韧带及少量肌纤维组成，外观呈淡红色。发声时边缘呈凸面向上的弧形，呼吸时边缘展直，喉室入口呈窄隙状。

2）喉室

喉室（laryngeal ventricle）位于声带和室带之间，开口呈椭圆形的腔隙，前端向上向外延展成一小憩室，称为喉室小囊（sacculus of larynx）或喉室附部。

2. 声门区

声门区位于声带之间，包括两侧声带、前联合和后联合。其中，声带是发声系统中最重要的器官。

声带（vocal fold）位于室带下方，左右各一，由声韧带、声带肌、黏膜组成。前端位于甲状软骨板交角的内面，两侧声带在此融合成声带腱，称前联合（anterior commissure）。声带后端附着于杓状软骨的声带突。声带张开时，出现一个等腰三角形的裂隙，称为声门裂，简称声门，这是喉最狭窄处。声门的后 1/3 界于两侧杓状软骨声带突之间者称为软骨间部，即为后联合（posterior commissure）。成年男性声带全长 17～21mm，女性为 11～15mm。

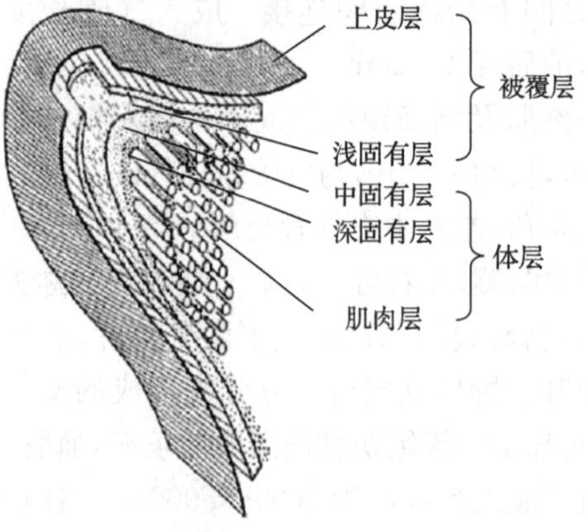

图 1.1 声带的层状结构（Hirano, 1974）

声带的多层结构如图 1.1 所示。声带是由黏膜、声韧带和声带肌组成的层状结构，其显微结构由浅入深分为三层。①上皮层，为覆层鳞状上皮，该层非常薄且细胞排列不紧密，但韧性好，伸屈性强。②固有层，可进而分为：浅固有层，为疏松结缔组织，弹性纤维极少，无胶原纤维，又称为 Reinke 间隙；中固有层，以弹性纤维为主，胶原纤维不丰富，较紧密；深固有层，主要为胶原纤维，与肌纤维结合紧密。③肌肉层，为甲杓内肌（即声带肌）。其中，上皮层和浅固有层组成声带黏膜，其下的中固有层和深固有层构成声韧带(弹性圆锥),声韧带与声带肌紧密连接在一起。Hirano根据声带分层特性,提出了一种声带结构模型(Hirano,1974)。该模型由三部分构成,分别是被覆层、过渡层和体层。其中,被覆层包括了上皮层和浅固有层;过渡层包括了中固有层和深固有层;体层包括了声带肌。进一步简化该模型,可将过渡层划归到体层中,这样声带的简化结构模型由被覆层和体层两部分构成。

声带振动过程是一个空气动力学和声带组织本身弹性力学共同作用的生物物理学过程,为了能够对声带振动的力学特性进行定量分析,建立了很多相应的声带振动流体力学模型和组织力学模型。建立声带振动的模型,需要能够反映声带振动的某些特性,而一个适应于生理或者病理的声带振动的组织力学模型,必须能够通过调节它的参量来模拟喉内肌调节或者病理引起的不同条件下的发声。有关声带振动的模型有很多,包括了针对声带被覆层振动的单质量块和多质量块模型,也有针对声带被覆层和体层的三质量块模型(Story and Titze,1995)、自激振动模型(Titze and Story,2002),还有考虑声带几何形状的体层-被覆层双层连续模型(Zhang,2009)、简化水波模型(Tsai et al.,2006)。随着数值计算和计算机技术的发展,后来又出现了利用有限元方法建立的多种有限元模型。

3. 声门下区

声门下区指的是声带下缘以下至环状软骨下缘以上的喉腔,该腔上小下大。气流经过这里,压力增加,最终冲开声门,使声带振动。

1.2.3 喉上腔

喉上腔起始于声门上区上端,终止于嘴唇,包含咽腔、鼻腔和口腔三个空气腔。

咽腔为一漏斗形肌性管道,前后扁平,为呼吸道与消化道的共同通道。成人长11~12cm,上起颅底,向下于环状软骨下缘与食管口连接。咽的后壁及侧壁完整,前壁与鼻腔、口腔和喉腔相通。咽具有防御保护、吞咽、呼吸及言语形成等功能,并与保持正常听力有关。

鼻腔(nasal cavity)由鼻中隔分为左右各一,每侧鼻腔为一前后开放的狭长腔隙,顶部较窄,底部较宽,前起于前鼻孔,后止于后鼻孔。鼻腔的顶部与底部大致平行。鼻腔前后径上部约为35mm,下部为75mm,顶部内径均值为3.5~5mm,底部为12~23mm。鼻腔通道的整个长度约为11cm,整个鼻腔体积约为25cm^3。

口腔是发声系统的终端。前壁以口唇为界,两侧被双颊包围,上界的前期2/3为硬腭,后1/3为软腭,下界由口腔底部的肌肉组成,后界借咽峡与咽相通。在闭口时,口腔可分为前庭和固有口腔两个部分,口腔对发声具有重要作用,其中唇、齿、舌是最重要的构音器官。口腔长度男女性不一,其中成年男性约8.1cm,女性约7.8cm。

当牙齿合拢时,喉上腔内的体积大约是女性130cm^3、男性170cm^3,在人正常说话过程中嘴张得最大时,对应体积变为150cm^{3}和190cm^3。

1.2.4 喉软骨

喉的整体形态依赖于由韧带、肌肉相互连接的软骨,喉部软骨共11块,包括甲状软骨、环状软骨、会厌软骨、杓状软骨、小角软骨、楔状软骨和麦粒软骨，前三者为单一软骨且较大，后四者成对且较小。本节主要参考噪音医学专著（吴学愚，2000；江德胜和余养居，2004）对喉软骨进行简单介绍（图 1.2）。

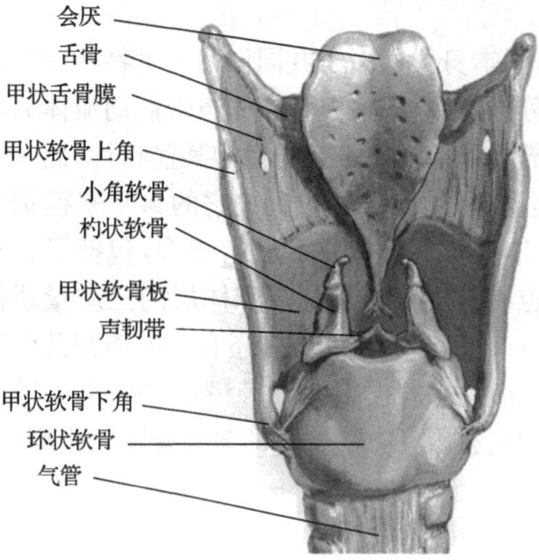

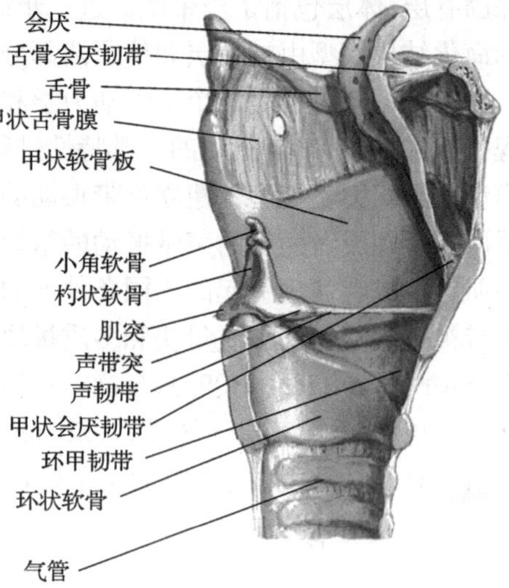

图 1.2 喉软骨（Netter et al.，2005）

(a) 后面观；(b) 内侧面观，正中矢状切面

1. 甲状软骨

甲状软骨为喉软骨中最大的一块，两侧软骨片呈四边形，称为甲状软骨板，两板前缘在颈前正中线汇合，相交处稍向后下方倾斜，其上方凹陷呈“V”形，称为甲状软骨切迹。相交角度存在性别差异：男性呈直角或锐角，向颈前中央突出，上端最突出处称为喉结；女性两板交角较大，约 120°，呈弓形，外突不明显。

2. 环状软骨

环状软骨是呼吸道唯一的完整环形软骨。环状软骨较甲状软骨小，但较厚而坚硬，构成喉腔下部的前壁、侧壁，特别是后壁的支架。

3. 会厌

会厌为薄片状软骨，位于喉入口处的前方，舌与舌骨之后，表面有血管和神经穿行的小孔。其下部呈细柄状，称为会厌软骨茎，其上部逐渐变宽，向上后方延展，上缘游离。儿童的会厌软骨两侧缘向内卷曲，呈“Ω”形，较软；成人多呈圆弧形，平展、较硬，少数成人也呈卷曲状。

4. 杓状软骨

杓状软骨又称为“披裂软骨”，呈不规则锥体，左右各一，各跨于环状软骨板上缘的外侧。

5. 小角软骨

小角软骨是位于两侧杓状软骨顶部的圆锥形小结节软骨，包在杓状会厌襞内，有时与杓状软骨融合在一起。

6. 楔状软骨

楔状软骨为小片状软骨，位于小角软骨前面，也包在杓状会厌襞内。

7. 麦粒软骨

麦粒软骨为纤维软骨，包裹于甲状软骨侧韧带中的圆形小软骨，也常缺如，是胚胎期甲状软骨与舌骨直接连接的残余物。

1.2.5　喉肌

喉的发声调节有赖于肺与喉的协同作用。而喉肌的作用是调整喉的各个软骨、腔室的状态，进而改变发声方式。

1. 喉内肌

在喉发声调节中，最重要的喉内肌(intrinsic laryngeal muscle)包括了环甲肌(cricothyroid muscle)、环杓侧肌(lateral cricoarytenoid muscle)、环杓后肌(posterior cricoarytenoid muscle)、杓间肌(interarytenoid muscle)、甲杓肌(thyroarytenoid muscle)、声带肌(vocalis muscle)。其中，声带肌是甲杓肌中靠近声门中间线的一束肌肉纤维。这些肌肉直接控制了声门的形态和声带的力学特性。另外，杓会厌肌(aryepiglottic muscle)和甲会厌肌(thyroepiglottic muscle)在发声调节中的作用主要是控制会厌的活动，以改变声道的声学特性。

环甲肌的两端连接了甲状软骨和杓状软骨，当它收缩时，甲状软骨会以环-甲关节为轴转动，使甲状软骨和环状软骨前端的间隙缩小，从而达到拉伸声带的作用。图1.3为环甲肌的作用示意图。

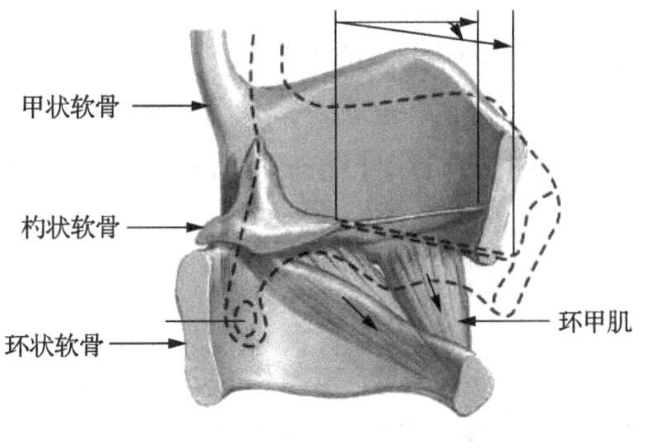

图1.3　环甲肌的作用示意图(Netter et al.，2005)

环杓后肌的作用是打开声门，该肌起于环状软骨后侧，止于杓状软骨的肌突。图1.4

是环杓后肌的作用示意图。

杓间肌包括了杓横肌和杓斜肌。这两束肌肉的作用是将两块杓状软骨靠拢。图 1.5 是杓间肌的作用示意图。

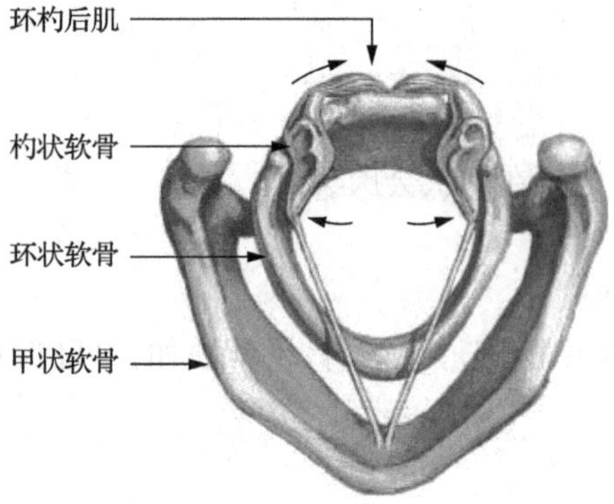

图 1.4　环杓后肌的作用示意图
(Netter et al., 2005)

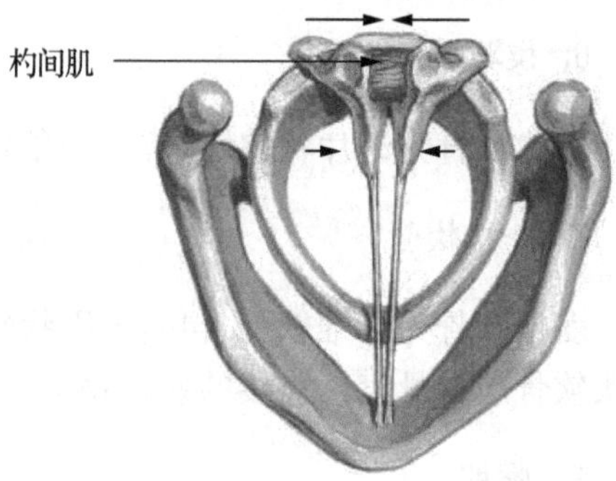

图 1.5　杓间肌的作用示意图
(Netter et al., 2005)

环杓侧肌起于环状软骨两侧,止于杓状软骨的肌突。该肌肉收缩,使杓状软骨的声带突靠拢。图 1.6 是环杓侧肌的作用示意图。

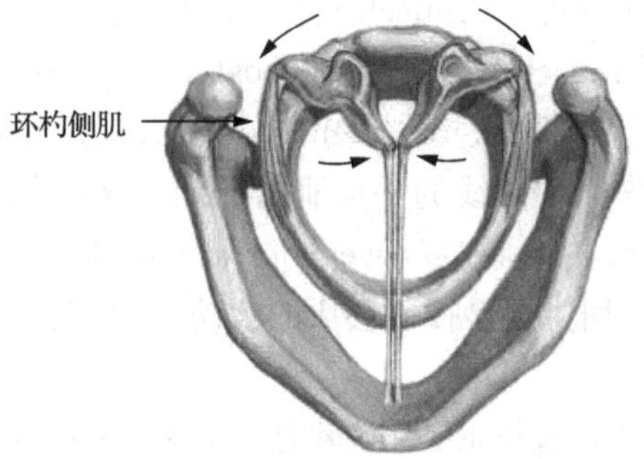

图 1.6　环杓侧肌的作用示意图
(Netter et al., 2005)

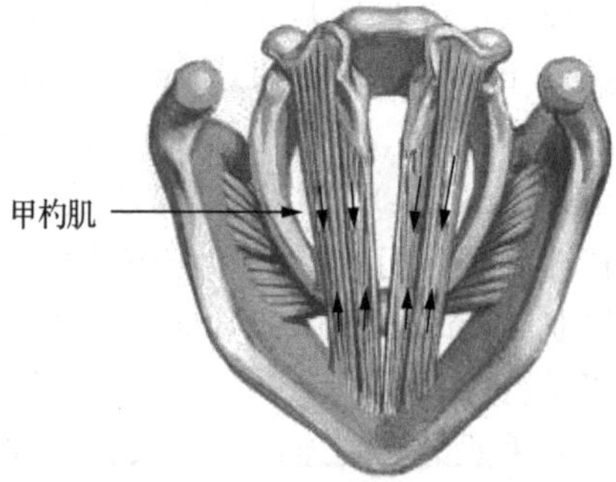

图 1.7　甲杓肌的作用示意图
(Netter et al., 2005)

甲杓肌起于甲状软骨前端的内表面,止于杓状软骨的声带突和杓状软骨外侧靠近肌突的部分。其中,靠近声门中线的一束也就是声带肌,作用是改变声带的纵向张力,进而改变声带体层的力学特性。而甲杓肌靠外侧一束肌肉的主要作用是关闭声门。图 1.7 给出了甲杓肌的作用示意图。

2. 喉外肌

喉外肌(extrinsic laryngeal muscle)主要是指喉与周围结构(包括颅底、舌骨、下颌骨及胸骨等)之间连接的肌肉,实现喉部位置的调整与固定(黄选兆和汪吉宝,1998)。这些肌肉可以改变声道的空气动力学和声学特性,也能间接地改变声带的力学特性,因而对喉的发声有一定的影响。

1.3　嗓音产生的基本原理

1.3.1　声带振动机理

通过声带振动带动空气振动从而发出声音是人类最常用的发声方式。作为已被学术界所广泛接受的理论，肌肉弹性-空气动力学学说(Van den Berg，1958)解释了声带振动、发声的基本原理。该学说认为，声音的产生决定于呼出气流压力与喉内肌肉弹性组织力量之间的相互平衡作用；这种平衡作用的变动，可以改变声调、声强及音质。一般可将发声过程归纳为以下几个步骤(Hardcastle et al.，1999)。

(1) 在发声准备阶段，依靠喉内肌的协调作用，双侧的杓状软骨向内靠拢。在不同的发声方式下，声门的几何形态都不同，最常出现的情况是声门在发声准备阶段处于关闭状态或者接近关闭的状态。

(2) 肺部的空气被挤压，如果声门是关闭的，那么当声门下压达到一定的阈值，就会冲开声门，当气流通过后，由于声带本身的弹性，加之伯努利效应(Van den Berg et al.，1957)导致声门处压力下降，声带会再度关闭，阻止气流通过。另一种常见的情况是，当发声准备阶段，声门并未完全关闭，气流通过声门时，由于伯努利效应，双侧的声带会相互靠拢，甚至紧贴在一起，导致声门下压增加，在气压与声带弹性力的共同作用下，声门会再度打开到之前的状态。

(3) 上述过程反复重复，就导致了声道内空气的周期性振动，产生嗓音。

声带的振动是一个精微的三维运动，在一个振动周期中，声带各个部分的振动状态可能不同。在冠状面观测声带的开闭过程，可以发现，在每一个振动周期的开放相(open phase)，声门的底部首先打开，紧接着声门的顶部才打开。在闭合相(close phase)，声门的底部也先于顶部关闭(Titze et al.，1993)。图 1.8 给出了声带在一个振动循环中的典型模式，这种模式所呈现的现象被称为垂直相差(vertical phase difference)。值得注意的是，这种现象在某些发声方式下可能并不明显。

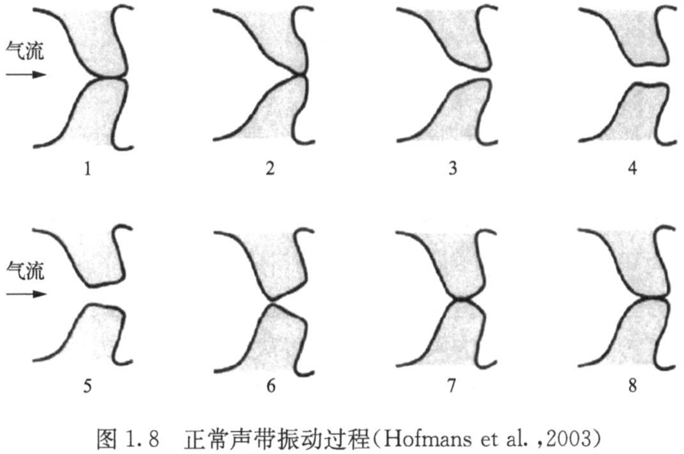

图 1.8　正常声带振动过程(Hofmans et al.，2003)

在声门横断面观察声门的开闭过程中可以发现,在沿声带的长度方向上也存在相差。在一个声带振动周期中,声门每个部分开闭时相并不同步,在喉高速摄影和喉动态镜中,常常可以看到声门“拉链”状的开闭模式。

从广义的角度讲,人在发声过程中可能并不需要声带振动,比如清音。人类发声过程中有两类不同的激励方式,因而能产生两类不同的声音:浊音和清音。当气流通过声门时,声带的张力刚好使声带发生较低频率的张弛振荡,形成准周期性的空气脉冲,这些空气脉冲激励声道便产生浊音。如果声道中某处面积很小,气流高速冲过此处时产生湍流,当气流速度与横截面积之比大于某个临界值时便产生摩擦音,即清音。本章 1.3.2 节中,将简述多种嗓音类型及对应的发声方式。

1.3.2 喉发声调节机制

人的发声过程需要多个器官、多个系统参与,图 1.9 给出了正常人发声的几个环节和每个环节所涉及的执行机构。这些执行机构在神经系统的控制下完成语言等高级功能。在这一节,我们从四个方面阐述喉对发声过程的调节机制(Hardcastle et al., 1999)。

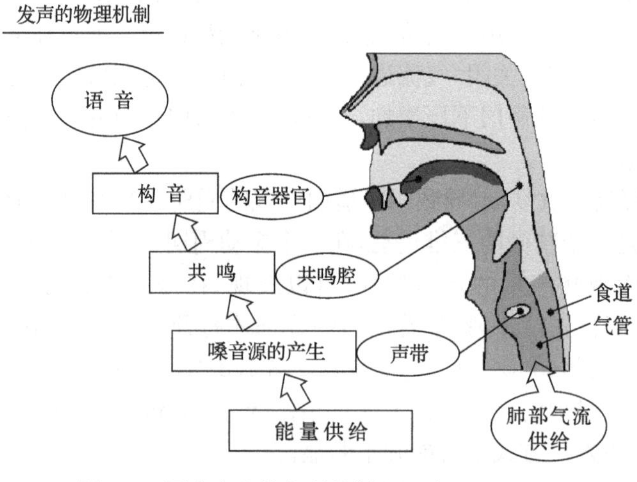

图 1.9 语音产生的物理机制(Hirokazu, 2000)

1. 声门的合拢和外展

正常人的声门是外部空气进出肺的必经门户。呼吸功能有赖于声门的正常工作,此外,关闭声门,增加胸腹腔压力,完成咳嗽、呕吐、排便、分娩和其他肌肉发力等。声门的开闭程度取决于喉所完成的功能,深吸气时,环杓后肌等外展肌工作,合拢肌放松,使声门尽可能地外展到最大开放面积,这有利于增加吸入气体的流量。平稳呼气时,声门的开放程度只有深吸气时的一半,这种情况下,外展肌和合拢肌呈放松状态。

对于喉的发声功能来说,不同的声门开闭程度决定了发声的方式。一般情况下,浊音(voiced sound)要求声门处于关闭或者接近关闭的状态,这样才能使声带起振。清音(voiceless sound)依靠的是气流的湍流现象,所以声门是开放的。

声门的合拢与外展完全取决于合拢肌和外展肌这两组作用相反的肌肉群的平衡。通过喉肌电图和光纤式喉镜的观察，可以直观地研究这两组肌肉群的工作模式。有关这两组肌肉群的解剖位置和作用，请参考1.2.5节中的内容。

值得注意的是，在诸多决定声带是否起振的因素中，声门的开闭程度仅仅是其中之一。声带起振需要足够的气流通过声门，而气流又取决于声门下压的大小。另外，声带本身的力学特性、声门上的调节机构等也是决定声带振动模式的重要因素。

2. 声带力学特性的调节

如上文所述，声带本身的力学特性，尤其是其黏弹性，也是决定声带振动模式的重要因素。声带的长度、厚度、黏弹性是嗓音基频调节机制中的重要因素。嗓音基频 f_0 的改变主要取决于声带振动质量和声带弹性。环甲肌和甲杓肌在声带力学特性调节过程中起主要作用。环甲肌收缩，改变了甲状软骨和环状软骨的相对位置，声带被拉长，声带的振动质量减少，声带的弹性模量增加。甲杓肌的一部分实际构成了声带的体层，这部分肌肉称为声带肌，当甲杓肌收缩时，声带厚度增加，声带的振动质量增加。这里，我们仅仅单独考虑了这两束肌肉的作用，实际上，基频的调节有赖于二者的平衡作用。使用胸声（chest register）发声时，随着基频的增加，环甲肌和甲杓肌的作用力都增加。而在头声（head register）发声时，甲杓肌往往是放松的，环甲肌使声带明显增长。

在声带自身的调节机制中，被覆层-体层振动学说（Hirano，1974）很好地解释了各种声带振动模式和基频调节的物理原理。声带的体层包含了声带肌，所以其力学特性可以通过声带肌的收缩来主动调节。而被覆层内没有肌肉纤维，所以其力学特性只能被动地受声带肌和环甲肌等外部结构作用的调节。发浊音时，被覆层参与了声带的振动过程，通过改变其长度、厚度而间接改变其弹性和振动质量，进而可以改变其振动频率。而体层的弹性不仅间接地取决于其长度和厚度，同时也可以通过声带肌的主动收缩来调节。体层的弹性决定了体层参与声带振动的程度，在声带肌放松且声带没有被环甲肌拉长的情况下，体层的一部分参与到了声带的振动，使得振动的有效质量增加，嗓音基频较低。如果此时声带肌收缩，而声带的长度和厚度不改变，则会导致声带体层的弹性模量增加，同时振动的有效质量减少，使振动局限于被覆层，从而导致嗓音基频升高。

3. 声门上结构的调节

声门上区的喉室和假声带在喉的发声过程中也有其独特的意义。假声带内的肌肉组织很有限，所以自身无法主动地改变弹性，但是通过一些喉内肌的作用，假声带可以被动地改变形态。

在某些发声方式下，假声带的振动是可观测的。喉音歌唱法（throat singing）中的一种歌唱技巧需要使假声带强力内收，并产生振动（Sakakibara et al.，2001）。其振动周期与声带的振动周期相同，但是二者之间存在明显的相位差。一般情况下，假声带与喉室并不出现明显的振动，但是它们也参与到了发声过程中，其作用类似一个声学滤波器。有学者利用模型仿真研究了假声带的空气动力学特性，认为假声带可降低声门上的空气阻力（Zheng et al.，2009）。

会厌在吞咽中起到保护呼吸道的作用，另外有研究认为，杓会厌襞在发“咆哮音”时产生明显的振动(Sakakibara et al., 2004)。在这种特殊的发声方式下,会厌软骨会依靠杓会厌肌的作用靠近杓状软骨,使杓-会厌之间的空间被压缩。

4. 喉位置的调节

发声的调节不仅需要喉内结构的参与,也包含了喉外结构的参与,其中喉外肌对喉软骨位置的控制也在其中起到了不可忽视的作用。不难发现,在平时的对话和歌唱中,喉部的位置往往在随着音调的改变而改变。有研究认为,喉部的位置改变以及颈部的弯曲,与环状软骨的转动相关,所以这种调节机制实际上是通过改变声带的长度来改变嗓音的基频(Hirai et al., 1994)。

尽管实验数据显示,喉的位置变化与发声基频存在明显的相关性,但是其深层次的原因在于喉周围内外的复杂肌肉群的主动牵拉和平衡关系。这些肌肉最终的效果,往往都是通过改变声带的力学特性和声门的空气动力学特性调节发声模式。一种常见的简化模型可以清晰地阐释喉部的发声调节机理,该模型着眼于声门,将复杂的肌肉调节机制简化为三个力学参数:声门合拢力(adductive tension)、中间压缩力(medial compression)和声带纵向张力(longitudinal tension)。图 1.10 是该模型的示意图。

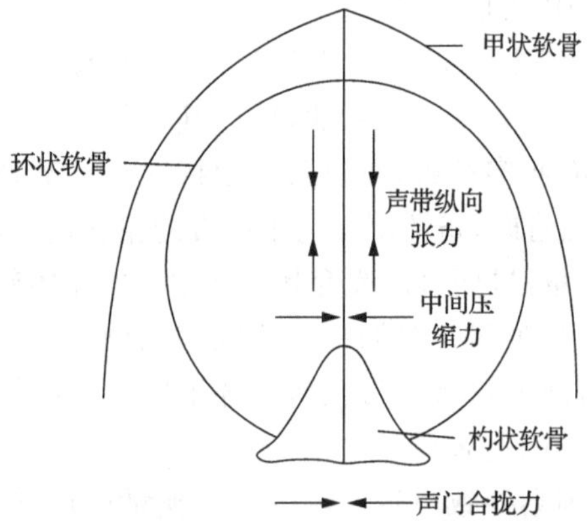

图 1.10 声门简化力学模型(Laver, 1980)

通过与肺等其他器官的配合,喉可以发出多种不同的声音。从不同的角度,可以给出不同的分类方法。Catford(1964)与Laver(1980)分别在不同时期从嗓音的音质角度着手,对嗓音分类,并结合上文中的模型研究了其中的发声机理。这里我们从生理学角度简要介绍 5 种常见的嗓音。

(1) 真声(modal voice)是对话和歌唱中最常见的一种嗓音。这种嗓音与其他种类的嗓音相比,是一种适中的发声方式。喉肌适度紧张,每个振动周期,声门都良好地关闭,声带呈现稳态的周期振动模式。

(2) 假声(falsetto)的基频较高,常常出现在歌唱者以较高音调发声的情况下。中间压缩力和声门合拢力都较强,因为声门不完全关闭,所以空气不断地流过声门,使声门下压值较小。

(3) 耳语声(whisper)依靠气流在声道中的湍流所发出的"嘶嘶"声,此时声带是不振动的。声带相互靠拢导致声门的开放面积较小。声门合拢力很微弱,而声门的中间压缩力较强,这导致杓状软骨之间的部分声门是打开的,而声门的其余部分是关闭的,从声门上观察,声门的后端呈现出一个三角形的开口。

(4) 气声(breathy voice)也是一种依靠气流湍流所产生的嗓音。与耳语声不同的是,声门的中间压缩力很弱,这导致声门的开放面积更大。最典型的气声出现在一些以"h"开头的英文单词中。

(5) 嘎裂声(creaky voice / vocal fry)是一种比较特殊的嗓音,其基频极低。由于声门的合拢力和中间压缩力比较强，而声带的纵向张力较弱，导致双侧声带相互挤压，厚度增加。在这种发声方式下，假声带受肌肉牵拉而被动合拢，其下表面与声带的上表面接触。

从生理学角度看，不同的发声方式可产生不同音质的嗓音。而不同发声方式之间并不存在绝对明显的界限，它们之间往往存在着过渡状态。同理，上述5种嗓音之间，也存在很多过渡态，它们之间往往没有绝对的界限。

1.3.3　声学基础

前已述及，语音的产生过程可分为三个部分：声源、声道的传递特性和辐射阻抗。这三部分的特性对于语音的产生，尤其是对于元音的产生及其音质，都具有重要的影响。

声带振动时，由声门喷射出一个个气流脉冲。它的重复频率及其波形对声源谱是非常重要的，前者决定了声源谱各分量的间距（即基频），后者决定了各谐波分量的振幅模式。声源频谱特性（及其相应的声门波形）对元音合成是至关重要的，处理不好就会导致严重的失真。其实对歌唱发声、嗓音病理的研究也是很重要的，它能告诉我们嗓音质量的好坏，因此除了语声工作者外，声源特性的研究也为声乐界和医学界所重视。

声道的传递特性就是声道的共鸣。声源激励声道，受到声道共鸣腔的调制，因而声源谱中有的谐波分量得到加强，有的被减弱，形成一系列共振频率。从另一角度去看，声道对声源谱的各分量作有选择的传递，因而声道的共振被称为声道的传递特性。由于发不同的语音时声道有不同的形状，其频率传递特性也各不相同，于是所发出的语音也千差万别。一般来说，发元音时，声源位于声管的始端，对应的声管频率传输特性曲线上只有共振峰；发鼻音时，声管有分支，发/t/、/s/等清辅音时，声源在声管的中间，在这两种情况下，传输曲线上不但有共振峰，还有反共振峰。

对传输频率特性曲线的一个共振峰来说，有三个特征量。一是共振峰频率，即共振峰顶位置对应的频率；二是带宽，它标志着该共振峰的尖锐程度。从共振峰顶的高度算起，沿两边的斜坡下降3dB，以此两点为界，所占有的频率区间，就定为该共振峰的带宽。带宽越窄，共鸣选择性越强。第三个特征量是共振峰的幅度，它标志着共鸣作用的大小。幅度与带宽密切相关，带宽宽则幅度小。在考察语音的声学特性时，共振峰频率是十分重要的，同时，不同的语音有一组不同的共振峰频率。

在研究声道的共鸣时，往往以一端开放而另一端闭合的均匀声管为模型，这是因为假定声道的共鸣作用发生在声门关闭阶段（也就是声门波形的闭合相位上），声道对声带的振动不产生影响。在此情况下，略去管中损耗，可由下式计算均匀声管的共振峰频率：

$$F=(2n-1)C/4L,\quad n=1,2,\cdots \tag{1.1}$$

式中，C是声速；L为声管长度。例如，一根长17.5cm的均匀开管，它的前5个共振峰频率则为500Hz、1500Hz、2500Hz、3500Hz、4500Hz，这些就是理想化的元音/e/的共振峰频率。

当我们综合考虑声门激励、声道和唇端辐射的影响后就可以得到一个语音产生的系统模型，如图1.11所示，而图1.12为语音产生的源-滤波器模型。从图1.11可以看出，语音产生模型可以分为三个完全不同功能的子模型。①激励模型。发浊音时，由于声带不断张开和关闭，激励为准周期脉冲波；发清音时，激励可以模拟为随机白噪声。②声道模型。声道可视为多个不同截面积的管子串联而成的系统，即声管模型；或者视为一个谐振腔，即共振峰模型。③辐射模型，表征嘴唇的辐射功能。

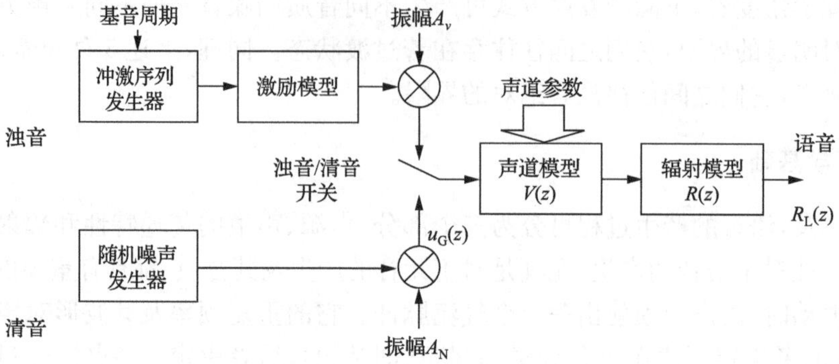

图 1.11　语音产生的离散系统模型(Titze, 1994)

也就是说，语音信号可以看成是激励信号 $u_G(z)$ 激励一个线性系统 $H(z)$ 而产生的输出，其中 $H(z)$ 是声道响应 $V(z)$ 与唇端辐射模型 $R(z)$ 的级联。当然，这里线性系统的参数是随时间而变化的，不过其时变过程比起语音信号波形的振荡过程来说要慢得多，因此可以假定在 10～20ms 的时间间隔内系统参数固定不变，这给参数估计与语音合成等研究带来极大便利。目前语音处理的许多场合都是以短时平稳假设为前提的。

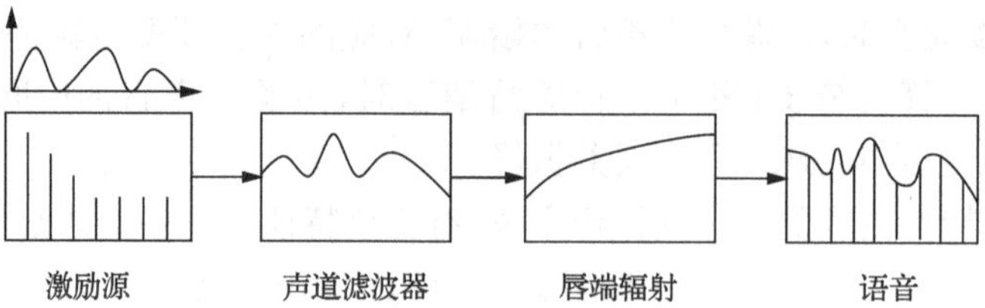

图 1.12　语音产生的源-滤波器模型(Titze, 1994)

1.4　语音产生的神经控制

语音的实质是对声音信号的编码和解码，使其承载特定的思想，从而实现人与人之间的交流。在对声音的加工过程中，大脑是核心环节。在大脑的支配下，神经系统控制喉的肌肉收缩或舒张，对声带的形状、位置进行调控，改变声带组织的力学特性，实现不同的发声模式。发声时神经肌肉系统活动如下(吴学愚，2000)。

在发声前，喉内肌开始活动，预先调整声带的长度、张力、质量和位置，调整好要发出声音的音调。在发出元音前，内收肌活动增强，外展肌活动减弱，双侧声带内收靠近；在发出辅音前，内收肌活动减弱，外展肌活动增强，声带外展。发声时，喉黏膜、肌肉和关节内都有机械感受器，它们的传入神经、延髓及传出神经构成反射系统，对抗皮质延髓投射的影响。声音发出后，依靠听觉对声音进行监听，从而对喉内肌进行调节，发出更准确的语音。

1.4.1 喉神经

喉神经由迷走神经分出的喉上神经和喉返神经组成。本节参考嗓音医学领域专著(江德胜和余养居,2004)对喉神经进行简单介绍。

喉上神经是迷走神经在颈部的分支,在颈动脉后面向前下行走,降至咽侧,在相当于舌骨大角高度分为喉内支和喉外支。喉内支(通常称为喉内神经)主要为感觉神经。喉内支从喉上神经分出后,下降至正中,与喉上动脉伴行,并在其后上方,约距甲状软骨上角前方及甲状软骨内缘各1cm处,穿过舌甲膜,进入喉内,入喉后分为上支和下支,下降到梨状窝内壁的黏膜,包括舌会厌皱襞、杓会厌皱襞、杓间区、杓状软骨背板和喉室的黏膜。喉外支(通常称为喉外神经)主要为运动神经,自喉上神经分出后,在舌甲膜下面下降,与甲状腺上动脉伴行,下至胸骨甲状肌表面,然后穿过咽下缩肌,终止于环甲肌,支配这两块肌肉。

喉返神经(即喉下神经)为迷走神经进入胸腔后的分支,左右两侧喉返神经分出的部位和行走路径不完全相同。右侧喉返神经在右锁骨下动脉之前的颈根部离开迷走神经,然后绕过锁骨下动脉的前、下、后,再折向上,升至颈部,在颈总动脉后内侧,沿气管食管沟,伴甲状腺下动脉的喉上支上行,深入咽下缩肌下缘,在环甲关节的后面入喉。左侧喉返神经在迷走神经跨过主动脉弓时,在其左侧分出,然后经过主动脉弓之前、下、后,在主动脉总韧带附着点的后面,返至颈部,取与右侧喉返神经相似的途径入喉,然后分为前支和后支。前支较粗,有来自副神经颅根与疑核内细胞的纤维,终止于除环甲肌、环杓内肌及杓肌以外的喉内肌,司管这些肌肉的运动。后支终止于环杓后肌,司管该肌肉的运动,少数人也有小分支至杓肌,司管该肌的运动。

1.4.2 语音产生的大脑控制

功能成像技术出现之前,语言脑功能研究的对象主要是脑损伤患者或语言功能不全患者,多采用术中刺激并记录响应的研究方法。对语言产生的神经机制早在19世纪就有学者在研究:1836年,Dax提出语言障碍是由大脑左半球损伤引起的;1861年,Broca发现语言构音能力定位于大脑左半球的额下回后部;1874年,Wernicke发现听觉性语言理解障碍是由大脑左半球颞上回后部损伤引起的。19世纪至20世纪中叶,典型的语言神经控制模型多基于Broca、Wernicke、Lichtheim、Geschwind等的研究(Price, 2012),这些模型主要围绕Broca区、Wernicke区的功能对语言的认知及语音产生的脑区控制机制进行描述。

1988年,Petersen等首次报道了使用PET研究单词听觉和视觉任务下脑区激活状态(Petersen et al., 1988),从而开启了应用功能成像技术进行语言脑功能研究的先河,Petersen等在语言脑功能的PET研究中提出了一种新的语言脑功能模型。随着脑功能技术的发展,尤其是fMRI的出现,健康被试脑功能的研究成为可能,更多的语言相关脑区被发现,语言脑功能模型不断更新。

大脑在处理语音信号过程中包含腹侧信息流及背侧信息流两个信息处理流程(Hickok and Poeppel, 2007)。二十年以来语言脑功能成像研究拓展了人们对语言脑功能模型的认识，除了经典的语言功能区以外，还存在着众多脑区可被语言任务激活，各脑区之间的功能结构连接与信息流向是语言脑功能研究的热点。

1.5 现有嗓音学研究方法

1.5.1 语音声学参数检测

语音是空气动力作用下诱发的声带振动经过共鸣腔调节而发出的声音。发声时，声带振动的频率和幅度、声门的噪音能量、共振峰的频率等都直接影响着语音的质量。语音声学参数检测就是一种客观的嗓音评价方法，通过计算和分析连续语音信号中各种声学参数，从而对发声质量进行客观量化评估。

语音声学检测中常用的参数包括基频、微扰值(基频微扰、振幅微扰)、共振峰、噪声谱(谐波噪声比、标准化噪声能量)等，通过对各类正常及病理性语音声学参数的研究分析，不仅可以揭示嗓音产生的生理机制，也可以对嗓音疾病进行特征性描述，为嗓音疾病的诊断提供有益的参考。以下将介绍几种主要语音声学参数及其提取方法。

1. 基频

基频是指语音信号中周期性成分的最低频率，与声带振动的频率相一致，决定着嗓音的音高和声调。基频估计是语音处理中一个十分重要的问题，在语音相关研究中具有广泛应用，目前已经提出了许多方法(Gerhard, 2003)。这里，我们主要介绍最基本的短时自相关法。

在时域中，周期信号的最明显特征就是波形的类似性，因而可以通过比较原始信号和它移位后的信号之间的相似性来确定基音周期，如果移位距离等于基音周期，那么两个信号具有最大类似性，即自相关函数出现峰值，依此可以估计出基音周期。短时处理是大多数语音处理中常用的方法，其假设语音信号特征随时间是缓慢变化的，因此，利用窗函数将语音信号分割为一些短段再加以处理，这些短段就好像是来自一个具有固定特性的持续音片段一样，它们一般都按要求重复，因此，周期为 p 的信号自相关函数也具有同样的周期 p。

$$R(k) = R(k+p) \tag{1.2}$$

在 $0, \pm p, \pm 2p$ 等点上，周期信号的自相关函数达到最大值，因此，可以通过确定自相关函数中第一个最大值的位置来估计信号的周期。

定义短时自相关函数为

$$R_n(k) = \sum_{m=-\infty}^{m=+\infty} x(m)w(n-m)x(m+k)w(n-k-m) \tag{1.3}$$

其中，$w(m)$ 为窗函数，$m=1,2,\cdots,N$ 对其窗宽的选择有一定的要求：

(1) 由于语音信号的特性是变化的，N 应尽可能的少。

(2) 为了能在自相关函数中得到任何的周期指示，窗的持续时间至少需要 2 倍的波形周期。

实际在利用自相关函数提取基音周期时存在许多因素，影响着从短时自相关函数中提取基音的正确性。其中最主要的原因是声道响应部分。短时自相关函数中保留的语音信号的幅度太多，它有许多峰值，而其中许多都起因于声道响应的阻尼振荡。当基音的周期性和共振峰的周期性混叠在一起时，被检测出来的峰值就会偏离原来峰值的真实位置。

解决的办法就是对语音信号进行预处理以去除声道响应的影响及其他带来扰乱的特征，方法之一就是采用非线性处理。语音信号的低幅度部分包含大量的共振峰信息，而高幅度部分包含大量的基音信息。因此，任何削减或者抑制语音低幅度部分的非线性处理都会使自相关函数的性能得到改善。中心削波就是一种非线性处理，用以消除语音信号的低幅度部分，其削波特性如图 1.13 所示。

把中心削波函数做简单修正可使自相关计算得到很大简化，即得到了三电平削波，如图 1.14 所示。

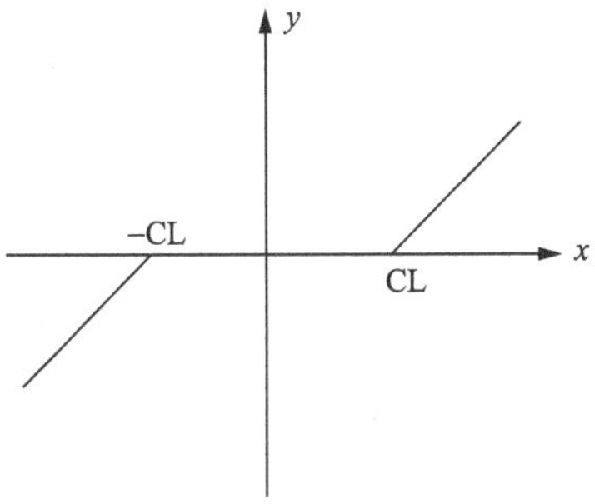

图 1.13　中心削波(胡航，2002)

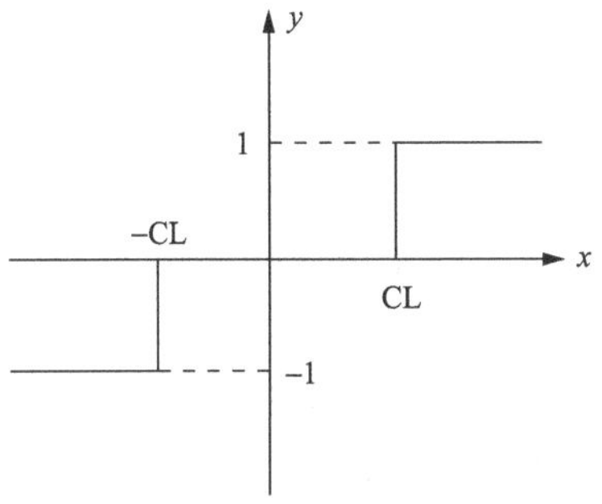

图 1.14　三电平中心削波(胡航，2002)

$\hat{s}(n)$ 之差称为线性预测误差，用 $e(n)$表示，即

$$e(n)=s(n)-\hat{s}(n)=s(n)-\sum_{i=1}^{p}a_i s(n-i) \tag{1.4}$$

因此，线性预测误差序列 $e(n)$可以认为是一个具有如下转移函数的系统在信号 $s(n)$激励下的输出：

$$A(z)=1-\sum_{i=1}^{p}a_i z^{-i} \tag{1.5}$$

如果语音信号准确地服从线性预测器的模型，则可以定义预测误差滤波器 $A(z)$，它就是全极点模型 $H(z)$的逆滤波器，可表示为

$$H(z)=\frac{G}{A(z)} \tag{1.6}$$

式中，$A(z)$称为逆滤波器，其物理意义就是进行反向线性预测。

一般来说，预测阶数 p 的增加可以保留更多的谱细节，但对于语音信号处理来说，当阶数大于 20 之后，平滑效果并不明显。LPC 谱估计还有一个特点：在信号能量较大的区域即接近谱的峰值处，LPC 谱和信号 FFT 谱匹配得很好；而在信号能量较低的区域即接近谱的谷底处，则匹配得较差；并可进一步引申出，对于呈现谐波结构的浊音语音谱，在谐波成分处 LPC 谱匹配信号 FFT 谱的效果要远比谐波之间好得多，这一性质主要是由最小均方误差准则所造成的。

在计算出线性预测系数之后，可以得到一个全极点模型，模型的极点就对应 LPC 谱的峰值位置，即共振峰位置。设第 i 个极点的模为 r_i，相角为 θ_i，则：

$$\text{共振峰频率} \quad F_i = \frac{\theta_i}{2\pi T} \tag{1.7}$$

$$\text{共振峰带宽} \quad B_i = \frac{-\ln r_i}{\pi T} \tag{1.8}$$

式中，T 为采样频率。利用式(1.7)和式(1.8)，就可以对每个极点作分析，确定其带宽，如果小于一定值，则可认为此极点对应着某个共振峰，即可求出相应的共振峰频率。在实际应用中，对带宽的判定是直接对 r_i 进行的。根据经验和实验结果，一般可确定 r_i 合适的范围为 $0.96 \leqslant r_i \leqslant 1$。

2. 谐波噪声比(HNR)

当嗓音嘶哑时，稳态元音的谱图有如下特征：不同元音的主要共振峰处有噪声成分；在高频段有噪声成分；在高频段谐波成分减小。当嘶哑严重时，出现更多的噪声，并取代了谐波成分。因此，嗓音嘶哑的程度可以通过稳态元音语谱图中噪声取代谐波的大小来表示，由此产生了谐波噪声比 HNR。HNR 是稳态元音中短时扰动测量的许多方法之一，用来检测语音中的不规则或噪声成分。由其命名可以知道，HNR 是语音中谐波成分与噪声成分的比率，能够客观、定量地评估嗓音嘶哑程度，从而帮助医生来判断患者的情况。

谐波噪声比可以通过时域方法计算获得，其主要基于如下假设：稳态元音是由周期性重复的谐波分量和零均值分布的附加噪声组成的。信号 $f(t)$ 可认为是每个周期波形 $f_i(u)$ 的连接，u 的持续时间为一个周期长度。由于附加噪声是零均值分布的，因此，当有足够的 $f_i(u)$ 在一个周期长度内叠加时，附加噪声就会被抵消，剩下的即为周期性重复的谐波成分 $f_a(u)$。

语音信号 $f(t)$ 谐波成分的能量定义为

$$H = n\sum_{u=0}^{T_{\max}} f_a(u)^2 \tag{1.9}$$

语音信号 $f(t)$ 噪声成分的能量定义为

$$N = \sum_{i=1}^{n}\sum_{u=0}^{T_i}[f_i(u) - f_a(u)]^2 \tag{1.10}$$

则可得谐波噪声比 HNR 为

$$\text{HNR} = H/N = n\frac{\sum\limits_{u=0}^{T_{\max}} f_a(u)^2}{\sum\limits_{i=1}^{n}\sum\limits_{u=0}^{T_i}[f_i(u) - f_a(u)]^2} \tag{1.11}$$

在这里，对于周期性重复谐波分量的假设并不是严格成立的。元音信号是一个准周期波形，即使是正常人的语音也会出现周期的扰动，并且病理条件下会使这种扰动大大增加。因此，这里介绍的方法不能应用于严重嘶哑的情况，那时的扰动过大以至于无法符合假设。

随着现代高新电子技术及计算机技术的发展，语音声学检测在嗓音客观评价方面的应用将越来越频繁。然而，嗓音的产生是一种复杂的多维现象，嗓音的病理改变也是一种复杂的多参数改变，不同参数的分析结果存在较大差异性，仅通过单一参数很难进行准确的评价。因此，需要建立多参数评估模型和多维评估系统来对喉生理功能进行全面的检查。

此外，声带的振动和发声是一个复杂的非线性过程。从非线性的角度，语音声学信号可以定性地分为三类(Herzel et al.，1995)：第一类信号是周期或者准周期的，含有强烈的基频(f_0)；第二类信号含有强烈的周期调制或次谐波；第三类信号是非周期的混沌信号和噪声。目前传统的语音声学参数分析是一种线性方法，对基频具有较强的依赖性，在非周期信号条件下具有局限性，第二类和第三类嗓音信号常常不规则而难以适用于传统的语音声学分析方法。然而，嗓音疾病患者的语音声学信号多是后两类信号，传统的语音声学方法已经不再适合嗓音疾病的分析。近年来，非线性动力学特别是分形几何和混沌科学的理论被广泛应用于各个领域，也为分析病理嗓音声学信号提供了一种新的分析方法。许多研究已经表明非线性动力学方法的各种指标对于区别正常和病态嗓音具有重要价值，与传统的分析方法相比，更适用于噪声环境，允许更短的声学信号和更低的采样率(Jiang and Zhang，2002；Zhang et al.，2005；Zhang and Jiang，2003)。尽管如此，非线性动力学方法并不会取代传统的语音声学分析方法，而是补充和完善传统方法在语音声学信号分析中的应用，使其在嗓音疾病诊断、治疗及发声机制研究方面发挥更重要的作用。

1.5.2　发声空气动力学测量

发声空气动力学测量是嗓音功能评估的重要组成部分，近年来由于无创性空气动力学检查的简便性和精确性，其在临床应用的价值日益显现。发声空气动力学参数是指发声过程中由肺部空气动力所产生的喉腔内与气流相关的参数，包括口腔平均气流与交直流气流、声门上下压与压力梯度、最长发音时间、平均气流率、发声效率等。由于发声过程中呼吸活动提供了嗓音产生及维持的动力，而喉作为能量转换器将声门下空气动力转换为声能，因此，对发声时声道中气流压力和气体容量变化进行测量，能够了解生理和病理条件下的气流动力学变化，从而为喉的发声功能评价提供客观依据(韩德民，2007)。

1. 口腔平均气流与交直流气流

口腔的平均气流与交直流气流是喉部空气动力学的重要参数，尤其是利用声门气流体积速度波交直流分量比值 AC/DC 能消除上声道的影响，并在一定条件下反映声门发声效率的变化，因此该参数一直备受重视。

一种较为常用的口腔平均气流与交直流气流测量方法是 Isshiki 提出的交直流比率的方法，称为 AC/DC 算法(Isshiki and Ohkawam，1983)。具体操作方法为：用具有调频响应的热线风速计获取呼吸气流的交流分量和直流分量，交流分量由测得的流速信号波形的最大值与最小值之差计算，而直流分量由波形的平均值计算，最后将两者相比得到 AC/DC。该算法的主要优点是思路简便，而缺点主要在其测量仪器上，由于热线风速计价格昂贵，热线传感器容易损坏，且附着在热线上的灰尘和水汽会影响其特性，所以应用起来存在一定的局限。

该参数的测量直接反映声门的漏气程度，与实际的声门发声效率存在差异。例如，发压紧嗓音时，AC/DC 值最高，而大部分声门下空气动力用来克服声门阻抗，因此，实际声门发声效率并没有这么高，这是在实际应用中需要特别注意的地方。

2. 声门上下压

由于人类发声系统构造的复杂性和难以侵入性，很难在活体组织发声过程中直接获得一些重要参量。在空气动力学各项指标中，声门上下压的测量一直都是空气动力学检测的研究重点。

1985 年，Cranen 和 Boves(1985)将米勒管从人体口腔插入喉管，利用米勒管中 4 个距声门上及声门下都为 5cm，且其间距也为 5cm 的压力传感器，直接测出了活体组织分别发元音/a/和/i/时的压力信号。Cranen 等的结果初步奠定了在活体组织中获得声门上、下压力和跨声门压的测量基础。除了压力传感器，早期的测量还采用经气道穿刺直接测量和经食管内气囊间接测量等方法，虽然这些方法能够直接获取最准确、最可靠的声门下压，但由于其有创性和不稳定性等，在临床应用中受到限制。

随着理论研究的深入和科技的进步，间接无创的测量方法在精确性和稳定性上不断改善，在嗓音医学研究中的作用日益显现。唇音中断法(labial interruption)是无创测量声门下压力的最常用方法，其理论基础是产生爆破音的瞬间声门下压力与口腔内压力一致。由于该方法简单实用，且经直接测量方法证实其能够准确反映声门下压力，目前已广泛应用于临床实践中(Sewall et al., 2006)。然而，唇音中断法的测量过程对受试者具有一定要求，其双唇闭合时发声控制的稳定程度会直接影响结果的客观性和准确性。气流阻断法(airflow interruption, Bard et al., 1992)和不完全气流阻断法(incomplete airflow interruption, Jiang et al., 2006)就是为了克服唇音中断法的固有缺陷而产生的测量方法，其原理在于通过气囊施加一个外部气流阻断发声气流，刺激受试者双唇紧闭，从而消除双唇主动闭合引起的声门结构改变。两种方法都能够准确测量出更客观的声门下压，差别在于测量过程中是否完全阻断气流，后者的优点在于能够避免气囊充气产生的噪声及阻断过程中音强改变引起受试者的听喉反射(Shaker et al., 2002)。此外，Baggott 等(2007)在 Bard 方法的基础上提出了气流重定向法(airflow redirection)，其利用一个配有压力计的储气罐来记录每次阻断的口腔内压力，能够克服由于受试者长时间发声中断中无法维持一致发声而产生的测量误差，对于未经训练的受试者更为实用，更适合临床的应用。

3. 最长发声时间

最长发声时间(maximum phonation time, MPT)简称声时(phonation time, PT)，是在深吸气之后舒适发/a/音或/i/音的最长持续时间，发音时间的长短与年龄、性别、职业和肺活量相关，经过训练的歌手或潜水员可达 60s 以上。

对于正常发声，当发辅音/s/时，气流位于切齿和舌尖部，发音持续时间和呼气量成正比;发元音/a/时,气流位于声带,持续时间和呼气量与声带收缩成正比,同时,/s/音与/a/音的持续时间比较接近。对于用声不当的情况,喉内肌张力过高,发/a/音的持续时间将长于/s/音;若声带张力低下,发/a/音的持续时间较/s/音短。因此,临床上通过对/s/音和/a/音的发声声时进行测量及比较,能够对声带张力情况进行评估。

正常声时的长短与肺活量有直接关系,但在评价喉功能时,声时的长短主要用于反映声门闭合的程度,闭合越差,声时越短,也就是声门张得越大,声时越短。

4. 平均气流率

平均气流率(mean flow rate, MFR)是指发声时单位时间内通过声门的气流量,与声门闭合程度相关。气流率测量能够动态观察声门闭合程度,判断治疗和手术效果,是目前喉功能空气动力学检查不可缺少的方法之一。

气流率检查自20世纪50年代已经开始,60年代各种流量计相继问世。近30年来,由于电子仪器的飞跃发展,不只能测定呼气流率,同时还能测定声时、肺活量及声门下压,为喉部空气动力学检查创造了良好的物质基础。例如,日本光电RMP-6400型四导呼吸速率描记器,可同时测量声时、换气量、声门下压及气流率,并将气流率转换为电信号由计算机记录、分析和处理。此外,由呼气量和发音持续时间的比值也能够间接测量气流率,但该方法干扰因素较多,误差较大,目前临床上多采用直接方法。

5. 发声效率

发声效率(vocal efficiency, VE)定义为唇端辐射的语音声功率与呼吸系统提供的声门下空气动力学功率之比。根据语音产生过程中能量提供与积累、转换和传递等环节的作用机制,发声效率由声门发声效率(glottal vocal efficiency, GVE)、上声道传递效率和唇端辐射效率几部分构成。其中,声门发声效率最为重要,它直接反映了声带振动将声门下空气动力学功率转换为嗓音声源功率的效率,包含着声带生理和病理信息。

声门下空气动力学功率 P_a 是声门下压力 p_{sb} 与声门气流体积速度 v 的乘积,可表示为

$$P_a = p_{sb}\nu \tag{1.12}$$

其中,声门下平均压力由半导体微型压力传感器直接测得,声门气流体积速度波平均值可由呼吸面罩测得。

其次,声门处嗓音源声功率可表示为

$$P_{gl} = p_{sp}^2 A/\rho_0 c_0 \tag{1.13}$$

式中,嗓音源声压 p_{sp} 可由半导体微型压力传感器测得;A 是喉室的横截面积(单位:m^2);ρ_0 是空气密度;c_0 是空气中的声速。

则声门发声效率GVE可表示为

$$\mathrm{GVE} = P_{gl}/P_a \tag{1.14}$$

以上介绍的指标已经成为嗓音医学研究中空气动力学测量的主要参数,但是随着对发声机理的深入研究,这些常用指标已经不能完全反映喉部的空气动力学性能。因此,近年来又发展了一些新的空气动力学参数,其中发声阈值压力(phonation threshold pressure，PTP)和发声阈值气流(phonation threshold flow，PTF)是研究比较广泛的两个反映发声难易程度的指标。发声阈值压力 PTP 由 Titze 等(1988)提出，是指能够引起声带振动的最小声门下压，主要与声带的生物机械特性及几何特征有关。发声阈值气流 PTF 由 Jiang 和 Tao(2007)提出，指能够引起发声的最小气流量，主要与声带组织特性以及声门结构等有关。

近年来，空气动力学研究向着检测方法简单化、参数特异化的方向发展，相比早期的有创测量方法，无创性空气动力学测量已经逐渐作为一种可靠的、客观的、有效的方法在嗓音医学中广泛应用。

1.5.3 喉动态镜和喉高速摄影

X 射线成像、MRI 及 PET 等医学成像方法都不能动态地对声带振动成像，而超声在喉生理和病理研究中没有得到广泛的使用。目前应用较多的仍然是光学成像方法，其中喉动态镜和喉高速摄影是最常用的两种。

1. 喉动态镜

喉动态镜，又称为喉闪光镜或频闪喉镜，是一种利用了频闪效应观察声门和声带周期性运动的技术手段，由 Oertel 于 1878 年发明并首先应用于临床(Oertel，1878)，现已广泛应用于临床检查和喉生理研究中。其基本原理是：利用一个脉冲光源照射声门，当闪光脉冲频率与声带振动频率相等时，调节闪光脉冲相位，可观察到声带振动周期中不同时刻静止的声门图像。当闪光频率与声带振动频率略有差别时，可观察到“慢速振动”的声门图像。用这种光源来观察声带运动时，可将高速度的声带连续运动变慢，使观察者能看清在常规喉镜检查时所不能看清的声带细微变化，如振动的方式、振幅和声带边缘黏膜的游走式运动等。

从信号处理的角度讲，喉动态镜频闪光源实质上是对声门图像的采样，但不满足采样定理，所观察到的静止的声门像和动态声门图像实际上是由许多个周期的振动信息拼接而成的。声带振动是一个准周期过程，不仅振动周期不稳定，而且每个周期的振动方式也是有差别的。因此，喉动态镜观察到的声门“静像”和“慢像”只能粗略地反映声带振动行为，并不能提供每个周期的声带振动信息，这也是喉动态镜与喉高速摄影的一个重要差别。

2. 喉高速摄影

在正常发声情况下，声带振动基频在 100～450Hz 范围内，而声带振动信号频谱一般不超过 2kHz。高速摄影设备每秒可拍摄 4000～8000 张照片，完全满足采样定理。该检测方法对于那些非周期性振动的声带的观察诊断，以及对声带振动模式的参数提取、定量分析具有重要作用，因此对于发声生物物理机制的研究有很大的用途。同时，这些定量结果对于临床检查和治疗具有重要作用，可以对疾病的诊断和治疗给出依据，弥补喉科诊断定量化不足的缺陷。

然而，目前高速摄影没有被喉科临床应用的主要原因在于：①每秒几千张照片的拍摄速度，输出大量的数据，人工分析方法耗时耗力；②设备造价太昂贵，相比于动态喉镜，其优势并不明显。

20世纪70年代，为了解决图片人工分析速度不高的问题，大多数研究人员将高速摄影图片显示在电视显像管、微机CRT终端或其他显示屏幕上，用键盘、电位器、带有声敏元件或光敏元件的"笔"人工地描出声门轮廓，并由与之相连的微机系统自动计算声门特征参数。一个熟练的操作者每小时可分析几百张高速摄影照片。上述各种图片分析方法存在有许多共同的缺点：①对照片的质量依赖性很大，不具备图片预处理能力，例如，当照片对比度不高和存在噪声导致声门边缘模糊，或会厌等器官挡住光线至声门的通路等时，参数提取比较困难；②上述各种方法提取的声门参数有限，满足不了声带生理研究的要求。

20世纪70年代末至80年代末，一些学者使用了固态图像传感器固定在普通相机上，实现了喉高速摄影的数字化。随着数字化技术的引入和半导体技术的发展，高速摄影的图像质量得到了大幅度提升，同时存储器也能保存更多的数据。数字图像处理技术为高速声门图像的分析提供了极大的便利，进行图像预处理及自动化参数提取。

为了定量化地描述声带振动的动态过程，研究者提出了很多处理方法来从以上获取的数据中直接提取声带振动的参数。利用图像分析的方法可以从高速摄影喉镜图像序列中提取出一些振动参数（如声门面积、声门位移等）：Wittenberg等最早利用图像处理的方法来定量测量高速摄影喉镜的声门区域，但是方法比较简单（Wittenberg et al.，1995）；后来，Saadah等（1998）、Allin等（2004）及Marendic等（2001）分别利用基于曲线进化的分割方法，对声门区域进行了分割、提取研究；Yan等（2005）根据高速摄影喉镜图像的灰度分布为瑞利分布的假设，利用贝叶斯后验和区域生长的方法自动分割出声门区域（Yan et al.，2006），同时根据提取的声门面积曲线，利用Hilbert变换的方法对声带振动特性进行了分析；Lohscheller等（2007）利用区域生长的方法提取声门区域，并且对声门边缘曲线进行了重建，可以用来分析声带开闭过程中声门边缘的变化特性。

近几年，随着半导体技术的进一步提高，喉高速摄影的图像分辨力和帧频相应提高。不少学者使用喉高速摄影研究声带的振动特性。Ikuma等（2013）提出了一种快速的图像预处理算法，用于自动选取有效的喉高速摄影片段。Yamauchi等（2013）使用喉高速摄影结合离散傅里叶变化研究了声带上表面的振动模式，发现纵向相差和横向相差是一种普遍存在的声带振动模式。

喉高速摄影常常与声门图及语音信号采集设备配合使用，通过对多模态信息的处理获取声带振动的一些力学信息。有关这一部分的内容，读者可参考第4章的内容。

1.5.4　声带振动的声门图

声带振动测量是喉病诊治、艺术嗓音、语言和语音科学研究的基础。对口腔气流和语音的测试及分析不能直接反映声带振动特性。各种喉镜和喉动态镜方法干扰了发声条件，不能提供客观的信息，高速摄影方法图片分析巨大的工作量和昂贵的成本限制了它的推广使用，声门处空气动力学与声带振动体力学特性的理论和实验研究还只是一项刚刚起步的基础研究工作。而正在发展中的声门图技术有希望能无侵入性、直接、客观、定量地测量声带振动特性，尽管对这一技术中的大量理论和实际问题目前还缺乏本质性的研究，但它们中的某些方法存在有被实际推广使用的潜力。

1. *光声门图*

光声门图的描记原理为(Kitzing and Sonesson, 1974; Hirao, 1981)：由置于喉下表皮上的光源发出的光经喉部组织和声门下空间向上照射声门，光敏传感器经口腔与咽腔或经鼻腔与咽腔置于会厌后上方检测通过声门的光通量，光通量受声带振动时造成的声门面积变化的调制。光源和光敏传感器的位置可对换(Dejonckere, 1981)，光源可利用临床准备的光导纤维喉镜光源，进行喉镜和光声门图同时检查(Baer et al., 1983)。

国外学者将光声门图与声门下压、语言信号和电声门图等方法结合起来测量声带振动特性(Fant, 1970; Kitzing and Sonesson, 1974; Baer et al., 1983)。在进行声带高速摄影的同时测量光声门图，并将两种结果进行分析比较可了解光声门图信号特征与声门活动的关系(Baer et al., 1983)。上述光声门图描记原理文字叙述上比较简单，但对这一方法缺乏根本性的研究。例如，光声门图信号与声门活动的关系，光源与光敏传感器特性和安放位置对光声门图信号的影响，喉部组织运动对光声门图的影响方式和程度，光声门图方法对发声的侵入性，光声门图信号处理方法等，这些问题未见有研究报道。

2. *超声声门图*

按所采用的超声波传播方式分类，超声声门图有透射式和反射式两类(Hamlet, 1981)；按发射波形分类，有连续波与脉冲波两类，在连续波透射式超声声门图中(Kitamura et al., 1969; Hamlet, 1981; Kaneko et al., 1983)，发射和接收探头对称放置于声带两侧甲状软骨表皮上，透过喉部组织到达接收换能器的超声波幅度受声带振动时两侧声带接触面积变化的调制。接收解调后可获得反映声带横向接触面积变化的超声声门图信号。在脉冲反射式超声声门图中(Hamlet, 1981; Kaneko et al., 1983)，调节接收距离选通门的延迟时间，可获得反映单侧声带，甚至声带不同层位振动的超声声门图信号。

超声声门图的研究工作主要由日本学者进行，这一方法主要受探头定位困难的限制，发声过程中喉的上下调节容易引起声束与声带错位，造成错误的输出信号。同时，发浊音时，声带边缘呈复杂的三维振动，语音声波也引起喉部组织振动，超声波在这一振动组织中的传播过程和接收信号模型非常复杂，导致超声声门图信号的分析与应用变得非常困难。

3. *反滤波声门图*

根据语音产生的声学理论(Fant, 1970; Rabiner and Schafer, 2007)，浊音语音 $S(n)$ 可被看成声门气流体积速度波 $G(n)$、声道传输特性 $V(n)$ 和唇辐射因子 $R(n)$ 三者的卷积。$G(n)$ 是呼出气流受声带振动调制的结果。$S(n)$ 的频域表示式为

$$S(z)=G(z)V(z)R(z) \tag{1.15}$$

用一个传递函数为

$$H(z)=\frac{1}{V(z)R(z)} \tag{1.16}$$

的滤波器处理 $S(n)$，可提取 $G(n)$。目前，反滤波器 $H(z)$ 的实现方法已有模拟共振峰反滤波方法、数字共振峰反滤波方法（Fant，1970）、无反射声管法（Sondhi，1975）、时谱反滤波方法、线性预测反滤波方法及它的各种改进方案。前4种方法很难与上声道特性匹配，不能获得真正的 $G(n)$。线性预测反滤波方法目前被从事语音信号数字处理研究的学者进行了广泛的研究，以口腔输出气流作为反滤波器的输入信号，由电声门图同步识别闭合相的闭相线性测试反滤波方法（Rothenberg，1973）是目前最有成效的工作。但线性预测反滤波及它的各种改进方案，由于输出波形存在有尚无法消除的伪迹和不便于进一步实时处理的问题，因而在喉病诊治中还达不到实际应用的水平。

4. 电声门图

电声门图的描记原理为（Childers and Krishnamurthy，1985）：将两金属电极对称置于声带两侧甲状软骨表皮上，在电极之间施加恒定电流（或电压），然后测量受声带振动调制的电极间阻抗（或导纳）的变化，声门开放时，阻抗增加；声门关闭时，阻抗减小。近几年来，欧洲各国、美国、日本等国学者发表了大量有关电声门图方面的文献（Childers and Krishnamurthy，1985；Smith and Childers，1983），这些文献探索了电声门图在与发声有关联的领域中应用的可能性，获得了令人鼓舞的结果。但是对电声门图理论、仪器，以及与声带振动的关系缺乏根本性的研究。基于喉动态镜、声门上下压力测量和声门气流测量等方法对发声的侵入性和这些方法反映声带振动活动的限制，利用这些方法与电声门图同时测量人体声带振动，并研究电声门图与声带振动的关系（Flow，1981；Gilbert et al.，1984；Childers and Krishnamurthy，1985）是不可能的。利用电声门图和高速摄影同步工作方法（Baer et al.，1983；Childers and Krishnamurthy，1985）是目前研究电声门图与声带活动关系的最有用的手段，利用这一方法弄清了微分电声门图正峰与负峰对应于声门关闭和开放的关系（Childers and Krishnamurthy，1985）。由于声门关闭与开放动作是一个具有一定持续时间的过程，微分电声门图正峰和负峰点与声门活动的准确的时间关系也还不完全清楚。另外，电声门图反映了两侧声带接触情况（Childers and Krishnamurthy，1985），接触面与高速摄影所采用的对声门的俯视观察面垂直。这样，利用电声门图和高速摄影同步工作方法研究电声门图与声带活动的关系存在有原理性的限制。同时，在高速摄影侵入性的工作方式下，声带是否按正常方式进行振动也是一个待研究的问题。

目前，利用电声门图进行自动线性预测反滤波，处理口腔语音或气流信号（Allen and Strong，1985），以及从电声门图信号中提取发声基频及基频与幅度的扰动参数（Hess，1983；Haji et al.，1986），仅仅是利用了电声门图信号中少量的信息。

电声门图信号与声带活动之间的关系缺乏可靠的理论与实验证实，这限制了信号模型的建立、分析处理、仪器的发展与完善及实际使用，但从应用角度出发，电声门图是一种无侵入性、成本低、有潜力的方法。

1.5.5 声带振动组织力学

1. 声带组织分层结构

根据前文的介绍，声带是一个多层结构的振动弹性体。这一层状结构随声带长度方向而变化，也随年龄的增长而发育，随性别的不同而不同。但声带组织力学特性影响声带振动方式的机理是相同的。一方面，声带各层组织具有自己的力学特性，在空气动力作用下，具有特定的振动模式；另一方面，来自中枢神经系统的电信号经喉内肌收缩和软骨运动调节声带组织黏弹特性，从而改变振动频率与模式。一旦声带发生器质性或功能性病变，声带振动力学参数及调节机能也将改变，导致异常的振动模式。

2. 声带组织黏弹性理论

20 世纪 70 年代中期以来，Titze 及其同事在声带振动仿真模型和组织黏弹性研究方面进行了深入全面的工作（Alipour and Titze，1991；Story and Titze，1995；Alipour et al.，2000）。基于 Hirano 的声带分层理论，Titze 将声带组织看成非均匀、正交各向异性、不可压缩，且在一定范围内满足线性条件的黏弹性组织，给出了声带组织本构方程

$$\sigma = A \cdot E \tag{1.17}$$

式中，$\sigma = [\sigma_{xx}, \sigma_{yy}, \sigma_{zz}, \sigma_{zy}, \sigma_{yx}, \sigma_{xz}]^{T}$ 是声带组织中的应力；$E = [e_{xx}, e_{yy}, e_{zz}, e_{zy}, e_{yx}, e_{xz}]^{T}$ 是声带组织中与应力对应的偏离声带振动平衡状态的应变；A 是由 5 个相互独立的黏弹性常数所构成的 6×6 方阵。声带振动研究中大多数是给定应力求应变的问题，即

$$E = B \cdot \sigma \tag{1.18}$$

式中，B 是 A 的逆矩阵，A 比 B 具有更简单的表达形式。对上述本构方程的边值问题可作如下处理：声带组织由形状不规则的边界所包围，在声带长度两端面和偏离声门的一侧是固定的，而声带上下面与声门边缘侧面在声带振动时是时变的，受声门处的空气动力和喉内肌收缩作用的调节，此外，喉内肌收缩对声带组织黏弹性也进行调节。这样，可调节变化的本构方程和随时间变化的边界条件，综合性包括了发声神经控制-声带组织黏弹性-空气动力学学说的各个方面的主要问题。但是，边界条件的时变特性及其边值问题的解都是十分复杂和不清楚的。Titze 首先对声带固定边界面和与空气流接触的时变边界面的边界条件进行了仿真研究。之后，用声带长度 L、厚度 T、深度 D 和声带声门形状因素 S、声带上缘与声门中线夹角 ω、声带下表面与水平面夹角 q、松弛的肌肉组织横向剪切弹性 μ_0 和黏性 η_0、松弛肌肉组织纵向剪切黏性 η_0'、声韧带纵向剪切弹性 μ_L'、甲杓肌纵向剪切弹性 μ_m' 和声门下区压力 P_s 等一组参数来表示声带状态，即喉的构型，并选择一组参数值来表示标称的喉构型，即作为应力与应变的平衡态，基于有限差分方法和有关的数值计算方法求解了上述本构方程时变的边值问题。对振动过程中，声带组织运动和声门气流体积速度进行了计算，探讨了应力与应变平衡态的不同选择对声带组织运动和声门气流体积速度的影响。Titze I R 的研究结果反映了声带振动的一些基本规律，但与实际情况相比，还存在有很大的差别，仅仅限于小幅度线性范围内的振动研究，没能考虑闭合相中两侧声带接触碰撞振动这一非线性过程。

根据声带组织分层理论和振动过程的喉动态镜及高速摄影观察的结果，包膜层的振动很大程度上是声带表面黏液的波动。表面黏液对振动模式和噪音声源特性影响很大，但影响的方式和机理却不清楚。近年来，日本学者从生物流变学的角度对这一问题进行了初步的研究。

3. *声带组织黏弹性实验研究*

实验方法分为声带组织黏弹性的动物或人离体喉测量与在体测量两类。在声带组织分层理论提出以前，都是将声带作为一个整体，使用离体人喉或动物喉进行声带拉伸长度与张力关系、杨氏模量、弹性模量的测量与计算，这些早期的工作主要集中在声带弹性特性上，没有考虑组织的黏性，同时，离体喉声带组织力学特性与组织种类、死亡及离体时间、测试时组织环境与条件和测试方法有很大的关系。所以，早期的工作存在有测试数据不全面和误差很大的缺陷。

日本久留米大学的 Kekita 根据声带分层理论，利用砝码加重并测量声带拉伸，再结合声带分层剥离技术，测量了离体狗喉的黏液膜上皮层、黏液膜固有层和声带肌体层各层的横向与纵向各个方向的应力应变关系，并计算出相应的杨式模量 E。发现声带长度方向杨式模量 E_a 按黏液膜上皮层、黏液膜固有层、声带肌体层的顺序逐渐减小，各层约相差一个数量级。沿声带厚度和深度方向杨式模量 E_i 也按上述顺序减小。对于韧带层即黏液膜固有层，在小的拉伸条件下 E_a 比 E_i 约大半个数量级，而在较大的拉伸条件下 E_a 比 E_i 大 1～2 个数量级。对于纵向剪切模量 G_a 和横向剪切模量 G_i 也观察到了上述类似的变化关系。对每一层有 G_a/G_i 小于 E_a/E_i，同时有 $E_a>3G_a$ 和 $E_i=3G_i$。这一测量结果可以从声带各层组织构造和不同组织黏弹性参数进行合理解释，也说明了在一级近似的条件下，声带组织的正交各向异性假设是合理的。在一定的范围内，声带各层黏弹特性可分别独立地调节。近几年，美国 Iowa 大学 Titze 及其同事对声带组织黏弹性进行了许多离体喉实验工作，尽可能地采用了许多更仔细的实验方法，使测试时离体声带组织状态更接近于活体声带。同时，采用了动态测试方法，由一微机控制对离体狗声带施加阶跃型拉伸，测量应力响应，将拉伸释放后的应力松弛过程量化后送入微机进行数据处理和声带组织黏弹性模型分析。

目前，声带组织黏弹特性实验研究的最大问题在于离体喉实验条件与活体声带状况相差太大，各研究人员所报道的实验方法、实验条件和实验结果也相差很大，难以进行比较。

日本的 Kaneko 进行了人声带组织力学特性的在体测试研究。测试装置由机械振动系统和超声检测系统所组成。机械振动系统产生的 30～300Hz 范围的线性调频振动信号经振动子施加于喉部组织，诱发喉部各组织以其共振频率产生振动，超声检测系统有选择地检测喉部各组织界面的振动信号，确定其共振频率和 Q 值。声带的共振特性间接地反映了声带组织黏弹特性。采用这一方法，Kaneko 等(1987)研究了人体甲状软骨和声带组织在发声与不发声状态下的共振特性及离体喉的共振特性。近年来，Kaneko 采用矩形单脉冲代替线性调频机械振动信号，并对诱发的声带振动信号进行频谱分析，发现声带至少有两个共振频率，较低的一个与发音基音音调有紧密联系，较高的一个与基音音调成正比，两个共振频率都随基音音调升高而升高。在离体喉中，这两个共振频率也随声带张力增加而升高。

声带组织力学特性的理论与实验研究还是一项刚刚开始的基础研究，对正常发声的许多问题都还不清楚。所以，目前对不同发声方式和病变条件下声带振动方式还不可能提供具有实际使用价值的信息。

1.5.6 喉肌电图

神经系统在喉的发声过程中有着举足轻重的作用，发声系统的各个部分都受神经系统的控制。其中，声带肌、环甲肌和甲杓肌等喉内肌在喉上神经和喉返神经的调控下收缩或者舒张，控制喉软骨的相对位置，改变声带的振动力学特性，从而达到改变嗓音源的发声特性。

肌电图是一种检测肌肉电生理活动的有效方法，当肌肉收缩时，其细胞电位发生改变，并被肌电图仪记录下来。喉肌电图仪是一种用于喉部肌肉上的肌电检测装置，该检测方法将喉内肌的动作电位记录下来，极大地方便了喉生理和病理研究，为临床判断喉神经肌肉系统的功能提供了直观的诊断依据。

喉肌电图检测所使用的电极主要包括针式电极、钩状电极及表面电极。Hiroto 等(1962)使用了一个针式电极记录了喉内肌的电位变化，这种电极适合对动作幅度比较小的肌肉使用，对于动作幅度大的肌肉，该电极容易脱落，同时也会增加受试者的痛苦。Hirano 和 Ohala(1969)使用了一个钩状电极记录喉内肌的电位，这种电极的优点在于，当肌肉的收缩动作幅度比较大时，钩状电极不会脱落或者移位。表面电极适合于对浅表部位的整束肌肉的动作电位进行测量，有研究者使用双极性的表面电极测量环杓后肌及杓间肌的电位。如图 1.15 所示，可以看到这种电极是由两片防锈的电极镶嵌在医用硅胶上所构成的(Payne et al.，1980)。

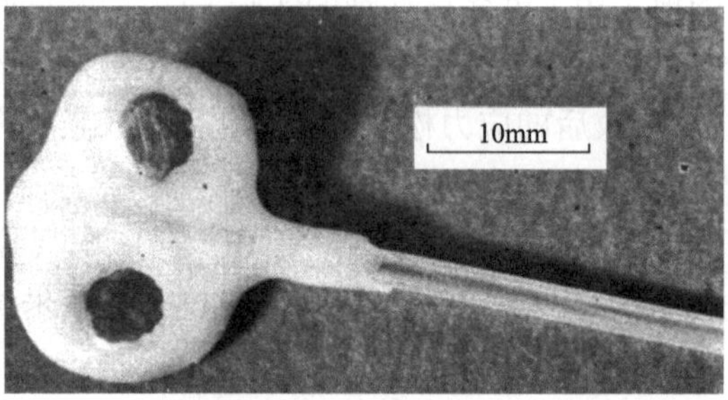

图 1.15　喉肌电图表面电极(Payne et al.，1980)

各种肌电图信号处理和分析方法都可在喉肌电图研究中得到应用。在喉生理的研究中，常常采用在改变发声条件和方式的同时，获取喉内肌肌电图信号与其他发声生理信号并进行对照分析的方法。例如，对喉肌电图作短时能谱分析之后与基音音调信号进行互相关分析，可以发现环甲肌对音调的调节作用，以及音调调节时环杓后肌与杓间肌之间的互补作用。临床上，喉内肌肌电图可用来诊断各种喉神经与喉内肌麻痹，但这种方法本身的侵入性和操作的复杂性限制了它的使用。

1.6 本章小结

嗓音医学工程学是在推动嗓音医学发展过程中自身得到发展，学科交叉特色突出，体系逐渐形成但尚需不断拓展深化的重要研究领域。嗓音医学工程学的发展为嗓音医学提供了可靠的研究手段和检测技术，同时嗓音医学研究的深入也为嗓音医学工程学发展提供了动力。目前，嗓音医学工程已经在嗓音医学的生理基础、功能评估与临床检查、语音重建与替代交流、嗓音与言语障碍等各个方面发展了专门的理论方法与技术手段。本章在叙述语音产生的生理基础、物理原理及神经控制机制的基础上，对语音声学、发声空气动力学、声带振动成像、声门图、声带组织力学、喉肌电图等现有检测分析方法进行了简单的介绍，希望帮助读者从研究对象和研究方法上对嗓音医学工程领域有一个整体的了解。由于嗓音的产生是在空气动力学、声带组织力学、神经控制等多因素共同参与下的复杂过程，以及喉部组织生理结构的复杂性和不可侵入性，因此，非常有必要在发声空气动力学物理与数学建模、声带振动高速成像及其组织力学、无喉语音康复，以及发声大脑控制等方面发展创新方法和应用技术，后续章节将分别从这几个方面对嗓音医学工程学取得的研究成果进行详细论述。

（吴 亮 敬博文 唐姗姗 万明习）

参考文献

冯葆富. 1981. 歌唱医学基础. 上海：上海科学技术出版社.

韩德民. 2007. 嗓音医学. 北京：人民卫生出版社.

胡航. 2002. 语音信号处理. 哈尔滨：哈尔滨工业大学出版社.

黄选兆，汪吉宝. 1998. 实用耳鼻咽喉科学. 北京：人民卫生出版社.

黄永望. 2012. 实用临床嗓音医学. 天津：天津科技翻译出版公司.

江德胜，余养居. 2004. 嗓音外科学. 上海：上海世界图书出版公司.

吴学愚. 2000. 喉科学(第2版). 上海：上海科学技术出版社.

杨式麟. 2001. 嗓音医学基础与临床. 北京：人民军医出版社.

于萍，王荣光. 2009. 嗓音疾病与嗓音外科学. 北京：人民军医出版社.

张家騄. 2010. 汉语人机语音通信基础. 上海：上海科学技术出版社.

张逌华. 1981. 简明声病学. 北京：人民卫生出版社.

Abbs J, Bless D. 1983. Vocal fold physiology-contemporary research and clinical issues. San Diego: College Hill Press.

Alipour F, Berry D A, Titze I R. 2000. A finite-element model of vocal-fold vibration. The Journal of the Acoustical Society of America, 108(6): 3003-3012.

Alipour F, Finnegan E M, Jaiswal S. 2013. Phonatory characteristics of the excised human larynx in comparison to other species. Journal of Voice, 27(4):441-447.

Alipour F, Titze I R. 1991. Elastic models of vocal fold tissues. The Journal of the Acoustical Society of America, 90(3): 1326-1331.

Allen D R, Strong W J. 1985. A model for the synthesis of natural sounding vowels. The Journal of the Acoustical Society of America, 78(1):58-69.

Allin S，Galeotti J，Stetten G，et al. 2004. Enhanced snake based segmentation of vocal folds. Biomedical Imaging：Nano to Macro，International Symposium on：812-815.

Baer T. 1975. Investigation of phonation using excised larynxes. Thesis (Ph. D.)，Massachusetts Institute of Technology，Department of Electrical Engineering and Computer Science.

Baer T，Löfqvist A，McGarr N S. 1983. Laryngeal vibrations：A comparison between high-speed filming and glottographic techniques. The Journal of the Acoustical Society of America，73(4)：1304-1308.

Baer T，Sasaki C T，Harris K S. 1987. Laryngeal function in phonation and respiration. San Diego：College Hill Press.

Baggott C D，Yuen A K，Hoffman M R，et al. 2007. Estimating subglottal pressure via airflow redirection. The Laryngoscope，117(8)：1491-1495.

Baghai-Ravary L，Beet S W. 2013. Automatic speech signal analysis for clinical diagnosis and assessment of speech disorders. New York：Springer.

Bard M C，Mccaffrey T V，Slavit D H，et al. 1992. Noninvasive technique for estimating subglottic pressure and laryngeal efficiency. The Annals of Otology，Rhinology & Laryngology，101(7)：578-582.

Berke G S，Moore D M，Hanson D G，et al. 1987. Laryngeal modeling：theoretical，*in vitro*，*in vivo*. The Laryngoscope，97(7)：871-881.

Booth J R，Childers D G. 1979. Automated-analysis of ultra high-speed laryngeal films. IEEE Transactions on Biomedical Engineering，26(4)：185-192.

Catford J C. 1964. Phonation types：the classification of some laryngeal components of speech production. In Honour of Daniel Jones. London：Longmans.

Chan A，Mongeau L，Kost K. 2013. Vocal fold vibration measurements using laser Doppler vibrometry. The Journal of the Acoustical Society of America，133(3)：1667-1676.

Chen G，Kreiman J，Gerratt B R，et al. 2013. Development of a glottal area index that integrates glottal gap size and open quotient. The Journal of the Acoustical Society of America，133(3)：1656-1666.

Childers D G. 1977. Laryngeal pathology detection. Critical Reviews in Bioengineering，2(4)：375-425.

Childers D G. 1984. Relationship between electroglottograph，speech and vocal fold contact. Folia Phoniatrica et Logopaedica，36(3)：105-118.

Childers D G，Hicks D M，Moore G P，et al. 1986. A model for vocal fold vibratory motion，contact area，and the electroglottogram. The Journal of the Acoustical Society of America，80(5)：1309-1320.

Childers D G，Krishnamurthy A K. 1985. A critical review of electroglottography. Critical Reviews in Biomedical Engineering，12(2)：131-161.

Cranen B，Boves L. 1985. Pressure measurements during speech production using semiconductor miniature pressure transducers-impact on models for speech production. The Journal of the Acoustical Society of America，77(4)：1543-1551.

Cranen B，Boves L. 1988. On the measurement of glottal flow. The Journal of the Acoustical Society of America，84(3)：888-900.

Davis P J，Fletcher N H. 1996. Vocal fold physiology-controlling complexity and chaos. London：Singular Publishing Group.

Dejonckere P H. 1981. Comparison of two methods of photoglottography in relation to electroglottography. Folia Phoniatrica et Logopaedica，33(6)：338-347.

Dollinger M，Dubrovskiy D，Patel R. 2012. Spatiotemporal analysis of vocal fold vibrations between children and adults. Laryngoscope，122(11)：2511-2518.

Echternach M，Döllinger M，Sundberg J，et al. 2013. Vocal fold vibrations at high soprano fundamental frequencies. The Journal of the Acoustical Society of America，133(2)：82-87.

Erath B D，Zañartu M，Stewart K C，et al. 2013. A review of lumped-element models of voiced speech. Speech Communication, 55(5):667-690.

Fant G. 1970. Acoustic theory of speech production(Version 2). Berlin: Walter de Gruyter.

Flanagan J, Landgraf L. 1968. Self-oscillating source for vocal-tract synthesizers. IEEE Transactions on Audio and Electroacoustics, 16(1): 57-64.

Flow G A. 1981. Some relations between glottal as flow and vocal contact area. Proceedings of the Conference on the Assessment of Vocal Pathology, Bethesda, Maryland. 11:88.

Fujimura O. 1988. Vocal fold physiology-voice production, mechanisms, and functions. New York: Raven Press.

Fujimura O. 1995. Vocal fold physiology-voice quality control. London: Singular Publishing Group.

Gauffin J, Hammarberg B. 1991. Vocal Fold Physiology-Acoustic, Perceptual and Physiological Aspects of Voice Mechanisms. London: Singular Publishing Group.

Gerhard D. 2003. Pitch extraction and fundamental frequency: history and current techniques. Technical Report, Department of Computer Science, University of Regina.

Gilbert H R, Potter C R, Hoodin R. 1984. Laryngograph as a measure of vocal fold contact area. Journal of Speech, Language and Hearing Research, 27(2): 178-184.

Gudnason J, Thomas M R P, Ellis D P W, et al. 2012. Data-driven voice source waveform analysis and synthesis. Speech Communication, 54(2):199-211.

Gugatschka M, Graupp M, Friedrich G. 2013. Applications of tissue engineering in modern laryngology. European Surgery, 45(3):136-141.

Haji T, Horiguchi S, Baer T, et al. 1986. Frequency and amplitude perturbation analysis of electroglottograph during sustained phonation. The Journal of the Acoustical Society of America, 80(1):58-62.

Hamlet S L. 1981. Ultrasound assessment of phonatory function. In Proceedings of the Conference on the Assessment of Vocal Pathology, ASHA Reports, 11:128-140.

Hardcastle W J, Laver J, Gibbon F E. 1999. The Handbook of Phonetic Sciences. New York: Blackwell.

Harrington J, Tabain M. 2006. Speech production: models, phonetic processes and techniques. London: Psychology Press.

Herzel H, Berry D, Titze I, et al. 1995. Nonlinear dynamics of the voice: Signal analysis and biomechanical modeling. Chaos, 5(1): 30-34.

Hess W J. 1983. Pitch determination of speech signals—algorithms and device. Berlin: Springer.

Hickok G, Poeppel D. 2007. The cortical organization of speech processing. Nature Reviews Neuroscience, 8: 393-402.

Hirai H, Honda K, Fujimoto I, et al. 1994. Analysis of magnetic resonance images on the physiological mechanisms of fundamental frequency control. Journal of the Acoustical Society of Japan, 50, 296-304.

Hirano M. 1974. Morphological structure of the vocal cord as a vibrator and its variations. Folia Phoniatrica et Logopaedica, 26(2): 89-94.

Hirano M. 1981. Clinical examination of voice. Disorders of human communication (book 5). New York: Springer.

Hirano M, Ohala J. 1969. Use of hooked-wire electrodes for electromyography of the intrinsic laryngeal muscles. Journal of Speech, Language and Hearing Research, 12(2): 362-373.

Hirokazu S. 2000. Voice generation system using an intra mouth vibrator for the laryngectomee. Thesis (M. S.), The University of Tokyo.

Hiroto I, Hirano M, Toyozumi Y, et al. 1962. A new method of placement of a needle eletrode in the instrinsic laryngeal mucscles for electromyography. Otorhinolaryngol Clin Kyoto, 55:499-504.

Hofmans G C J, Groot G, Ranucci M, et al. 2003. Unsteady flow through *in-vitro* models of the glottis. The Journal of the Acoustical Society of America, 113(3): 1658-1675.

Holmes J. 1973. The influence of glottal waveform on the naturalness of speech from a parallel formant synthesizer. IEEE Transactions on Audio and Electroacoustics, 21(3):298-305.

Hézard T, Fréour V, Caussé R E, et al. 2013. Synchronous visualization of multimodal measurements on lips and glottis: Comparison between brass instruments and the human voice production system. Proceedings of Meetings on Acoustics, 19, p. 035046, ICA 2013 Montreal, Canada.

Ikuma T, Kunduk M, McWhorter A J. 2013. Preprocessing techniques for high-speed videoendoscopy analysis. Journal of Voice, 27(4):500-505.

Ishizaka K. 1972. Synthesis of voiced sounds from a two-mass model of the vocal cords. Bell System Technical Journal, 51(6): 1233-1268.

Isshiki N, Ohkawam. 1983. Vocal efficiency index. Folia Phoniatrica et Logopaedica, 35(3-4): 139-139.

Jiang J J, Zhang Y. 2002. Nonlinear dynamic analysis of speech from pathological subjects. Electronics Letter, 38 (6): 294-295.

Jiang J, Leder C, Bichler A. 2006. Estimating subglottal pressure using incomplete airflow interruption. The Laryngoscope, 116(1): 89-92.

Jiang J, Tao C. 2007. The minimum glottal airflow to initiate vocal fold oscillation. The minimum glottal airflow to initiate vocal fold oscillation, 121(5): 2873-2881.

Kaneko T, Masuda T, Shimada A, et al. 1987. Resonance characteristics of the human vocal fold *in vivo* and in vitro by an impulse excitation. Laryngeal function in phonation and respiration: 349-365.

Kaneko T, Suziku H, Uchida U, et al. 1983. The movement of the inner layers of the vocal fold during phonation-observation by ultrasonic method. Vocal Fold Physiology-Contemporary Research and Clinical Issues. College Hill San Diego, 223-228.

Kazemirad S, Bakhshaee H, Mongeau L, et al. 2013. Non-invasive *in vivo* measurement of the mechanical properties of human vocal fold tissue. Proceedings of Meetings on Acoustics, 19, p. 060304, ICA 2013 Montreal, Canada.

Kelleher J E, Siegmund T, Chan R W. 2012. Could Spatial Heterogeneity in Human Vocal Fold Elastic Properties Improve the Quality of Phonation? Annals of Biomedical Engineering, 40(12): 2708-2718.

Kitamura T, Kaneko T, Asano H, et al. 1969. Ultrasonic diagnosis in otorhinolaryngology. Eye, Ear, Nose & Throat Monthly, 48(5): 329-337.

Kitzing P, Sonesson B. 1974. A photoglottographical study of the female vocal folds during phonation. Folia Phoniatrica et Logopaedica, 26(2): 138-149.

Laver J. 1980. The phonetic description of voice quality. Cambridge: Cambridge University Press.

Lohscheller J, Toy H, Rosanowski F, et al. 2007. Clinically evaluated procedure for the reconstruction of vocal fold vibrations from endoscopic digital high-speed videos. Medical Image Analysis, 11(4): 400-413.

Lucero J C. 1995. The minimum lung pressure to sustain vocal fold oscillation. The Journal of the Acoustical Society of America, 98(21): 779-784.

Manfredi C, Bocchi L, Cantarella G, et al. 2012. Videokymographic image processing: Objective parameters and user-friendly interface. Biomedical Signal Processing and Control, 7(2): 192-201.

Marendic B, Galatsanos N, Bless D. 2001. New active contour algorithm for tracking ribrating vocal folds. Image Processing. Proceedings. International Conference on IEEE 1:397-400.

Netter F H. 王怀经译. 2005. 奈特人体解剖彩色图谱. 北京:人民卫生出版社.

Oertel M J. 1878. Über eine neue "laryngostroboskopische" Untersuchungsmethode des Kehlkopfes. Centralbl Med Wiss, 16: 81-82.

Patel R R, Donohue K D, Lau D, et al. 2013. *In vivo* measurement of pediatric vocal fold motion using structured light laser projection. Journal of Voice, 27(4): 463-472.

Payne J K, Higenbottam T, Guindi G M. 1980. A surface eletrode for laryngeal electromygraphy. Journal of newrology, neurosurgery, and psychiatry, 43(9): 853-854.

Petersen S E, Fox P T, Posner M I, et al. 1988. Positron emission tomographic studies of the cortical anatomy of single-word processing. Nature, 331: 585-589.

Price C. 2012. A review and synthesis of the first 20 years of PET and fMRI studies of heard speech, spoken language and reading. Neuroimage, 62: 816-847.

Rabiner L R, Schafer R W. 2007. Introduction to digital speech processing. Foundations and trends in signal processing. 1(1): 1-194.

Rothenberg M. 1973. A new inverse-filtering technique for deriving the glottal air flow waveform during voicing. The Journal of the Acoustical Society of America, 53(6):1632-1645.

Rothenberg M, Zahorian S. 1977. Nonlinear inverse filtering technique for estimating the glottal-area waveform. The Journal of the Acoustical Society of America, 61(4): 1063-1071.

Roubeau B, Chevrie-Muller C, Arabia-Guidet C. 1987. Electroglottographic study of the changes of voice registers. Folia Phoniatrica et Logopaedica, 39(6): 280-289.

Saadah A K, Galatsanos N P, Bless D, et al. 1998. Deformation analysis of the vocal folds from videostroboscopic image sequences of the larynx. Journal of the Acoustical Society of America, 103(6): 3627-3641.

Sakakibara K I, Fuks L, Imagawa H, et al. 2004. Growl voice in pop and ethnic styles. Proceedings of the International Symposium on Musical Acoustics, Nara, Japan.

Sakakibara K I, Imagawa H, Konishi T, et al. 2001. Vocal fold and false vocal fold vibrations in throat singing and synthesis of khöömei. Proceedings of the international computer music conference, Havana, 135-138.

Schmidt B, Leugering G, Stingl M, et al. 2013. Material and shape optimization for multi-layered vocal fold models using transient loadings. Journal of the Acoustical Society of America, 134(2): 1261-1270.

Sewall G K, Jiang J, Ford C N. 2006. Clinical evaluation of Parkinson's related dysphonia. The Laryngoscope, 116(10): 1740-1744.

Shaker R, Dua K S, Ren J, et al. 2002. Vocal cord closure pressure during volitional swallow and other voluntary tasks. Dysphagia, 17(1): 13-18.

Shipley K G, McAfee J G. 2004. Assessment in speech-language pathology: a resource manual (3rd edition) . Delmar Cengage Learning.

Smith A M. Childers D. 1983. Laryngeal evaluation using features from speech and the electroglottograph. IEEE Transactions on Biomedical Engineering, 11: 755-759.

Sondhi M M. 1975. Measurement of the glottal waveform. The Journal of the Acoustical Society of America, 57(1): 228-232.

Stevens K N, Hirano M. 1981. Vocal fold physiology. University of Tokyo Press.

Story B H, Titze I R. 1995. Voice simulation with a body-cover model of the vocal folds. The Journal of the Acoustical Society of America, 97(2): 1249-1260.

Sundberg J, Scherer R, Hess M, et al. 2013. Subglottal pressure oscillations accompanying phonation. Journal of Voice, 27(4): 411-421.

Titze I R. 1988. The physics of small-amplitude oscillation of the vocal folds. The Journal of the Acoustical Society of America, 83(4): 1536-1552.

Titze I R. 1992. Phonation threshold pressure-a missing link in glottal aerodynamics. The Journal of the Acoustical Society of America, 91(5): 2926-2935.

Titze I R. 1993. Vocal fold physiology-frontiers in basic science. London: Singular Publishing Group.

Titze I R, 1994. Principles of voice production. Englewood Cliffs, New Jersey: Prentice Hall.

Titze I R, Jiang J J, Hsiao T Y. 1993. Measurement of mucosal wave propagation and vertical phase difference in vocal fold vibration. The Annals of Otology, Rhinology, and Laryngology, 102(1): 58-63.

Titze I R, Scherer R C. 1983. Vocal fold physiology-biomechanics, acoustics, and phonatory control. Denver Center for the Performing Arts.

Titze I R, Schmidts S S, Titze M R. 1995. Phonation threshold pressure in a physical model of the vocal fold mucosa. The Journal of the Acoustical Society of America, 97(51): 3080-3084.

Titze I R, Story B H. 1997. Acoustic interactions of the voice source with the lower vocal tract. The Journal of the Acoustical Society of America, 101(4): 2234-2243.

Titze I R, Story B H. 2002. Rules for controlling low-dimensional vocal fold models with muscle activation. The Journal of the Acoustical Society of America, 112(3): 1064-1076.

Tsai C G, Hsiao T Y, Shau Y W, et al. 2006. Towards an intermediate water move model of vocal fold vibration: Evidence from vocal-fold dynamic sonography. International Conference on Voice Physiology and Biomechanics: 12-14.

Unger J, Meyer T, Herbst C T, et al. 2013. Phonovibrographic wavegrams: Visualizing vocal fold kinematics. The Journal of the Acoustical Society of America, 133(2): 1055-1064.

Van den Berg J. 1958. Myoelastic-aerodynamic theory of voice production. Journal of Speech, Language and Hearing Research, 1(3): 227-244.

Van den Berg J, Zantema J T, Doornenbal P Jr. 1957. On the air resistance and the Bernoulli effect of the human larynx. The Journal of the Acoustical Society of America, 29(5): 626-631.

Wittenberg T, Moser M, Tigges M, et al. 1995. Recording, processing, and analysis of digital high-speed sequences in glottography. Machine Vision and Applications, 8(6): 399-404.

Yamauchi A, Imagawa H, Sakakibara K, et al. 2013. Phase difference of vocally healthy subjects in high-speed digital imaging analyzed with laryngotopography. Journal of Voice, 27(1): 39-45.

Yan Y L, Ahmad K, Kunduk M, et al. 2005. Analysis of vocal-fold vibrations from high-speed laryngeal images using a hilbert transform-based methodology. Journal of Voice, 19(2): 161-175.

Yan Y L, Chen X, Bless D. 2006. Automatic tracing of vocal-fold motion from high-speed digital images. IEEE Transactions on Biomedical Engineering, 53(7): 1394-1400.

Zhang Y, Jiang J J. 2003. Nonlinear dynamic analysis in signal typing of pathological human voice. Electronics Letters, 39(13): 1021-1023.

Zhang Y, Jiang J J, Wallace S M. 2005. Comparison of nonlinear dynamic methods and perturbation methods for voice analysis. The Journal of the Acoustical Society of America, 118(4): 2551-2560.

Zhang Z Y. 2009. Characteristics of phonation onset in a two-layer vocal fold model. The Journal of the Acoustical Society of America, 125(2): 1091-1102.

Zheng X, Bielamowicz S, Luo H, et al. 2009. A computational study of the effect of false vocal folds on glottal flow and vocal fold vibration during phonation. Annals of Biomedical Engineering, 37(3): 625-642.

第 2 章　发声空气动力学物理与数学建模

作为语音产生的最重要器官，声带在不同发声方式和不同病变条件下所呈现出来的组织形态所诱发的声门附近压力速度场等空气动力学特征，不仅是发声过程中通过声带振动将声门下空气动力学能量向嗓音源声学能量转化的本质因素，更是控制声门体积速度波，并进而影响语音声学特性的决定因素。因此，对于发声空气动力学的研究有助于从底层和功能上揭示正常及病理语音的产生原理，对喉科学、语音与语言病理学、嗓音康复、语音合成、处理与识别等学科的发展，都有着深远的影响。发声空气动力学就是研究在不同发声方式和病变条件下，喉腔内组织形态及参量、空气动力学参量与发声声学参量间底层关系的专门领域。近 20 年来，在以 Titze I R 和 Scherer R C 为代表的国外研究组，以及以本研究组为代表的国内研究组的持续研究成果基础上，该领域研究内容不断拓展，研究方法逐渐多样，研究成果不断丰富。本章的主要内容就是在概述国内外相关研究进展的基础上，对于正常及病理语音条件下，声门腔及喉腔的主要组织形态参量、空气动力学参量及其对发声的影响进行较为详细、系统的介绍。

2.1　发声空气动力学建模的理论基础

2.1.1　语音激励模型

语音的产生机理通常用这样一个激励模型来近似表达：用一个理想的体积气流，即声门波，来激励一系列代表声道结构的圆柱形声管，声门波经过声管的传播，大部分能量经口唇调制辐射到空气中，从而形成语音(Fant，1960)。

目前存在的语音激励模型中，都是假设源与系统线性分离的，这个假设源于 Flanagan，他于 1958 年提出了一个著名的假说："在发声的持续期时间内，声门面积随时间的变化足够慢，以至于可以将每个声门周期看成是一个稳态状态中的持续序列"(Flanagan，1958)。这个假设使得我们可以去建立一个嗓音源与声带滤波器相互独立的模型。

1960 年，Fant 基于 Flanagan 的假设，提出了"语音产生的声学原理"(Fant，1960)，这是一个一维平面波的声学模型：将声门出口处的体积速度波看成是声源，而将声道看成一个被动的声学滤波器，由此，输出的语音波形就是源波形与滤波器频率响应函数的卷积形式。在此模型中，所有的声学激励被假设发生在声门出口处，并且仅与波形速度和声学分布有关。

线性模型的可实现性，是以源的无限高内阻为前提的，因此，理论上，应该有一个无限高内阻的气流产生器，而实际上，通过声门的气流是由跨声门压(声门下和口腔压力差)和有限的声门阻抗来决定的。从声学的观点来看，具有一定质量和速度的空气粒子集合通过声门的时候，就产生了声门体积速度波，它的特性完全取决于理论和实验中对其频率特性的定义,因此基本可以认为它具有与气流源的线性无关性。目前,几乎所有的关于语音产生的模型都是由此理论发展而来的。

2.1.2 生物物理因素

正常语音的产生是由声带振动时多种因素协同作用而共同完成的。其中以下几个方面的作用最为重要:一是声带的生物物理组织特性(包括组织摩擦力、组织惯性及组织弹性等)(Titze, 1974);二是声带的结构(Titze, 1976);三是喉腔内和声带周围的空气动力(Ishizaka and Matsudaira, 1972);四是声门上下腔的声学耦合特性(Ishizaka and Matsudaira, 1972; Titze and Talkin, 1979; Rothenberg, 1981)。实际上,对一个正常的发声者来讲,满足以上这些条件是远远不够的,更重要的是两侧声带的振动方式必须严格对称,也就是说,当一边的声带做运动的时候,另一边的声带以声门中轴线为对称做镜像运动(Hirano et al., 1988)。换句话说,两侧声带在任何一刻的运动状态都以声带中线为对称,由此产生正常语音。

病理语音的产生则是由于这些因素中的一种或几种不能正常工作而引起的,尤其是以声带几何不对称在临床上较为多见。这可能由于声带的单侧麻痹、单侧息肉、单侧杓状肌固定、单侧厚边等非对称组织结构(Van Leden et al., 1960; Svec and Schutte, 1996; Schutte et al., 1998)等一些病理原因引起,也可能是喉癌或单侧组织病变而被迫切除一侧声带的手术原因而引发的组织结构上的不对称。对这些发声功能残缺,但并没有完全丧失发声功能的患者,较深入地研究其发声规律及发声时声门上下表面压力及气流流速分布,从而借助直接或间接的方法使其发出尽量正常的语音,对于嗓音康复工作者来讲具有重要意义。

2.1.3 准稳态假设理论

采用静态声门结构的物理模型可以得到控制声门空气动力学特性的压力-气流几何方程(Berg et al., 1957; Ishizaka and Matsudaira, 1972; Gauffin et al., 1983; Scherer et al., 1983)。但是在喉部物理模型中采用静态结构的有效性是以准稳定流假设为前提的,因此用静态声门结构进行数学建模也必须以此为基础。该理论假定一个动态变化声门的压力场和气流场在任何时刻的瞬时值必须与具有同样结构和跨声门压的静态声门的压力场、气流场值相等。在绝大多数的发声条件下,该假设的正确性已经被理论和实践所证实。

Flanagan(1958,1972)和 Crystal(1966)证明声门惯性与声门阻力的比率是一时间常数,当频率达到 400Hz,甚至当声门下压力更高而导致达到更高的频率时,该时间常数比基音周期小,表明了声门阻抗的活性比其惰性小,这在一定程度上支持了准稳流假设。Mongeau 等(1992)建立了一个模拟均匀声门的动态孔物理模型,发现当达到 150Hz(报道的最高频率)时,动态气流阻力与静态阻力充分一致,这同样与准稳流假设相一致。一般气流分离对加速作用敏感,所以当气流分离存在时,气流不能处于准稳定态。但是这篇文章提出假设,声门阻抗的阻滞作用很可能非常大,应单独研究,而且需要校准或对声门阻滞结果做进一步研究。

Teager 和 Teager(1983)研究组对准稳态假设提出质疑。他们指出,所测得流体的运动不仅仅只跟无旋的气流、平面波和声学粒子速度有关,同时指出,将气流与声带壁分离将导致涡流的产生,这将引起声带内附加声源的产生。然而,Mongeau 对于物理模型的理论研究发现,物理模型发声过程中,两声带会被迫同时向同一方向靠拢或向两旁分开,这在很大程度上是对非稳态假设的一个肯定(Mongeau et al., 1997)。

但是有迹象表明气流是沿离心方向通过具有时变特性的声门。Alipour 等(1996a)采用有限体积计算方法对声门壁做正弦运动(固定声门入口)时的声门气流进行了模拟,结果表明,气流流速分布呈现出非对称性。Alipour 等(1995a, 1995b)研究组用离体喉确定出声门上 1cm 处平均流速的峰值和平均流速面,显示出侧面到声门中线处具有更高流速。由于从声门前部喷出的气流更快,所以这些平均流速面呈现三维状态。

Berke 等(1989)得到的实验结果与 Alipour 等(1995a, 1995b)一致,即流速最高的气流发自狗的离体声门前部。在同一实验室对活狗喉部的后续研究中,Bielamowicz 等(1999)也表明最大流速产生于声门前部,而且是沿着声门中线的方向,但是,较大流速的气流是偏离中心而非沿中线的,这表明声门的动态三维结构与气道中声门的离心率之间的相互作用。

离心气流的最大流速是在 Alipour 等(1996b)用离体喉进行的另一研究中发现的。有记录表明气流的最大流速发生在声门张开最大之后的某一时间,而且在声带振动且产生倾斜声门通道期间保持最大流速。其他的研究表明,发声过程中用在声门内产生非对称气流分离的时间不足(Hirschberg et al., 1996),或者说,如果声门中有气流激励,那么分离也将是对称的(Pelorson et al., 1995)。假设分离是对称的,那么分离点也是动态的,因此可以假设,在声门关闭期间具有动态分离点的气流准稳定。

由于目前几乎所有关于喉物理模型的研究都采用不振动的喉部模型,这些与稳定气流概念密切相关的研究都采用的是恒定气流。尽管基于准稳态条件,在空气动力学模型中采用了稳定的气流,但是必须认识到,在稳流条件下发声过程的压力轮廓和声门气流特性与实际发声过程是不同的,而且还不能确定这些差异的大小(McGowan, 1993; Jiang and Titze, 1994; Mongeau et al., 1997; Alipour et al., 2000a)。

2.2　喉物理模型

2.2.1　喉物理模型建立的意义

由于人类发声系统构造的复杂性和难以侵入性,很难在活体组织发声过程中直接获得一些重要参量,尤其是声门体积速度波这样在发声过程中被看成是嗓音源的重要参量(Scherer et al., 1983)。同时,为了更进一步地研究声门几何形状、跨声门空气压力及气流分布之间的关系,获取声门及声门附近流体速度和压力的生理仿真值也显得非常必要。目前,除了动物试验,仅有 Cranen 和 Boves(1985,1987)于 1985 年做过一个米勒管插入人体的试验,他利用米勒管中的 4 个距声门上及声门下都为 5cm,且其间距也为 5cm 的压力传感器,测出了活体组织分别发元音/a/和/i/时的压力信号。

由于非运动声带的喉物理模型可以方便地获得声门附近、气流入口处及出口处的实际值，从而建立起与声门几何形状、跨声门空气压力及气流有关的方程，另外，也因为它在制作上的简单易行，已得到了广泛的应用。喉物理模型的制作，又可分为动态模型和静态模型。动态模型由于材料和实验装置难以对人体发声过程逼真重现，目前这方面的研究不多。比较有代表性的是 Barney 等于 1999 年制作的声带和声道动态机械模型的理论、测量及其对语音产生的应用方面的研究(Barney et al.，1999；Shadle et al.，1999)。Alipour 于 2001 年制出了半喉的机械振动模型用来研究声带的振动效应对跨声门压和气流的作用，同时配合激光感应装置检测声带的状态，取得了较好的效果(Alipour and Scherer，2001)。在喉物理模型的研究中，还是以静态模型最为广泛和成熟。Van den Berg 等(1957)最早建立了一个 1 倍大小的物理模型。此后，Ishizaka 和 Matsudaira (1972)建立了一个简单的苯酚树脂模型，Gauffin 等(1981，1983)建立了一个 5 倍大小的模型，Scherer 等(1983)建立了 1 倍大小的模型，之后又建立了 7.5 倍于真实人体尺寸的模型(Scherer et al.，2001a)。

在研究喉部及其周围空气动力学和声学现象时，建立一个有着精确尺寸的、关于声带和声道的物理模型，从而来控制跨声门压及声带的运动，是分析自然语音产生原理的重要先决条件。更进一步来讲，如果能够知道影响语音产生的各种因素的变化规律，对于语音病理对象非侵入、无危险的外科诊断具有重要价值(Barney et al.，1999)。

2.2.2　喉物理模型的发展

近年来，通过喉腔内的气流分布及其与喉腔内压力、速度场，以及与喉腔几何形状的关系作为语音产生的基本生物物理过程得到了越来越多的重视，它不仅是喉部病理状态下语音产生机理的研究、分析、建模研究的基础，而且对嗓音康复、语音合成、语音处理、语音识别的发展都有着深远的影响。

由于喉部系统的非侵入性和复杂性，不允许直接在活体上对于某些主要变量进行测量，因此对系统的重要部分进行分割从而进行详细的分析和后续处理是非常有必要的。由于喉物理模型能够给出声门腔内表面压力和速度信息，基于准稳态假设条件下的静态喉物理模型在研究不同声门结构下的声门腔内流场的分布时发挥了重要作用，并且得到了广泛的应用。

美国博林格林州立大学的 Scherer 研究组在这方面做了代表性的突出工作，从 1981 年起，陆续建立了 5 个喉物理模型(Scherer，1981；Scherer et al.，1983，1990，2001a)，获取了丰富的实验结果，并从各个角度与以往的研究成果做了比较。他们的研究中，以 2001 年的模型(M5)最为典型，他们以 7.5 倍喉物理模型为基础，从理论和仿真两个方面同时获取了单侧声门倾角为 10°时声带表面的压力分布值，并与对称声带下的气流场值做比较，这项对于非对称声带的研究突破了往常对于对称声带的研究，将对称声带的研究拓展到非对称声带，从而对已日渐成熟的正常语音产生的理论、实验和方程提出了新的挑战。在 2001 年研究的基础上，他们进一步于 2002 年(Scherer et al.，2002)对 20°声门发散角和矩形声门结构内的压力场进行了理论和仿真两个方面的研究，并将结果与 10°发散角做了对比。激光可视化设备的引入，为喉物理模型内气流场的可视化提供了可能，

Scherer小组于2003年(Shinwari et al., 2003)利用激光可视化设备进一步对具有对称和声门发散角为10°情况下的声门内流场分别进行了压力测量和气流可视化观察，对声门腔内压力场分布，尤其是关于发散声门角情况下气流分离点移动状态进行了较为深入的研究，取得了非常丰富的结果。由于声门入口曲线和出口曲线的形状对声门及发声也有重要影响，Scherer等(2001b)对于收敛声门形状下的不同声门出口半径对声门腔内压力分布的影响做了实验和仿真两个方面的对比研究，结果表明出口半径对声门腔内气流场有较大的影响。

荷兰的Hofmans研究组在喉物理模型方面也做了一些研究，比较突出的是2003年(Hofmans et al., 2003)通过模拟的动态声门模型来研究声门腔内的非稳态气流，对非对称气流、柯恩达现象、边界层模型、气流分离点、声门倾角等方面的研究达到更精确、更细致的程度。

半喉模型是近年来兴起的另一个研究热点。半喉指的是由于单侧声带的病理原因(如单侧麻痹、单侧息肉、单侧杓状肌固定、单侧厚边等)，利用外科手术将一侧声带完整切除，而另一侧声带被完整地保留下来的情况，残留的声带同样会由气流的冲击产生振动而被作为发声时新的嗓音源(Titze, 1988)，由于半喉状态不仅在临床上较为多见，而且也是非对称声带运动的典型代表，因此得到了格外的关注。这方面的研究以美国艾奥瓦大学的Alipour研究组为典型代表，从1999年开始，他们陆续发表了一系列文章对半喉模型内的压力气流场，包括速度场从各个角度进行了详细的研究，如活体实验(Alipour et al., 1997, 1999)、物理模型(Alipour et al., 2000b, 2001, 2002)、数学模型(Alipour et al., 2000c)等，他们同时与Scherer研究组合作，取得了卓越的成就。艾奥瓦大学的其他同仁也在这方面做了一些很好的工作(Jiang and Titze, 1993; Berry et al., 2001)。

近年来，作者所领导的研究组对于这方面的研究做了较多的工作，并从2003年起开始与Scherer小组进行了广泛的合作，建立了正常男性喉部尺寸3倍的喉物理模型，采用了嵌入式声门结构，通过Entran压力传感器和Kanomax风速计对模型内部的压力速度场进行了测量，同时与仿真结果进行对比，围绕不同声门倾角(Li et al., 2006a)、声门上下表面角(Li et al., 2006b)、声门出入口半径(Li et al., 2012)、不同声门直径(Li et al., 2006a)、全喉及半喉模型(Li et al., 2006b)、三维声门(Li et al., 2006c)、假声带(Li et al., 2008)获得了一系列的成果。这些结果在Scherer小组的研究成果之上有新的发展，在内容上相互联系、浑然一体，充实和丰富了基于喉物理模型的发声空气动力学建模这一领域内的研究工作。

2.2.3 离体喉模型

由于离体喉部模型(犬喉或人喉)具有与活体组织高度近似的优点，同时又易于获取，易于搭建各种实验平台，因此从研究之初就获得了广泛的应用。早在20世纪70年代，Baer(1973, 1975)就做了一系列实验，利用切除的犬喉来仿真正常语音的产生。利用离体犬喉，Baer已经能够获得声门下压、声门体积速度波、声带的组织力学特性、声门内的压力和气流的测量数据，从而获得发声的细节机制，以及对发声过程建模的有效数据。他同时建立了双质量模型的各种参数，使得确立空气动力学建模方程成为可能。

进入20世纪80年代以来，离体喉部模型在语音产生的空气动力学研究中得到了更加广泛的应用。Cooper和Florman(1987)利用切除的人体喉部模型对于声门下和声门上耦合现象进行了研究。Alipour(1995a)研究组更是利用切除的犬喉模型做了一系列实验，对于不同发声情况下的声门内压力、声门腔内速度、声门体积气流、电声门图、喉部肌肉功能等各项参数都做了深入细致的系统研究。在他们研究的基础上，Berry(1995)研究组利用离体喉部模型，对于不同发声条件下，非对称声带振动过程的突起或拉伸过程中引发的声门下压变化、发声音域和基频做了频谱分析，所得结果对临床非常具有指导意义。

20世纪90年代以后，离体喉模型在发声空气动力学建模的实验研究方面更加深入。值得一提的是，捷克和荷兰的Svec(1999)研究组基于非线性动力学理论，利用一个切除的人体喉和三个活体人喉，研究了胸声区发声和假声发声时的音域变化规律。从切除人体喉得到的数据表明，声带在强度上的一个微小和逐渐的变化就能够导致音域和声调的突然变化，并且在女性身上表现得更为明显。日本的Tayama等(2001)研究组利用切除的犬喉模型和超高速数字摄像系统，在声门下压、声门气流等参数系统变化和不同的发声条件下，对单侧声带麻痹及杓状软骨突起等患者的外科手术治疗情况进行了研究，同时对各种条件下的黏膜波做了分析。2003年，Jiang等(2003)采用发声的非线性动力学方法，利用离体犬喉实验发现了在喉部发声过程中存在混沌现象，同时，与正常发声状态相比，不正常发声的幅度微扰、频率微扰、峰值比等参数存在着显著差异，结果对临床诊断方法有着潜在的指导意义。

Alipour等(2006)采用离体犬喉实验对假声带和会厌区域的声学和空气动力学效应做了研究，同时测量了声门下压、电声门图、气流率、音频信号、声压级，采用电声门图提取出了基频。结果表明，假声带和会厌区域对发声具有重要的、正面的意义。法国的Bailly等(2008)研究组建立了两套活体喉实验系统，用来研究在稳态和非稳态气流条件下声带和假声带可能的空气动力学交互作用。他们同时还建立了理论气流模型来计算假声带和声带表面的压力分布，并量化其空气动力学影响。结果表明，喉腔的这种收缩结构非常有利于声带的振动，这些结果与Alipour小组的相一致，其成果更加丰富和细致。

2.2.4 活体喉模型

离体声带的发声过程与实际发声存在一定的差异，如声带中无血液循环和自主张力、组织死亡后衰变等因素都会改变声带黏弹特性和振动方式。因此在活体内进行喉部的发声研究具有显著的优点，同时还能够尽量逼近实际的发声环境，如温度、声门下压等条件。然而其困难也是显而易见的，侵入性实验会给被测对象带来伤害和不适，而由于被插入的传感器本身会在一定程度上影响发声过程的压力速度气流场，因此测量所得的数据不一定能反映真实发声过程。另外，由于测量技术、实验水平等的限制，在活体(人类及犬喉)体内进行实验的研究报告相当有限。

Cranen等(1985，1987)于1985年做过一个米勒管插入人体的实验，他们利用米勒管中的4个距声门上及声门下都为5cm，且其间距也为5cm的压力传感器，测出了活体组织分别发元音/a/和/i/时的压力信号。他们使用了一种可靠的校准方法来消除压力传感器存在的温度误差和零点飘移。由于压力传感器具有相当高的频率精度，他们获得了声带的系列动态参量，如声门上压、声门下压、跨声门压、声门上和声门下附近的粒子速度，这项研究对于嗓音源的建模提供了有效的实验数据支持。然而，由于咽喉的运动及发声瞬间的不正常定位，以及压力传感器的精度受限，测出来的数值也是有误差的。

2.3　声门几何参量的发声空气动力学数学及物理建模

尽管喉部的机械、离体、活体物理模型能够给出真实的，而且是精确的喉部表面压力分布的局部点信息，但是它却很难获得足够的采样点值。尤其是对于喉腔内表面形状及截面积发生较大变化的区域，要想对喉腔内气流场无干扰地测量出其有效值是比较困难的。在这种情况下，发声空气动力学数学模型的建立，就可以发挥出极大的优越性：数学模型不仅能够给出任意形状声门结构上所有表面压力的连续值，而且可以节省大量人力和物力，这无疑是对物理实验模型极好的补充。随着计算机并行处理技术越来越强大和结构仿真分析计算模型越来越精确，给分析者提供了解决各种模型的能力和与实验测量值相媲美的结果。同时，数学模型计算结果的可靠性可以由实验技术，如采用压力传感器、热线风速仪等仪器分别对物理模型内流场的压力、速度的典型值进行采样以检验和调整数学模型的参数，从而使得发声空气动力学模型不仅有效而且实用。因此，近年来发声空气动力学数学建模的方法和技术方面取得了长足进步。

2.3.1　数学建模方法

有限元方法作为结构仿真分析的主流分析方法，随着网格计算水平的逐渐提高，在语音研究领域发挥了很大的作用。比较有代表性的是 Scherer 研究组(Guo and Scherer, 1993)用有限元方法对声门气流和压力分布的仿真，他们利用补偿有限元方法(Kim, 1988; Kim and Decker, 1989)，针对两种情况：①保持声门倾角不变(42°)，而变化最小声门直径；②保持最小声门直径不变，变化声门倾角，做出了各种情况下的压力分布，取得了较好的效果。Alipour 在这方面也做了突出贡献，从 20 世纪 80 年代以来，他就在 Titze 的指导下，采用有限元方法对声门腔内的压力速度场做了很多研究(Alipour et al., 1988, 1991)，后又与 Scherer 合作，用有限元方法对声门腔内流场做了详尽的报道(Alipour et al., 1994, 1996a, 1998, 2000d)。2008 年，加州大学的 Zhang 所在的研究组使用二维连续有限元模型计算发声起止时的气流分离点变化，取得了物理模型没有办法取得的结果。日本的 Kaburagi(2011)研究组通过二维边界层数值方程的计算得到气流边界层的状态，同时计算气流分离点的变化。数值结果对于不同声门几何及雷诺数的作用都做了剖析，取得了有意义的数值计算结果。美国的 Erath 研究组采用数值仿真的方法围绕非对称声带开展了系列研究。他们采用基于二维质量模型的仿真算法研究了声带处于闭合相(发散角)时的非对称气流和压力及其对发声的影响(Erath et al., 2011a)，并研究了单侧声带麻痹(声带硬度不对称)条件下的非对称气流和跨声门压特性，阐明了气流的非对称程度与声门压之间存在的关系(Erath et al., 2011b)。德国的 Mattheus 等学者采用数值仿真算法比较了二维和三维声门计算模型内气流漩涡结构和柯恩达效应(Coanda effect)的不同(Mattheus and Brucker, 2011)。为了更真实地反映声门射流(glottal jet)

在三维空间中的效应，美国的 Zheng 研究组建立了一个性能优良的三维喉部仿真模型，研究了正常发声条件下气流的非对称特性（Zheng et al.，2011），他们还采用此模型研究了声带硬度不对称时声门气流、黏膜波的非对称性及其对发声的影响（Xue et al.，2012）。目前，有限元方法已经被广泛采用，成为语音研究领域内最强有力的工具之一（Hunter et al.，2004）。

2.3.2 声门倾角对喉物理模型内压力速度场分布及发声的影响

发声时的实时显示图像表明，正确的发声模型需要在较大范围内详细定义发声时的声门形状，这包括声门的左右及前后长度、最小声门直径、声门的对称性、声门入口和出口位置的曲线及声门倾角。发声时声带的振动依赖于它们的组织特性、初始状态，以及整个发声周期内喉内的空气压力分布（Titze，1994），其中，最重要的是作用于声带表面的空气压力和组织表面空气黏滞作用引起的剪切力，分别由声门腔内的压力和速度场分布特性所决定（Alipour et al.，1996b；Deverge et al.，2003）。

关于声门角对发声的作用方面已经有了一定的研究（Guo and Scherer，1993；Scherer Shinwari，2000；Alipour and Scherer，2002；Hofmans et al.，2003），但是在三维声门腔内，对更大变化范围内的声门形状所诱发的气流压力速度场效应及其对发声的影响仍然缺乏研究。本节在一个具有精确尺寸的三维喉物理模型内，对于人类发声过程中声门所呈现出来的收敛、矩形和发散形状所诱发的压力速度场进行了量化分析，从而对发声的空气动力学特性进行更深入的了解。同时，还对此模型进行了计算仿真，对实验数据的可靠性进行了验证。

1. 喉物理模型与实验

1）喉物理模型

图 2.1 给出了实验用喉物理模型示意图。它是一个将正常男性喉部尺寸放大 1.732 倍的非振动、由透明树脂玻璃制成的模型，全长 291.28mm。设计成三部分：声门下腔（入口段）、声门腔、声门上腔（出口段）。声门下腔为一个 28.61mm×44.58mm 的矩形截面，有 155.11mm 长；声门上腔为一个 34.25mm×33.02mm 的矩形截面，长 98.53mm。声门腔也呈一矩形形状，为一个嵌入式双侧可调整声门结构，它由与模型同样材料制成的两活动声门及两对螺杆、销钉结构所组成。在声门下方，它呈类似正弦曲线的形状由声门下腔向声门处收缩，声门上方也呈类似正弦曲线的形状，以一个更陡峭的下降率抵达声门上腔壁。两声门长 20.96mm，厚 2.5mm。由于销钉结构可将螺杆的旋转运动变为声门的垂直运动，并由带刻度的螺杆精确调整声门移动的距离，因此声门直径可由此结构精确调整。两侧声门同时移动到最大距离时可达中线，声门完全靠拢时，可完全阻止气流通过；同时移动到最小距离时可达边线，声门直径达最大值 28.61mm（上述皆为模型实际尺寸）时可完全不阻碍气流。这里最小声门直径设置为 0.06cm。同时，为了测量出声门处于不同形状时的流场变化，还采用了树脂黏胶以精确改变声门形状。表 2.1 对比了此模型与 Van den Berg 等（1957）、Ishizaka 和 Matsudaira（1972）、Gauffin 等（1981）及 Scherer 等（1983，2001a）所用模型的尺寸。

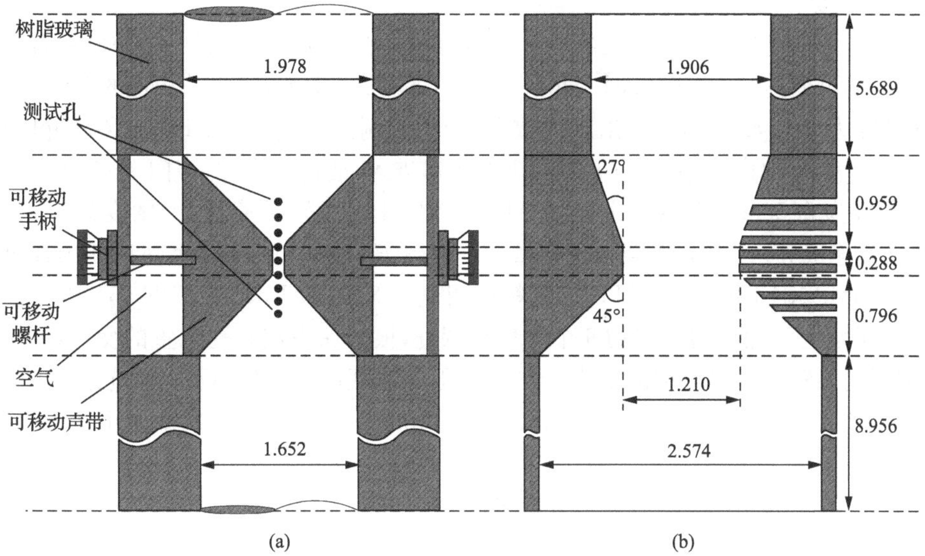

图 2.1　喉物理模型（单位：cm）
(a) 俯视图；(b) 侧视图

由于声门采用内嵌入式结构，其整体处于凹槽之中，左右两侧与凹槽边线精确吻合，且有滑油润滑，上下两侧尺寸与模型顶盖及底盖精确吻合，因此较好地解决了气流从活动声门两侧泄漏的问题。同时，开有 9 个直径为 0.1220cm 的透孔（对应人体尺寸为 0.0704cm），使得 Entran EPE-551 压力传感器和 KANOMAX 风速仪可以紧凑地插入到这些孔中来测试实验数据。间距为 0.249cm（对应人体尺寸为 0.144cm），非测量孔则由同等大小和长度的螺钉旋紧密封，以防漏气。

表 2.1　不同研究中使用模型的尺寸比较

喉腔尺寸	Van den Berg 等 (1957)	Ishizaka 等 (1972)	Gauffin 等 (1981)	Scherer 等 (1983)	Scherer 等 M5 模型 (2001)	Li 等 (2003)
声门长度/mm	18.00	13.00	24.00	12.19	1.2	12.07
声门直径/mm	0.1～3.2	0.30 0.60 1.00	0.42,0.56 0.98,1.40 1.86,3.00	1.04	0.04	0～19.8
声门厚度/mm	3.20	3.00	3.00	3.70	0.3	2.88
声门入口角/°	40	36	—	41	40	45
声门下俯视宽度/mm	12.00	14.00	10.00	16.40	2.0	16.52
声门下侧视宽度/mm	—	14.00	24.00	25.50	2.0	25.74
声门上俯视宽度/mm	—	14.00	15.00	19.00	2.0	19.77
声门上侧视宽度/mm	—	14.00	24.00	18.60	2.0	19.06
声门上会厌倾角/°	—	—	—	30	0	27

2) 实验安排

图 2.2 示出了应用此模型的实验装置示意图。在室温 20℃条件下，空气由置于实验系统尾端的可变速真空泵(Busch Model SE0040C)提供动力，由与其相连的 YE-150 型真空表(精度为 0.01cm H_2O)读出压力数据，经由控制阀控制，并由 Hans Rudolph 4700B 型整流片干燥及均化后，由声门下腔的矩形入口进入，通过声门腔、声门上腔，经过一根长 50cm、内径为 2.5cm 的软管与 Dwyer Model VFC131 型转子流量计(精度为 0.25%)相连，经软管连接导入 LZB-25 型转子流量计读出数值。使用 M6542 型热线压力速度变送器(KANOMAX CLIMOMASTER，其精度可达±3%)和 Entran EPE-551 压力传感器(测量精度为 2%)由模型顶部的 9 个测量孔探进，根据探头左右孔位置的变化，即可得出流场中不同位置的压力值和速度值。测得的压力速度信号，经由配套电缆送入一台 PIII 1G 的计算机内。压力数据在声门壁面内大约 2mm 左右的位置分别从 9 个测量孔取得，而速度值则通过测量孔在模型中线位置上采集。压力和速度数据使用一个 12 位的 A-823PGL Microdigit A/D 数据采集卡采集 20s(采样率为 10 000 样本/s)。实验中，为了尽量减少由于系统初始化时模型内部气流不稳定所带来的伪迹和干扰，在测量任意一值前，都将系统初始化 3min 再开始测量，同时，采用 MATLAB 软件对数据进行处理并取均值。

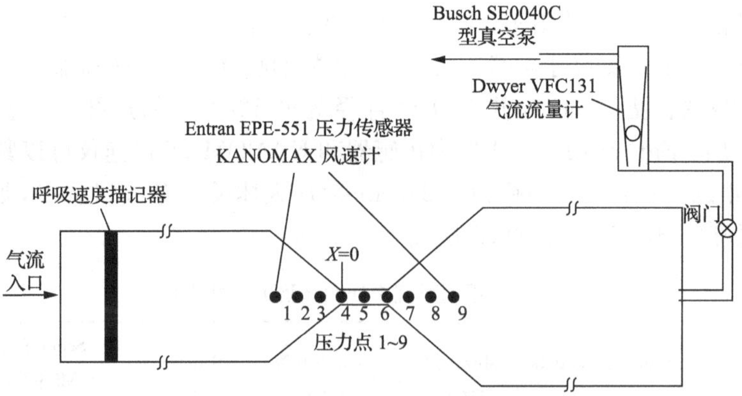

图 2.2　实验装置示意图

由于测量孔本身并不与声门表面绝对垂直，同时，在速度测量过程中，风速计探针顶端伸入到管道中后也可能会引起空气的扰动，因此，实验压力和速度的测量值可能会存在一些误差。但是，由于压力传感器导压管和风速计探针的直径相对声门内腔的尺寸很小，并且在气流场中每次只测试一个实验数据，因此，通过多次测量和结果数据的后期处理，采用最小平方多项式处理方法来获得实验最佳校准值，该误差可小于测量值的 2.5%。

由于树脂玻璃模型尺寸是人体尺寸的 1.732 倍，因此，根据相似原理，模型中相应的测量压力值是人体喉中真实压力的$(1.732)^{-2}$倍，相应的速度是人体喉中真实速度的 1.732 倍，其气流量也是人体喉中气流量的 1.732 倍。

2. 压力速度场

1) 压力分布

由于模型是三维的,因此沿任意轴向位置的压力和速度值都是不同的。本节的目的是获得声门腔及其上下游区域的声带表面压力值和声门中心线上的速度值,从而研究作用于声带表面的驱动力及声门腔内的气流场特性。图 2.3 给出了跨声门压为 5cm H_2O 条件下,9 个不同声门角模型,沿模型顶部中线上的一维压力值。相应的数值仿真结果同时用实线给出,可以看出它与实验结果非常接近。FLUENT 与实验值差值的平均值为 0.0261cm H_2O,最大压力差为 0.1179cm H_2O。这种实验与仿真值之间较小的误差说明对于作用于声带表面的压力分布的数值仿真结果是有效的。

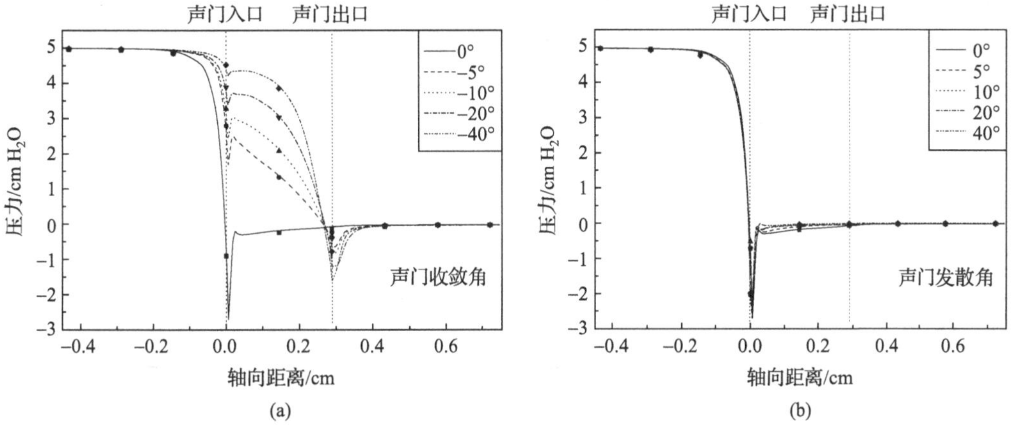

图 2.3　跨声门压为 5cm H_2O 条件下,9 个不同声门角模型沿模型顶部中线上的一维压力分布值
(a) 声门收敛角;(b) 声门发散角

图 2.4 示出了这 9 个声门角内的跨声门压力降随气流量变化的实验数据曲线。由图可以看出,矩形声门形状对于任意给定的气流都对应于最大压力降,这主要是因为矩形声门内的气流具有相对较高的黏性损失。同时,实验数据和计算仿真结果都指出,对于任意

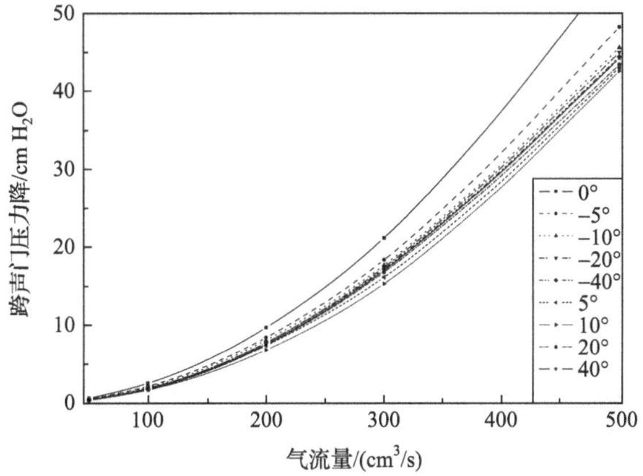

图 2.4　9 个声门角内的跨声门压力降随气流量变化的实验数据

给定的气流量，10°发散声门角对应于最小压力降及最低气流阻抗，这一点与 Hofmans 等(2003)给出的结果一样。另外，对于一个给定的气流值，所有的发散角比所有的收敛角都给出了更低的跨声门压力降，这表明发散角的声门阻抗比所有的收敛角阻抗都来得要小。

图 2.5 示出了沿声带表面中线上和声门腔中线上的数值计算压力分布值。由图可以看出，当声门收敛角增加时，作用于声带表面上的压力值也相应增加。例如，当声门角从 −5°增加到 −40°时，相应的沿声门中线上的压力值从近似 1.6cm H_2O 变化到 4.3cm H_2O，近似于通常作用于声带表面上驱动压力值的 3 倍。作用于发散声门角上压力的变化依赖于这个角度的大小。10°发散角给出了最低的压力降，之后是 5°、20°，而 40°发散角则在声门入口处给出了最小压力降。这些关于发散角的结论与扩散流的结果一致(Kline，1959)。这些作用于声带壁面的压力将会产生不同的、或正或负的合力。这些合力将在声门呈张开相时将声带向两边推开，而在声门呈关闭相时把两声带拉紧合拢，作用力的大小和方向则取决于声门在那一时刻所形成的角度。这些压力就是在声带振动过程中起着重要作用的“外部驱动力”(Titze and Story，2002)。

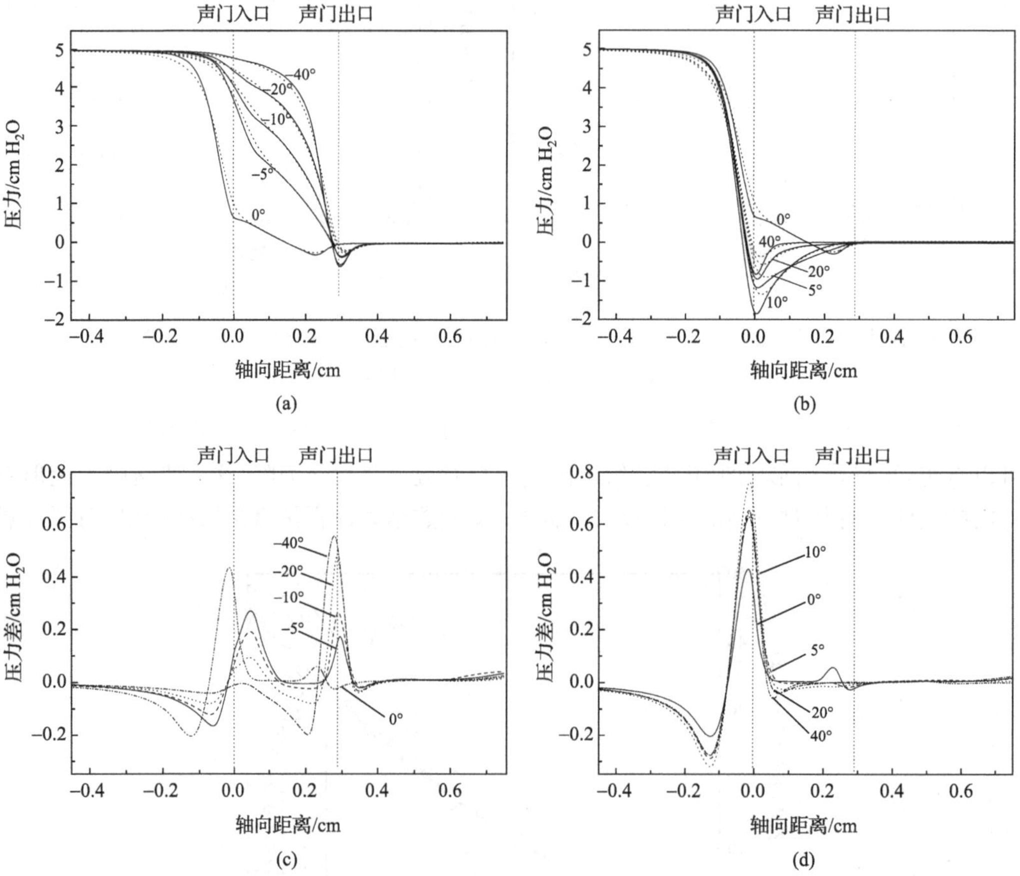

图 2.5　(a)、(b)跨声门压为 5cm H_2O 条件下，沿 9 个声门角声带表面中线上和声门腔中线上的压力分布图。其中实线表示声带表面中线上的值，虚线表示声门腔中线上的压力值。(c)、(d)9 个声门角情况下，作用于声带表面上的压力值和声门腔中线上的压力值之差

图 2.5 同时说明,除了声门入口和出口位置外,声门中线上的压力分布与作用于声带表面上的壁压力分布值近似相等。而在声门入口和出口位置处,弯曲的声门曲率会使气流弯曲,这种弯曲的气流会使声带表面的压力降低(Massey, 1979)。图 2.5(c)、(d)还表明,这些压力差在声门收敛角处于最大时达到最大,如对于−40°角,最大压力差为 0.55cm H_2O,对于收敛角,最大压力差则在 10°发散角时获得,最大压力差为 0.78cm H_2O。

从图 2.5 中还能看出,气流黏滞性对声门内压力分布有很大的影响。首先,在最小声门直径处,由于声门横截面积减小,气流黏滞性会增大,因此,会使模型中心线上的压力分布和对应位置的声带表面压力分布有很大不同,见图 2.5(c)、(d)。另外,气流黏滞性会随着收敛声门倾角的增大而增大,随着发散声门倾角的减小而增大。气流黏滞性的增加还会导致声门最小直径处压力降的增大,从而增加作用于声带表面的外部驱动力。

美国博林格林州立大学也进行了一个相似的研究。Scherer 和 Shinwari 研究组采用他们建立的喉部树脂玻璃模型(名叫"M5")来获得声门腔内壁的压力分布。图 2.6 给出了他们在同样 5cm H_2O 跨声门压条件下获得的结果。他们所采用的模型拥有与本模型同样的声门形状并采用了同样的跨声门压,所得到的结果也非常相似,这说明了本实验数据的有效性。除此之外,图 2.5 和图 2.6 还同时表明声门腔内的压力最低点总是出现在最小声门直径处。

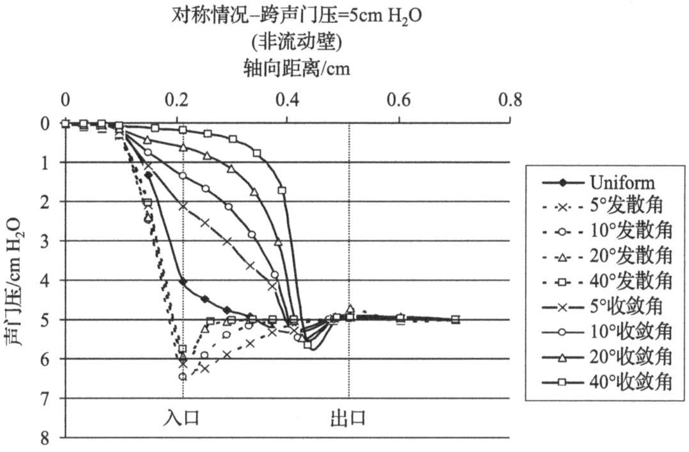

图 2.6　跨声门压同为 5cm H_2O 条件下 9 个声门角所对应的声带表面压力分布图

数据来源:博林格林州立大学的 Scherer 和 Shinwari 研究组

2) 速度分布

图 2.7 给出了跨声门压同为 5cm H_2O 条件下,9 个声门角所对应的模型中心线上的一维实验速度分布图。这些速度分布值由 20s 的采样时间内的数据做时间平均来得到。同时,图 2.7 中还用实线给出了对应的仿真速度分布值。这些速度场呈现出与图 2.5 中压力场恰好相反的模式,说明声门形状和气流阻抗对于声门腔内的压力和速度场所产生的作用是一致的。

图 2.7(a)同时表明,当收敛声门角增大时,声门出口位置上游较大的气流入口截面积导致了声门腔内速度场的降低。但是越过声门出口位置(最小声门直径处)后,−20°和

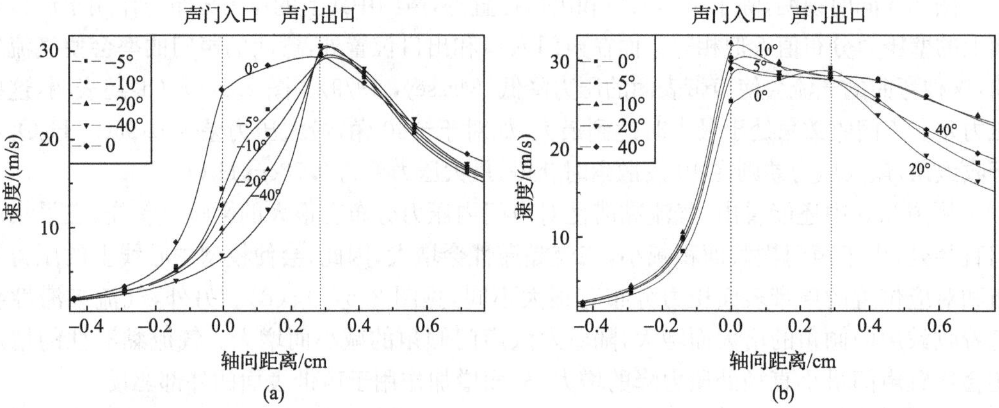

图 2.7　跨声门压为 5cm H_2O 条件下 9 个声门角所对应的声门腔中心线上的一维实验速度分布图

(a) 声门收敛角；(b) 声门发散角

－40°声门角的速度值达到最大，而－5°和－10°角的速度值相对较小。然而，这种变化规律对于发散声门角则并不相同[图 2.7(b)]。在声门入口处的下游，10°发散角给出了最大速度，之后是 5°、20°和 40°。对于声门内的大部分区域，5°、10°、20°和 40°角的速度分布值是相近的。实际上，声门腔内的压力和速度值一直是很好地对应着的：图 2.5 中的压力极小值越小，则图 2.7 中的峰值速度就越大。

3）气流分离点

对于发散声门角，声门腔内的气流分离点与预期的结果相一致。然而，当边界条件变化时，分离点位置也会相应变化。对于 5°、10°、20°和 40°发散角，气流分离点分别为 0.27cm、0.175cm、0.06cm 和 0.04cm(零点为声门入口位置)。图 2.8 中的箭头示出了分离点的位置。因此，当声门角增加时，分离点向更上游处移动。对于最小的 5°声门发散角，分离点位置靠近于声门出口，但是对于最大的 40°角来讲，分离点位置上移到约 14％

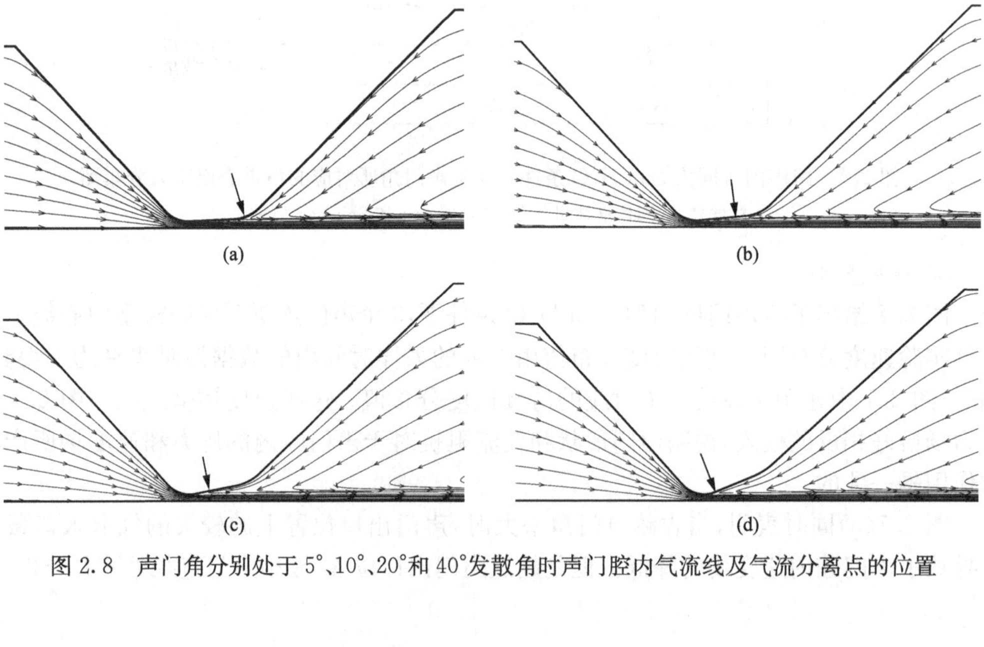

图 2.8　声门角分别处于 5°、10°、20°和 40°发散角时声门腔内气流线及气流分离点的位置

的声门长度，靠近于声门入口。气流分离点的位置指出，在这些点的后部（下游），有回流出现（气流在流出的过程中，有一部分气流返向上游流动）。

3. 声门倾角对发声的影响

通常，收敛声门角的增大会引起声门腔内压力的增大、速度的降低及气流阻抗的增大。但是对于发散角来讲，气流阻抗和声门内压力恢复值在 10°角左右时达到最小，说明这是一个更“有效率”的发散角。其他发散角（5°、20°、40°）则呈现如下规律：角度的增大会降低声门腔内的压力恢复值，降低声门腔内的速度值，同时增大气流阻抗。

本实验结果揭示出声门形状的变化对发声具有重要影响。较大的声门收敛角会产生较大的、正的、将两声带向外推开的力，而在 5°～10°范围内的发散角则会产生较大的、负的、将两声带向内合拢的力。5°～10°被认为是对发声最有利的角，尤其是在声门呈关闭相，需要相对较高的气流和较大的拉力来关闭声门时，这个范围内的角度会促进声带的闭合，从而对声带的振动及发声起重要的促进作用。

因此，从空气动力学的观点来看，有效发声的理论应该包含相对较大的收敛角和相对较小的（5°～10°）发散角。但是同时应该注意到，该结论只适用于有限的声门直径（本研究中的声门直径为 0.06cm）。此外，由于矩形声门内的气流黏性效应为最大，因此它给出了最大的气流阻抗。同时，从发声的观点来看，矩形声门由于对气流具有较强的阻碍作用，因此它对于接近关闭的声门是一个非常有效的形状。

发散声门的气流分离点可以利用数值计算来得到。定义气流分离点位置的目的是在一个在声门腔下游处大致估计出一个气流回升的位置（Pelorson et al.，1994；Lucero，1999）。换句话说，如果能在发散声门角内找到气流分离点的位置，那么就能估计出从声门入口到气流分离点所需要的压力，因为有把握来假设在分离点位置处的压力与此点上游的声门压力相等。然而，这个假设并不一定是正确的，就像 Hofmans（1998）和 Shinwari 等（2003）所指出的那样。图 2.8 指出，5°、10°、20°和 40°角的气流分离点没有在零压力点发生，而是分别发生在－0.075cm、－0.238cm、－0.388cm 和－0.275cm H_2O 处，在跨声门压为 5cm H_2O 时，它们分别占声门入口处压力降的 6.5%、13.0%、41.9%和 34.4%。

表 2.2 示出了不同气流流量条件下，气流分离点的变化状况。可以看出，无论是角度的增加还是气流量的增加，分离点位置都会更向上游（朝声门入口方向）移动。这些结果与 Alipour 和 Scherer（2004）的结果相一致。气流增加时，5°角将它的分离点位置保持在近似声门出口位置，而在本研究中所指出的，具有声门腔内最大压力降和最小气流阻抗的 10°发散角，在较高的气流量下，将不是最“有效”的角度，这是因为伴随着气流分离点向声门入口处移动，会导致较大的气流黏性压力损失，减少压力恢复值，并增加气流阻抗，从而将更“有效”的角度改变到 5°左右。一般地，有效的发散角在 7°～12°区域内（Kline，1959），这说明对于本模型来讲，较大的气流量将会使得更“有效”的声门角向更小的角度移动。这些结果说明在较大的跨声门压力条件下，较大声的发声时，更有效的角度会接近于 5°左右。

表 2.2 不同气流流量条件下,四个发散声门角所对应的气流分离点位置及跨声门压

气流 /(cm^3/s)	分离点/cm				跨声门压/cm H_2O			
	5	10	20	40	5	10	20	40
50	0.279	0.262	0.105	0.052	0.54	0.54	0.53	0.55
100	0.273	0.240	0.075	0.045	1.92	1.86	1.97	2.07
200	0.266	0.160	0.056	0.039	7.66	7.08	7.73	7.78
300	0.261	0.122	0.052	0.035	16.49	15.64	17.21	17.38
400	0.258	0.095	0.050	0.033	43.46	42.92	43.81	44.63

综上所述,声门几何及其所诱发的压力速度场对发声有重要作用,因此在建立和使用物理、数学或者是计算发声模型时,这些因素必须被充分考虑。更重要的是,声门几何在发声周期内,借助对声门腔内声门体积速度波的影响而与发声参量(尤其是发声效率)有重要的潜在关系,从而对发声基础研究、语言声学和喉病检测等领域有重要意义。

2.3.3 声门上下表面角对声门腔内压力场及发声的影响

Agarwal 等(2003)研究组及 Nanayakkara(2005)最近的研究指出,人类在进行发声时,声带上下表面角可以在很大的范围内变化。Hollien 和 Colton(1969)、Wilson(1972)对 X 射线断层跟踪照片进行了测量,得到了同样的结论。Nanayakkara 对于男性和女性、典型发声音域和假声域、高声发音和轻声发音、歌手和非歌手发声所做研究的混合数据显示:声带下表面角的平均值为 30.3,正负标准偏差范围为 13.1～47.6,声带上表面角的平均值为 10.2,正负标准偏差范围为－7.4～27.7。然而,对于计算和物理的发声模型,声带下表面角通常定为某些中间值,而声带上表面角通常定义为较小的正角度或为零度(Gauffin et al., 1983; Pelorson et al.,1994; Alipour et al., 1996a)。

目前,还没有人从理论上和实验上对声带上下表面角与发声时声带表面压力的关系进行过研究。如果改变声带上下表面角,能够使得作用于声带表面的压力分布产生重要的变化,那么声带的运动及声门体积速度波的形状和大小就将受到重要的影响,而声带运动的物理和计算模型则需要扩展来添加这些因素的影响。因此,本节的目的就是研究声带上下表面角是否影响、如何影响声带表面的压力分布。

1. 声门上下表面角设计与建模

本节采用计算流体力学的 FLUENT 软件来计算声带表面的法向压力,该压力分布是一个以声带上下表面角为变量的函数。Scherer 研究组就曾经采用该软件来计算气流量为常数时喉腔中的压力分布(Scherer et al., 2001a, 2001b),其结果与喉部树脂模型的实验结果非常相似。FLUENT 软件基于体控制技术来对对称二维喉部几何模型中层流气流的 Navier-Stokes 方程进行求解。其中,网格划分同时包括结构和非结构网格。网格划分的大小为结点数从 77k 到 320k 不等,在预计压力或速度梯度较大的地方网格划分较密。运算过程反复叠代,以计算动量和压力的二阶解,余量小于 10^{-4}。在这里,假设气流场是关于声门中线对称的,因此只需计算一半的流场。

实验计算了10°(发散)、0°及−10°(收敛)三种声门倾角的情况,这三种声门倾角代表了发声时三种典型而重要的声门形状,倾角的大小在所认为的发声角度中也是具有代表性的。18个下表面角(下表面角定义为声带下表面线与水平线的夹角)分别为:87.5°,85°,82.5°,80°,75°,70°,65°,60°,***45°***,***40°***,***35°***,***25°***,***15°***,10°,5°,0°,−5°,−10°。其中,粗斜体的值在Nanayakkara(2005)的研究所给出的正负标准偏差范围内,它们分别应用到了三个典型声门倾角中去。以上情况中,声带上表面角都保持在0°。同样地,19个上表面角(上表面角定义为声带上表面线和水平线的夹角)分别为:−85°,−80°,−75°,−70°,−65°,−60°,−45°,−35°,−25°,−15°,−10°,***−5°***,***0°***,***5°***,***10°***,***15°***,***25°***,35°,45°,其中,粗斜体的值在Nanayakkara(2005)研究给出的正负标准偏差范围内,也分别应用到了三个典型声门倾角中去。这种情况下,声带下表面角都保持在40°。图2.9~图2.11给出了部分声带上下表面角的形状图。

在声门倾角为10°(发散)、0°和−10°(收敛)三种情况下,声门出口半径分别设为0.108cm、0.0987cm和0.0908cm,这与Scherer等(2001a)研究组的M5模型是一致的。在所有的模型中,以下参量都设为常数:声门入口半径(0.15cm),最小声门直径(0.01cm),声门长度(1.2cm),跨声门压(8cm H_2O)。声带轴向长度(0.30cm)是指上表面角的圆心和0°下表面角的声门下表面在声门中轴线上投影之间的距离。图2.12示出了这些参数的大小及其指代的长度。

本节还对一些超出人类正常发声范围的声带上下表面角的作用做了研究,这些角度在现实中可能是不存在的,但是它们同样是很重要的,这是因为正常范围内的声带上下表面角所产生的压力作用对于正常发声可能影响不大,因而,对于这些超出正常范围的角来说,定义在什么时候压力的影响开始真正起作用是非常重要的。同时,使用比正常发声更宽的角度范围还可以探究病理和非典型喉部几何形状的情况。

2. 声门上下表面角

1) 声带下表面角的作用

图2.9给出的是声门倾角为10°(发散)情况下声带下表面角变化的结果。声门入口位置前,由于声门横截面积逐渐减小,气流加速,在很大程度上引起压力降的产生(Bernoulli效应)。声门入口附近,沿着声门入口曲线,黏性和额外的气流加速作用进一步减小了压力。在声门最小直径处,出现最小压力和最大速度。在该位置下游,由于声门横截面积开始逐渐增大,所以压力又出现回升(如图2.9中的零压力或大气压力)。

图2.9给出了声带下表面角在人类实际发声时的角度范围内变化时,作用于声带表面的压力分布图。结果表明,在这些角度下,声带表面的压力基本上是一致的。那么假设声门入口半径不变,声带下表面角多大时声带表面压力分布会有显著的变化呢?图2.10给出了声带下表面角从60°变化到87.5°时的结果。由图可以看出,只有在声带下表面角大于70°的时候,压力分布才会有变化:最小声门直径的位置保持不变,最小压力增大,而声带下表面的压力分布减小。最大角度(87.5°)的最小压力上升了跨声门压的13%。这些结果表明,声门入口半径不变时,声带表面(声带下表面、声门入口及声门腔内表面)的压力分布在声带下表面角从−10°变化到70°时几乎保持不变。

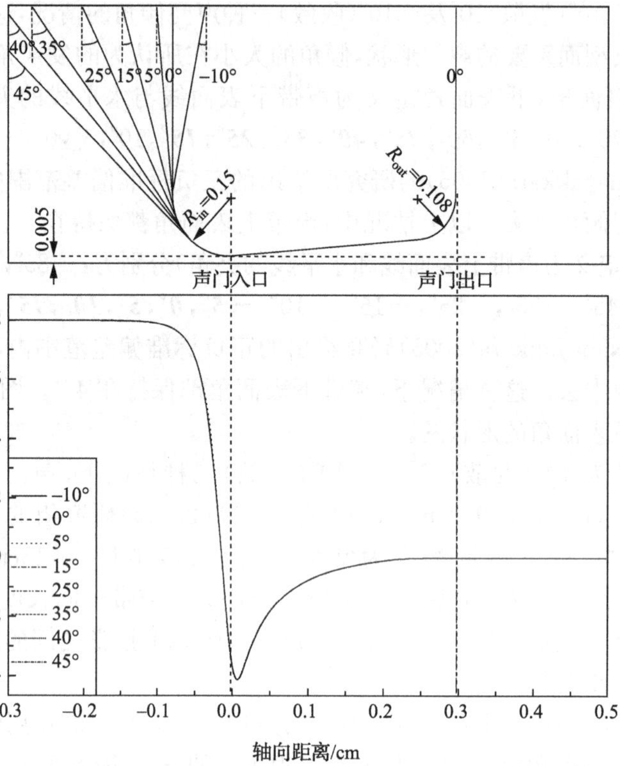

图 2.9　10°发散声门角下声带下表面角形状及其对应的压力分布曲线

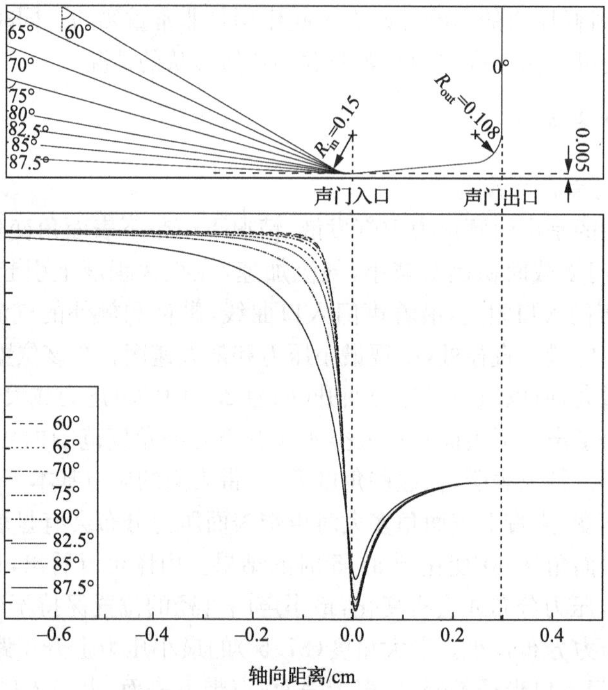

图 2.10　10°发散声门角下较大声带下表面角形状及其对应的压力分布曲线

对于声门倾角为 0°和－10°(收敛角)的情况，在声门出入口半径不变的情况下，可以得到同样的结果，它们的压力变化很小。只有当声带下表面角大于 70°的时候，声门最小压力和声带下表面的压力分布才会出现变化。最大压力降的位置保持不变。

2) 声带上表面角的作用

对于人类正常发声情况下，声带上表面角变化范围内的角度，声带上表面角也不会影响作用于声带表面的压力，除非该表面角超过了那些被认为是人类发声时的角度。图 2.11 给出了声门出口半径为常数，声门倾角为－10°(收敛角)的结果。对于所有声带上表面角为正角度的情况下，声带表面压力分布几乎都是一致的，这也就意味着声带表面压力不受正的声带上表面角的影响。当声带上表面角小于大约－65°时，声带表面的压力开始出现变化：各个声带上表面角度下，最大压力降的位置都保持不变(如图 2.11 所示，大约位于轴向 0.21cm 处)。随着声带上表面角逐渐小于－65°，最小压力变得更小，并且该点后的压力恢复曲线变得更加平缓(这是因为声带上表面有一个面积逐渐增大的过程，而不是突然增大)，对声门腔内压力会有轻微的影响(减小了其压力分布值)。

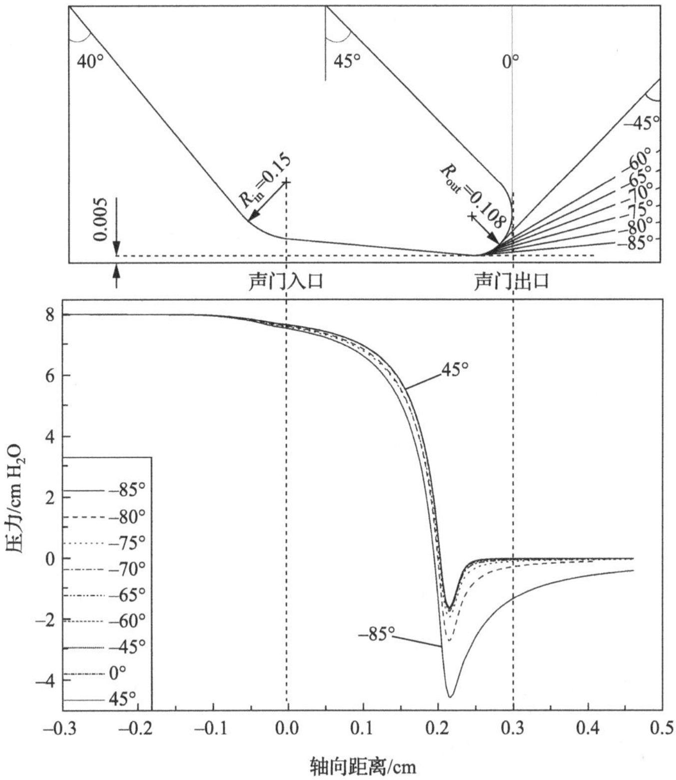

图 2.11　10°收敛声门角下，声带上表面角形状及其对应的压力分布曲线

同样地，另外两种声门倾角 0°和 10°(发散角)的情况也有同样的结果。声门腔内的压力分布在 45°～－65°范围内基本上不变，当声带上表面角小于－65°时压力略有减小。各个声带上表面角度下，最大压力降的位置并没有发生变化。当声带上表面角小于－65°时，沿着声带上表面的压力分布会降低。声带上表面角越小，该变化越大(图 2.12)。

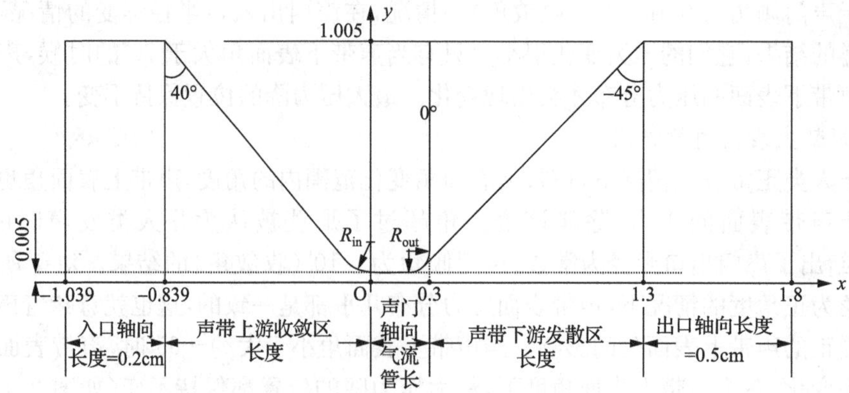

图 2.12　声门形状参数的大小及其指代的长度

3）声带上下表面角对声门气流量的影响

图 2.13 给出了声带上下表面角对声门气流量的影响。当声带上下表面角的变化引起声带表面压力变化时(如图 2.10 和图 2.11)，才会有相应的声门气流量的改变。当声带下表面角在前边提到过的正负标准偏差范围内，即在所认为的发声角度范围内时，气流量保持不变，只有当下表面角超过大约 65°的时候，气流量才会减小。这是由于大于该角度时，声带下表面的有效长度增大，黏滞影响更为显著，从而增大了气流阻抗的缘故。

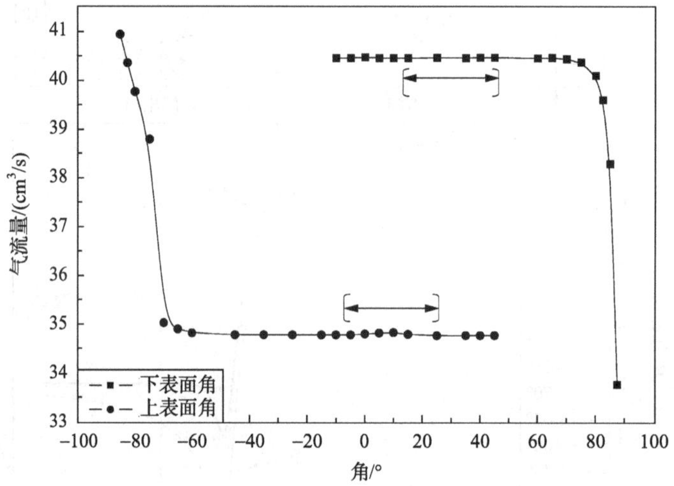

图 2.13　声门气流量随声带上下表面角变化图

声带上表面角的影响则刚刚相反。声带上表面角在属于正常发声角度值的正负标准偏差范围内变化时，气流量并没有影响。但是对于小于−65°的角度，气流量会增加，这说明其气流阻抗减小了。这是由于声门上表面扩张引起的扩散作用使沿着声门上表面的压力回升，从而导致跨声门压相同的条件下气流阻抗减小。

3. 上下表面角对发声的影响

研究结果表明，声带上下表面角在很大的范围内，包括在人类发声的真实角度范围内变化时，作用于声带表面的压力基本上是一致的。因此，相比而言，跨声门压对声门出口（收敛声门）和入口（发散声门）曲线的曲率非常敏感（Scherer et al.，2001b；Li et al.，2012），对声门倾角和最小声门直径也很敏感，然而对声带上下表面的陡峭程度并不敏感。这一点可以用来“解释”为什么在人类声门几何形状统计数据中声带上下表面角有很大的范围。也就是说，一个对于声带表面重要驱动力敏感性很小的变量可以在较大的范围内变化，而不至于在很大程度上影响发声，就像这里的声带下表面角一样。Nanayakkara（2005）的结果也表明，声带下表面角尤其是因人而异的。尽管声带上表面角对改变作用于声带表面的压力并不敏感，但是，声带上表面角和假声带之间可能会有潜在的相互作用，喉室也可能存在谐振作用（Angarwal，2004；Kucinschi et al.，2006），这些作用可能会使声带上表面对发声的空气动力学和声学变化更敏感一些。

本节中声带上下表面角都具有很大范围，它们所产生的压力将会比所认为的正常值有所变化，这可能更适合于解剖学和外科手术的研究。在研究它们对发声的潜在影响时应该考虑到这一点。

图 2.14 中所示的气流线表明，对于$-45°\sim45°$的声带上表面角，声带表面的气流线并没有多大变化，这一点也支持了这些情况下压力没有多大变化的结论。但是图 2.14 还表明，FLUNENT 中所采用的层流方案没有真实地显示出声门喷射的气流；尽管像图 2.14 中显示的那样，以层流为核心的气流中也会有声门喷射气流，但是，这里还应该有漩涡结构和向湍流过渡的迹象（Shinwari et al.，2003；Hofmans et al.，2003；Kucinschi et al.，2006），这是本实验的不足。尽管并不完整，但是像前面显示的那样，FLUENT 确实给出了合理的近似压力和气流量。

对图 2.14 需要强调一个更重要的观察现象，那就是当声带上下表面角取不同值的时候，声带本身的大小和形状会发生变化。因此，尽管表面压力没有变化，但是声带组织的生物组织力学特性，特别是其质量和形状将会发生变化。当声带上下表面角变化时，作用于声带表面的压力没有变化，但是声带在二维空间内的振动方式将会发生变化。特别是将图 2.14(a)中的声带曲线与图 2.14(c)中的相比，由于在运动过程中，前者侧边黏附的质量块较小、较细，因此认为前者垂直和侧边的气流轨迹会较大。这一点有力地说明，在发声模型中，应该进一步测量人类发声时出现的声带形状的范围，从而测定声带上下表面角变化，特别是它在所认为的正常发声范围内变化时对声带运动及体速度波的影响。

本实验中的模型只有一半的气流场，并且限定喉腔内的气流和压力场都是对称的。然而，如果声带上下表面角不对称（左声带和右声带是不同的），由于声带本质上就是不对称的，压力可能也不会有多大的变化。撇开不对称而言，更起作用的应该是声门形状的不同（Scherer et al.，2001a，2002）。但是，如果不对称状况很严重，以致在声带上下表面形成了如浮肿、侧边肥大、息肉或者上皮损伤，那么声带几何形状的改变就会很严重，以致改变了沿着声带的驱动压力；如果考虑到组织的运动，那么其生物机械特性的改变对于声带的振动还会有更深远的影响。

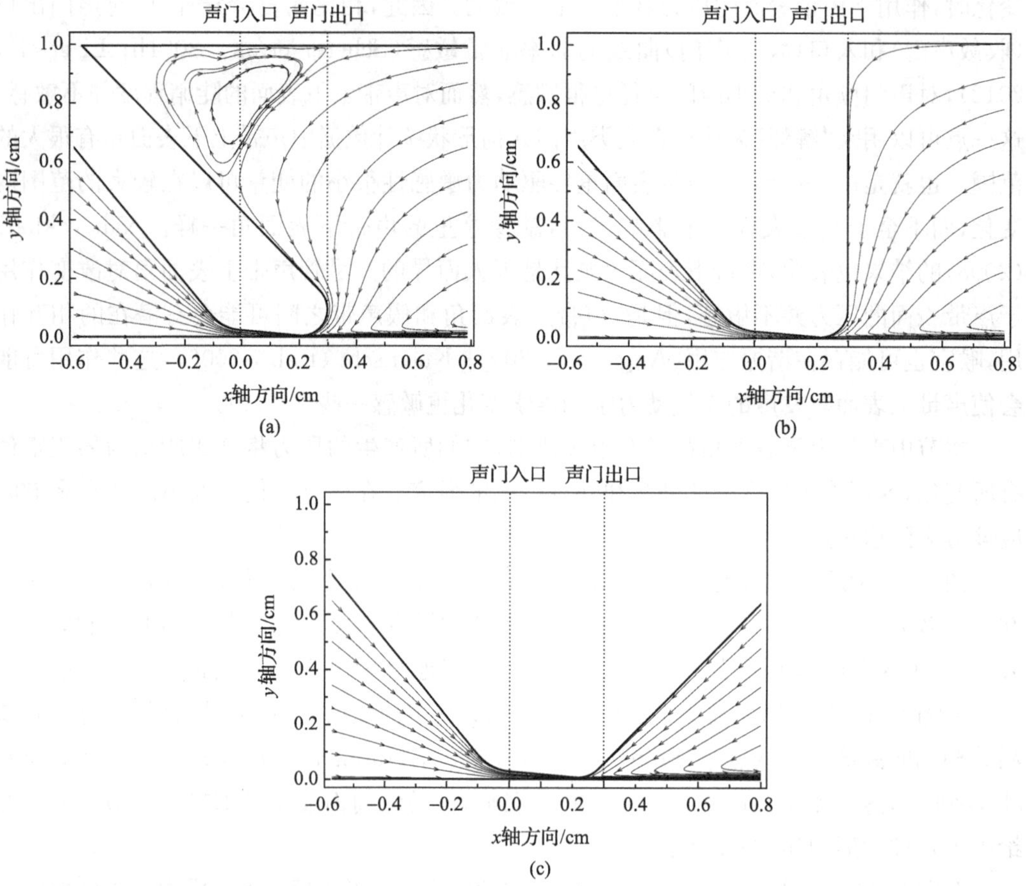

图 2.14 声门上角分别处于−45°(a)、0°(b)和 45°(c)时(声门下角始终为 40°)声门腔内的气流线图

2.3.4 声门入口半径对声门内压力场及发声的影响

从准稳态的观点来讲，对于喉部发声的模拟需要了解更多作用于声带表面的声门腔内气流的空气动力学分布和声带的组织特性(Ishizaka and Matsudaira，1972；Van Den Berg et al.，1957)。对于发声过程的建模需要详细地定义声门的几何形状，这包括声门内收曲率(Van Den Berg et al.，1957)、声门倾角(Gauffin et al.，1983)、声门本身的倾斜度(Scherer et al.，2001a)、声门内表面的纵向位置(Alipour et al.，2000a)、声门出口曲率和入口曲率(Scherer et al.，2001b)，以及其他一些详细信息。

Scherer 研究组已经从理论和实验两个方面研究了收敛声门形状下，改变声带出口曲率(半径)对声门腔内压力分布的影响(Scherer et al.，2001b)。其结果表明，声门腔内表面压力的大小及压力分布的形状与声门出口半径有很大的关系。为了扩展他们的研究，本节在此研究基础上，研究了发散声门倾角下，声门入口半径对跨声门压和声门腔内表面(法线方向)压力的影响。在正常的发声周期中，声门闭合过程中会出现声门的发散形状。如果发散形状下声门入口半径的改变将使跨声门压和声门腔内表面压力产生重要变化，那么声带的运动及穿过声门的声门体积速度波的形状和大小也将受到重要影响，在声门运动的物理、数学和计算模型中也将需要考虑声门入口半径的影响。

1. 入口半径设计与建模

与 Scherer 研究组的前期研究一样（Scherer et al.，2001b），采用计算流体力学的 FLUENT 软件来计算声门腔内的压力分布。FLUENT 中的层流代码的计算结果与喉腔中气流量为常数时的实验结果相符，它们与利用树脂喉腔模型所做出的实验结果相似（Scherer et al.，2001a）。该软件在解三维流体动力学 Navier-Stokes 方程时，采用了体控制技术。流场的动量和压力都为二阶解，余量都小于 10^{-4}。声门腔内的网格划分包括结构与非结构网格，网格划分的结点数从 125k 到 178k 不等，也就是说，速度和（或者）压力梯度变化较大的地方，网格划分较密。这里假设气流场是关于声门中线对称的，因此只需要模拟一半的气流场。

实验研究了 10°、20°和 40°三种发散声门倾角的情况，每种情况包括 4 个不同的声门入口半径。图 2.15(a)为声带设计的示意图，声门入口的形状采用以声门角度为变量的半径来定义，声门出入口曲线用直线连接起来构成声带表面。

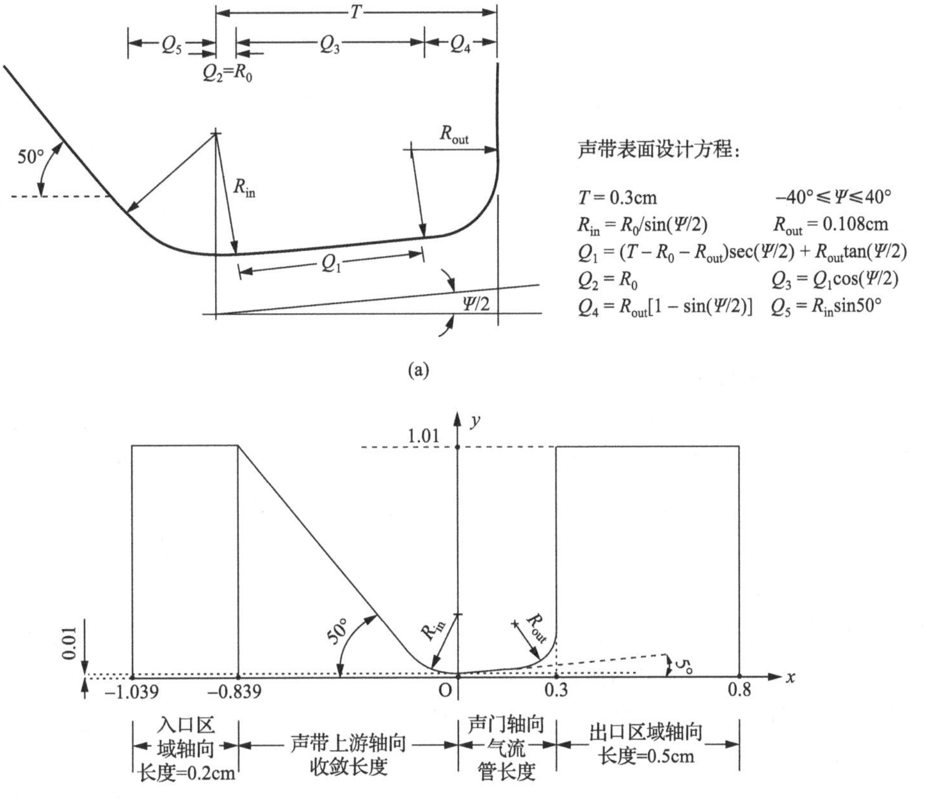

图 2.15　声带表面形状设计图及其参数

(a) 声带表面设计方程；(b) 声门设计参数及其数值

由于相对较尖锐的声门入口与声带上皮的实际情况不太一致，因此我们将其改为圆形入口，这样可以反映出可能存在的声带水肿情况。对于10°声门角情况，入口半径分别取0.2658cm、0.1500cm、0.0750cm和0.0050cm；对于20°的情况，入口半径分别取0.2110cm、0.0753cm、0.03765cm和0.005cm；对于40°的情况，入口半径分别取0.196 472cm、0.038 224cm、0.019 112cm和0.005cm。为了与Scherer研究组前边的研究具有对比性，这里一些常数的设置与前述研究相一致：声门长度(1.2cm)，最小声门直径(0.02cm)，声门出口半径(0.108cm)，声门下入口角(与气流方向夹角50°)，入口部分的轴向长度(0.2cm)，出口部分的轴向长度(0.5cm)以及气流量(73.2cm^3/s)。图2.15(b)示出了这些参数所指代的区域及其大小。为了保证声带上下表面的位置大致不变，实验设计的声门有效长度略有变化，这样的设计与所认为的实际情况比较一致。但是，声门腔的轴向长度在以下几种情况下都是不变的，都为0.03cm(Scherer研究组采用的长度)：声门倾角为10°、入口半径为0.15cm的情况，声门倾角为20°、入口半径为0.0753cm的情况，声门倾角为40°、入口半径为0.038 224cm的情况。应当注意的是，随着声门入口半径变小，最小声门直径的位置稍向上游移动。所设定的气流量给出了对于人类比较合理的跨声门压，该压力被认为是正常发声时的压力(5～7cm H_2O)。声带上表面垂直于气流轴线。同时，本节的研究没有考虑假声带的作用。

2. 入口半径对压力场的作用

图2.16给出了声门发散角为10°的结果。图的上半部分是声门形状，其中，4个声带入口半径定义了4种声门入口曲线。图的下半部分是数值计算得到的压力分布曲线。在声门入口处，收敛的声带下表面形状和声门入口曲线使气流加速，随着向着声门的横截面积变小，沿着声带表面的压力也在减小。在刚过最小声门直径位置处出现了最小压力(如图2.16中，$r=0.15$cm时，最小声门直径在0.0cm处，而最小压力出现在0.0073cm处，刚刚过了最小声门直径处)，在此之后的区域里，声门腔内的压力得到了回升。

对于10°声门角情况的主要结果如下：①随着声门入口半径的减小，跨声门压也随之减小(见沿y轴方向截取的压力分布图)。因此，沿声带下表面的压力分布也随之减小。最小入口半径与最大入口半径的情况相比，跨声门压减小了27.2%。②随着入口半径的变小，压力极值点位置逐渐向上游移动(最大和最小入口半径的情况相差0.12cm)。③随着入口半径的变小，最小直径处的压力也变小(变得更负)，最小和最大半径的情况相比，最小压力下降了2.6cm H_2O。④随着入口半径的变小，在最小压力位置的上游压力下降得更加急速(曲线更加陡峭)。⑤对于较小的入口半径，声门腔内的压力回升(也就是压力从最小压力上升)曲线变得更为陡峭。

图2.17和图2.18中给出的20°和40°的结果相似：①对于20°的情况，随着声门入口半径的减小，跨声门压实质上也在减小，但是对于40°的情况，最小声门入口半径产生了最大的跨声门压，这是与10°情况不同的。②随着入口半径减小，压力极值点的位置向上游移动。③随着入口半径减小，最小声门直径处的压力也减小(如对于20°角：减小了2.23cm H_2O；对于40°角：减小了1.10cm H_2O)。④随着入口半径的减小，最小压力位置

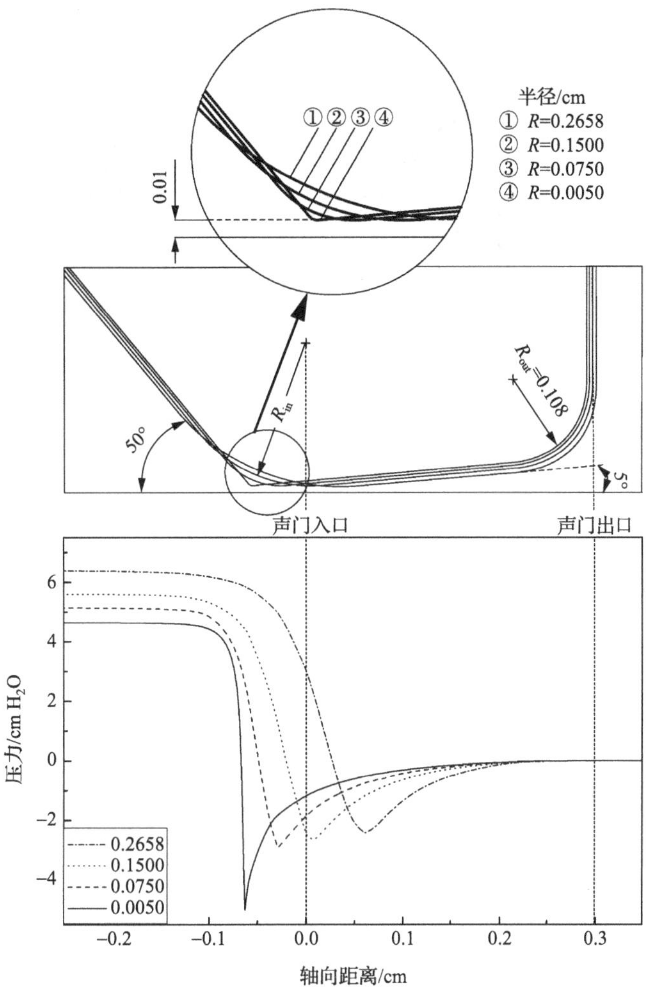

图 2.16　声门形状及其对应的压力分布图。图的上部给出了发散声门角为 10°时，4 个不同声门入口半径形状。距离单位为 cm。下面部分给出了对应的压力分布

处的上游压力下降得更加剧烈(更加陡峭的曲线)；⑤对于较小的入口半径，声门腔内的压力回升曲线较为陡峭。

3. 入口半径对发声的影响

摩擦阻力和形阻力构成的合力可以用来解释跨声门压力降的大小。在最小声门直径处，摩擦阻力占支配地位，而在声门的下游，由于反压力梯度引起气流分离，随后又出现动力能量损失，故形阻力占了支配地位(Scherer et al.，2001b)。对于三种声门倾角情况，最大的声门入口半径都产生了最大跨声门压力降。这是因为摩擦阻力相对较大的缘故：声门腔内，最小声门直径位置之前的声门下腔管道最长，因此摩擦阻力较大，同时由于气流分离点位置较接近声门出口，形阻力较小。相反地，对于最小的声门入口半径，最小声门直径和压力恢复位置前的声门下腔管道最短，因此摩擦阻力最小，同时在声门腔内更上

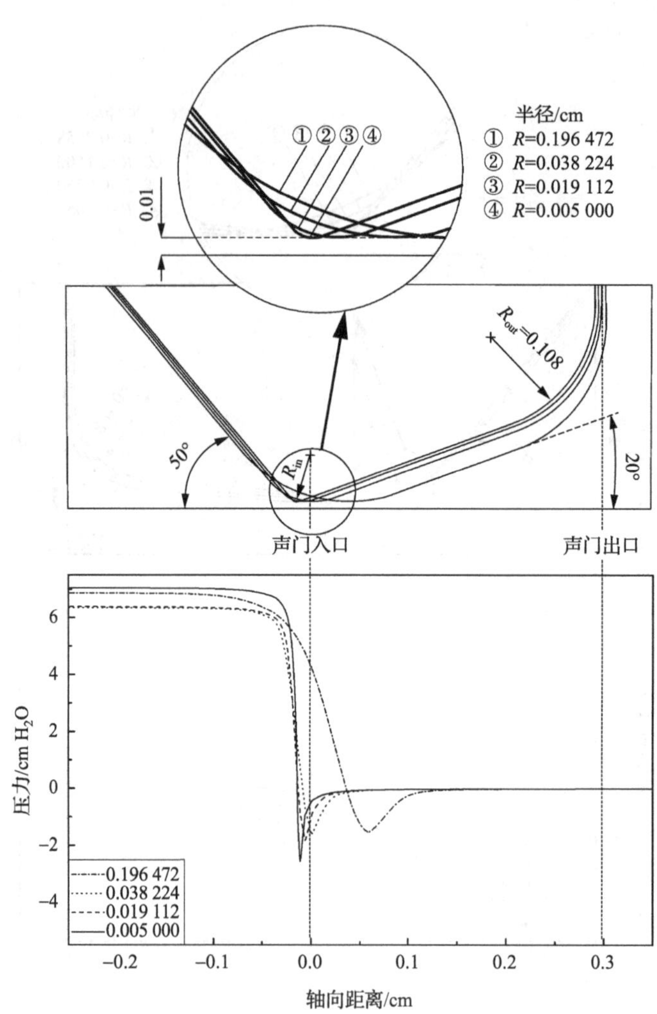

图 2.17　声门形状及其对应的压力分布图。图的上部给出了发散声门角为 20°时，4 个不同声门入口半径形状。距离单位为 cm。下面部分给出了对应的压力分布

游的位置产生更大的形阻力。另外，较大的入口半径会增大摩擦阻力，而较大的发散声门倾角会减小摩擦阻力，这样就可以解释三种声门倾角情况下不同的压力分布关系(图 2.16～图 2.18)。例如，对于 40°的情况，可以看出，在最大入口半径和最小入口半径情况下，摩擦阻力和形阻力的和几乎是相同的，这是因为它们有几乎相同的跨声门压，这里最大声门入口半径情况下摩擦阻力较大，最小声门入口半径情况下形阻力较大。

此外，声带上下表面的位置几乎保持不变，声门腔长度稍有变化。对于较小的声带入口半径，声门腔较长，这使得声带下表面的压力分布更靠下(在图上表现为靠左)。如果轴向声门腔长度设为常数，那么声带下表面将向下游移动，声门横截面积也将减少，如果对此压力进行比较，由于最小声门直径将会在同一个位置，最小压力的位置(压力极值点)将会重合，压力分布的形状将向右移动，但是变化不会太大。

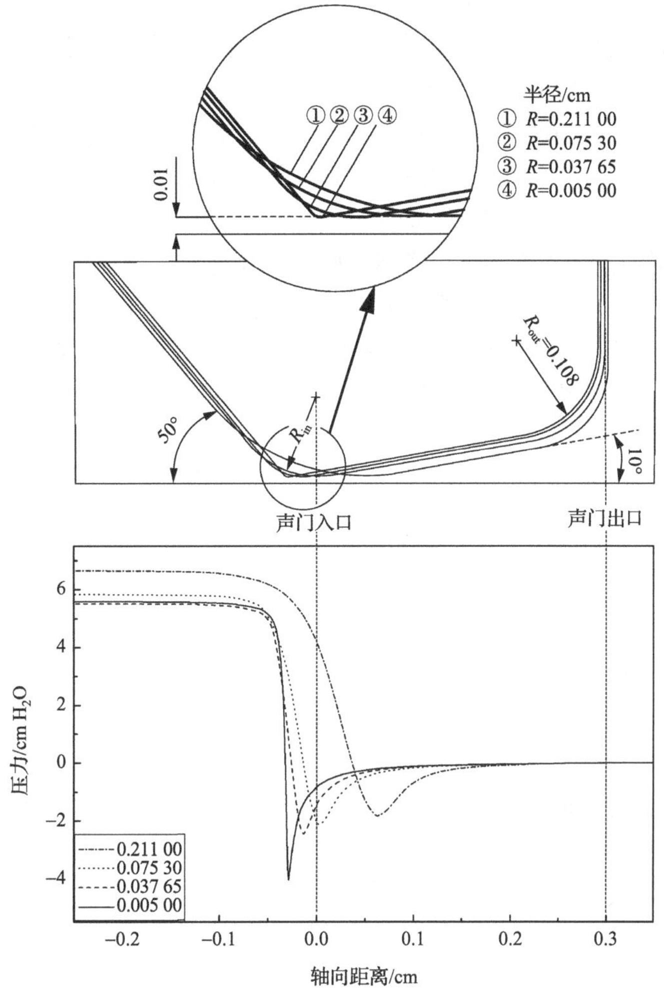

图 2.18　声门形状及其对应的压力分布图。图的上部给出了发散声门角为 40°时，4 个不同声门入口半径形状。距离单位为 cm。下面部分给出了对应的压力分布

从组织健康的角度出发，较小的声门入口半径会产生更低的压力极值点，这将使声门入口附近作用于声带组织上的压力梯度更大。也就是说，在声门入口附近，压力将在较短的距离内从声门下压力值变成一个较负的压力值，从而产生一个较大的推拉力(扭矩力)。这可能会使组织局部扭伤，其不利影响还需做进一步研究。较大的声门入口半径在声门入口附近产生的压力梯度较缓，因此很难形成“扭矩”力。但是，入口越圆，下游会越远，并且负的压力值会越大，这样对声带垂直相位的潜在影响也会越小，特别是当最小压力出现在中途或者是远离声门的时候，此时，将不会有负的压力直接作用在声门的上半部分来帮助拉动声带的下半部分闭合。

与许多研究(Scherer et al.，2001a)相一致，由于假设气流和压力是对称的，本节只对一半的声门腔内流场进行了计算研究，因此这些结果并不适用于任何空气动力学的非对称假设。但是，结果的确显示声门入口角会引起压力分布的显著变化。本结果以及

Scherer研究的收敛声门倾角的出口形状的结果(Scherer et al.，2001b)都显著表明，声门的发声模型需要引入声门出入口半径的定义及其作用，因为它们将在很大程度上支配声门腔内压力的分布，从而在较大程度上影响声带的运动和声门气流。总之，与所认为的正常圆形出入口声门的情况比较，较小的声门出入口半径延长了声门有效长度，产生了较低的压力极值点(发散声门)和较大的正压力(收敛声门)。

本实验局限于最小声门直径为0.02cm，气流量为73.2cm^3/s，并且没有考虑到非对称气流，也没有对声门入口半径进行实际实验。较大的声门直径可能由于减小了摩擦阻力而减小对跨声门压的影响，但是在不同的声门几何形状条件下可能会产生不同的压力分布。因此很有必要对此进行更进一步深入的研究，特别是在此基础上进行实验模拟，从而确定关于声带几何形状在声带驱动压力方面研究的范围和重要性。

2.4 喉腔内表面参量及不同发声条件的空气动力学建模

2.4.1 不同假声带及喉室形状对声门腔内准稳态流场及发声的影响

声带通常被认为是发声的主要振动源。实际上，发声效果要受到喉部空气气流通道整体结构和声学特性的影响，这就包括声带、假声带和喉室三部分区域。然而，目前关于假声带和喉室对于发声贡献的研究还非常有限。因此，在总结前人工作的基础上，本节对声门上腔的组成部分——假声带和喉室在发声时的作用进行了研究。

由于目前关于假声带和喉室对发声影响的研究很少，这里先将已有的研究进行总结和归纳，在这个基础上，分别研究了不同假声带宽度、不同假声带高度和喉室深度的声道内压力气流场分布及其空气动力学特性，以及它们对发声的影响。

1. *假声带和喉室设计与建模*

本节主要研究假声带及喉室形状和参数变化时对喉部气流场的影响，并进一步分析它们对发声的影响。整个声道被分为真声带区、喉室区和假声带区。真声带区采用正常发声时一个比较典型的形状，在假声带参数变化时均保持不变，以便于比较。真声带主要的形状参数保持不变，这包括：矩形声门(0°声门角)，最小声门直径(0.06cm)，声门入口半径(0.15cm)，声门出口半径(0.0987cm)，声门长度(1.2cm)，跨声门压(8cm H_2O)，声带轴向长度(0.30cm)。图2.19示出了声门部分的主要参数及其数值。

假声带及喉室区域的形状参数取值范围较大，它囊括了正常与病理两种发声条件下的情况，变化的参数主要包括假声带间隙、假声带高度以及喉室宽度。图2.20～图2.22示出了假声带间隙、假声带高度及喉室宽度取不同值时声道几何形状变化的示意图。三种情况下假声带区的主要参数如下：

假声带间隙变化时(图2.20)，G_{FVF}分别取为0.02cm、0.04cm、0.06cm、0.07cm、0.09cm、0.1cm、0.11cm、0.12cm、0.2cm、0.4cm和0.6cm，其余参数固定不变，为：假声带中央半径MR_{FVF}=0.3cm，假声带内表面角ISA_{FVF}=72°，假声带上表面角$UpSA_{FVF}$=50°，

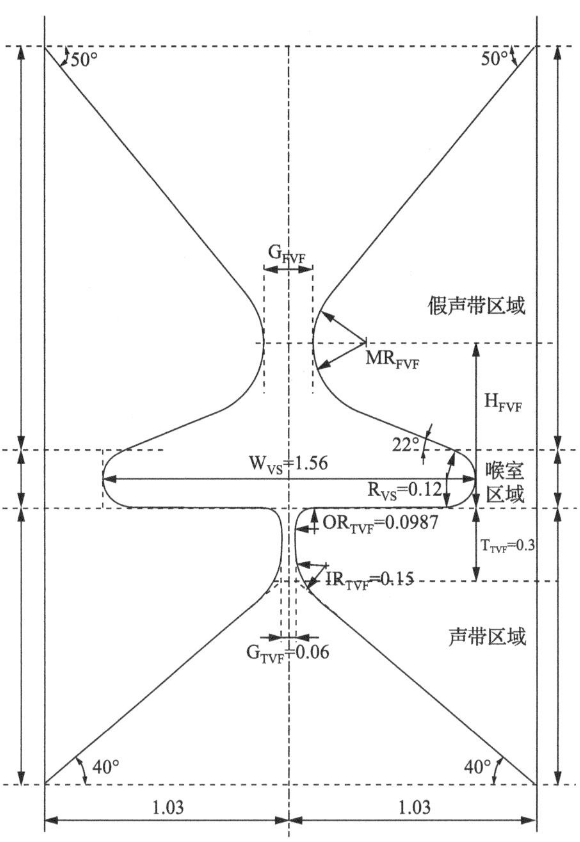

图 2.19　声门设计示意图

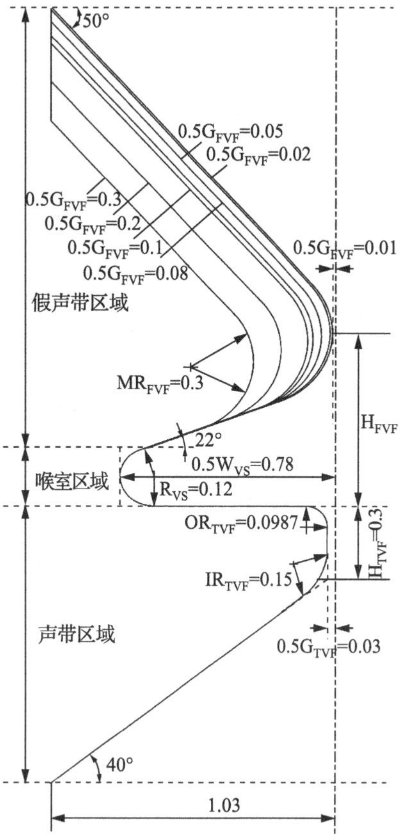

图 2.20　假声带间隙变化时声道形状变化示意图

假声带下表面角 $LoSA_{FVF}=22°$，室半径 $R_{VS}=0.12cm$，$W_{VS}=1.56cm$，$H_{FVF}=1.849cm$；

假声带高度变化时(图 2.21)，H_{FVF} 分别取 0.3cm、0.4cm、0.5cm、0.6cm，其余参数参数固定不变，为：假声带中央半径 $MR_{FVF}=0.25cm$，假声带上表面角 $UpSA_{FVF}=50°$，室半径 $R_{VS}=0.12cm$，$W_{VS}=1.56cm$，$G_{FVF}=0.04cm$。

喉室宽度变化时(图 2.22)，W_{VS} 分别取 0.6cm、0.9cm、1.2cm、1.5cm、1.8cm、2.1cm、2.4cm，其余参数参数固定不变，为：$MR_{FVF}=0.3cm$，$UpSA_{FVF}=50°$，$R_{VS}=0.12cm$，$G_{FVF}=0.04cm$，$H_{FVF}=1.849cm$。

本节同样采用计算流体力学软件 FLUENT 来计算声道区域内的压力速度气流场。这些参数是以声道形状为变量的函数。Scherer 研究组就曾经采用该软件来计算气流量为常数时喉腔中的压力分布(Scherer et al.，2001a，2001b)，它们的结果与喉部树脂模型的实验结果非常相似。FLUENT 软件基于体控制技术来对对称二维喉部几何模型中层流气流的 Navier-Stokes 方程进行求解。网格划分同时包括结构和非结构网格，网格划分的大小为结点数从 102k 到 430k 不等，在预计压力或速度梯度较大的地方网格划分较密。运算过程反复叠代，来计算动量和压力的二阶解，余量小于 10^{-4}。这里假设气流场是关

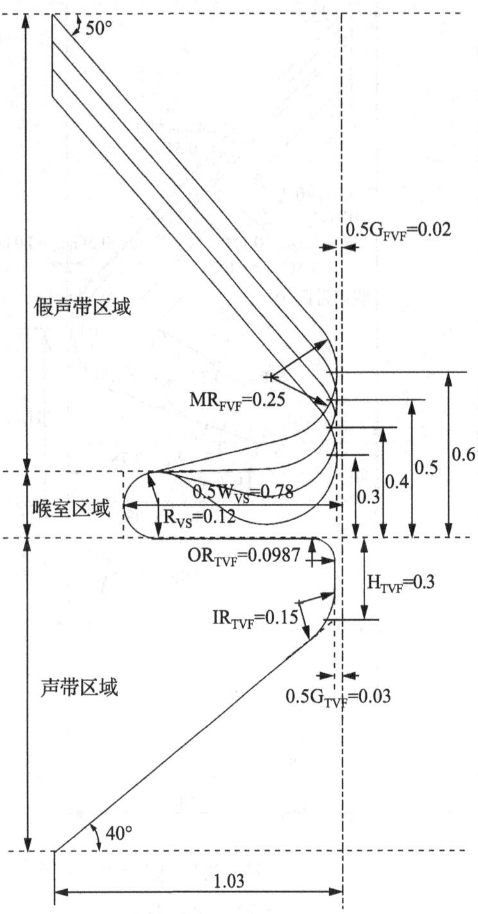

图 2.21　假声带高度变化时声道形状变化示意图

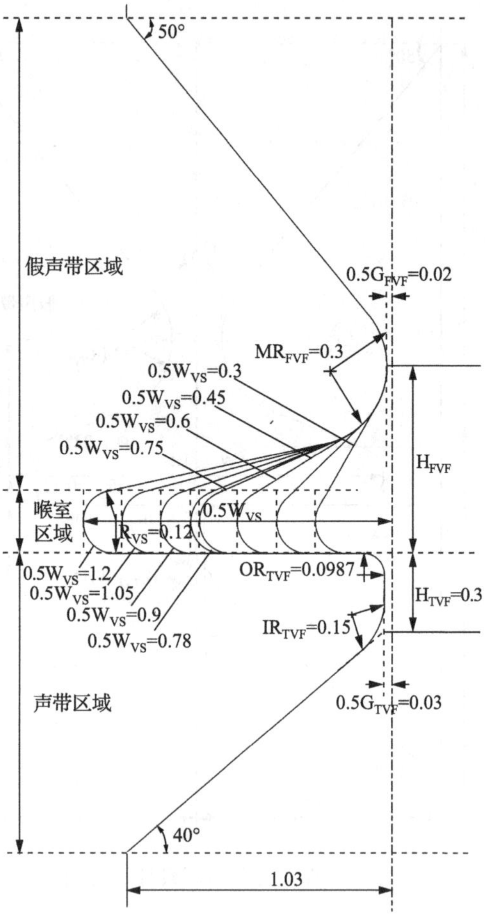

图 2.22　喉室宽度变化时声道形状变化示意图

于声门中线对称的，因此只需计算一半的流场。

2. 假声带间隙对声门内流场的影响

图 2.23 给出了跨声门压为 8cm H_2O、真声带形状不变、间隙为 0.06cm，假声带宽度分别取 0.02cm、0.04cm、0.06cm、0.08cm、0.09cm、0.1cm、0.11cm、0.12cm、0.2cm、0.4cm 和 0.6cm 共 11 个值时沿声道表面的压力分布图。

图 2.23 中，轴向距离的零点取在声门出口处，声门入口位于－0.3cm 处。0.0cm 到 0.25cm 之间为喉室区域，之后为假声带区域(对应图 2.20)。在反复的实验和理论仿真中发现，压力极值点的位置取决于声门形状，而与气流流量无关。由图 2.23 可以看出，随着假声带间隙的变化，声带表面压力有着明显的变化，但是其曲线轮廓大致是相同的。

当气流冲进声门以后，随着截面积的减小，呈现出较强的加速效应和黏性效应。在这些效应的影响下，声门内压力场呈现一个明显的下降过程。在气流进入声门入口前，压力有一个陡峭的下降，而进入声带以后，由于声带倾角不变，压力变化变得比较平缓。在声门最小直径处，压力达到极小值。由于假声带的存在，在声带和假声带之间形成一个喉室，当气流穿过真声带以后，由于喉室的空间相对声带间隙要大得多，随着喉室截面积的增加，气流开始减速并产生喷射，压力有所回升，最后趋于平缓，压力在这一区域几乎保持不变，这种平缓状态一直持续到进入假声带之前（喉室表面压力几乎是不变的）。喉室以后，声道面积又开始迅速减小，在不同假声带间隙下，压力值有不同程度的微小波动。

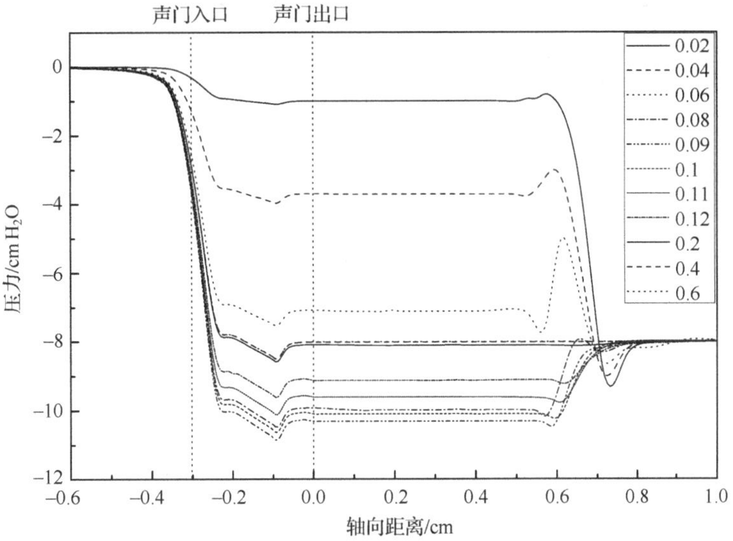

图 2.23　不同假声带间隙下声道内表面压力分布图

此外，声带表面压力极值点的位置几乎是不变的，这表明声带压力极值点的位置对假声带间隙的变化不敏感，它主要取决于声门形状和最小直径处。在气流通过声门时，声门表面压力分布随着假声带间隙的变化而变化，压力最低点值总是出现在声道最狭窄处。假声带间隙为 0.02cm、0.04cm（<0.06cm）时，声门内的最小压力出现在假声带最小间隙处；当假声带间隙为 0.08cm、0.09cm、0.1cm、0.11cm、0.12cm、0.2cm、0.4cm、0.6cm（>0.06cm）时，声门腔内压力的最小值出现在声带出口附近；当假声带间隙为 0.06cm（与声带间隙相等）时，在声带出口及假声带最小间隙附近同时出现了大小相近的压力极值点（分别为 7.54cm H_2O 和 7.57cm H_2O）。由此可见，假声带间隙对于发声的声学和空气动力学特性有着重要的影响，特别是在假声带间隙很小的时候，它对声门表面压力最低点的分布起着决定性的作用。

图 2.24 所示为假声带间隙分别为 0.02cm、0.06cm、0.09cm、0.12cm、0.2cm 时声门腔内的气流流线图。由图可以看出，气流通过假声带时，由于气流通道突然减小，气流受到假声带壁和声带壁的阻挡而改变方向，从而形成漩涡。这是由于喉室中的回升压力和真假声带最小间隙位置处压力极小值之间的负压力差，在假声带表面出现一个气流分离点，出现回流现象，回流再逆向流入喉室，从而在喉室中引起不同程度的漩涡。在假声带位置之后，由于假声带最小间隙处压力与声道出口处间的压力差，在出口管道中也会出现

规模大小不同的漩涡，而且漩涡的位置和规模随着假声带间隙的变化而变化。

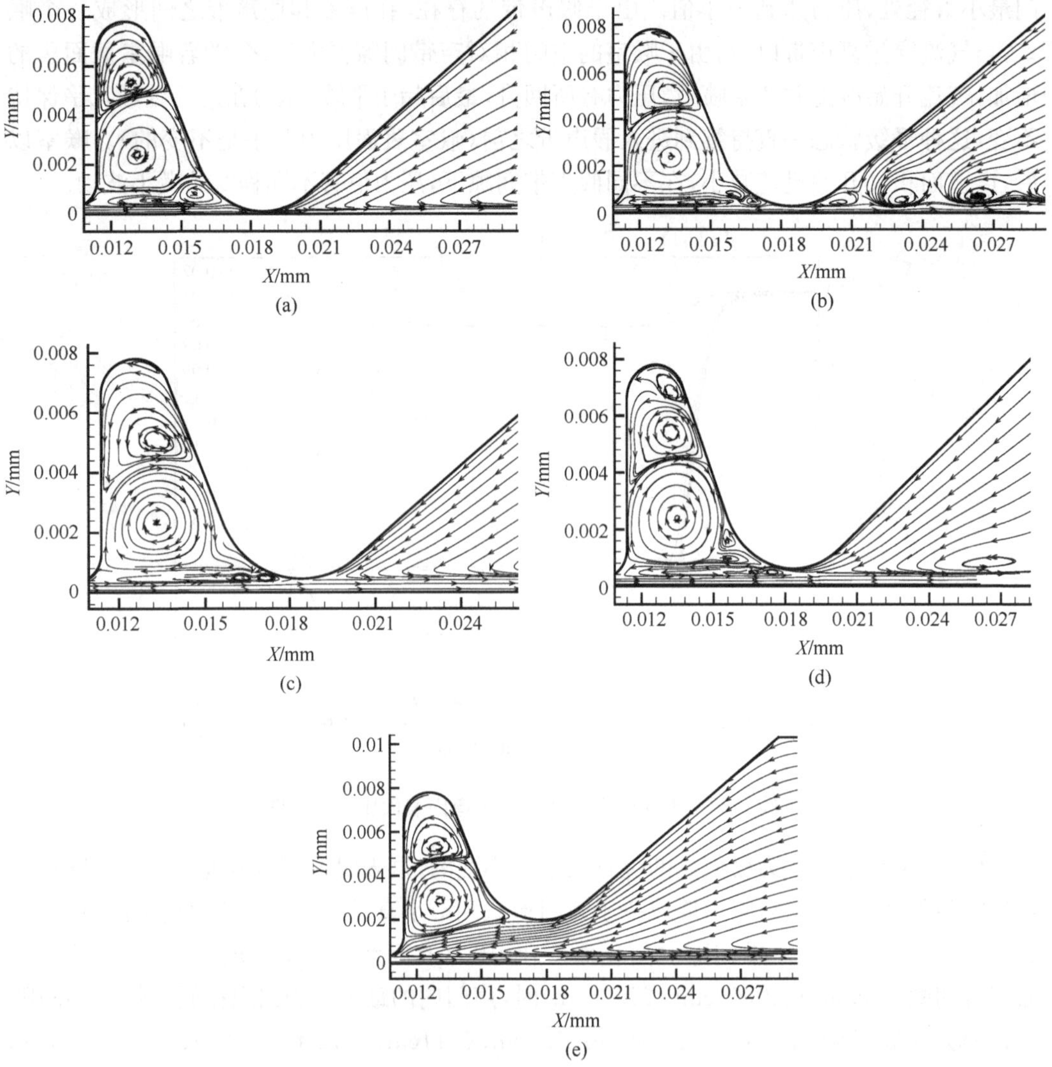

图 2.24　不同假声带间隙情况下声门腔内气流流线图

(a) 0.02cm；(b) 0.06cm；(c) 0.09cm；(d) 0.12cm；(e) 0.2cm

在相同边界条件和几何形状下，喉室表面的压力大小分布是几乎不变的。喉室表面压力比声带出口处的压力要稍大，这主要是由于相对于真假声带间隙，喉室是一个独立而宽敞的空间，由于其空间大而起到一个缓冲腔的作用。气流进入喉室以后，由于假声带表面气流分离点的存在，气流沿着喉室表面回流，形成了一个大的漩涡。因此，喉室表面不同位置的压力在比声门出口处的压力稍高的水平上基本保持恒定。

假声带间隙对声带表面压力及喉室表面压力的大小有重要的影响。由图 2.23 可以看出，当假声带间隙很小时，声带表面的压力及喉室表面的压力很小，如当假声带间隙为 0.02cm 时，声带表面的最小压力值只有 −1.09cm H_2O，而小室中的压力为 −1.01cm

H_2O。随着假声带间隙的增大，声带和小室的表面压力也逐渐减小。当假声带间隙增大到 0.09cm（为声带间隙的 1.5 倍）时，声带表面的压力达到最小（－1.085cm H_2O），喉室表面压力也达到最小（－1.03cm H_2O）。之后，随着假声带间隙再增大，声带表面压力和喉室表面压力开始回升，如图 2.23 中假声带间隙分别为 0.1cm、0.11cm、0.12cm 时，它们对应的声带表面最小压力值分别为－1.06cm H_2O、－10.12cm H_2O、－9.62cm H_2O，喉室表面压力为－10.09cm H_2O、－9.61cm H_2O、－9.13cm H_2O。当假声带间隙增大到一定的值以后（0.2cm），声带表面压力不再有明显的变化，如图 2.23 中假声带间隙分别为 0.2cm、0.4cm、0.6cm 时，它们作用于声带表面的最小压力值都在－8.50cm H_2O 左右，喉室表面的压力也持续在－8cm H_2O 左右，声门表面压力曲线基本重合，因此可以基本认为假声带形状的变化对于声门腔内准稳态流场变化没有影响。

这种现象主要是由于假声带的分压作用和声门腔内气流回流引起的漩涡造成的。当假声带间隙很小时（假声带间隙小于 1.5 倍声带间隙），假声带的形状对于声道内特别是声带表面压力的大小有着很大的影响，这主要是因为，在这种情况下，由于假声带前后漩涡的作用，相当于假声带对声带表面压力有了一个分压的作用，特别是在假声带间隙小于声带间隙的情况下，假声带表面的压力会远远大于声带表面的压力，声门腔内的压力降主要出现在假声带最小间隙处。随着假声带间隙的增大，假声带的分压作用也逐渐减小，在假声带间隙增大到一定程度时，假声带的作用几乎可以忽略不计，如图 2.23 中假声带间隙大于 0.2cm 的情况。

由图 2.23 还可以看出，随着假声带间隙的变化，假声带表面的压力分布有着明显的变化。当假声带间隙很小时，如假声带间隙为 0.02cm、0.04cm、0.06cm、0.08cm 的情况下，在假声带最小间隙处获得一个极小值。在极小值之前有一个小的波动：接近 0.06cm 时波动较大，远离 0.06cm 时波动减小，当假声带间隙为 0.06cm（与声带间隙相等）时波动达到最大，在大于 0.08cm 的情况下几乎看不到波动。假声带表面压力的极值点总是出现在假声带间隙最小处，这主要是由假声带表面漩涡的规模及其大小的变化引起的。

由图 2.24 的气流流线图可以看出，在假声带前后，存在着规模大小不同的漩涡，而且随着声带间隙的不同，漩涡的大小和位置也有所变化。但是它们都存在一个共同的特征，就是在假声带表面都存在一个气流分离点，只是气流分离点的位置有所不同。由图 2.24(a)可知，假声带间隙为 0.02cm 时，假声带附近漩涡数目较小，漩涡的规模较大。而在假声带间隙为 0.06cm 的情况下[见图 2.24(b)]，漩涡的数目明显增多，但是其规模却变小了，特别是假声带之后，在水平轴线附近出现一系列连续的规模较小的漩涡，这说明在假声带间隙为 0.06cm（等于声带间隙）时，声门腔中的气流最不稳定。随着假声带间隙继续增大，如图 2.24(c)、(d)所示的情况，假声带最小间隙位置之前的、作用于假声带表面的漩涡规模又逐渐增大，漩涡对假声带表面压力的影响也逐渐减小，而假声带之后则又形成一个大的漩涡，声门腔内气流变得相对平缓，这也是前边提到的假声带间隙接近 0.06cm 时，假声带表面压力分布波动较大的原因。

由以上分析可知，假声带表面的压力波动是由漩涡的存在引起的，进一步的分析发现，该波动的大小是由漩涡的规模决定的，而其位置则是由假声带表面气流分离点的位置决定的，其极大值、极小值的存在是由相邻两个漩涡的方向决定的。漩涡的内部压力总是小于漩涡的外周压力，因此假声带表面附近漩涡的规模越小，它对声门腔表面气流场分布的影响就越大，假声带表面压力与喉室的压力差就会越大，这也是假声带宽度为 0.06cm 时，假声带表面压力波动的主要原因。同时，波动总是出现在小规模漩涡在声带表面的气流分离点的位置，这一点由图 2.23 和图 2.24 的对比中不难看出。

气流分离点根据漩涡方向的不同可以分为两种，一种情况为相邻两个漩涡在气流分离点处的方向是相同的，气流在这一点汇合，此时在该点会出现压力的极小值；另一种情况为相邻两个漩涡在气流分离点处的方向是相反的，那么在该点处则会出现压力的极大值。随着假声带间隙的增大，假声带前的气流分离点逐渐后移，因此，由图 2.23 可以看到随着假声带间隙的增大，假声带表面压力的极值点逐渐稍有后移。由图 2.24(c)的气流流线图可以看到，当假声带间隙为 0.09cm 时，假声带前的气流分离点位置刚好移到假声带最小间隙处，因此，此时声门表面的压力值最小。之后，随着假声带间隙的增大，声门腔空间增大，漩涡的规模增大，气流分离点继续后移，而假声带后出口管道内漩涡的气流分离点也逐渐前移，声门腔内声门表面的压力值也逐渐回升。当假声带前后的气流分离点汇合时，两个漩涡合起来形成一个大的漩涡，从声门上腔折回的气流可以回流到声带表面，这使假声带区域形成一个大的漩涡[见图 2.24(e)]，此时假声带表面压力不再变化，如图 2.23 中 0.2cm、0.4cm、0.6cm 的情况，几乎看不到有极值点的存在，说明此时假声带的影响很小。

压力极值点的变化和声门表面压力曲线的变化是影响空气动力能量转化为声能效率的重要因素，但是影响发声效率更重要的参量是气流流量。在反复的试验和理论仿真中都发现，声带表面压力极值点的位置取决于声门形状，但是其极值点值的大小取决于跨声门压和流量。图 2.25 为跨声门压为 8cm H_2O 时，不同假声带间隙条件下流过声门的气流流量图。由图 2.25 和图 2.23 的对比可以看出，假声带形状的改变，特别是假声带间隙

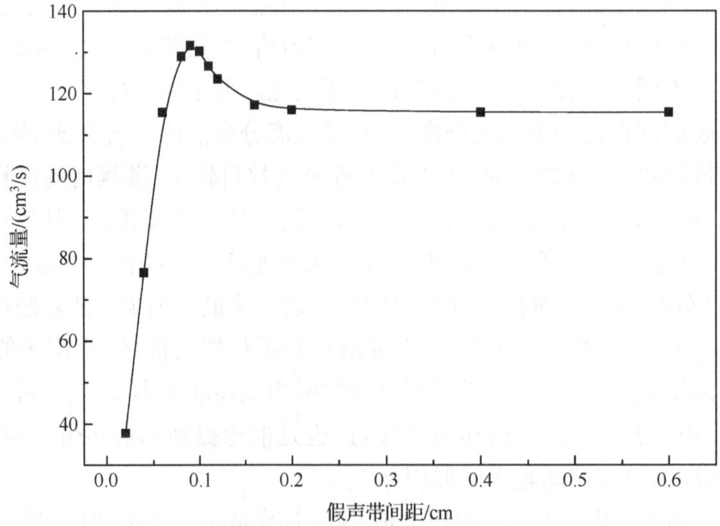

图 2.25 不同假声带间隙情况下声门气流流量图

的变化会引起通过声门的气流流量的改变，并进而影响声带表面压力极值点值的大小。当假声带间隙很小时，气流流量也很小，如当假声带间隙为 0.02cm 时，通过声门的气流量只有 37.75cm^3/s，而此时声门表面压力极值点的值只有－1.09cm H_2O。随着假声带间隙的增大，气流量也逐渐增大，当假声带间隙增大到 0.09cm 时，通过声门的气流量达到最大(131.62cm^3/s)，此时，声带表面压力也达到最小(－10.85cm H_2O)。随后，假声带间隙再增大时，气流量又开始下降，假声带间隙为 0.1cm、0.11cm、0.12cm、0.16cm 时的气流流量分别为 130.19cm^3/s、126.62cm^3/s、123.52cm^3/s、117.21cm^3/s，而其声带表面压力也呈逐渐上升趋势。当假声带间隙为 0.1cm、0.4cm、0.6cm 时，气流流量变化几乎没有影响，约为 115cm^3/s，声带表面压力极值点也基本重合。由此可见，假声带间隙对通过声门气流量的变化的影响与其对声带和喉室表面压力大小的变化影响是一致的，气流量越大，声带和喉室表面的压力降越大，这说明在发声过程中，声带还是起着主导的作用，但是假声带形状的变化，特别是假声带间隙的变化对于发声也有着重要的影响和作用。

由公式 $Z=P/U$(式中，Z 为声门阻抗；P 为跨声门压；U 为气流流量)可知，跨声门压为常数时，声门气流流量与声门阻抗成反比关系，由此可见，当假声带间隙很小时，气流流量很小，声门阻抗很大。假声带间隙为 0.09cm 时声门阻抗达到最小值；之后随着假声带间隙的增大，假声带对发声的影响逐渐减小，声门阻抗主要由声带决定；假声带间隙增大到一定程度以后，随着假声带间隙的增大，声门阻抗不再变化。图 2.23 和图 2.25 的对比可以表明，由于发声效率随着气流量的增加而增加，因此，当假声带间隙为 0.09cm 时发声效率最高。

3. 假声带高度对声门内流场的影响

图 2.26 表示跨声门压为 8cm H_2O，声带形状不改变，声门最小直径为 0.06cm，假声带间隙为 0.04cm，假声带高度分别为 0.3cm、0.4cm、0.5cm 和 0.6cm 共 4 个值时声道内

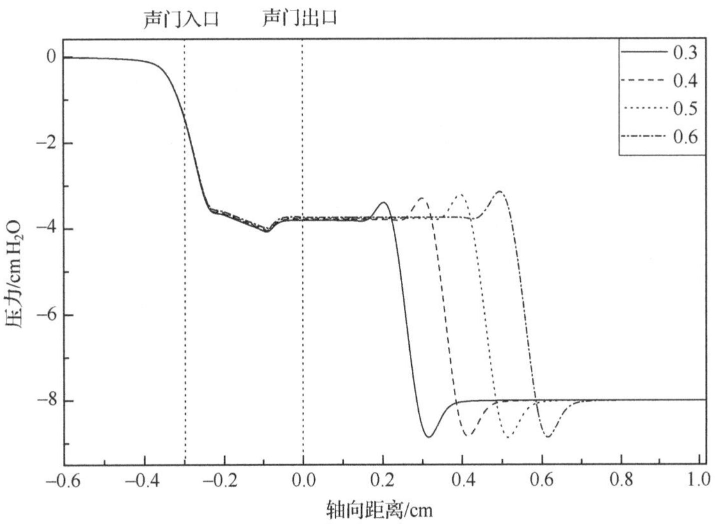

图 2.26　不同假声带高度情况下声门内压力图

表面压力分布图。轴向距离的零点取在声带出口位置，声带入口位于－0.3cm处。

与图2.21对应，假声带高度为真声带上表面到假声带间隙最小处的距离。由图2.26可以看出，假声带高度 $H_{FVF}=0.3cm$ 时，压力曲线在0.2cm左右处取得极大值，在0.3cm左右处取得极小值；$H_{FVF}=0.4cm$ 时，压力曲线在0.3cm左右处取得极大值，在0.4cm左右处取得极小值；$H_{FVF}=0.5cm$ 时，压力曲线在0.4cm左右处取得极大值，在0.5cm左右处取得极小值；$H_{FVF}=0.6cm$ 时，压力曲线在0.5cm左右处取得极大值，在0.6cm左右处取得极小值，并且，这些压力极小值均为－8.90cm H_2O 左右。由此可以看出，声道内表面最小压力总是出现在声道内间隙最小处，也就是假声带间隙最小处。

由图2.26还可以看出，在声道内表面压力进入最低点前，都有一个小的压力回升和陡峭的下降。这是由于真假声带的间隙都很小，而喉室的空间相对较大，于是气流冲出声带后发生的喷射现象所引起。同时，假声带间隙对气流产生阻挡作用，使得部分气流反向流动，而气流反向必然会对该处壁面产生反作用力，导致假声带入口处壁面压力升高，从而在喉室中形成各种规模大小不同的漩涡。同时，在假声带表面会产生气流分离点，从而在声门表面产生压力极值点。此外，压力小幅抖动的极大值随着假声带高度增加而略有增大，这可能是由于假声带表面附近的漩涡的规模引起的。

在假声带高度分别为0.3cm、0.4cm、0.5cm、0.6cm时，声门表面压力分布的大致轮廓是相同的，只是随着假声带高度的增加，压力极低值点的位置相应的后移，这主要是由声道形状的变化引起的。假声带高度变化时，声带表面压力几乎是不变的，虽然随着假声带高度的增加，其压力值略有增大，它们还是基本重合的。这说明假声带高度的变化对声带表面的压力影响很小。声带表面压力在声带出口处达到一个极小值，这一现象与不考虑假声带的情况相类似，区别在于，不考虑假声带的情况，该极小值处的压力值近似为－8.50cm H_2O；而考虑假声带的情况，该极小值处的压力值仅为－4.00cm H_2O 左右。这是由于假声带的存在，在整个声门腔内产生了一个分压作用，从而减小了声带区域处的压力降。因此考虑假声带时，声带处的压力极小值及其整个流场压力分布要比不考虑假声带时大得多。

图2.27为相同条件下通过声门的气流量随假声带高度变化的示意图。由图可以看出，随着假声带高度的增加，通过声门的气流流量变化并不是很大，但它还是以较小程度的线性方式降低。这是由于当假声带高度较小，即真假声带相距较近时，产生的气流阻抗较大，气流能大部分通过假声带，而被假声带壁反射回来的较少，因而气流量相对较大；当假声带高度较大，即真假声带相距较远时，假声带的分压作用减小了气流阻抗，使得只有较少部分气流能通过假声带，较大部分气流被假声带壁反射，因而气流量相对较小。由此还可知，随着 H_{FVF} 增加，U 减小，进而声道内阻抗 Z 增加，导致发声效率降低。

4. 小室宽度对声门内流场的影响

图2.28表示声门间隙为0.06cm，假声带间隙为0.04cm，跨声门压为8cm H_2O，喉室宽度变化时声道内表面压力分布图。图中，轴向坐标的位置与图2.23和图2.26一样。可以看出，当喉室宽度从0.6cm，以0.3cm的间隔逐渐变化到2.4cm时，无论是在声带表

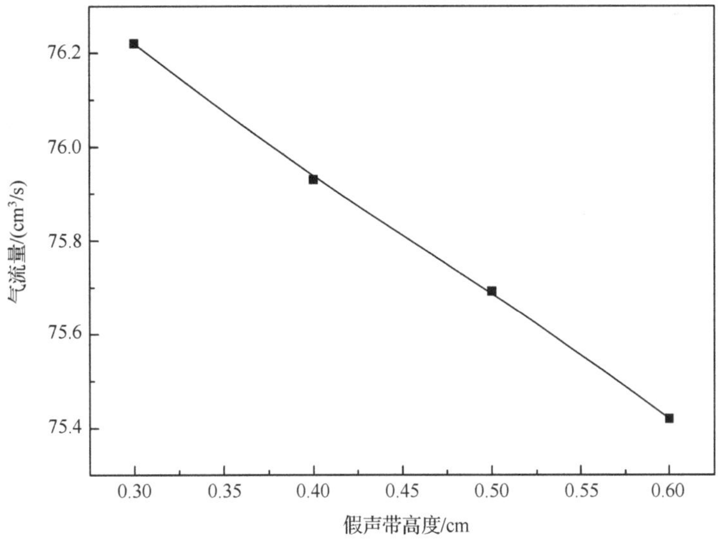

图 2.27　不同假声带高度情况下声门气流流量图

面还是假声带表面，压力分布都没有太大的变化，各种情况下，曲线都基本重合，这说明声门表面压力分布对喉室宽度的变化不敏感。重合的曲线所具有的特征对假声带高度和宽度的论述中已经在上文讨论过了，这里就不详细说明。

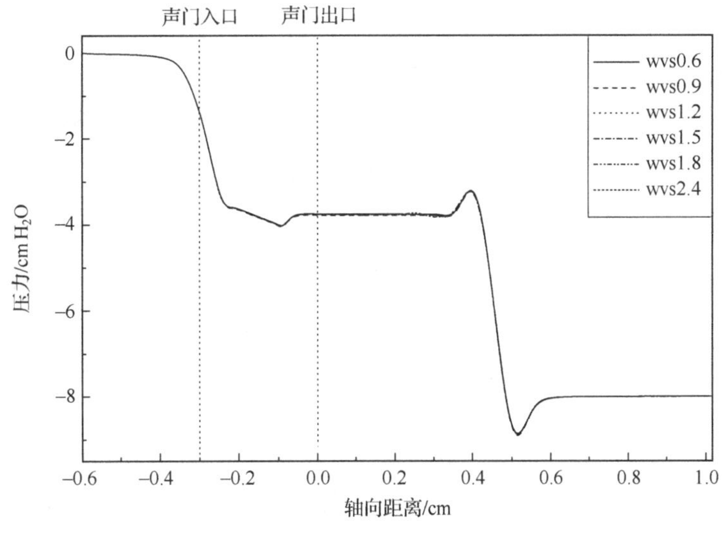

图 2.28　不同喉室宽度情况下声门内压力分布图

但是这并不能说明喉室宽度在发声时是不重要的，图 2.29 示出了通过声门的气流流量的变化图。由图可以看出，当喉室宽度变化时，尽管声门表面压力分布没有太大的变化，但是通过声门的气流量却有着明显的变化。当喉室宽度很小时，通过声门的气流量也很小，喉室宽度为 0.6cm 时，气流量只有 77.16cm^3/s。随着喉室宽度的增加，气流量也陡峭上升，当喉室宽度为 0.9cm 时，气流量达到最大值 77.37cm^3/s，之后气流量又逐渐下降，在 1.0cm 附近出现一个极小值（77.21cm^3/s），随后气流量又趋于平缓，随着喉室宽度的变化，气流量几乎不变，最后保持在一个稳定值。

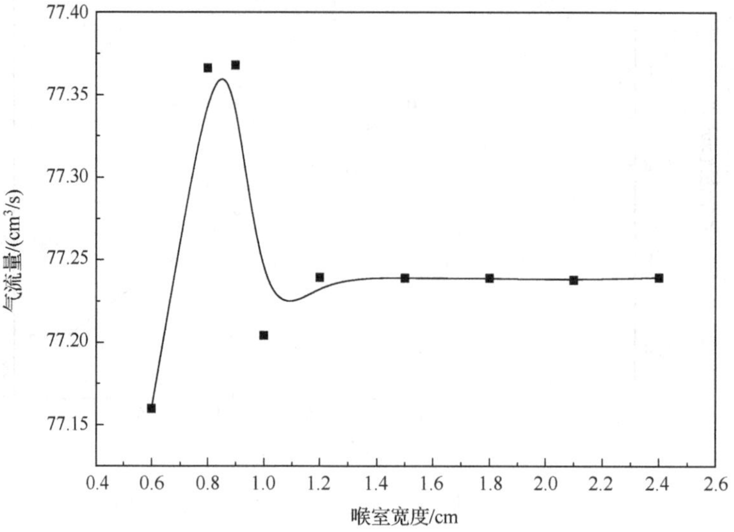

图 2.29　不同喉室宽度情况下声门气流流量图

由数据可以看出，喉室宽度变化时通过声道气流量的变化并不是很大，但是它对于发声时的声门阻抗和发声效率还是有一定影响，可以对发声起到微调的作用。声门腔内阻抗和喉室的宽度有关，而声门腔内气流的流量受到声道内阻抗的影响，因此喉室宽度的改变会引起声道内气流量的变化。当 $W_{VS}=0.9$cm 时，声道内气流量达到最大值，由公式 $Z=P/U$（式中，Z 为声道内阻抗；U 为声道内气流量；P 为跨声门压，恒定为 8cm H_2O）可知：该喉室宽度条件下的声道内阻抗最小，对应于较高的发声效率。

2.4.2　正常语音发声周期内及不同直径下声门腔内流场变化及其与发声参量的关系

语音的发声周期内，声带会呈现出极复杂的三维振动模式，这种振动模式一方面在很大程度上确定了嗓音源特性，从而影响语音的基频、声强、发声效率等参量的变化；另一方面，在更大的程度上确定声门腔内的压力速度气流场。由于作用于声带表面的压力是声带振动行为的主要动力，因此声带下一瞬间的行为往往是由上一瞬间声门腔内的压力速度场所决定的，不同发声方式与发声病变也主要表现为声门腔内压力速度场分布的变异。因此，对于正常语音发声周期内声门几何形状的变化及其所确定的压力速度场分布的研究对发声基础研究和应用均具有重要价值。

在影响声门形状的各参数中，声门直径的变化最为明显，也是可以大幅度改变流场的主要参量之一。在正常语音发声过程中，它的变化范围为 0.5～2.0mm（Stevens，1998）。以前的学者曾试图从气流分离点（Hofmans et al.，2003）、计算仿真（Zhao et al.，2002；Rosa et al.，2003）、模型（Barney et al.，1999；Shadle et al.，1999）等角度对语音的产生及声门内气流场进行分析，但是他们的研究局限于固定声门宽度，不能反映声带振动的全过程。本节采用喉物理模型和三维有限元算法，从实验和仿真两个方面对声门直径从 0.1～4.0mm 变化过程中，对不同发声周期内声门腔内压力速度场与声门阻抗、声门气流、跨声门压等各参量的变化及其相互关系，以及与由此引起的发声效率等语音参数之间的关系进行了研究。

1. 发声周期及声门直径设计与建模

实验系统装置、实验方法和步骤与 2.3.2 节中基本相同。实验采用 4 对(8 个)树脂玻璃声门模型分别对应 t=1T、t=1.16T、t=1.5T、t=1.66T(T 为声门振动周期)4 种情况。每对声门模型精确对称，由模型外的螺杆销钉系统精确调整，并由游标卡尺精确测量以确保声门直径处于预定的数值。Entran EPE-551 型压力传感器和 Kanomax Climomaster Model 6542 型风速计从置于模型顶部的 9 个孔中分别插入，待气流场稳定后分别进行模型内压力和速度值的测量，为避免相互干扰，一次只进行一个孔的测量，结果通过计算机进行收集和分析。

对于处于均匀结构的声门模型，将其间距分别变为 0.1mm、0.3mm、0.6mm、1.0mm、2.0mm、4.0mm，跨声门压分别为 1cm H_2O、5cm H_2O、10cm H_2O、15cm H_2O 条件下，采用同样的方法和步骤对声门腔内流场进行测量、处理和分析。

采用计算流体动力学软件 FLUENT 对每种情况下的声门腔内气流场进行了三维仿真，软件基于体控制技术，用来对对称声门腔内的气流物理现象解 Navier-Stokes 方程，采用结构化网格和非结构化网格，并采用非均匀网格分布，即对于较高的压力和速度梯度发生的地方和腔体较狭窄的部分采用较小和较密的网格进行剖分，以期获得较为理想的结果。所采用的网格节点数从 830k 到 850k 不等。所有的计算都被置于非稳态条件下，对动量和压力获得二阶迎风的解，计算残留余量均小于 10^{-4}。流场被假设是完全对称的，故只对模型的 1/4 部分进行模拟。

2. 正常语音发声周期内压力速度场

由于沿着声带表面分布的壁压力是驱动声带振动的源动力，因此声门区压力的变化与发声有重要关系，同时，声门腔内速度的变化矢量更是反映了语音产生的一些重要参量，这两个参量尤其以声门中线上的一维分布最为典型(Iijima et al., 1992)。图 2.30 示出了跨声门压为 5cm H_2O 边界条件下，沿声门中线上的一维实验和仿真压力分布图[图 2.30(a)]与一维实验和仿真速度分布图[图 2.30(b)]，图中的曲线分别代表了 t=1T、1.16T、1.5T、1.66T 这 4 种情况，其中，T 为声门振动周期。

在声门振动循环的开始(t=T)，声门直径处于最小值(0.3mm)，此时气流为稳态，在声门呈拉链状从后联合向前联合张开的过程中，由于沿着声门入口半径流体的加速效应和黏度效应的影响，一是伴随着声门直径增加，雷诺数增加；二是气流开始变得非稳态；三是在声门入口处附近会产生一个明显的压降；四是声门开始呈现不规则的聚合形状(t=1.16T)。这种形状同时使得气流对声带壁产生较大的侧面压力，并迫使声门进一步张开。当声门直径达到最大值 2.0mm 时(t=1.5T)，存在一个压力的极大值和速度的极小值，流场再次达到一个瞬间稳态，但在维持了很短的时间(约 0.3ms)之后，声门壁开始外倾，呈现出越来越大的倾斜角，伴随声门截面积的增加，气流开始减速并发生漫射现象

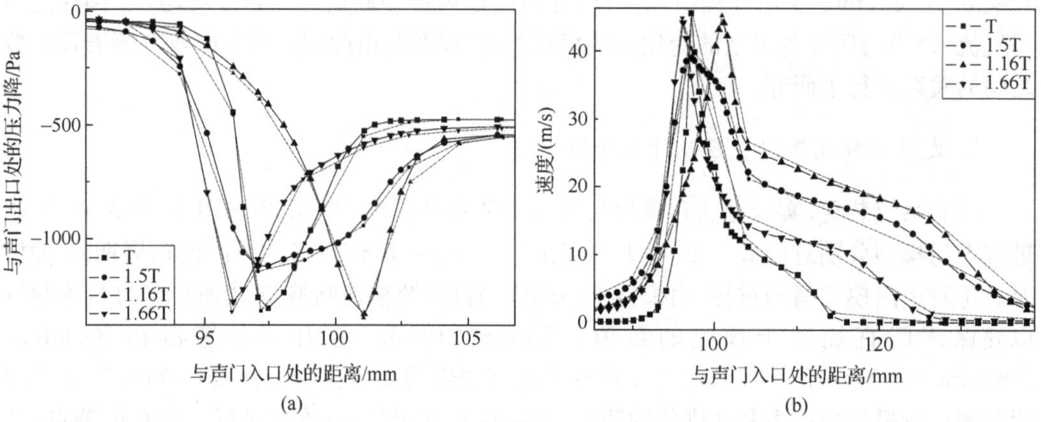

图 2.30　一个完整声门周期内 4 种典型情况下，沿声门中线上的一维实验和仿真压力与速度分布图

(a) 压力分布图；(b) 速度分布图。图中的实线为仿真数据，虚线为实验数据

(t=1.66T)。当此倾斜角超出一定的阈值后(Gauffin et al.，1981)，在其下游会立即发生流分离现象，压力也立即迅速回升，由于此回升压力与最小直径位置处的压力极小值之间的负压力差，通常会在气流分离点的下游产生回流，回流再进入声门，可引起不同程度的小漩涡。

实验中发现，这种流分离现象，对声门外倾程度的变化很敏感，气流分离点的位置和流分离的程度都有明显的变化。从后面的研究中可以看出，气流分离点是影响发声效率的重要因素。同时，在实验过程中，气流通过发散腔壁的时候，会优先向一边的侧壁靠拢，尤其是在拐角处，气流倾向于附于声带表面，这种现象，在流量越大(如 1000cm^3/s 以上)、气流速度越高(44m/s 以上)时越明显。这种由于声带物理形状的改变引起了高速气流倾斜，并附于声带表面，从而使气流偏离中心线的现象，就是柯恩达效应(Zhang et al.，2002)。这种效应进而作用于声带壁，产生回旋，在声门腔内形成了较强的漩涡，这种非稳态旋涡在较高频率时尤其会对声带表面产生非稳定力的影响并进而波及声门上区，使声门上共振峰频率产生畸变。在研究中同时发现，这种非稳态旋涡的频率特性比声带表面压力对发声更有影响。

由图 2.30 可以看出，当 t=T 时，由于气流的加速作用，大部分压力降发生在声门区的上流，以一个较为陡峭的斜率在 97.6mm 处取得极小值(−13.04cm H_2O)，同时在此点取得速度的极大值(43.48m/s)，声门腔内的压力速度值相对变化较缓，但在声门出口处开始恢复，并在气流分离点之后达稳态值。当 t=1.16T 时，与 t=T 时刻相比，一是气流的压力速度斜率较缓，二是它在 t=T 时刻极值点的后部 100.98mm 处取得极值。声门处于最大直径 2.0mm 时，气流的压力速度极值点与最小直径位置基本相同，但其极值较小(压力：−11.23cm H_2O，速度：38.99m/s)。当 t=1.66T 时，气流以最陡峭的压力速度斜率出现，并在 96.10mm 处就取得极值。在发声过程中，气流极值点位置的变化灵敏程度和其值的变化程度是衡量发声效率的重要因素。例如，在半喉模型中，气流极值点的变化不敏感，其程度不深，是导致发声效率低下的重要因素之一。

由图 2.30(a)还可以看出，在声门最小直径处存在一个压力的极小值，因此，在其附近会形成一些相对较高的压力，这些压力值的大小及其分布位置，与声门入口角有关。如果将声门上腔压力视为零，那么声门腔入口处的压力为相对正压，而压力最低点附近的值为相对负压，则声门腔入口处的壁面将被朝着声门张开的方向挤压，声门腔出口处的壁面将被朝声门关闭的方向拉展。这种正负压力的分布和其值的对称性、作用力及最大负压值的大小，将对声带及其振动与发声有重要影响。一方面，这种压力的分布是声带运动的表面源动力；另一方面，也会潜在地增强声门壁的相位差。尤其是在连续发声过程中，单个发声周期中的相位差会对发声产生影响，前后发声周期之间由于相位差及时延的不同而相互作用，不仅会相互作用和牵制，而且会波及和影响到下一个发声周期，从而在更大程度上影响声强、基频和发声效率。因此，对于极值点位置及其相邻区域数值变化的分析，对于研究发声的空气动力学有突出的意义。

图 2.30 中的虚线代表实验数据。由图可以看出，实验与计算数据之间存在着一定的误差，在声门直径较小时表现得尤为明显。例如，在跨声门压为 5cm H_2O 情况下，声门直径为 4.0mm 时，实验压力数据与对应的计算压力数据间的平均误差为 0.13cm H_2O，而在声门直径为 0.3mm 时，平均误差达 0.28cm H_2O，这应该是计算模型和实际模型间预期的差异。误差主要来源于较高速度的气流在树脂玻璃模型表面所产生的较大黏滞阻力，它主要与模型的表面粗糙度相关。模型的表面粗糙度越大，黏滞阻力就会越大，导致误差增加。对于较小的声门直径，气流在靠近声门表面处的作用力会使模型表面粗糙度的作用更显著，使得误差增大。

在进一步的实验中，对模型内表面进行了打磨抛光和精加工，使其表面粗糙度降低。之后的实验结果表明，跨声门压同为 5cm H_2O 情况下，声门直径为 4.0mm 时的平均误差降为 0.08cm H_2O，声门直径为 0.3mm 时的平均误差降为 0.14cm H_2O，说明表面粗糙度的降低，能够有效地降低误差。

实验过程中压力传感器的伸入，也会在一定程度上引起流场的畸变和附加声源的产生，同时，气流对压力孔的冲击所引起的一些动态压力分量也会加入到静压中去，从而引起误差的增加。例如，将压力传感器导压管直径由 4.5mm 换为 3mm，会使平均误差降低 17.6%。改进后的实验数据能够较好地反映模型内的数值变化，并且具有一定程度的准确性。

在反复的实验和理论仿真中都发现，压力速度的极值点位置取决于声门形状，而与流量、跨声门压无关；极值点值的大小则取决于跨声门压和流量，与声门形状无关。如在同一声门结构中(声门直径 0.6mm)，跨声门压分别为 1cm、5cm、10cm、15cm H_2O 情况下，极值点的位置都发生在声门最小直径，即实际人体距声门入口 99.7mm 处，且压力的极小值点总是与速度的极大值点对应。可见，边界条件的改变，只能改变极值点幅值的大小，而不能改变其位置。

此外，当没有气流分离发生的时候，靠近声门壁的速度梯度会由于声门下压的增加而明显增加；而当气流分离发生的时候，压力增加的梯度不如无气流分离发生的时候大，这种情况在气流分离发生的规模越大、分离点离声门的距离越近时就越明显。这说明，气流分离会损失能量，这种能量的损失与跨声门压的增加成正比，声门下压越大，气流分离越强，能量的损失也越大。同时，声门下压的增加会增加旋涡的强度和规模，由此带来的能量损耗，是导致空气动力学能量不能很好地向声能转化的直接原因。

3. 不同声门直径下压力速度场

图 2.31 示出了跨声门压同为 5cm H_2O，不同声门直径时，声门中线上压力速度分布曲线图，其中 0.1mm 及 4.0mm 分别代表声门直径过小和声门直径过大两种病理情况。与图 2.30 对比可以看出，随着声门直径的变大，声门腔整个轴线上的压力值迅速回升，同时其对应的速度值在一定程度上回落。如对声门腔轴线上的 1684 个数据进行采样，在直径 0.6mm 时，其压力平均值为 −2.38cm H_2O，速度平均值为 3.32m/s，而在 4.0mm 时，压力平均值降为 −2.99cm H_2O，降低了 25.7%，速度均值升为 8.87m/s，升高了 1.67 倍，但是其压力方差只有 217.01，而 0.6mm 时为 266.11。同样地，4.0mm 时速度方差为 6.32，而 0.6mm 时为 7.74。不仅如此，在 0.6mm 情况下，其压力最低值降到了 −12.33cm H_2O，是跨声门压的 2.47 倍，而 4.0mm 时为 −884.21，仅为跨声门压的 1.77 倍。当 0.6mm 时速度极大值为 42.74m/s，而 4.0mm 时仅有 33.17m/s，可见，相比之下，0.6mm 时图形显得陡峭，而 4.0mm 时非常平缓，起伏很小，这就是声门将空气动力转化为声能效率不高的典型标志之一，也是这种情况下病理语音的产生根源。

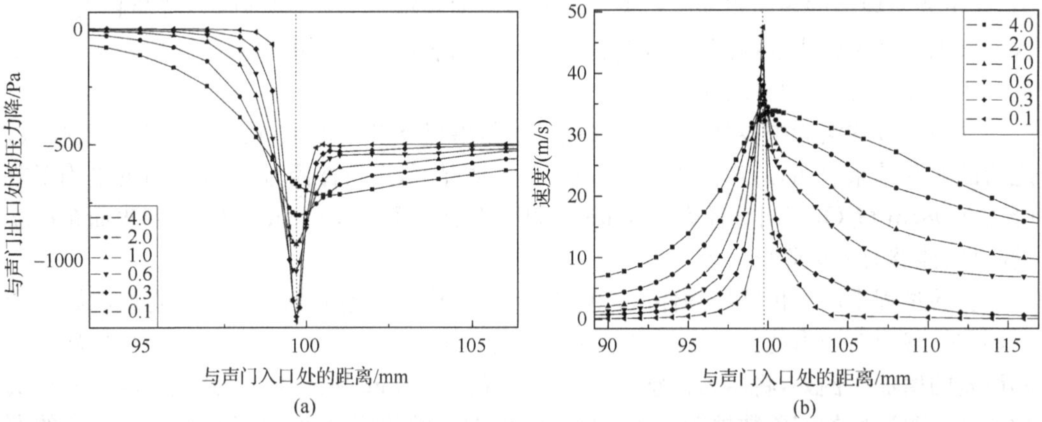

图 2.31 声门直径分别为 0.1mm、0.3mm、0.6mm、1.0mm、2.0mm、4.0mm 时，声门中线上压力速度分布曲线对比图。其中 0.1mm 及 4.0mm 分别代表声门直径过小和声门直径过大两种情况
(a) 压力分布对比图；(b) 速度分布对比图

同时，随着声门直径的增大，气流速度降低，导致柯恩达现象减弱，在声门下腔内气流方向的变化不敏锐，这会导致声门上腔的漩涡数量和规模的减小，使得气流分离点变化不明显。尽管漩涡数量和规模的减小可以减小空气动力能量的损耗，但是气流分离点的移动和变化的迟钝，无疑是更大程度上导致声门发声效率降低的另一个重要原因。

表 2.3 给出了不同声门直径及跨声门压条件下声门腔内轴线上的速度极大值和压力极小值与跨声门压的比率，以及各种情况下的气流流量值及其对应的阻抗值。由表可以看出，在跨声门压一定的情况下，随着声门直径的增加，一是压力极小值点回升的很快，如在声门直径为 0.1mm 时，极小值点压力是跨声门压 2.5 倍，而在声门直径为 4.0mm 时，极小值点仅为跨声门压的 1.4 倍；二是压力的回升导致速度极值的降低，如 0.1mm 时为

47.47m/s，而4.0mm时为33.84m/s，降低了28.7%；三是声门阻抗的大幅度减小，如在0.1mm时有10.27dyne-s/cm^5，而4.0mm时仅为0.33dyne-s/cm^5，降低了30.9倍；四是声门阻抗的大幅度减小导致气流流量的大幅度增加，从0.1mm到4.0mm的过程中气流流量增加了34.66倍。同时，由表还能看出，在声门直径一定，只改变跨声门压的情况下，压力极值点随跨声门压降低得很快，尤其是在15cm H_2O时，压力最低点甚至达到了－33.86cm H_2O，跨声门压的增大会导致气流流量增加，同时也会使得速度的极大值点增高。由跨声门压带来的各参量的变化类似于声门直径逐渐减小的过程，所不同的是，它的声门阻抗与声门气流同时增加。由此可以看出，尽管通常认为声门阻抗的降低是导致气流流量大幅度增加的基本原因，但是在只改变跨声门压的情况下，声门阻抗与声门气流量可以同时增加。

表2.3 不同几何条件及边界条件下各空气动力学参数值

声门直径/mm	跨声门压/Pa	压力极小值点/Pa	压力占跨声门压的比率	速度极大值/(m/s)	气流流量/(cm^3/s)	声门阻抗/(dyne-s/cm^5)
0.1	500	−1261.38	2.52	47.47	48.61	10.27
0.3	500	−1241.98	2.48	43.45	152.55	3.28
0.6	100	−175.79	1.76	15.71	112.05	0.89
0.6	500	−1046.72	2.09	38.08	279.29	1.83
0.6	1000	−2206.79	2.21	55.76	409.63	2.44
0.6	1500	−3385.69	2.26	69.04	511.26	2.93
1.0	500	−931.59	1.86	36.34	458.73	1.13
2.0	500	−804.71	1.61	34.98	879.45	0.62
4.0	500	−719.64	1.44	33.84	1684.37	0.33

前已述及，压力极小值点的升高和声门中线上压力曲线的平缓会导致空气动力转化为声能的效率降低。但是一个更重要的影响发声效率的参量是气流流量。最新的研究表明，对于低阶发声模型，气流流量在600cm^3/s左右时发声效率达到最高(Titze, 2002)。这就解释了为什么声门直径为0.1mm的状态下，在压力曲线非常陡峭的同时，其发声效率却极低。由于此种状态下声门阻抗值极大，导致气流流量仅有48.61cm^3/s，这就是尽管它的压力最低点值可以达到－12.61cm H_2O，是跨声门压的2.52倍，仍然有极低的发声效率的根本原因。

压力速度极值点的变化幅度、声门阻抗、气流流量与跨声门压几个特征参量的综合作用，使得发声这一生物物理过程变得极为复杂，它们之间既密切相关，又相互作用，这些参量与声门形状，以及由此共同作用产生的声门腔内流场特性——漩涡的分布和气流分离点的变化程度协同作用，共同决定了诸如发声效率、声强、基频、最长声时、声门上共振峰、发声信噪比等各类参量所决定的声音质量。因此，对于各参量及它们之间的相互作用，尤其是将其放在连续语音背景中的研究，对于嗓音康复工程，以及语音合成、处理、识别的发展，都会起到积极的作用。

2.4.3　全喉与半喉模型声门区准稳态流场分布

病理语音的产生是由声带振动时一种或多种因素不能正常协同作用引起的,尤其以声带的几何不对称较为多见。这可能由于声带的单侧麻痹、单侧息肉、单侧杓状肌固定、单侧厚边等一些病理原因(Scherer et al.,2001a)引起,也可能由于喉癌或单侧组织病变而被迫全部或部分切除单侧声带的手术原因引起。对这些发声功能残缺,但并没有完全丧失的患者,较深入地研究其发声时的异常流场分布及其与声带振动模式的关系,从而借助于直接(声门重建)或间接(电子喉)的手段使其发出尽量正常的语音,对于嗓音康复工作者来讲有着积极的意义。

在流体动力学文献中,关于非对称管道的研究结果,主要是基于两点发现:一个是在管道壁上气流压力的非对称分布,另一个就是由于涡流的产生而带来的较大的能量损失,在非对称声带壁上发生的情况也是类似的,当稳态气流从组织结构较硬的非对称声道中穿过时,一侧声带的表面压力与另一侧声带的表面压力是不同的,在声道内空气流速的分布也是非对称的。这些非对称压力将在声带的两侧产生较大的涡流,而涡流的出现不仅会带来较大的声学及流体能量的损失,而且会带来一个与声源不同的附加声源。因此,以声带为中心的,关于非对称声门形状的发声过程的研究,对于更好地理解无论是正常还是非正常状态下的发声都是非常重要的。

非对称声带的振动是一个非对称、非稳态过程,它所诱发的流场分布极不规律,同时,声门腔内产生的各类涡流所诱发的附加声源也使得非对称声带的振动分析过程变得极为复杂(Zhao et al.,2002;Zhang et al.,2002),因此,要对它进行深入系统的认识,还需要一个长期的过程。近年来,关于喉部病理状态下语音产生机理的研究,特别是对于由病理原因所诱发的声带不对称及不规则运动机制的研究,已经成为一个新的学术热点(Steinecke and Herzel,1995;Tricarico,1995;Alipour et al.,2000e,2001,2002;Mergell et al.,2000;Neubauer et al.,2001;Schoentgen,2001)。

非对称声带中,尤以半喉最为典型。半喉指的是由于单侧声带的病理原因(如单侧麻痹、单侧息肉、单侧杓状肌固定、单侧厚边等),利用外科手术将一侧声带完整切除,而另一侧声带被完整地保留下来的情况,残留的声带同样会由气流的冲击产生振动而被作为发声时新的嗓音源(Titze,1988),这种状态不仅在临床上较为多见,而且也是非对称声带运动的典型代表。

本节的目的在于对准稳态条件下,对称声带和非对称声带(分别以全喉和半喉为代表)内的压力场和速度场的变化规律进行比较和研究,并进一步研究它与声带振动模式的关系,同时,基于有限元方法对声道的模拟结果,对比理论值与实验值的差异,从而为将正常语音的研究拓展到病理语音,并为嗓音康复,特别是声门重建方案的设计打下基础。

1. 实验设计

实验系统装置、实验方法及步骤与 2.3.2 节中基本相同。实验采用 2 对(4 个)树脂玻璃声门模型分别对应全喉与半喉两种情况。全喉情况下声门精确对称,由模型外的螺杆销钉系统精确调整,并由游标卡尺精确测量以确保声门直径处于 0.06cm。Entran

EPE-551型压力传感器和Kanomax Climomaster Model 6542型风速计从置于模型顶部的9个孔中分别插入，待气流场稳定后分别进行模型中心线上压力和速度值的测量。为避免相互干扰，一次只进行一个孔的测量，结果通过计算机进行收集和分析。

对于半喉模型，将全喉情况下的一侧声门退到凹槽内，并用腻子将其边缘打平，与声门上下腔平齐，构成一个非对称的声门腔形状，再将跨声门压分别控制在1cm H_2O、5cm H_2O、8cm H_2O、10cm H_2O、15cm H_2O，采用同样的方法和步骤对声门腔内流场进行测量、处理和分析。

2. 全喉模型内压力及速度场

图2.32示出的是跨声门压为5cm H_2O时，具有代表性沿声门中线上的一维压力速度分布图。在这种情况下，由于沿着声门入口半径流体的加速效应和黏性效应，在声门入口处会产生一个明显的压力降。当气流到达声门最小直径位置(即图中118.5mm)时，压力降到极小值−10.70cm H_2O。同时，在此点的速度达到极大值(29.88m/s)，当气流继续向前，穿过最小直径位置后，在其下游会立即发生流分离，当气流继续前进，伴随声门截面积的增加，气流开始减速并发生漫射现象(Guo and Scherer, 1993)。同时，压力也立即迅速回升，由于此回升压力与最小直径位置处的压力极小值之间所产生的负压力差，将会在气流分离点的下游产生回流，回流再进入声门，可引起不同程度的小漩涡。但是，与非对称声门相比，这种小漩涡无论从持续时间上，还是在幅度上，都是比较小的，甚至不太影响整个声道内的气流流场。

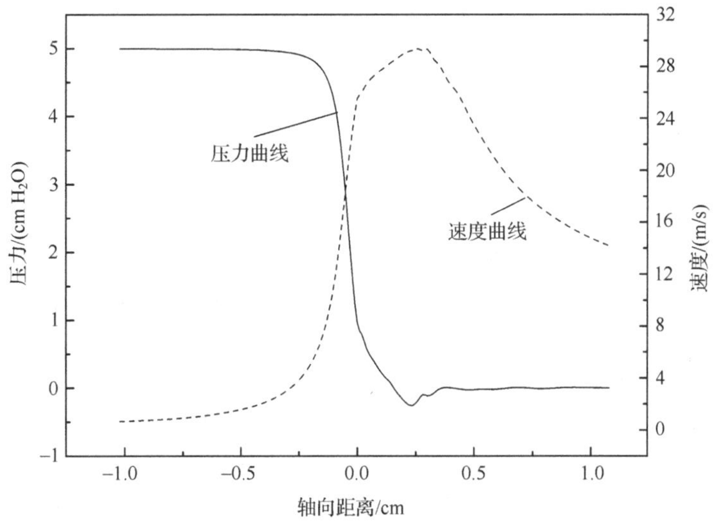

图2.32 跨声门压为5cm H_2O时，沿声门中线上的一维压力速度分布图

横坐标代表距声门出口距离，纵坐标代表与声门入口的压力和速度差的大小

图2.32中，在声门最小直径处存在一个压力的极小值，同时，沿着声带上下表面，形成一些相对较高压力，这些压力会产生一个将声带向外推的力，这种压力值及其分布，与声门的入口角有关(Guo and Scherer, 1993)。当声门呈现收敛形状时，在声带表面会产

生负压，这种负压会产生一个将声带向内收的力。在两侧声带表面，这种正负压力的分布和其值的对称性、作用力的大小及负压的极值，将对声带及其发声有重要影响(Scherer et al.，1983，2001a)。

图 2.32 还表明，压力值及速度值域很宽，值的变化也很大，例如，速度的最大值达到了 25.39m/s，而其最小值接近于零；压力的最大值达到了 10.93cm H_2O，而最小值也为零。此外，速度场及压力场的剧烈变化都发生在声门狭窄处，且其极值点都基本处于模型中 118mm 处，基本处于声门的中央位置，也就是说，在这个位置，声门的速度和压力同时达到整个模型的极大值。

由图还可以看出，一方面产生压力和速度场极值的位置基本不变，如在本模型中，是在离声门出口位置约 118mm 前后；另一方面，压力的极小值点，总是伴随着速度的极大值点。不仅如此，全喉模型中速度值及压力值域很宽，值的变化也很大，后面可以看到，这是与半喉模型区别较大的地方之一。

然而，对于全喉模型，速度场和压力场并不是在任何情况下都是关于声门中线对称的，这一点 Scherer 等(2001a)也以实验证实：发声过程中可能存在非对称压力，他认为这种非对称压力的产生主要是由于声带的小幅度颤动引起的。在本计算中发现，对于静态喉物理模型，如果在给定的边界条件比较强的情况下，也会产生非对称压力的分布。在进一步的理论和实验中发现：声带的小幅度颤动会导致声带边界形状上的瞬时非对称，从而引起压力速度在两声带表面分布的不对称，又因为它是小幅度的，其程度一般不大于10%，因此不足以影响正常语音。这种小幅度颤动，在正常语音中是普遍存在的。

3. 半喉模型内压力及速度场

图 2.33 给出了跨声门压分别为 1cm、5cm、10cm、15cm H_2O 时，半喉模型内的压力等值线图，由图可以看出，半喉状态下，整个声道内的气流呈现出不稳定、不对称的状态，出现了湍流、倾斜流和漩涡。在声门腔的入口，由于声门的非对称结构，导致了气流方向的改变。又由于声门腔入口面积突然狭窄，导致气流速度不仅在数值上，而且在方向上出现了很大改变，并以一个越来越快的速度冲向非声带壁，在此非声带壁表面呈现一个高压，之后，气流再以反弹的形式以一个越来越慢的速度和很大的方向上的改变冲向声门下腔，并且在声门下腔入口附近的腔壁上再次产生一个较高的压力。声门腔内的压力和速度场与全喉的相比也有显著不同。

第一，在声门最小直径的下游，在整个声门腔的出口处，出现了一个较大的漩涡，结果显示，在不同的边界条件下，这个漩涡的位置会移动，其规模也会有所变化，但总是存在。例如，在跨声门压为 1cm H_2O 时，漩涡中心点距声门入口位置 0.081cm，距声门中线 0.785cm，而在 15cm H_2O 时，中心点距声门入口位置 0.115cm，距声门中线 0.705cm，可见，在压力增大的时候，漩涡离声门入口更远，位置也更低了。第二，压力场也呈现很强的畸变，由于气流呈现一个明显的倾斜角，以一个较高的速度冲向另一侧的壁面，造成另一侧壁较高的壁面压力，使其产生一个局部最高值点。实际上，随着边界条件的变化，这个最高值点也会相应地变化。整个压力场的幅值，与全喉模型相比，也有了一定程度的降低。第三，速度场不再关于声门中线对称，且在其幅度和方向上都产生了变化，如同样在

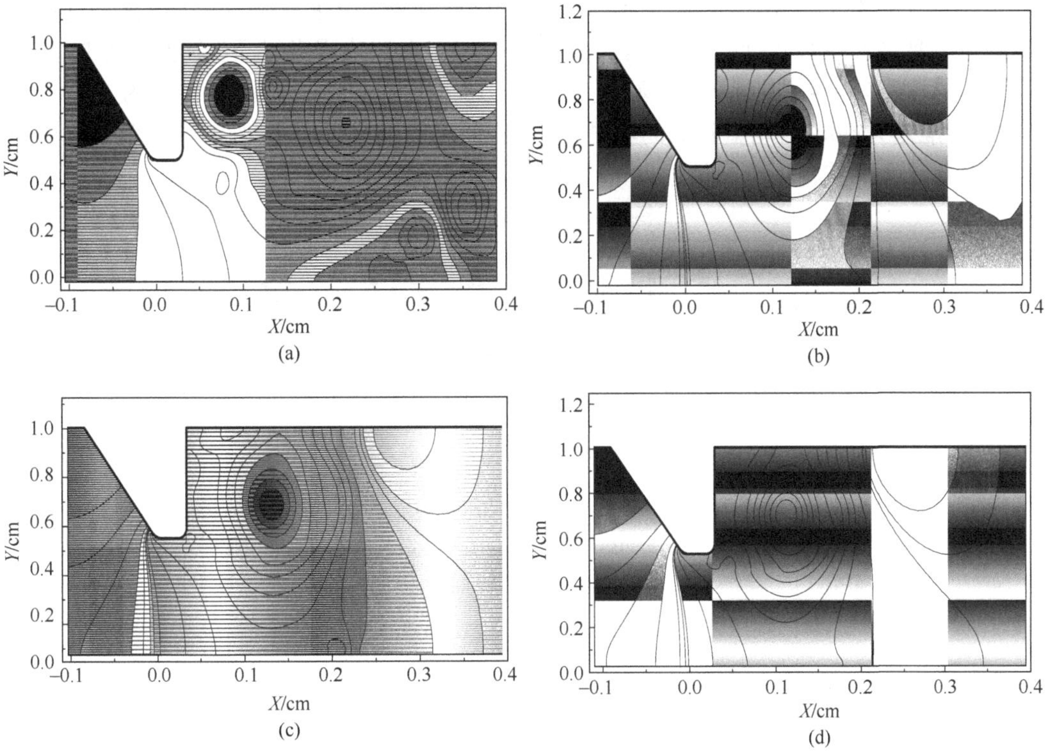

图 2.33　跨声门压分别为 1cm、5cm、10cm、15cm H_2O 时，半喉模型内的压力等值线图

(a) 跨声门压为 1cm H_2O；(b) 跨声门压为 5cm H_2O；(c) 跨声门压为 10cm H_2O；(d) 跨声门压为 15cm H_2O

跨声门压为 5cm H_2O 的情况下，全喉模型中，在速度的极大值点、距声门出口 118.5mm 处，速度的 X 分量为－29.63m/s，Y 分量为 3.9m/s，速度为 29.88m/s，半喉中，其 X 分量为－22.91m/s，Y 分量为 12.87m/s，速度为 26.28m/s，可见，速度下降了 12%，而 Y 分量的值却增加了 230%。第四，由于气流的倾斜性太强，造成气流的分离点模糊，并且在不同压力边界条件下，变化都不明显。第五，声门腔内的速度和压力的极大值都出现在最小直径的后部。这是由于单侧声带的切除，使得声门腔非声带壁一侧空间变大，气流由声门入口斜向冲向非声带壁一侧，造成最大速度和压力处于声门腔最小直径后部。同时，由于速度方向上的改变和对声带侧壁造成的压力引起了能量上较大的损耗。这种流场的强烈畸变和伴随着的能量损失，就是半喉切除患者发声效率不高、发声失真及声门上共振峰畸变的主要原因。

实验中还发现，模型中气流率及跨声门压力的提高，将迅速提高声门腔内的压力，尤其是非声带壁一侧的压力上升更快。同时，对于较低的跨声门压，气流在声门腔内方向上的改变程度不如较高压力带来的大。同样地，对于较低跨声门压，气流在非声带壁上产生的压力也不如较高入口压力带来的大。但是，对于较高跨声门压，其气流速度最大点也比较低跨声门压更为靠后，由此带来的发声上的失真和声门上的共振峰的畸变也会更大。

图 2.34 给出了跨声门压分别为 1cm、5cm、10cm、15cm H_2O 情况下，声门腔内沿声门中线的压力变化曲线，并用虚线给出了实验结果。在声门最小直径处，半喉直径

(1.57cm)比全喉的典型值 0.04cm 要大 39 倍,因此在同等边界条件下,半喉模型的压力值总体上要比全喉的低,且压力值有较大起伏。如在上述边界条件下,全喉模型中,声门中线上的均值为−4.83cm H_2O,标准差为 82.91,半喉中,声门中线上的均值为−5.01cm H_2O,标准差为 58.18,均值降低的不是很明显,但标准差降低了 30%。这说明全喉中压力的变化程度及其变化范围是远大于半喉的。

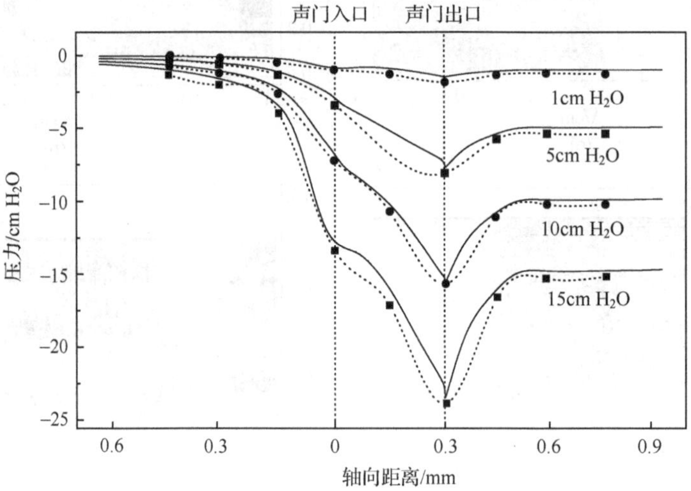

图 2.34　不同跨声门压情况下,声门腔内沿声门中线的压力变化曲线,图中的虚线是实验结果

类似于全喉,半喉模型内,在声门最小直径处也会产生一个明显的压力降。由图可见,在半喉模型中,压力的最低点位置随边界条件的变化没有明显的变化。在 1cm、5cm、10cm、15cm H_2O 情况下,压力最低点分别取到 0.3cm 处,这说明半喉中压力最低点的位置对边界条件的变化不敏感。

在上述 4 种边界条件下,压力最低点与跨声门压的比值分别为:1.86、1.92、1.94、1.96,可见,随着边界条件压力值的增大,一是压力最低点的值变化不敏感,二是压力最低点的值与跨声门压的比值在增大,这说明当边界条件的压力越来越大时,发声效率要比低边界条件的好。但是与全喉(0.04cm)的典型值 2.14 相比,还存在着差距。

图中的实验数据用相应位置的虚线标出,虽然测量数据点有限,但在轮廓上基本上与计算数据一致,而在数据上普遍偏低,且压力越大,误差越大。这同样是由于:第一,物理模型的表面并不是绝对光滑的;第二,实验中不可避免地存在着的微小的漏气现象也会降低被测点的压力值;第三,压力传感器的伸入所引起流场的畸变和附加声源的流量的产生。尽管如此,实验数据还是在很大程度上真实地反映了模型内的压力分布情况,并基本与计算数据一致。

图 2.35 给出了 10cm H_2O 条件下声门腔内沿声门中线速度的 X 分量、Y 分量和合成速度值,可以看出,速度的极大值点位于压力极小值点的右侧,这是由于气流的惯性,使得速度的极大值稍有延迟。由图还可以看出,在速度达到极大值时,其 Y 分量却达到最小值,这有力地说明了在此刻的速度产生了很大角度的倾斜。

表 2.4 给出各种压力情况下,全喉、半喉声门出口和入口压力差及其与跨声门压的比

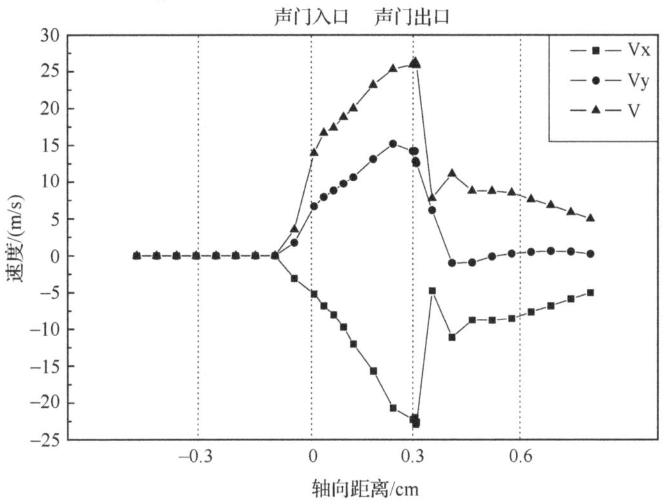

图 2.35　10cm H_2O 条件下声门腔内沿声门中线速度的 X 分量、Y 分量和合成速度值

值，由表可以看出，占跨声门压的比例与发声效率有关。全喉模型的比例高达 98%以上，而半喉的只有 30%多，这就是全喉的发声效率要比半喉高得多的原因。由表还能看出，跨声门压越大，发声效率越低。

表 2.4　四种压力情况下全喉、半喉声门出口和入口压力差及其与跨声门压的比值

类型	跨声门压 /cm H_2O	声门出口压力 /Pa	声门入口压力 /Pa	声门出口与入口间压力差 /Pa	占跨声门压的比例 /%
半喉	1	122.22	89.20	33.02	33
	5	612.46	449.99	162.47	32.4
	10	1224.21	913.04	311.17	31.12
	15	1826.95	1370.98	455.97	24.96
全喉	0.04	502.16	11.36	490.82	98.16
	0.023	500.93	7.68	493.23	98.64

由非对称声带上下表面的压力差，会在声带表面上产生略微不同的力，并且会进一步影响声带的相位，这也是声门腔内产生倾斜气流的主要原因。表 2.5 列出了不同跨声门压下，声门入口处声门上下表面的压力差值。例如，在 15cm H_2O 的跨声门压下，声门最小直径处上表面和下表面的压力差达到 20.27cm H_2O，这些由声带的非对称性产生的压力差足以产生正常水平的发声幅度干扰，但是由于最大压力差的间距较大，并且压力为一平稳下降的过程，因此不足以中断声带的振动或使其产生很大的相位差。声门入口处上下表面压力的较大差异所造成的另一个后果是引起了声道内上半部分流场的激烈变化，强烈的压力差导致极强的倾斜气流也是湍流及涡流产生的主要原因。压力差是保持声门气流产生倾斜角的主要动力，而它也是来源于声门入口处的倾斜性本身。

表 2.5　四种跨声门压下,声门入口处声门上下表面的压力差值

类型	跨声门压 /cm H_2O	声门出口压力 /Pa	声门入口压力 /Pa	声门出口与入口间压力差 /Pa	占跨声门压的比例 /%
半喉	1	−178.45	−52.39	−126.06	1.26
	5	−908.95	−263.84	−645.11	1.29
	10	−1843.02	−483.75	−1359.27	1.33
	15	−2720.15	−693.42	−2026.73	1.35
全喉	0.04	−288.38	−316.18	27.79	0.05
	0.023	−191.15	−238.49	47.35	0.08

4. 全喉与半喉模型压力速度场对比

(1) 全喉模型在声门入口截面处的压力分布是近似相等的,且上下表面压力差不会超过10%,这种较小的压力差保证了在更下游处,刚性表面之间不会产生大的压差,从而使得声门腔内的气流速度压力场分布保持对称。即使是到了声门上区域,因上声道共振峰及咽和口唇调制的影响给气流带来一定程度的振动的情况下,振动也不足以严重影响到声门入口及声门腔内的气流。因此此压力差应该能够足够小,以至于由后部气流引起的压力紊乱不会影响到声门入口区域的气流。而对于半喉模型,因其在物理上呈现出强烈的几何非对称形状,使得在声门入口处就产生了一股较强的倾斜气流,由此气流引起的压力紊乱不仅使得整个声门腔内的气流和压力分布失去对称性,而且在声门腔内产生了一个较大的漩涡,并对非气流壁产生了表面压力。这些尤其在声门最窄处附近表现得最为强烈。同时,此气流和压力的倾斜性和非对称性又迅速波及声门上区域,在此区域内又多次出现了紊流和湍流。

(2) 半喉内,压力的变化值域很大,但其均值的变化程度却较低。例如,在5cm H_2O时,半喉内压力从−6.53cm H_2O变化到0.61cm H_2O,变化域为7.13cm H_2O。而在同样的边界条件下,全喉内压力从最小值−5.57cm H_2O变化到0.04cm H_2O,变化域为5.57cm H_2O,为半喉的78.15%。半喉内压力均值为−1.95cm H_2O,全喉的为−2.45cm H_2O,是半喉的126%。这表明,半喉中压力变化程度比全喉的剧烈,但是其总体有效度却只有全喉的79%。这恰恰说明了半喉内气流的紊乱程度比全喉的要高,但其效率却比全喉要低的原因。

(3) 全喉与半喉的气流分离点位置不同。对于全喉模型,分离点位置的不同导致了声门区域内刚性表面间的压差,而且此压差随流速的增大而增大。而半喉模型由于改变了声门入口处气流的方向,使得气流在声门腔内更下游的位置分开。并且,随流速的增大,其分离点值不如全喉明显,变化也不如全喉剧烈。

(4) 全喉中,声门出口与入口间压力差很大,占整个跨声门压的98%以上;而半喉中,其声门入口与出口间的压力差只占跨声门压的30%(见表2.5),这就是影响发声效率的主要因素。

(5) 全喉中,声门腔入口处上下声带表面的压力差比较小,仅是跨声门压的0.05倍,而半喉的声门腔入口处上下声带表面的压力差非常大，要比跨声门压大 1.3 倍左右(见表 2.5)，此压力差一方面可以产生正常水平的发声幅度干扰；另一方面，也是声道内上半部分流场的激烈变化，包括倾斜流、湍流及涡流产生的主要原因。

(6) 声门腔内速度场的变化程度，半喉的不如全喉的变化大，如在 5cm H_2O 边界条件下，全喉的速度极大值点为 29.88m/s，半喉的仅为 26.28m/s。沿声门中线 X 方向上的平均速度，全喉的为－5.099m/s，半喉的为－13.07m/s，这同样说明了半喉中速度场比全喉的要紊乱。半喉中，速度在方向上的变化是非常剧烈的(见图 2.35)。这主要表现在：一是半喉在速度的值域上比全喉的小，二是波动比较大，三是其最压力最低点的位置也要比全喉的位置靠前。全喉的 Y 分量取值比较平缓，而半喉的在声门入口处有一个大的峰值，这表示出气流的倾斜速率很强。半喉中速度场在 Y 方向分量上的变化程度和强度都远远超过了全喉的相应分量，这也充分说明了半喉发声效率低的原因。

2.5　本章小结

本章通过建立喉部发声空气动力学物理模型及数学计算模型，较系统地介绍和研究了正常及病理语音产生过程中，声门腔、喉腔内一些典型而重要的组织形态变化对声门阻抗、气流流量、跨声门压等发声空气动力学参量的影响，并进而揭示了它们对发声声学参量的作用与影响。这些研究成果表明，大部分喉腔组织形态对发声具有重要影响，包括声门倾角、声门间距、声门入口半径、假声带高度等；但另外一部分喉腔形态对于发声的影响较小，如声门上下表面角、喉室宽度等参量。对于对发声具有较大影响的参量，还分析了这些参量“如何”和“怎样”对发声产生影响，并分析了“为什么”会对发声产生影响。这些研究成果在一定程度上揭示了发声这一生物物理过程中喉腔组织形态参量、空气动力学参量和语音声学参量间的底层联系，对于这其中深层控制机制的揭示和各类参量间相互作用及其底层制约机制的阐明，显然有助于我们从根本上澄清正常及病理语音的产生机理，这不仅对于临床病理语音产生的辅助诊断、嗓音功能评估及嗓音病程判别具有重要的现实意义，而且对于语音产生模型的构建，以及语音合成、语音识别、语音信号处理等领域的研究均具有深远的影响。目前的研究表明，当前声门运动的空气动力学方程需要扩充，应当包含对称和非对称条件下喉腔内各类组织形态参量。此外，下一步需要开展系列更完整的研究工作，从而揭示出动态的，尤其是病理条件下发声模型内的压力、速度和气流场分布效应及其与发声参量的关系，为揭示语音产生的底层机制，建立具有丰富参量的语音产生数学物理模型奠定基础。

（李　盛　王素品　万明习）

参考文献

李盛，万明习，王素品，等．2004a．不同直径下声门腔内准稳态流场分布及其与发声参量的关系．自然科学进展，14(3)：325-332．

李盛，万明习，王素品，等．2004b．全喉与半喉模型声门区准稳态流场分布及其与声带振动模式的关系．生物物理学报，20(1)：57-65.

Agarwal M, Scherer R C, Hollien H. 2003. The false vocal folds: shape and size in frontal view during phonation based on laminagraphic tracings. Journal of Voice, 17(2): 97-113.

Alipour F, Fan C, Scherer R C. 1996a. A numerical simulation of laryngeal flow in a forced-oscillation glottal model. Computer Speech & Language, 10(2): 75-93.

Alipour F, Jaiswal S, Finnegan E. 2006. Acoustic and aerodynamic effects of false folds and epiglottis. The Journal of the Acoustical Society of America, 120(5): 3354-3354.

Alipour F, Montequin D. 2000c. Airflow patterns in hemilarynx models. The Journal of the Acoustical Society of America, 108(5): 2530-2530.

Alipour F, Montequin D, Tayama N. 1999. Effects of vocal tract on aerodynamics of hemilarynx. The Journal of the Acoustical Society of America, 106(4): 2240-2240.

Alipour F, Patel V C. 1991. Numerical simulation of laryngeal flow. in Proceedings of ASME 1991 Winter Annual Meeting, 111-114.

Alipour F, Scherer R C. 1995a. Pulsatile airflow during phonation: An excised larynx model. The Journal of the Acoustical Society of America, 97(2): 1241-1248.

Alipour F, Scherer R C. 2000a. Dynamic glottal pressures in an excised hemilarynx model. Journal of Voice, 14(4): 443-454.

Alipour F, Scherer R C. 2000b. Effects of oscillation of a mechanical hemilarynx model on mean transglottal pressures and flows. The Journal of the Acoustical Society of America, 108(5): 2530-2530.

Alipour F, Scherer R C. 2000d. Vocal fold bulging effects on phonation using a biophysical computer model. Journal of Voice, 14(4): 470-483.

Alipour F, Scherer R C. 2000e. Pressure-flow relationships in a hemilarynx mechanical larynx model. in Proceedings of the 5th Seminar on Speech Production: Models and Data & CREST Workshop on Models of Speech Production, Motor Planning and Articulatory Modelling, Bavaria, 189-192.

Alipour F, Scherer R C. 2001. Effects of oscillation of a mechanical hemilarynx model on mean transglottal pressures and flows. The Journal of the Acoustical Society of America, 110(3): 1562-1569.

Alipour F, Scherer R C. 2002. Pressure and velocity profiles in a static mechanical hemilarynx model. The Journal of the Acoustical Society of America, 112(6): 2996-3003.

Alipour F, Scherer R C. 2004. Flow separation in a computational oscillating vocal fold model. The Journal of the Acoustical Society of America, 116(3): 1710-1719.

Alipour F, Scherer R C, Finnegan E. 1997. Pressure-flow relationships during phonation as a function of adduction. Journal of Voice, 11(2): 187-194.

Alipour F, Scherer R C, Knowles J. 1996b. Velocity distributions in glottal models. Journal of Voice, 10(1): 50-58.

Alipour F, Scherer R C, Patel V C. 1995b. An experimental study of pulsatile flow in canine larynges. Journal of Fluids Engineering, 117(4): 577-581.

Alipour F, Titze I R. 1988. A finite element simulation of vocal fold vibration. In Proceedings of the IEEE Fourteenth Annual Northeast Bioengineering Conference, Durham, 186-189.

Alipour F, Titze I R. 1994. A Navier-stokes solution of laryngeal flow during vocal fold oscillations. The Journal of the Acoustical Society of America, 96(5): 3341-3342.

Alipour F, Titze I R. 1998. Pressure-flow relationship in a biophysical model of phonation. The Journal of the Acoustical Society of America, 103(5): 3057-3057.

Angarwal M. 2004. The false vocal folds and their effect on translaryngeal airflow resistance. Thesis (Ph. D.), Department of Communication Disorders, Bowling Green State University.

Baer T. 1973. Measurement of vibration patterns of excised larynxes. The Journal of the Acoustical Society of America, 54(1): 318-318.

Baer T. 1975. Modeling implications of measurements on excised larynxes. The Journal of the Acoustical Society of America, 57(S1): S70-S70.

Bailly L, Pelorson X, Henrich N, et al. 2008. Influence of a constriction in the near field of the vocal folds: Physical modeling and experimental validation. The Journal of the Acoustical Society of America, 124(5): 3296-3308.

Barney A, Shadle C H, Davies P O A L. 1999. Fluid flow in a dynamic mechanical model of the vocal folds and tract. I. Measurements and theory. The Journal of the Acoustical Society of America, 105(1): 444-455.

Berg J V D, Zantema J T, Doornenbal P J. 1957. On the air resistance and the Bernouli effect of the human larynx. The Journal of the Acoustical Society of Americal, 29: 626-631.

Berke G S, Moore D M, Monkewitz P A, et al. 1989. A preliminary study of particle velocity during phonation in an *in vivo* canine model. Journal of Voice, 3(4): 306-313.

Berry D A, Herzel H, Titze I R, et al. 1995. Bifurcations in excised larynx experiments. The Journal of the Acoustical Society of America, 98(5): 2930-2930.

Berry D A, Montequin D W, Tayama N. 2001. High-speed digital imaging of the medial surface of the vocal folds. The Journal of the Acoustical Society of America, 110(5): 2539-2547.

Bielamowicz S, Berke G S, Kreiman J, et al. 1999. Exit jet particle velocity in the *in vivo* canine laryngeal model with variable nerve stimulation. Journal of Voice, 13(2): 153-160.

Cooper D S, Florman S H. 1987. Source-system coupling in voice production in excised larynges. The Journal of the Acoustical Society of America, 81(S1): S38-S38.

Cranen B, Boves L. 1985. Pressure measurements during speech production using semiconductor miniature pressure transducers: Impact on models for speech. The Journal of the Acoustical Society of America, 77(4): 1543-1551.

Cranen B, Boves L. 1987. On subglottal formant ayalysis. The Journal of the Acoustical Society of America, 81(3): 734-746.

Crystal T H. 1966. A Model of Laryngeal Activity during Phonation. Thesis (Ph. D), Massachusetts Institute of Technology, Cambridge.

Deverge M, Pelorson X, Vilain C, et al. 2003. Influence of collision on the flow through *in-vitro* rigid models of the vocal folds. The Journal of the Acoustical Society of America, 114(6): 3354-3362.

Erath B D, Peterson S D, Zanartu M, et al. 2011a. A theoretical model of the pressure field arising from asymmetric intraglottal flows applied to a two-mass model of the vocal folds. The Journal of the Acoustical Society of America, 130(1): 389-403.

Erath B D, Zanartu M, Peterson S D, et al. 2011b. Nonlinear vocal fold dynamics resulting from asymmetric fluid loading on a two-mass model of speech. Chaos: An Interdisciplinary Journal of Nonlinear Science, 21(3): 033113-033113-8.

Fant G. 1960. Acoustic Theory of Speech Production. Mouton: The Hague.

Flanagan J L. 1958. Some properties of the glottal sound source. Journal of Speech, language and Hearing Research, 1(2): 99-116.

Flanagan J L. 1972. Speech Analysis, system, and Perception. 2nd Edition. New York: Springer.

Gauffin J, Binh N, Ananthapadmanabha T V, et al. 1981. Glottal geometry and volume velocity waveform. Vocal Fold Physiology: University of Wisconsin-Madison.

Gauffin J, Binh N, Ananthapadmanabha T V, et al. 1983. Glottal geometry and volume velocity waveform. Vocal Fold Physiology: Contemporary Research and Clinical Issues: 194-201.

Guo C G, Scherer R C. 1993. Finite element simulation of glottal flow and pressure. The Journal of the Acoustical Society of America, 94(2): 688-700.

Hirano M, Kiyokawa K, Kuria S. 1988. Laryngeal muscles and glottis shaping. New York: Raven Press.

Hirschberg A, Pelorson X, Hofmans G C J, et al. 1996. Starting transient of the flow through an *in-vitro* model of the vocal folds. Les Cahiers de l'ICP. Bulletin de la communication parlée, 5: 3-14.

Hofmans G C J. 1998. Vortex Sound in Confined Flows. Thesis (PhD), Technische Universiteit Eindhoven.

Hofmans G C J, Groot G, Ranucci M, et al. 2003. Unsteady flow through *in-vitro* models of the glottis. The Journal of the Acoustical Society of America, 113(3): 1658-1675.

Hollien H, Colton R H. 1969. Four laminagraphic studies of vocal fold thickness. Folia Phoniatrica et Logopaedica, 21(3): 179-198.

Hunter E J, Titze I R, Alipour F. 2004. A three-dimensional model of vocal fold abduction/adduction. The Journal of the Acoustical Society of America, 115(4): 1747-1759.

Iijima H, Niki N, Nagai N. 1992. Glottal impedance based on a finite element analysis of two-dimensional unsteady viscous flow in a static glottis. IEEE Transactions on Signal Processing, 40(9): 2125-2135.

Ishizaka K, Matsudaira M. 1972. Fluid mechanical considerations of vocal cord vibration. Santa Barbara: Speech Communications Research Laboratory.

Jiang J J, Titze I R. 1993. A methodological study of hemilaryngeal phonation. The Laryngoscope, 103(8): 872-882.

Jiang J J, Titze I R. 1994. Measurement of vocal fold intraglottal pressure and impact stress. Journal of Voice, 8(2): 132-144.

Jiang J J, Zhang Y, Ford C N. 2003. Nonlinear dynamics of phonations in excised larynx experiments. The Journal of the Acoustical Society of America, 114(4): 2198-2205.

Kaburagi T. 2011. Voice production model integrating boundary-layer analysis of glottal flow and source-filter coupling. The Journal of the Acoustical Society of America, 129(3): 1554-1567.

Kim S W. 1988. A fine grid finite element computation of two-dimensional high Reynolds Number flows. Computers & Fluids, 16(4): 429-444.

Kim S W, Decker R A. 1989. Velocity-pressure integrated versus penalty finite element method for high reynolds number flow. International Journal for Numerical Methods in Fluids, 9(1): 43-57.

Kline S J. 1959. On the nature of stall. California: Stanford University, Department of Mechanical Engineering.

Kucinschi B R, Scherer R C, Witt K J D. 2006. Flow visualization of air moving through a model of the larynx. Journal of Biomechanical Engineering, 128(3): 380-390.

Li S, Scherer R C, Wan M , et al. 2006c. The effect of three-dimensional glottal geometry on intraglottal quasi steady flow distributions and their relationship with phonation. Science in China Series C-Life Sciences, 49(1): 82-88.

Li S, Scherer R C, Wan M X, et al. 2006a. The effect of glottal angle on intraglottal pressure. The Journal of the Acoustical Society of America, 119(1): 539-548.

Li S, Scherer R C, Wan M X, et al. 2006b. Numerical study of the effects of inferior and superior vocal fold surface angles on vocal fold pressure distributions. The Journal of the Acoustical Society of America, 119(5): 3003-3010.

Li S, Scherer R C, Wan M X, et al. 2012. The effect of entrance radii on intraglottal pressure distributions in the divergent glottis. The Journal of the Acoustical Society of America, 131(2): 1371-1377.

Li S, Wan M X, Wang S P. 2008. The effects of the false vocal fold gaps on intralaryngeal pressure distributions and their effects on phonation. Science in China Series C-Life Sciences, 51(11): 1045-1051.

Lucero J C. 1999. A theoretical study of the hysteresis phenomenon at vocal fold oscillation onset-offset. The Journal of the Acoustical Society of America, 105(1): 423-431.

Massey B S. 1979. Mechanics of Fluids. 4th Edition ed. New York: Van Nostrand Reinhold Company.

Mattheus W, Brucker C. 2011. Asymmetric glottal jet deflection: Differences of two- and three-dimensional models. The Journal of the Acoustical Society of America, 130(6): EL373-EL379.

McGowan R S. 1993. The quasisteady approximation in speech production. The Journal of the Acoustical Society of America, 94(5): 3011-3013.

Mergell P, Herzel H, Titze I R. 2000. Irregular vocal-fold vibration-High-speed observation and modeling. The Journal of the Acoustical Society of America, 108(6): 2996-3002.

Mongeau L, Coker C H, Kubli R A. 1992. Experimental study of the aerodynamics of a larynx model. The Journal of the Acoustical Society of America, 92(4): 2391.

Mongeau L, Franchek C, Coker R, et al. 1997. Characteristics of a pulsating jet through a small modulated oriface, with applications to voice production. The Journal of the Acoustical Society of America, 102(2): 1121-1134.

Nanayakkara I. 2005. Vocal Fold Superior and Inferior Angles Measured from Radiographic Images. Master's Thesis (M. S.), Bowling Green State University.

Neubauer J, Mergell P, Eysholdt U, et al. 2001. Spatio-temporal analysis of irregular vocal fold oscillations: Biphonation due to desynchronization of spatial modes. The Journal of the Acoustical Society of America, 110(6): 3179-3192.

Pelorson X, Hirschberg A, Wijnands A P J, et al. 1994. Theoretical and experimental study of quasisteady-flow separation within the glottis during phonation. Application to a modified two-mass model. The Journal of the Acoustical Society of America, 96(6): 3416-3431.

Pelorson X, Hirschberg A, Wijnands A P J, et al. 1995. Description of the flow through *in-vitro* models of the glottis during phonation. Acta Acoustic, 3: 191-202.

Pelorson X, Hirschberg A, Wijnands A P J, et al. 1996. Description of the flow through *in-vitro* models of the glottis during phonation. Acta of Acustics, 3: 191-202.

Rosa M O, Pereira J C, Greelet M, et al. 2003. A contribution to simulating a three dimensional larynx model using the finite element method. The Journal of the Acoustical Society of America, 114(5): 2893-2905.

Rothenberg M. 1981. An interactive model for the voice source. Quarterly Progress Status Report: 1-17.

Scherer R C. 1981. Laryngeal Fluid Mechanics: Steady Flow Considerations Using Static Models. Thesis (Ph. D), The University of Iowa.

Scherer R C, Guo C G. 1990. Laryngeal modeling: Translaryngeal pressure for a model with many glottal shapes. International Conference on Spoken Language Processing, Japan: 311-314.

Scherer R C, Shinwari D. 2000. Glottal pressure profiles for a diameter of 0. 04cm. The Journal of the Acoustical Society of America, 107(5): 2905-2905.

Scherer R C, Shinwari D, Witt K J D, et al. 2001a. Intraglottal pressure profiles for a symmetric and oblique glottis with a divergence angle of 10 degrees. The Journal of the Acoustical Society of America, 109(4): 1616-1630.

Scherer R C, Shinwari D, Witt K J D, et al. 2002. Intraglottal pressure distributions for a symmetric and oblique glottis with a uniform duct (L). The Journal of the Acoustical Society of America, 112(4): 1253-1256.

Scherer R C, Titze I R, Curtis J F. 1983. Pressure-flow relationships in two models of the larynx having rectangular glottal shapes. The Journal of the Acoustical Society of America, 73(2): 668-676.

Scherer R C, Witt K J D, Kucinschi B R. 2001b. The effect of exit radii on intraglottal pressure distributions in the convergent glottis. The Journal of the Acoustical Society of America, 110(5): 2267-2269.

Schoentgen J. 2001. Stochastic models of jitter. The Journal of the Acoustical Society of America, 109(4): 1631-1650.

Schutte H K, Svec J G, Sram F. 1998. First results of clinical application of videokymography. The Laryngoscope, 108(8): 1206-1210.

Shadle C H, Barney A, Davies P. 1999. Fluid flow in a dynamic mechanical model of the vocal folds and tract. II. Implications for speech production studies. The Journal of the Acoustical Society of America, 105(1): 456-466.

Shinwari D, Scherer R C, Witt K, et al. 2003. Flow visualization and pressure distributions in a model of the glottis with a symmetric and oblique divergent angle of 10 degrees. The Journal of the Acoustical Society of America, 113(1): 487-497.

Steinecke I, Herzel H. 1995. Bifurcations in an asymmetric vocal-fold model. The Journal of the Acoustical Society of America, 97(3): 1874-1884.

Stevens K N. 1998. Acoustic phonetics. Massachusetts: The MIT Press.

Svec J G, Schutte H K. 1996. Videokymography: High-speed line scanning of vocal fold vibration. Journal of Voice,

10(2): 201-205.

Svec J G, Schutte H K, Miller D G. 1999. On pitch jumps between chest and falsetto registers in voice: Data from living and excised human larynges. The Journal of the Acoustical Society of America, 106(3): 1523-1531.

Tayama N, Montequin D W, Berry D A. 2001. A high-speed methodology for comparing phonosurgical outcomes in an excised larynx model. The Journal of the Acoustical Society of America, 110(5): 2764-2764.

Teager H M, Teager S M. 1983. The effects of separated air flow on vocalization. in Vocal Fold Physiology: Contemporary Research and Clinical Issues, San Diego, 124-143.

Titze I R. 1974. The human vocal cords: A mathematical model. Phonetica, 29(1-2): 1-21.

Titze I R. 1976. On the mechanics of vocal-fold vibration. The Journal of the Acoustical Society of America, 60(6): 1366-1380.

Titze I R. 1988. The physics of small-amplitude occillation of the vocal folds. The Journal of the Acoustical Society of America, 83(4): 1536-1552.

Titze I R. 1994. Principles of Voice Production. Englewood Cliffs: Prentice Hall.

Titze I R. 2002. Regulating glottal airflow in phonation: Application of the maximum power transfer theorem to a low dimensional phonation model. The Journal of the Acoustical Society of America, 111(1): 367-376.

Titze I R, Story B H. 2002. Rules for controlling low-dimensional vocal fold models with muscle activation. The Journal of the Acoustical Society of America, 112(3): 1064-1076.

Titze I R, Talkin D T. 1979. A theoretical study of the effects of various laryngeal configureations on the acoustics of phonation. The Journal of the Acoustical Society of America, 66(1): 60-74.

Tricarico R W. 1995. Physiological modeling of speech production: Methods for modeling soft-tissue articulators. The Journal of the Acoustical Society of America, 97(5): 3085-3098.

Van Den Berg J, Zantema J T, Doornenbal P J. 1957. On the air resistance and the Bernoulli effect of the human larynx. The Journal of the Acoustical Society of America, 29(5): 626-631.

Van Leden H, Moore P, Timcke R. 1960. Laryngeal vibrations: Measurements of the glottis wave. Part III: The pathologic larynx. Archives of Otolaryngology-Head & Neck Surgery, 71(1): 16-35.

Wilson J E. 1972. A study of the conformation of the laryngo-pharynx in singers during alteration of intensity, frequency, and vowel. Thesis (Ph. D), Indiana University, Bloomington.

Xue Q, Mittal R, Zheng X, et al. 2012. Computational modeling of phonatory dynamics in a tubular three-dimensional model of the human larynx. The Journal of the Acoustical Society of America, 132(3): 1602-1613.

Zhang C, Zhao W, Frankel S H, et al. 2002. Computational aeroacoustics of phonation, Part II: Effects of flow parameters and ventricular folds. The Journal of the Acoustical Society of America, 112(5): 2147-2154.

Zhao W, Zhang C, Frankel S H, et al. 2002. Computational aeroacoustics of phonation, Part I: Computational methods and sound generation mechanisms. The Journal of the Acoustical Society of America, 112(5): 2134-2146.

Zheng X, Mittal R, Xue Q, et al. 2011. Direct-numerical simulation of the glottal jet and vocal-fold dynamics in a three-dimensional laryngeal model. The Journal of the Acoustical Society of America, 130(1): 404-415.

第3章　声门图与声带振动模式

声门图技术(glottography)在声带振动特性的研究中具有无侵入性等优势。喉镜和喉动态镜方法干扰了发声条件，不能在自然发声条件下观察声带振动。高速摄影方法除了同样存在侵入性外，图片数据量大、处理繁复和较高的成本限制了它的推广使用。声门图技术一般分为光声门图(photoglottography, PGG)、电声门图(electroglottography, EGG)、反滤波声门图(inverse filtering glottography)和超声声门图(ultrasound glottography, UGG)。除光声门图外，声门图技术能无侵入、客观、定量地测量声带振动过程。以电声门图为主，还包括反滤波声门图和光声门图的技术，已在喉科临床、语音学、语言学和艺术嗓音学等领域研究中使用。

光声门图和电声门图是非常有用且简单的检测装置，尽管国际上证实光声门图和电声门图分别反映了声带振动过程中的声门面积和两侧声带横向接触面积的变化，但缺乏系统性的理论基础，实际测试结果随性别、年龄和发声方式变化产生的差异显著。从理论、实验和应用等方面对声门图及其与声带振动模式的关系进行系统深入的研究，并发展新的声门图技术和规范实际测试方法与过程，仍然是非常重要的研究课题。本章首先阐述光声门图、电声门图和反滤波声门图的原理；建立声门图的理论基础、信号模型及其与声带振动模式的关系，并通过仿真计算来进一步探究声门的运动过程；提出并研究了斜置电声门图和高帧率超声成像声门图等新方法；在建立的声门图理论基础上，探究了声门图信号处理方法，定义了声门图的多个特征参数；最后应用到喉科临床，给出了正常男女性和不同病症下的声带振动声门图图谱及特征参数分布。

3.1　光声门图信号起源

光声门图的描记原理为(Kitzing and Sonesson, 1974; Hirano, 1981)：由置于喉下表皮上的光源发出的光经喉部组织和声门下空间向上照射声门，光敏传感器经口腔与咽腔或经鼻腔与咽腔置于会厌后上方检测通过声门的光通量，光通量受声带振动时造成的声门面积变化的调制。光源和光敏传感器的位置也可以对调。光声门图是一种侵入性检测方法，PGG的信号反映了声带振动周期声门面积的变化。

虽然上述的光声门图的描记原理很简单，但是实际上人们对光声门图还缺乏根本性的研究，对光声门图与声门活动之间的关系和光声门图信号处理方法的研究有待加强。此外，特别要注意从理论和实验两个方面确定光源和传感器最佳安放位置(万明习等，1990c)。

3.1.1　光声门图信号模型

如图3.1所示，选择经口腔(或鼻腔)、咽腔置于声门上空间的光导纤维光源位置 O

为坐标原点，声门面积 $A(t)$ 位于 $x=L_1$ 且与 x 轴垂直的平面上。发声时，由于喉高度的调节致使光源与声门间距 L_1 及喉前体表上的光敏传感器与声门间距离随时间变化，其中 $L_1=L_1(t)$ 。设光源辐照度空间分布为 $E(x,y,z)$ ，光敏传感器检测灵敏度空间分布为 $S(x,y,z)$ ，则由光源发出通过声门 $A(t)$ ，然后传到体表由光敏传感器检测到的光通量为：

$$\Phi_A=\int S[L_1(t),y,z]E[L_1(t),y,z]\mathrm{d}A(t) \tag{3.1}$$

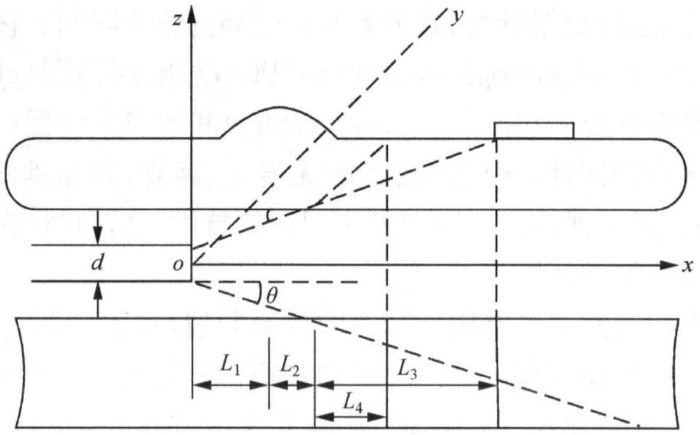

图 3.1　光声门图原理图

式(3.1)说明检测到的通过声门的光通量不仅受声带振动时声门面积 $A(t)$ 快速变化的调制，而且也受发声时喉位高度调节导致光源和光敏器件与声门之间间距慢速变化的影响。为了让光声门图信号 Φ_A 真实地反映声门面积 $A(t)$ 变化的特征，必须满足下面两条要求：

(1) 光源在声门面积上具有均匀的辐照度，即 $E[L_1(t),y,z]=E[L_1(t)]$ ，在声门面积上与 y,z 无关。

(2) 光敏传感器在声门面积上具有均匀的检测灵敏度分布，即 $S[L_1(t),y,z]=S[L_1(t)]$ ，在声门面积上与 y,z 无关。

在满足上述两条要求时，Φ_A 为

$$\Phi_A=S[L_1(t)]E[L_1(t)]A(t)=B(t)A(t) \tag{3.2}$$

式中，$B(t)=S[L_1(t)]E[L_1(t)]$ ，是由喉高度调节引入的低频分量。上述两条要求与式(3.2)构成了光声门图信号的数学模型，是确定光声门图实验条件和选择信号处理方法的基础。

目前，在声门图研究领域内，$E[L_1(t),y,z]$ 和 $S[L_1(t),y,z]$ 的概念和要求被研究人员所忽视，没有光声门图信号的理论。但是，一方面，基于国外学者通过实验方法得出的光声门图波形与从由高速摄影获得的声门运动图片中提取的声门面积波形特征一致的结论(Kitzing，1982)，在此作者可作出推论：图 3.1 中，光源及光敏传感器的正确选择及安放可以满足上述两条对 $E[L_1(t),y,z]$ 和 $S[L_1(t),y,z]$ 的要求。另一方面，结合图 3.1 可作如下说明：当采用光导纤维喉镜作光声门图光源时，设辐射功率为 Φ ，光束扩散角为 Q ，让中心光束与声门面积垂直，忽略光波在声门上区内的反射，在 $0\leqslant X\leqslant L_1$ 范围内，

光照度在光束不同处的横截面上可近似认为处处均匀分布，则有：

$$E[x,y,z]=E(x)=\frac{\Phi}{\pi\left[\dfrac{d}{2}+x\tan\theta\right]^2}\quad 0\leqslant X\leqslant L_1 \tag{3.3}$$

在声门面积上

$$E[L_1(t)]=\frac{\Phi}{\pi\left[\dfrac{d}{2}+L_1(t)\tan\theta\right]^2} \tag{3.4}$$

$E[L_1(t)]$ 与 y,z 无关。

若在几何光学的基础上讨论光敏传感器检测灵敏度空间分布问题，可见在喉前体表上光敏传感器位于 $X<L_1+L_2+L_3$ 区间范围内，没有光声门图信号输出；当传感器位于 $X\geqslant L_1+L_2+L_3$ 的喉前体表上时，可检测到通过声门的光通量。对声门前部的检测灵敏度高于对声门后部的检测灵敏度，甚至从声门后部通过的光通量不能达到体表上的传感器上；只有将传感器置于声门下区气管中，并朝上面向声门时，在声门面积上才可获得均匀的检测灵敏度分布，这在人体实验中是比较困难甚至是不允许的。在几何光学的基础上分析光声门图检测灵敏度分布问题不能反映真实情况。

实际上，通过声门的光通量在 $X>L_1+L_2$ 的一个区段上，经气管内壁透射进入喉前肌肉组织中。由于在人体组织中光的散射特性，在颈前体表上 $X\geqslant L_1+L_2+L_4$ 以后的一个区域内可检测到光照度近似均匀分布的光通量。同时，在声门上区和声门下区气管中，光的散射现象也存在。这样，图 3.1 中光敏传感器在声门面积上具有均匀的灵敏度分布的机理在于气管和组织中光波的散射特性。当光源与光敏传感器位置对换时，在声门面积上可获得均匀的检测灵敏度分布，也由于气管和组织中光波的散射特性，喉前体表上的光源可在声门面积上得到近似均匀分布的光辐射照度。光声门图的两种检测方法原理上是等价的。

3.1.2　光声门图模型讨论

针对式(3.2)的数学模型及对 $E[L_1(t),y,z]$ 和 $S[L_1(t),y,z]$ 的讨论，作者进行了如下实验，使用自主研发多功能声门图仪，在某医院耳鼻喉科手术室进行。受试者为成年男性，仰卧于手术台上。光导纤维喉镜光源经鼻腔、咽腔慢慢导入声门，并将光源置于喉室中，以防声门上其他组织挡住光源至声门的光通路。让受试者首先张口并处于呼吸状态时，声门展开，大量的光线通过声门进入声门下区，由于气管内和人体组织中光波的散射和透射特性，在喉结下约 5cm，喉前正中表皮上可见面积约为 16cm^2、光亮度均匀分布的一个区域。如果在呼吸状态下，喉高度上下调节时，这一区域也随着上下调节。将光敏传感器放置于这一区域正中，让受试者发稳态元音/a:/，由多功能声门图仪所获得的光声门图信号如图 3.2(a)所示。此时不存在喉高度调节动作，$L_1(t)$ 为常数，式(3.2)中 $B(t)$ 也为常数，Φ_A 反映了 $A(t)$ 的变化过程。让同一受试者在进行喉位高度调节的过程中发元音/a:/所获得的光声门图信号如图 3.2(b)所示。检测信号 Φ_A 除了随声门面积 $A(t)$ 变化外，Φ_A 的幅度还受 $B(t)$ 缓慢变化的调制。实验结果证实了光声门图数学模型及对 $E[L_1(t),y,z]$ 和 $S[L_1(t),y,z]$ 的推断。

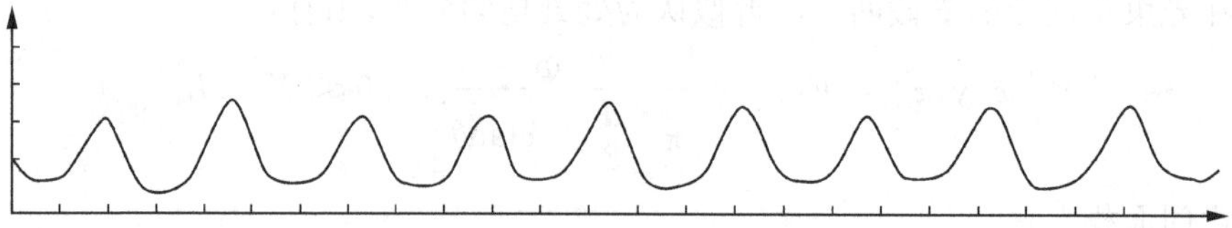
(a)

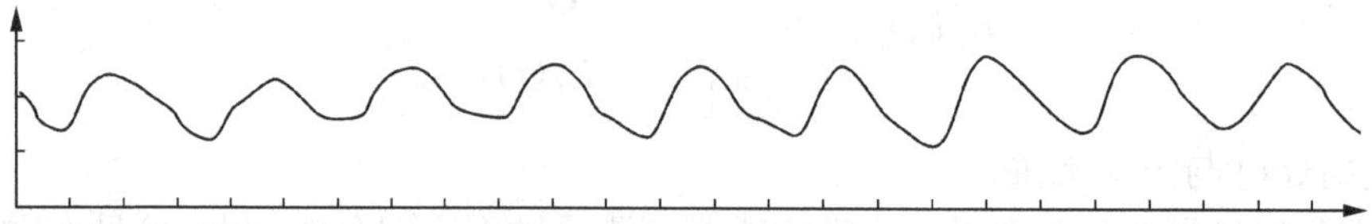
(b)

图 3.2　光声门图信号

(a) 稳态元音/a:/；(b) 在进行喉位高度调节过程中发元音/a:/

光声门图是一种侵入性的检查方法，不便于用来进行日常喉科门诊，而应该限制在纤维喉镜检查或纤维喉镜下手术前后等同时进行光声门图测量。

3.2　电声门图采样场理论

电声门图(Childers and Krishnamurthy，1985)已在临床和语言学及语音学等领域使用较长一段时间(Dejonckere and Lebacq，1985；万明习等，1990b；Martins et al.，2012；但果和陈作鹏，2013；Recasensa and Miraa，2013)。当受试者为成年男性且以胸声区发元音时可以获得好的波形。女性和未成年人发声，特别是基频很高，甚至是假声时，不仅波形幅度急剧下降，且与声带振动模式的关系不清。对电声门图理论和实验数据的分类收集及分析研究有助于解决和澄清这些问题。

发声时，由两侧电极建立的电声门图采样电场内存在有声带接触碰撞振动、空气流动、语音声波传播、喉位调节和电极位移等影响容积导体电特性变化的多种因素，但每一种因素对检测信号的影响方式与程度却不清楚，造成了检测方法的混乱，也限制了信号处理和声带振动对应关系的研究。本节将电阻抗血流测量研究中的采样场理论(Penney et al.，1979；Penney，1986)用于电声门图理论研究中，形成了电声门图场扰动理论；重新推导了完善后的 Geselowitze-Lehr 公式(Geselowitz，1971；Lehr，1972；Mortarelli，1980)、电声门图灵敏度空间分布理论公式和信号调制度预测公式，给出了横向电声门图与纵向电声门图的概念，从电场理论的角度澄清了横向电声门图与声带接触面积变化的关系，研究了微音器效应产生机理及抑制方法，还给出了采样场模型实验、人体实验、声带振动测量，微音器效应抑制等问题的实验研究方法和实验结果(万明习和程敬之，1991)。主要研究目的在于：① 基于电声门图采样场的研究，设计合理的电极系统与检测方法，确定电极安放的最恰当的人体体表位置；② 建立电声门图信号模型，以便采用正确的信号检测和预处理方法，获得所需要的信号分量；③ 从电场理论角度研究电声门图与声带振动活动的关系；④ 研究获取声带多维振动信号的电声门图方法。

3.2.1　电声门图场扰动理论

1. 发声时喉部容积导体中电特性变化

如图3.3所示，通过信号源与电极在喉部组织中建立起一正弦电场，如正弦恒流(或恒压)电场。电极间的电流通路主要由皮肤、肌肉、软骨和空气等几部分构成，发声过程中，声带、声门与喉部其他组织中的各种活动都将引起电极间相应电流通路上电导率的变化，我们就可以通过测量电导率的变化来确定组织的运动信息。

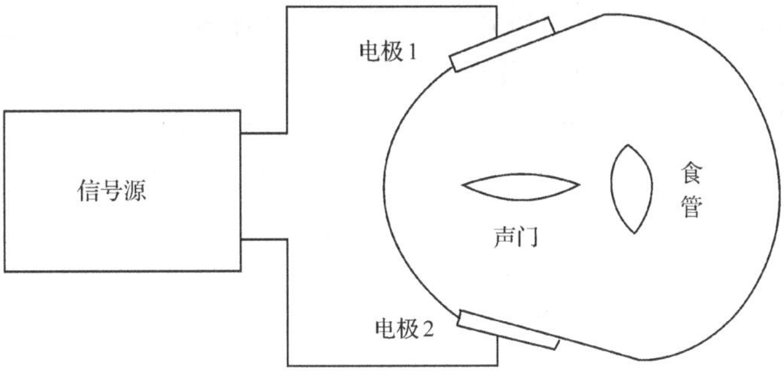

图3.3　电声门图电极放置示意图

1) 声带内收和外展引起的容积导体电特性变化

在不发声和发声期间的呼吸过程中，以及发声起始前和发声结束后的一段时间内，会出现声带内收与外展活动。流过声门的气流体积速度受声门面积变化的调制。在声带边缘内收与外展所占据的声门区域内，局部电特性在空气与声带组织之间交替变化，对外部测量的电阻抗的影响取决于电极位置。

2) 声带振动引起的容积导体电特性的变化

两侧声带非接触振动时，在声带边缘振动所占据的声门区域内，内部电特性也在空气与声带组织电特性之间随声带振动交替变化，对外部测量电阻抗的影响也取决于电极位置。如图3.3中所示电极位置，由于声门气流近似绝缘体，两侧声带边缘横向振动对电极间阻抗影响不大。

正常发声时，两侧声带呈接触振动方式，通过声门的“气流柱”被截断成准周期性的“气流短柱”。在图3.3中，两侧声带接触造成了内部电特性的变化，在电极之间，形成了新的电流通路，电极间阻抗受声带接触振动的调制。由于声门周围存在有很大的电流旁路，上述调制度很小，声带接触振动对外部所测量阻抗的影响也取决于电极位置，如在图3.3中，横向接触振动对电极间阻抗影响很大，当两电极分别置于颈前正中和颈后正中时，横向接触振动对电极间阻抗影响最小。但声门局部区域电特性变化由声带振动方式所决定。

声带振动在声门上下区产生的压力波除由空气路径向上和向下传播外，也沿肌肉、软骨和体表等喉部组织向外传播，引起组织电特性的变化，压力波作用在“电极-皮肤”界面上也必然在电声门图信号中引入伪迹。压力波引起的电特性变化与声带振动同基频，用信号处理的方法难以消除，本节的后面将对这一问题进行详细的阐述。

3）喉高度调节引起的容积导体电特性变化

在发声起始与结束过程中，以及发声方式变换过程中常伴随着喉整体的上下运动。电极经皮肤与皮下容积导体之间产生相对运动，除引起电场中电导率分布整体向上或向下移动外，电极间容积导体的形状、大小和“电极-皮肤”界面电特性也将发生变化。喉部容积导体中，各种电特性变化都将以不同的方式和作用程度反映在电极间阻抗（或导纳）信号中。

2. 电声门图场扰动理论公式

根据前一小节的叙述，我们可以知道，喉部容积导体电特性受到诸多因素的影响，而且针对每一因素对容积导体电特性影响程度的研究非常重要。目前检测的 EGG 信号是所有影响因素产生的影响效果的总和，这也给电声门图信号处理带来了很大的麻烦。即使是这样，仍旧可以通过电声门图信号研究声带振动信息。我们可以把喉部容积导体电特性作为一个整体，来进行电声门图场扰动理论的研究。下面借用电阻抗血流测量研究中的采样场理论（Penney et al.，1979；Penney，1986）阐述电声门图电场理论问题。

喉部容积导体中的各种电特性变化都可分解成许多小区域内电导率的变化。在电极电场中，局部电导率变化必然引起组织中电位重新分布，即对电场的扰动。不同部位和由不同因素所引起的电导率变化对总的电位分布扰动的贡献是不同的。在图 3.4 中，将喉部容积导体分解为由一些小的区域构成，每个小的区域都标记有不同的电导率，并且每个小区域内电导率均匀分布，这并不失一般性，因为可以选择小的区域足够小，数量足够多。第 j 个区域的电导率记为 g_j，也假设发生电导率变化的区域里又达到了一个新的均匀分布的电导率 $g_{j'}$，电导率变化的结果是在 g_j 和 $g_{j'}$ 分界面上有等效电荷积聚（Plonsey，1974）设等效电荷面密度为 σ_j，则在周围电场中产生的电位扰动为

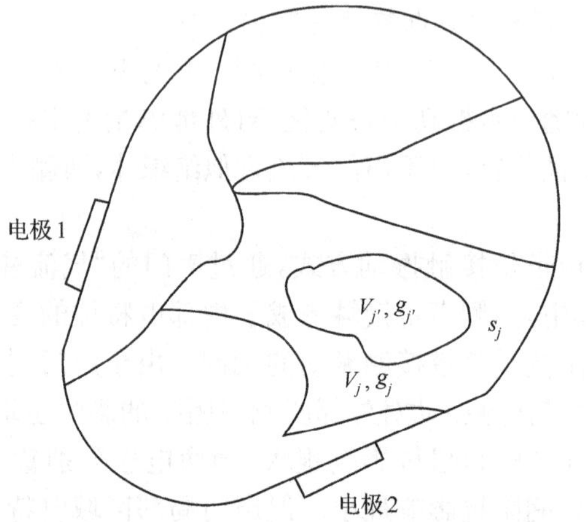

图 3.4　非均匀喉部容积导体（每个小区域内电导率均匀分布）

$$\Phi_{sj} = \frac{1}{4\pi\varepsilon}\oint_{sj'} \frac{1}{r}\sigma_j \mathrm{d}s_j \tag{3.5}$$

设整个容积导体中有许多个区域发生了电导率的变化，则由此产生的总的电位扰

动为

$$\Phi_s = \sum_j \Phi_{sj} = \frac{1}{4\pi}\sum_j \oint_{sj'} \frac{\sigma_j}{\varepsilon r} ds_j \tag{3.6}$$

而在分界面上会有下面的关系：

$$E_{jt} = E_{j't} \tag{3.7}$$

以及

$$D_{j'n} - D_{jn} = \sigma_j \tag{3.8}$$

E_j 和 D_j 分别是第 j 个区域的电场强度和电位移矢量；下标 t 和 n 分别表示相应矢量的切向与法向分量。

由 $D_j = \varepsilon_j E_j$ 和 $J_j = g_j E_j$，J_j 是第 j 个区域的电流密度矢量。

$$\sigma_j = D_{j'n} - D_{jn} = \varepsilon_{j'} E_{j'n} - \varepsilon_j E_{jn} = \varepsilon_{j'} \frac{J_{j'n}}{g_{j'}} - \varepsilon_j \frac{J_{jn}}{g_j} \tag{3.9}$$

然后根据电流连续性原理：

$$\oint_{sj} J_j \cdot ds = 0 \tag{3.10}$$

由此可得

$$J_{jt} = J_{j't} \tag{3.11}$$

然后将式(3.11)代入式(3.9)，可以得到：

$$\sigma_j = J_{jn}\left(\frac{\varepsilon_{j'}}{g_{j'}} - \frac{\varepsilon_j}{g_j}\right) \tag{3.12}$$

然后将上式代入式(3.6)，有

$$\Phi_s = \frac{1}{4\pi}\sum_j \oint_{sj'} \frac{1}{\varepsilon r} J_{in}\left(\frac{\varepsilon_{j'}}{g_{j'}} - \frac{\varepsilon_j}{g_j}\right) \cdot ds \tag{3.13}$$

在仅仅考虑电导率变化的时候，假设所有区域的介电常数都等于 ε，这个时候则有

$$\Phi_s = \frac{1}{4\pi}\sum_j \oint_{sj'} \frac{1}{r} J_{in}\left(\frac{1}{g_{j'}} - \frac{1}{g_j}\right) \cdot ds \tag{3.14}$$

由于 $J_{in} \cdot ds = J_j \cdot ds$，且令 $\Delta g_j = g_{j'} - g_j$，代入式(3.13)中，得到

$$\Phi_s = \frac{1}{4\pi}\sum_j \frac{\Delta g_j}{g_j g_{j'}} \oint_{sj'} \left(\frac{J_j}{r}\right) \cdot ds \tag{3.15}$$

上式就是电导率变化所引起的电位分布扰动。当应用高斯散度定理与式(3.15)，并且利用 ∇ 算子恒等式 $\nabla \cdot (\mu A) = \mu \nabla \cdot A + \nabla\mu \cdot A$，得到

$$\begin{aligned}\Phi_s &= \frac{1}{4\pi}\sum_j \frac{\Delta g_j}{g_j g_{j'}} \oint_{V_j} \nabla \cdot \left(\frac{J_j}{r}\right) dV \\ &= \frac{1}{4\pi}\sum_j \frac{\Delta g_j}{g_j g_{j'}} \oint_{V_j} \left[\frac{\nabla \cdot J_j}{r} + J_j \cdot \nabla\left(\frac{1}{r}\right)\right] \cdot dV\end{aligned} \tag{3.16}$$

式中，V_j 是电导率为 $g_{j'}$ 的整个体积，由 $\nabla \cdot J_j = 0$

$$\Phi_s = \frac{1}{4\pi}\sum_j \frac{\Delta g_j}{g_j g_{j'}} \oint_{V_j} J_j \cdot \nabla\left(\frac{1}{r}\right) dV \tag{3.17}$$

式(3.17)中的求和可以等效地转变为对整个容积导体区域的体积分，即

$$\Phi_s = \frac{1}{4\pi}\int \frac{\Delta g}{g g'} J \cdot \nabla\left(\frac{1}{r}\right) dV \tag{3.18}$$

式(3.18)也是容积导体内电导率变化所引起的总的电位分布扰动的数学表达式。可见，Φ_s 既取决于电导率 $g(x,y,z)$ 和电导率变化 $\Delta g(x,y,z)$ 的空间分布，也取决于电流密度矢量的空间分布，在各向同性的媒质中，$J = gE$

$$\Phi_s = \frac{1}{4\pi}\int \frac{\Delta g}{g} E \cdot \nabla\left(\frac{1}{r}\right)\mathrm{d}V \tag{3.19}$$

Φ_s 取决于电场强度 E 的空间分布，容积导体内不同部位的相同电导率变化引起的电位分布扰动也可能是不同的。

在容积导体表面取两点(或两个区域)作为电压测量端，电位分布扰动在测量端表现为测量电压的变化。

在恒压导纳电声门图中，考虑电流密度扰动更为方便。在各界面，尽管有 $J_{jn} = J_{j'n}$ 但由于 S_j 上等效电荷的存在，$J_j \neq J_{j'}$ ，电流密度也产生了扰动 J_s 。假设生物组织是各向同性的媒质，有

$$J_s = -g' \nabla\Phi_s = -\frac{1}{4\pi}\int \Delta g \,\nabla\left[E \cdot \nabla\left(\frac{1}{r}\right)\right]\mathrm{d}V \tag{3.20}$$

在喉部容积导体表面取两点(或两个区域)既作为电压端，又作为电流测量端，容积导体内电导率变化导致的电流密度扰动在测量端表现为测量电流的变化。

式(3.20)中，E 的分布与喉部组织电导率空间分布特性有关，但与电导率绝对值无关，所以，J_s 与喉部组织静态电导率绝对值也无关。这一结论也可用来从电场扰动理论角度说明电导纳式血流图方法不需要测量基础导纳的道理。式(3.20)就是本节所要推导的导纳式电声门图电流密度场扰动理论公式，它建立了恒压场中电导率变化空间分布和电流密度扰动矢量空间分布之间的数学关系。

3.2.2 电声门图信号模型

电声门图作为一种人体电阻抗测量方法，既有其独特的待研究的问题，也有和人体阻抗血流图所共同面临的电场理论问题。电声门图远不如阻抗血流图方法成熟。更确切地说，原来没有电声门图理论研究报道。下面主要借用电阻抗血流测量研究中的相关理论(Geselowitz，1971；Lehr，1972；Mortarelli，1980)阐述电声门图信号模型和信号起源问题。

为了建立电声门图信号模型，下面首先从阐述阻抗血流图领域“Geselowitze-Lehr”公式(Geselowitze，1971；Lehr，1972)和该公式的证明开始，然后再更具体地研究电声门图的问题。

Geselowitze-Lehr 公式

$$\Delta Z = -\int_V \Delta g(x,y,z)(L_\varphi^t \cdot L_\varphi)\mathrm{d}V \tag{3.21}$$

反映了电场特性 $(L_\varphi^t \cdot L_\psi)$ 、电导率变化 $\Delta g(x,y,z)$ 和测量阻抗变化 ΔZ 之间的关系，但这一公式不能表示容积导体体积变化和电极位移对 ΔZ 的影响。下面，以四电极系统为基础阐述这一问题。

如图 3.5 所示，在图 3.5(a)中，$g_{v\varphi}$ 、φ_v 、$J_{v\varphi}$ 分别表示在电极位置 A、B 施加包含在体积 $V_{s\varphi}$ 内的电流源 I_φ 时，生物组织容积导体 V_φ 中的电导率、电位及电流密度矢量分布；

$J_{s\varphi}$ 是 $V_{s\varphi}$ 内的电流密度矢量；设定在容积导体 V_φ 的表面，除与 $V_{s\varphi}$ 相接触的区域 A、B 外，其余表面位置 $g_{v\varphi}$ 均为零；V_w 是能包围 V_φ 、$V_{s\varphi}$ 、$V_{s\psi}$ 以及它们发生变化范围的一个体积单元，它与内部各体积单元之间的空隙由空气填充；在 $V_{s\varphi}$ 内没有净电荷，以满足电流连续性

$$I_\varphi = \int_A J_{s\varphi} \cdot \mathrm{d}a = -\int_B J_{s\varphi} \cdot \mathrm{d}a \tag{3.22}$$

da 的方向取离开 $V_{s\varphi}$ 的方向；容积导体 $V_{s\psi}$ 中电位分布为 $\varphi_{s\psi}$ ；V_w 内电位及电流密度矢量分布用 φ_w 和 $J_{w\varphi}$ 表示。

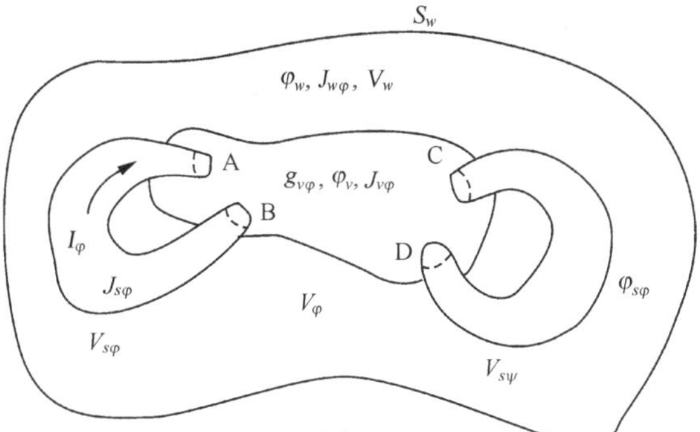

(a)

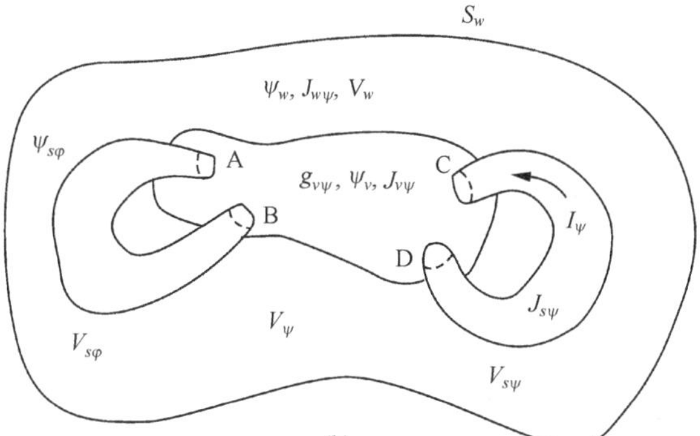

(b)

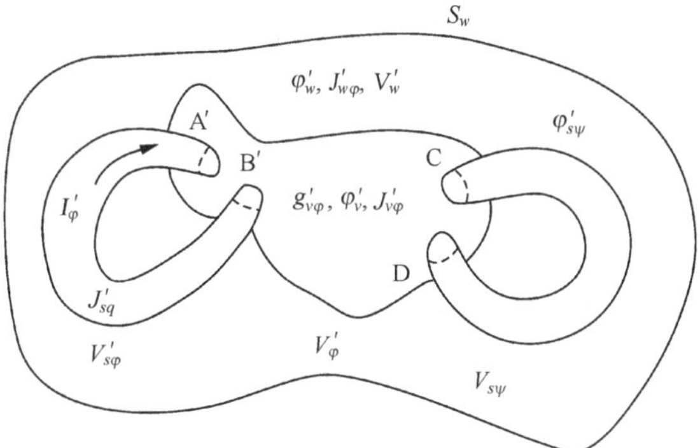

(c)

图 3.5　四电极系统与容积导体中符号标记说明图

(a)、(b)容积导体变化前；(c) 容积导体变化后

对于图 3.5(b)，$g_{v\psi}$ 、ψ_v 、$J_{v\psi}$ 分别表示在电极位置 C、D 施加包含在体积 $V_{s\psi}$ 内电流源 I_ψ 时，V_ψ 中的电导率、电位及电流密度矢量分布；$J_{s\psi}$ 是 $V_{s\psi}$ 内的电流密度；同样设定在 V_ψ 表面除与 $V_{s\psi}$ 相接触区域 C、D 外，其他表面位置 g_ψ 均为零；在 $V_{s\psi}$ 内没有静电荷，以满足电流连续性

$$I_\psi = \int_C J_{s\psi} \cdot \mathrm{d}a = -\int_D J_{s\psi} \cdot \mathrm{d}a \tag{3.23}$$

$\mathrm{d}a$ 的方向取离开 $V_{s\psi}$ 的方向；此时 $V_{s\varphi}$ 中电位分布为 $\psi_{s\varphi}$ 、$V_{s\varphi}$ 、V_ψ 、$V_{s\psi}$ 也被限定在 V_w 区域内；V_w 内电位及电流密度矢量分布用 ψ_w 和 $J_{w\psi}$ 表示。

在区域 V_w 内，应用高斯散度定理：

$$\int_{V_w} \nabla\cdot \mathbf{F}\mathrm{d}V = \oint_{S_w} \mathbf{F} \cdot \mathrm{d}s \tag{3.24}$$

且令

$$\mathbf{F} = \psi_w J_{w\varphi} \tag{3.25}$$

代入式(3.24)可得

$$\begin{aligned}\int_{V_w} \nabla\cdot (\psi_w J_{w\varphi})\mathrm{d}V &= \int_{V_w} [\psi_w(\nabla\cdot J_{w\varphi}) + J_{w\varphi} \cdot \nabla\psi_w]\mathrm{d}V \\ &= \oint_{S_w} \psi_w J_{w\varphi}\mathrm{d}s\end{aligned} \tag{3.26}$$

根据电流连续性：

$$\nabla\cdot J_{w\varphi} = 0 \tag{3.27}$$

式(3.26)为

$$\int_{V_w} J_{w\varphi} \cdot \nabla\psi_w \mathrm{d}V = \oint_{S_w} \psi_w J_{w\varphi} \cdot \mathrm{d}s \tag{3.28}$$

令

$$\mathbf{F} = \varphi_w J_{w\psi} \tag{3.29}$$

代入式(3.24)与式(3.28)，同理可得

$$\int_{V_w} J_{w\varphi} \cdot \nabla\varphi_w \mathrm{d}V = \oint_{S_w} \varphi_w J_{w\varphi} \cdot \mathrm{d}s \tag{3.30}$$

然后式(3.28)与式(3.30)相减可得

$$\int_{V_w} (J_{w\varphi} \cdot \nabla\psi_w - J_{w\varphi} \cdot \nabla\varphi_w)\mathrm{d}V = \oint_{S_w} (\nabla\psi_w \cdot J_{w\varphi} - \varphi_w J_{w\varphi}) \cdot \mathrm{d}s \tag{3.31}$$

在曲面 S_w 上，$\dfrac{\partial\varphi_w}{\partial n} \equiv 0$ 和 $\dfrac{\partial\psi_w}{\partial n} \equiv 0$，即 $J_{w\varphi n} \equiv 0$ 和 $J_{w\psi n} \equiv 0$

n 是曲面 S_w 的法线方向。所以，在曲面 S_w 上有

$$\begin{cases} J_{w\varphi} \cdot \mathrm{d}s \equiv 0 \\ J_{w\psi} \cdot \mathrm{d}s \equiv 0 \end{cases} \tag{3.32}$$

式(3.31)为

$$\int_{V_w} (J_{w\varphi} \cdot \nabla\psi_w - J_{w\varphi} \cdot \nabla\varphi_w)\mathrm{d}V = 0 \tag{3.33}$$

由于 V_w 与它内部各体积单元之间的空隙由空气填充

可令 $J_w = J_s + gE$,即

$$\begin{cases} J_{w\varphi} = J_{s\varphi} - g_{v\varphi} \nabla\varphi_v \\ J_{w\psi} = J_{s\psi} - g_{v\psi} \nabla\psi_v \end{cases} \tag{3.34}$$

$J_{s\varphi}$ 仅在 $V_{s\varphi}$ 内不为零;$J_{s\psi}$ 仅在 $V_{s\psi}$ 内不为零;$g_{v\varphi}$ 与 $g_{v\psi}$ 不为零的区域分别是 V_φ 与 V_ψ 。式(3.33)变为

$$\begin{aligned} &\int_{V_{s\varphi}} J_{s\varphi} \cdot \nabla\psi_{s\varphi} \mathrm{d}V - \int_{V_{s\psi}} J_{s\psi} \cdot \nabla\psi_{s\psi} \mathrm{d}V \\ &= \int_{V_\varphi} g_{v\varphi} \cdot \nabla\varphi_v \cdot \nabla\psi_v \mathrm{d}V - \int_{V_\psi} g_{v\psi} \cdot \nabla\varphi_v \cdot \nabla\psi_v \mathrm{d}V \\ &= \int_{V_\varphi \cup V_\psi} (g_{v\varphi} - g_{v\psi}) \nabla\varphi_v \cdot \nabla\psi_v \mathrm{d}V \end{aligned} \tag{3.35}$$

$V_\varphi \cup V_\psi$ 表示体积 V_φ 与 V_ψ 的"或"运算体积范围。

现定义

$$\begin{cases} E_\psi^{AB} = \left(\dfrac{1}{I_\varphi}\right)\displaystyle\int_{V_{s\varphi}} J_{s\varphi} \cdot \nabla\psi_{s\varphi} \mathrm{d}V \\ E_\varphi^{CD} = \left(\dfrac{1}{I_\psi}\right)\displaystyle\int_{V_{s\psi}} J_{s\psi} \cdot \nabla\varphi_{s\psi} \mathrm{d}V \end{cases} \tag{3.36}$$

分别为在 CD 端输入电流 I_ψ 时在 AB 端产生的电压和在 AB 端输入电流 I_φ 时在 CD 端产生的电压,量纲符合电压定义的要求。将式(3.35)两边除以 $I_\varphi I_\psi$ 后,代入式(3.36)得

$$E_\varphi^{CD}/I_\varphi - E_\psi^{AB}/I_\psi = -\int_{V_\varphi \cup V_\psi} (g_{V_\varphi} - g_{V_\psi}) L_{\varphi V} \cdot L_{\psi V} \mathrm{d}V \tag{3.37}$$

其中

$$\begin{cases} L_{\varphi v} = -\dfrac{\nabla\varphi_v}{I_\varphi} \\ L_{\psi v} = -\dfrac{\nabla\psi_v}{I_\psi} \end{cases} \tag{3.38}$$

如果 $g_{v\varphi} = g_{v\psi} = g_v$,则

$$E_\varphi^{CD}/I_\varphi = E_\psi^{AB}/I_\psi = Z \tag{3.39}$$

Z 是互阻抗,式(3.39)也是互译定理的表达形式之一。

在图 3.5(c)中,$g_{v\varphi'}$ 、$\varphi_{v'}$ 、$J_{v\varphi'}$ 分别表示在发生变化后的容积导体 $V_{\varphi'}$ (既包含电导率变化,又有体积变化)上的变化了的电极位置 A′、B′ 施加包含在 $V_{s\varphi'}$ 内的电流源 $I_{\varphi'}$ 时,$V_{\varphi'}$ 内的电导率、电位及电流密度矢量的分布;同样设定,在 $V_{\varphi'}$ 表面除与 $V_{s\varphi'}$ 相接触的区域 A′、B′ 处以外,$g_{v\varphi'}$ 均为零;且 $V_{s\varphi'}$ 内净电荷为零,即 $\int_{A'} J_{s\varphi'} \cdot \mathrm{d}a = -\int_{B'} J_{s\varphi'} \cdot \mathrm{d}a$,$\mathrm{d}a$ 方向取离开 $V_{s\varphi'}$ 的方向;$V_{s\psi}$ 中的电位分布为 $\varphi'_{s\psi}$;$V_{s\varphi'}$ 、$V_{\varphi'}$ 、$V_{s\psi}$ 也被限定在 V_w 区域内;此时,V_w 内的电位及电流密度矢量分别用 φ'_w 和 $J_{w\varphi'}$ 表示。作类似于式(3.37)的推导,得

$$E_\varphi^{CD}/I_{\varphi'} - E_\psi^{A'B'}/I_\psi = -\int_{V'_\varphi \cup V_\psi} (g_{V_{\varphi'}} - g_{V_\psi}) L_{\varphi' V} \cdot L_{\psi V} \mathrm{d}V \tag{3.40}$$

其中

$$\begin{cases} L_{\varphi' v} = -\dfrac{\nabla\varphi'_v}{I_{\varphi'}} \\ L_{\psi v} = -\dfrac{\nabla\psi_v}{I_\psi} \end{cases} \tag{3.41}$$

由式(3.39)有 $Z/E_\psi^{A'B'} = 1/I_\psi$，代入式(3.40)，得到

$$Z' = E_\varphi^{CD}/I_{\varphi'} = ZE_\psi^{A'B'}/E_\psi^{AB} - \int_{V_\varphi{}' \cup V_\psi} (g_{V_{\varphi'}} - g_{V_\psi}) L_{\varphi' V} \cdot L_{\psi V} dV' \tag{3.42}$$

式(3.42)两边减去 Z 得

$$\Delta Z = Z' - Z = (E_\psi^{A'B'}/E_\psi^{AB} - 1)Z - \int_{V'_\varphi \cup V_\psi} (g_{V_{\varphi'}} - g_{V_\psi}) L_{\varphi' V} \cdot L_{\psi V} dV \tag{3.43}$$

当图 3.5 中的各电流源是线状电流源时(Mortarelli，1980)

$$\begin{cases} J_{s\varphi} dV = -\left| J_{s\varphi} \right| da dl = - I_\varphi dl \\ J_{s\psi} dV = -\left| J_{s\psi} \right| da dl = - I_\psi dl \\ J_{s\varphi'} dV = -\left| J_{s\varphi'} \right| da dl = - I_{\varphi'} dl \end{cases} \tag{3.44}$$

式(3.44)中负号是因为 dl 和电流方向相反所致。

式(3.44)代入式(3.36)，得

$$\begin{cases} E_\psi^{AB} = -\int_{AB} \nabla\psi_{s\varphi} \cdot dl = -\int_A^B d\psi_{s\varphi} = \psi_{AB} \\ E_\varphi^{CD} = -\int_{CD} \nabla\psi_{s\psi} \cdot dl = -\int_C^D d\psi_{s\psi} = \varphi_{CD} \\ E_\psi^{A'B'} = -\int_{A'B'} \nabla\psi_{s\varphi} \cdot dl = -\int_{A'}^{B'} d\psi_{s\varphi} = \psi_{A'B'} \end{cases} \tag{3.45}$$

将式(3.45)代入式(3.43)得

$$\begin{aligned} \Delta Z &= \left(\frac{\psi_{A'B'}}{\psi_{AB}} - 1\right)Z + \int_{V_{\varphi'} \cup V_\psi} - (g_{V_{\varphi'}} - g_{V_\psi}) L_{\varphi' V} \cdot L_{\psi V} dV \\ &= \left(\frac{\psi_{A'B'}}{\psi_{AB}} - 1\right)Z + \int_{V_{\varphi'} \cup V_\psi} - \Delta g L_\varphi^t \cdot L_\psi dV \end{aligned} \tag{3.46}$$

式中，$V_{\varphi'} \cup V_\psi$ 表示容积导体变化前后共占据的体积范围；Δg 是电导率变化增量的空间分布，并且

$$\begin{cases} L_\varphi^t = L_{\varphi' v} = -\dfrac{\nabla\varphi'_v}{I_{\varphi'}} \\ L_\psi = L_{\psi v} = -\dfrac{\nabla\psi_v}{I_\psi} \end{cases} \tag{3.47}$$

与 Geselowitze-Lehr 公式中导矢量定义(Geselowitze，1971；Lehr，1972)一样，在此，将在给定电极注入单位电流所产生的电压梯度矢量定义为导矢量。则式(3.46)和式(3.47)中，L_φ^t 就是在容积导体发生改变后，在新的电极位置 A′、B′注入单位电流所产生的导矢量，而 L_ψ 是在容积导体发生改变前，在电极位置 C、D 注入单位电流所产生的导矢量。为方便起见，L_φ^t 可由 L_φ 近似代替，L_φ 是在容积导体发生变化前在电极位置 A、B 注入单位电流所产生的导矢量。式(3.46)就是完善后的 Geselowitze-Lehr 公式。其中，第

一项是由电极位置变化引入的阻抗变化分量；第二项既包含了电导率变化分量，又包括了容积导体体积变化分量。

发声过程中，喉部容积导体内电导率变化可分解为各种电导率变化分量的叠加，即

$$\Delta g(x,y,z)=\Delta g_m(x,y,z)+\Delta g_p(x,y,z)+\Delta g_v(x,y,z)+\Delta g_0(x,y,z) \tag{3.48}$$

式中，Δg_m 是喉上下运动导致电极与容积导体相对运动时引起的电导率变化分量，与喉上下运动同频率；Δg_p 是发声时压力波在组织中传播引起的导电率变化分量，与声带振动同基频；Δg_v 是声带接触振动和非接触振动引起的电导率变化分量，发生在声门处一个小的区域内，与声带振动同基频，且反映了声带振动特性；Δg_0 是其他电导率变化分量，如声门内收与外展、发声时颈部扭动、身体移动等因素引起的电导率变化分量，Δg_0 变化频率远小于声整振动基频。将式(3.48)代入式(3.46)得

$$\begin{aligned}\Delta Z &= \left(\frac{\psi_{A'B'}}{\psi_{AB}}-1\right)Z+\int_{V'\cup V}-[\Delta g_m(x,y,z)+\Delta g_0(x,y,z)]L_\varphi^t\cdot L_\psi \mathrm{d}V\\ &\quad+\int_{V'\cup V}-\Delta g_p(x,y,z)L_\varphi^t\cdot L_\psi \mathrm{d}V+\int_{V'\cup V}-\Delta g_v(x,y,z)L_\varphi^t\cdot L_\psi \mathrm{d}V\\ &= \Delta Z_s(t)+\Delta Z_p(t)+\Delta Z_G(t)\end{aligned} \tag{3.49}$$

式中，$\Delta Z_s(t)$ 是由电极位移、喉上下运动、声门内收与外展等因素引起的低频阻抗变化分量；$\Delta Z_p(t)$ 是由声压波在喉部传播引起的阻抗变化分量；$\Delta Z_G(t)$ 是声带振动引起的阻抗变化分量，是要提取的信息。$\Delta Z_p(t)$ 与 $\Delta Z_G(t)$ 同频率。同一对测量电极间的阻抗变化信号 ΔZ 与导纳变化信号 ΔY 极性相反，波形变化规律相同(Plonsey et al.，1977)。所以，导纳式电声门图信号 ΔY 也有与式(3.50)类似的数学表达式

$$\Delta Y=-\frac{\Delta Z}{Z^2}=\Delta Y_s(t)+\Delta Y_p(t)+\Delta Y_G(t) \tag{3.50}$$

其中

$$\Delta Y_G(t)=-\frac{\Delta Z_G(t)}{Z^2}=Y^2\int_{V'\cup V}\Delta g_v(x,y,t)L_\varphi^t\cdot L_\psi \mathrm{d}V \tag{3.51}$$

式(3.49)～式(3.51)就是所要建立的电声门图数学模型，是对电极系统设计和信号处理等问题研究的基础。与光声门图不同，电声门图表现为各分量的叠加，而光声门图表现为各分量的乘积。

3.2.3　电声门图灵敏度空间分布

1. 电声门图灵敏度

将喉部组织中单位体积 ΔV 内由单位电导率增量 Δg 所引起的测量阻抗变化随空间位置的分布定义为电声门图灵敏度空间分布 $s(x,y,z)$。在没有电极位移和容积导体体积变化的条件下，由式(3.46)得

$$S(z,y,x)=\lim_{\Delta g\to 0,\Delta v\to 0}\left[\frac{\Delta z}{\Delta g\Delta v}\right]=\lim_{\Delta v\to 0}\left[-\int_{\Delta v}L_\varphi^t\cdot L_\psi \mathrm{d}V\right]=-L_\varphi^t\cdot L_\psi \tag{3.52}$$

灵敏度分布 $s(x,y,z)$ 完全由电极所建立的电场特性所确定。当 $L_\varphi^t L_\psi>0$ 时，Δg 增加使 ΔZ 下降；当 $L_\varphi^t L_\psi<0$ 时，Δg 增加使 ΔZ 也增加；当 $L_\varphi^t L_\psi=0$ 时，Δg 的变化对 ΔZ 没

有影响。

在式(3.49)中，为了能完整地获得 Δg_v 的信息，理想的条件下，电极系统设计与放置应满足：①在 Δg_v 不为零的区域内 $s(x,y,z)$ 应是均匀分布，并且幅值较大的常数；②在探测区域外，$s(x,y,z)$ 等于零。在实际条件下，上述两点是难以满足的。当在探测区域外 $s(x,y,z)$ 不等于零时，对探测区域将引起旁路作用。当在 $\Delta g_v \neq 0$ 的区域内 $s(x,y,z)$ 不是均匀分布的，且幅值较大的常数时，将会降低检测灵敏度，甚至引起波形畸变，在式(3.49)中，设

$$\Delta g_v(x,y,z,t) = |\Delta g_v(x,y,z,t)| e^{j\varphi g_v(x,y,z,t)} \tag{3.53}$$

且忽略体积变化的影响，有

$$\Delta Z_G(t) = -\int_V [|\Delta g_v(x,y,z,t)| e^{j\varphi g_v(x,y,z,t)} L_\varphi^t \cdot L_\psi] dt \tag{3.54}$$

当 $\Delta g_v(x,y,z,t) = \Delta g_v(t)$，在容积导体中处处均匀分布时，$s(x,y,z)$ 的空间分布特性只影响 $\Delta Z_G(t)$ 的检测灵敏度，而不改变 $\Delta Z_G(t)$ 的波形特征。研究结果发现，两侧声带接触振动时，$|\Delta g_v(x,y,z,t)|$ 与 $\varphi_{gv}(x,y,z,t)$ 均与它们发生在接触面上的位置有关，而很明显的一点是声带的三维振动也表现为声带不同部位接触振动存在有相位差。因此，在 $\Delta g_v \neq 0$ 的区域内，如果 $s(x,y,z)$ 呈非均匀分布和随时间的不稳定性，$\Delta Z_G(t)$ [或 $\Delta Y_G(t)$]就会产生失真。

2. 电声门图采样场模型实验

1）物理模型

电声门图采样场可采用电场数值计算方法和物理模型实验方法进行研究。由于喉部解剖结构和电场边界条件的复杂性，数值计算方法在此显得比较繁琐。柱状的喉部容积导体物理模型如图 3.6 所示。

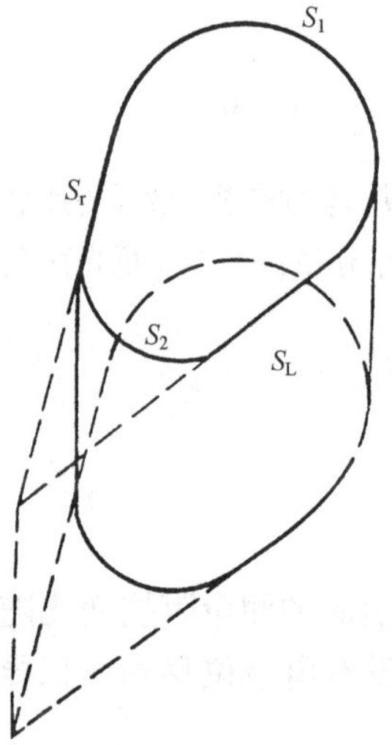

图 3.6 采样场物理模型

模型周围表面由两个直径不同的圆柱体表面的一部分（ S_1 和 S_2 ），以及 S_1 与 S_2 共同的切平面 S_L 和 S_r 所构成，S_1 和 S_2 分别用来表示颈后部和颈前部体表，而 S_L 和 S_r 在喉高度水平分别用来表示左右两侧甲状软骨上体表。为方便起见，不妨假设颈部模型横截面积形状不随高度变化，而与声带水平处横截面积一致，模型采用圆柱坐标 (r,θ,z)，切平面 S_L 和 S_r 延伸后交线作为圆柱中心轴，$r=0$；在 S_L 平面上，取 $\theta=0$；$Z=0$ 的平面选择在模型中段，即喉部声带水平这一高度。模型尺寸参数为：圆周 S_1 和 S_2 所对应的半径分别是 5cm 和 3.8cm；平面 S_L 和 S_r 延伸后的夹角是 33°；为了降低模型高度不够对实验结果的影响，模型高度取 38cm，比颈部长度大许多，考虑到颈部上下分别与人体其他部位相接，这一高度取值更便于模型与人体实验结果一致。图 3.6 模型由皮革纸作周壁，内部填充在水中浸泡后的粉状木质锯末来模拟容积导体。模型内壁底部放置一胶木板来维持模型形状，

上部放置一特制透明的有机玻璃坐标板，除保持模型形状外，还由坐标板上的孔确定每个测试点的 (r,θ) 坐标，而 Z' 坐标由经孔垂直插入的探针长度确定。各种电极分别经模型内壁放在预先设计的位置，并与容积导体保持良好的接触。在两电极恒压导纳式电声门图中 $L_\psi = L_\varphi$，并假设 $L_\varphi^t = L_\varphi$，这样，采样场特性完全由电导率变化前导矢量 L_ψ 决定，灵敏度空间分布

$$S(x,y,z) = -L_\psi^2 \tag{3.55}$$

容积导体中电场强度与导矢量场除了幅值差别外，分布特性是一样的。因此，两电极系统实验只需在电极间施加 1MHz 高频恒压电场条件下测量容积导体中电位梯度分布，经平方运算和归一化处理后可得灵敏度 $S(x,y,z)$ 的空间分布。

2) 横向电声门场模型

(1) 圆形和方形片状电极

将两只直径为 3.5cm 的圆形片状电极分别置于平面 S_L 和 S_r 平面内壁，地电极中心点坐标 (r,θ,z) 为(15cm，0°，0)；电压电极中心点坐标为(15cm，33°，0)，并在电压电极上施加峰峰值为 14V 的 1MHz 高频恒压信号；测量点坐标为 $(r_0 + i\Delta r, j\Delta\theta, K\Delta z)$，其中

$$i = 1,2,\cdots,20;\Delta r = 0.7\text{cm}$$
$$j = 0,1,\cdots,10;\Delta\theta = 33^\circ$$
$$K = 0,\pm 1,\cdots,\pm 19$$
$$\Delta z = 1\text{cm};r_0 = 10\text{cm}$$

按实验方案测量预先选择的坐标点高频电压信号峰峰值 V_{ijk}，对每一点用 $\Delta V_{ijk} = V_{ijk} - V_{i,j-1,k}$ 近似代替该点沿弧线 $\overset{\frown}{j-1,j}$ 切线方向的电位梯度，然后计算 $(\Delta V_{ijk})^2$ 的归一化值并作为检测灵敏度 $L_\varphi^t \cdot L_\psi = L_\psi^2$ 的实验值。

如图 3.7，在 $Z=0$ 的平面上的灵敏度分布。在 $j=5$ 平面上，L_ψ^2 取最小值，随着向两侧电极靠拢，L_ψ^2 逐渐增加；同时，随 i 增加，L_ψ^2 减小。在 $j=5$ 平面上，对于 L_ψ^2 随 k 的分布，沿 z 方向，当 $k=0$ 时，L_ψ^2 取最小值，并向模型两端逐渐变小。由于声带厚度和声门宽度相对于声带长度小得多，且远小于电极尺寸，在声门处一个小的区域内建立一个场强方向为左右水平方向且沿声带厚度和声门宽度方向均匀分布的电场并不十分困难，L_ψ^2 在 $Z=0$ 平面上随 i 分布的情况如图 3.7 所示。在靠近电极位置，L_ψ^2 变化较大，在模型中相当于声带所处的区域内，L_ψ^2 随 i 变化不明显。图 3.7 也给出了采用长方形电极时的实验结果，其中，长方形电极尺寸为长 4.5cm、宽 3cm；电极中心位置与本实验中圆形电极中心位置重合。结果表明，在横向声门图中，方形与圆形片状电极所建立的电场在所感兴趣的包括声带在内的一个区域内几乎没有差别。

上述实验结果表明，在介质均匀分布的模型中，尽管两侧电极并不并行，但由于结构上的对称性，由圆形或方形片状电极可在容极导体中建立一个垂直于 $j=5$ 平面，且在声门附近均匀分布的横向电场。

(2) 保护环电极

在阻抗血流图技术中，保护环技术(Plonsey and Collin，1977；Enzer，1978；Penney，1986)主要用来降低旁路效应的影响，达到"聚焦"电场的目的。但保护环电极电场比较复杂，且取决采用保护环的方式，$L_\varphi = L_\psi$ 不再成立。Fourcin(1981)及 Abberton 和

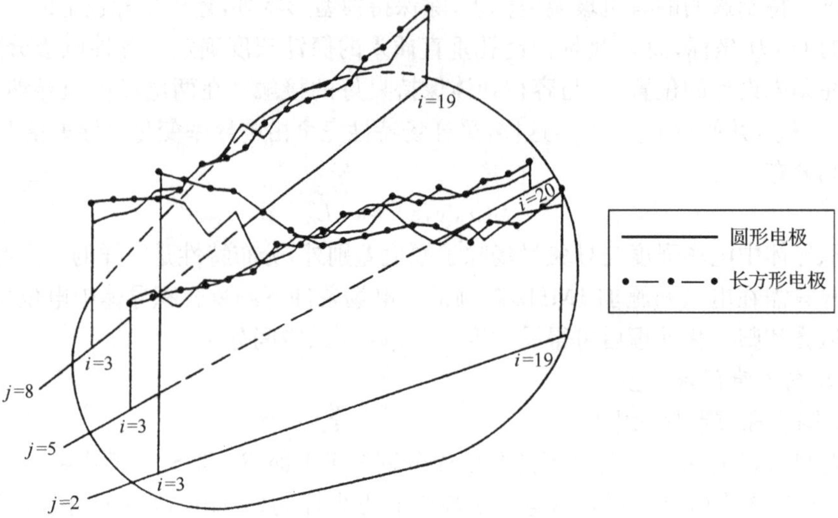

图 3.7　L_{ψ}^{2} 在 $Z=0$ 平面上的分布

Fourcin(1997)等介绍的电声门图中,左右两侧保护环电极的环采用接地方式,不能起到保护环的作用,并且使普通图片电极电场被破坏,尤其是引起发射端短路。在模型实验中,将直径为 3.5cm 的普通圆片电极中心置于(15cm, 0°, 0)位置作为地电极,保护环圆片电极中心置于(15cm, 33°, 0)处,且环接地,保护环电极尺寸如图 3.8 所示。图 3.9 示出了 $Z=0$ 平面上 ΔV 随 r 方向的分布。可见,在保护环电极附近存在较大的正的或负的电位梯度,而声带附近电位梯度很小,电声门图检测灵敏度降低。更为严重的是,中心电极与保护环之间容积导体在高频呈很低的阻抗导致输出短路,保护环的正确使用方法是在环与中心电极上施加等幅同相的电压信号,并只测量中心电极与地电极之间的电流变化。同时,由于受内部线路的限制,补救措施只能是将发射端电极保护环与仪器其他部分断开并悬空,或断开后与中心电极连接,作为普通图片电极使用。

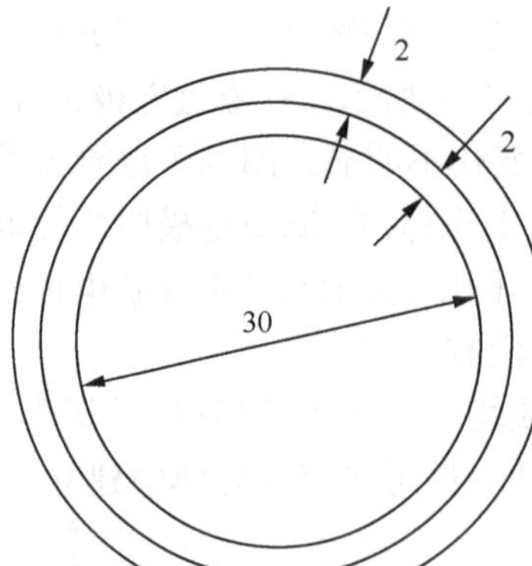

图 3.8　保护环电极尺寸(单位:mm)

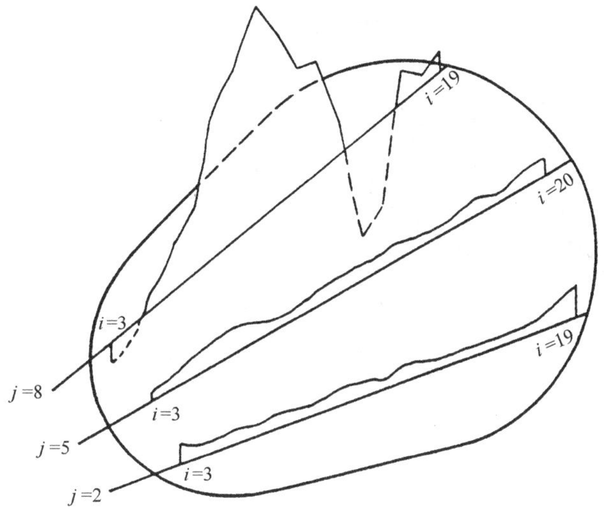

图 3.9　ΔV 在 $Z=0$ 平面上的分布

横向电声门图也可以采用三电极系统（Teaney et al.，1987），但从电声门图采样场分布出发，三电极系统的性能在电声门图中劣于两电极系统。前述理论和实验结果再次表明，引入采样场概念可对电声门图的本质进行深入的研究。

3）电极纵向放置时电声门图采样场

（1）环形带状电极

环形带状电极形状与图 3.6 所示模型周边相似，尺寸略小，以便置于模型内壁，带状电极宽度 0.8cm。首先将两带状电极放置于 $Z=-6$cm 和 $Z=+6$cm 高度并和容积导体保持良好地接触。下面的电极和为地电极，在上面一只电极上施加峰峰值为 14V 的 1MHz 高频恒压信号按前述方式逐步测量预先确定点的电压信号幅值，用 $\Delta V_{ijk}=V_{ijk}-V_{i,j,k-1}$ 代替点 (i,j,k) 处沿 Z 方向的电位梯度。在两电极系统中用 $(\Delta V_{ijk})^2$ 的归一化值表示点 (i,j,k) 处采样场灵敏度 L_{ψ}^2 的实验值。在上述电极间距为 12cm 情况下，L_{ψ}^2 随 $j(Z=0)$ 和 $k(j=5)$ 的变化如图 3.10 所示，其表明：①电极间距为 12cm 时，在 $Z=0$ 平面中部，L_{ψ}^2 分布较均匀，但随着向模型外周靠拢，L_{ψ}^2 略减小；②在两电极间且离电极距离大于 1cm 的区段上模型中部 L_{ψ}^2 沿 Z 方向的分布是均匀的。图 3.10 给出了电极间距分别为 12cm 和 6cm 时，L_{ψ}^2 在 $Z=0$ 平面上沿 r 方向的分布曲线。很明显，随着电极间距减少，L_{ψ}^2 的极大值从模型中间向外周移动，并在图 3.10 曲线上出现双峰，也就是说，纵向电声门图采用环形状电极时，最大检测灵敏度区域的深度可由电极间距来调整。

实际应用中，颈部长度限制了电极间距的增加，而又希望在声带附近建立一个均匀分布的垂直恒压电场，当颈部较长时，利用大的电极间距可以在声带附近一个较大的区域内建立一个灵敏度 L_{ψ}^2 沿 r 和 θ 方向均匀分布的纵向采样场；当颈部较短时，考虑到人体颈部解剖结构比较固定，声带靠近颈前部，也可以选择电极间距使图 3.10 中曲线峰部位于声带位置，在声带附近一个小的区域内建立一个高灵敏度且沿 r 和 θ 方向均匀分布的局部采样场，来检测声带沿厚度方向的振动分量（万明习等，1989）。

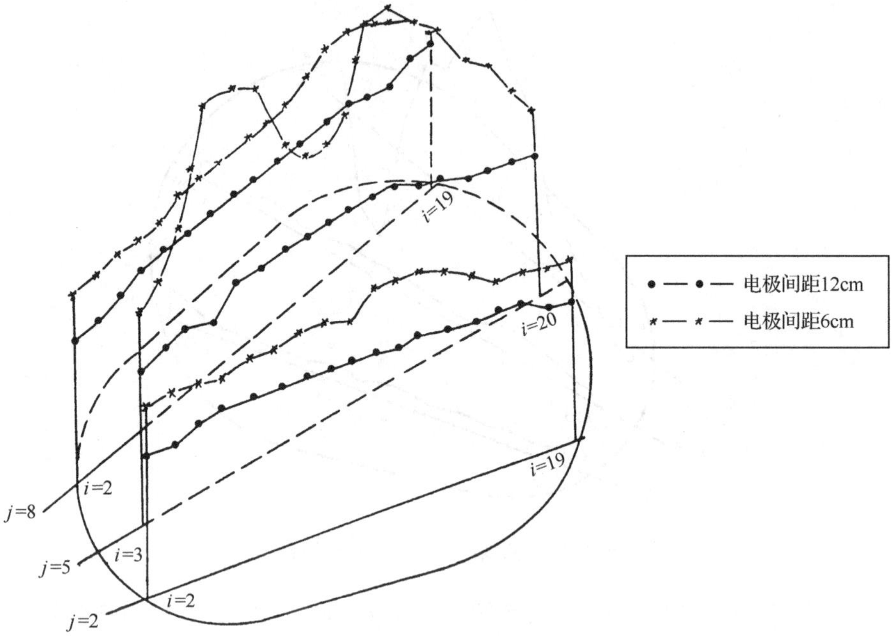

图 3.10　L_{ψ}^{2} 在 $Z=0$ 平面上的分布

(2) 圆形片状电极和半环形带状电极

圆形片状电极直径为 3.5cm，当电极间距分别取 12cm 和 6cm 时，电极中心坐标 (r, θ, Z) 分别为 $\left(10\text{cm}, \frac{33^{\circ}}{2}, \pm 6\text{cm}\right)$ 和 $\left(10\text{cm}, \frac{33^{\circ}}{2}, \pm 3\text{cm}\right)$。半环形状电极宽度为 0.8cm，长度为 12cm，电极间距分别取 12cm 和 6cm 时，电极中心坐标与上述圆形片状电极中心坐标相同。测试过程及数据处理方法与环形带状电极采样场实验中所采取的方法相同。图 3.11 给出了分别采用圆片电极和半环形电极以及不同电极间距时，L_{ψ}^{2} 在 $Z=0$ 平面上随 r 方向的分布曲线。实验结果表明：①随着电极间距减少，L_{ψ}^{2} 的峰值区向喉前浅部移动；②当半环形带状电极间距为 6cm 时，图 3.11 中 L_{ψ}^{2} 随 r 的分布已不存在环形带状电极所出现的双峰；③从 L_{ψ}^{2} 分布均匀性来看，半环形带状电极采样电场特性优于直径为 3.5cm 的圆片电极，但劣于环形带状电极采样场，基于声带位于颈前部一个较小的区域内这一事实，半环形带状电极在声带附近仍可建立灵敏度 L_{ψ}^{2} 近似均匀分布的纵向采样场；④圆片电极在喉前部一个有限的深度内可建立一个灵敏度 L_{ψ}^{2} 近似均匀分布的纵向采样场，但对于颈部粗短肥胖且喉部不突出的受试者，纵向电声门图采样场灵敏度 L_{ψ}^{2} 沿声带长度方向不均匀，会引起测试结果失真。从实验结果与使用方便性来看，半环形带状电极是一种合适的纵向电声门图电极。

尽管模型结构和容积导体电特性与颈部解剖结构及其组织电特性存在很大差别，模型实验结果仍然为电声门图电极系统设计与安放及电声门图信号的解释等问题奠定了实验基础。

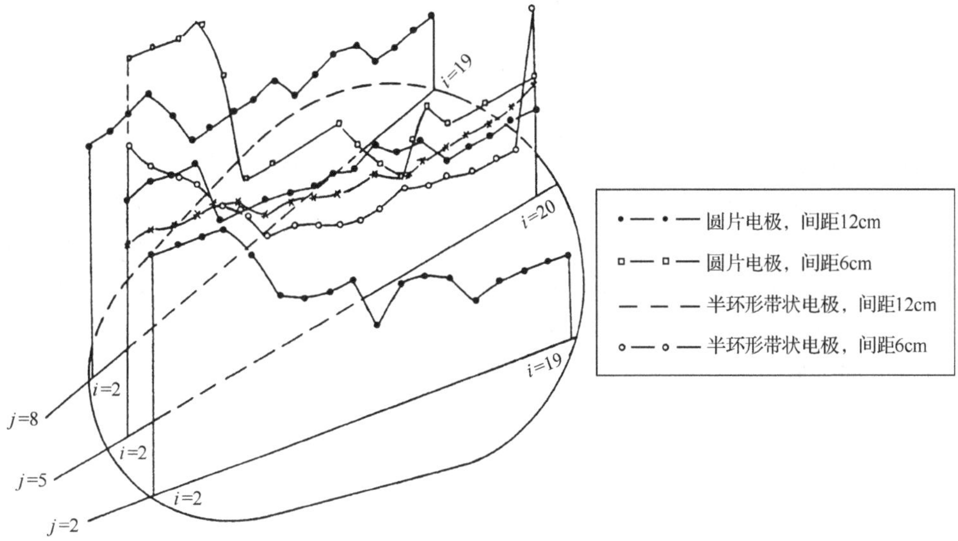

图 3.11　L_{ψ}^{2} 在 $Z=0$ 平面上的分面

3.2.4　电声门图调制度公式

声带振动对通过电极流过喉部组织的电流(或电极间电压)产生了调制作用。调制度这一参数对电声门图检测、放大和解调电路设计及各级电路参数配合等实际问题非常重要。在式(3.49)中,将声带接触振动分量 ΔZ_G 与 $Z+\Delta Z_S+\Delta Z_p+\Delta Z_G$ 的比值定义为电声门图调制度 η_G

$$\eta_G=\frac{\Delta Z_G}{Z+\Delta Z_S+\Delta Z_p+\Delta Z_G} \tag{3.56}$$

或者,在恒压导纳式电声门图中,将 η_G 定义为

$$\eta_G=\frac{\Delta Y_G}{Y+\Delta Y_S+\Delta Y_p+\Delta Y_G} \tag{3.57}$$

发声时,声带振动产生的 Δg_v 只出现在声门处一个小的区域内,而所有其他喉部组织都产生了严重的旁路效应,致使调制度 η_G 很小,给信号检测和预处理带来了困难。实验结果表明,η_G 的值大约在 0.1%～1%的范围内。

3.2.5　横向电声门图与声带振动的关系

下面以式(3.49)和式(3.51)为基础,更深入地讨论两电极系统电声门图信号与声带活动的关系。当声带接触面积 $C(t)$ 在 t_0 时刻处于最大值 C_0 时,导矢量场 L_{ψ} 的分布近似如图 3.12(a)所示,两电极系统中 $L_{\varphi}=L_{\psi}$,在声门附近,L_{ψ} 近似均匀分布,且电场强度垂直于声带接触面,在 t 时刻,声带接触面积减少为 $C(t)$,声带分开的区域电导率变化量 $\Delta g=g_1-g_0$,g_1 是空气电导率;g_0 是声带组织电导率,导矢量场 $L_{\varphi}^{t}(=L_{\psi}^{t})$ 的分布近似如图 3.12(b)所示,电场发生了扰动,声门中被空气充填的区域内没有电流流过,但电场强度分布特性与声带边缘电荷分布及声带两侧对应点之间电压随声带长度方向的分布。其中,声门边缘间电压由声带分开部位中点向两端逐渐减少,在 $\Delta g\neq 0$ 的区域内,L_{φ}^{t} 并

非均匀分布,这样,在公式

$$\Delta Z_G(t) = -\int_{V(t)} \Delta g L_\varphi^t \cdot L_\psi \mathrm{d}V(t) - \Delta g |L_\psi| \int_{V(t)} L_\varphi^t \cdot L_\psi \mathrm{d}V(t) \tag{3.58}$$

中,$\Delta Z_G(t)$ 与 $V(t)$ 不能保持线性关系。式(3.58)中,$L_\psi = |L_\psi| I_\psi$,I_ψ 是与 L_ψ 方向一致的单位向量,$V(t) = d(t)s(t) = d(t)[C_0 - C(t)]$。在声带振动闭合相,声门宽度 $d(t)$ 很小,声带接触与否,即 $d(t)$ 是否为零,对电场分布影响很大,而 $d(t)$ 在一个很小的范围内变化对电场影响不大,这样,$d(t)$ 可认为在 0 和一个很小的正数 D 之间进行切换,$V(t)$ 近似与 $C(t)$ 呈线性关系。即使如此,由于在 $\Delta g \neq 0$ 的声门区域内,$L_\varphi^t \cdot I_\psi$ 的非均匀分布,$\Delta Z_G(t)$ 与 $C(t)$ 呈非线性关系,但电声门图主要反映了 $C(t)$ 的变化特征。当 $L_\varphi^t \cdot L_\psi$ 在 $\Delta g \neq 0$ 的区域内呈均匀分布时,式(3.58)变为

$$\begin{aligned} \Delta Z_G(t) &= \Delta g |L_\psi| L_\varphi^t \cdot L_\psi D[C(t) - C_0] \\ &= K_1 C(t) + K_2 \end{aligned} \tag{3.59}$$

Δg 和 K_1 小于零,K_2 大于零。同样有

$$\Delta Y_G(t) = K_1' C(t) + K_2 \tag{3.60}$$

K'_1 大于零,横向电声门图与声带接触面积呈线性关系。实际条件下,L_φ^t 的分布特性及其随 $C(t)$ 的变化关系是十分复杂的。在声带接触振动且 $C(t) = 0$ 的时间间隔内,如在声带非接触振动的整个过程中,选取声门宽度 $d(t)$ 为最大值 D_m 时导矢量场分布为 L_ψ,近似如图 3.13 所示。图中虚线为 t 时刻两侧声带边缘所在位置,此时声门宽度为 $d(t)$,相对于图 3.12 而言,在 $C(t) = 0$ 的条件下,声门活动引起的电场扰动不大,L_ψ 与 L_φ^t 的差别也不大,由于喉部其他组织的旁路效应,两侧声门间电压很小,声门处 $\Delta g \neq 0$ 区域内电场强度很小,声门处 $\Delta g \neq 0$ 的体积 $V(t) = 2A(t)s(t) = 2A(t)C_0$,当 $C(t) = 0$ 时,$V(t)$ 主要反映了声带振动幅度 $A(t)$ 的变化,在体积单元 $[D_m - 2A(t)]C_0$ 内仍然是空气,没有发生电导率的变化,同时,$A(t)$ 的变化范围及其对电场的影响远小于 $C(t)$ 的变化及影响。另外,图 3.13 所示 L_ψ 在声门处的强度小于图 3.12(a)所示 L_ψ 在声门处的强度。这样,$\Delta Z_G(t)$ 或 $\Delta Y_G(t)$ 主要反映了声带边缘振动幅度的变化,但此时电声门图对这一声带活动也呈相对不敏感性。

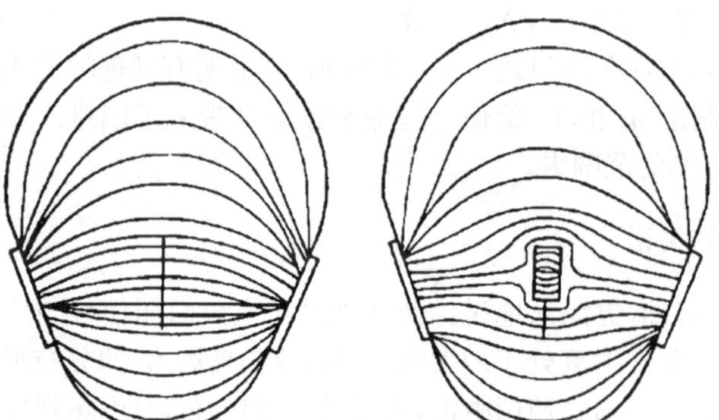

(a) (b)

图 3.12 两侧声带接触面积不等于零条件下导矢量场近似分布

(a) $L_\varphi = L_\psi$;(b) $L_\varphi^t = L_\psi^t$

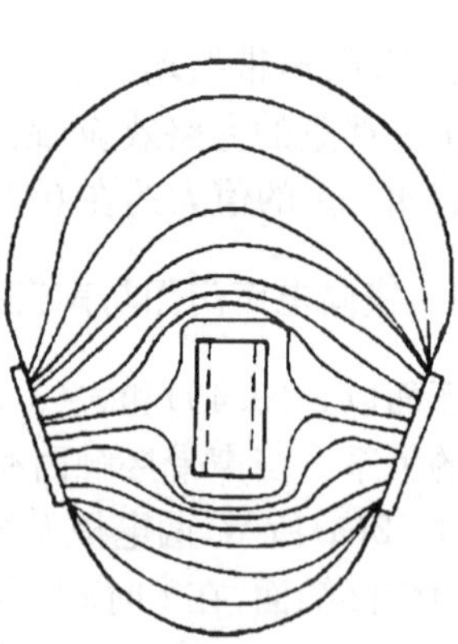

图 3.13 声带接触面积等零条件下导矢量场 L_ψ 的近似分布

对声门处电场特性在理论上进行定量分析是比较困难的。根据上述定性分析可得如下结论：①在声带接触面积 $C(t)$ 发生变化的过程中，电声门图主要反映了 $C(t)$ 的变化特征，当 $L_{\varphi}^{t} \cdot L_{\psi}$ 在声门处 $\Delta g \neq 0$ 的区域内均匀分布，且声门宽度 $d(t)$ 变化对电场扰动影响不大以致可认为两侧声带在接触与非接触振动变化时，该声带部位 $d(t)$ 在零和一个很小的正数之间切换，此时，电声门图与 $C(t)$ 呈线性关系。②当 $C(t)=0$ 时，电声门图主要反映了声带边缘振幅的变化，但电声门图检测声门及声带活动的灵敏度极低。

3.2.6 电声门图微音器效应

式(3.49)中，$\Delta Z_p(t)$ 是喉部组织中声压信号产生的阻抗变化分量，与 $\Delta Z_G(t)$ 同频率，难以消除，此时电声门图电极就像一只电容式微音器检测声压信号而引入的伪迹，伪迹应在检测级予以抑制。

1. 电声门图微音器效应产生机理

微音器效应产生机理目前还不清楚，但肯定是喉部组织中电场-声场相互作用的结果，作用途径不外乎：①组织中压力传播导致容积导体电特性变化；②压力波向外传播导致电极——皮肤界面电特性变化。下面，首先讨论发声时压力波引起组织电特性变化的途径、程度及其引起微音器效应的可能性。

1) 发声压力波引起喉部组织电特性变化

下面的理论框架参考了电工材料学科中研究的固体介质中电场(或电荷)分布测量的压力波方法的理论(Laurenceau et al., 1977; Migliori and Thompson, 1980; Gerhard-Multhaupt, 1983)。在图3.14中，不妨假设两电极平行，声压信号是只沿 x 方向传播的平面波，在与电极平行的平面上声压分布均匀，也假设式(3.49)中除 $\Delta Z_p(t)$ 外其他分量为零。图3.14中 x 位置声压信号为 $p(ct-x)$，c 是声波速度，约1500m/s，将喉部组织当成各向同性的线性电介质，未发声时介电常数

$$\varepsilon = \varepsilon_0(1-\chi) \tag{3.61}$$

式中，ε_0 是真空中介电常数；χ 是组织极化率，在组织中施加压力 p 时，极化率 χ 是 p 的函数(Migliori and Thompson, 1980)

$$x(p) = \alpha(1-rp) \tag{3.62}$$

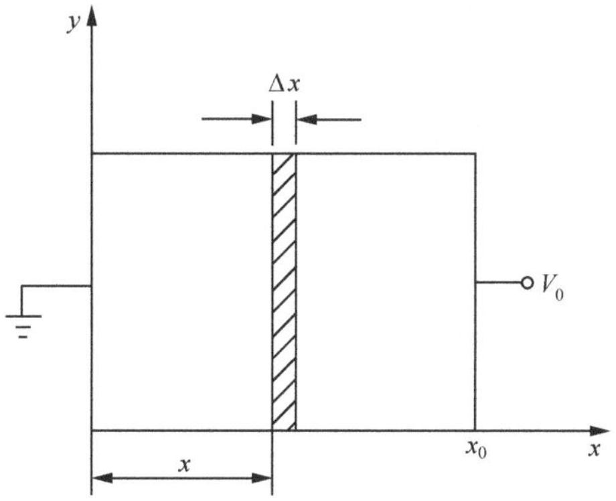

图3.14 组织压缩引起电极间电压变化示意图

r 是喉部组织压缩系数，所以

$$\varepsilon(p)=\varepsilon_0\left[1+\frac{\varepsilon-\varepsilon_0}{\varepsilon_0}(1-rp)\right] \tag{3.63}$$

令 $\varepsilon_r=\dfrac{\varepsilon}{\varepsilon_0}$ 和 $\varepsilon_r(p)=\dfrac{\varepsilon(p)}{\varepsilon_0}$，分别是组织未受压和受压时的相对介电常数

$$\varepsilon_r(p)=\varepsilon_r(1-rp)+rp \tag{3.64}$$

下面首先考虑在 x 处一个小的区域 Δx 内组织压缩引起电极间电压变化，然后在整个区域内积分，研究整个容积导体中声压分布与传递对测量阻抗的影响。未发声时，$p(t-x)=0$，电极间电压

$$V=-\int_0^{x_0}E(x)\mathrm{d}x \tag{3.65}$$

$E(x)$是未发声时电场强度，当 $p(ct-x)\neq 0$ 时，如图 3.14 所示，电极间电压

$$V'=-\int_0^{x}E(x)\mathrm{d}x-\int_0^{x+\Delta x[1+rp(ct-x)]}E(p,x)\mathrm{d}x-\int_{x+\Delta x}^{x_0}E(x)\mathrm{d}x \tag{3.66}$$

$E(p,x)$ 是在压缩区声压引起的新的场强分布，其中 $E(0,x)=E(x)$ 。由局部声压所引起的电压变化为

$$\begin{aligned}\Delta V_p=V'-V&=\int_x^{x+\Delta x}[E(p,x)-E(x)]\mathrm{d}x\\&-\int_{x+\Delta x}^{x+\Delta x+rp(ct-x)\Delta x}[E(p,x)-E(x)]\mathrm{d}x\end{aligned} \tag{3.67}$$

由于 $rp(ct-x)$ 和 Δx 都很小

$$\begin{aligned}\Delta V_p=&-p(ct-x)\frac{\mathrm{d}E(0,x)}{\mathrm{d}p}\Delta x-p(ct-x)\frac{\mathrm{d}E(0,x)}{\mathrm{d}p}\cdot rp(ct-x)\Delta x\\&+E(0,x)rp(ct-x)\Delta x\\=&-p(ct-x)\Delta x\left[\frac{\mathrm{d}E(0,x)}{\mathrm{d}p}+r\left(E(0,x)+p(ct-x)\frac{\mathrm{d}E(0,x)}{\mathrm{d}p}\right)\right]\end{aligned} \tag{3.68}$$

由电荷守恒定律

$$\frac{\mathrm{d}}{\mathrm{d}p}[E(p)E(p,x)]|_{p=0}=0 \tag{3.69}$$

即

$$\left.\frac{\mathrm{d}E(p,x)}{\mathrm{d}p}\right|_{p=0}=-\frac{E(0,x)}{\varepsilon}\frac{\mathrm{d}\varepsilon(p)}{\mathrm{d}p} \tag{3.70}$$

将式(3.63)微分得

$$\frac{1}{\varepsilon}\frac{\mathrm{d}\varepsilon(p)}{\mathrm{d}p}=-\left(1-\frac{1}{\varepsilon_r}\right)r \tag{3.71}$$

所以

$$\frac{\mathrm{d}E(0,x)}{\mathrm{d}p}=E(0,x)\left(1-\frac{1}{\varepsilon_r}\right)r \tag{3.72}$$

代入式(3.68)得

$$\Delta V_P=-(2-\frac{1}{\varepsilon_r})E(x)rp(ct-x)\Delta x+\left(1-\frac{1}{\varepsilon_r}\right)E(x)r^2p^2(ct-x)\Delta x \tag{3.73}$$

由于 r 和 p 均较小，上式第二项忽略，将 ΔV_p 在 $0\sim x_0$ 区间内积分得容积导体中压力分布与传播时引起的两电极电压变化分量

$$V_p(t) \approx -\left[2-\frac{1}{\varepsilon_r}\right] r \int_0^{x_0} E(x) p(ct-x) \mathrm{d}x \tag{3.74}$$

式(3.74)也是容积导体中压力波引起电场扰动的基本公式，音频声波波长远远大于喉部尺寸，任何时刻在$[0,x_0]$区间内压力波都近似均匀分布，且随时间而变化，所以

$$\begin{aligned} V_p(t) &\approx -\left[2-\frac{1}{\varepsilon_r}\right] r p(ct-x) \int_0^{x_0} E(x) \mathrm{d}x \\ &= -\left[2-\frac{1}{\varepsilon_r}\right] r p(ct-x) V \end{aligned} \tag{3.75}$$

当两电极间施加高频信号时，ε_r、r 和 $p(ct-x)$ 幅度的乘积确定了声压波传播对高频电场的调制度 η_p，但是，喉部组织压缩系数 r 和发声时组织中压力波 $p(ct-x)$ 的幅度都非常小，以致 η_p 远远小于式(3.56)中的 η_G，即 $V_p(t)$ 可忽略不计。至此，可得出初步结论：在语音声压幅度范围内，电声门图微音器效应并不是由电极间容积导体采样场中语音声压传播所产生的。

2）电极-皮肤界面电特性对语音声波的响应

国内外学者对生物电极和生物组织电特性进行了深入的研究（Onaral et al.，1984；Schwan，1984）。电声门图两电极间简化等效电路如图 3.15 所示（Plonsey，1974；Hess，1983）。一方面，喉部组织中声波向外传播造成电极与皮肤相对运动，电极-皮肤界面电特性随声波传播发生振动变化；另一方面，采样场灵敏度 L_ψ^2 在电极附近幅值很大，电声门图检测电路对电极-皮肤界面电特性变化十分灵敏而引入微音器效应，这是微音器效应一种最为恰当的解释，并不是由容积导体中压力波作用所致。

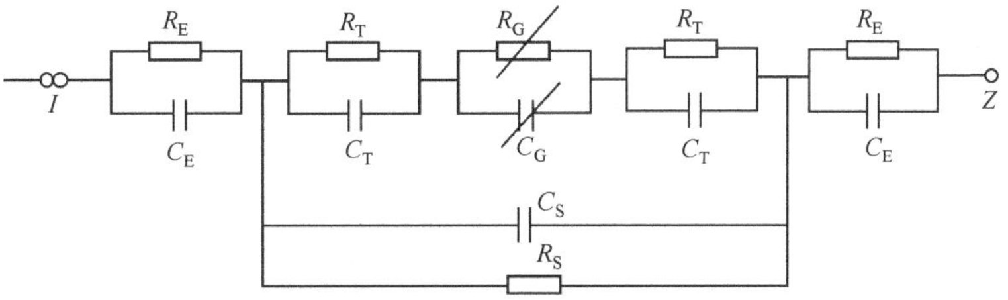

图 3.15　等效电路模型

R_E,C_E 为电极接触电阻和电容；R_T,C_T 为组织电阻和电容；R_G,C_G 为声门电阻和电容；R_S,C_S 为旁路电阻和电容

2. 电声门图微音器效应抑制方法

有两条可能的途径来减小或消除微音器效应。①采用四电极系统降低接触阻抗的影响，但喉部解剖结构限制了四电极系统的使用，况且四电极系统降低接触阻抗影响的能力也是有限；②等效电路中，C_T和 C_S与 C_E相比可以忽略不计，电极阻抗 Z_E的并联等值参数 R_E和 C_E随频率的变化符合 Fricke 幂指数频谱特性（Onaral et al.，1984），Z_E随频率升高而下降。在此，可选择恰当高的工作频率，如图 3.15 中等效电路的 C_T、C_S近似为断开，接触阻抗 Z_E很小，近似为短路。此时，电声门图对语音声压波不敏感。

发不同元音时，采用 40kHz 和 4MHz 工作频率的电声门图记录结果，如图 3.16 所示。采用低的工作频率时，受语音声压波的影响，电声门图出现伪迹，不同元音差异很大，但根据语音产生的声学理论(Fant，1988；Kaneko et al.，1983)发不同元音时，声带振动方式基本一致，采用高的工作频率时，微音器效应被抑制，不同元音所对应的电声门图波形特征相同。经反复试验，采用 1MHz 以上的工作频率都可抑制微音器效应。等效电路中，声门电容 C_G随声门开放程度而变化，当两侧声带接触前一段时间内，C_G较大。实验中，采用约 5MHz 以下工作频率时，没有见到 C_G的影响。综合考虑几种因素，最佳工作频率范围为 1～4MHz。

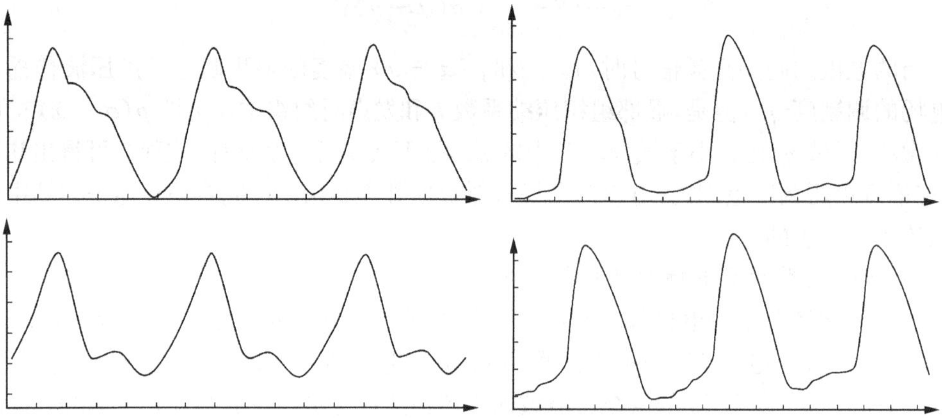

(a) (b)

图 3.16 不同工作频率下的电声门图波形

(a) 工作频率 40kHz；(b) 工作频率 4MHz

3.3 电声门图信号特征

自从电声门图出现以来，为探究它的信号起源及其与声带振动的关系，国际上相关学者做出了不懈的努力(Fourcin，1981；Childers，1984；Childers and Krishnamurthy，1985；Hosokawa et al.，2012)，也包括作者的持续努力(万明习和程敬之，1992；Qin et al.，2009；Tang et al.，2013)。分别与喉高速摄影(Baer et al.，1983；Orlikoff et al.，2012)和喉动态观察(Anastaplo and Karnell，1988)、光声门图(Dejonckere，1981)和反滤波声门图、声门上下压力(Hasegawa et al.，1984)等测试进行对照分析(Mecke et al.，2012)，澄清了成年男性胸声区发声电声门图波形特征及其与声带振动模式的关系。综合现有文献，将正常成年男性胸声区的声带振动过程与声门图特征描述如下。

图 3.17(a)和(b)分别示出了一个振动周期中主要特征点位置的声带形态图及它所对应的弹性双质量模型。图 3.17(c)绘出了近两个周期的电声门图、光声门图及它们的微分波形和声门上下区压力信号波形。首先从点 1 开始描述声带振动过程及声门图特征。在点 1 处声门处于最大开放位置，光声门图 PGG 取极大值，DPGG 为零，两侧声带无接触，EGG 与 DEGG 都为零，在 1-2-3 期间，两侧声带向声门中线靠拢，PGG 减小，EGG

仍为零。在点3处，两侧声带前联合下沿开始接触，EGG自点3开始向上偏转。在3-4期间，两侧声带接触及接触面积由前联合至后联合呈拉链方式进行，同时接触以滚动方式（喉动态镜下表现为声带黏液波）由声带下沿向声带上沿传播，这期间EGG上升，PGG进一步减小，由于声门面积减少，声门下压增加，而声门上区压力减少。在点5处，声带上沿接触，声门面积PGG为零，声带接触面积增加速度DEGG最大，并且，在这一点声门下压达最大值，声门上压为最小值。当声门关闭后，在5-6-7期间，两侧声带进一步靠紧，接触面积增加，直至在点7处EGG达最大值，DEGG为零。在点7以后一段时间内，喉动态镜观察表明声带上沿仍在继续靠紧，但自点7开始，声带下沿开始分开，且很可能是从声带下沿膜部与软骨部交界处开始分开。在7-8-9期间，声带分开，同时以拉链方式从后向前，以滚动方式从下沿到上沿进行传播，EGG下降，这一期间，声门面积PGG仍为零。直至在点9处，声带上沿开始分开，PGG向上偏转，面EGG以较快的速度下降，DEGG呈现一小的负峰。在DEGG正负峰期间，声门面积PGG始终为零。随着声带上沿开放，在点9处之后，EGG进一步下降，直至点10，接触面积EGG为零。图3.17(c)中点10与点1不一定刚好重合，点10既可出现在点1之前，也可能出现在点1之后，因人而异，若DEGG负峰较大时，点10一般在点1之前，但当DEGG负峰不存在时，点10多出现在点1之后。在PGG≠0的声门开放期间，声门下压呈现出变化的波形，这是开放期间声门上下区相互作用所致，声门上压力波形除负峰点与声门关闭点，即DEGG正峰时，重合外，其他波形特征随上声道特性而变，即随不同发音而变化。

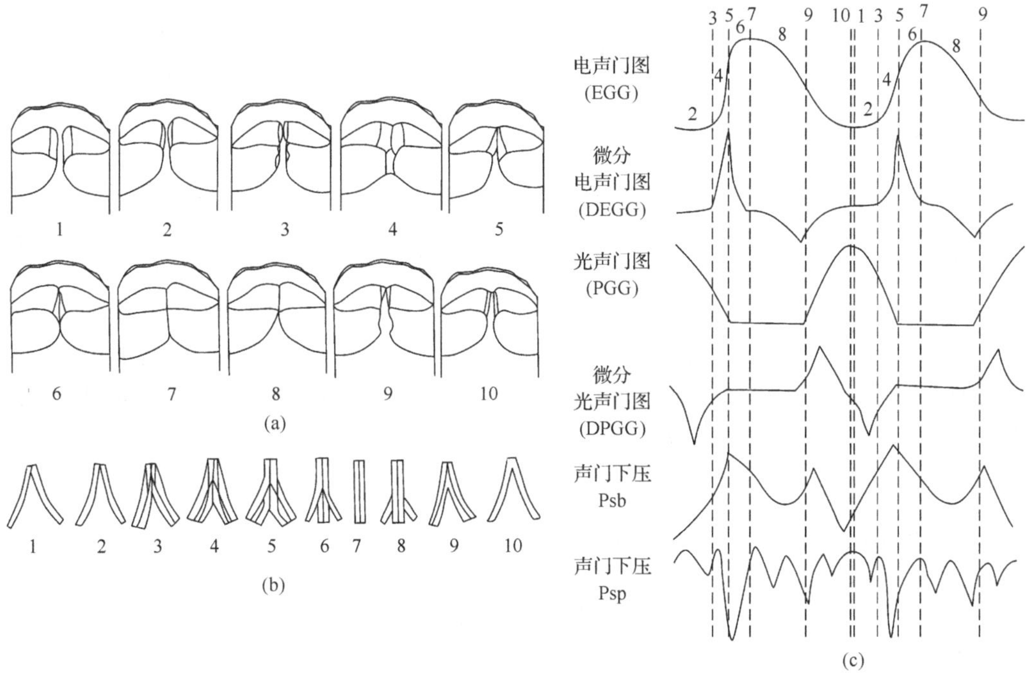

图3.17　声带振动过程与声门图关系

(a) 声带振动过程；(b) 声带振动弹性双质量模型；(c) 声门图与声门上下区压力波形

3.4　电声门图信号处理与参数提取

3.4.1　电声门图信号预处理

根据前述所建立的电声门图信号数学模型——式(3.49)～式(3.51),前述电声门图信号特征和实际使用要求所设计的电声门图完整的处理算法如图 3.18 所示(万明习等,1990a)。电声门图检测信号经采样频率为 10kHz(或 7.5kHz),采样后送虚线框所示信号预处理器。之后,进行特征点识别并提取特征参数。预处理器中,低通滤波和基线校正算法旨在消除高频干扰和喉运动等因素造成的低频基线漂移,以便获得真正反映声带接触面积变化的电声门图信号 EGG。微分和乘法运算的目的在于突出 EGG 信号的特征点以便于识别。

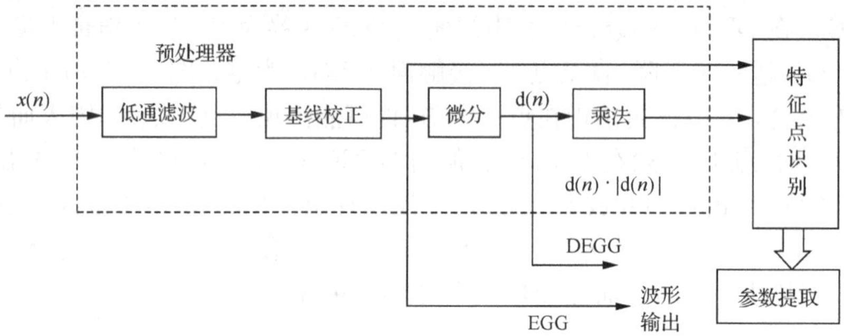

图 3.18　电声门图信号处理算法框图

1. 低通滤波

在临床嗓音检查条件下,电声门图是基频位于 94～450Hz 之间的准周期信号。其中,基频分量占有绝大部分信号功率,并且,各次谐波分量功率与基频分量功率的比值随基频升高而降低。例如,男女胸声区 EGG 信号第 6 次以上谐波分量相当小,甚至可忽略不计;在男女假声区,基频很高,EGG 接近于正弦波,第 4 次以上的谐波分量就可忽略不计。因此,低通滤波器−3dB 截频取 2kHz 左右可满足要求。由于检测电路采用了模拟低通滤波器,输出的信号已具有很高的信噪比,在此为节省运算时间,采用最简单的两点平滑低通滤波算法,差分方程为

$$Y(n)=\frac{1}{2}[x(n-1)+x(n)] \tag{3.76}$$

Z 变换表达式为

$$H(Z)=\frac{Y(Z)}{X(Z)}=\frac{1}{2}[1+z^{-1}] \tag{3.77}$$

频率特性与幅频特性分别为

$$H(\omega)=H(Z)\big|_{Z=e^{j\omega Ts}}=\frac{1}{2}[1+\cos(\omega Ts)-j\sin(\omega Ts)] \tag{3.78}$$

$$|H(\omega)|=\sqrt{\frac{1+\cos(\omega Ts)}{2}} \tag{3.79}$$

式中，$Ts=\frac{1}{fs}$，fs 是采样频率。当 fs 分别取 10kHz 和 7.5kHz 时，幅频特性如图 3.19 所示。上述低通滤波对 EGG 信号处理的必要性及效果参见本节微分器部分讨论与实验结果。

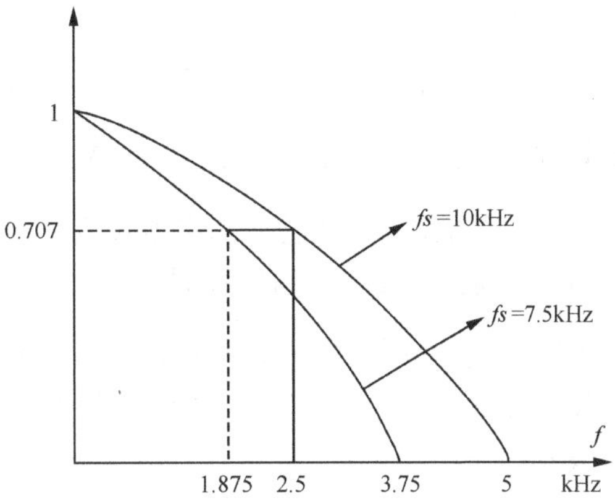

图 3.19　低通滤波器幅频特性

2. 基线校正

根据前面所建立的数学式(3-50)

$\Delta Y(t)=\Delta Y_s(t)+\Delta Y_p(t)+\Delta Y_G(t)$

式中，$\Delta Y_p(t)$ 是语音波微音器效应引入的伪迹，已在检测电路部分被抑制。$\Delta Y_s(t)$ 是喉高度调节等因素所产生的低频分量，与 $\Delta Y_G(t)$ 加性组合后导致 $\Delta Y_G(t)$ 基线漂移。对其他医学信号处理，目前已有较多的有关信号基线校正方法的文献发表(谢京平等，1988；胡财君等，1988；宋水孝和吴月英，1988)。$\Delta Y_s(t)$ 可由高通滤波器滤除，为了准确识别声门图特征点，高通滤波器在有用信号频带内必须滤除，为了准确识别声门图特征点，高通滤波器在有用信号频带内必须具有线性相位特性，当高通滤波截频选得很低时，如 10Hz，在 EGG 基频附近相位线性特性可得到改善，但在采样频率为 10kHz 或 7.5kHz 时，设计截频为 10Hz 左右的高通滤波器并要求具有很大的带外衰减特性，计算速度和精度两个方面都不能令人满足，在截频选较高时，如几十 Hz，降低了实现的难度，但在 EGG 信号频带内相位特性恶化，我们考虑了以下几种喉运动分量消除方法。

1) 双向恒定相位高通滤波器

Berouti 等介绍了一种消除模拟磁带记录语音时产生的低频相位失真方法，即通过同一录音机以与第一次记录过程相反的方向再记录一遍语音信号。根据这一原理可以设计出双向恒定相位的各类滤波器，如零相位滤波器(宋水孝和吴月英，1988)。双向恒定相位高通滤波器原理阐述如下：设 $H(z)$ 是一高通滤波器的传递函数，电声门图信号 $\Delta Y(z)$ 经滤波器 $H(z)$ 后的输出为

$$S(Z)=\Delta Y(Z)H(Z) \tag{3.80}$$

将第一次滤波输出 $S(z)$ 的时间轴反转得

$$S'(Z)=\Delta Y(Z^{-1})H(Z^{-1}) \tag{3.81}$$

再经 $H(z)$ 滤波后的输出为

$$Y'(Z)=\Delta Y(Z^{-1})H(Z^{-1})H(Z) \tag{3.82}$$

再将 $Y'(z)$ 的时间同轴反转得

$$Y(Z)=\Delta Y(Z)H(Z)H(Z^{-1}) \tag{3.83}$$

因为 $H(z)H(z^{-1})\left.\right|_{Z=e^{j\omega}}=\left|H(e^{j\omega})\right|^2$，无论 $H(z)$ 具有什么相频特性，双向滤波器 $H(z)H(z^{-1})$ 的相位随频率保持恒定，即双向滤波算法所需的计算时间。设计 $H(z)$ 时，只需满足幅频特性，即使如此，相对于采样频率 fs 而言，当 $H(z)H(z^{-1})$ －3dB 截频很小时，设计衰减特性陡峭的高通滤波器 $H(z)$ 并不方便，用 Z-80 汇编语言更难以实现。

2) 基线抵消方法

如图 3.20 所示，首先由输入信号 $\Delta Y(n)$ 得到基线 $\Delta Y_s(n)$ 的估计 $\Delta \hat{Y}_s(n)$，然后进行减运算获得电声门力 $\Delta Y_G(n)$ 的估计 $\Delta \hat{Y}_G(n)$。基线校正性能取决于 $\Delta \hat{Y}_s(n)$ 估计精度。$\Delta \hat{Y}_s(n)$ 估计可采用低通滤波和多项式拟合方法。

(1) 双向恒定相位低通滤波器

$\Delta \hat{Y}_s(n)$ 估计采用低通滤波时，$\Delta \hat{Y}_s(n)$ 的低频相位失真也会引起 $\Delta \hat{Y}_G(n)$ 的低频相位失真。在此，采用双向恒定相位滤波器 $H(z)H(z^{-1})$，$H(z)$ 设计成满足幅频特性的低通滤波器，此时

$$\Delta \hat{Y}_s(Z) = \Delta Y(Z)H(Z)H(Z^{-1}) \tag{3.84}$$

$$\begin{aligned}\Delta \hat{Y}_G(Z) &= \Delta Y(Z) - \Delta \hat{Y}_s(Z) = Y(Z)[1 - H(Z)H(Z^{-1})] \\ &= \Delta Y(Z)H_m(Z)\end{aligned} \tag{3.85}$$

式中，$H_m(Z) = 1 - H(Z)H(Z^{-1})$。基线估计的恒定相位特性保证了 $\Delta Y_G(n)$ 的恒定相位特性。实质上，此时图 3.20 是高通滤波器 $H_m(Z)$ 的一种实现方法。用 Z-80 汇编语言实现双向恒定相位低通滤波器，面临着与前述双向恒定相位高通滤波器同样的困难。

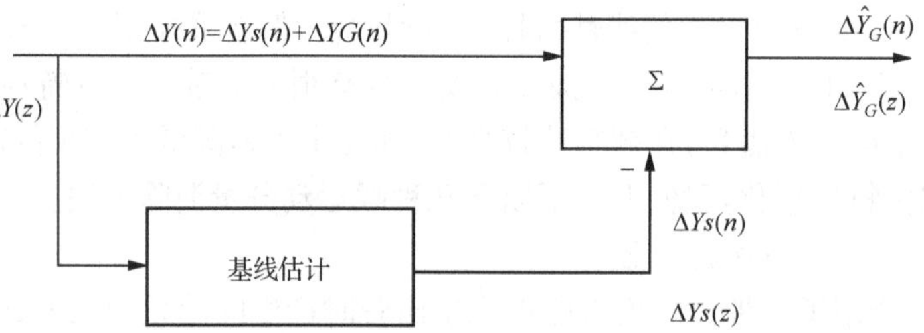

图 3.20　基线抵消方法

(2) 多项式拟合基线方法

目前，在其他医学信号基线校正中已采用了这一方法(谢京平等，1988；胡财君等，1988)，如图 3.21 所示。以每个振动周期为基本单位，用多次多项式逐段拟合，

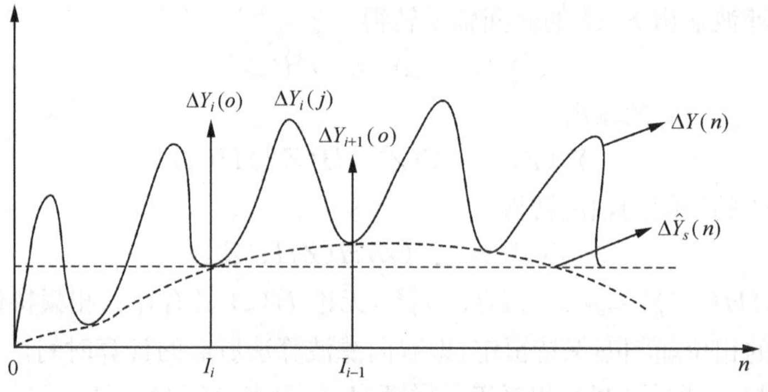

图 3.21　多项式拟合基线方法

所得基线方程 $\Delta\hat{Y}_s(n)$ 的次数取决于基线漂移的程度，更确切地说，取决于 $\Delta Y_s(n)$ 的频率与 $\Delta Y_G(n)$ 基频之比，比值越大，所用多项式次数越高。与阻抗血流图相比，在电声门图中，尽管发声转移时，喉运动产生的基线漂移频率大于呼吸频率，但声带振动基频远远大于心动频率。在此采用一次多项式来拟合每个振动周期中喉运动产生的基线漂移方程 $\Delta\hat{Y}_s(t)$ 就可得足够的精度。以第 i 个周期为例，I_i, I_{j+i} 之间的基线方程为

$$\Delta\hat{Y}_{si}(j) = a_0 + a_1(j - I_i) \quad j = I_i, I_{i+1}, \cdots, I_{i+1} \tag{3.86}$$

其中

$$\begin{cases} a_0 = \Delta\hat{Y}_{si}(I_i) = \Delta Y_i(0) \\ a_1 = [\Delta Y_{i+1}(0) - \Delta Y_i(0)]/[I_{i+1} - I_i] \end{cases} \tag{3.87}$$

以每个振动周期为单位逐段完成

$$\Delta\hat{Y}_{Gi}(j) = \Delta Y_i(j) - \Delta\hat{Y}_{si}(j) \tag{3.88}$$

运算后，可获得没有基线漂移的基点为零的电声门图信号 $\Delta\hat{Y}_G(n)$ 。在本小组所研制的多项能声门图仪中，校正后的 $\Delta\hat{Y}_G(n)$ 基点不位于零点而是位于相邻 20 个周期基点的平均值，采用的 $\Delta\hat{Y}_{Gi}(j)$ 的表达式为

$$\begin{aligned} \Delta\hat{Y}_{Gi}(j) &= \Delta Y_i(j) + [\Delta\hat{Y}_{si}(j) - \frac{1}{20}\sum_{i=1}^{20}\Delta Y_i(0)] \\ &= \Delta Y_i(j) - \beta_i(j) \quad i = 1, 2, \cdots, 20 \end{aligned} \tag{3.89}$$

$$\beta_i(j) = \Delta\hat{Y}_{si}(j) - \frac{1}{20}\sum_{i=1}^{20}\Delta Y_i(0) \tag{3.90}$$

$\beta_i(j)$ 为校正偏量。图 3.22(a)和(b)给出了采用这一方法对电声门图信号进行基线校正的实验结果。

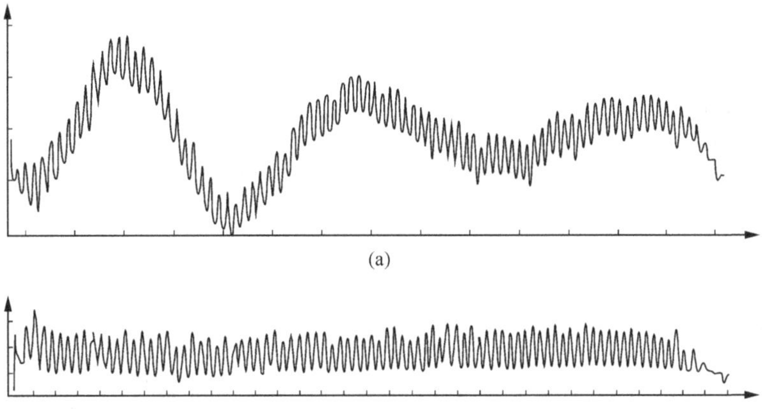

(a)　(b)

图 3.22　基线校正实验结果

(a) 校正前；(b) 校正后

3. 微分器

设置微分器的目的在于:①计算微分电声门图提取声带闭合和开放速度参数;②通过微分运算和进一步处理突出声带振动特征点,使之便于识别。当采样频率为 10kHz 和 7.5kHz 时,利用 Parks 和 McClellan 算法(Parks and McClellan, 1972; McClellan et al., 1973),可设计出在 EGG 信号频带内近似理想微分特性的微分滤波器。但在此采用差分方程为

$$d(a)=A_k[x(n)-x(n-k)] \tag{3.91}$$

的简单微分算法就可满足要求。其中

$$H(Z)=A_k[1-Z^{-k}] \tag{3.92}$$

频率特性为

$$H(\omega)=A_k[1-e^{-j\omega kTs}]=2A_k e^{-j\omega kTs/2}\sin(\omega kTs/2) \tag{3.93}$$

$$|H(\omega)|=2A_k|\sin(\omega kTs/2)| \tag{3.94}$$

$$\varphi(\omega)=-\omega kTs/2 \tag{3.95}$$

当 K、fs 取值不同时,$|H(\omega)|$ 如图 3.23 所示,K 值越大,抑制高频噪声的能力越强,但微分特性越差。本小组研制的多项能声门图仪中 K 取 1。同时,A_k 取 8 以保证输出微分波形具有相当的幅度。当 K 取 1 时,微分器对 2kHz 以上的噪声具有较高的放大位数。这样,在微分器前端的低通滤波器是绝对必要的。上述低通滤波与微分算法实验结果如图 3.24 所示。结果表明,由于检测电路输出信号(a)具有较高的信噪比,低通滤波输出(c)信号信噪比未见明显改善。但波形(d)与(b)相比可见,电声门图经过低通滤波后,它的微分信号的信噪比明显得到改善。

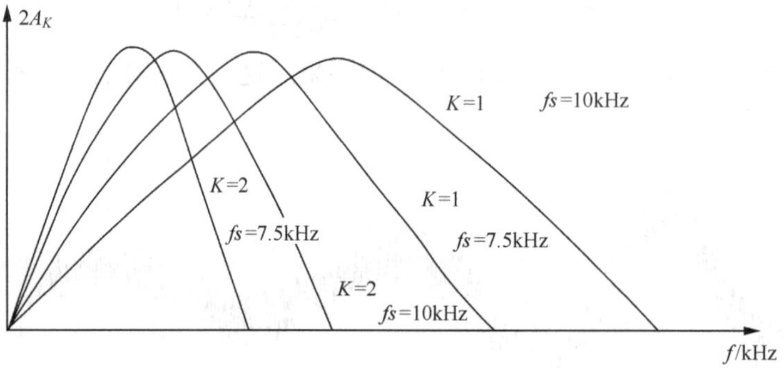

图 3.23　微分器幅频特性

4. 乘法运算

微分电声门图信号 DEGG 中代表声门闭合和开放时刻与速度的正负峰有时比较宽,尤其是负峰,不便于峰点位置的确定,微分电声门图正负峰需要进一步锐化。另一方面,由于微分器对高频噪声不具备滤波能力,DEGG 波形中常存在有小幅度的高频干扰,干扰信号频率与 DEGG 有用信号频率位于同一频带内,不能用低通滤波的方法来滤除这一

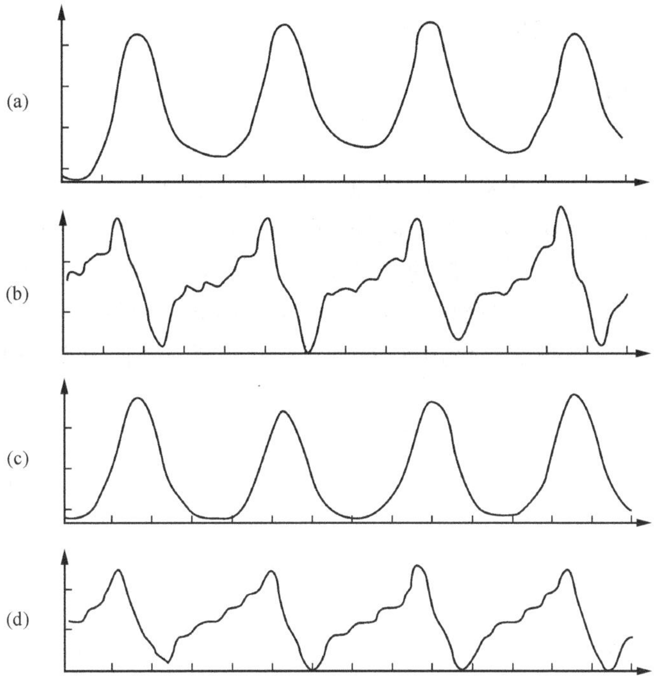

图 3.24　电声门图的低通滤波与微分结果

(a) 未经低通滤波的电声门图；(b) 波形(a)的微分波形；(c) 经低通滤波后的电声门图；(d) 波形(c)的微分波形

干扰。采用幅度加权锐化方法，如输入信号平方运算的非线性变换方法可同时解决上面两个方面的问题。为了保留微分电声门图中正负峰值的极性，可以采用微分声门图与它的绝对值相乘的方法

$$y(n)=\mathrm{d}(n)\,|\,\mathrm{d}(n)\,|=\mathrm{DEGG}(n)\,|\,\mathrm{DEGG}(n)\,| \tag{3.96}$$

并记为 D2EGG。乘法运算处理效果如图 3.25 所示，正负峰得到锐化，极性保留，高频小幅度噪声被抑制。

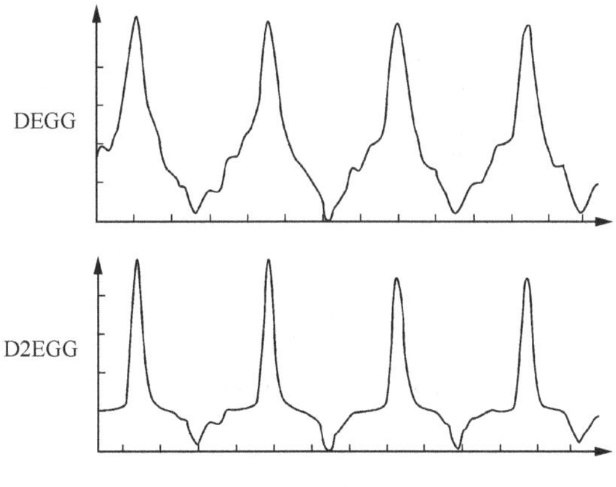

图 3.25　乘法运算实验结果

3.4.2　电声门图的参数提取

1. 电声门图特征点识别

1) 特征点定义

除了正常成年男性胸声区发声声带振动外，对于其他发声方式，目前图 3.17(c)中 EGG 和 DEGG 波形上特征点与声带振动时相的关系还存在许多争议，甚至根本不清楚。DEGG 波形正负峰点被认为是声门的关闭和开放点，但这两点所对应的声带什么部位刚好关闭和开放却很含糊。根据喉高速摄影和电声门图同步记录结果对照分析，并结合多方面的研究结果，对于正常男性胸声区发声(对于女性可以降低发声频率来得到近似的效果)的声门图，各特征点可定义如下：

(1) EGG 波形上升段起点 3 是声带下沿前联合开始接触的关闭点；

(2) DEGG 正峰点是声带上沿开始接触的关闭点，也在这一点声带下沿各部位刚好全部接触关闭；

(3) EGG 最大值点 7 是最大接触面积点，此点也可近似作为声带下沿开始分开的时相点；

(4) DEGG 负峰点 9 是声带上沿开始分开的时刻，也是声门面积不为零的起始点；

(5) 在点 10 处两侧声带上下沿所有部位刚好全部分开。

由图 3.26 可见，DEGG 波形中出现的特征点包括了 EGG 波形中所有特征点。利用 DEEG|DEGG|波形使特征点识别更加方便可靠。

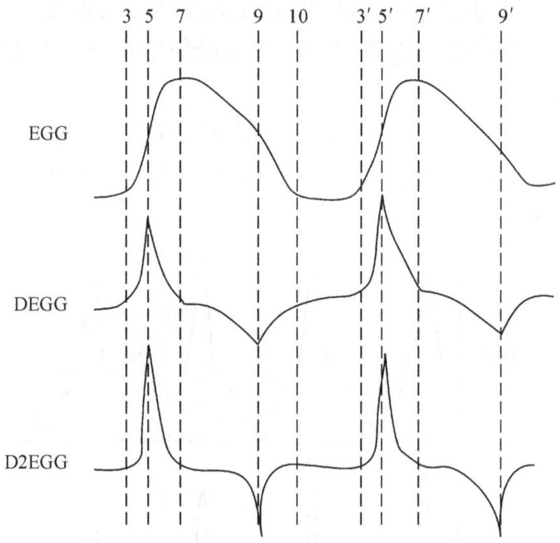

图 3.26　电声门图特征点

2) DEGG 正峰点 5 与负峰点 9 的识别

如图 3.26 所示，DEGG 正负峰点识别是一个在 D2EGG 波形上寻找最大值和最小值的问题。D2EGG 正峰点的识别十分简单可靠，当 D2EGG 中具有最大负峰点时，利用软件进行自动识别也比较容易，而在某些受试者不存在这一负峰点或负峰点不明显的情况下，在显示屏幕上用光标由人工判断识别。

3）声门下沿闭合点3和下沿开放点7的识别

如图3.26所示，由D2EGG波形确定最大正峰点后，逆时间轴由前搜索，当D2EGG第一次出现零时刻或自某一时刻起逆时间轴方向，D2EGG波形连续N个点为同一常数，这一时刻识别为声带下沿关闭点3。通过实验确定，N值取6较合适。声带下沿开放点7可由EGG最大值点确定，实际算法中仍采用D2EGG波形来识别。自D2EGG波形最大正峰向后搜索，当出现第一次过零的时刻识别为下沿开放点7。

4）声带上下沿完全分开点10的识别

如图3.26所示，当D2EGG波形存在最大负峰值时，自负峰向后搜索所出现的第一个过零时刻或自某一时刻后D2EGG波形连续出现N个点为同一常数。这一时刻识别为点10，由实验确定，N值取6较合适。当D2EGG波形不存在最大负峰，或负峰不明显时，需要在显示屏上由人工判断识别。

2. 声门图特征参数定义与计算公式

作者根据国际上已有研究结果，按下面几条原则定义了本节所给出的特征参数和计算公式。

（1）定义的特征参数必须最能反映声带振动模式及模式的差异；

（2）特征参数必须是实际使用所需要的参数；

（3）特征参数能从声门图中提取；

（4）较之于光声门图，电声门图技术更便于实际使用，特征参数应主要在EGG信号的基础上定义和提取，但通过仪器面板键将求参数程序应用于经预处理后的光声门图信号也能求得一组相应的特征参数；

（5）特征参数彼此独立；

（6）定义的参数都是针对正常男性胸声区发声（女性可以通过降低发声频率来近似）。

1）电声门图基频、幅度及其扰动参数

（1）平均基频$\overline{F_0}$

$$\overline{F_0} = \frac{1}{N}\sum_{i=1}^{N} F_{oi} = \frac{1}{N}\sum_{i=1}^{N} \frac{1}{T_i} \tag{3.97}$$

式中，T_i是第i个周期的周期长度，由D2EGG信号第i和第$i+1$个周期的正峰点之间的间隔确定。

（2）平均幅度$\overline{A}$

$$\overline{A} = \frac{1}{N}\sum_{i=1}^{N} A_i \tag{3.98}$$

式中，A_i是EGG信号第i个周期的极大值，也称平均峰值幅度。

（3）基频扰动ΔF_0和基频扰动率

$$\Delta F_0 = \frac{1}{N-1}\sum_{i=1}^{N}\left|\frac{1}{T_i} - \frac{1}{T_{i+1}}\right| \tag{3.99}$$

基频扰动率

$$\text{FPR} = \frac{\Delta F_0}{F_0} \times 100\% \tag{3.100}$$

(4) 平均峰值幅度扰动 ΔA 和幅度扰动率

$$\Delta A = \frac{1}{N-1}\sum_{i=1}^{N} |A_i - A_{i+1}| \tag{3.101}$$

幅度扰动率

$$\text{APR} = \frac{\Delta A}{A} \times 100\% \tag{3.102}$$

式(3.97)～式(3.102)中 N 均取 50。从电声门图信号中提取基频、幅度及其扰动参数比从口腔输出语音或喉前体表微音器输出信号中提取这些参数更容易、更准确,并且这些参数,尤其是扰动参数,消除了上声道的影响。

2) 速度、速度比及其扰动参数

(1) 平均声带闭合速度 $\overline{V_c}$

$$\overline{V_c} = \frac{1}{N}\sum_{i=1}^{N} V_{ci} \tag{3.103}$$

式中,$\overline{V_{ci}}$ 是 DEGG 信号中第 i 个周期最大正峰峰值。

(2) 平均声带开放速度 $\overline{V_o}$

$$\overline{V_o} = \frac{1}{N}\sum_{i=1}^{N} V_{oi} \tag{3.104}$$

式中,$\overline{V_{oi}}$ 是 DEGG 信号中第 i 个周期最大负峰峰值。

(3) 声带闭合开放速度比 V_R

$$V_R = \frac{\overline{V_c}}{\overline{V_o}} \tag{3.105}$$

(4) 平均闭合速度扰动率 $\frac{\Delta V_c}{\overline{V_c}}$ 和平均开放速度扰动率 $\frac{\Delta V_o}{\overline{V_o}}$

$$\frac{\Delta V_c}{\overline{V_c}} = \frac{\sum_{i=1}^{N} |V_{ci} - V_{ci+1}|}{(N-1)\,\overline{V_c}} \tag{3.106}$$

$$\frac{\Delta V_o}{\overline{V_o}} = \frac{\sum_{i=1}^{N} |V_{oi} - V_{oi+1}|}{(N-1)\,\overline{V_o}} \tag{3.107}$$

$\overline{V_c}$ 、$\overline{V_0}$ 计算公式中 N 取 16,而式(3.106)和式(3.107)中 N 取 50。

3) 电声门图时相参数

时相参数完全由各声带振动时相特征点间隔确定。

(1) 平均声门闭合商 $\overline{\text{CQ}}$

$$\overline{\text{CQ}} = \frac{\sum_{i=1}^{N} T_{1i}}{\sum_{i=1}^{N} T_i} \times 100\% \tag{3.108}$$

式中，T_{1i}是 D2EGG 信号第 i 个周期中最大正峰和最大负峰之间的间隔。将 $\overline{\mathrm{OQ}}=1-\overline{\mathrm{CQ}}$ 定义为声门开放商，$\overline{\mathrm{CQ}}$ 与 $\overline{\mathrm{OQ}}$ 中只有一个参数是独立的。

(2) 平均声带上下沿闭合相位延迟 $\overline{\varphi_{\mathrm{CPD}}}$

$$\overline{\varphi_{\mathrm{CPD}}}=\left(\sum_{i=1}^{N}T_{2i}\Big/\sum_{i=1}^{N}T_i\right)\times 360^\circ \tag{3.109}$$

式中，T_{2i}是声带闭合过程中声带上沿滞后下沿的时间，即 D2EGG 中点 3 和点 5 之间的间隔。

(3) 平均声带上下沿开放相位延迟 $\overline{\varphi_{\mathrm{OPD}}}$

$$\overline{\varphi_{\mathrm{OPD}}}=\left(\sum_{i=1}^{N}T_{3i}\Big/\sum_{i=1}^{N}T_i\right)\times 360^\circ \tag{3.110}$$

式中，T_{3i}是声带开放过程中声带上沿滞后下沿的时间，即 D2EGG 中点 7 和点 9 之间的间隔。

(4) 平均声带上沿闭合角 $\overline{\varphi_{\mathrm{SCA}}}$

$$\overline{\varphi_{\mathrm{SCA}}}=\left(\sum_{i=1}^{N}T_{4i}\Big/\sum_{i=1}^{N}T_i\right)\times 360^\circ \tag{3.111}$$

式中，T_{4i}是在声门闭合过程中，声带上沿自开始接触到声带接触面积最大的时间，即 D2EGG 中点 5 和点 7 之间的间隔。

(5) 平均声带上沿开放角 $\overline{\varphi_{\mathrm{SOA}}}$

$$\overline{\varphi_{\mathrm{SOA}}}=\left(\sum_{i=1}^{N}T_{5i}\Big/\sum_{i=1}^{N}T_i\right)\times 360^\circ \tag{3.112}$$

式中，T_{5i}是在声带开放过程中声带上沿自开始分开到完全分开的时间，即 D2EGG 中点 9 和点 10 之间的时间间隔。

上述各时相参数计算公式中，N 均取 16。在特征点能准确识别的前提下，特征参数计算是容易的，但在有些发声方式和病变条件下，有些特征不很明显或根本不存在，甚至声门图波形完全改变，造成特征点识别困难，甚至特征点要重新定义。

3.5　斜置电声门图

在过去的几十年中，医疗超声技术在检测和评估声带的生物力学特性等方面也有了应用与研究。由于其无侵入性，超声技术能够实现对发声过程的最小化甚至零干预。成像和数据采集时，超声换能器被放置于与喉等高的颈部一侧表面。注意，超声换能器的放置位置与 EGG 电极的放置位置相似，当超声成像与 EGG 同步检测时会产生位置冲突。因此，传统 EGG 是无法与超声同时使用的。

为解决这一问题，我们提出了一种斜向放置的 EGG 方法。通过改变 EGG 电极的放置位置，将 EGG 电极由传统的水平放置于颈部两侧改为斜向放置，从而为超声换能器的放置提供足够的位置空间，成功地解决了超声与 EGG 同步使用时的位置冲突问题。为区别于传统 EGG，这种改进的斜向放置 EGG 称为 SEGG(slantwise placed EGG)，如图 3.27 所示。SEGG 能够为超声成像过程提供同步的声带振动相位信息，在在体声带振动过程信息的全面检测与综合提取方面是一种非常行之有效的创新性方法。本节中，我们将对 EGG 电极放置位置改变而引起的 EGG 信号特性的变化加以研究，阐明 SEGG 与 EGG 信号的相似之处和不同之处。

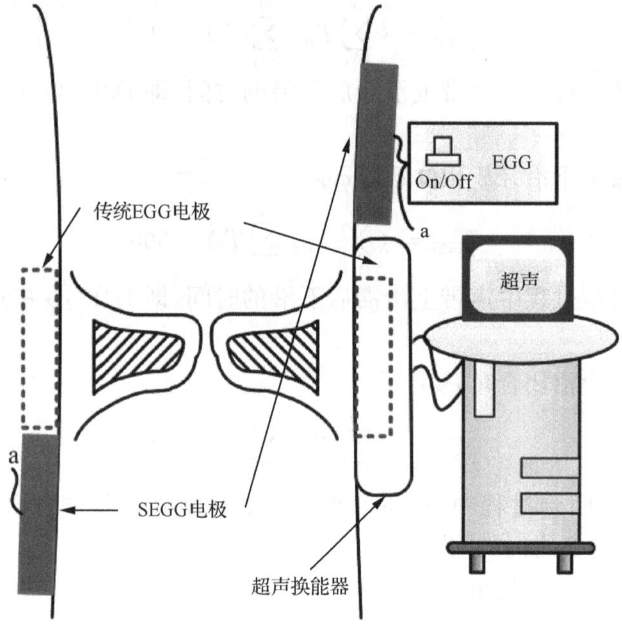

图 3.27　传统 EGG 和 SEGG 电极位置示意图

3.5.1　发声的多信号同步采集系统与方法

1. 多信号同步采集系统的组成

我们建立了一个同步系统对发声时的多信号进行同步提取和采集，该系统的整体设计如图 3.28 所示。该同步系统包括一台电声门图仪、一个高速摄影喉镜模块、一支分贝仪、一副耳麦、一个外触发装置及一台计算机。电声门图仪（Glottal Enterprises 公司，型号 EG2-PC）能够以 50kHz 的频率对声带振动 EGG 信号进行采样。高速摄影喉镜（Kay Electronic 公司）模块包含一个高速摄像机（型号 9700）及一个直接喉内窥镜（型号 9106），用于对声带上表面的运动进行高速成像和记录。该模块能够达到每秒 2000 帧的记录速度，图像分辨率为 120×256。分贝仪（HCJYET 公司，型号 HT-8352）用于实时显示发声强度，同时能够对整个发声过程的强度信息予以记录。实验中受试者就是根据分贝仪所显示的实时发声强度来不断调整自己的发声音量，不断接近所给定的发声强度（65dB）。耳麦由耳机和麦克风两部分组成。在实验中，一个预先通过语音合成方法制作的标准音频（频率为 100Hz 的元音/a:/）通过耳机输送给受试者。受试者以听到的语音频率为标准不断调整自己的发声音调，最大限度地接近所给音频频率。麦克风用来记录发声的语音信号。通过这一同步检测系统，受试者在发声时的 EGG 信号、声带的高速摄影图像、发声强度信号及语音信号能够被同步地采集入计算机终端，并在计算机屏幕上实时显示。

当受试者的发声达到要求后，通过开启外触发，计算机开始对上述信号加以同步的记录和保存。记录过程持续时间为8s左右，这一过程通常能够包含几百个声带振动周期。

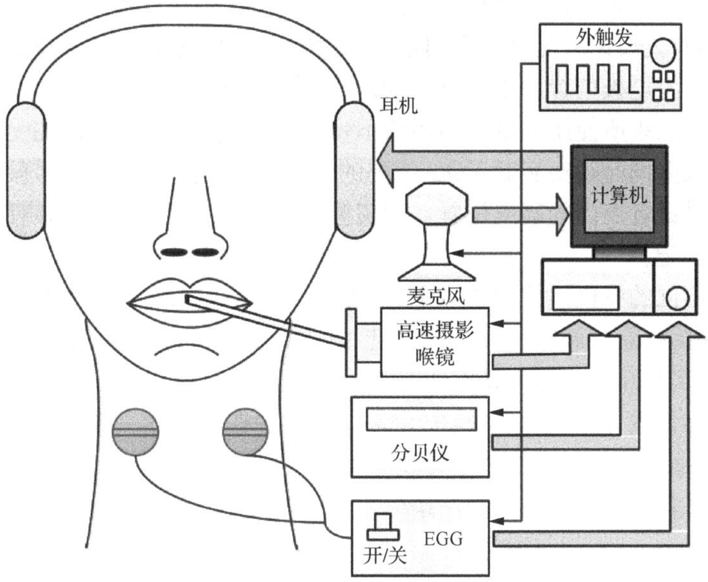

图3.28　多信号同步采集系统连接方式示意图

图中所示的EGG电极为水平对称放置，即传统EGG电极放置方式，但在实验中这一位置会被更改。所有的实验过程均在一间隔音实验室中进行。分贝仪被固定在实验平台上，受试者所坐的椅子也被固定在地面。同时，受试者被要求在整个实验过程中尽量不要大幅度移动身体，以保持与分贝仪始终相同的距离。共有5名拥有健康嗓音的男性受试者(年龄为22～27周岁)参与实验。

2. 发声频率与强度训练

由于在实验过程中EGG电极的位置需要发生多次的变化，因此要求受试者在整个实验过程中自己手持两电极。已经有研究证实，要求受试者亲自手持电极能够提高电极的在喉部位置的稳定程度，从而获得更佳的EGG信号。

受试者被要求以自然胸声区发元音/aː/，并在发声过程中注意倾听耳机中播出的标准音频。受试者通过控制并不断调整自己的发声频率，以最大限度地接近标准音频的频率。受试者发声的实时频率也会被实时显示在计算机屏幕上，供受试者进一步调整自己的发声频率。与此同时，分贝仪上会显示受试者的实时发声强度。受试者通过提高或降低发声音量来达到所要求的目标发声强度。这一训练会多次重复，直到受试者掌握同时达到目标频率和目标强度的发声方式为止。

需要指出的是，尽管经过多次训练，在实际记录到的受试者发声频率/强度和目标频率/强度之间仍然具有一定的误差。然而经过反复训练，能够尽可能地减小这一误差并最终将其控制在5%以下的可接受范围内。在这种误差下，我们可以认为不同受试者的发声是在同一种发声模式和发声条件下被采集的(胸声区，100Hz，65dB)。

3.5.2　斜置电声门图设计与参数提取

对于每位受试者来说，喉的位置、声门的位置都无法通过实验者的肉眼确定。因此在实验开始之前，首先要确定受试者声门位置，即传统 EGG 电极的摆放位置。实验中使用的电声门图仪带有电极位置的指示灯，能够帮助实验者判断电极位置的摆放是否与受试者的声门等高。如果所使用的电声门图仪不带该功能，实验者也可以在受试者颈部的位置上下移动电极并同时观察实时 EGG 波形的幅度，通过寻找 EGG 信号幅度最大时的电极位置来确定受试者声门的高度位置。当实验者找到并确定受试者的声门高度后，在该高度作出一个标记。

为了研究不同的电极摆放位置对 EGG 信号的影响，我们设计了两组 SEGG 电极摆放方式，分别称为任意摆放组和对称摆放组，图 3.29 展示的是这两组摆放方式的说明图。图中点 M 即为实验开始之初所寻找到的受试者声门高度。在受试者的颈部表面沿着横断面作出几条标记线，用来确定实验中 SEGG 电极的摆放位置。任意摆放组的标记线用数字标记，对称摆放组的标记线用小写字母标记。标记线 2 是与受试者声门高度（点 M）等高的标记线。任意摆放组的相邻两条标记线间距为 1cm，对称摆放组的为 0.5cm。

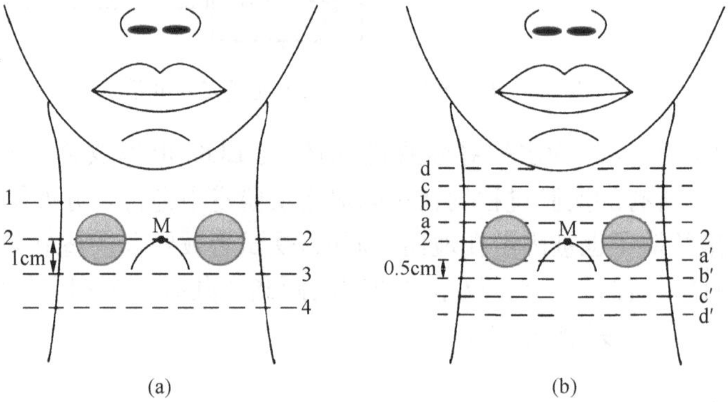

图 3.29　EGG 电极摆放的位置设计

(a) 任意摆放组电极位置设计；(b) 对称摆放组电极位置设计

当两电极水平对称放置在标记线 2 的高度时，即为传统 EGG 方式；当两电极倾斜放置于不同高度时，即为 SEGG 方式。由于声带的振动是 EGG 信号记录的目标，所以当电极放置为 SEGG 方式时，规定左侧电极放置在声门高度（标记线 2）之上，右侧电极放置在声门高度下，以此来保证声带的位置是处于两电极之间的。

用“高度 mn”来表示 SEGG 两电极的位置。字母 m 表示放置于受试者左侧颈部的电极的高度位置，字母 n 表示右侧电极的高度位置。由于人体颈部的左右对称性，高度 mn 和高度 nm 实际上是相同的。我们仅考虑其中的一种情况，即左上右下的高度 mn。实验中通过改变两个电极的相对位置，能够记录到不同高度组合的 SEGG 信号。在任意摆放组设计有 6 对不同的电极位置对，即高度 12、13、14、22、23、24。同时在对称摆放组设计有 5 对不同的电极位置对：高度 22、aa′、bb′、cc′、dd′。高度 22 即为传统 EGG，其余则均为 SEGG。

由于电极是分别摆放于声门高度上下的，因而在任意摆放组中声带处于两电极位置之间的通路上。而在对称摆放组中声带处于两电极间最短通路上，为连接两电极的直线上的中点。任意摆放组中的高度 13 也是一个对称位置，与对称摆放组中的高度 bb′是一样的摆放位置，两电极距离标记线 2 均为 1cm。

受试者被要求根据标准音频和分贝仪的示数以胸声区发元音/a:/。当受试者的发声频率和发声强度均达到要求后，启动外触发装置开始对 EGG 信号、发声强度信号和语音信号进行同步采集。当记录过程结束后，改变电极的位置。上述过程被不断地重复直到任意摆放组的 6 对位置对和对称摆放组的 5 对位置对的 SEGG 数据均被采集完毕。

3.5.3　SEGG 信号与声带振动相位间关系的验证

由于 EGG 信号与声带振动相位具有良好的对应关系，因而当电极位置改变后，首先需要对 SEGG 信号所提供的声带振动相位信息的可靠性进行验证。在这里，高速摄影喉镜被用来提供一种定性的视觉化评价。高速摄影喉镜的内窥镜由受试者的口部进入后，其图像通过光纤传导实时显示在计算机屏幕上，不断调整内窥镜的深度、角度和聚焦位置，直到能够同时观察到包括前联合和勺状软骨在内的整个声带的清晰图像。将一个电极放置于受试者左侧颈部表面喉结高度之上约 1cm 处，另一电极放置于右侧颈部喉结高度之下约 1cm 处。要求受试者用尽量大的音量发元音/a:/，启动外触发装置触发电声门图仪和高速摄影喉镜同时开始记录数据。

图 3.30 展示了所记录的 SEGG 波形和同步的高速摄影图像序列。在这部分实验中，由于高速摄影内窥喉镜的侵入性，受试者无法控制发声频率和幅度，因此图 3.30 显示的波形和图像序列的发声频率约为 125Hz。高速摄影喉镜的采样间隔是 0.5ms，因此在一个完整的声带运动周期内能够采集约 17 张高速摄影图片。这些图片的采样时刻用字母 A～Q 表示。同时，高速摄影的采样时刻也被标注在了 SEGG 曲线上。曲线 A1 和 A2 分别为同步采集的 SEGG 波形和相应的 S-DEGG 波形。

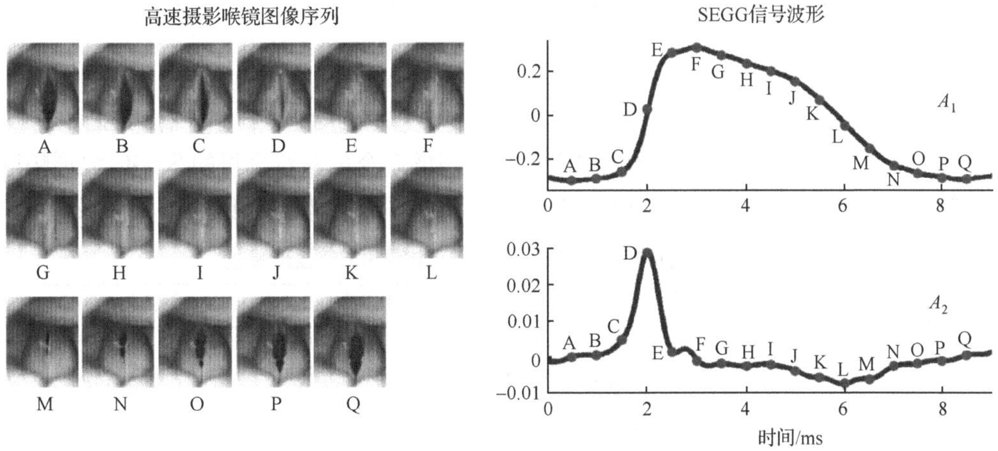

图 3.30　SEGG 描述的声带振动相位的验证

曲线 A_1 为 SEGG 波形；曲线 A_2 为相应的 S-DEGG 波形

由于高速摄影喉镜的采样间隔是固定的，而开始采集的时刻处于声带振动周期的哪一个具体的相位时刻是不可控制的，因此我们不可能找到一个将所有声带振动特征点都进行了准确采样的高速摄影周期。我们只能够做到尽量找到一个周期，该周期的采样大致能够落在几个特征点附近。在图 3.30 所示的周期中，采样点 D、F 和 L 非常接近于三个特征点的相位。采样点 D 基本位于特征点 I 的相位，这一时刻表示声带下缘已经完全接触。高速摄影图像序列中，图片 D 显示的是在该点声门已经完全闭合。采样点 L 的位置在特征点Ⅲ附近，这一特征点所代表的时刻是声带上缘刚刚开始分离。在高速摄影图像序列中，图片 L 所示为在该时刻声门恰好刚刚打开。采样点 A 和 Q 位于 SEGG 的最低点附近，这一时刻表示声门打开达到最大化。高速摄影图像中的图片 A 和图片 Q 显示的也是完全打开的声门。由于高速摄影喉镜图像不会受到 EGG 电极位置改变的影响，能够准确表现出声带运动相位，因而可以看出 SEGG 所描述的声带运动相位，尤其是特征点的相位，与真实的声带运动相位是存在着较为一致的关系的。

采样点 F 位于特征点Ⅱ附近，该特征点反映的是声带闭合最紧密的时刻。高速摄影图片 F 虽然显示的是声带完全闭合的状态，但是无法由图片判断出声带两侧接触的紧密程度，因此从高速摄影图像中无法判断声带关闭最紧密时刻。

由于喉内窥镜的侵入性在这一部分的结果中只有当 EGG 电极摆放在声门高度上下约 1cm 处的 SEGG 波形和高速摄影图像结果。发声频率和强度也没有能够进行控制达到目标频率和强度。然而，我们还是能够从高速摄影图像和 SEGG 信号波形中进行一个定性的比较。比较的结果表明，SEGG 所描述的声门闭合时刻（特征点Ⅰ）、声门开放时刻（特征点Ⅲ），以及声门最大化时刻是准确而可靠的。

3.5.4　SEGG 的信号幅度

实验中明显可以观察到，当 EGG 电极位置变化时，EGG 信号的幅度会发生很大改变。从记录到的 EGG 曲线的每个周期中最大值和最小值之差提取到该周期 EGG 信号的幅度（A_i），平均幅度（A_m）如式（3.113）计算。式（3.113）中 N 等于 100。

$$A_m = \frac{1}{N}\sum_{i=1}^{N} A_i \tag{3.113}$$

实验中对 5 名受试者测量得到的电极位于任意摆放组的 6 个位置对的 SEGG 波形幅度列于表 3.1 中。图 3.31 显示的是对称摆放组的 5 个位置对测得的 SEGG 波形幅度。为了能更加清晰地反映结果的规律，图中仅展示了 3 名受试者的测量结果。

表 3.1　任意摆放组 6 个位置对所测得 SEGG 波形幅度

位置对	受试者				
	1	2	3	4	5
高度 22	1.0402	1.4659	0.9602	0.5798	0.4136
高度 12	0.6519	0.6696	0.8290	0.3719	0.3060
高度 13	0.7580	0.7249	0.8711	0.3764	0.4032
高度 14	0.3853	0.5005	0.5175	0.1638	0.2982
高度 23	0.6113	0.6180	0.8229	0.4009	0.3756
高度 24	0.6778	0.6484	0.6224	0.3659	0.3022

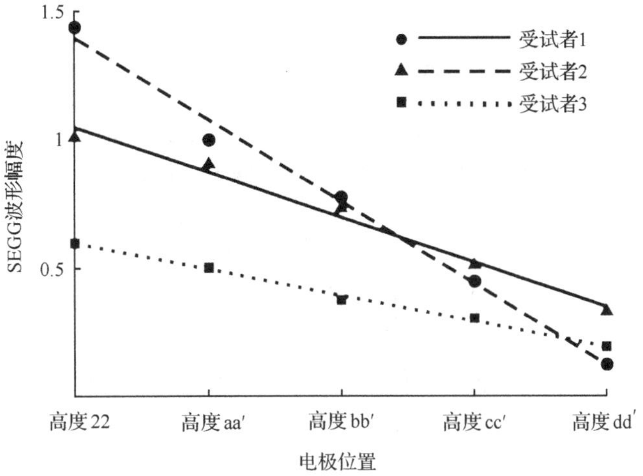

图 3.31　对称摆放组 5 个位置对所测得 SEGG 波形幅度

从表 3.1 和图 3.31 中均可以观察到非常强的个体差异性，然而也能够总结出一些规律性的结果。对于每一名受试者，无论是在任意摆放组或是对称摆放组，高度 22 测量得到的波形幅度都是最大的。而高度 14 和高度 dd′的波形幅度在任意摆放组和对称摆放组中分别是最小的。在对称组中，由于两个电极间的高度距离是呈线性增长的，因而两个电极间的直线距离是呈非线性增长的。但是在图 3.31 中，我们依然使用了线性拟合来展示随着电极距离的增大，SEGG 的波形幅度持续减小的趋势。结果所示的波形幅度下降速度(拟合直线的斜率)在三名受试者中具有明显的不同，这是由受试者的个体差异所造成。从上述结果中不难得出结论：EGG 的波形幅度大致是随着电极间距离的增加而减小的。

很多因素都会对 EGG 信号的幅度产生影响，如发声方式和强度、电极与皮肤的贴合程度、记录过程中电极的微小运动，以及电极的放置位置等。这些因素在实验设计中都进行了考虑和规定，以期将无关因素的影响减小到最低。Raymond 等指出，电极位置摆放不正确的时候可能会引起信号幅度的降低。很明显，SEGG 的电极摆放位置就是一种“不正确”的位置。在这一部分的实验结果中，这种信号波形幅度的降低是被明显观察到的。

然而，电极间距离并非是影响 EGG 波形幅度的唯一因素。在任意波形摆放组中，高度 13 和高度 24 具有相同的电极间距离。但是高度 13 的信号幅度较高度 24 的信号幅度略大，如表 3.1 所示。这一结果说明 EGG 波形幅度和电极距离之间的关系是非线性的。考虑到喉解剖结果的复杂性和影响 EGG 信号幅度因素的多样性，在这里我们并没有对这二者之间的关系进行定量的研究。

电极间距离的增大通常会给电极通路上引入更多的喉部组织，造成更大的电阻，引起信号波形幅度的下降。然而，EGG 信号幅度和电极距离之间的关系是非线性的。人体颈部为电极间电流提供了多条通路，仅仅有一小部分电流是流经声带部位的。考虑到组织的电导率在不同的喉部组织结构之间是变化的，尽管高度 13 和高度 24 的电极的高度差相等，但是由于这两个位置对的电极间的组织成分和结构的不同，因而导致了 SEGG 的信号幅度在高度 13 和高度 24 是不同的。

3.5.5　SEGG 提取的速度和速度比

平均声带闭合速度 V_c 和平均声带开放速度 V_o 可由式(3.114)计算。其中,V_{ci} 和 V_{oi} 分别为是 DEGG 信号第 i 个周期最大正峰峰值和最大负峰峰值。

$$V_c = \frac{1}{N}\sum_{i=1}^{N} V_{ci}, V_o = \frac{1}{N}\sum_{i=1}^{N} V_{oi} \tag{3.114}$$

声带闭合开放速度比 V_R 是平均声带闭合速度和平均声带开放速度的比值。

$$V_R = V_c / V_o \tag{3.115}$$

在实验中,受试者的发声是被严格控制在同一发声条件下的。SEGG 信号的频率与受试者的发声频率是一致的,约为 100Hz。然而 SEGG 信号的波形幅度是随着电极位置的改变而改变的。因此,SEGG 信号的梯度就是变化的,求导后 S-DEGG 信号的幅度也会随之变化。声门闭合速度和声门开放速度分布是 DEGG 信号正峰和负峰的峰值大小,同样会随之改变。所以当电极的水平对称位置发生改变时,从 SEGG 波形中测得的声带闭合速度和开放速度与从 EGG 波形中测得的这两个速度是不相同的,即当电极位置改变时,SEGG 不能提供正确的声带闭合速度和开放速度。

平均声带闭合-开放速度比可通过式(3.114)和式(3.115)计算得到。对于每一个受试者和每一个电极位置对,分别对 100 个周期的数据进行了测量。图 3.32(a)中显示的是 5 名受试者电极位于高度 22 时的平均声带闭合-开放速度比的结果。高度 22 即为传统 EGG 的电极摆放方式。对于每一个受试者,测得的闭合-开放速度比分布在一个较小的范围内。然而,在不同的受试者之间,该速度比具有显著的不同,范围为 1.75～3.75。

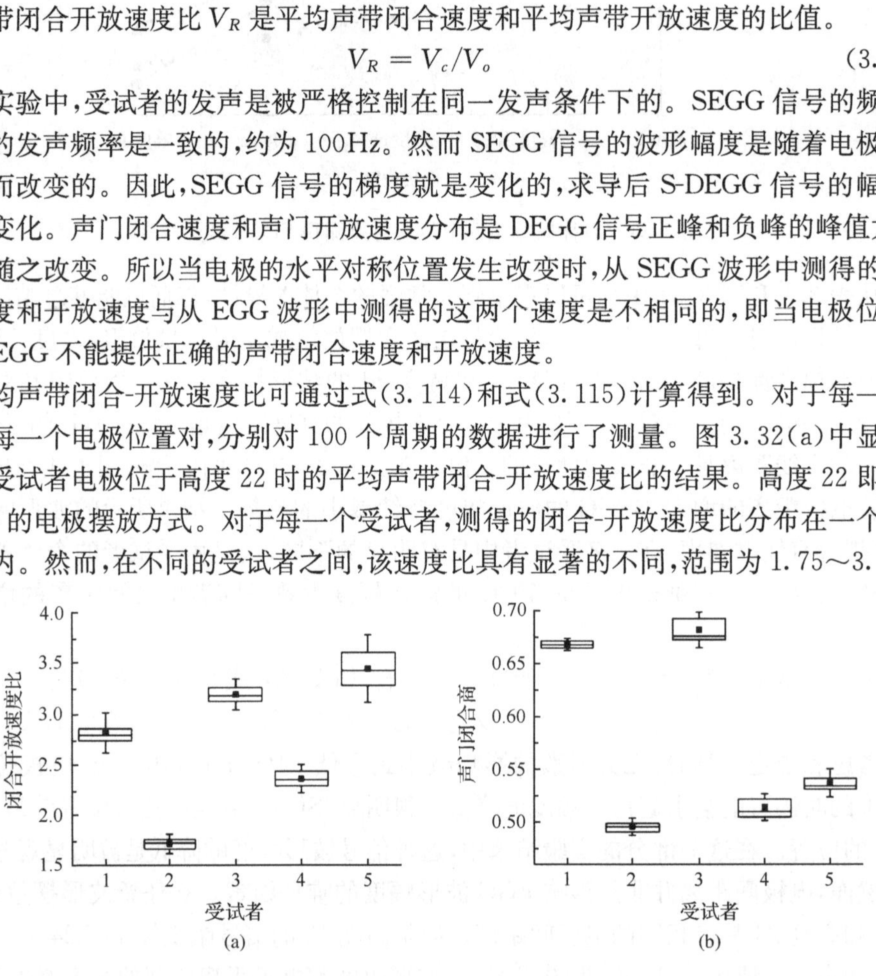

图 3.32　电极位置为 22 时平均声带闭合-开放速度比(a)和声门闭合商的个体间差异结果(b)
箱线图绘出了中值、四分位、最大值和最小值。实心小正方形表示平均值

由于在实验中其他的实验条件严格控制,仅仅是电极位置这一个因素发生了改变,因而可以运用单因素方差分析(one-way ANOVA)对所测量的数据进行统计分析。用 one-way ANOVA 对图 3.32(a)结果中的数据分析发现,在高度 22 位置 5 名受试者的速度比具有显著性差异($P<0.001$)。这一显著性差异说明该参数在不同个体之间具有明显个体差异。因此,在接下来的数据比较中,不再对不同受试者之间的测量结果进行比较,而

仅仅是对同一受试者的不同电极位置测量数据进行比较。

一个受试者的电极摆放在不同位置对的闭合-开放速度比结果如图 3.33 所示。图 3.33(a)和(b)分别是任意摆放组和对称摆放组的结果。考虑到电极在高度 22 位置是传统 EGG 的电极放置形式，将每个位置的测量结果都与高度 22 的测量结果之间通过 one-way ANOVA 检测进行比较。如果比较结果为无显著差异，则说明这一位置的测量结果与传统 EGG 的测量结果没有差异，那么这一位置的测量结果就是准确的、可以接受的；反之，如果比较存在显著差异，则说明这一位置的测量结果是与传统 EGG 具有明显差异，是不正确的测量结果。

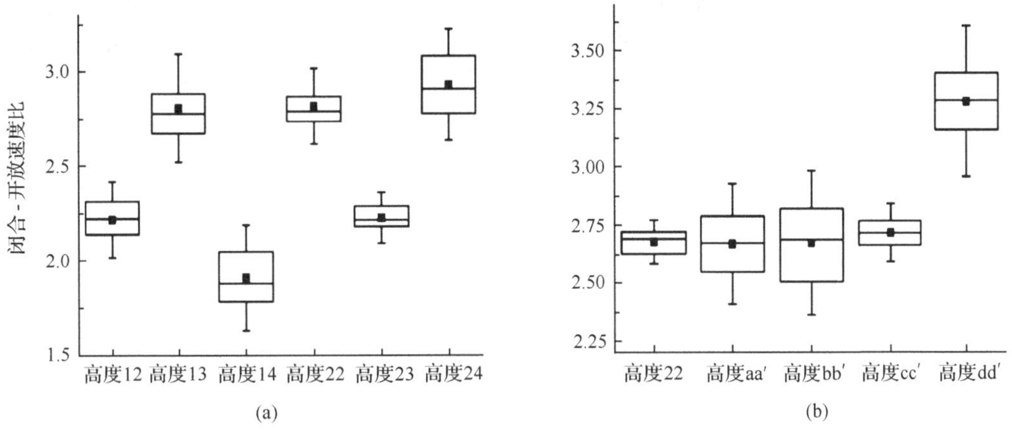

图 3.33　任意摆放组(a)和对称摆放组(b)的平均声带闭合-开放速度比

箱线图绘出了中值、四分位、最大值和最小值。实心小正方形表示平均值

在任意摆放组中，测得的声带闭合-开放速度比为 1.5～3.0。统计分析显示，在高度 13 测得的速度比与高度 22 的速度比具有非常高的相似性($P=0.998$)；而其他位置测得的速度比与高度 22 的速度比均具有显著差异($P<0.001$)。在对称摆放组，统计分析显示高度 aa′、bb′和 cc′测得的速度比与高度 22 的速度比具有较高的相似性($P=0.997$、0.944 和 0.619)，而高度 dd′的测量结果与高度 22 的结果具有显著差异($P<0.001$)。这些量化统计分析结果显示，电极高度差小于 3cm 时(高度 aa′、bb′和 cc′)测量得到的声带闭合-开放速度比，与传统 EGG 测量得到的闭合-开放速度比是一致的，因而是准确的。

3.5.6　SEGG 提取的平均声门闭合商

平均声门闭合商(CQ)是声带振动的一个非常重要的相位参数。这一相位参数表征了声门闭合时间占声带总周期时间的比例。从 D2EGG 曲线中通过式(3.116)可以提取到该参数。其中，T_{1i}是 D2EGG 曲线中特征点 I 和特征点Ⅲ之间的时间间隔长度，而 T_i 是第 i 个周期的周期长度。在这里 M 等于 10。

$$\mathrm{CQ} = \sum_{i=1}^{M} T_{1i} \Big/ \sum_{i=1}^{M} T_i \tag{3.116}$$

对 5 名受试者的每一个电极摆放位置，实验中总共记录了 100 个周期的数据。将这

100 个周期的数据分为 10 组，每组内计算出一个 CQ 值。图 3.32(b)是当电极位置在高度 22 时计算得到的 5 名受试者的 CQ 值。从图中可以看出，这 5 名受试者声带振动的 CQ 为 0.5～0.7。对于每一位受试者，CQ 都分布在一个较小的范围内。然而，统计结果显示在不同的受试者之间 CQ 值存在着显著性差异(one-way ANOVA test, $P<0.001$)。因此在接下来的结果比较中，当电极位置改变时，不再进行人际间比较，而只对某一个受试者电极位置改变的 CQ 结果进行比较和分析。

任意摆放组和对称摆放组的 CQ 值结果如图 3.34 所示。这一结果是来自于一名受试者的典型结果。每个位置测得的 CQ 值均与高度 22 的 CQ 值进行了统计比较。图 3.34(a)中所示的任意摆放组的 CQ 值分布于 0.4～0.5。统计分析显示，高度 13 和高度 22 之间的 CQ 值具有显著的相似性(one-way ANOVA test, $P=0.765$)，然而在该组中的其他高度位置上却不能观察到这样的相似性(one-way ANOVA test, $P<0.001$)。在对称摆放组中，如图 3.34(b)所示，高度 aa′和高度 bb′测得的 CQ 值与高度 22 的 CQ 值具有明显的相似性(one-way ANOVA test, $P=1.000$)，而高度 cc′和高度 dd′的结果则观察到了显著性差异(one-way ANOVA test, $P<0.001$)。这些统计结果表明，当 EGG 的电极呈对称位置放置，且电极间高度差不大于 2cm 时(高度 aa′和 bb′)，相应的 CQ 值才是可接受的，能够正确反映声带运动的闭合时间与总周期的比值。

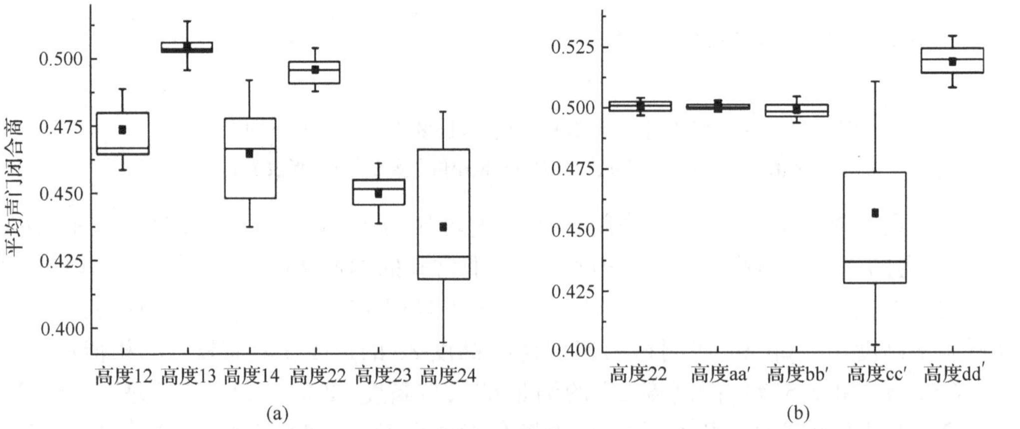

图 3.34 任意摆放组(a)和对称摆放组(b)的平均声门闭合商

箱线图绘出了中值、四分位、最大值和最小值。实心小正方形表示平均值

在高度 13、高度 aa′、高度 bb′和高度 cc′测得的声带平均闭合-开放速度比与高度 22 测得的结果一致，高度 22 就是传统 EGG 的放置方式。相似的趋势在 CQ 的结果中也可以被观察到。与传统 EGG 的 CQ 相比，高度 13、高度 aa′和高度 bb′的 CQ 是准确的。注意到在这些位置上电极都是对称放置的，声带基本位于两个电极连线的中点。因此，当电极以声带为中心对称放置时，能够得到可靠的速度比和 CQ 值。然而，当电极间的距离过大时，如高度 dd′，尽管电极也是对称放置，但测得的速度比和 CQ 都是不正确的。当电极间距离过大时，SEGG 波形的幅度会降低，相应的信噪比也会降低，同时波形还存在一定的变形。这些因素都有可能导致测量结果出现偏差。

当需要获取的声带振动参数是闭合-开放速度比或 CQ 时，在电极位置放置合适的情况下，EGG 是能够被 SEGG 所替代的。电极放置的对称性非常重要，此外，电极间的距离应该被限制在一个合理的范围内。

3.6　超声声门图

超声声门图（UGG）是另一种能够对声带动态过程进行非侵入性观察的方法。UGG 的概念于 1968 年被 Kitamura 等（1968）提出后，一些学者就对其开展了大量研究。Hamlet 和 Reid（1972）、Kitzing 等（1973）用单阵元超声换能器，通过 UGG 技术分辨出了声带的闭合相和开放相。Hamlet 等（1980）提出相较于 EGG，UGG 更加强调超声换能器的位置，具有更高的敏感性，从而将这种敏感性用于描绘一句完整句子中喉的上下运动过程。这些研究中使用的都是单阵元换能器，它的波束宽度有限，因而具有对声带特定部位进行检测的潜力。此外，UGG 的无侵入性能够保证应用于在体研究时的自然和动态发声。因此，发展 UGG 方法能够使我们从一个更加客观和自然的角度来观察声带的运动。

然而遗憾的是，自 1980 年以后关于 UGG 应用的报道几乎停滞了。出现这种情况的原因，是由于单阵元换能器在检测过程中无法对整个声带的长度方向有一个总体的把握，导致研究者无法确定所研究的部分位于声带的哪一个部位（Hamlet and Reid，1972）。相较于单阵元换能器，线阵超声换能器拥有更多阵元，因而具有更宽的扫描范围，具有对沿着长度方向的整个声带进行成像的能力。然而线阵换能器有限的线扫描速度导致在同一帧 B 超图像中的不同位置的组织结构并不是同时采集的。由于 UGG 反映声带振动的相位信息，因而这一成像的异步性问题是不能够被 UGG 所接受的。此外，通常线扫描超声的成像帧率不能满足声带振动对成像速度的要求。Tsai 等通过低帧率超声获取了声带振动的慢速伪像，Qin 等（本研究小组在前期的工作中）通过减小 B 超成像区域、降低线扫描密度等方式将线扫描超声的成像帧率提高到约 800Hz（Tang et al.，2013；Qin et al.，2011），基本满足了对声带振动的成像速度要求。到目前为止，对于怎样能够在没有成像异步性的条件下对沿声带长度方向的整个声带的运动过程进行成像和记录仍然是本领域研究中的一大难题。

为了获得沿着前后方向整个声带的运动特性，我们提出了一种基于超高帧率平面波的 UGG 方法。通过建立一个由超声系统和电声门图仪组成的同步成像检测系统，在自然语音条件下沿前后方向的整个声带进行成像的同时，记录发声时声带振动的相位信息。超声换能器为线阵，线阵的每一个阵元同时发射的波束形成平面波，接收时进行波束合成，保证了成像的同步性。通过计算随时间变化的回波信号强度来获得沿着长度方向的整个声带的 UGG 曲线，以及分段声带的 UGG 曲线。从 UGG 曲线上提取能够反映声带振动相位的特征点并与同步的 EGG 信号的特征点相比较，随后从 UGG 曲线中对声带振动参数（周期和闭合商）进行测量并与同步的 EGG 信号提取的振动参数相比较。基于这些比较结果，本节将从一个全新的角度对在体声带振动过程加以分析。

3.6.1 基于超高速平面波和SEGG的成像和记录系统

建立了一个无侵入性的成像和检测系统，该系统由一个超声成像平台和一台电声门图仪组成，用于同步地对沿前后方向的整个声带进行成像，同时记录发声时声带的振动相位信息。该系统的无侵入性保证了受试者的正常和自然发声。共有5名受试者参与实验，其年龄分布在23～28周岁(平均年龄24.5周岁)。图3.35为整个系统的示意图，分别从冠状面、矢状面和横断面对超声换能器和电声门图仪的电极的摆放方式进行了图示说明。

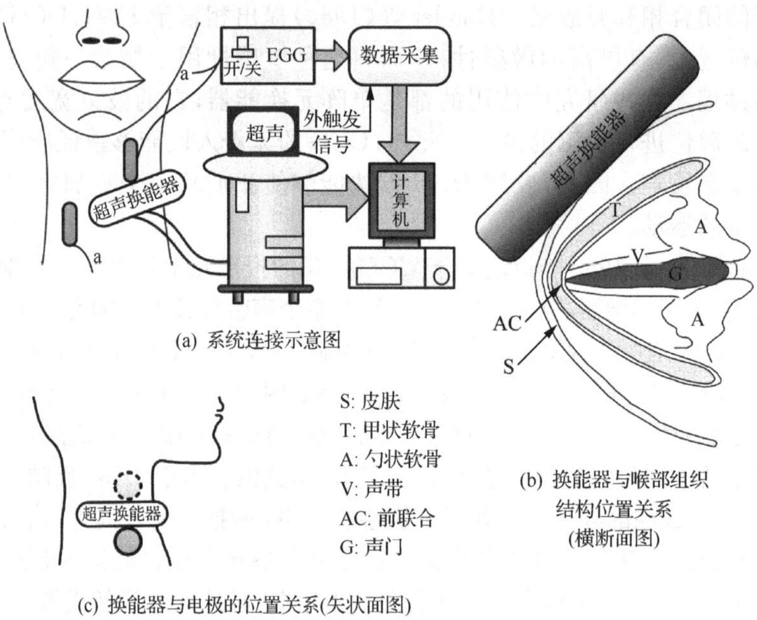

图3.35 基于超声平面波和电声门图仪同步采集系统的连接方式

1. 系统组成

如图3.35(a)所示，该同步系统包括一台超声成像系统和一台电声门图仪。超声成像系统(Sonix Touch, Ultrasonix Medical Corporation)及其换能器(L14-5/38, 38mm, Sonix Series)能够在平面波模式下工作，成像帧率达到5000Hz以上。在对人体声带成像时，选择成像区域为38mm宽×25mm深。换能器的中心频率为7.2MHz，采样频率为80MHz。线阵换能器的每个阵元接收超声RF数据，由一台128通道的平行数据接收器(SonixDAQ, Ultrasonics)进行采样处理。电声门图仪(Glottal Enterprises, 型号EG2-PC)以50kHz的采样速度对同步的周期性声带振动相位信息进行采集。

超声系统工作在外触发的设置下。当需要开始记录数据时，实验者在超声系统的操作面板上按下记录按钮，超声系统开始记录超声射频数据。同时，超声系统会向外产生一个触发信号，该信号为TTL电平，因此能够很容易地被其他设备利用。我们利用该外触发信号来对电声门图仪进行同步的采集控制。当电声门图仪接收到该信号时，同时开始记录数据。超声系统的射频数据和电声门图仪记录的电声门图信号均被存储在一台计算机中，用于后续的离线处理。数据处理的过程中考虑了触发产生的延迟的影响并作出了相应的处理。

2. 实验过程

首先，为了能够在超声系统的显示屏上观察到一个更加清晰的图像，我们令超声系统工作在B模式下。耦合后将超声换能器沿着横断面放置在受试者颈部一侧的皮肤表面，大约位于男性受试者喉结的高度。然后对换能器的角度和位置进行微小而细致的调整，直到在超声系统的显示屏上能够同时观察到前联合和勺状软骨的图像。在这一过程中可令受试者不断发声，能够帮助实验者更好地判断声带所在的区域，有利于对前联合和勺状软骨的识别。图3.35(b)所示为超声换能器与声带及周围组织结构的相对位置关系示意图。其中最外层S为皮肤，T为甲状软骨，V为声带。两侧声带融合呈声带腱附着于甲状软骨，称为前联合(AC)。两侧声带之间的空隙称为声门裂，简称声门(G)。后部A所示为勺状软骨。声带的后端就附着于勺状软骨的前角部分，因而该部位也称为声带突。勺状软骨的声带突部位即为后联合。因此，当我们在超声系统的显示屏上同时观察到前联合和勺状软骨时，就意味着沿声带长度方向的整个声带都进入了成像范围内。这也是我们需要对前联合和勺状软骨的成像定位的原因。

当找到前联合和勺状软骨的位置后，将超声系统的成像模式调整为平面波成像。一个电声门图电极放置于换能器之上的颈部表面，另一个电极在对侧颈部放置于一个斜向下的位置，即斜向电声门图的电极放置。两个电极分别在声门高度上下1cm处，如图3.35(b)和(c)所示。注意电极的放置位置要避开超声波束传播的路径，以免对超声回波信号造成影响。随后令受试者尽量大声地以胸声区发元音/iː/并保持。实验者按下超声系统的记录按钮对超声RF数据进行记录，同时超声系统发出的外触发信号会令电声门图仪同步地记录电声门图信号。整个采集过程持续约250ms。这一记录时长通常会包含几十个声带振动周期。由于平面波发射的回波信号的数据量非常大，因此记录时长越长，对超声系统和计算机系统的硬件存储设备的要求就越高。所有的RF数据和电声门图数据都被存储在计算机中等待后续的离线处理。

3.6.2 从平面波超声图像中提取超声声门图曲线

1. 分段超声声门图的提取

图3.36显示的是声带沿着前后方向振动时的一帧平面波超声图像。当两侧声带被来自肺部的气流分开而出现声门时，就会在声带边缘形成气体-组织界面。声带周期性振动，声门也周期性出现和消失。由于气体-组织界面会对超声波信号产生强烈的反射，因而在超声系统的显示屏上就能够观察到周期性出现和消失的强反射回波信号，在得到的超声图像序列中就显示为一条明亮的线段周期性的出现和消失。在这条线段的两端是两个较为明亮的区域。这两个亮区在所有的超声图像序列中都存在，并且所处的位置相对固定。这两个亮区就被认为是前联合和勺状软骨所在的位置，如图3.36(a)中箭头所指。

它们中间的亮线就是声带的气体-组织界面的回波信号。由于平面波成像能够克服传统线扫描在空间上成像的不同步性，因此我们可以通过测量声门区域的超声回波信号幅度，而同时地获得沿着整个声带长度方向的声带振动信号。测量得到的随时间变化的回波强度曲线就是超声声门图曲线。

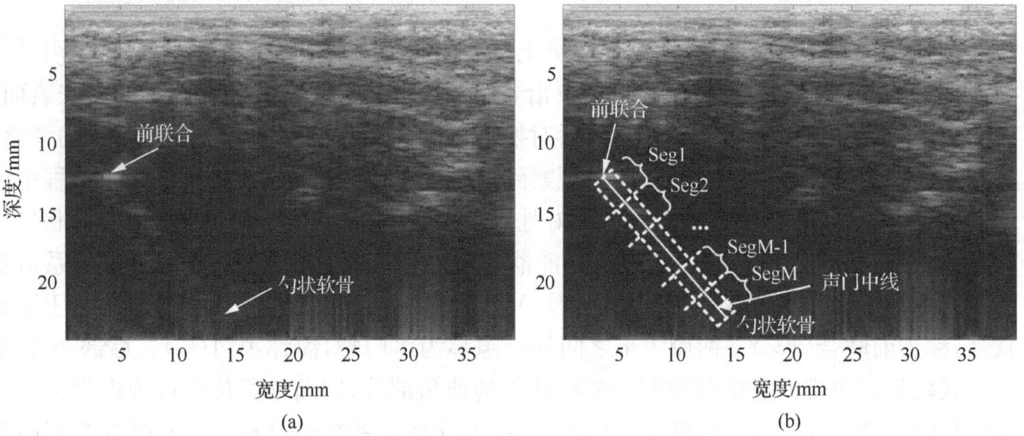

图 3.36　在声带振动的平面波超声图像上对目标解剖结构和感兴趣区域的识别与划分

(a) 前联合和勺状软骨位置识别；(b) 感兴趣区域的识别和划分

首先，通过主观判断出前联合和勺状软骨的位置，然后手动地在超声图像上以一条线段连接这两个位置。这条线所在的位置就被认为是声门中线。由于声门形状的可变性及超声的混响效应，气体-组织界面的强回波超声信号在超声图片中显示为一条具有一定宽度的线段。因此，我们选定一个矩形作为感兴趣区域(ROI)，所绘的声门中线位置的线段作为这个矩形的对称轴。随后，这个矩形 ROI 被沿着声带长度方向平均地分成几个等份，如图 3.36(b)所示。在每一个分段的 ROI 内提取所有像素的像素灰度值，那么每个分段的 ROI 内随时间变化的超声声门图曲线通过式(3.117)进行计算：

$$\mathrm{UGG}(t)=\mathrm{norm}\left(-\frac{1}{N}\sum_{i,j}P_{i,j}(t)\right) \tag{3.117}$$

式中，$UGG(t)$就是随时间变化的超声声门图曲线；$P_{i,j}$是某个 ROI 内的像素点(i,j)的灰度值；N 代表该 ROI 内的所有像素点的个数；'norm'代表归一化运算。在实验中，我们将整个矩形的 ROI 等分为 10 个 ROI，分别对每一个分段的 ROI 内提取了相应的超声声门图曲线。图 3.37 所示即为从前联合到勺状软骨之间的声带的 10 个分段 ROI 内的超声声门图曲线。由于式(3.117)中对 ROI 内像素值平均后取反，因此曲线中幅度大的部分代表弱的超声回波信号强度，而幅度小的部分则代表着强回波信号。

图 3.37 所示曲线 Seg1 到 Seg10 为分段超声声门图曲线。曲线 Seg1 对应的分段 ROI 为最接近于前联合位置的 ROI，而曲线 Seg10 对应的为最接近于勺状软骨的 ROI，即 Seg1～Seg10 为沿着声带从前到后的分段超声声门图曲线。从几乎所有的超声声门图曲线中均能够观察到明显的周期性。同时在图 3.37 中显示的还有同步的斜向电声门图曲线，用于结果的对比。

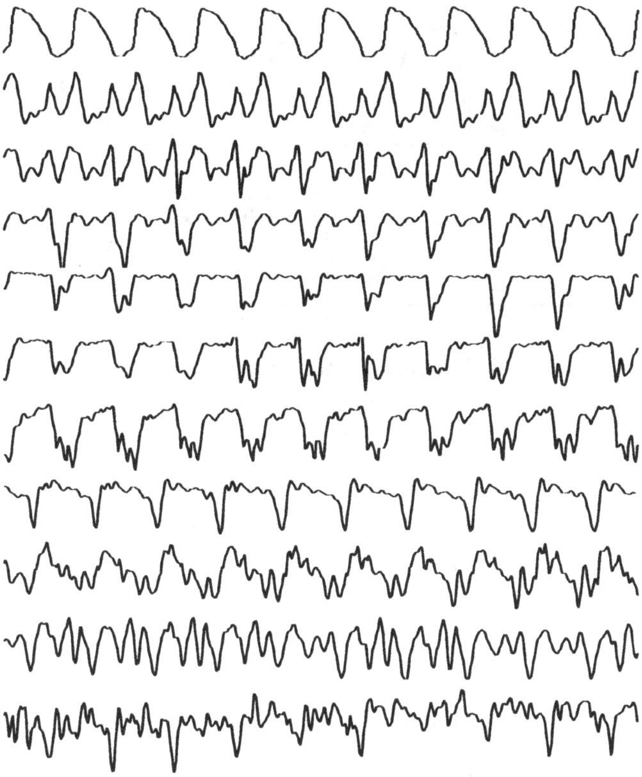

图 3.37　分段的超声声门图曲线与同步电声门图曲线

2. 全局的超声声门图曲线提取

由于在确定前联合位置和勺状软骨位置的时候是由实验者主观判断的，并且这两个解剖结构本身，尤其是勺状软骨是具有一定的体积的，而在实验中我们将它们的位置简单地归结为一个点。因此我们并不认为所有提取到的分段 ROI 内的超声声门图曲线都能反映声带运动的结果。考虑到当声带两侧接触时，超声波束能够透射声带接触的组织；而声带两侧分开时，大部分的超声信号会被组织-气体界面反射回来，因此描述声带部位振动的超声声门图曲线应该是大幅度和小幅度以一定的规律和次序交替出现。观察图 3.37 中分段的超声声门图曲线，发现 Seg3、Seg4、Seg5、Seg6、Seg7 共 5 条曲线是符合声带振动对超声回波影响的特性的。

为了得到能够反映整体声带振动的超声声门图曲线，将曲线 Seg3～Seg7 相加，所得到的全局超声声门图曲线如图 3.38 中 UGG(全局)曲线所示。图 3.38 中仍然绘出了同步的电声门图信号，即 EGG 曲线。同时在图中绘出的还有 D2EGG 曲线和 D2UGG 曲线。

3.6.3　超声声门图曲线的特征点

电声门图曲线的特征点能够反映声带振动过程中非常重要的相位时刻。因此在图

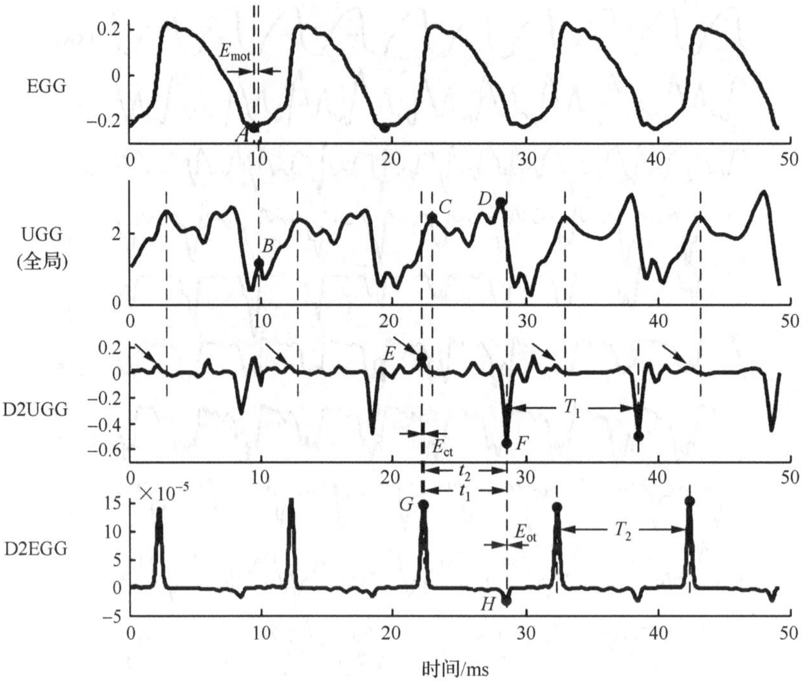

图 3.38 全局的超声声门图曲线及同步的电声门图曲线

3.38 中，通过一个峰值检测算法将电声门图曲线 EGG 中的点 A 和 D2EGG 中的点 G、点 H 提取出来。前面已经介绍过，点 A 为电声门图曲线的谷值点，它代表着声门开放最大的时刻；而点 G 是 D2EGG 曲线的正峰值点，代表声门刚刚闭合的瞬间；点 H 是 D2EGG 曲线的负峰值点，代表声门刚刚开放的瞬间。同时，还从超声声门图曲线中提取了一些特征点。通过控制峰值检测算法的搜寻窗长，我们首先从全局 UGG 曲线中提取了点 C 和点 D。点 B 是每个周期内的一个小而明显的波动峰，通过寻找点 D 之后的第二个过零点可以将每个周期的点 B 提取出来。点 E 是 D2UGG 曲线中的一个小的正峰，我们提取的点 E 是点 C 所对应时刻之前的第一个正峰。点 F 是 D2UGG 曲线的负峰值点。这个负峰值点非常突出，易于被峰值检测算法识别。我们对所记录的 250ms 之内的每个周期内的这些特征点都进行了识别和提取。

测量点 A 和点 B 之间、点 E 和点 G 之间、点 F 和点 H 之间的位置差异，并计算了相对差异占整个周期的比率：

$$E_{\mathrm{mot}}=\frac{\mathrm{Loc}(B)-\mathrm{Loc}(A)}{T_{\mathrm{egg}}}\times 100\% \tag{3.118}$$

$$E_{\mathrm{ct}}=\frac{\mathrm{Loc}(E)-\mathrm{Loc}(G)}{T_{\mathrm{egg}}}\times 100\% \tag{3.119}$$

$$E_{\mathrm{ot}}=\frac{\mathrm{Loc}(F)-\mathrm{Loc}(H)}{T_{\mathrm{egg}}}\times 100\% \tag{3.120}$$

式中，T_{egg}是从电声门图曲线中测量到的平均周期长度；Loc()表示的是提取的特征点在时间轴上的时刻。

分别从超声声门图和电声门图中提取声带振动的特征参数。首先对振动周期进行测量。图 3.38 中所示的 T_1 和 T_2 分别是从 D2EGG 和 D2UGG 曲线中提取的振动周期。超声声门图和电声门图对声带振动周期的测量差异如式(3.121)计算：

$$E_{vc}=\frac{|T_1-T_2|}{T_{egg}}\times 100\% \tag{3.121}$$

D2EGG 曲线中点 G 和 H 之间的时间间隔表示声带闭合的时相，如图 3.38 所示的 t_2。t_1 是 D2UGG 曲线中点 E 和点 F 之间的时间间隔。超声声门图和电声门图方法对声带闭合相的测量误差如式(3.122)、式(3.123)计算：

$$\mathrm{CQ}_{ugg}=\frac{t_1}{T_{ugg}},\mathrm{CQ}_{egg}=\frac{t_2}{T_{egg}} \tag{3.122}$$

$$E_{cq}=\frac{|\mathrm{CQ}_{ugg}-\mathrm{CQ}_{egg}|}{\mathrm{CQ}_{egg}}\times 100\% \tag{3.123}$$

式中，T_{ugg}是从超声声门图曲线中测量得到的周期长度。

1. 全局超声声门图的特征点

当声带两侧紧密结合时，超声能够穿透组织，ROI 内的回波信号比较弱。因此，全局的超声声门图在该段时间内为较低的幅度。当声带两侧刚刚开始分离时，出现气体-组织界面形成一个非常窄的缝隙。由于声带自身和振动的对称性，该窄缝出现的位置就是声门中线处。这一突然出现的组织-气体界面窄缝导致超声回波信号的突然增强，在超声图像上显示为在声门中线处出现的一条亮线，在超声声门图的 UGG 曲线中就会出现幅度上的突降。同时，D2UGG 曲线中就会相应的出现一个负峰。因此，D2UGG 曲线的点 F 就代表了声带两侧恰好分开的时刻、即刚刚出现声门的时刻。随后，由于声门区域总是存在着声带的气体-组织界面，因而在声带两侧分开以后 UGG 曲线的幅值会保持在一个相对比较小的幅度范围内。随后，两侧声带在达到侧向最大位移后又向着声门中线回复，当两侧声带又在声门中线处接触后，气体-组织界面消失，超声又能够透射，强回波信号消失。在超声图像上显示为亮线的突然消失；而在 UGG 曲线上表现为幅度的突然增大，同时在 D2UGG 曲线上显示为出现一个正峰。点 E 就是 D2UGG 曲线上的正峰。因而它代表着声带两侧刚刚接触、声门恰好关闭的时刻。因此，点 E 和点 F 之间的时间间隔表示的就是声门完全闭合的声带闭合相，而一个周期内的其余时间段则为声带开放相。

从图 3.38 中可以看出，在声带的开放相，虽然全局的 UGG 曲线幅度相对较低，但是其中依然有一个明显的波动，即有一个小峰，标出的点 B 为这个波动峰的顶点。如上所述，当声门刚刚打开的时候，声门中线处的超声图像中会出现强的回波信号。然而随着声带向两侧移动，声门逐渐增大，大多数的回波信号在声带边缘处就被反射，而极少有信号能够到达声门中线处。由于我们选择的 ROI 位于声门中线，因此当声带远离声门中线后，ROI 内的亮线反而会暂时消失，ROI 呈现弱回波信号。此时的 UGG 曲线显示为幅值的小幅度上升。随后，随着声门开放达到最大后，声带又向声门中线处移动靠拢，当声门又一次变成一条窄缝时，在声门中线处又会出现强反射回波信号，此时 UGG 曲线的幅度又迅速下降。这一过程就导致了在图 3.38 中的 UGG 曲线表征开放相的部分出现了一个明显的幅度波动。由于点 B 是这个波动的峰值，代表着在声带向两侧运动后声门中线处反射回波最弱的时刻,因此可以认为点 B 所在的时刻是声门开放最大时刻。

点 A 是电声门图 EGG 曲线的谷值,代表着声门开放最大时刻。因此,我们通过式(3.118)计算了点 A 和点 B 之间的时间位置差异,结果显示 E_{mot} 为(3.3±2.4)%。点 G 是 D2EGG 曲线的正峰,它代表声带下缘的接触时刻,同时也是声门刚好完全闭合的时刻。点 H 是 D2EGG 曲线的负峰,它代表声带上边缘的分离时刻。因此,点 E 和点 G 之间的时间位置差异、点 F 和点 H 之间的时间位置差异通过式(3.119)、式(3.120)分别进行计算的结果是 E_{ct} 为(3.1±1.5)%,E_{ot} 为(2.2±1.8)%。这些位置差异基本上都小于 5%,属于可以接受范围。这一结果表示,从全局的超声声门图曲线中提取到的声带运动特征点和相位信息与从电声门图中提取到的相一致。这表明我们检测的三个特征点:声门最大开放时刻(MOT)、声门关闭时刻(CT)和声门开放时刻(OT)能够从超声声门图曲线(UGG 和 D2UGG 曲线)中被准确地提取出来。UGG 曲线中的波动峰可以代表声门最大开放时刻,D2UGG 曲线中的正峰点和负峰点分别代表声门关闭时刻和声门开放时刻。

2. 分段超声声门图的特征点

如图 3.37 所示,分段的超声声门图曲线(分段 UGG 曲线)和全局的超声声门图曲线(全局 UGG 曲线)的波形相似,因此我们对分段 UGG 曲线(图 3.37 中的 Seg3~Seg7)也进行差分得到分段的 D2UGG 曲线。同时,对分段超声声门图曲线的 E_{ct} 为 E_{ot} 也进行了计算,结果显示于图 3.39 中。如上所述,D2UGG 曲线的正峰点和负峰点分别是声门恰好关闭和开放的时刻点。这里需要指出的是,在分段声门图中这里的声门指的其实是“分段的声门”。因此,分段的 D2UGG 曲线的正峰和负峰表示分段的 ROI 内的一段声门恰好闭合和打开。因此,图 3.39 中的 E_{ct}(E_{ot})表示的是从分段的 D2UGG 曲线和 D2EGG 曲线中测得的声门闭合(开放)时刻之间的差异。同时,图 3.39 中也将从全局的 D2UGG 曲线中测得的 E_{ct} 和 E_{ot} 显示出来用以比较。如果从 D2UGG 曲线上提取到的特征点的时间位置在 D2EGG 曲线上提取到的相应的特征点的时间位置之前,那么图 3.39 中的结果显示为负;反之,如果 D2UGG 的特征点时间位置滞后于 D2EGG 特征点,那么结果为正。

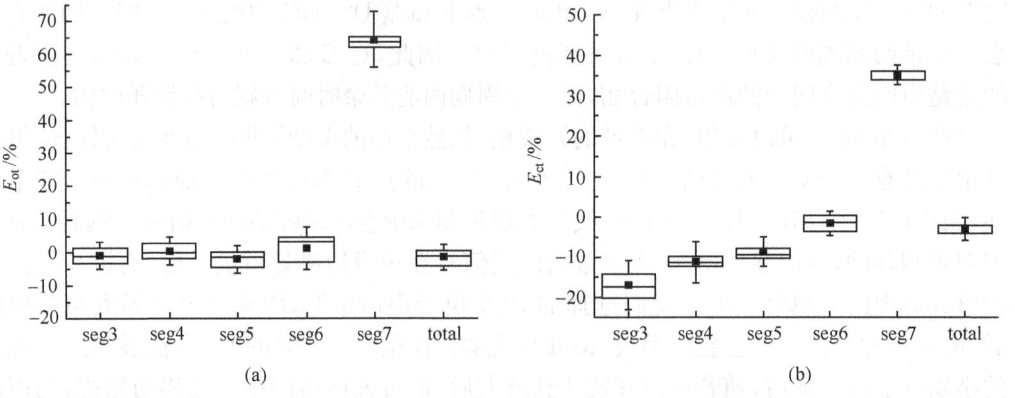

图 3.39　分段的超声声门图曲线的声带运动特征点与电声门图曲线特征点的时间差异

(a) 声门恰好闭合的时刻差异;(b) 声门恰好打开的时刻差异

Seg3 所在的分段 ROI 位置靠近前联合，而 Seg7 所在分段 ROI 位置接近勺状软骨。图 3.39(a)的结果中可以观察到，除了 Seg7 以外，其他 ROI 内声门开放时间 OT 是非常接近的。除 Seg7 外的声门开放时间与从全局超声声门图中提取的声门开放时间基本一致。这一结果显示声带两侧的分离在整个声带长度范围内基本上是同时发生的。而从图 3.39(b)中观察到声门闭合时间 CT 在每个 ROI 内是有明显差异的。分段超声声门图的 Seg3 中提取的声门闭合时间较全局超声声门图中提取到的要提前。然而，这一提前量随着 ROI 的位置向声带后部移动而逐渐减少。Seg6 的闭合时间与全局超声声门图的基本一致，而 Seg7 的闭合时间滞后于全局超声声门图。这一结果显示在闭合过程中，声带呈现一种拉链式闭合，即从前到后依次关闭。

3.6.4　超声声门图曲线的特征参数

1. 发声基频

由于发声的基频(声带振动周期 VC)是发声最基础也是最重要的一个参数，因此应当首先对从超声声门图中提取到的发声基频的准确性和可靠性进行评价。由于 D2UGG 曲线的负峰非常突出和明显，因此分别从全局 UGG 曲线和分段 UGG 曲线中相邻的负峰之间的时间距离来测量声带振动的周期，同时也从 D2EGG 曲线的正峰测量声带振动周期。通过式(3.121)计算从超声声门图和电声门图测得的声带振动周期的差异，图 3.40(a)显示的就是该差异的计算结果。单因素方差分析显示：从全局声门图曲线中测得的和从电声门图曲线中测得的声带振动周期没有显著差异(one-way ANOVA test，$P>0.95$)，从分段超声声门图和从电声门图曲线中测得的声带振动周期也具有非常高的相似性($P>0.97$)。这一结果反映超声声门图能够准确地反映声带振动周期，即发声基频。

2. 闭合商

声门闭合商是声带振动中非常重要的一个相位参数，它是声门关闭的时长与声带周期长度的比值。通过式(3.122)分别从电声门图和超声声门图曲线中计算闭合商的值，结果显示于图 3.40(b)中。单因素方差分析显示在全局超声声门图中测得的闭合商与电声门图测得的闭合商具有很高的相似性(one-way ANOVA test，$P=0.793$)。这一结果反映超声声门图测得的声门闭合商是准确可靠的。此外，分段的超声声门图 Seg6 测得的闭合商也与电声门图闭合商一致(one-way ANOVA test，$P=0.435$)。然而，其他分段的超声声门图中测得的闭合商与电声门图闭合商具有显著差异(one-way ANOVA test，$P<0.001$)。此外，可以从图 3.40(b)中观察到，当 ROI 距离声带两端(前联合和勺状软骨)越近，测得的闭合商越大。

3.6.5　超声声门图和电声门图的优点

电声门图信号是基于实时监控的喉部电导率的变化，在信号和声门接触面积之间具有一个良好的对应关系。电声门图 EGG 曲线的最大值表示声带闭合最紧密的时刻。然

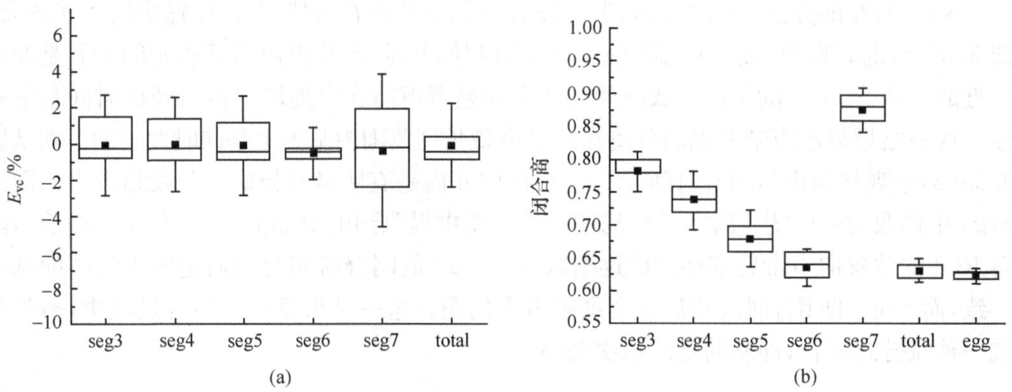

图 3.40 超声声门图和电声门图测得的声带振动参数差异
(a) 振动周期;(b) 声门闭合商

而,超声声门图对这一时刻非常不敏感,无法从 UGG 曲线或 D2UGG 曲线中对这一时刻进行识别。在 UGG 曲线的闭合相中(图 3.38 点 C 到点 D 之间的时间间隔)存在着一定的波动。这一幅度上的波动部分是由声带各个部分组织的闭合时间(CT)不同步造成的,部分是由超声的混响效应造成的。

然而,由于电声门图中使用了高通滤波器去滤除由于喉部运动带来的低速运动信号,电声门图曲线中的慢速变化过程就会产生一定程度上的形变和扭曲。因此,由 EGG 信号测量声门最大开放时刻(MOT)的准确度不高。本节所提出的超声声门图能够提供另一种可选择的方式来更加准确地测量该时刻。

一方面,超声声门图曲线 D2UGG 的负峰非常突出而明显,这是因为不同 ROI 内的声门几乎是同一时刻打开的。然而在电声门图 D2EGG 曲线中,负峰非常不明显,甚至有些病例情况下对该负峰是无法识别的。另一方面,D2UGG 曲线的正峰不明显,然而 D2EGG 曲线的正峰由于伯努利效应而表现得非常突出。因此,如果同时利用电声门图 D2EGG 的正峰和超声声门图 D2UGG 的负峰,也许能够更加精确地测量如声门闭合商等声带运动时相参数。

3.7 线性预测反滤波声门图

最初,各种语音信号线性预测和反滤波声门图的研究主要由从事语音信号数字处理的研究人员在正常发声条件下进行,对所获得的反滤波声门图信号的真实程度、生理特征与在病变发声条件下的反滤波声门图方法等问题缺乏研究(Wong et al.,1979;Veeneman and BeMent,1985;Milenkovic,1986),之后逐步扩展成研究喉科学和嗓音医学中的反滤波声门图技术(Sondhi,1975)。目前,反滤波声门图实现方法已有模拟反滤波法、无反射声管法、数字共振峰反滤波法、时谱反滤波法和线性预测反滤波法等多种。因线性预测反滤波器能与上声道特性匹配,比其他方法具有更高的精度和被实际应用的潜力。反滤波声门图技术利用的测试信号不仅包括语音信号,也利用口腔输出交直流气流信号(Rothenberg, 1973; Rothenberg and Zahorian, 1977),声门气流体积速度从发声空气动力学角度反映了嗓音源特性。根据语音产生模型,浊音语音 $s(n)$可被看成是声门气流体积速度波 $g(n)$、声道传输特性 $v(n)$和辐射因子 $r(n)$三者的卷积。理论上,用一个传递函数为声道和唇辐射传输函数的倒数的滤波器,即反滤波器,来处理语音信号可以获取声门气流体积速度波。从存在正常持续时间的声门关闭相的条件扩展到较短甚至不存在声门关闭相的病理发声条件,除了利用单一的语音或气流信号获取反滤波声门图外,利用多通道的信号同步确定声门闭合相后,再进行线性预测分析和反滤波处理,可以更精确地获取反滤波声门图波形。本小节在前人工作基础上,结合闭相线性预测反滤波声门图方法的理论分析,探讨了对病变发声实际使用该方法的限制,并提出了适用于病变发声条件、基于口腔输出语音和气流同时测量的混合式线性预测反滤波声门图方法。

3.7.1　语音单通道线性预测反滤波声门图

语音 $s(n)$、上声道特性 $v(n)$、唇辐射因子 $r(n)$和声门气流体积速度波 $g(n)$的 Z 变换分别表示为 $S(z)$、$V(z)$、$R(z)$、$G(z)$。根据语音产生模型

$$S(z) = G(z)V(z)R(z) \tag{3.124}$$

用传递函数

$$H(z) = \frac{1}{R(z)V(z)} \tag{3.125}$$

的反滤波器处理 $s(n)$可提取 $g(n)$。在发非鼻化元音时,$V(z)$可表示为一个 M 阶全极点线性递归滤波器

$$V(z) = \frac{A}{1 - \sum_{k=1}^{M} a_k z^{-k}} \tag{3.126}$$

式中,A 为增益常数。唇辐射因子 $R(z)$可用一阶微分器来近似,即

$$R(z) = 1 - z^{-1} \tag{3.127}$$

可以认为,不同元音的 $R(z)$基本相同。这样反滤波器 $H(z)$的构造关键在于系数 a_k 的确定。

首先对语音 $s(n)$进行积分处理得到消除 $R(z)$影响后的语音信号 $s_r(n)$。积分传递函数

$$H_i(z) = \frac{1}{1-\mu z^{-1}}\,\frac{1}{1-\mu z^{-1}} \tag{3.128}$$

式中,$0.98 \leqslant \mu < 0.1$,μ 尽可能接近于 1 而不是等于 1,此处 μ 取 0.98。这样可保证 $H_i(z)$ 网络的稳定性并提高抵抗低频干扰的能力。将式(3.124)～式(3.127)综合,并用差分方程表示为

$$s_r(n) = \sum_{k=1}^{M} a_k s_r(n-k) + Ag(n) = \hat{s}_r(n) + Ag(n) \tag{3.129}$$

$\hat{s}_r(n)$ 是 $s_r(n)$ 的预测值。预测误差信号

$$e(n) = s_r(n) - \hat{s}_r(n) = s_r(n) - \sum_{k=1}^{M} a_k s_r(n-k) = Ag(n) \tag{3.130}$$

用 Z 变换表示为

$$E(z) = S_r(z)/V(z) = \mathrm{A}g(z) \tag{3.131}$$

式(3.130)和式(3.131)表明:①只要精确确定线性预测系数,预测误差就是所要提取的声门气流体积速度波;②在正常发声声门闭合相,$g(n)=0$,在此期间预测误差最小。定义总平方误差为

$$e_T(n) = \sum_{n=N_0}^{N_1} e^2(n) \tag{3.132}$$

在最小平方误差条件下,由

$$\partial e_T(n)/\partial a_k = 0 \tag{3.133}$$

得 M 元线性联立方程组

$$\sum_{k=1}^{M} a_k c_{kj} = -c_{oj} \quad j = 1,2,\cdots,M \tag{3.134}$$

其中

$$c_{kj} = \sum_{n=N_0}^{N_1} S_r(n-k)S_r(n-i) \tag{3.135}$$

求解方程组(3.134),即可确定预测系数 a_k,构造反滤波器处理 $s_r(n)$后获得气流 $g(n)$的波形。在线性预测分析中采用协方差法求解方程组(3.134)可获得比较满意的结果。为了使预测误差尽可能小,首先对 $s_r(n)$进行线性预测分析,采用阈值检测法从信号误差中确定闭合相,然后,在闭合相对 $s_r(n)$再做一次线性预测分析以确定系数 a_k。

基于上述原理设计的语音单通道线性预测反滤波声门图算法框图如图 3.41 所示。当在闭合相得到的线性预测系数 $\hat{a}_k$ 作为上声道传递函数系数 a_k 的估计值有足够高的精度时,反滤波器输出 $\hat{g}(n)$ 作为声门气流体积速度波 $g(n)$ 的估计值也将具有较高的精度。在所有反滤波方法中,闭相线性预测反滤波被认为是目前精度最高的反滤波声门图方法。但是,这一结论是在正常发声条件下得出的。

图 3.41 所示语音单通道线性预测反滤波算法的缺点在于:①需进行两次线性预测分析;②由于唇端微分因子的作用,对 $s(n)$进行积分处理时无法确定初始值,因而导致 $\hat{g}(n)$中基线丢失;③当声门不存在闭合相,即 $g(n)$不存在等于零的区间时,线性预测误差将很大,导致 $\hat{a}_k$ 精度不够,使得 $\hat{g}(n)$ 与 $g(n)$ 相差很远,甚至导致图 3.41 线性预测反滤波声门图算法失败。因此,必须研究适用于病变发声且能恢复 $g(n)$直流分量的新的反滤波声门图方法。

3.7.2 语音-电声门图双通道线性预测反滤波声门图

为了克服图 3.41 所示算法需进行两次线性预测分析的缺点,电声门图被采用来确定声门闭合相,即语音-电声门图双通道线性预测反滤波方法。其算法流程图如图 3.42 所示。同时采集语音和电声门图信号后,首先求微分电声门图 DEGG,并由 DEGG 最大正负峰间隔来代表闭合相,在闭合相作线性预测和反滤波处理。与图 3.41 一样,图 3.42 中的算法也会使得 $\hat{g}(n)$ 基线丢失,并且不适用于病变发声测试。

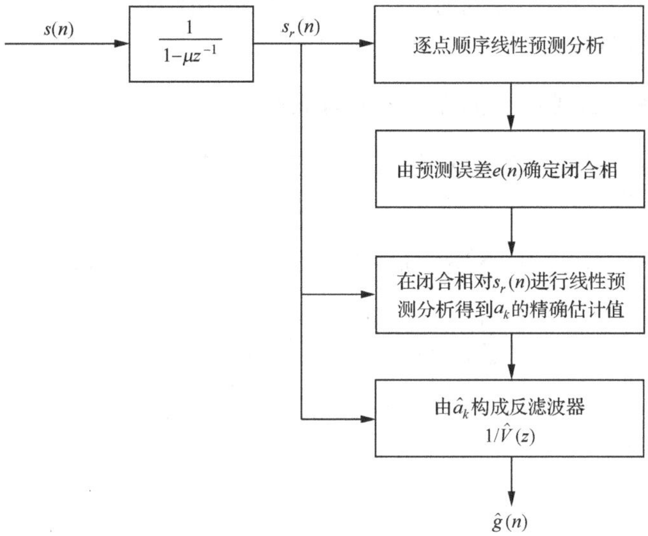

图 3.41　语音单通道线性预测反滤波算法流程

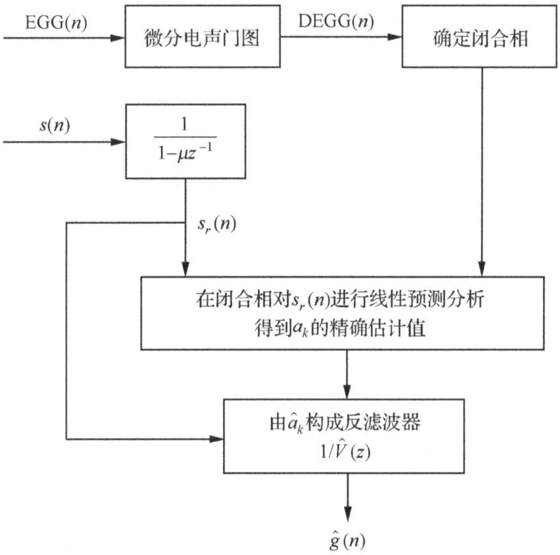

图 3.42　语音-电声门图双通道线性预测反滤波算法流程图

3.7.3　气流-电声门图双通道线性预测反滤波声门图

采用环形多网孔面罩式气流传感器可测口腔输出交直流气流分量，其频率响应范围为直流至 2.1kHz。口腔输出气流可以认为是声门气流体积速度波受上声道共鸣作用后所形成的，不受唇端辐射的影响。因而，在反滤波过程中，不需要进行积分处理。这样，利用气流-电声门图方法双通道线性预测反滤波方法可以获得正常发声受试者具有基线的声门气流体积速度波形。将图 3.42 算法流程图中积分网络省去，将 $s(n)$或者 $s_r(n)$换成口腔输出气流信号 $s_a(n)$，即是气流-电声门图双通道线性预测反滤波算法流程图。当受

试者发声不存在 $g(n)=0$ 的区间时，这一方法存在 a_k 估计值 $\hat{a}_k$ 精度不高导致 $\hat{g}(n)$ 难以反映 $g(n)$ 特性的缺点。

3.7.4 语音-气流混合式线性预测反滤波声门图

在图 3.41 中，若首先不对 $s(n)$ 作积分处理，而是直接对 $s(n)$ 进行线性预测分析，此时式(3.129)可写为

$$\begin{aligned} s(n) &= \sum_{k=1}^{M} a_k s(n-k) + A[g(n) - g(n-1)] \\ &= \sum_{k=1}^{M} a_k s(n-k) + A\dot{g}(n) \end{aligned} \tag{3.136}$$

式中，$\dot{g}(n)$ 表示 $g(n)$ 的微分。这样，用线性预测分析误差信号可确定 $\dot{g}(n)=0$ 的声门间隔。很容易证明，$g(n)=0$ 的间隔内，$\dot{g}(n)=0$ 也必然成立。此外，很多病变发声不存在 $g(n)=0$ 的声门时相，但存在 $\dot{g}(n)\approx 0$ 的声门时相后，对这一时相内的口腔输出气流信号 $s_a(n)$ 进行线性预测分析，估计上声道传递函数 $\hat{V}(z)$，构造反滤波器 $1/\hat{V}(z)$，对 $s_a(n)$ 进行反滤波处理，得到 $g(n)$ 的估计值 $\hat{g}(n)$。图 3.43 所示算法适用于正常和典型病变发声，同时也保留了 $\hat{g}(n)$ 的基线。尽管对 $s(n)$ 和 $s_a(n)$ 分别进行线性预测分析，但处理速度可满足实际工作的需要。

在此应该强调的是被语音信号处理领域采用的通过对语音信号逐点顺序地进行线性预测分析并利用归一化均方误差信号确定声门闭合相的方法（Childers，1977；Rabiner and Schafer，1978；Wong et al.，1979）实质上是确定 $\dot{g}(n)=0$ 的时间间隔。从式(3.126)也可见，线性预测误差滤波器的输出（Childers，1977；Rabiner and Schafer，1978）在 $\dot{g}(n)=0$ 的间隔内小于该间隔以外的取值。

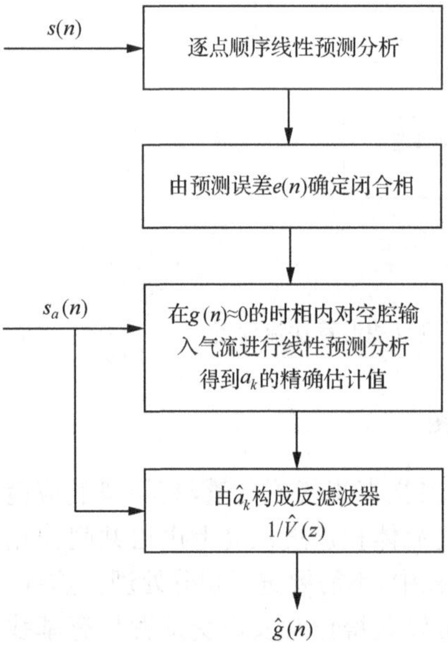

图 3.43 语音-气流混合式线性预测反滤波算法流程图

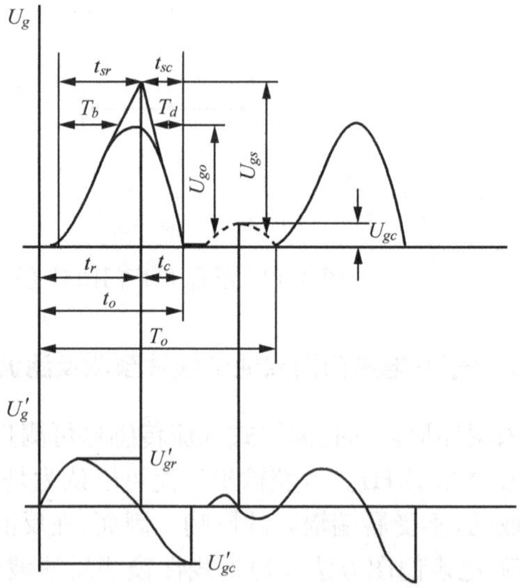

图 3.44 反滤波声门图波形与特征标注（王素品等，1999）

3.7.5 反滤波声门图再处理

对于获取的反滤波声门图,我们需要利用有效的手段获取需要的信息。目前使用的分析手段仍旧与电声门图的分析手段大同小异,仍旧是定义特征参数,通过特征参数来表征反滤波声门图所携带的信息。

反滤波声门图典型波形与特征标注如图3.44所示。其中,T_0为声门周期;t_0为声门开放时间;t_r为上升时间,t_c为下降时间;U_{go}为开放相峰值幅度;U_{gc}为闭合相峰值幅度;U_{gs}为切线相交高度;t_{sr}为切线上升时间,t_{sc}为切线下降时间;T_b和T_d为基线至峰顶间切线上升和下降时间。

为了克服受试者个体差异和参数量及绝对值要求等方面的困难,以上述特征值为基础,可定义如下特征参数

1) 开放商

$$O_q = t_0/T_0 \tag{3.137}$$

2) 速度商

$$S_q = t_r/t_c \tag{3.138}$$

3) 斜率比

$$S_r = t_{sr}/t_{sc} = U'_{gc}/U'_{gt} \tag{3.139}$$

4) 峰顶尖锐度

$$S_p = U_{go}/U_{gs} \tag{3.140}$$

5) 下降陡度

$$K = \frac{1}{2} + \frac{1}{8}(T_b/T_d)^2 \tag{3.141}$$

6) 标度因子

$$F_g = \frac{1}{2t_r} \tag{3.142}$$

7) 闭相基底相对高度

$$S_c = U_{gc}/U_{go} \tag{3.143}$$

上述特征点和参数在反滤波声门图及其微分波形上可方便求得。在进行反滤波声门图分析时,上面定义的参数就是一个客观表征发声者发声特征的量化参数。

3.7.6 反滤波声门图实验结果分析

本实验小组从合成元音和人体发声实验两个方面对上述反滤波声门图方法进行了证实。

1. 合成元音实验

在合成元音实验中,采用单通道语音或气流反滤波声门图方法。选取男性元音样本进行线性预测的系数,构成声道传递函数,然后与设置的声门气流波形卷积得合成元音序列,对此进行反滤波声门图处理。实验结果如图3.45～图3.47所示。结果表明,在合成

稳态和动态元音实验条件下，采用线性预测反滤波处理方法都可以准确回复声门气流波形。

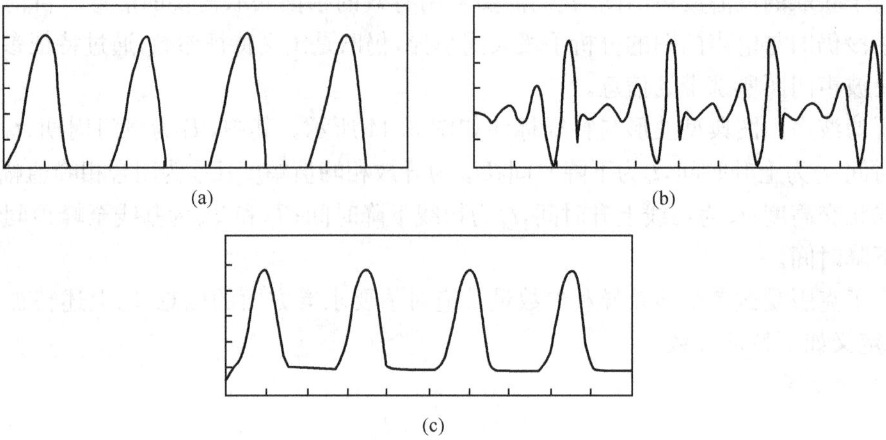

图 3.45 合成稳态元音实验结果

(a) 设置的声门波形；(b) 合成元音气流波形；(c) 反滤波声门图

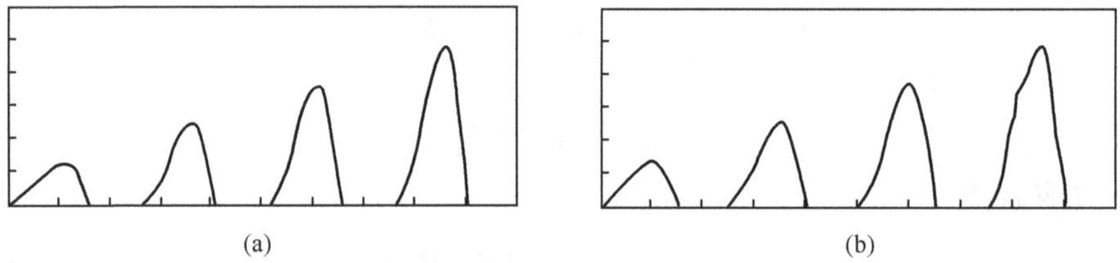

图 3.46　合成起音实验结果

(a) 设置的声门波形；(b) 反滤波声门图

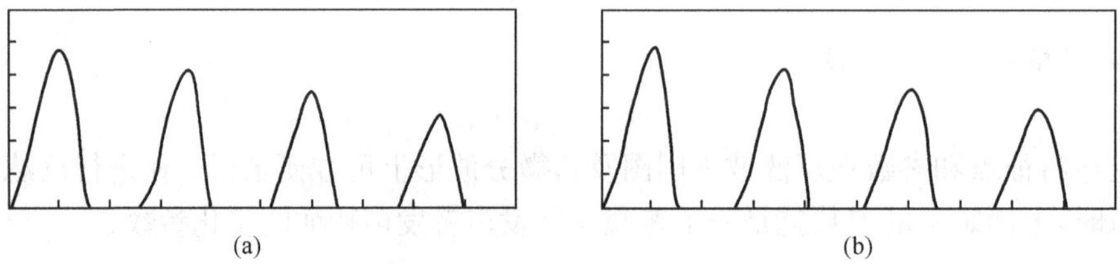

图 3.47　合成止音实验结果

(a) 设置的声门波形；(b) 反滤波声门图

2. 人体发声实验

利用本小组研制的发声动态测试系统同时采集语音、气流和电声门图信号，在计算机机上完成各种信号处理和输出所获得的结果。

图 3.48(a)和(b)是分别采用语音单通道和语音-电声门图双通道线性预测反滤波方法对正常成年男性稳态元音处理的结果。图 3.48(a)中，因闭合相确定精度有限，导

致在声门闭合相气流波形出现“负冲”现象。图 3.48(b)与图 3.48(a)相比有所改善，但两者基线都已丢失。图 3.49(a)结果明显表明受试者闭合相关闭不严，气流脉动较大。而图 3.49(b)结果表明闭相过长，但直流漏气程度小于图 3.49(a)。其他人体发声实验结果在此省略。表 3.2 第一至第四行分别给出了图 3.45(c)、3.48(b)、3.49(a)和 3.49(b)所示反滤波声门图特征参数。正常与病变发声以及不同病变之间的反滤波声门图波形与参数的差异是明显的。由此，反滤波声门图是可以作为疾病诊断的一个有力手段。

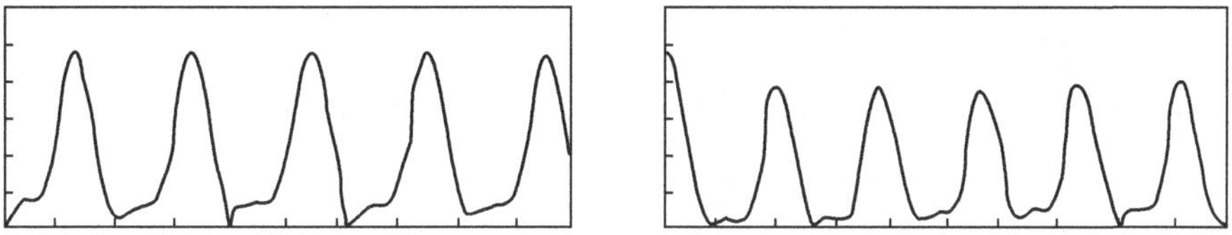

(a)　　(b)

图 3.48　正常发声实验结果

(a) 语音单通道 LPIFG 方法；(b) 语音-电声门图 LPIFG 方法

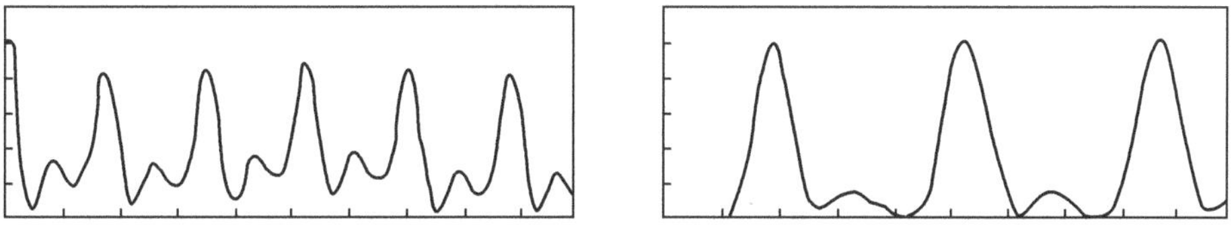

(a)　　(b)

图 3.49　异常发声实验结果

(a) 气流-电声门图 LPIFG 方法；(b) 语音-气流混合式 LPIFG 方法

表 3.2　反滤波声门图特征参数

	开放商 Q_q	速度商 S_q	斜率比 S_r	峰顶尖锐度 S_p	下降陡度 K	标度因数 F_g	闭相基底相对高度 S_c
合成元音	0.55	2.00	1.50	0.77	1.00	125.00	0
正常发声	0.59	1.51	1.31	0.81	0.71	233.60	0.06
病变发声Ⅰ	0.33	2.00	1.60	0.91	0.76	384.60	0.32
病变发声Ⅱ	0.42	1.12	1.40	0.79	0.64	247.34	0.17

上述的理论与实验结果都表明：①反滤波声门图与光、电声门图互补，可以从声门气流波形这一角度反映声带振动特性；②所研究的 4 种反滤波声门图方法都适用于正常发声。但以语音信号作为主通道信号时，声门气流信号基线丢失，此时应选择口腔输出气流作为主通道信号，在声门存在直流漏气时要选用语音-气流混合式线性预测反滤波声门图方法。因而，在艺术嗓音和喉科临床应用中，应根据具体发声条件选择正确的信号处理方法。

图 3.43 提出的混合式线性预测反滤波声门图方法可以用于病变发声，但是提高运算速度和对反滤波器输出信号作进一步处理(Deller and Anderson，1980)是该方法所要解

决的主要问题。

3.8　声门图声带质量运动学建模仿真

利用声带振动质量模型对声门图进行仿真研究，可以定量探讨声带模型参数对声门图波形的影响，以便更好地理解实际测量的声门图波形特征。Titze(1984)与 Childers(1986)在声门图运动学模型工作中做出了重大贡献，提出了基本的计算模型，为声门图运动学模型计算奠定了基础。本节主要采用 Titze(1984)的研究方法，并部分参考 Childers(1986)的工作，进行了声门图仿真计算研究，考虑了声门状态及声带振动方式对声门图特征的影响，也考虑了声带接触碰撞振动这一非线性过程的影响。

3.8.1　声带振动运动学模型与位移函数

声门与声带图形如图 3.50 所示，设左右两侧完全对称，声带边缘上每一点离 YOZ 平面的位移 $\xi(Y,Z,t)$ 可分解为发声振动前静态位移量 $\xi_0(Y,Z)$ 和振动中动态位移分量 $\xi_1(Y,Z,t)$ 之和

$$\xi(Y,Z,t)=\xi_0(Y,Z)+\xi_1(Y,Z,t) \tag{3.144}$$

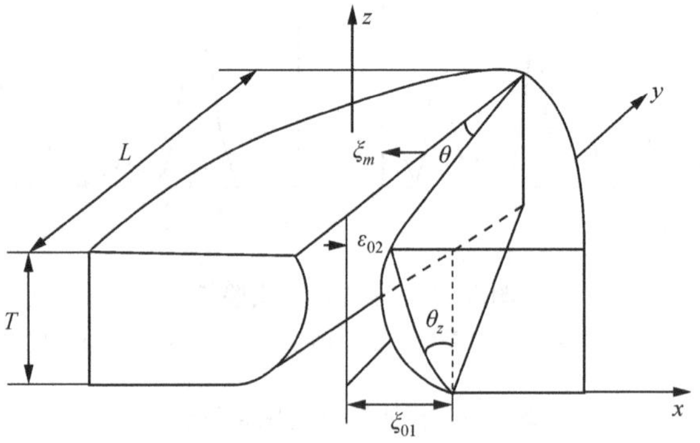

图 3.50　声门与声带形态(Titze, 1984)

由喉动态镜观察到的三角形声门图像可设 ξ_0 从膜后部到前联合线性减少到零；声带厚度曲面可设定为在一倾斜的平面上再附加表达式为 $f(z)$ 的曲面所构成，这样

$$\xi_0(Y,Z)=\left[\xi_{01}-(\xi_{01}-\xi_{02})\frac{Z}{T}\right]\left(1-\frac{Y}{L}\right)-f(Z) \tag{3.145}$$

如图 3.50 所示，T、L 分别是声带厚度和长度。ξ_{01} 与 ξ_{02} 用夹角 θ 和 θ_Z 表示为

$$\begin{cases}\xi_{01}=L\tan\dfrac{\theta}{2}+T\tan\theta_Z\\ \xi_{02}=L\tan\dfrac{\theta}{2}\end{cases} \tag{3.146}$$

式中，θ 是两侧声带上沿夹角；$\theta_Z=\theta'-90°$，θ' 是声带厚度曲面上设定的倾斜平面法线方向与 z 轴正方向的夹角。$\xi_{02}<\xi_{01}$ 时，$0<\theta_Z<90°$；$\xi_{02}<\xi_{01}$ 时，$-90°<\theta_Z<0$，结合式(3.145)和式(3.146)，得

$$\xi_0(Y,Z)=\left[L\tan\frac{\theta}{2}+T\tan\theta_Z\left(1-\frac{Z}{T}\right)\right]\left(1-\frac{Y}{L}\right)-f(Z) \tag{3.147}$$

设声带闭合与开放过程中两侧声带上沿具有不同的夹角 θ_C 和 θ_O，声带垂直边沿具有不同的曲面函数 $f_C(Z)$ 和 $f_O(Z)$，闭合与开放过程中静态位移分量分别为

$$\xi_{C_0}(Y,Z)=\left[L\tan\frac{\theta_c}{2}+T\tan\theta_Z\left(1-\frac{Z}{T}\right)\right]\left(1-\frac{Y}{L}\right)-f_c(Z) \tag{3.148}$$

$$\xi_{O_0}(Y,Z)=\left[L\tan\frac{\theta_o}{2}+T\tan\theta_Z\left(1-\frac{Z}{T}\right)\right]\left(1-\frac{Y}{L}\right)-f_o(Z) \tag{3.149}$$

$f_C(Z)$ 和 $f_O(Z)$ 不同的原因和 $\theta_c\neq\theta_O$ 的原因是一样的。

在前述几种不同声区的发声方式及不同发声对象中，θ_C 、θ_O 、θ_Z 的值及 $f_C(Z)$ 和 $f_O(Z)$ 的表达式都是不同的。在假声区，两侧声带接触时间很短，甚至没有接触碰撞这一非线性过程，以致 $f_C(Z)=f_O(Z)$，考虑假声区声带状态，取

$$f_c(Z)=f_o(Z)=-K\sin\left(\frac{\pi Z}{T}\right) \tag{3.150}$$

式中，K 是表示声带厚度边缘锐度的参数。

下面讨论发声振动的动态位移分量 $\xi_1(Y,Z,t)$，假设声带上各点振动频率相同，且为单一频率正弦振动，则 ξ_1 可表示为

$$\xi_1(y,z,t)=\xi_m A_y(Y)A_Z(Z)\sin[2\pi ft-\varphi_Z(Z)-\varphi_Y(Y)] \tag{3.151}$$

式中，ξ_m 是最大动态位移；$A_Y(Y)$、$A_Z(Z)$ 分别是动态位移幅度沿声带长度和厚度方向的分布函数；$\varphi_Y(Y)$、$\varphi_Z(Z)$ 分别是声带长度和厚度方向相位延迟分布函数。在声带振动周期中，声带膜中部振幅最大，前、后联合处振动动态位移为零，可以设定

$$A_Y(Y)=\sin(\pi Y/L) \tag{3.152}$$

无论是关闭过程，还是开放过程，声带上沿始终滞后于下沿，可以设定闭合与开放过程沿声带厚度的相位分布为

$$\begin{cases}\varphi_{Zc}(Z)=\varphi_{Zc}\dfrac{Z}{T}\\[2ex]\varphi_{Zo}(Z)=\varphi_{Zo}\dfrac{Z}{T}\end{cases} \tag{3.153}$$

式中，φ_{Zc} 和 φ_{Zo} 分别是闭合与开放期间声带上下沿相位差，在声带闭合过程中，前联合部超前于膜后部，故可以设定

$$\varphi_{Yc}(Y)=\varphi_{Yc}\frac{L-Y}{L} \tag{3.154}$$

在声带开放过程中，前联合部滞后于膜后部，故可以设定

$$\varphi_{Yo}(Y)=\varphi_{Yo}\frac{Y}{L} \tag{3.155}$$

φ_{Yc} 与 φ_{Yo} 分别是闭合与开放期间前联合处与膜后部之间的相位差。又设闭合与开放过程中，振幅沿声带厚度的分布函数为 $A_{Zc}(Z)$ 和 $A_{Zo}(Z)$，综合上述讨论，可得闭合与开放过程中，动态位移分量为

$$\xi_{c1}(y,z,t)=\xi_m\sin(\pi Y/L)A_{Zc}(Z)\sin\left[2\pi ft-\varphi_{Zc}\frac{Z}{T}-\varphi_{Yc}\frac{L-Y}{L}\right] \tag{3.156}$$

$$\xi_{o1}(y,z,t)=\xi_m\sin(\pi Y/L)A_{Zo}(Z)\sin\left[2\pi ft-\varphi_{Zo}\frac{Z}{T}-\varphi_{Yo}\frac{L-Y}{L}\right] \tag{3.157}$$

在声带振动过程中的闭合与开放期间，每侧声带边缘上一点(Y,Z)离声门中间平面$(x=0)$的总的位移函数分别为

$$\xi_c(Y,Z,T)=\xi_{c0}(Y,Z)+\xi_{c1}(Y,Z,t) \tag{3.158}$$

$$\xi_o(Y,Z,T)=\xi_{o0}(Y,Z)+\xi_{o1}(Y,Z,t) \tag{3.159}$$

式(3.148)、式(3.149)、式(3.156)、式(3.157)、式(3.158)和式(3.159)的位移函数都考虑了声带接触碰撞振动这一非线性过程。

3.8.2 声门图波形数学模型

1. 声门面积

在两侧声带对称的条件下，当位移函数$\xi(Y,Z,t)>0$时，声门宽度不等于零；$\xi(Y,Z,t)<0$时，两侧声带接触；$\xi(Y,Z,t)=0$时，两侧声带处于临界接触状态。这样，投影声门面积

$$A(t)=2\int_0^L\xi_{\min Z}(Y,t)\mathrm{d}Y \tag{3.160}$$

其中

$$\xi_{\min Z}(Y,t)=\min Z[\xi(Y,Z,t)] \tag{3.161}$$

其中，当$\xi(Y,Z,t)<0$时置零，$0<Z<T$。

将ξ_c和ξ_0代入式(3.161)，由式(3.160)可分别计算闭合与开放过程中的投影声门面积$A_c(t)$和$A_0(t)$。为便于计算，将声带长度L与厚度T分为M和N段，有

$$\overline{A(n\Delta t)}=\begin{cases}\overline{A_c(n\Delta t)} & \text{声门闭合过程}\\ \overline{A_o(n\Delta t)} & \text{声门开放过程}\end{cases}$$

$$=\begin{cases}\dfrac{L}{M}\sum\limits_{j=1}^{M}2\min k\{[\xi_c(j\dfrac{L}{M},k\dfrac{T}{N},n\Delta t),\quad \xi_c<0\text{时置零}],k=1,2,\cdots,N\}\\ \dfrac{L}{M}\sum\limits_{j=1}^{M}2\min k\{[\xi_o(j\dfrac{L}{M},k\dfrac{T}{N},n\Delta t),\quad \xi_o<0\text{时置零}],k=1,2,\cdots,N\}\end{cases} \tag{3.162}$$

光声门图信号主要反映了投影声门面积的变化。

由于声带垂直边沿曲面的不规则性，以及振动过程中振幅与相位在曲面上的分布，使得沿声带长度方向每一点上式(3.158)和式(3.159)沿厚度方向取极小值所对应的厚度位置Z_{min}不可能都相等。因此，必须沿声带厚度方向定义最小声门面积$A(t)$，才能研究声门形态对声门气流的影响。以一个弯曲的空管为例，流体可从管的一端流到另一端，并受管最小横截面积的限制，但改变弯曲程度，完全可使从一端到另一端的投影面积为零，即从一端入口看不到弯曲管的另一端出口，这样

$$A(t)=\min Z\{[\int_0^L Z\xi(Y,Z,t)\mathrm{d}Y,\xi<0\text{时置零}],0\leqslant Z\leqslant T\} \tag{3.163}$$

考虑声门开放与关闭具有不同位移函数，并以离散形式表示为$A(n\Delta t)$，

$$A(n\Delta t)=\begin{cases}A_c(n\Delta t) & \text{声门闭合过程}\\ A_o(n\Delta t) & \text{声门开放过程}\end{cases}$$

$$=\begin{cases}\min k\{[\frac{L}{M}\sum_{j=1}^{M}2\xi_c(j\frac{L}{M},k\frac{T}{N},n\Delta t),\quad \xi_c<0\text{ 时置零}],k=1,2,\cdots,N\}\\ \min k\{[\frac{L}{M}\sum_{j=1}^{M}2\xi_o(j\frac{L}{M},k\frac{T}{N},n\Delta t),\quad \xi_o<0\text{ 时置零}],k=1,2,\cdots,N\}\end{cases}$$

(3.164)

现已发表的许多文献中(Rothenberg, 1981; Hess, 1983),声门面积定义十分混乱,将由高速摄影或光声门图获得的投影声门面积 $\overline{A(t)}$ 与研究声门气流体积流速波形所涉及的最小声门面积 $A(t)$ 两者混在一起,$\overline{A(t)}$ 与 $A(t)$ 是有本质区别的,但在声门带厚度远远小于声带长度的条件下,$\overline{A(t)}$ 与 $A(t)$ 的差别可能并不十分明显。

2. *声带接触面积*

对于声门中间垂直平面上 $\left(y=j\frac{L}{M},Z=k\frac{T}{N}\right)$ 处的面积元 $\frac{L}{M}\cdot\frac{T}{N}$,在 $n\Delta t$ 时刻,局部接触面积可表示为

$$\Delta C(j,k,n)=\begin{cases}\Delta C_c(j,k,n) & \text{声门闭合过程}\\ \Delta C_o(j,k,n) & \text{声门开放过程}\end{cases} \tag{3.165}$$

其中

$$\Delta C_c(j,k,n)=\begin{cases}\frac{L}{M}\cdot\frac{T}{N} & \xi_c\leqslant 0\\ 0 & \xi_c>0\end{cases} \tag{3.166}$$

$$\Delta C_o(j,k,n)=\begin{cases}\frac{L}{M}\cdot\frac{T}{N} & \xi_o\leqslant 0\\ 0 & \xi_o>0\end{cases} \tag{3.167}$$

当 M、N 取值足够大时,两侧声带接触面积为

$$C(n\Delta t)=\begin{cases}\sum_{j=1}^{M}\sum_{k=1}^{N}\Delta C_c(j,k,n) & \text{声门闭合过程}\\ \sum_{j=1}^{M}\sum_{k=1}^{N}\Delta C_o(j,k,n) & \text{声门开放过程}\end{cases} \tag{3.168}$$

当 M、N 值取值过大时,计算 $C(n\Delta t)$ 的运算量太大。当 M、N 过小时,由于声带边沿曲面形状,以及振幅与相位在这一曲面上的分布,使得每一个面积元 $\Delta Y\cdot\Delta Z=\frac{L}{M}\cdot\frac{1}{N}$ 上不能都保持完全的接触或全部开放,由式(3.168)计算的 $C(n\Delta t)$ 存在台阶伪迹,与实际接触面积波形存在差异,采用内插的方法可以改善 $C(n\Delta t)$ 波形。下面采用类似于 Titze 的方法,使每一个面积元上接触面积数学表达式更逼近于真实情况,而不是简单代之以 $\frac{L}{M}\cdot\frac{1}{N}$。如图 3.37 所示,将某一时刻声带接触面在 $(j\Delta Y\cdot K\Delta Z)$ 处的面积元 $\Delta Y\cdot\Delta Z$ 近

似为一平面，平面右上角部分接触，声带与中间接触面成 θ 夹角，由面积元中心位移置 $\xi[(j-12)\Delta Y,(k-12)\Delta Z,n\Delta t]$ 可以外推 4 个角的位移量，在关闭与开放过程中某时刻 n，面积元 4 个角上位移量的极小值为

$$\lambda(j,k,n)=\begin{cases}\lambda_c(j,k,n) & \text{声门闭合过程}\\ \lambda_o(j,k,n) & \text{声门开放过程}\end{cases} \tag{3.169}$$

其中

$$\begin{aligned}\lambda_c(j,k,n) &= \min\Big[\xi_c+\frac{\partial\xi_c}{\partial y}\frac{\Delta Y}{2}+\frac{\partial\xi_c}{\partial Z}\frac{\Delta Z}{2};\\ &\xi_c+\frac{\partial\xi_c}{\partial y}\frac{\Delta Y}{2}-\frac{\partial\xi_c}{\partial Z}\frac{\Delta Z}{2};\xi_c-\frac{\partial\xi_c}{\partial y}\frac{\Delta Y}{2}+\frac{\partial\xi_c}{\partial Z}\frac{\Delta Z}{2};\\ &\xi_c-\frac{\partial\xi_c}{\partial y}\frac{\Delta Y}{2}-\frac{\partial\xi_c}{\partial Z}\frac{\Delta Z}{2}\Big]\end{aligned} \tag{3.170}$$

将式(3.170)中 ξ_c 换成 ξ_o 可得 $\lambda_0(j,k,n)$ 的表达式，ξ_c、ξ_0 和它的各偏导数都是在 $[(j-12)\Delta Y,(k-12)\Delta Z,n\Delta t]$ 处求得的。在时刻 n，若这一面积元没有任何接触时，$\lambda(j,k,n)>0$；有接触时，$\lambda(j,k,n)<0$；$\lambda(j,k,n)=0$ 时，面积元处于监界接触状态。由图 3.51 可见，

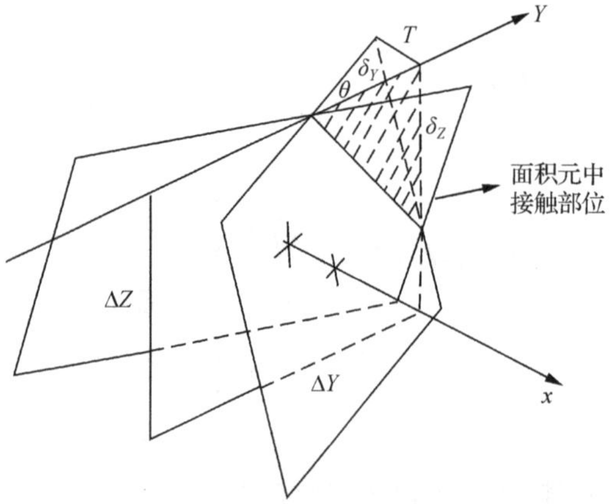

图 3.51　面积元接触示意图(Titze, 1984)

$$\begin{cases}\lambda=\delta_y\tan\theta=\delta_y\dfrac{\partial\xi}{\partial y}\\ \lambda=\delta_Z\dfrac{\partial\xi}{\partial Z}\end{cases} \tag{3.171}$$

在声门闭合过程中，基于式(3.161)，取

$$\delta_{yc}(j,k,n)=\max\left[0,-\lambda_c(j,k,n)\Big/\left|\frac{\partial\xi_c}{\partial y}\right|\right] \tag{3.172}$$

以便在无接触面积元 $(\lambda_c>0)$ 将 δ_{yc} 自动置零，在有接触的面积元 $(\lambda_c<0)$ 将 δ_{yc} 取绝对值，同理可得

$$\delta_{Zc}(j,k,n)=\max\left[0,-\lambda_c(j,k,n)\Big/\left|\frac{\partial\xi_c}{\partial Z}\right|\right] \tag{3.173}$$

在声门开放过程中，基于式(3.161)，取

$$\delta_{yo}(j,k,n)=\max\left[0,-\lambda_o(j,k,n)/\left|\frac{\partial\xi_o}{\partial y}\right|\right] \tag{3.174}$$

$$\delta_{Zo}(j,k,n)=\max\left[0,-\lambda_o(j,k,n)/\left|\frac{\partial\xi_o}{\partial Z}\right|\right] \tag{3.175}$$

式(3.172)～式(3.175)各项偏导数与式(3.170)中对应的偏导数相同，这样，可根据图3.51中 δ_y 与 δ_Z 取值范围的变化，分几种情况来计算面积元 $\Delta Y\Delta Z$ 上的接触面积 $\Delta C(j,k,n)$，如图3.52所示。

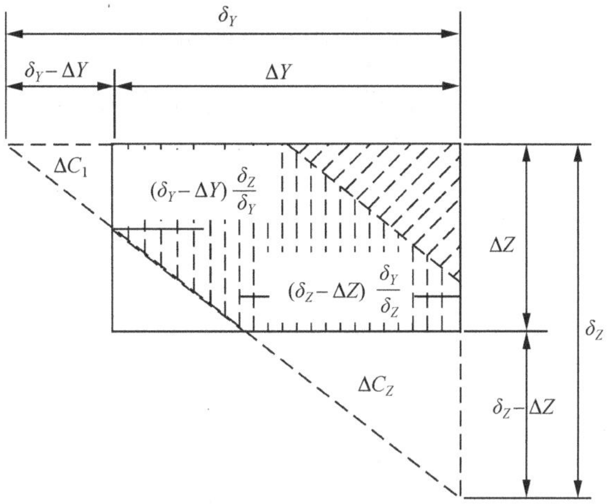

图3.52　接触面积计算示意图(Titze，1984)

$$\Delta C(j,k,n)=\begin{cases}\Delta C_c(j,k,n)\\ \Delta C_o(j,k,n)\end{cases} \tag{3.176}$$

其中，在声门关闭过程中，面积元上接触面积 $\Delta C_c(j,k,n)$ 计算公式如下：

当 $\delta_{yc}<\Delta Y,\delta_{Zc}<\Delta Z$ 时　$\Delta C_c(j,k,n)=\frac{1}{2}\delta_{yc}\delta_{Zc}$　(3.177)

当 $\delta_{yc}>\Delta Y,\delta_{Zc}<\Delta Z$ 时　$\Delta C_c(j,k,n)=\frac{1}{2}\delta_{yc}\delta_{Zc}-\Delta CC_1$　(3.178)

当 $\delta_{yc}<\Delta Y,\delta_{Zc}>\Delta Z$ 时　$\Delta C_c(j,k,n)=\frac{1}{2}\delta_{yc}\delta_{Zc}-\Delta CC_2$　(3.179)

当 $\delta_{yc}>\Delta Y,\delta_{Zc}>\Delta Z$ 时　$\Delta C_c(j,k,n)=\frac{1}{2}\delta_{yc}\delta_{Zc}-\Delta CC_1-\Delta CC_2$　(3.180)

其中

$$\Delta CC_1=\frac{1}{2}(\delta_{yc}-\Delta Y)^2\delta_{Zc}/\delta_{yc} \tag{3.181}$$

$$\Delta CC_2=\frac{1}{2}(\delta_{Zc}-\Delta Z)^2\delta_{yc}/\delta_{Zc} \tag{3.182}$$

同理，$\Delta C_o(j,k,n)$ 的计算公式如下

当 $\delta_{yo}<\Delta Y,\delta_{Zo}<\Delta Z$ 时　$\Delta C_o(j,k,n)=\frac{1}{2}\delta_{yo}\delta_{Zo}$　(3.183)

当 $\delta_{yo} > \Delta Y, \delta_{Zo} < \Delta Z$ 时 $\quad \Delta C_o(j,k,n) = \frac{1}{2}\delta_{yo}\delta_{Zo} - \Delta CO_1$ (3.184)

当 $\delta_{yo} < \Delta Y, \delta_{Zo} > \Delta Z$ 时 $\quad \Delta C_o(j,k,n) = \frac{1}{2}\delta_{yo}\delta_{Zo} - \Delta CO_2$ (3.185)

当 $\delta_{yo} > \Delta Y, \delta_{Zo} > \Delta Z$ 时 $\quad \Delta C_o(j,k,n) = \frac{1}{2}\delta_{yo}\delta_{Zo} - \Delta CO_1 - \Delta CO_2$ (3.186)

其中

$$\Delta CO_1 = \frac{1}{2}(\delta_{yo} - \Delta Y)^2 \delta_{Zo}/\delta_{yo} \tag{3.187}$$

$$\Delta CO_2 = \frac{1}{2}(\delta_{yo} - \Delta Y)^2 \delta_{yo}/\delta_{Zo} \tag{3.188}$$

将从式(3.177)~式(3.188)计算所得局部接触面积代入式(3.168)，可得在 $n\Delta t$ 时刻两侧声带接触面积 $C(n\Delta t)$ 的值，改变 n 值重复上述过程，可得到一段精确的接触面积波形。这一计算方法与式(3.166)~式(3.168)所示计算方法相比，数学推导上要复杂，但当 M 和 N 取值不大时，这一计算方法具有更高的精确性。

3.8.3 声门图波形仿真计算

1. 计算程序与波形合成方法

以声带边缘位移函数、$\overline{A(n\Delta t)}$ 、$A(n\Delta t)$ 和 $C(n\Delta t)$ 计算公式为基础，进行仿真计算。在所有仿真计算过程中，都取声带长度 $L=16\text{mm}$；声带厚度 $T=3.2\text{mm}$；振动频率 $f=100\text{Hz}$；$M=N=8$；最大动态位移幅度 $\xi_m=2\text{mm}$；振幅沿声带厚度分布函数 $A_{Zc}(Z)=A_{Zo}(Z)=1$；为了同时计算假声区和胸声区声门图波形，取 $f_c(Z)=f_0(Z)=-K\sin(\pi ZT)$，其中在胸声区，$K$ 都取零值。这样，位移函数

$$\begin{cases}
\xi_c(j,k,n) = \left[16\tan\frac{\theta_c}{2} + 3.2\tan\theta_Z\left(1-\frac{k\Delta Z}{3.2}\right)\right]\left(1-j\frac{\Delta Y}{16}\right) \\
\qquad + K\sin\left(\frac{\pi k\Delta Z}{3.2}\right) + 2\sin\left(\frac{j\pi\Delta Y}{16}\right)\sin\Big[200\pi n\Delta t - \\
\qquad \varphi_{Zc}\frac{k\Delta Z}{3.2} - \varphi_{yc}\left(1-\frac{j\Delta Y}{16}\right)\Big] \\
\xi_o(j,k,n) = \left[16\tan\frac{\theta_o}{2} + 3.2\tan\theta_Z\left(1-\frac{k\Delta Z}{3.2}\right)\right]\left(1-j\frac{\Delta Y}{16}\right) \\
\qquad + K\sin\left(\frac{\pi k\Delta Z}{3.2}\right) + 2\sin\left(\frac{j\pi\Delta Y}{16}\right)\sin\Big[200\pi n\Delta t - \\
\qquad \varphi_{Zo}\frac{k\Delta Z}{3.2} - \varphi_{yo}\frac{j\Delta Y}{16}\Big]
\end{cases} \tag{3.189}$$

式中，$\Delta Y=2, j=1,2,\cdots,8$；$\Delta Z=0.4, k=1,2,\cdots,8$；$\Delta t=0.0002, n=1,2,\cdots,50$。将式(3.189)代入前述有关公式可计算得到图 3.53 中的 $\overline{A_c(n)}$ 、$\overline{A_o(n)}$ 、$A_c(n)$ 、$A_o(n)$ 、$C_c(n)$ 和 $C_0(n)$ 。

下面介绍本文采用的合成 $\overline{A(n)}$ 、$A(n)$ 和 $C(n)$ 的方法。由 ξ_c 和 ξ_o 分别计算到的 $A_c(n)$ 、$A_o(n)$ 、$C_c(n)$ 和 $C_o(n)$ 波形如图 3.54 所示。

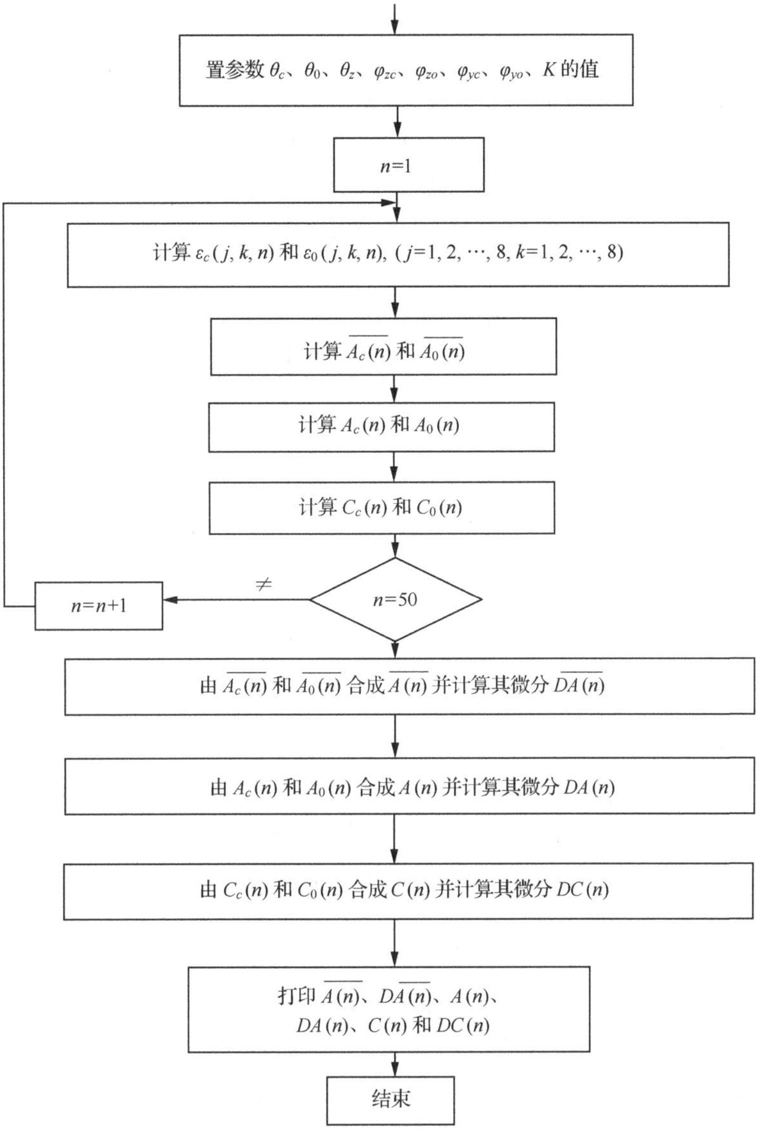

图 3.53　仿真计算主程序流程

设在 t_0 时刻两侧声带接触面积 $C(n)$ 刚好取极大值，由于 t_0 时刻以前一段时间内，声带活动属关闭过程，t_0 必然与 $C_c(n)$ 的极大值点重合，从 t_0 时刻起声带开始分开，在 t_1 时刻声并且让面积 $A(n)$ 最大，t_1 必然与 $A_o(n)$ 的最大值点重合，这样，由 $C_c(n)$ 和 $A_o(n)$ 的最大值可以确定声门关闭和开放之间的转换点 t_0 、t_1 、t_2 及间隔 T_1 和 T_2，t_2 是由 $C_c(n)$ 确定的下一周期声门关闭至开放的转换点，之后，将 T_2 期间 $C_c(n)$ 波形连接在 T_1 期间 $C_o(n)$ 波形之后而构成一个周期的声带接触面积波形 $C(n)$ 。类似地，将 T_2 期间 $A_c(n)$ 和 $\overline{A_c(n)}$ 波形分别接在 T_1 期间 $A_0(n)$ 和 $\overline{A_0(n)}$ 波形段之后构成一个周期的最小声门面积 $A(n)$ 和投影声门面积 $\overline{A(n)}$ 波形，结果表明用这一波形连接方法合成的波形在声门关闭与开放转换点存在有断点。为了消除这类断点，并基于 $A_c(n)$ 和

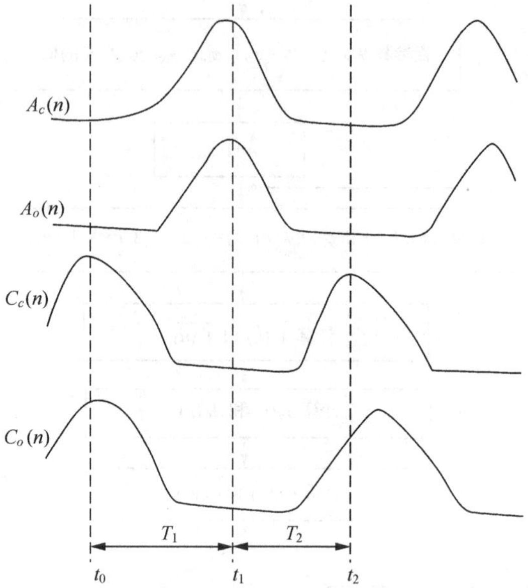

图 3.54 仿真计算波形拼接方法

$A_o(n)$ 极大点几乎同时出现、$C_c(n)$ 和 $C_o(n)$ 极大点几乎同时出现的事实,作者在仿真计算过程中采取了下面的波形合成方法。在计算出 $A_c(n)$ 、$A_o(n)$ 、$\overline{A_c(n)}$ 、$\overline{A_o(n)}$ 、$C_c(n)$ 和 $C_o(n)$ 波形后,对各波形进行适当的放大或缩小,使 $A_c(n)$ 与 $A_o(n)$ 的峰峰值相等、$\overline{A_c(n)}$ 与 $\overline{A_o(n)}$ 峰峰值相等、$C_c(n)$ 与 $C_o(n)$ 的峰峰值相等,并且识别各波形的极大值点。然后:①将 $C_0(n)$ 极大点以后、$\overline{A_o(n)}$ 极大点以前的一段 $C_o(n)$ 波形连接在 $A_c(n)$ 极大点以后、$C_c(n)$ 极大点以前的一段 $C_c(n)$ 波形的后面,构成一个周期的声带接触面积波形 $C(n)$;②将 $A_c(n)$ 极大点以后、$C_c(n)$ 极大点以前的一段 $A_c(n)$ 波形连在 $C_o(n)$ 极大点以后、$A_o(n)$ 极大点以前的一段 $A_o(n)$ 波形后面,构成一个周期的最小声门面积波形 $A(n)$;③同理,将 $\overline{A_c(n)}$ 极大点以后、$C_c(n)$ 极大点以前的一段 $\overline{A_c(n)}$ 波形连接在 $C_o(n)$ 极大点以后、$\overline{A_o(n)}$ 极大点以前的一段 $\overline{A_o(n)}$ 波形后面,构成一个周期的投影声门面积波形 $\overline{A(n)}$ 。$A(n)$、$\overline{A(n)}$ 和 $C(n)$ 之间的相位关系完全由计算过程中时间变量 n 取值所确定。

2. 参数设置与仿真计算结果及讨论

仿真计算的参数取值及其变化主要是为了研究男性胸声区发声时所对应的典型参数和各参数改变对声门图波形的影响。在仿真计算中,一共采用 44 组参数,这里不一一列举。根据仿真计算的数学模型和结果,可得出下面几条结论。①尽管声带振动在声带动边缘曲面上存在幅度和相位的分布,但由于声带厚度远小于声带长度,使得每一组计算波形中,$A(n)$ 与 $\overline{A(n)}$ 及它们的微分波形之间并没有发现有明显的差异,这样,在研究发声空气动力学问题时可用投影声门面积 $\overline{A(n)}$ 替最小声门面积 $A(n)$ 。②当仿真输入参数为 $0.000\,10° \leqslant \theta_c \leqslant 0.50°$;$0.5° \leqslant \theta_0 \leqslant 1.0°$;$10° \leqslant \theta_Z \leqslant 45°$;

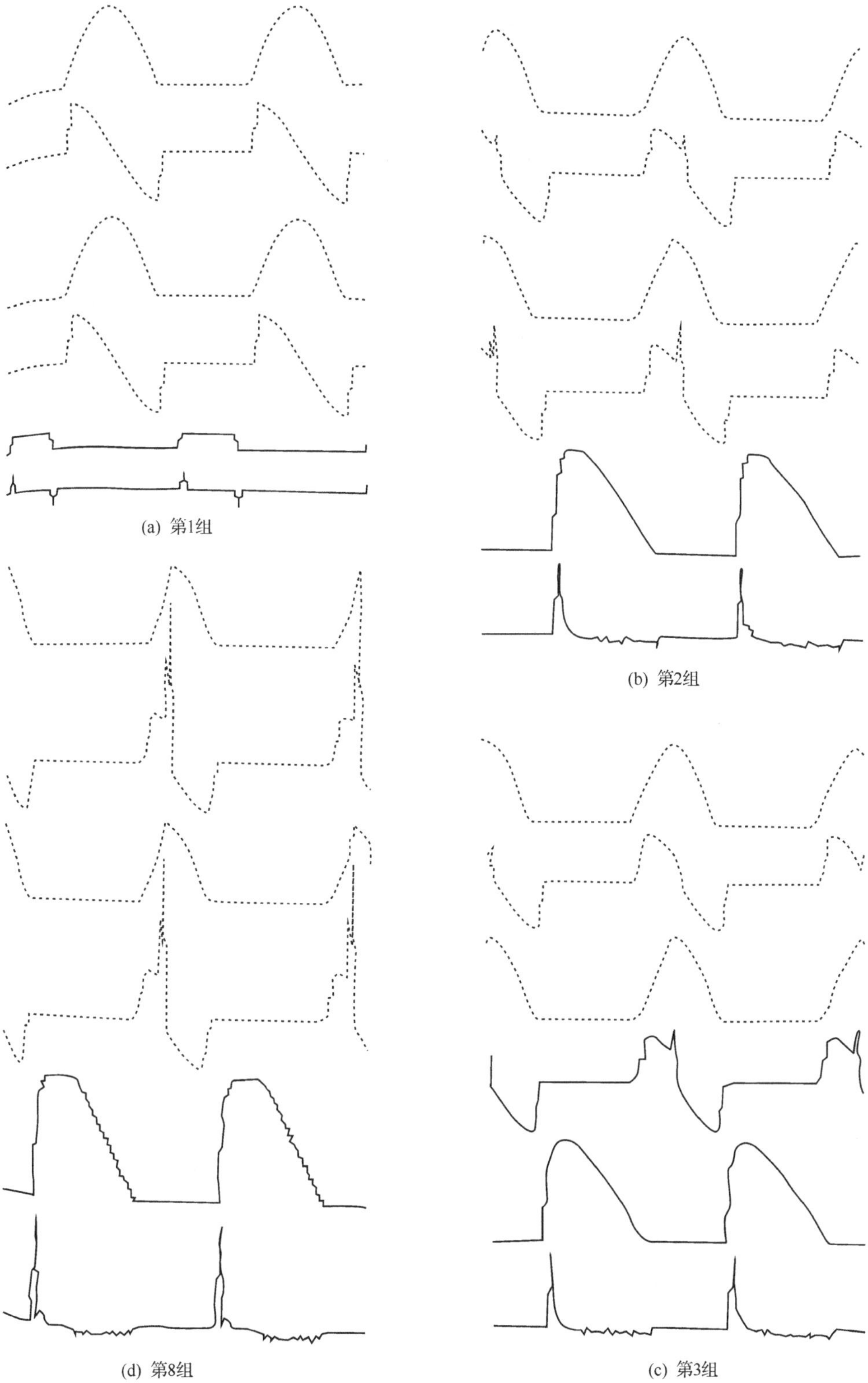

(a) 第1组

(b) 第2组

(d) 第8组

(c) 第3组

图 3.55　部分声门图波形仿真计算结果

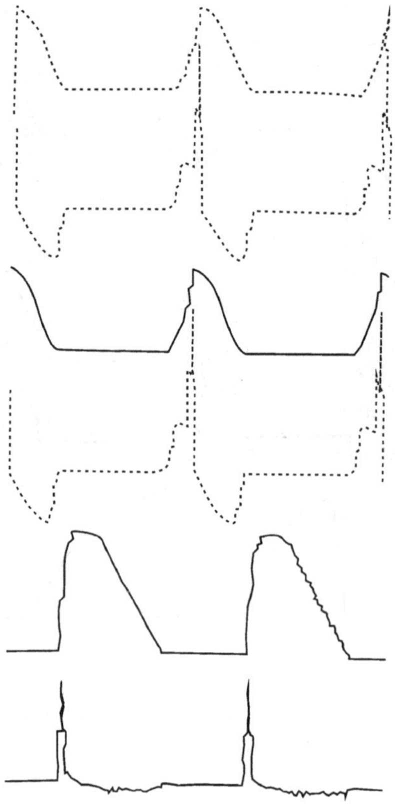

(e) 第9组

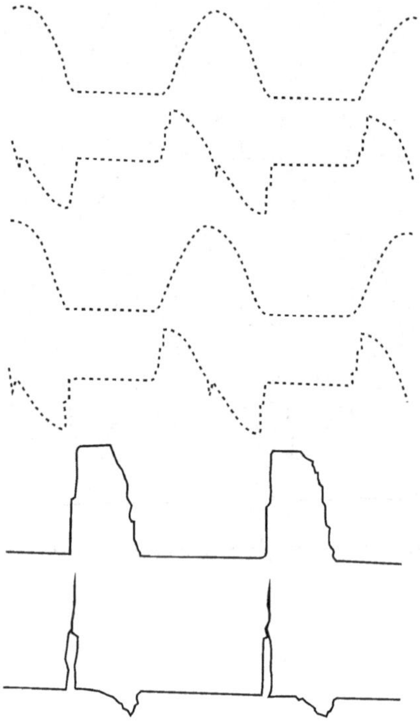

(g) 第18组

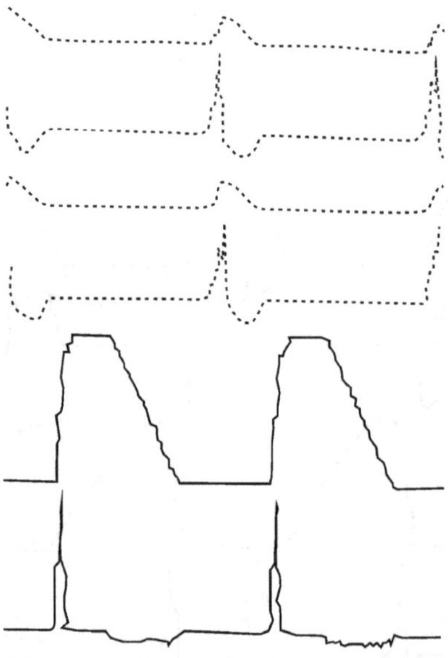

(f) 第11组

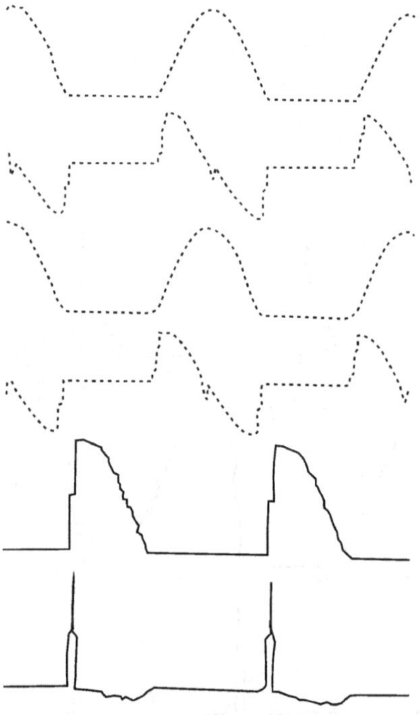

(h) 第19组

图 3.55 （续）

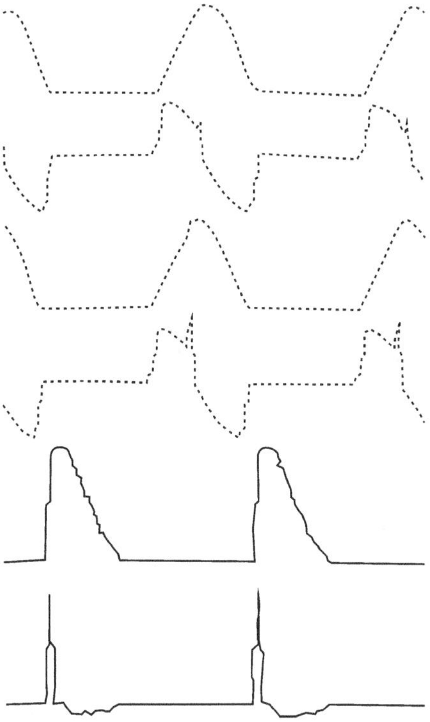

(i) 第21组

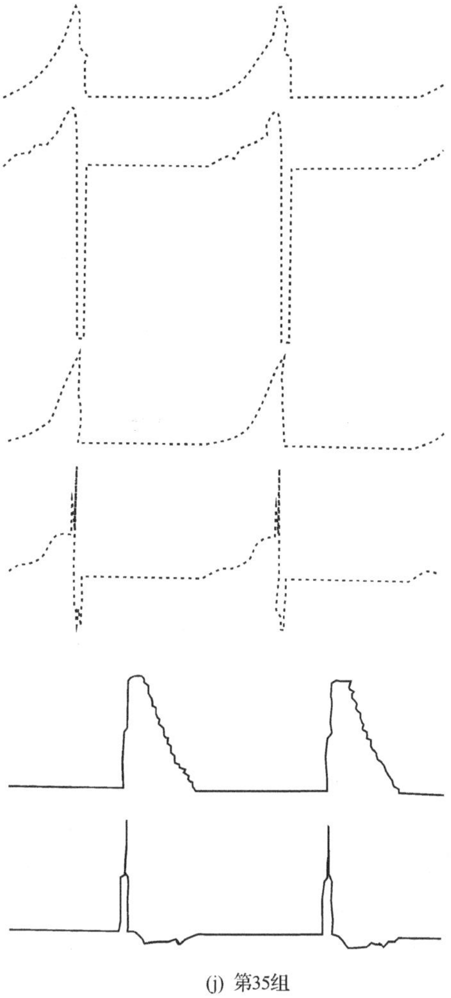

(j) 第35组

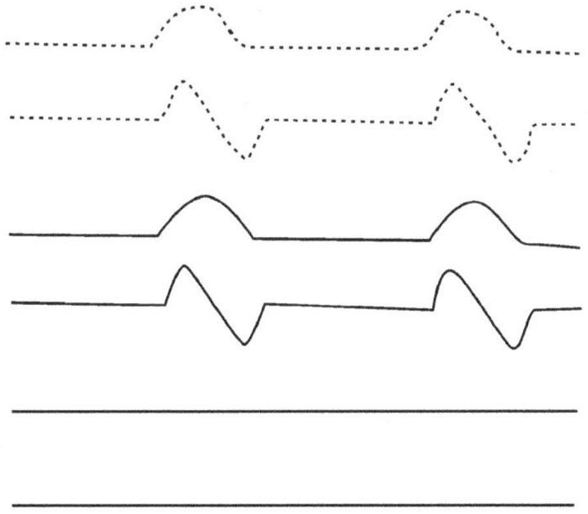

(k) 第36组

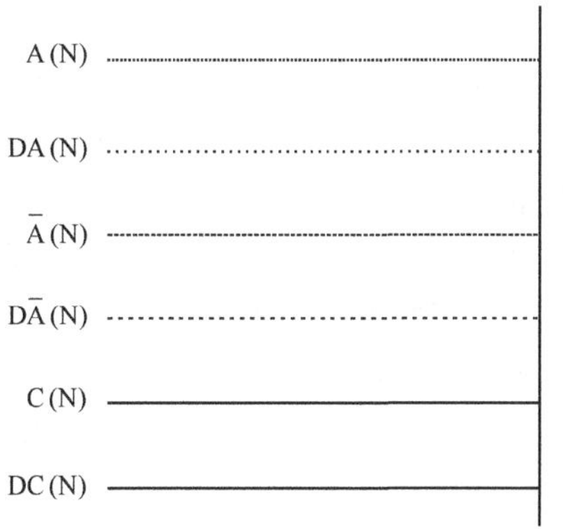

(l) 第37组

图 3.55 （续）

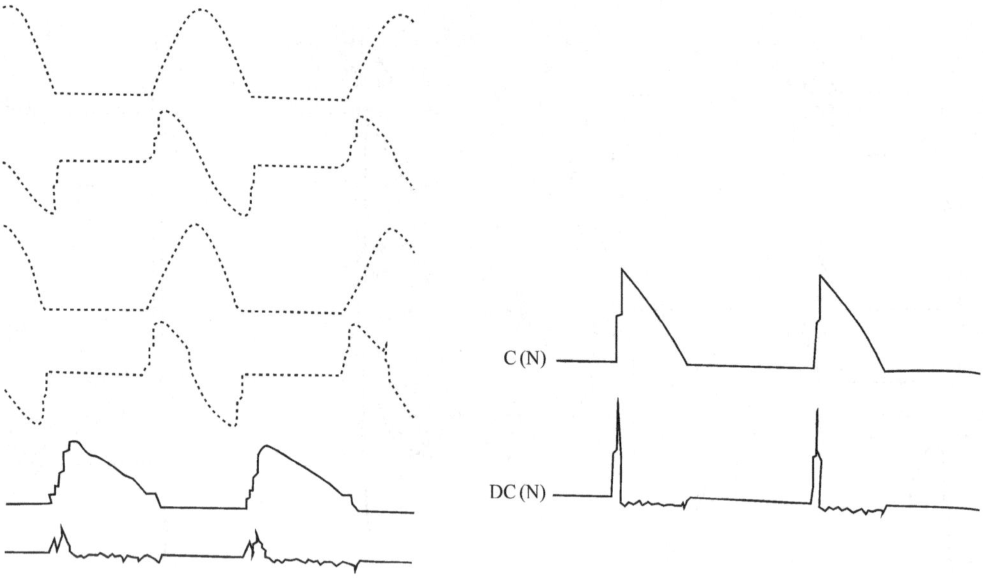

(m) 第38组　　　　(n) 第16组

图 3.55 （续）

$-25^\circ \leqslant \varphi_{Zc} \leqslant 25^\circ$；$\varphi_{Z0}$ 为 120° 左右；$-10^\circ \leqslant \varphi_{yc} \leqslant 10^\circ$；$-10^\circ \leqslant \varphi_{y0} \leqslant 10^\circ$；$K=0$ 或 K 的绝对值远小于 1 时，计算所得声门图波形与实测的男性胸声区发声声门图波形比较接近。③当所有参数都为零，此时两侧声带边缘是彼此平行的平面，振动时平面上各点相位相同，所以，图 3.55(a)所示计算波形中，$C(n)$ 为周期主波，$A(n)$ 和 $\overline{A(n)}$ 是半波整流的正弦信号。④当 θ_Z 减少时，两侧声带保持很大接触面积的时间增加，同时，声门开放的时间减小，这反映了声带厚度边缘等效平面倾斜程度对声门图的影响。⑤ φ_{Zc} 在 $-25^\circ \sim 25^\circ$ 范围内变化时，对声门图影响不大，值得注意的是，在这一范围内保持 φ_{Zc} 绝对值不变，只改变它的符号，对声门图波形没有影响。φ_{Zc} 取负值和吸气式发声情况类似，声带振动时首先从声带上沿开始闭合，而和正常胸声区男声不同。⑥ φ_{Z0} 取 120° 以外的其他值时对声门图波形影响很大，如图 3.55(g)～(i)，在图 3.55(c)典型声门图波形所对应的参数中，φ_{Z0} 远大于 φ_{Zc}，这一结果和声门关闭速度大于开放速度的结论是一致的。⑦当 φ_{yc} 和 φ_{y0} 在 $-10^\circ \sim 10^\circ$ 范围内变化时，计算仿真结果变化不大。⑧考虑声带厚度边缘曲面形状的影响所得到的计算仿真波形如图 3.55(k)～(m)所示，其中图 3.55(m)更类似于胸声区男声实测结果，比较第 3 组与第 38 组可见，两组参数除 K 值外，其余参数都相同，再次证明了结论②的正确性。

上述所采用的声门图仿真计算模型还应包括更多更细致的声带振动特征，如厚度边缘振幅的分布、接触过程中由于组织不可压缩性所造成的附加接触面积、其他振动条件下的声门图仿真计算等。尽管如此，所进行的声门图仿真计算研究仍获得了一些原来没有得到的结果，这些结果与后面介绍的病例实测结果是一致的。

3.9 声门图特征参数与声带振动模式

到目前为止，国内外学者将声门图技术用于嗓音医学基础与临床、艺术嗓音、语言学和语音学研究，已经取得大量的实际数据，并发挥了重要作用(Smith and Childers, 1983; Gerratt et al., 1987; Roubeau et al., 1987; Hanson et al., 1988; Yamout et al., 2013)。

3.9.1 正常男女性不同发声方式及其特征参数

1. 稳态发声

由于男女性喉部生理解剖的差异，使得正常发声时声带振动模式不同，女性声带振动比同龄男性更为复杂。实验发现，并不是任何正常女性在其自然发声频率范围内都能以相同的声带振动模式来产生嗓音声源，其个体差异很大，所以本书主要的探讨对象为男性，而前面定义的声门图参数也是针对正常男性胸声区发声。通过反复实验让女性受试者正常发声时降低基频，发低频稳态元音可消除自然发声条件下女性声带振动的个体差异(Wan et al., 1991; 王素品等, 1999)。表3.3所示为成年男性和女性正常嗓音电声门波波形图特征参数，其中，$\overline{X}$ 表示平均值，SD为标准差。

表3.3 成年男性和女性正常嗓音电声门波波形图特征参数($\overline{X}\pm$SD)

	VR	CQ/%	CPD/°	OPD/°	SCA/°	SOA/°	FPR/%	APR/%
男性 (n=52)	3.19 ±0.22	55.17 ±2.14	24.63 ±3.24	154.25 ±9.36	44.43 ±7.35	45.08 ±8.19	2.00 ±0.42	4.12 ±0.76
女性 (n=46) 自然发生	1.78 ±0.41	40.5 ±3.8	39.62 ±6.21	96.5 ±10.2	73.04 ±7.62	93.61 ±13.71	7.32 ±2.41	15.36 ±2.26
女性 (n=46) 低频发声	2.24 ±0.33	46.37 ±5.02	43.34 ±6.17	100.63 ±14.33	67.44 ±8.76	86.72 ±15.67	5.00 ±1.28	11.2 ±1.98

从表3.3中可以看出，女性发声声带上下沿闭合相位延迟CPD、声带上沿闭合角SCA、声带上沿开放角SOA、基频扰动率FPR、幅值扰动率APR等参数的平均值高于男性，而声门闭合开放速度比VR、声带上下沿开放相位延迟OPD、声门闭合商CQ的均值都低于正常男性。这里VR反映了声带闭合和开放之间的关系，我们的实验结果是成年男性的声门闭合速度远大于开放速度，VR值较大。成年女性的声门闭合速度下降，开放速度增加，VR值较低，这是由于成年男性比成年女性的声带长且厚，声门下压力也较大，所以VR值大于女性。CQ与OPD是描述声门闭合时相特征的，通过实验发现CQ与OPD成正比，两者均与声带厚度成正比，声带垂直方向距离的增加导致了一个上下缘之间开放的较大时间延迟，因而CQ增加。由于男性声带厚度大于女性，因而CQ与CPD值均大于女性。由上看出，在正常发声时，男女声带振动特性有较大差异，声带振动的波形、幅值、频率不同，特征参数也不同。这与男女性喉部解剖、发声生理学解释是一致的。

2. 动态发声

硬起声、软起声和气音起声等几种起声方式是根据发声时呼出气流柱到达声门与声带开始振动的时间关系定义的(冯葆富等，1981)。气音起声时,呼出空气早于声门闭合前通过声门;软起声时,声带靠拢的瞬间与呼出气柱经过声门的时间一致;硬起声时,呼出气流柱到达声门的时间晚于声带闭合。各种起声过程中声带振动特性目前并不清楚,作者采用声门图方法对这一问题进行了初步的研究。各位受试者对同一起声方式的领会与掌握程度是不同的,实验结果存在很大的个体差异,但基本规律是一致的。

1) 硬起声

图 3.56 为男性硬起声电声门波波形及其特征参数随起始振动周期的动态变化。从图 3.56 中可以看出,男性波形从第 5 个周期起声带进入稳态振动。波形的幅度和频率逐渐增加,OPD、VR、CQ 随周期数增加的趋势基本一致。男性 OPD、VR 和 CQ 小于正常值。在起声过程中 SCA 和 SOA 也逐渐升高至稳定,而 CPD 首先下降,再缓慢回升直至稳定,并且 CPD 缓慢回升的同时,OPD 缓慢下降,这可解释为声带逐渐变薄。

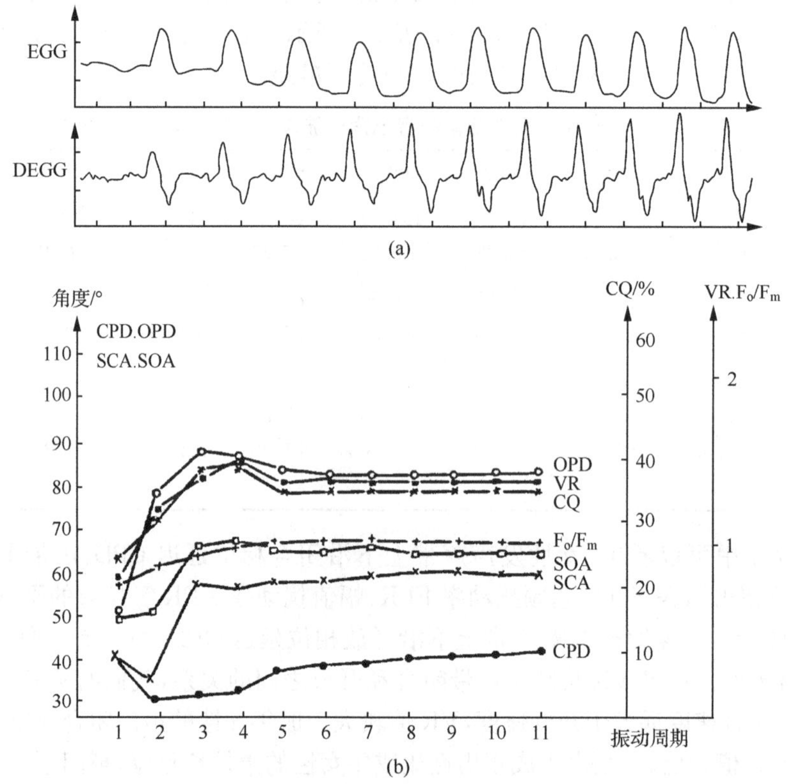

图 3.56　男性硬起声电声门图波形及其参数变化

2) 软起声

男性软起声电声门波波形见图 3.57。软起声和硬起声的区别在于声带开始振动之前约 250ms 的时间,声门做发声前的关闭准备。多数受试者软起声过程中,在声带振动前

100～280ms的时间内，声门波波形图都出现这一声门关闭准备波形，声门关闭与起始振动时间并不一致。图3.57中男性受试者第6个周期开始进入稳态振动，男性比女性起音慢。软起声到达稳态振动所需的周期数的个体差异较大，但每例受试者中上述起声方式到达稳态振动所需周期数，从大到小排列顺序是软起声和硬起声，而相对周期中的CQ、OPD和VR参数由大到小的排列顺序为硬起声、软起声。这与他们的语音听觉感受效果是一致的。

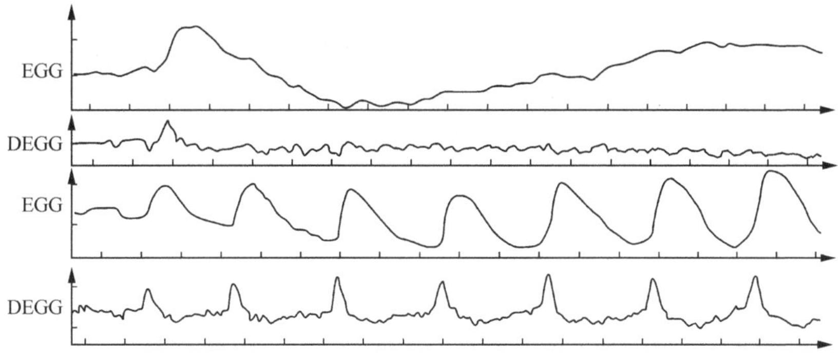

图3.57　男性软起声电声门图波形及其参数变化

3. 男女假声区发声特性差异

发假声时声带明显拉紧变薄，张力增加，振动频率升高，仅声带边缘部做快速振动，因声带变薄，故没有上下缘，闭合时两侧声带不接触或临界接触，闭合相缩短，甚至为零，声门基本处于开放状态。电声门波波形图近似正弦信号，电声门波波形图特征参数见表3.4。其中$\overline{X}$为平均值，SD为标准差。

表3.4　正常成年男女性假声区电声门波波形图特征参数($\overline{X}$±SD)

	VR	CQ/%	CPD/°	SCA/°	SOA/°	FPR/%	APR/%
男性 (n=20)	1.04 ±0.20	8.85 ±6.61	—	—	—	6.34 ±1.68	15.2 ±3.71
女性 (n=5)	0.82 ±0.11	6.26 ±3.20	—	—	—	3.89 ±1.22	9.68 ±2.36

在假声区，声带上下沿闭合相位延迟CPD、声带上沿闭合角SCA、声带上沿开放角SOA均不能按正常发声时定义。声门闭合开放速度比VR、声门闭合商CQ均比正常发声时减小。从表中可以看出在假声区男性扰动值比女性的大，这是因为女性声带短而薄，振动频率较高，易于发高音男性声带厚而长，振动频率较低，易于发低音，所以男性发高音时扰动值大于女性。在假声区，男女CQ值都很小，此处采用的反滤波算法已不能提取合格的反滤波声门波波形，在此没能给出相应的特征参数实验结果。

3.9.2　喉病声带振动方法及其特征参数

1. 临床使用方法

临床使用中，检测患者221例。男、女性喉病患者年龄分布如图3.58所示。临床使用方法阐述如下。

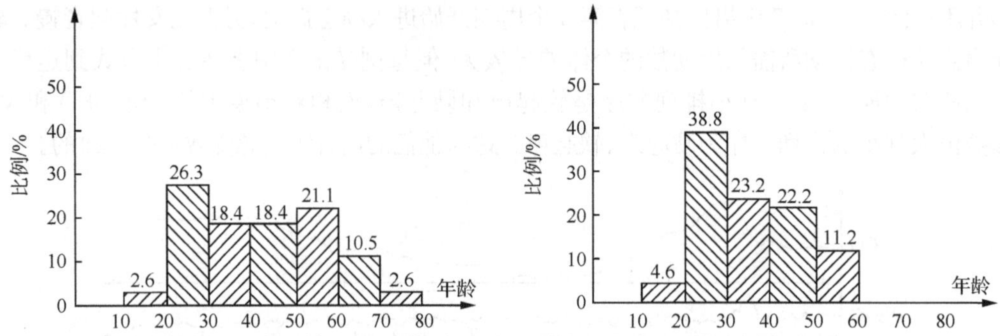

图 3.58　进行声门图检查喉病患者年龄分布

(a) 男性;(b) 女性

(1) 在喉科门诊中,将声门图检查作为每位来诊患者必测的一种检查方法,与临床医生及传统的检查方法一起构成一条喉病检查流水线,在临床使用的初始阶段,将声门图检查安排在流水线最后部,以便大致了解喉病变后,再搜集声门图图谱及各特征参数,并进行分析。检查中要求受试者发任选的稳态元音约 3～4s,其中男性采用胸声区自然发声方式,女性采用胸声区低频压低嗓音发声方式。必要时,指导受试者以其他方式发声。

(2) 经过一段时间的临床使用后,以声门图模型仿真计算波形与参数、声带振动动物实验结果、正常人声门图图谱及特征参数。以已积累的喉病声门图检查资料为基础,在不了解其他检查方法所得的结果或尚没进行其他方法检查的条件下,进行声门图检查,并提出诊断报告和分析意见,然后与其他检查方法和门诊医生诊断结果相对照。在声门图波形与参数已发生明显变异而又难以提出诊断结果和确切的分析意见时,某些参数在某些特殊的病变中没有意义,甚至计算不出,这个时候需要与临床医生一起进行综合分析,以便逐步确定该病变所对应的声门图波形与参数的鉴别准则。

(3) 为了将声门图用于喉病早期诊断,检查用其他方法不能发现的早期病变,在临床使用中,采取了近似喉病普查的方法,对用其他方法诊断为正常的受试者、声病患者的陪伴人,患其他疾病患者、医生、护士,以及给予合作的其他人员都进行声门图检查。为了提高检查速度,一旦有显示的声门图波形就可判断为正常,不采用多功能声门图仪的其他功能。

在上述各种临床使用方法中,基于我们的研究目的和实际使用的方便性与无侵入性,输入通道都以电声门图和语音通道为主,进行光导纤维喉镜检查时,同时进行光声门图检查,必要时,也可辅之以其他通道。

2. 典型喉病声门图特征参数与结果讨论

1) 恶性喉病变声门图检查

在此将喉癌、喉良性肿瘤、喉切除与声带切除、严重声门运动障碍等已无声带振动和声带几乎不能振动的喉病变都称为恶性病变。共检查此类病变 16 例,多发于中老年患者。图 3.59 给出了相应年龄正常男声声门图波形,以便对照。喉癌患者手术前后声门图波形如图 3.60～图 3.62 所示。由图 3.60 可见,该患者已无声带振动,稳态元音语音是气流在上声道摩擦流动产生的无规则高频噪声。图 3.61 中，受试者声带全切除后已无声带振动，但经术后一年半的治疗与训练，发稳态元音时，气流在上声道摩擦流动可产生规则的语音波形，但与正常发声相差甚远，由语音信号提取的扰动参数 FPR 和 APR 分别为 26%和 38%，远大于正常值。喉癌患者经声带部分切除术后两年半治疗与训练，在用力发声时，由电声门图波形(图 3.62)可见声带产生准周期振动。振动模式与正常发声相差很远，语音听觉效果明显好于图 3.61 患者。上述各喉癌患者都存在严重气短现象。

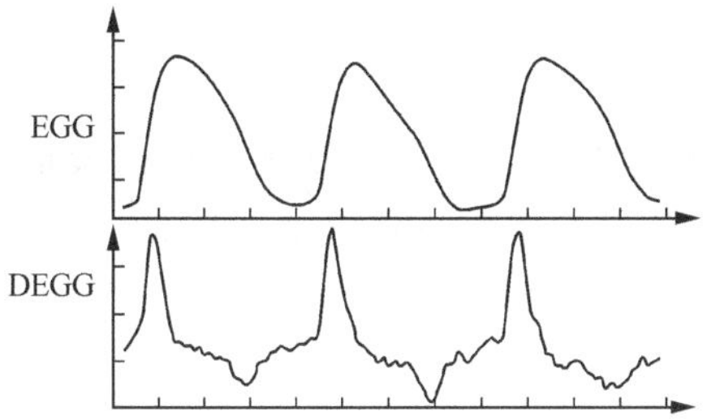

图 3.59　正常男声声门图(54 岁)

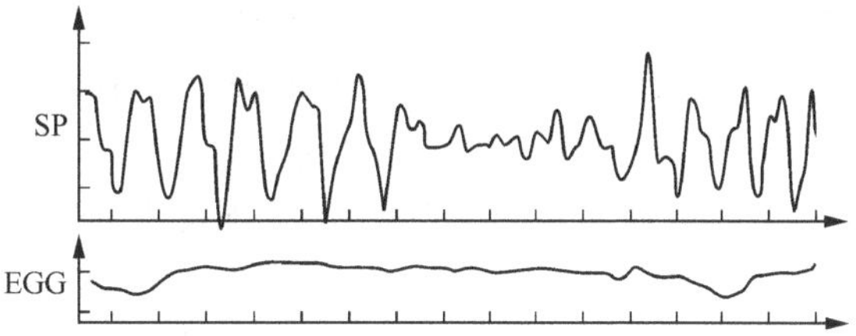

图 3.60　喉癌患者声门图(手术前)

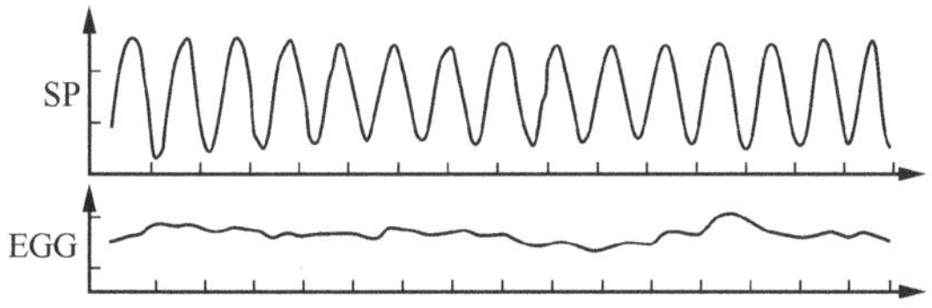

图 3.61　喉癌患者术后一年半声门图
(声带全切除)

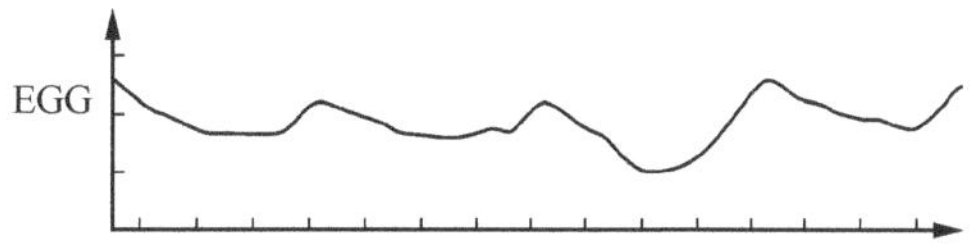

图 3.62　喉癌患者术后二年半声门图
(声带部分切除)

对各种恶性喉病变患者，声门图几乎没显示振动信号，或显示小幅度无规律的声门图信号，不作进一步分析就可将患者正确地归入恶性喉病变这一类病变中。

2) 声门运动障碍声门图特征参数与结果讨论

声门运动障碍主要包括声带麻痹(肌性和神经性)、喉内关节病变，喉内肌运动失调和功能衰退等几类。结合病理现象和前几节讨论的结果可见，声门图运动障碍主要表现为发声时声带边缘静态位移函数和声带张力的变异。声带整体质量不变，但发声振动部位质量有变异。

(1) 声带麻痹声门图特征参数测量与结果讨论

表 3.5 中 7 例男性声带麻痹病变皆为单侧性喉返神经完全麻痹，7 例病变声门图的具体参数见下表。

表 3.5　男性单侧喉返神经完全麻痹声门图参数

组别	VR	CQ/%	CPD/°	OPD/°	SCA/°	SOA/°	FPR/%	APR/%
Ⅰ	2.33	18.2	32.72	32.72	36.00	54.55	2	26
Ⅱ	1.10	24.0	32.40	37.80	35.10	55.80	14	34
Ⅲ	0.75	19.23	55.38	27.69	33.23	55.38	3	23

续表

组别	VR	CQ/%	CPD/°	OPD/°	SCA/°	SOA/°	FPR/%	APR/%
Ⅳ	1.27	19.34	39.17	30.84	33.58	55.16	5	28
Ⅴ	0.92	21.0	46.56	25.64	37.43	57.08	4	37
Ⅵ	1.50	17.16	30.13	36.16	34.19	52.17	5	26
Ⅶ	1.00	19.21	34.18	28.94	29.92	54.26	8	30
平均值	1.27	19.73	38.65	31.40	34.21	54.91	5.86	29.14
标准差	0.53	2.22	9.22	4.45	2.38	1.58	4.06	4.70

图 3.63(a)～(c)分别给出了表 3.5 中第Ⅰ、Ⅱ和第Ⅲ组参数所对应的声门图波形。波形与参数表明：①声门图检查结果与现有单侧 RLN 完全麻痹的阐述是一致的。病侧外展与内收肌功能完全丧失，病侧固定于旁中位不能运动，发声时，声门留有裂隙，健侧声带振动并超越声门中线。接触并带动病侧声带以同一频率一起振动，起到代偿作用。②由于声门裂隙，声门图闭合商 CQ 参数均值为 19.78%，远小于男声正常值均位 57.5%，导致声门气流流量信号直流分量上升。声门效率下降，出现发声吃力和气短现象。③与男声正常值相比，表 3.5 中速度比 VR 明显下降，上下沿开放延迟 OPD 显著下降，上下沿闭合延迟 CPD 稍增加，这可以解释为，单侧喉返神经麻痹使患侧声带张力下

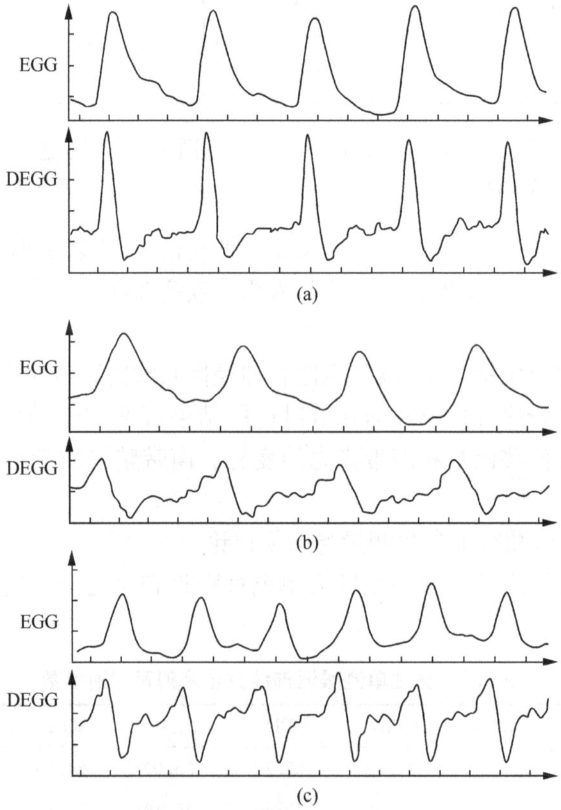

图 3.63　男性单侧喉返神经麻痹患者声门图

(a) 第Ⅰ组；(b) 第Ⅱ组；(c) 第Ⅲ组

降,边缘变薄,导致声带上下沿相互作用增加使 CPD 稍增加,闭合速度 DEGG 正峰下降。而 OPD 显著下降和开放速度 DEGG 负峰增加除了由于声带变薄的原因外,可能主要由于患侧声带不在发声时的声门中间位置。因为健侧声带在 360°的振动周期中,约在 180°的相角内能越过声门中线,而越过患侧声带位置,与之接触并带起一起振动的相位角远小于 180°,这一相位角还取决于患侧声带位置和健侧声带横向振动幅度。开放速度升高与闭合速度下降导致 VR 减小。④具有完全代偿作用的单侧 RLN 完全麻痹患者发稳态元音时能维持振动频率的稳定性,FPR 均值为 5.86%,但振动幅度要发生较大的颤动,APR 均值为 29.14%,远大于正常值。

(2) 喉内关节病变声门图特征参数测量与结果讨论

某左侧环杓关节固定成年男性患者声门图波形与参数如图 3.64 和表 3.6 所示,与正常成年男声存在显著区别,与单侧 RLN 麻痹类似。VR 明显小于正常值,CQ 和 OPD 远小于正常值。CPD 和 APR 略大于正常值,SCA、SOA 和 FPR 和正常值接近。发声时,通过声门的气流直流分量增加,不能维持长时间的稳态发音。单侧环杓关节固定与单侧喉返神经麻痹声门图参数差别在于:①前者由于不存在 RLN 麻痹,患侧声带张力和振动部位厚度大于后者,使参数 VR、CQ 和 OPD 也大于后者;②环杓关节固定患者发稳态元音时,仍能保持声带振动频率和幅度的稳定性。参数 FPR 和 APR 远小于单侧喉返神经麻痹患者相应参数。但要注意,当环杓关节固定患者同时患其他声病时,要进行综合分析。

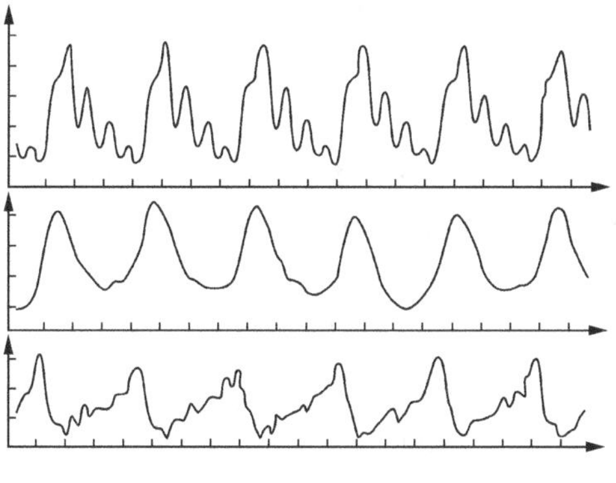

图 3.64　单侧环杓关节固定患者声门图

表 3.6　环杓关节固定患者声门图特征参数

VR	CQ/%	CPD/°	OPD/°	SCA/°	SOA/°	FPR/%	APR/%
1.50	27.27	39.13	54.55	43.62	52.17	2	14

(3) 功能性声门发声障碍声门图特征参数测量与结果讨论

声门图波形与参数如图 3.65 和表 3.7 所示。波形和参数与正常发声存在显著差异,VR、CQ、CPD 参数与单侧 RLN 麻痹近似,且远远小于正常值,FPR 和 APR 明显大于正常值。与单侧 RLV 麻痹相比,功能性声门发声障碍患者参数 SCA 明显大于后者这一参数。另一主要区别是,功能性声门发声障碍不能维持声带振动频率和幅度的稳定性。而单侧 RLN 麻痹通过健侧声带代偿作用可维持振动频率的稳定性,但不能维持振幅的稳定性。上述患者经喉动态镜观察证实可见用胸声区发声时声门存在有裂隙。而发假声时，由于声带位伸作用，声门关闭程度比胸声区要好。

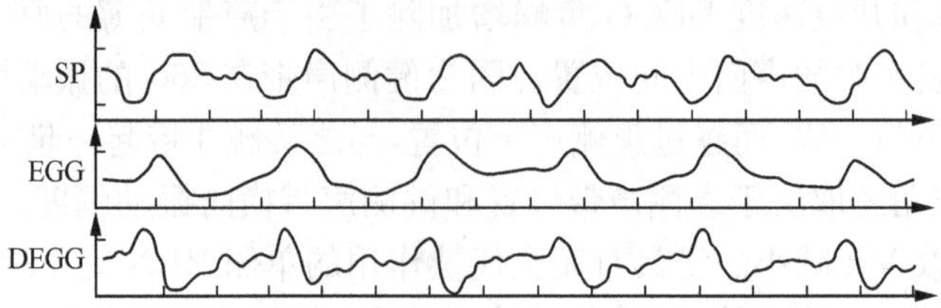

图 3.65　功能性声门发声障碍声门图

表 3.7　功能性声门发声障碍声门图特征参数

VR	CQ/%	CPD/°	OPD/°	SCA/°	SOA/°	FPR/%	APR/%
1.00	22.22	32.00	32.00	48.00	45.33	12	25

综上所述可见，单侧 RLN 麻痹，喉内关节病变和功能性声门发声障碍三种声门运动障碍病变的声门图波形与参数有相似之处，但经过综合分析，相互间差别是非常明显的，分析结果和病变的病理生理解释及其他方法检查的结果是一致的。

3）声带息肉声门图特征参数测量与结果讨论

声带息肉对声带振动特性的影响可因息肉所在位置、大小和形状的差异（分为广基型、有蒂型、条状型和全息肉样变型 4 种）而不同。其声门图波形及参数与正常发声存在显著差异。与其他喉病变也存在明显不同，各例声带息肉病变之间差距也甚远。

（1）声带息肉典型病例之一

图 3.66 是声带息肉病例之一声门图，与正常发声相比可见，声带息肉还没有大到使声带不能周期振动的程度。EGG 波形闭合上升段存在有一小平台，DEGG 波形出现双正峰，这一现象可解释为位于声学中部小息肉，如前中 1/3 交界处声带小结转变而成的息肉、在电声门图上升段开始和平台出现以前，前联合至息肉之间的声带接触关闭，突出的息肉阻止息肉至后联合部之间的声带立即接触关闭，致使接触面积在短时间内维持恒定产生了 EGG 上升段平台，之后，两侧声带进一步压紧而导致息肉至后联合之间的声带关闭。与后述声带小结不同，在 EGG 下降段没有出现平台。DEGG 波形上双正峰间隔可代表声带前后部关闭延迟，经测量，前后部关闭相位差为 73.16°，而第一和第二正峰幅值分别代表声带前后部闭合速度，由于中部息肉的阻碍声带前部关闭速度约是后部关闭速度的 1.28 倍，两者均大于声带开放速度，分别是开放速度的 2.63 倍和 2.05 倍。在 DEGG 信号第二正峰和负峰之间，声门关闭，CQ 为 16.7%，在两个正峰之间，息肉至声带后联合之间的声门有裂隙。

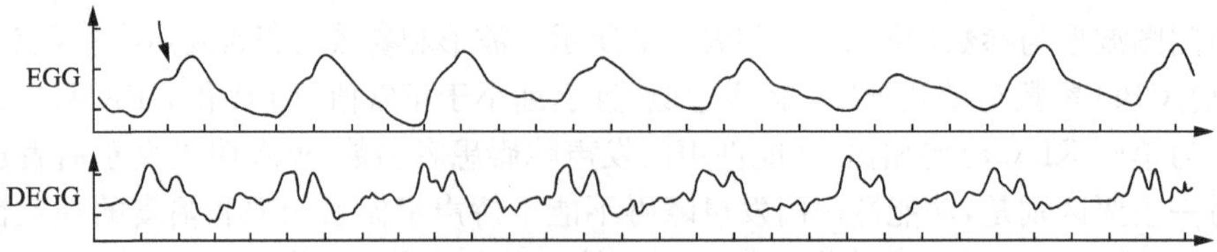

图 3.66　声带息肉典型病例之一声门图

(2) 声带息肉典型病例之二

发稳态元音时声门图检查结果如图 3.67 所示。EGG 波形近似由两个周期不同的信号分量相乘所构成:高频频率是低频频率的 6 倍,在每一个低频周期内,有三个周期的高频振动分量接近于声带正常振动模式,其余三个周期振动异带,其中一个振动周期严重异常,考虑到声带息肉病理和分型,由声门图检查结果可诊断为有蒂型息肉,且息肉蒂长并生长在声带下缘,吸气时,息肉吸到声门下边,呼气时,息肉被吹到声门上腔,呼气发声时,息肉以 1/6 的声带振动频率在声门上腔与声门(下腔)之间来回运动。当息肉被吹到声门上腔时,对声带振动影响很小,在每个息肉运动周期中,声带有三个周期近似正常的振动,由于息肉蒂的弹性回收力和声门伯努力效应,息肉逐渐回到声门,越接近声门对声带振动影响最大,当息肉完全回到声门中间时,夹在两侧声带之间,声带不能正常振动,接触面积变化幅度减小,产生了 EGG 波形中幅度最小的振动周期,有蒂型声带息内在振动过程中是否能回到声门下腔以及从声门下腔向下吸收息肉的机理尚待研究。

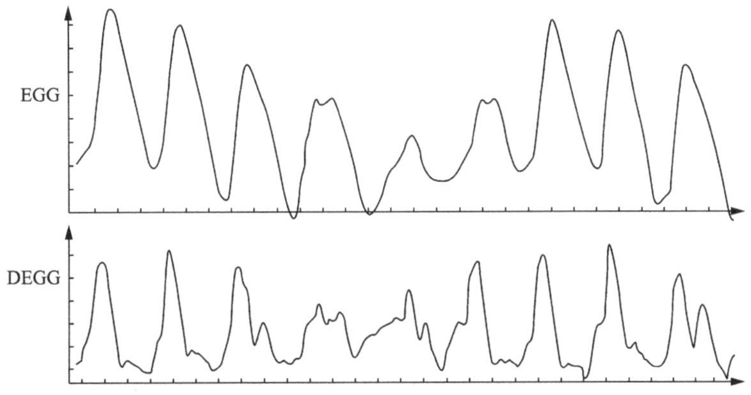

图 3.67　声带息肉典型病例之二声门图

(3) 声带息肉典型病例之三

喉镜检查为右侧声带前中 1/3 交界处息肉,发稳态元音时声门图检查结果示于图 3.68,声带已不能进行规律周期性振动,但语音周期性仍存在。

(4) 声带息肉典型病例之四

发稳态元音时声门图示于图 3.69,与正常发声和其他喉病存在明显差异,扰动参数 FPR 和 APR 分别为 28%和 38%,远大于正常值,EGG 信号具有 24Hz 和约 80Hz 两种振动频率分量,可以说明由于息肉的存在,息肉与声带参与振动的质量以 80Hz 为频率周期性变化,由 EGG 波形很难判断声门开放与闭合。微分声门图 DEGG 衰减了 80Hz 信号分量而突出声带振动频率分量后,求取闭合商 CQ 为 32.31%,远小于正常值,与患者发声吃力、气短症状一致。

4) 声带小结声门图特征参数测量与讨论

声带小结声门图波形和参数与正常发声和其他病变存在显著差别。由于声带小结多位于声带前中 1/3 交界处,声门图检查结果比较统一,只受小节大小和分型(水肿型和纤维型)的影响。下面是具体病例。

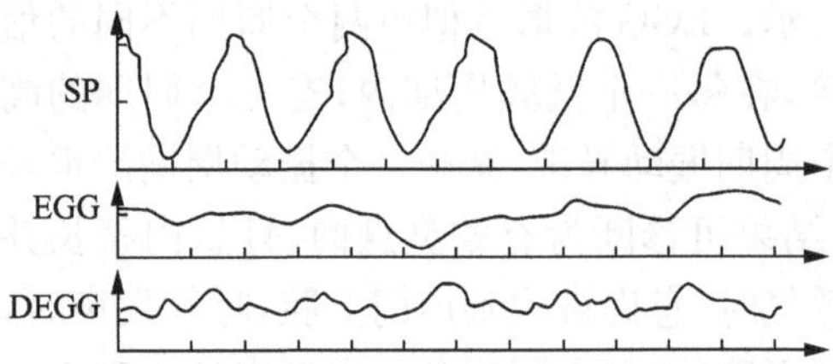

图 3.68　声带患肉典型病例之三声门图

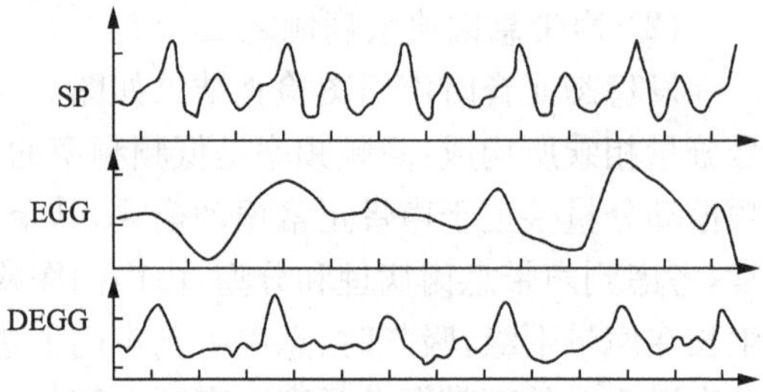

图 3.69　声带息肉典型病例之四声门图

(1) 声带小结典型病例之一

声门图检查结果如图 3.70 所示，作为诊断为声带小结的特征是电声门图 EGG 信号开放下降支存在有小平台切迹，根据声带小结临床症状可作如下分析：在小结生长部位常附有乳白色分泌物，发声时，一般不影响声门闭合，但两侧声带分开后，分泌物被拉成黏液带，并跨接两侧声带小结部位，在 EGG 下降段产生小平台造成两侧声带接触面积恒定的假象，之后，声门进一步开放，黏液带逐渐拉细断开或突然断开，这取决于声门开放的幅度、速度及黏液的黏弹性。

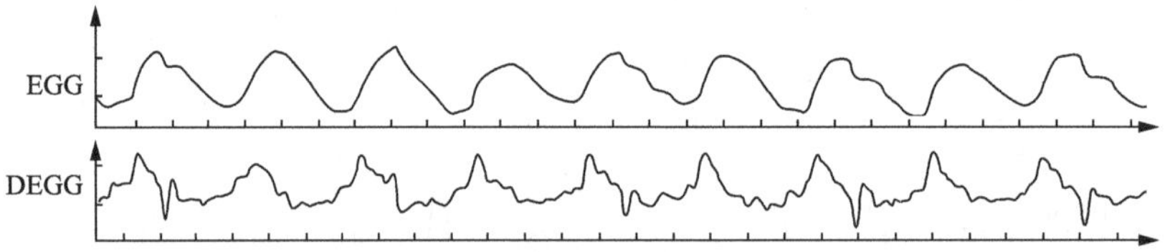

图 3.70　声带小结典型病例之一声门图

图 3.70 所示 EGG 信号闭合上升支出现平台，说明声带中部突出物较坚硬且上面很少附着分泌物，致使突出物只影响声门闭合，而对声门开放影响很小，这也说明平台出现在 EGG 信号关闭上升段和开放下降段可以作为鉴别声带息肉和声带小结的判据之一，但是，对于晚期小结，当上皮及纤维增厚并变硬且分泌物减小时，EGG 信号上平台也可能出现在闭合上升段。实际上，早期轻度息肉与晚期纤维型小结的病理和临床症状方面的界线并不十分清楚。

(2) 声带小结典型病例之二

沈某，女，34 岁，在手术前且在光导纤维喉镜插入的条件下获得的声门图如图 3.71 所示。有两个振动周期在 EGG 开放下降段出现平台。

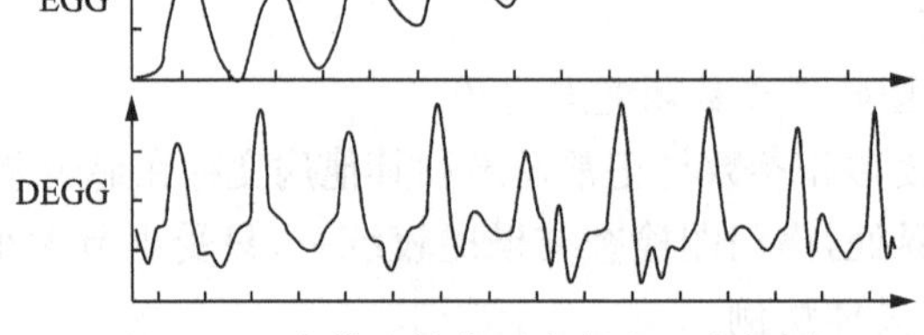

图 3.71　声带小结典型病例之二声门图

临床结果表明，电声门图下降段出现平台是声带小结的声门图特征，但并不是每个振动周期都会出现平台，当患者同时患其他喉病时可用多功能声门图仪进行综合和更深入的检查与分析，如声带小结病例之一的闭合商 CQ 为 31.65%，速度比 VR 为 1.10，都远小于正常值，表明患者声门闭合不良而漏气，发声吃力气短，对上声道激励不强，语音听起来无力。

3.9.3　声带扰动参数的分布

声门图速度及各种时相参数与声带振动模式、发声生理病理之间存在一一对应的关系，而扰动参数 FPR 和 APR 被用来描述发稳态元音时，声带振动频率与幅度的不稳定程度。正常男女性及各种喉病变扰动参数分布图如图 3.72 所示。无论是男性还是女性，正常与病变发声之间扰动参数存在显著差异，但正常与病变的分界线却不十分明确，前述也有不少病例的 FPR 和 APR 两个参数同时或有一个参数不呈病变性增大。从声门图中提取 FPR 和 APR 参数比从语音信号中提取更方便，精度也高得多，同时也更能直接反映声带振动特性，即使在病变条件下，发稳态元音时声带也能维持稳定的振动，这是完全可能的。另一方面，在不同声病患者中，声带振动模式可能相似，其他参数值可能接近，而扰动参数可能呈现明显差异。所以，尽管 FPR 和 APR 描述了声带振动频率和幅度不稳定性这一侧面，但结合声门图波形与其他特征参数，为声病的鉴别诊断奠定了基础。在本节所述的根据声门图波形和特征参数经综合分析诊断各种声病的过程中已经考虑了扰动参数的影响。

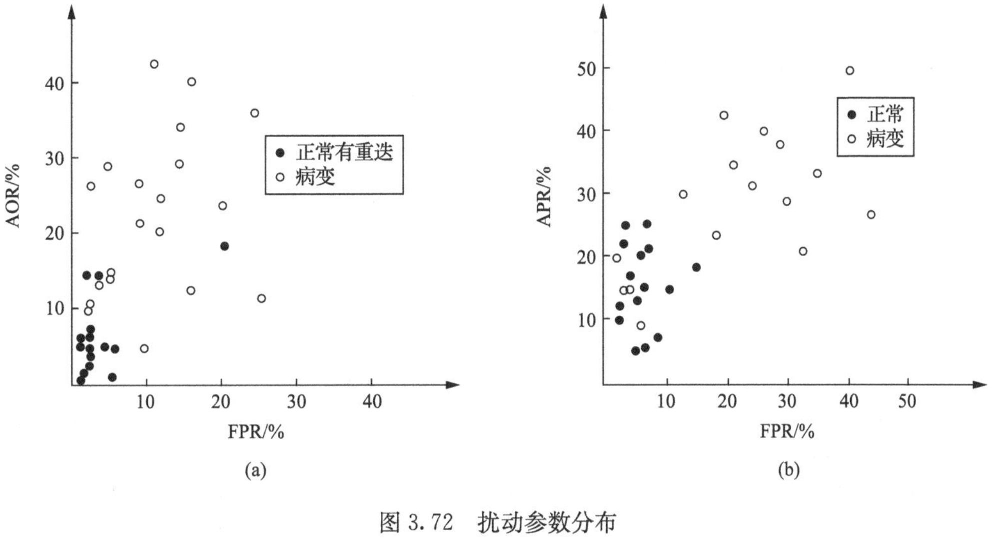

图 3.72　扰动参数分布

(a) 20 例正常男性(20～45 岁)和 20 例男性喉病患者(20～45 岁)；(b) 15 例正常女性(20～45 岁)和 15 例女喉病患者(20～45 岁)

3.10　本 章 小 结

光声门图和电声门图分别反映了声带振动过程中的声门面积和两侧声带横向接触面

积的变化。反滤波声门图主要反映声门气流体积速度的变化。超声声门图能够探测沿声带长度方向的振动特性。本章首先建立了光声门图数学模型，并由此指出了光源和检测传感器安放的原则。将电阻抗血流测量研究中的采样场理论用于电声门图理论研究中，从理论、模型与人体实验三个方面建立并证实了完整的电声门图采样场理论；推导灵敏度分布公式、调制度预测公式、喉部组织中电场与音频声场互相作用公式；提出了横向和纵向电声门图概念及其测量方法；确定了电极系统设计和安放的最佳准则；澄清了微音器效应产生机理并找到了抑制方法。以建立的声门图数学模型为基础，研究了声门图信号处理方法，定义了一组声门图特征参数及其计算公式，提出并研究的斜置电声门图和高帧率超声成像声门图等方法能便于在喉部有限空间合理配置电极和超声换能器，从不同方面获得声带振动特性。本章最后比较了男女性发声声门图及其特征参数差异；分类讨论了200多例临床应用结果，介绍了典型喉病变及病变程度与声带振动模式和声门图检查结果三者之间的对应关系。

（*唐姗姗　肖　科　万明习*）

参考文献

但果，陈作鹏. 2013. 电声门图仪检测技术的研究进展. 听力学及言语疾病杂志，21(2)：196-199.

冯葆富. 1981. 歌唱医学基础. 上海：上海科学技术出版社.

胡财君，陈尚勤，魏鸿俊. 1988. 心率失常分析方法和算法讨论. 生物医学工程学杂志，5(4)：253-257.

宋水孝，吴月英. 1988. 抑制基线漂移的零相移滤波器 . 浙江大学学报，22(6)：172-175.

万明习，程敬之，燕金元. 1990c. 光声门图理论、实验与应用. 应用光学，(2)：1-6.

万明习，程敬之. 1991. 电声门图采样场理论、实验和应用. 西安交通大学学报，25(1)：1-14.

万明习，程敬之. 1992. 声门图信号起源及其与声带振动模式的关系. 中国生物医学工程学报，(2)：120-127.

万明习，燕金元，程敬之. 1989. 双频双通道电声门图系统的研制. 中国医疗器械杂志，13(3)：125-129.

万明习，燕金元，程敬之. 1990a. 声门图信号特征及其数字处理. 中国医疗器械杂志，14(1)：1-6.

万明习，燕金元，程敬之. 1990b. 多功能声门图仪的研制. 中国医疗器械杂志，14(2)：68-72.

王素品，万明习，赵守国，等. 1999. 男女嗓音源特性的比较研究. 声学学报，24(2)：128-136.

谢京平，彭承琳，郑尔信，等. 1988. 一种能消除导纳微分波中呼吸干扰的信号处理方法. 生物医学工程杂志，34(2)：259-262.

Abberton E，Fourcin A. 1997. Electrolaryngography. Instrumental Clinical Phonetics，119-148.

Anastaplo S，Karnell M P. 1988. Synchronized videostroboscopic and electroglottographic examination of glottal opening. The Journal of the Acoustical Society of America，83(5)：1883-1890.

Baer T，Löfqvist A，McGarr N S. 1983. Laryngeal vibrations：a comparison between high-speed filming and glottographic techniques. The Journal of the Acoustical Society of America，73(4)：1304-1308.

Berouti M，Childers D，Paige A. 1977. Correction of tape recorder distortion. In Proceedings of IEEE International Conference on Acoustics，Speech，and Signal Processing，2：397-400.

Childers D G，Hicks D M，Moore G P，et al. 1986. A model for vocal fold vibratory motion，contact area，and the electroglottogram. The Journal of the Acoustical Society of America，80(5)：1309-1320.

Childers D G，Krishnamurthy A K. 1985. A critical review of electroglottography. Critical Reviews in Biomedical Engineering，12(2)：131-161.

Childers D G. 1977. Laryngeal pathology detection. Critical Reviews in Bioengineering，2(4)：375-425.

Childers D G. 1984. Relationship between electroglottograph, speech and vocal fold contact, Folia Phoniatrica et Logopaedica, 36(3): 105-118.

Dejonckere P H, Lebacq J. 1985. Electroglottography and vocal nodules. Folia Phoniatrica et Logopaedica, 37(3-4): 195-200.

Dejonckere P H. 1981. Comparison of two methods of photoglottography in relation to electroglottography. Folia Phoniatrica et Logopaedica, 33(6): 338-347.

Deller J R, Anderson D J. 1980. Automatic classification of laryngeal dysfunction using the roots of the digital inverse filter. IEEE Transactions on Biomedical Engineering, 27(12): 714-721.

Enzer S E. 1978. The use of the guard-ring impedence systems to detect pulmonary blood flow. Ph. D. thesis, University of Michigan, University Mircofilms, Ann Arbor, Michigan.

Fant G. 1988. 噪音声源研究. 声学学报, 13(2): 135-146.

Fourcin A J. 1981. Laryngographic assessment of phonatory function. In Proceedings of the Conference on the Assessment of Vocal Pathology, ASHA Reports 11, Rockville, 116-127.

Freeman F J, Ushijima T. 1978. Laryngeal muscle activity during stuttering. Journal of Speech and Hearing Research, 21(3): 538-62.

Gerhard-Multhaupt R. 1983. Analysis of pressure-wave methods for the nondestructive determination of spatial charge or field distributions in dielectrics. Physical Review B, 27(4): 2494-2503.

Gerratt B R, Hanson D G, Berke G S. 1987. Glottographic measures of laryngeal function in individuals with abnormal motor control. Vocal Fold Physiology: Laryngeal Function in Phonation and Respiration. San Diego: College Hill: 521-532.

Geselowitze D B. 1971. An application of electrocardiographic lead theory to impedance plethysmography. IEEE Transactions on Biomedical Engineering, 18(1): 38-41.

Hamlet S, Reid J. 1972. Transmission of ultrasound through the larynx as a means of determining vocal-fold activity. IEEE Transactions on Biomedical Engineering, 1: 34-37.

Hamlet S. 1980. Ultrasonic measurement of larynx height and vocal fold vibratory pattern. The Journal of the Acoustical Society of America, 68 (1): 121-126.

Hamlet S. 1981. Ultrasound assessment of phonatory function. In Proceedings of the Conference on the Assessment of Vocal Pathology, ASHA Reports 11, Rockville: 128-140.

Hanson D G, Gerratt B R, Berke G S, et al. 1988. Glottographic measures of vocal fold vibration: an examination of laryngeal paralysis. The Laryngoscope, 98(5): 541-549.

Hasegawa A, Mahshie J, Herbert E, et al. 1984. Electroglottographic, aerodynamic, and acoustic study of normal and breathy phonation. The Journal of the Acoustical Society of America, 76(S1): S58-S58.

Hess W J. 1983. Pitch determination of speech signals—algorithms and device, Berlin: Springer.

Hirano M. 1981. Clinical examination of voice. Disorders of human communication (book 5). New York: Springer.

Hosokawa K, Yoshida M, Yoshii T, et al. 2012. Effectiveness of the computed analysis of electroglottographic signals in muscle tension dysphonia. Folia Phoniatrica et Logopaedica, 64(3): 145-150.

Kaneko T, Numata T, Suzuki H. 1988. Newly developed ultrasound laryngographic equipment and its clinical application. Vocal Fold Physiology, 2nd vol. Ed. O. New York: Raven Press.

Kaneko T, Suziku H, Uchida U, et al. 1983. The movement of the inner layers of the vocal fold during phonation-observation by ultrasonic method. Vocal Fold Physiology, Contemporary Research and Clinical Issues, College Hill San Diego: 223-228.

Kitamura T, Kaneko T, Asano H, et al. 1968. Ultrasonoglottography. Iap Soc Ultrasonics in Medicine, 5(30).

Kitzing P, Holmer N, Lindström K. 1973. Echo Glottography. Acta Otolaryng, 75: 454-463.

Kitzing P, Sonesson B. 1974. A photoglottographical study of the female vocal folds during phonation. Folia Phoniatrica et Logopaedica, 26(2): 138-149.

Kitzing P. 1982. Photo-and electroglottographical recording of the laryngeal vibratory pattern during different registers. Folia Phoniatrica et Logopaedica，34(5)：234-241.

Koike Y，Markel J. 1975. Application of inverse filtering for detecting laryngeal pathology. The Annals of otology，rhinology，and laryngology，84(1 Pt 1)：117-124.

Laurenceau P，Dreyfus G，Lewiner J. 1977. New principle for the determination of potential distributions in dielectrics. Physical Review Letters，38(1)：46-49.

Lehr J. 1972. A vector derivation useful in impedence plethysmogaphic field calculations. IEEE Transactions on Biomedical Engineering，19(3)：156-157.

Makhoul J. 娄乃英等译. 1987. 语音信号线性预测. 北京：中国铁通工业出版社.

Martins F，La B，Sundberg J. 2012. Pregnancy and the singing voice：reports from a case study. Journal of Voice，26(4)：431-439.

McClellan J，Parks T，Rabiner L. 1973. A computer program for designing optimum FIR linear phase digital filters. IEEE Transactions on Audio and Electroacoustics，21(6)：506-526.

Mecke A C，Sundberg J，Granqvist S，et al. 2012. Comparing closed quotient in children singers' voices as measured by high-speed-imaging，electroglottography，and inverse filtering. The Journal of the Acoustical Society of America，131(1)：435-441.

Migliori A，Thompson J. 1980. A nondestructive acoustic electric field probe. Journal of Applied Physics，51(1)：479-485.

Milenkovic P. 1986. Glottal inverse filtering by joint estimation of an AR system with a linear input model. IEEE Transactions on Acoustics，Speech and Signal Processing，34(1)：28-42.

Mortarelli J R. 1980. A generalization of the Geselowitz relationship useful in impedance plethysmographic field calculations. IEEE Transactions on Biomedical Engineering，27(11)：665-667.

Onaral B，Sun H H，Schwan H P. 1984. Electrical properties of bioelectrodes. IEEE Transactions on Biomedical Engineering，31(12)：827-832.

Orlikoff R F，Golla M E，Deliyski D D. 2012. Analysis of longitudinal phase differences in vocal-fold vibration using synchronous high-speed videoendoscopy and electroglottography. Journal of Voice，26(6)：13-20.

Parks T，McClellan J. 1972. Chebyshev approximation for nonrecursive digital filters with linear phase. IEEE Transactions on Circuit Theory，19(2)：189-194.

Penney B C，Narducci L M，Peura R A，et al. 1979. The impedance plethysmographic sampling field in the human calf. IEEE Transactions on Biomedical Engineering，26(4)：193-198.

Penney B C. 1986. Theory and cardiac applications of electrical impedance measurements. Critical Reviews in Biomedical Engineering，13(3)：227-281.

Plonsey R，Collin R. 1977. Electrode guarding in electrical impedance measurements of physiological systems-a critique. Medical and Biological Engineering and Computing，15(5)：519-527.

Plonsey R. 1974. The formulation of bioelectric source-field relationships in terms of surface discontinuities. Journal of the Franklin Institute，297(5)：317-324.

Qin X，Wang S，Wan M. 2009. Improving reliability and accuracy of vibration parameters of vocal folds based on high-speed video and electroglottography. IEEE Transactions on Biomedical Engeneering，56(6)：1744-1754.

Qin X，Wu L，Jiang H，et al. 2011. Measuring body-cover vibration of vocal folds based on high-frame-rate ultrasonic imaging and high-speed video. IEEE Transactions on Biomedical Engineering，58 (8)：2384-2390.

Rabiner L R，Schafer R W. 1978. Digital processing of speech signals. New York：Prentice-Hall.

Recasensa D，Miraa M. 2013. Voicing assimilation in Catalan three-consonant clusters. Journal of Phonetics，41(3-4)：264-280.

Rothenberg M，Zahorian S. 1977. Nonlinear inverse filtering technique for estimating the glottal-area waveform. The Journal of the Acoustical Society of America，61(4)：1063-1071.

Rothenberg M. 1973. A new inverse-filtering technique for deriving the glottal air flow waveform during voicing. The Journal of the Acoustical Society of America, 53(6): 1632-1645.

Rothenberg M. 1981. Some relations between glottal air flow and vocal fold contact area. In Proceedings of the Conference on the Assessment of Vocal Pathology, ASHA Reports 11, Rockville: 88-96.

Roubeau B, Chevrie-Muller C, Arabia-Guidet C. 1987. Electroglottographic study of the changes of voice registers. Folia Phoniatrica et Logopaedica, 39(6): 280-289.

Schwan H P. 1984. Electrical and acoustic properties of biological materials and biomedical applications. IEEE Transactions on Biomedical Engineering, 31(12): 872-878.

Smith A M, Childers D. 1983. Laryngeal evaluation using features from speech and the electroglottograph. IEEE Transactions on Biomedical Engineering, 30(11): 755-759.

Sondhi M M. 1975. Measurement of the glottal waveform. The Journal of the Acoustical Society of America, 57(1): 228-232.

Tang S, Zhang Y, Qin X, et al. 2013. Measuring body layer vibration of vocal folds by high-frame-rate ultrasound synchronized with a modified electroglottograph. The Journal of the Acoustical Society of America, 134(1): 528-538.

Tao C, Jiang J J, Wu D, et al. 2012. Noninvasive monitoring of vocal fold vertical vibration using the acoustic Doppler effect. Journal of Voice, 26(6): 677-681.

Teaney D T. 1987. Fabre-wheatstone electroglottograph- a precision R-F plethysmograph. In Proceedings of the Ninth Annual Conference of the IEEE Engineering in Medicine and Biology Society, Boston: 260-261.

Titze I R. 1984. Parameterization of the glottal area, glottal flow, and vocal fold contact area. The Journal of the Acoustical Society of America, 75(2): 570-580.

Veeneman D, BeMent S. 1985. Automatic glottal inverse filtering from speech and electroglottographic signals. IEEE Transactions on Acoustics, Speech and Signal Processing, 33(2): 369-377.

Wan M, Cheng J, Wang J, et al. 1991. Glottographic study and clinical application of sustained vibration of vocal cords. Journal of Medical Colleges of PLA, 6(3): 332-337.

Wong D, Markel J, Gray Jr A. 1979. Least squares glottal inverse filtering from the acoustic speech waveform. IEEE Transactions on Acoustics, Speech and Signal Processing, 27(4): 350-355.

Yamout B, Al-Zaghal Z, Iyad El-Dahouk, et al. 2013. Mean contact quotient using electroglottography in patients with multiple sclerosis. Journal of Voice, 27(4): 506-511.

第4章　声带组织力学及其振动高速成像

由声门下空气动力诱发的声带振动是一个复杂、精微的三维振动过程，是声带被覆层和体层分层振动的综合效应。澄清声带是如何通过调节分层结构的生物力学特性从而实现对发声模式的调控这一问题，有助于揭示正常发声生理机制和病理语音的振动损伤机制。日本学者 Hirano 于 1974 年提出了声带分层振动概念后，以 Titze 为代表的研究者以其所建立的分层振动模型为基础对离体和在体的振动声带开展了大量的研究。近十几年来，已有的成像检测方法如纤维喉镜、频闪喉镜、高速摄影(high-speed videoendoscopy，HSV)和喉记波摄影(videokymography)等在临床应用中得到了不断的改进和完善；同时，随着仪器性能的大幅提升、创新的实验方法和技术手段的不断涌现，出现了一系列对喉部进行成像和研究的新兴方法，如观察记录振动声带内部结构的超声成像技术、对微血管成像的窄带成像技术(narrow band imaging，NBI)、被称为在体显微镜的光学相干断层成像技术(optical coherence tomography，OCT)等，现在研究者们已经能够在一个以往从未达到的高度上对声带的结构与功能展开深入而精细的研究。

本章内容在概述国内外研究团队对声带成像和参数提取研究进展的基础上，系统阐述了本小组对人体振动声带分层结构的高速成像方法，以及结合声带振动的经典模型，对声带分层振动的高精度的运动参数直接提取和组织力学参数反求方法，并对声带体层-被覆层的同步振动特性进行了较为详细的分析讨论。

4.1　声带的组织力学特性及其模型

4.1.1　声带振动的组织力学特性

1. *发声过程的声带振动特性和调控机制*

人发声时，来自肺部的气流连续通过声门区域，经过振动声带的调制作用后，形成具有一定频率的冲击气流，造成声门上空气疏密相间的波动，产生嗓音的基波。由于声带的被覆层和体层具有不同的组织构成及力学特性，发声时它们的运动过程并不一致，构成了双重结构振动体(Hirano，1974)。喉动态镜或喉高速摄影的观察结果表明，声带的振动主要集中在被覆层，它以黏膜波振动的形式调节通过声门的冲击气流，以控制基波的产生：当冲击气流通过声门时，被覆层会产生周期性的开闭振动，并且在振动过程中，被覆层下边缘的开放和闭合都会先于上边缘，产生上、下边缘之间的振动相位延时现象，参见第1章图 1.8。而由于体层位于声带内层，且其组织硬度高于被覆层，它的振动幅度相对较小，不易被观察和测量。

在发声过程中，黏膜波的振动特性对于发声的基频、效率、持续时间及发声质量等具有决定性影响，而它的振动特性则与被覆层本身的组织力学特性密切相关。实验证明，离体声带润湿后能够重新获得振动，证明声带黏弹性的作用，也证明黏液波的振动形式是主要的发声因素（江德胜和余养居，2004）。对于被覆层组织力学特性的调节主要是通过高级神经中枢控制喉内肌和喉外肌的收缩与舒张，通过调节体层的位置、长度、质量、张力和黏弹性等来实现的。

2. *声带振动的组织力学参量*

由于声带的振动是一个声带受到声门下空气压力诱发的振动过程，受空气动力和声带组织力学特性相互作用的结果，因此其振动特性与声门下空气压力和声带本身的组织力学特性息息相关：发声前，声带的前后两端被喉内肌拉紧并固定，依靠声带资深张力保持声门闭合，此时声门下气压持续增加并挤压声带；当声门下压力达到一定阈值时，气体推力大于声带张力的抵抗作用，声带组织被推开，声门开放，形成气流；此时声门下压力持续减小，而且由于流经声门处气体速度很快，根据伯努利效应，在该处产生负压，同时声带组织本身由于被动挤压开放产生弹性回复力，这些因素共同作用再次闭合声带，关闭声门，然后进入下一个振动周期，重复以上过程。另外，在声带开闭过程中，声带组织的运动都会受到黏滞力的持续作用，对运动过程造成阻力。因此在这一过程中，空气动力和声带的组织力学特性都对声带的周期性运动起到了重要的作用；尤其声带的组织力学特性更为复杂、更难以测量，并且它一般与声带的病理情况直接相关，因此对于临床诊断和治疗具有重要意义。

当持续发声时，声门下气流保持稳定，因此声带振动过程实质上是一个在声门下气压激励下的自激振动过程。自激振动是一种在恒定的激励作用下，通过系统自身的反馈作用，使单向的恒定激励转变成周期性的激励再输入给振动系统，以维持企图自行停止的振动。这种转变需要依靠非线性机制来完成，所以自激振动属于非线性振动。自激振动过程的振动特性如振动频率为系统自身的固有振动频率，只与系统本身的组织力学参数有关，因此声带的振动特性与调节主要是通过声带组织力学相关参数的自身调控来实现的。在发声过程中，与声带振动相关的组织力学特征参量主要有三个：声带的振动质量、硬度和黏滞力。通过改变这些特征参量可以控制发声前声带内收程度、声门形状、声带组织的黏弹特性等，从而实现对声带振动的频率、幅度、相位及嗓音能量的转化效率等振动特性的调节（Jiang et al.，2000）。而对于这三个主要参量的调节，则是通过高级神经中枢控制下喉内肌的收缩或舒张来实现的。

1）*声带组织的振动质量*

对于一个振动物体，它的振动频率是与其质量成反比的，振动体的质量越大，其振动频率就会越低。因此，在发声过程中，声带振动的频率与被覆层振动处的振动质量直接相关。当声带被拉长时，被覆层会被拉长变薄，振动处的质量会变小，这会增加声带振动的频率，即发声基频提高。

对于声带振动质量的调节是通过喉内肌群的协调作用实现的。在基频升高的过程中，环甲肌收缩时牵引甲状软骨向前下方偏移，可以使得声带整体在纵向上被拉直、拉长并变薄，声带全层张力被动增加；同时，环杓侧肌和环杓后肌收缩，固定并调节杓状软骨的位置和角度，此时声带被拉长、变薄，声带全层被动变僵硬，被覆层振动处质量降低，振动频率增高。另一方面，甲杓肌收缩时，声带内收并降低、变短和变厚，声带边缘变圆，它可以调节声带及其边缘任何一部分的内张力变化；该过程中体层变僵硬，而被覆层被动变松，振动处质量增加，导致振动频率降低。因此，声带振动的频率可通过喉内肌之间的相互作用来进行调节。

另外，声带振动的频率不仅与被覆层振动质量有关，同时它也与声带的张力、气流及声门下压等有关。当喉内肌互相协调收缩时，通过调节声带的位置、长度等，改变声带振动处的质量、声带的张力分布及声门的几何形状等，通过这些，可以调整声带的组织力学特性，从而改变声带振动过程，甚至可以实现不同发声方式的转化。

2) 声带组织的硬度

组织硬度又称纵向张力，用于描述单位形变量时所产生的弹性回复力的大小。声带组织的硬度是控制声带振动基频的重要组织力学参量，它决定着振动过程中声带形状的保持和振动基频的调节，并影响声带组织的阻尼力等。当声带硬度系数越大时，声门下气体推开声带后产生的组织弹性回复力也会越大，相应地，声门开放幅度越小，振动频率升高，嗓音基频升高。

由于声带的体层和被覆层的组织力学特性不同，这两层的硬度也不同：被覆层主要是疏松的结缔组织，其组织密度和硬度都较小，硬度会被动受到相邻组织结构的拉伸而改变；而声带体层富含肌肉纤维和弹性纤维等，其组织密度和硬度都高于被覆层，并且体层硬度除了可以被动地受喉内肌的收缩或者舒张进行调节外，本身的肌肉纤维也可以主动收缩或舒张，来调节体层的硬度系数。因此，体层的密度、质量和硬度系数都大于被覆层，这也决定了它们在振动过程中的不同作用和振动特性。在振动过程中，体层的硬度主要是为了抵抗声门下气体压力的挤压，保持振动过程中的声带位置的固定和声门几何形状的稳定，保证前后振动周期的发声方式保持一致，因此体层的振动幅度较小；而被覆层的硬度在声带组织被气流挤压开放时，产生弹性回复力，将形变的声带拉回原来位置，该弹性回复力较小，使得被覆层在振动过程中的振动位移较大，因此被覆层的振动幅度较大。声带的振动主要集中在被覆层。

在发声准备时，主要通过反向拉伸的喉内肌肌肉的收缩来实现声带位置、几何形状及硬度的被动调节。这些肌肉对包括环甲肌和杓肌对、环杓侧肌和环杓后肌对。而声带硬度的调节也可以通过喉内肌的收缩或者舒张来实现。环甲肌的收缩可以改变声带的长度，从而引起整个声带组织硬度的改变。而甲杓肌的主动收缩可以改变声带长度并增加声带体层的硬度和振动质量，也可以调节声带的硬度。环甲肌和杓肌的收缩会拉长声带的长度，从而被动增加声带的硬度，这种长度和张力的关系可以用应力-应变曲线来表示。而当声带肌主动收缩时，可以通过等容收缩方式来改变声带的硬度，虽然张力被改变，但是声带长度却保持不变。因此，声带的硬度受到不同声带肌的主动收缩和声带各层组织特性的共同影响。

对于声带的体层和被覆层其调节机制并不完全相同。被覆层的张力会受到相邻组织结构的拉伸而被动改变。而声带肌的主动收缩和纵向方向环甲肌、杓肌等的被动拉力会影响体层的硬度。尤其是体层的张力受喉内肌拉伸和自身收缩的控制，表现为声带长度变化及被覆层被动变化，并引起其质量、张力及黏滞力的变化。在该过程中，环甲肌收缩时牵引甲状软骨偏移，使得声带整体在纵向上被拉直拉长，声带全层张力被动增加；同时，环杓侧肌和环杓后肌收缩，调节杓状软骨的位置和角度，声带被拉长、变薄，声带全层被动变僵硬，声带全层张力被动增加。另一方面，甲杓肌收缩时，声带内收并降低、变短和变厚，体层变短变厚，振动质量增加，硬度变大；而被覆层被动地变松，振动质量增加，硬度变小，张力变小。通过声带的被动拉伸和声带肌的主动收缩两个过程，来实现对声带各层硬度和硬度分布的细微调节。

另外，计算模型表明，体层和被覆层的张力一样时，会最大限度地将空气能量转化为语音的能量(Jiang et al.，2000)。

3）*声带组织的黏滞力*

声带组织的黏滞力是测量声带组织形变时所产生阻力大小的参量。在组织运动时，组织的黏性会产生平行于作用力平面的摩擦力，因此与组织层间相对滑动的难易度负相关。声带组织的黏性程度越高，声带振动时产生的内部摩擦力越高，造成其在运动中产生的能量损失也就越多。

声带振动过程是一个在声门下持续压力作用下的稳定动态振动过程。对于持续振动系统振动激励所输入的能量，必须足以弥补黏滞力造成的能量损耗，以便使振动持续下去；但是又不能恒定不变地输入，因为这会使振幅不断地加大，也不能维持稳定地振动。因此，需要根据振动情况来控制能量的输入部分，而自激振动系统的控制信号取自振动系统本身，并依靠非线性机制使单向的恒定激励转变成周期性的激励再输给振动系统，以维持振动。在声带振动的过程中，当声带具有较高黏滞力时，需要声门下的空气动力较大，才能维持声带振动的特性，而声带组织黏滞力所损耗的能量主要是由声门下空气动力所提供。声带组织黏滞力越大，消耗的声门下空气能量越多，造成转化为声门上嗓音能量越少。因此，声带组织的黏滞力大小影响着发声过程中声门下气流能量转为嗓音能量的效率。

同时，声带的黏性与声带的质量和硬度相关：硬度的增加会增加声带组织的黏滞力，而质量增加引起的声带厚度提高会减少层之间的摩擦力，因为滑动层的厚度与黏滞力成反比。当环甲肌收缩提高声带振动频率的过程中，声带长度变长，其硬度增加，而声带厚度变薄，振动质量减少，此时声带组织的黏滞力增加，此时声门下气流能量转化为嗓音能量的效率降低。

另外，声带的水合作用对于发声质量有重要意义，它能够使得声带振动和嗓音产生更容易。水合作用是指向机体引入外加的液体，使机体内组织处于水分充足的状态，体水含量在正常水平时称为正常水合状态。动物模型的实验表明声带的水合状态对于声带组织黏性具有影响：通过离体犬喉的实验证明声带的水合作用会减少声带的黏滞力。

3. 组织力学参数变化与声区调节

通过高级神经中枢控制的喉内肌的收缩或者舒张，人可以有意识地对声带的几何形状、位置等进行调控，从而改变声带组织本身的力学特性，实现不同的发声振动模式，发出不同声区的嗓音。而人发声时声区包括脉冲声区、胸声区和假声区，它们的区别主要是音调，即发声基频的不同，从而引起的发声特点的差别。不同声区的组织力学特性变化如下

(江德胜和余养居,2004)。

脉冲声:在该声区时,声带短、厚而且松弛,声带的振动质量最大,组织硬度最小,但是声带组织的黏滞力却最大,使得发声能量转换效率最低,声音发声的频率很低、音量很低,并且在该过程中伴随复合振动型,其中每次闭合相内,声带两次相遇。

胸声区:发声频率较低,生理学上,该声区与声带肌和环甲肌的活动有关。发胸声时,声带短而厚,其边缘圆钝、松弛,振幅大;双声带呈上下缘振动模式,在关闭相期间,声带趋于完全关闭,声带接触面极大,闭合相长。声带的振动质量较大,声带组织的硬度和黏滞力都较低,此时声带的声门下气流能量转化为声能效率高,并且在该过程中,胸廓参与共鸣,其音色丰满,声带黏膜波运动明显。

假声区:发声频率较高,此时声带松弛,环甲肌活动使声带长而薄,声带振动的质量和黏滞力变小,但是组织硬度提高,使得声带振幅小,声门不完全关闭,使得其声能转化率较低。

4.1.2 声带被覆层振动模型

声带振动过程是一个空气动力学和声带组织本身弹性力学共同作用的生物物理学过程,为了能够对声带振动的力学特性进行定量分析,建立了很多相应的声带振动流体力学模型和组织力学模型。建立声带振动的模型,需要能够反映声带振动的某些特性,而一个适应于生理或者病理的声带振动的组织力学模型,必须能够通过调节它的参量来模拟喉内肌调节或者病理引起的不同条件下的发声(Story and Titze,1995)。

声带的振动主要集中在被覆层,而振动时被覆层的上下沿会有延时现象产生。针对这一振动特点,模拟声带被覆层振动的组织力学模型主要模拟其上下位延时及声门的开闭。

1. 双质量块模型

在稳定发声条件下,声带振动过程实质是一个在声门下气压激励下的自激振动过程,而自激振动属于非线性振动,可以分为近似正弦系统和张弛振动系统两类。其中,第一类的特征是自激振动的波形近似于正弦曲线。声带振动时,声门的开闭曲线近似于正弦,因此水平方向声带振动可以看成是近似正弦系统的自激振动过程。由质量、硬度和阻尼各元素以一定形式组成的机械系统,其结构一般都比较复杂,在分析其振动问题时往往需要把它简化为由若干个“无弹性”的质量块和“无质量”的弹性元件所组成的力学模型,这就是一种机械系统,称为弹簧质量系统。弹性元件的特性用弹簧的刚度来表示,它是弹簧每缩短或伸长单位长度所需施加的力。

1968 年 Flanagan 和 Landgraf(1968)提出了由声门下空气流驱动的单质量块振动模型(图 4.1),它将每侧声带作为一个质量块-弹簧震荡器,在持续气流作用下能够产生合理的自激振动,用来作为语音合成的嗓音源。后来改进的单质量块模型考虑了空气经过声门孔径时,声带的几何形状对气流的改变作用,将每侧声带作为一个具有一定几何形状,且同时受到一对弹性回复力和黏滞力的质量块。该模型应用于声带振动过程中空气动力学模拟,能够分析声门上下气流能量的转化(Zaartu et al.,2007)。但是由于该模型只有一个自由度，并不能反映出声带被覆层振动时上下位延时的特有现象。

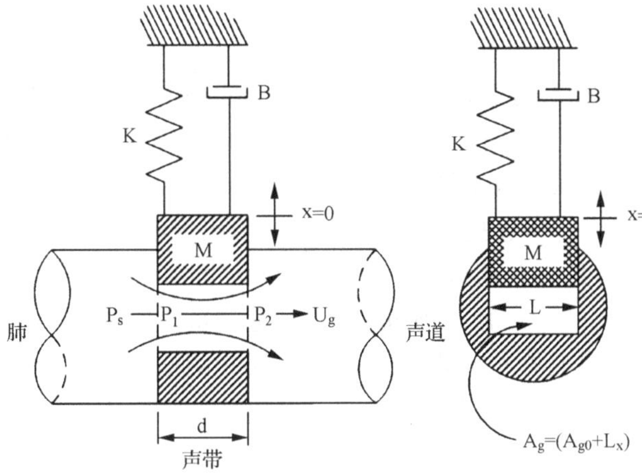

图 4.1　单质量块模型(Flanagan and Landgraf,1968)

针对这一问题，Ishizaka 和 Flanagan(1972)建立了经典的双质量块模型，将每侧声带分为上、下两部分，用一组连接的受组织黏弹性作用的质量块来代替，可以在声门下气流作用下产生自激振动。该模型能够模拟出声带振动过程中的上下相位延时现象，不仅可以作为语音合成的嗓音源，同样也可以用于声带病例的模拟如单侧声带麻痹等(Ishizaka and Isshiki,1976)。

在 Ishizaka 等的双质量块模型基础上，根据各种应用目的不同，出现了不同的改进模型(Lous et al.,1998;Dresel et al.,2006)，其中，为了研究声带的振动过程中的分叉特性，Steinecke 和 Herzel(1995)忽略了双质量块模型中有关组织的非线性特性，仅保留了基本的反映空气动力学和组织黏弹特性的力学方程，获得了简化双质量块模型。模型中左、右质量块仅通过伯努利效应产生的声门空气动力产生振动，声门下和声门上的空气压力相关作用因素被忽略了。

双质量块模型能够反映出声带振动过程中的上下位延时等特性，既可以用来作为语音合成的嗓音源(Koizumi et al.,1987)，也可以被用来研究正常声带振动的生理机制，如模拟声区之间的转化过程(Lucero,1996)、发声起始时间长短及对发声的作用(Mergell et al.,1998)、声带组织力学特性对发声气流影响及男女差异等(Lucero and Koenig,2005)。同时，由于它的动态过程对于左右两侧的参量不对称很敏感，可用于模拟分析声带单侧变异的情形。另外，由于忽略了大量非线性细节，使得模型计算量大大降低，因此后来的研究者在实验测量的基础上，经常利用它来反求基于模型的声带振动组织力学参数，研究正常声带的振动机制或者病理声带振动的检测(Smith et al.,1992;Herzel et al.,1994;Eysholdt et al.,2003;Zhang et al.,2005)。双质量块模型见图 4.14。在本章的 4.2.4 节将详细介绍双质量块模型，并对其中参数的意义及反求方法进行深入介绍，在此不再赘述。

2. 多质量块模型和不对称模型

双质量块模型虽然可以模拟出声带振动上下位延时现象，但是由于仅用两个质量块来代替单侧声带，忽略了很多其他因素，在很多特定的应用条件下需要进行某些改进，后续出现了其他质量块模型。

针对双质量块模型不能反映声带在长度方向上的振动特性，Titze 和 Strong(1975)建立了一个同时包含声带长度方向和厚度方向振动的 16 质量块模型，它在沿声带的长度方向上，每侧声带排列 8 个相同的质量块组合，其中每个质量块组合是一对双质量块组合，但是该组合的上质量块与双质量模型中连接方式不同，它仅依靠相互作用力与下质量块相连，与侧面刚性界面并不连接。该模型可以模拟出声带的三维振动特点，用来研究在发声中作为嗓音源的声带的振动机制。另外，Wong 等(1991)结合双质量块模型和长度方向 16 质量块模型，建立了一个 10 质量块模型，它的每个质量块组合采用双质量块模型的组合方式，上质量块除了受下质量块弹性力外，还受侧壁的黏弹力作用。该模型被用来模拟正常和非对称声带的振动过程，尤其对声带病理的组织力学特性进行分析。后来，Schwarzet 等(2008)又建立 6 质量块模型，该模型与 Wong 的模型类似，每侧声带包含三个质量块组合，采用的是双质量模型组合方式来模拟声带垂直方向的振动延时现象。但是它考虑了声门实际的几何形状，有一个前端固定位置和两个后端固定位置来代表实际声带的前联合和后联合。基于该模型，他们研究了正常和不同病变情况下模型生理参数的定量变化。

为了能够模拟不同发声音域及其转换过程，Tokuda 等(2007)建立了针对模拟声区转换的三质量块模型，在双质量块基础上，引入了质量更轻的第三质量块，以此来模拟高频发声(假声)时，声带关闭不严、只有小部分振动的情形。该模型的中间质量块的硬度发生变化达到某一区间时，声带振动模式从下质量块振动为主的发声模式转化为上质量块为主的振动模式，即完成声区从胸声区到假声区的转换。通过该模型定量模拟了发声时声区发生转化的生理机制过程。

由于双质量块模型等仅能模拟声带振动的宽度或者长度方向的位移，为了能够更为全面地模拟实际声带振动过程，Yang 等(2010)提出了一个三维的质量-弹性的被覆层模型，可以用来模拟声带整个侧表面的振动特性。该模型包括 5 个沿垂直方向排列的质量平面，每一个平面包含 5 个沿长度方向排列的质量-弹性振动器对。并且，他们还通过离体喉实验、物理模型试验及数学模型计算的结果对该模型的可行性进行了验证，该模型可以应用于声带正常或者变异情况下的三维振动过程的研究当中。

另外，为了能够针对性地研究某些声带病变对发声产生的影响，在双质量块模型基础上提出了一些非对称模型或者病理模型。Zhang 和 Jiang(2004)针对声带单侧息肉病理情形下的声带振动问题，提出了单侧声带息肉非线性模型。该模型以双质量块为基础，在病变侧的下质量块加入一个小块的质量块来代表单侧息肉，受该质量块影响，发声特性产生变异。利用该模型可以研究单侧声带息肉振动的混沌特性，为病理发声特性的影响和产生机制提供了理论上的支持。Tokuda 等(2008)利用非线性数据建模技术，从时间序列来重建非对称双质量块模型的同步结构，该模型化过程对于混乱或者同步失调的时间序列分析有良好的效果，可以作为病理语音学的有效诊断方法。Mergell 等(2000)也利用简化的非对称双质量块模型从高速摄影拍摄的声带振动图像序列中提取基于模型的声带振动组织力学参数。

4.1.3　声带体层-被覆层分层模型

前面的声带振动力学模型，虽然都能够根据各种实际需要和假设，模拟出声带振动的主要特性，如上下位延时现象、声带长度方向的振动特性等，但是声带本身是一个分层结构，体层和被覆层组织力学特性差异较大，因此其振动特性也不相同。以上模型主要针对声带被覆层的振动特性，而没有反映出实际声带的分层振动特性，也与声带的实际生理结构不相符合。针对这一问题，研究者提出了一些能够同时反映声带体层和被覆层振动特性的组织力学模型。

1. 三质量块模型

双质量块模型虽然能够模拟声带上下位延时现象，但是这只是声带被覆层的振动现象，而对于声带的体层结构振动情况，却没有办法反映出来。为此，Story 和 Titze(1995)以双质量块模型为基础，利用一组上下组合的质量块对代表声带被覆层结构，然后加入了代表体层肌肉、结缔组织的第三个质量块，被覆层的质量块对通过弹性力和黏滞力水平地与体层质量块相连，构成了体层-被覆层三质量块模型(图 4.2)，用来模拟声带振动过程中被覆层以及体层-被覆层之间的力学特性。该模型既能够模拟声带振动的上下沿延时等声门黏膜波特性，也可以反映水平方向上体层和被覆层之间的相互作用和位移，能够比较全面地反映声带振动过程中各层结构的振动特性。

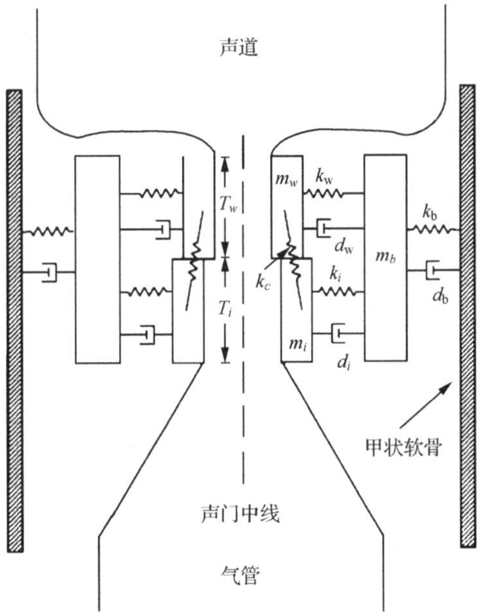

图 4.2　三质量块模型(Story and Titze，1995)

后来他们又建立了一个自激振动模型(Titze and Story，2002)来模拟声带振动的三个主要模式：剪切模式和两个压缩模式。该模型与上述的三质量块模型类似，但是利用一个低维的旋转质量条来代替其上下组合双质量块部分，用于模拟声带被覆层的上下位延时现象；另外一个第三质量块代表体层组织结构，其与质量棒和侧面边界通过黏弹力作用联系。他们利用该模型研究了声带组织的应变、内收过程、质量、厚度及硬度特性对声带振动及发声特性的影响。

2. 双层连续模型

为了研究在发声起始时刻的声带力学机制和几何形状特性，Zhang(2009)建立了一个声带的体层-被覆层双层连续模型(图 4.3)。该模型中声带是由两个具有线性平面弹性的组织层构成的，外层代表被覆层，内层代表体层；每层都有一定的杨氏模量、密度、黏滞性等力学参数。同时，也包含每层的几何形状，如高度、厚度、偏角等几何参量。利用该模型，声带的体层和被覆层的各自振动特性，以及相互之间的振动差异被清楚地模拟出来。基于该模型的仿真结果表明，当声带的体层-被覆层的硬度比率或者几何形状发生较小的变化时，都可能引起声带发声起始时刻频率的突变，甚至引起发声模式的改变。

Tsai 等(2006)建立了一个简化水波模型来预测声带全部组织的振动过程，该模型模拟声带表面组织的椭圆振动并随着组织深度的增加而运动轨迹变平，该振动过程与超声成像结果一致，被用来解释超声振动过程中尤其 Reinke 间隙的振动特性。目前水波模型还是一个不成熟的模型，只被作为研究声带组织整体振动特性的一个初步模型。

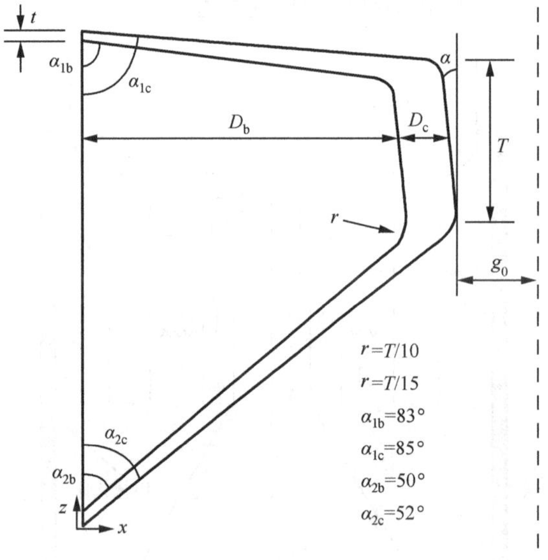

图 4.3　体层-被覆层双层连续模型(Zhang，2009)

3. 有限元模型

为了能够计算声带振动过程中一些力学特性及其变化规律，利用有限元的方法建立声带振动的整体模型(Alipour et al.，2000；Gunter，2003；Hunter et al.，2004；Tao and Jiang，2006a)，既包括声带的表面几何特性，也包括其内部的组织力学特性分布。这些模型可以针对一些特定性的力学特性如声带表面张力、声带振动碰撞力等进行特定计算(图

4.4)，如 Tao 和 Jiang(2006a)利用该方法研究声带振动的前后模式的分析。但是有限元的方法计算量过大，在实际研究中的应用性受到限制。

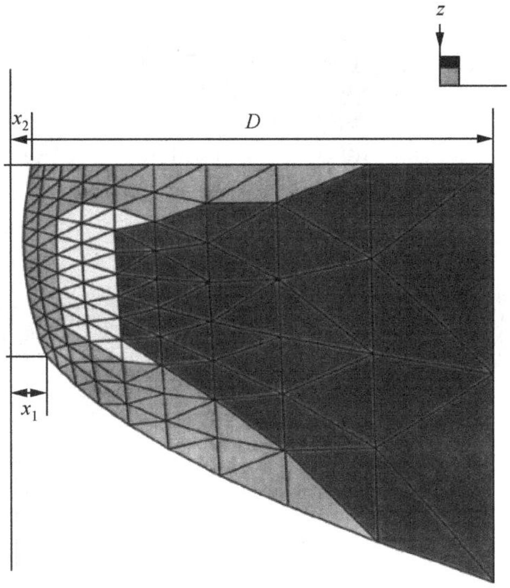

图 4.4　有限元模型(Alipour et al.，2000)

另外，还有针对声带组织其他问题的模型，如研究声带组织微观结构的细胞组织结构模型(Zhang et al.，2006)。该模型是为了描述细胞层面上声带组织间的力学特性，利用网状结构来模拟声带表面的组织细胞结构，并用一维的流体力学模型来表示连续模型。该模型可以用来研究声带组织中细胞层面的力学特性，目前还不适合应用到声带振动过程的研究中来。

4.1.4　咽食管模型

喉部疾病的产生会对患者的日常生活尤其是语音交流上产生不同程度的影响。其中，喉癌患者通常被要求接受喉切除术。术后患者的食管与咽相连，气管开口与颈部前部的皮肤缝合在一起，形成气管造口。在这些外科手术干预之后，患者的基本生命功能如呼吸和吞咽等都能够进行，然而患者喉部语音产生的功能却永久丧失了。因此，患者无法进行日常的语言交流，造成患者在融入社会环境与社交时的极大困难。在语音重建领域，患者被切除的喉的作用能够被替代语音产生器来接替。手术中患者的气管和食管通过一个硅胶旁通阀相连，用来产生气食管语音。当气管造口关闭并呼气时，气流通过阀门进入食管上部，在咽和食管交汇处的软组织(咽食管区)产生受迫振动，导致在此处产生一个震荡的开放面积(假声门)。因此，气流被调制而产生一个替代嗓音源。这一声信号进一步地经过声道滤波并通过口鼻辐射出来，这一过程与普通语音的产生相似(图 4.5)。

透视检查法是研究咽食管区域解剖结构的一个普遍手段。对同时采集的透视检查法的图像和声信号进行的研究表明，咽食管区的解剖结构和所产生语音质量之间存在着相互关系。另一方法是采用高速摄影喉镜成像。由于高速摄影喉镜可观的时间和空间分辨

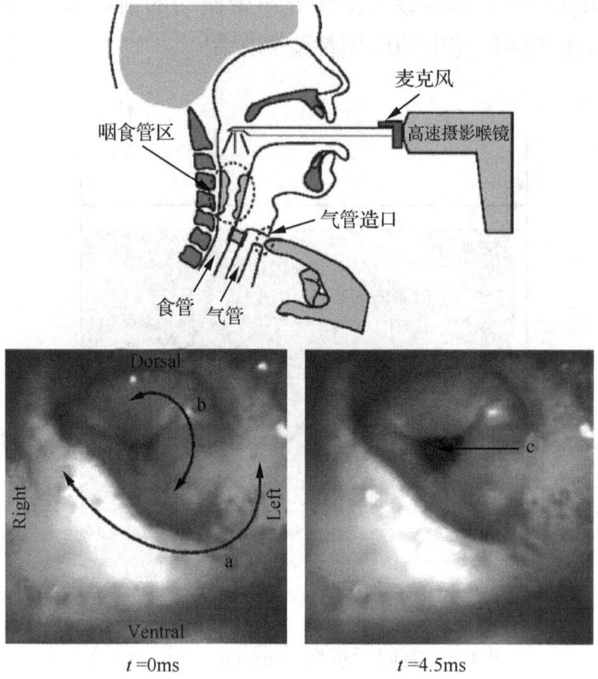

图 4.5　咽食管区替代语音产生及高速摄影喉镜检测(Schwarz et al.,2011)

率,其在评估替代语音中的咽食管区振动方面同样是非常行之有效的工具。通过一定的图像处理算法,咽食管区的振动能够从高速摄影图像序列中被提取出来。实验结果验证了咽食管区动态过程与其产生的声信号之间的相互关系。然而,随时间变化的假声门轮廓的客观量化方法却较少。

替代语音的质量主要由嗓音源的振动模式所决定。然而,喉切除手术中无法充分考虑咽食管区的最优化处理,进而导致术后患者的重建语音质量得不到保证。为了解决这一问题,有学者就咽食管区替代嗓音源的振动模式与语音质量之间的关系展开了研究,建立了对咽食管区振动的客观量化分析方法,即建立了一个咽食管区多质量块模型(PE-MMM)。基于高速摄影喉镜采集到的咽食管振动的动态实验数据,通过引入遗传算法对PE-MMM模型的力学参数进行了优化,使得这些参数最好地符合于所采集的咽食管实际振动过程。计算产生的模型既与咽食管区振动模式有关,也与所产生的替代语音质量相关。

咽食管区替代语音多质量块模型是由声带的双质量块模型发展而来的。咽食管区可以被大致看成是一个有弹性的圆管。因此,将它模型化为多个相互耦合的、在水平面排列成圆形的振动块,即PE-MMM模型每一个质量块能够在整个水平面上活动。图4.6所示的是一个六耦合振荡器的PE-MMM模型。P为该模型的中心点。相邻的振荡器通过水平方向的弹簧和阻尼元件相连。所有质量块的位置共同决定了该模型的开放面积。

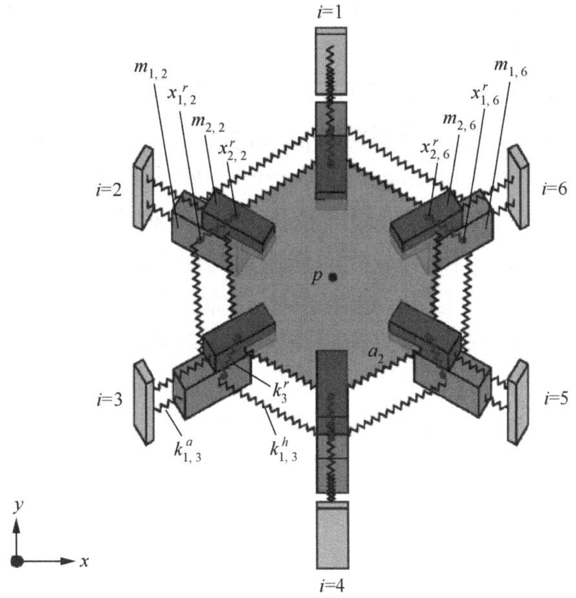

图 4.6　PE-MMM 示意图——六耦合振荡器(Schwarz et al. ,2011)

由质量块围成的开放面积即为假声门。$s=1$ 表示较低平面,$s=2$ 表示较高平面;

m 表示质量块,k 表示耦合弹簧的进度系数

4.1.5　声带振动组织力学特性的实验测量方法

前面提到了针对大量声带振动过程进行数学和力学模拟的组织力学模型,这些模型都是针对声带振动的某一个特性进行定量化的模拟和分析,也是以前嗓音学领域对于声带振动研究的主要内容,而对于直接的声带振动过程的实验和分析则比较少。这是由于声带位于喉部的中间部位,其尺寸小,而且当发声振动时速度很高,使得对于声带振动过程的实验测量很困难。可以这样说,对于嗓音学尤其是发声生理学研究来说,实验方法和实验仪器的不完备是限制该领域发展的主要问题,因此新的实验方法和实验手段的出现与完善都会推动该领域研究的快速发展。

目前对于声带振动组织力学特性测量的实验方法主要包括离体喉及动物实验测量方法和人体在体实验测量方法。

1. 离体喉实验测量方法

1) 人离体喉实验

由于声带位置的特殊性,对它的观察、成像和测量存在很多的困难,因此,一些研究者利用人的离体喉进行相关的实验研究。

为了能够记录发声过程中的声带运动轨迹,日本科学家将金属粒子放入离体喉当中,然后利用 X 射线对其成像,通过记录介入粒子的运动轨迹来研究声带振动的过程。它能够反映出离体声带振动的三维运动轨迹,为真实声带振动的研究打下基础。虽然该方法可以对声带振动过程成像,但是由于它利用的是离体声带,没有血液的充盈和黏膜的湿润，并且注入了金属粒子，这些都改变了声带的组织力学特性，对振动过程造成很大影响，因而利用该方法观察的结果与实际情况相差较大。

利用高频率超声，Huang 等(2007)通过人的离体喉实验，研究了声带组织对于超声波的背向散射、声速、声衰减系数等组织特性，得到了在不同频率下的相关参数数值，可以作为后来临床应用的参考。Döellinger 和 Berry(2006)利用人的离体喉实验，模拟发声过程中声带的振动特性，然后用高速摄影的拍摄方式，对离体声带的表面振动过程进行成像，用于研究声带上表面、侧面等在发声时候振动的动态过程。利用离体喉的实验可以获得声带尤其是它的侧面振动信息，这是在体成像过程中很难获取的。此外，Svec 等(1999)还利用离体喉及模型研究了发声时声区从胸声到假声的跳跃过程等。

2) *动物喉实验*

由于人体的声带跟犬和马(Johnson et al.，1978)等动物的声带组织结构类似，具有近似的组织力学特性，因此，在很多研究中，利用这些动物的声带组织研究它们的振动特性等，来类比人的声带的一些振动特性和组织力学特性等。

其中，最经常使用的是离体犬喉进行实验，利用离体犬喉，研究者研究了声带振动在正常和病态时的动态特性(Berry et al.，1996；Jiang et al.，2003；Döllinger et al.，2005)、相关的喉内肌调节功能(Nasri et al.，1994)、发声时声区变化调节(Schwarz et al.，2008)，以及一些临床检查方法如电声门图(Gerratt et al.，1988)、超声(Rudorf et al.，2001)等方法的有效性验证等，通过离体犬喉的研究可以得到一些声带振动的结果，并将其推广到人体声带组织特性、振动特性及其相关功能的研究上来，可以降低实验的成本和难度，提高实验的统计学意义和有效性结论的验证。

2. 人体在体实验测量方法

由于人的声带本身位于喉部内侧，且其振动是一个复杂、高速、精细的三维运动过程，振动细节很难被喉科常用仪器直接检测，因此对它的成像与测量，尤其是力学特性的测量，一直是发声生物物理研究和临床检查中一个难题。为此，一些专门的技术和设备被引入到该领域中来，主要包括：喉动态镜，声门图，肌电图，气流计速器和高速摄影喉镜等。这些设备已经在第 1 章进行了详细介绍。

3. 声带振动组织力学参数提取方法

相对于能够从实验测量数据中提到的那些直接参数，以及组织的力学参数如质量、弹性系数、黏滞力等并不能直接从记录的数据中提取，但是这些力学参数对于声带振动的产生和调节有着决定性作用，对于正常发声机制和病理语言产生的研究具有重要意义。这些年来，基于高速摄影喉镜对声带振动成像的图像时间序列，并结合质量块力学模型的组织力学参数反求的方法有很大发展，并且对于发声生理机制的研究和声带病理的检查具有较大的应用价值。Döllinger 等(2002)为了能够提取非对称声带振动的张力参数，提出了一个基于双质量块模型的声带振动组织力学参数反求方法。该振动模型是 Steinecke 和 Herzel(1995)提出的简化双质量块模型，由于忽略了高次的组织黏滞性系数，大大减少了该模型在力学参数反求过程的计算量。基于该模型，利用直接搜寻优化算法来最小化实验声门位移曲线和双质量块模型模拟理论声门曲线之间的差值，反求出基于模型的非对称组织力学参数。其中，实验声门位移曲线是从高速摄影喉镜时间图像序列中提取得到的。并且，利用这些参数，可以把由声带不对称引起的嘶哑语音实验对象同正常语音的实验对象区分开来。Tao 等(2007)把遗传算法引入了声带振动力学参数的反求过程中，利用遗传算法全局优化的鲁棒性好的优点，来最小化理论声门面积曲线和实验声门面积曲线的差值，从高速摄影喉镜时间图像序列中提取基于简化双质量块模型组织力学参数，包括质量块的质量、弹性系数、阻尼系数等，并且利用模拟数值实验和离体喉的实验来对该方法的有效性、正确率等进行了验证。为了能够对单侧声带麻痹进行区分，Schwarz 等(2006)利用以上反求方法提取了基于简化双质量块模型的组织力学参数，这些利用遗传算法优化提取的参数，能够从高速摄影喉镜成像的图像时间序列中将单侧声带麻痹造成的声带振动变异从正常声带的振动中区分出来。另外，他们还提出来一个图像分析方法用来从高速摄影喉镜成像的图像时间序列中定量分析声带振动的时空特性，并基于分析结果，利用一个多质量块模型和一个自动优化算法来进行区分病变的声带振动过程(Schwarz et al.，2008)；基于该多质量块模型反求得到的组织力学参数可以大致反映出沿长度方向的整个声带振动情况。Wurzbacher 等(2006)提出了一个基于随时间变化的双质量块模型，并利用模拟退火算法按照上面的反求过程，从高速摄影喉镜成像的图像时间序列中提取声带振动的组织力学参数，用来研究非稳态发声条件下声带振动的力学特性。

4.2　电声门图同步的高速摄影成像

4.2.1　影响声带组织力学参数提取精度的因素

由于直接测量的困难，目前对于声带振动力学参数的提取主要是在获得声带振动的直接参数后，结合声带振动模型来实现的。由于声带振动的质量块模型都是复杂的非线性动力学模型，这些方程中包含很多二次项甚至三次项系数，很难通过直接计算得到方程组的解析解。因此，常用的求解模型参数方法是利用最优化方法来调整模型参数，使得模型的模拟结果与实验得到的直接参数相匹配。当声带模型的模拟仿真和实验测量的直接参数的误差最小时，最终优化得到基于模型的反求参数，即基于该模型的声带组织力学参数。因此，声带组织力学参数反求的过程主要分为三部分：模型模拟仿真、声带振动的直接参数提取、反求过程的优化算法。由于计算方法的发展，如龙格-库塔法等，使得模型模拟仿真的计算结果精度和可靠性都很高。而 Tao 等已经通过数值模型模拟和离体喉实验验证，遗传算法(Goldberg and Holland，1988)作为一个能够搜索全局最优解的算法，在基于双质量块模型的声带组织力学参数的反求过程中具有良好的鲁棒性和寻优精度(Wurzbacher et al.，2006)。因此，在整个声带振动组织力学参数的反求过程中，反求得到的组织力学参数的精确性和可靠性主要与从实验数据中提取得到的直接参数相关。

然而，目前的反求方法主要有两个问题限制了提取参数的可靠性和精确度。第一，基于高速摄影喉镜得到的图像序列，并没有其他记录信息可以作为补充，因此反求结果的可靠性会被降低，因为高速摄影喉镜记录的仅仅是声带上表面振动信息，对于内部或者侧面、下表面的振动信息并没有反映，不能代表真实的声带振动过程。第二，从高速摄影喉镜图像中提取得到的直接参数和对应的提取方法虽然有很多，但是基于的图像处理算法都是像素级的。因而，利用这些方法提取参数对于声带振动机制的研究尤其是不同发声模式的研究，其可靠性和精度都不够高。例如，当发声声区从胸声区转到假声区时，声带的振动频率会变高，同时声带振动的最大振动幅度和声门的开放面积会变小。而振动频率变高会减少一个振动周期内的成像帧数，因而会减少记录到的振动信息，甚至在某些情况下不能够反映出声带真实的振动情况。同时，声带振动过程中，声带的位移幅度和声门开放面积本身都比较小，因此当利用像素级方法提取得到直接参数时，随着位移幅度和声门面积的变小，一个像素的错误就会产生比较大的相对误差。这会降低反求参数的精确度，甚至得到完全相反的结论。一个解决方法是提高高速摄影的成像速度和空间分辨率，但是这会大大提高实验的成本，这也是目前高速摄影方法不能广泛应用于声带检查和研究的主要限制因素。

因此，为了提高正常声带振动的组织力学参数反求的可靠性和精确度，本节提出了一种不依赖于提高高速摄影硬件成本的方法，并且提取的结果还可以用来研究不同发声模式下声带的振动机制。

4.2.2 高速摄影喉镜和电声门图同步成像检测系统

1. 高速摄影喉镜及声带生理病理典型图像

Kay Electronic 公司制造的高速摄影喉镜系统是一种能够提供喉部光学检查的有力手段。高速摄影喉镜的高速摄像机的成像速度比一般摄像设备高得多，能够达到每秒 2000 帧，这一成像速度对于高速振动的声带的运动过程的记录来说也是足够的。实验者不仅能够实时观察声带的运动，还能够将记录到的过程进行存储，并再次以慢速播放。这一功能对于临床喉疾的诊断和喉生理病理过程的研究都具有重要作用。

高速摄影喉镜主要包括高速摄影机（型号 9700）、内诊喉镜（型号 9106）、氙光源，以及数据存储器（图 4.7）。高速摄影喉镜较高的成像速度对于存储的速度也提出了较

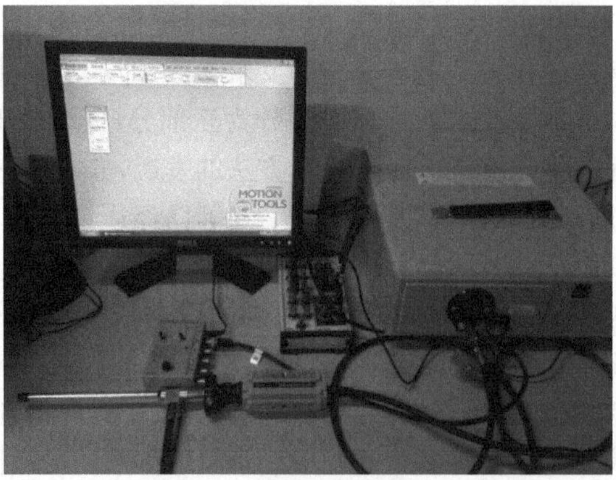

图 4.7 高速摄影喉镜设备

高的要求。该设备数据存储器的存储速度为每秒 492Mb，图像分辨率为 120×256。利用一个 300W 的氙光源提供照明。由于光强较大，且光照集中在一个较小的区域，应注意在操作过程中不适宜长时间对同一部位进行照射和成像，以免灼伤组织。同时，成像过程也会使高速摄像机工作发热，长时间使用有可能造成摄像机的损坏。因此，高速摄影喉镜的系统设置每一次的工作时间最长为 8.7s，即对声带振动过程的记录时间最长为 8.7s。

Kay Electronic 的高速摄影喉镜 9700 的图像分辨率为 120×256，采集和存储的图像为灰度图像。按照采集声带图像目的的不同，观察重点也不同。例如，对声带振动进行量化研究时，需要对声门进行分割，因此在观察和采集振动声带图像时，要保证高速摄影喉镜能够观察到声带的整个声门区域，以实时图像中能够同时观察到声带的前联合和勺状软骨为宜。然而，在进行喉部的临床检查和病理观察时，则主要是根据病灶的位置、诊断要求进行有目的的重点观察和记录。图 4.8 为一个完整的声门周期中正常声带的高速摄影图像序列。图 4.9 为声带息肉和声带小结的典型图像。

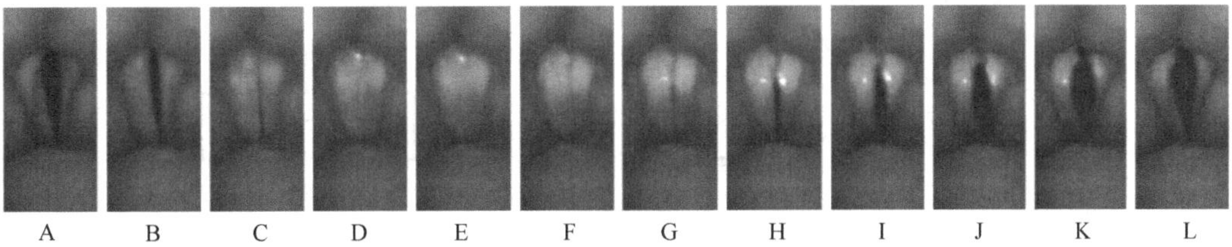

图 4.8　正常声带一个声门周期的高速摄影图像序列(Tang et al.,2013)

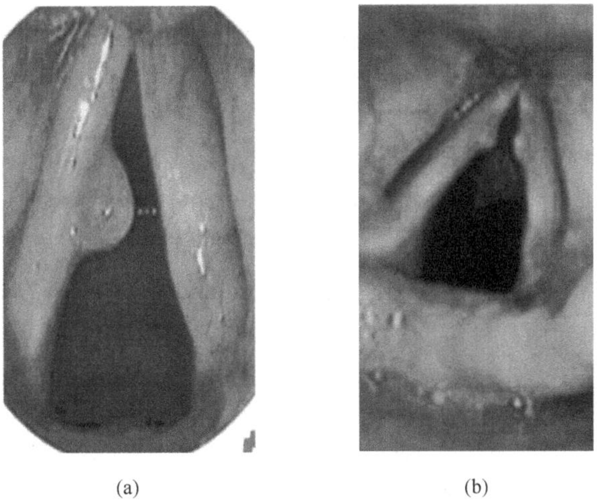

图 4.9　声带典型病变图像

(a)声带单侧息肉；(b)声带小结

2. 同步成像检测系统

为了能够同步记录声带振动的信息，建立了一个了包括高速摄影喉镜模块和电声门图仪模块的集成记录系统。该同步成像系统主要包括三部分:高速摄影喉镜、电声门图仪和数据处理计算机。其中,高速摄影喉镜和电声门图仪是该系统的数据采集设备,同时连接到数据处理计算机;数据处理计算机主要负责对高速摄影喉镜和电声门图仪的采集数据进行记录、保存和后续处理。高速摄影喉镜能够高速的拍摄并保存声带振动的光学图像。高速摄影喉镜通过数据线与数据处理计算机上的数据采集卡相连接。而电声门图仪模块的信号采样频率可以高达 50kHz,也连接到该计算机的数据采集卡上,并且利用一个同步触发器控制二者进行数据的同步记录,如图 4.10 所示。

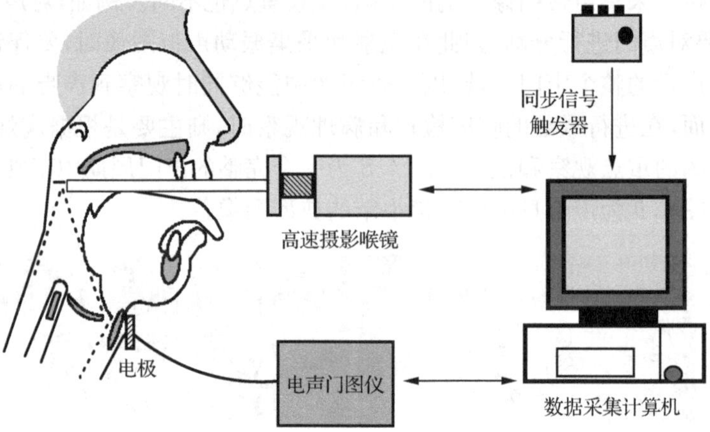

图 4.10 基于高速摄影喉镜和电声门图仪同步采集系统(Qin et al.,2009)

本系统采用同步信号保证两种采集数据的同步性。数据处理计算机对数据进行记录、保存和后续处理,同时利用外接于数据处理计算机的开关产生同步触发信号,对计算机中的两个连接数据采集设备的数据采集卡进行控制,可以实现对两种成像信号的同步采集,保证高速摄影喉镜和电声门图仪数据的同步性。

利用同步采集系统对声带振动进行数据采集,受试者张大嘴巴,高速摄影喉镜的内诊喉镜从其口腔插入,同时氙光源发出的强光线从喉镜的前端两侧射出,将声带的上表面照亮。而电声门图仪的两个电极被用一条简单的布带固定在受试者的颈部外表面、喉部的左右两侧,该方法与高速摄影喉镜相比是非侵入式的,因此它们可以同步记录声带振动过程。然后受试者被引导用一种舒服的方式稳定、持续地发元音/a/,同时高速摄影喉镜和电声门图仪分别同步记录声带振动的不同信息。实验时,每次的信号记录时间可以持续 2～8s,该时长足够记录几百次的声带振动过程。

3. *声带组织力学参数提取方法*

高速摄影喉镜成像和电声门图是声带振动检查中两个重要的检测方法,并且它们的检测结果可以互为补充:高速摄影喉镜能够以每秒 2000 帧的速度对声带振动的上表面进行成像得到大量的图像时间序列,可以获得声带振动上表面信息;而电声门图仪可以以很高的采集率(50kHz)来记录声带振动的侧面接触信号,该信号是随声门处组织阻抗变化的一维电信号,能够反映声带侧面接触面积的大小,并且电声门图是一种很容易操作、非侵入式的检测方法。由于这两种检测方法中，高速摄影喉镜从口腔深入喉部上方侵入式成像，电声门图仪的两个电极紧贴颈部外表面、喉部两侧非侵入记录振动信号，因此这两种方法可以集成为一个系统对声带振动进行同步成像（Childers et al.，1985；Köster et al.，1999；Granqvist et al.，2003）。

为了提高正常声带振动的组织力学参数反求的可靠性和精确度，提出的解决思路首先是将高速摄影喉镜和电声门图仪集成为一个系统，然后记录声带振动过程的多维信息，而不是以前研究中那样仅仅利用一个信号源来记录声带振动信息。然后利用一个基于改进水平集算法和 *Zernike* 矩算子的亚像素边缘检测算法来快速提取声门边界；同时提供了从电声门图中定量提取声带振动特征点的方法。最后，利用一个基于双质量块模型和遗传算法的反求过程，从以上提取结果中反求高精度和高可靠性的声带振动组织力学参数。

具体方法主要分为 4 个步骤。第一，建立一个集成了高速摄影喉镜和电声门图仪的同步记录系统，该系统可以对声带的复杂振动过程进行同步记录。与仅单独仅利用其中某一种数据记录方法相比，该同步系统通过的振动信息更为全面和丰富，能够提高反求结果的可靠性。第二，该方法引入了一个基于 *Zernike* 矩算子的亚像素边缘检测算法，从高速摄影图像序列中提取声门边缘。它可以提取高精度的亚像素级声门边界，而不需要提高高速摄影喉镜成像的物理分辨率。同时，为了提高亚像素边缘检测的速度和鲁棒性，在进行亚像素边缘检测前，先利用改进的水平集算法来快速分割出像素级的声门区域。第三，利用信号处理的方法，从电声门图中提取出三类对应声带振动不同特征时刻的特征点。然后，将从高速摄影喉镜的时间图像序列中提取的声门面积和电声门图中提取的特征时刻点等直接参数，综合成为代表实际声带振动过程的时间序列。第四，利用遗传算法优化双质量块模型模拟结果来匹配实际的声带振动过程，得到的最优模型参数就是根据本次实验数据反求得到的声带振动的组织力学参数。该方法的整个流程图见图 4.11。

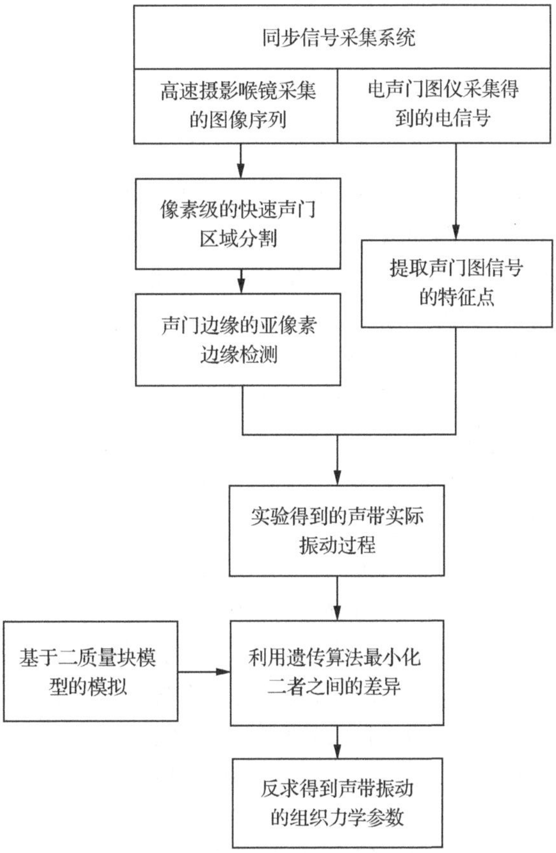

图 4.11　改进的声带组织力学参数提取算法的整体流程图（Qin et al.，2009）

4.2.3 亚像素级声门边缘检测和直接参数提取

对声带振动的直接参数提取，首先需要将声门区域分割出来。对图像进行自动分割时，算法应该具有高的准确性、鲁棒性和尽量少的计算时间。但是图像分割算法得到的分割结果的精度均为像素级，这一精度对于声带振动参数的提取是不够的。为了能够提高声门分割的精确度，需要引入了一个亚像素边缘检测算法，将分割出来的声门区域的精度提高至亚像素级。利用该算法可以克服高速摄影喉镜的物理分辨性能对于分割结果精确度的限制，可以获得比一般像素计算法得到更为精确的检测结果。

常用的亚像素方法都需要遍历整幅图像，计算每个像素的值，这会需要很多的时间。这是该方法应用于图像分割的主要难题，尤其是对于高速摄影喉镜图像序列来说更是个难题，因为它记录的每个图像序列里都包含很多幅的图像，用这种方法需要消耗非常多的时间，很难实际应用。因此对于高速摄影喉镜图像序列的分割算法整个过程包括两个步骤：首先，利用改进的水平集方法从图像序列中分割出像素级的声门区域；然后利用亚像素边缘检测算法再把分割出来的声门边缘重新进行检测，获得亚像素级的声门边缘。此时的亚像素边缘检测算法仅仅需要对改进水平集算法分割出来的声门边缘进行检测，而不需要对整个图像的像素点进行检测，从而降低了运算量，大大提高了算法的计算速度。

1. 基于高速摄影图像的改进水平集算法

水平集(level set)方法是由 Osher 和 Sethian(1988)引入到曲线/曲面进化问题的数值求解中。它的主要思路是将进化的曲线/曲面嵌入到一个更高维函数的水平集当中，并且当前进化的曲线/曲面就是更高维函数的零水平集的运动。这样，在原先时变坐标系中描述的曲线/曲面运动的方程就被转化成在固定坐标系中描述的更高维函数的零水平集进化方程。由于曲线(二维)或曲面(三维)的演化仅依靠图像的几何测量，与曲线或曲面的参数无关，它们可被一个高维的水平集函数隐含地表示，这种隐式表示能够自然地处理曲线/曲面进化中的拓扑变化问题。因此，该方法被广泛的应用于图像分割中，来处理图像分割时曲线进化过程中出现的拓扑问题。

快速推进(fast marching)算法是水平集方法中易于实现且需要的运算时间较少的一种方法，适合应用于大量的高速摄影喉镜图像序列的快速分割。它仅要求进化曲线的速度函数保持恒定的正或者负(Sethian，1996)，即初始的进化曲线完全位于感兴趣区域内部或者外部(钱芸和张英杰，2008)。

尽管快速推进算法进行分割时消耗的时间比较少，但是它的速度函数需要在同一幅图像中保持恒定，并且需要给每幅图像人工设置一个初始化曲线，而这并不适合于高速摄影喉镜图像序列的自动分割问题。因此，在考虑高速摄影喉镜图像时间序列特点的基础上，提出了一个改进的水平集算法，能够自动分割该图像序列，并且需要较少的人工干预。该图像序列的特点主要有三个，如下所示：

第一，声门区域是气管的上末端，当喉镜发射的光线照射时，很难将光线再反射回去，因此，在高速摄影喉镜图像中，该区域的亮度会比周围背景区域的亮度暗很多。

第二，同一序列中相邻两帧图像的声门区域的亮度都相近，没有太大的差异，并且它们之间的面积变化也很小。

第三，同一序列中相邻两帧图像的背景区域变化很小，因为两帧图像之间的时间间隔很小，只有 0.5ms。

因此，基于以上高速摄影喉镜图像序列的特点，快速推进算法有如下改进。

第一，将上一帧图像的声门最终分割边界作为当前待分割图像的初始化分割曲线，这是由于这两帧图像之间的声门区域变化较小，通过这个方法仅需要对两帧中声门的变化区域进行计算，可以大大降低曲线进化分割出最终声门边界所需要的计算时间。尤其是在声带振动周期的关闭相，图像中的声门完全关闭，因此在这段时间内的图像分割不用进行分割运算，大大节省整个算法的计算时间。与此同时，除了人工干预挑选出最开始振动周期的声门完全开放时刻的图像作为整个图像序列分割的开始图像，然后在其声门内设置一个初始化曲线外，并不需要进行其他人工干预。

第二，该算法中引入帧差的方法来自适应的对每幅图像中曲线速度函数进行调整，设置该曲线对应的进化方向。相邻两帧图像通过当前图像 I_n 减去相邻的上幅图像 I_{n-1} 作为帧差，得到的帧差结果为 ΔI，该帧差结果通过设定的阈值进行简化处理，如下式所示：

$$\mathrm{DI}(x,y)=\begin{cases}1,\Delta I(x,y)>th\\-1,\Delta I(x,y)<-th\\0,\ |\Delta I(x,y)|\leqslant th\end{cases}\tag{4.1}$$

式中，$\mathrm{DI}(x,y)$ 是对 $\Delta I(x,y)$ 简化处理后的结果，而 th 是设定的一个较小的阈值，引入进来减少图像中噪声点的影响。图 4.12 给出了相邻两帧图像(a)和(b)之间帧差后的结果(c)，以及对其阈值化后的结果(d)，从图(c)和(d)中可以看到两幅图像中都有环形区域的亮度变化比其他区域的亮度大，这是由于在该区域中，声门面积发生了变化，而声门区域的变化使得该区域的图像亮度变化程度会比其他部位的亮度变化程度都要剧烈。

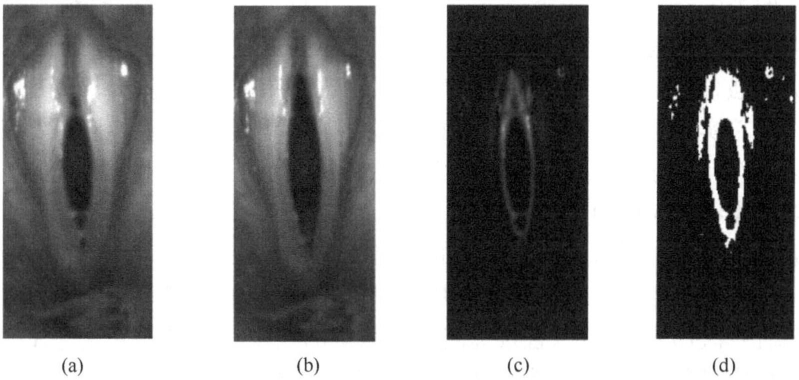

图 4.12　相邻两帧图像之间的帧差结果(Qin et al.,2009)

(a)前一帧图像；(b)后一帧图像；(c)两幅图像的帧差；(d)阈值后结果

完成以上步骤以后，计算当前待分割图像 I_n 的初始化曲线上所有点及其四邻域处的帧差之和。最后，确定曲线速度函数的方向，该方向的符号与上面帧差之和的正负号相反。然后最终的当前图像 I_n 的曲线进化速度函数 F 被重新如下定义：

$$F(x,y)=\text{sign}\cdot|\text{DI}(x,y)|\cdot e^{-\alpha|\nabla G_{\sigma}^{*}I(x,y)|} \tag{4.2}$$

通过以上方法，不仅保证每幅图像中快速推进算法的速度函数保持恒定的正或者负，维持稳定的曲线进化方向，而且还可以自适应的在整个声门开放-闭合周期内随着声门区域的变化而自适应的调整。根据上面定义的速度函数方程，曲线会在当前待分割图像 I_n 中向标准的快速推进算法一直进化，直到曲线所有点都达到图像中灰度梯度很大的位置或者将要超出帧差中声门变化的区域，此时曲线的进化会停止。通过基于前后相邻两帧图像间的帧差特征，改进的停止条件 $|\text{DI}(x,y)|$ 将会很容易地解决一般快速推进算法中曲线容易从感兴趣区域的弱边界泄露的缺点。

另外，这个改进的水平集算法只需要很少的人工干预就可以实现对整个高速摄影图像序列的快速分割，得到像素级的声门区域的分割结果。

2. 基于 Zernike 矩算子的亚像素级声门检测

边缘检测是图像处理领域中的重要研究内容之一。1965 年开始出现了第一批边缘检测算子，包括 Robert 算子、Sobel 算子、Prewitt 算子和 Kirsh 算子等。以上第一批出现的边缘检测算子检测到的边缘往往较宽，因此还需要进行细化处理。Laplacian 算子利用二阶导数的过零点来检测边缘位置，得到的边缘较细，定位精确度得到了提高。此外，我们在研究图像边缘时，不可避免地会遇到噪声干扰，用微分算子检测图像边缘的同时也检测到了噪声。为了减少噪声的干扰，研究者又提出在进行边缘检测之前对图像进行适当的平滑滤波。基于这种思想的边缘检测算子有 LOG(Laplacian of Gaussian)算子、Canny 算子等。

然而这些经典算法基本上都是像素级的。Robert 算子利用局部差分算子寻找图像边缘，计算简单但不能抑制噪声；Prewitt 算子是加权平均算子，能够抑制噪声但可能会造成边缘信息的丢失；Sobel 算子能够平均噪声，但在对边缘进行定位时精度不高；Laplacian 算子对噪声比较敏感；Canny 算子进行了非极大值抑制和形态学连接操作，使得该算子去噪能力增强，边缘检测效果好，但速度较慢。然而在很多情况下，仅仅精确到像素级是不够的。随着实际应用中对精度要求的不断提高，像素级的边缘检测算法已经无法满足实际需求，随着图像处理技术的发展，往往要求边缘定位达到亚像素级。越来越多的学者致力于亚像素级边缘检测算法的研究。

亚像素技术是根据图像中待测物体的特定灰度分布规律和形状分布规律来进行高精度定位的一种技术。像素是组成图像的基本单位，即图像的分辨率。对于具体的测量对象来说，提高摄像机分辨率可以直接提高测量系统的精度。但是受到工艺水平等因素的影响，硬件分辨率不可能无限制地提高，而且随着摄像机分辨率的提高，其价格呈指数增长，代价相当昂贵。因此，通过增加摄像机分辨率来提高测量精度是不经济且有限制的。如果能够使用软件方法将图像上的特征目标定位在亚像素级别，就相当于提高了测量系统的精度。当算法的精度提高至 0.1 个像素时，相当于测量系统的硬件分辨率提高了 10 倍。因此，亚像素技术对于提高测量系统的精度和经济效益有十分重要的作用，在图像处理和计算机视觉中得到了广泛的应用。

亚像素技术需要两个条件：第一，目标是由多个点组成的，并具有一定的几何和灰度分布特性。如果目标是一个孤立的像素，则其位置就是此像素的坐标位置，无法细分。第二，对具有一定特征的目标，必须明确目标定位基准点在目标上的具体位置。特定目标的特征可以是人为建立的理想模型，也可以是从某一实物图像中提取的特定场景，或者二者的结合(刘变莲，2005)。

基于 Zernike 矩算子的亚像素边缘检测方法是由 Ghosal 和 Mehrotra(1993)提出的，他们利用该方法来提取亚像素级的感兴趣区域的边界，以此提高边缘检测结果的精度。但是该方法需要计算整幅图像中所有点的亚像素位置，需要大量的计算时间(Qu et al.，2005)。因此，为了解决这一问题，本节中提出了一个基于改进水平计算法像素级分割结果的亚像素边缘检测算法，来减少亚像素边缘检测所需要的计算时间。

利用基于 Zernike 矩算子的算法来提取亚像素边界的基本思路是计算 4 个主要参数，如图 4.13 所示：k 代表阶跃灰阶的高度，h 代表背景的灰度，l 代表从圆盘中心到台阶边界处的垂直距离，φ 是该垂直距离与 x 轴之间的夹角。基于像素级的改进水平集算法的分割结果，在本算法中，只有两个参数需要进行计算，它们是垂直距离 l、与 x 轴的夹角 φ。这里并不需要计算其他两个参数 h 和 k，这是因为这两个参数的作用仅仅是确定是否为图中的边缘处的点，而这个问题在本算法中已经通过改进水平集算法进行了确定。

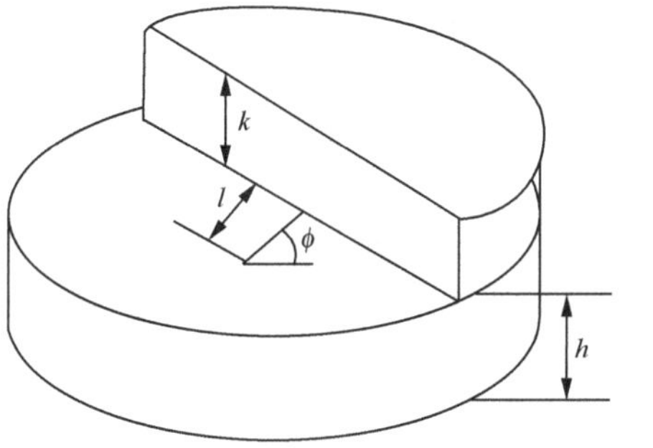

图 4.13　二维亚像素阶跃模型(Ghosal and Mehrotra，1993)

为了对图像 $I(x,y)$ 进行处理，它的 n 和 m 阶的 Zernike 矩首先定义如下：

$$A_{nm}=\frac{n+1}{\pi}\iint_{x^2+y^2\leqslant 1} I(x,y)V_{nm}^{*}(\rho,\theta)\mathrm{d}x\mathrm{d}y \tag{4.3}$$

式中，$\frac{n+1}{\pi}$ 是标准化因子，后面的讨论可以忽略；$V_{nm}(\rho,\theta)$ 是一个复合多项式，它在单位圆上满足正交特性。如果图像旋转一个角度与 y 轴平行，我们可以得到如下结果：

$$\iint_{x^2+y^2\leqslant 1} f'(x,y)y\mathrm{d}x\mathrm{d}y=0 \tag{4.4}$$

这里的 $f'(x,y)$ 是旋转后的边界方程，它的正交复合多项式定义如下：

$$V_{00}=1;V_{11}=x+jy;V_{22}=2x^2+2y^2-1 \tag{4.5}$$

那么原始图像的 Zernike 矩 A_{nm} 和旋转后图像的 Zernike 矩 A'_{nm} 有如下关系：

$$A'_{00}=A_{00};A'_{11}=A_{11}\cdot \mathrm{e}^{j\varphi};A'_{22}=A_{22} \tag{4.6}$$

从方程(4.6)，我们可以得到 A'_{11} 的虚部有以下特点：

$$\mathrm{Im}[A'_{11}] = \cos(\varphi)\mathrm{Re}[A_{11}] + \sin(\varphi)\mathrm{Im}[A_{11}] = 0 \tag{4.7}$$

因此可以得到：

$$\varphi = \arctan(\mathrm{Im}[A_{11}]/\mathrm{Re}[A_{11}]) \tag{4.8}$$

此外，根据 Zernike 矩理论的旋转不变特性，可以得到如下公式：

$$A'_{11} = \iint_{x^2+y^2\leqslant 1} f'(x,y)(x-jy)\mathrm{d}x\mathrm{d}y = \frac{2k(1-l^2)^{3/2}}{3} \tag{4.9}$$

$$A'_{20} = \iint_{x^2+y^2\leqslant 1} f'(x,y)(2x^2+2y^2-1)\mathrm{d}x\mathrm{d}y = \frac{2kl(1-l^2)^{3/2}}{3} \tag{4.10}$$

求解方程(4.9)和方程(4.10)，得到参数 l 的解如下所示：

$$l = A_{20}/A'_{11} = A_{20}/A_{11}\mathrm{e}^{-j\varphi} \tag{4.11}$$

Zernike 矩的离散求解可以简化为利用 $N\times N$ 模板算子进行。图像中点 (x,y) 处对应的两个参数 l 和 φ 可以通过将原始图像分别和三个算子进行卷积计算求得，然后根据得到的结果，该点处实际的亚像素位置 (x',y') 就可以计算出来：

$$\begin{bmatrix} x' \\ y' \end{bmatrix} = \begin{bmatrix} x \\ y \end{bmatrix} + \frac{Nl}{2}\begin{bmatrix} \cos(\varphi) \\ \sin(\varphi) \end{bmatrix} \tag{4.12}$$

因此，基于以上方法，对改进水平集算法分割的像素级边界点的坐标进行重新计算，获得其亚像素坐标位置。为了计算声门面积，这些亚像素的边界点被按照一定的顺序重新排列编号。由于声门区域是一个凸多边形，其面积计算可以通过以下公式实现：

$$S = 0.5\left|\sum_{i=1}^{N}(x_i y_{i+1} - x_{i+1} y_i)\right| \tag{4.13}$$

这里的点 (x_i, y_i) 是声门边缘中亚像素检测后的点坐标，其中 i 是声门边缘上所有点按照顺时针或者逆时针排列后的第 i 个点。

4.2.4 双质量块模型参数优化

1. *双质量块模型参数*

双质量块模型(Ishizaka and Flanagan，1972)对于描述声带的上下位延时是一个行之有效的模型，经常用来模拟声带的振动，并应用于声带发声生理的研究当中。模型的质量块如图 4.14 所示，并且它们的运动过程可以通过以下方程来计算获得(Steinecke and Herzel，1995)：

$$\begin{aligned} m_1 x_1'' + r_1 x_1' + k_1 x_1 + k_c(x_1 - x_2) &= P_1 l d_1 + F_1 \\ m_2 x_2'' + r_2 x_2' + k_2 x_2 + k_c(x_2 - x_1) &= F_2 \end{aligned} \tag{4.14}$$

式中，x_i 是质量块 m_i 从它的初始位置 x_{0i} 到现在位置的运动位移，i 表示较低位置的质量块($i=1$)或者较高位置的质量块($i=2$)。与声带振动相关的组织力学参数如下所示：r_i 是阻尼系数，k_i 是弹性系数，k_c 是耦合系数。上、下两个质量块分别碰撞时的相互作用力 $F_1 = -\Theta(-a_1)c_1 a_1/2l$ 和 $F_2 = -\Theta(-a_2)c_2 a_2/2l$。这里 $c_i = 3k_i$ 是碰撞时的附加弹性系数，d 是质量块 m_1 的厚度，l 是质量块厚度。声门处对声带的空气侧压力 $P_1 = P_s[1-\Theta(a_{\min})(a_{\min}/a_1)^2]\Theta(a_1)$ 是一个伯努利效应引起的力，这里 P_s 是声门下的空气压力。

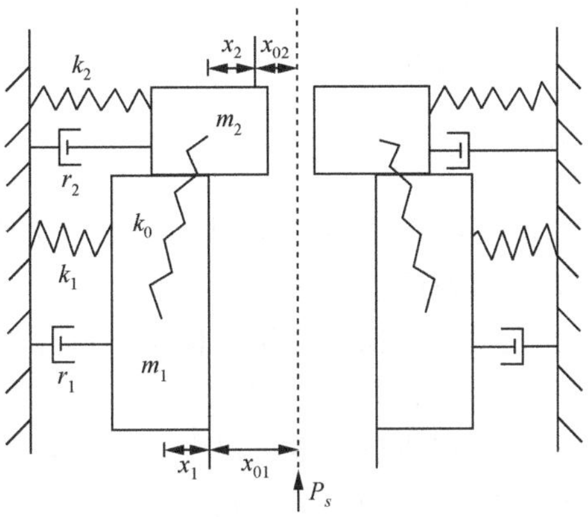

图 4.14　双质量块模型(Lous et al.,1998)

上、下质量块之间声门的开放面积分别为 $a_1 = 2lx_{01} + 2lx_1$ 和 $a_2 = 2lx_{02} + 2lx_2$。那么从声带上表面可以观察到的实际的声门面积 $a_{\min}$ 是通过如下公式确定的：

$$a_{\min} = \begin{cases} a_1, x_1 < x_2 \\ a_2, x_2 \leqslant x_1 \end{cases} \tag{4.15}$$

其中，函数 Θ 的定义如下：

$$\Theta(x) = \begin{cases} \tanh(50x/x_0), x > 0 \\ 0, x \leqslant 0 \end{cases} \tag{4.16}$$

根据以上公式，利用一个四阶的龙格-库塔算法以时间步长 0.1ms 来模拟两对质量块的振动过程。从图 4.15 中，可以看到该模型的模拟振动和从高速摄影喉镜图像序列中提取的声门面积曲线，以及电声门图数据中提取出来的三类特征点之间的关系。其中实线 mina 代表下质量块 a_1 和上质量块 a_2 之间的最小声门面积，对应的是从高速摄影喉镜中提取出来的声门面积曲线。点 a 是微分电声门图的负峰值，对应的是上质量块开始开放的时刻；点 b 是微分电声门图的正峰值，对应的是下质量块完全接触，声门面积为零的时刻；点 c 是声门图的正峰值，对应的是两侧声带完全接触碰撞的时刻，由于下质量块的面

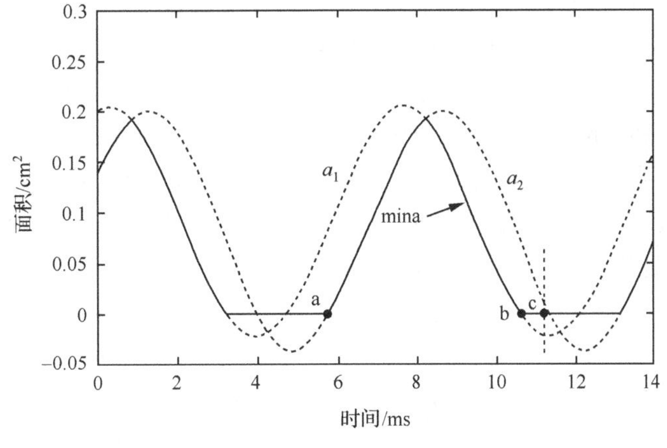

图 4.15　双质量块模型模拟曲线与声门面积曲线及电声门图特征点的对应关系(Qin et al.,2009)

积和质量都远大于上质量块，因此，点 c 对应的时刻点也就是对应于双质量块模型中两侧下质量块碰撞到一起最完全的时刻点。

2. 基于遗传算法的双质量块参数优化

遗传算法(genetic algorithm，GA)最初由美国 Michigan 大学 J. Holland 教授于 1975 年首先提出，并出版了颇具影响力的专著 *Adaptation in Natural and Artificial Systems*，GA 这个名称才逐渐为人所知。遗传算法是模仿自然界生物进化机制发展起来的随机全局搜索和优化方法。它借鉴了达尔文生物进化论和孟德尔遗传学说，其本质是一种高效、并行、全局搜索的方法。它能在搜索过程中自动获取和积累有关搜索空间的知识，并自适应地控制搜索过程以求得最优解。遗传算法操作使用适者生存的原则，在潜在的解决方案中逐次产生一个近似最优解的方案，在遗传算法的每一代中，根据个体在问题域中的适应度值和从自然遗传学中借鉴来的再造方法进行个体选择，产生一个新的近似解。这个过程导致种群中个体的进化，得到的新个体比原来个体更能适应环境，就像自然界中的改造一样。

进化算法最初是借鉴了进化生物学中的一些现象而发展起来的，这些现象包括遗传、突变、自然选择及杂交等。生物的进化过程主要是通过染色体之间的交叉和变异来完成的。基于对自然界中生物遗传与进化机理的模仿，针对不同问题，很多学者设计了许多不同的编码方式来表示问题的可行解，开发出了许多不同的编码方式来模拟不同环境下的生物遗传特性。这样由不同编码方法和不同的遗传算子就构成了各种不同的遗传算法。

遗传算法是计算机科学人工智能领域中用于解决最优化的一种搜索启发式算法。这种启发式通常用来生成有用的解决方案来优化和搜索问题。遗传算法广泛应用在生物信息学、系统发生学、计算科学、工程学、经济学、化学、制造、数学、物理、药物测量学和其他领域之中。

由于遗传算法已经被证明在声带振动组织力学参数反求过程中的有效性，因此本算法中也采用遗传算法来优化双质量块模型的参数。它的主要流程包括 6 个部分(Wurzbacher et al.，2006)：初始化种群 q，设置适应度函数 f，排列和选择操作，交叉操作，概率突变操作，停止条件。其中，最关键的环节是设置一个合适的适应度函数。

一般在该反求过程中，遗传算法的适应度函数的定义是指理论曲线 A_{mod} 和实验曲线 A_{mod} 之间均方误差和的倒数。然而由于在本方法中的实验曲线包括从高速摄影喉镜图像序列和电声门图中直接提取的参数，而不像以前方法中仅包括从高速摄影喉镜图像序列中提取的参数。因此，这里的适应度函数需要重新定义以适应于本方法，其方程如下所示。

首先，针对高速摄喉镜和电声门图方法的目标函数值通过以下方程进行求解：

$$
\begin{aligned}
\text{Obj}_{\text{HSV}}(q) &= \sum_{i=1}^{N}[A_{\text{min,mod}}(i\cdot\Delta t)-A_{\text{exp}}(i)]^2 \\
\text{Obj}_{\text{EGG}}(q) &= \sum_{j=1}^{M}[A_{2,\text{mod}}^2(t_{a,j})+A_{1,\text{mod}}^2(t_{b,j}) \\
&\quad +(A_{1,\text{exp}}(\text{min}_j)-A_{1,\text{mod}}(_{c,j}^{t})2)]
\end{aligned}
\tag{4.17}
$$

式中，$A_{i,\mathrm{mod}}$ 是低质量块之间（$i=1$）或者高质量块之间（$i=2$）的声门面积；$A_{\min,\mathrm{mod}}$ 是它们之间的最小声门面积；$A_{\exp}$ 从高速摄影喉镜图像序列中提取的声门面积；$A_{1,\exp}(\min_j)$ 是第 j^{th} 振动周期中的下质量块之间的最小声门面积。Δt 代表时间步长，设置为 0.1ms，t_a、t_b 和 t_c 是从电声门图信号中提取的三类特征点。另外，N 是高速摄影喉镜图像序列的编号，M 是在所有被计算的时间序列中的振动周期数目。基于上面的方程，新的适应度函数为

$$f(q)=(N+3kM)/(\mathrm{Obj_{HSV}}(q)+\mathrm{Obj_{EGG}}(q)) \tag{4.18}$$

公式中的 $k(>1)$ 是一个权重系数，由于电声门图信号的时间分辨率更高，因此用该系数来提高从电声门图信号中提取的参数在反求过程中的权重作用。

4.2.5 组织力学参数反求与分析

1. 声门面积提取

1）基于改进水平集算法的图像分割

利用同步采集系统，对正常发声情况下声带振动进行了采集，实验中的实验对象为声带健康的成年女性。在进行实验时，受试者张大嘴巴，高速摄影喉镜的内诊喉镜从其口腔插入，电声门图仪的两个电极固定在受试者的颈部外表面、喉部的左右两侧，同步记录声带振动过程。然后受试者稳定地持续发元音/a/，同时高速摄影喉镜和电声门图仪同时分别记录声带振动的不同信息。实验中采集时长 5s 左右，然后对采集到的实验数据进行处理。

首先，从持续发声实验中获得的高速摄影喉镜图像序列中挑选一个包含 100 幅连续图像的图像序列，然后利用改进水平集算法连续分割这些图像。在图 4.16 中是一个基于该算法的包含 12 个连续图像的振动周期序列的分割结果。

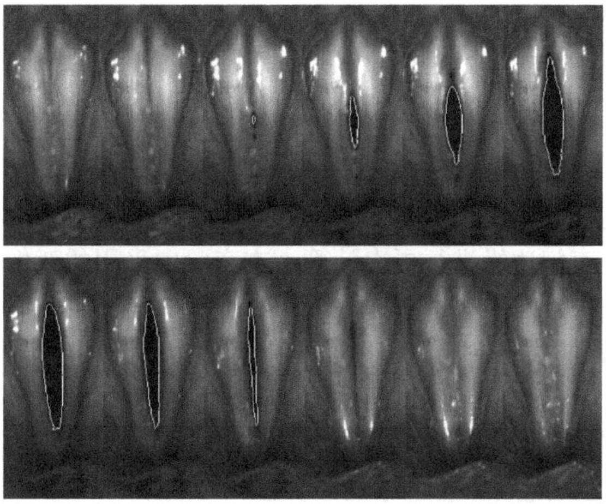

图 4.16　基于改进水平集算法的一个振动周期内声门区域的分割结果（Qin et al.，2009）

在奔腾 4 处理器的硬件及 MATLAB 编程语言实现的条件下，改进的水平集算法分割完这 100 幅连续图像的时间大约为 2.64s，即大约每秒钟可以分割 38 幅图像。这个时间远小于一般的水平计算法分割所需要的时间，在同等计算条件下，未改进的水平计算法

分割一幅图像大约所需要的时间为 1s。产生这么大时间差异的原因是新的算法基于高速摄影喉镜图像序列特点对水平集分割算法进行了改进。例如,为了分割如图 4.17(a)所示的一幅图像,常规的水平集方法需要计算整个图像区域,最终确定分割区域,大约需要计算 30 720(120×256)个点;而与之相反,基于帧差和图像序列特点的改进水平集算法仅仅需要计算图 4.17(a)和(b)的分割曲线之间的 979 个点。另外,该改进的水平集算法能够改善传统快速推进算法的结果,避免以前方法的曲线容易从感兴趣区域的弱边界泄露的缺点。例如,图 4.17(d)中所标示的圆圈区域,利用一般速度函数进化的曲线很容易就从曲线的弱边界出泄露;而在改进水平集算法中,由于考虑了图 4.17(e)中的帧差 ΔI,因此改进后的速度函数很容易克服这个缺点,获得真实的分割区域,如图 4.17(c)所示。

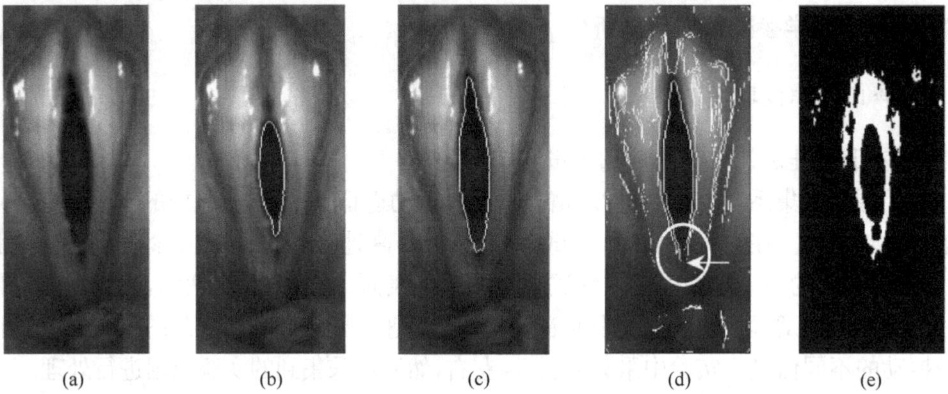

图 4.17　基于改进水平集算法的分割结果与一般水平计算法的分割结果比较(Qin et al.,2009)
(a)待分割图像;(b)前一帧分割后图像;(c)改进水平集算法分割结果;
(d)未改进算法从弱边界泄露;(e)前后帧之间的帧差

与此同时,该算法仅需要较少的人工干预来在整个序列的第一幅图像的感兴趣区域中设置初始化曲线,而不需要对序列中的每幅图像都进行设置。在分割完第一幅图像后,序列中其他的图像会利用该算法自动进行分割。

2) 亚像素声门边缘检测

在像素级的改进水平集算法分割出声门区域以后,利用基于 *Zernike* 矩算子的亚像素边缘检测算法来对声门边缘进行再次计算。本实验中采用的亚像素边缘检测算法的离散算子为一个 5×5 模板。

本算法中,亚像素的边缘检测算法只需要计算由改进水平集算法分割出来的声门边缘点的亚像素位置。它需要的计算时间远远小于一般的亚像素边缘检测算法,通常的算法需要计算整个图像中的所有点的值。例如,图 4.16 中所示为一个声带振动周期中长度最长的声门边缘,利用常规亚像素边缘检测算法需要计算 30 720 个点的亚像素位置,并且需要通过计算 4 个算法参数来确定边界点和亚像素坐标;而本算法中的亚像素边缘检测仅需要计算 262 个已经分割出来的声门边缘点,且仅需要计算 2 个算法参数来确定亚像素坐标,不需要再进行边界点的判断。因此,该算法基于像素级的边缘检测结果,比起传统的亚像素方法直接检测边界点,大大减少了计算时间。

为了能够证明亚像素边缘检测算法的检测结果的有效性，以图 4.16 序列中的第 9 幅图像作为例子，该图像的像素级和亚像素级的分割结果都显示在图 4.18 中。从图 4.18(c)中我们可以看到，亚像素算法检测出来的曲线连接更加平滑，更加接近声门的真实边缘形状。这是由于亚像素边缘检测算法得到的边缘点的坐标都是亚像素级的，比像素级的检测方法得到的结果更加准确。为了能够进行定量化的分析，图 4.18(d)中展示了一个更有代表性的区域作为例子。

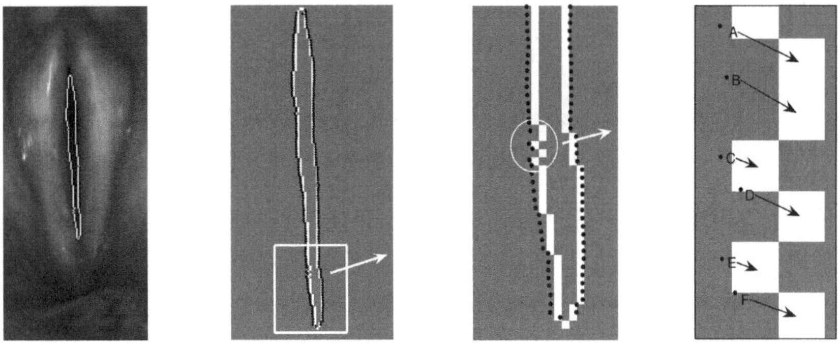

(a)　(b)　(c)　(d)

图 4.18　亚像素级声门边缘检测结果及与像素级结果比较(Qin et al.,2009)
(a)像素级分割结果；(b)像素和亚像素分割结果；(c)局部放大结果；(d)选取的 6 个像素点比较

图 4.18 中标记的点分别命名为 A、B、C、D、E、F，它们各自被像素级和亚像素级算法检测出来的坐标位置如表 4.1 所示。在该表中，两类坐标之间通过一个点的平均位移都大于一个像素，如果仅仅考虑声带左右振动的问题，像素级边缘和亚像素级边缘之间的平均位移大小约为 1.26 个像素，而对于该图像中整个声门的平均宽度也不过 6 个像素。因此，这种像素级和亚像素级边缘检测结果之间的差异，会导致声门宽度检测结果产生 21%的相对误差，这会严重影响后面结果的分析和反求结论，不能够被忽略掉。

表 4.1　改进水平集算法与亚像素边缘检测算法分别检测的声门边缘点坐标

声门边缘点	改进水平集算法检测结果	亚像素边缘检测算法检测结果
A	(60,155)	(58.24,154.20)
B	(60,156)	(58.39,155.30)
C	(59,157)	(58.25,156.80)
D	(60,158)	(58.70,157.50)
E	(59,159)	(58.28,158.80)
F	(60,160)	(58.57,159.50)

3) 声门面积计算

根据方程(4.15)，可以从亚像素边缘检测得到的结果计算出声门面积。在该实验中，当女性发声频率为 170Hz 左右时，声门长度为 0.75cm，它对应于双质量块模型中的质量块长度 l。利用一个线性回归的方法，声门长度可以利用在一个序列中声门完全开闭时刻的最长声门中线代替，其长度单位为像素。通过比较实际声门长度和理论声门长度，可以计算得到高速摄影喉镜图像中的一个像素所代表的实际面积大小的比值。然后基于该比值可以从图像序列中得到实际声门面积的大小，构成声门面积曲线，如图 4.19 所示。

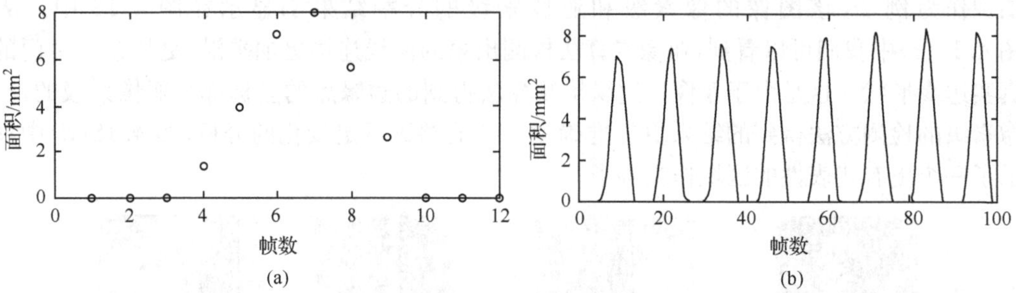

图 4.19　提取得到的声门面积时间曲线(Qin et al.,2009)

(a)一个振动周期内的声门面积；(b)100 帧图像序列的声门面积时间曲线

为了能够比较像素级和亚像素级算法提取出来的声门面积，我们利用一组包含 5 幅高分辨率图像的序列，分辨率为 480×1024，其中黑色的区域代表着声门的开放区域，如图 4.20(a)所示。然后将它们像高速摄影喉镜一样采样到一个低分辨率图像为 120×256。利用像素级和亚像素级算法，分别从低分辨率图像序列中提取声门面积，如图 4.20(b)所示。图中的圆圈代表真实的高分辨率的声门面积值，点代表利用像素级算法从低分辨率图像中提取的面积，十字代表利用亚像素级算法从低分辨率图像中提取的声门面积。该结果表明，利用亚像素算法提取的声门面积比像素级算法的结果更接近真实值。提取的两类面积的相对误差显示在图 4.20(c)中，其中灰色的柱状体代表亚像素级算法提取结果的相对误差，黑色的柱状体代表像素级算法提取结果的相对误差。

我们可以看到，像素级算法提取的声门面积的相对误差为 5.9%～13.5%，但是亚像素级算法提取结果的相对误差却在 5%以下。当相对误差超过 5%时会降低反求结果的精度，故该误差不能在反求过程中忽略掉。因此，亚像素级的检测算法可以减少这些相对误差，来提高计算得到的声门面积时间序列的精度。

另外，我们发现当声门面积变小的时候，该类相对误差会变得更高[图 4.20(b)和(c)]。对于产生这类问题原因的解释是：当声门面积变小时，一个像素的错误分割所造成的误差影响会随之增大。因此，当发声频率变高时，声门的额面积和振动幅度都会变小，由于像素级算法提取的声门面积所造成的错误会增加。利用亚像素边缘检测算法能够有效地提高在高发声频率条件下结果的准确性。

2. *基于实验振动特性的声带组织力学参数反求*

在该反求过程中，采用的遗传算法权重系数为 $k=5.00$，双质量块模型的参数为 $a_{01}=a_{02}=0.00$，$l=0.75$，$d=0.40$，$P_s=0.03$。然后，根据反求的方法从集成系统的采集数据中提取声带振动的组织力学参数，其结果如表 4.2 所示。为了能够证明利用集成系统的同步采集方法可以提高反求参数的可靠性和精度，分别从高速摄影后经图像序列和电声门图的特征点数据中提取反求参数。这里，由于电声门图信号并不包含声带振动的振动幅度信息，因此在该实验中将其最大声门面积限定在 7.5～8.5mm²。同时，在表 4.2 中也列出了从高速摄影喉镜图像和电声门图中分别提取的反求参数，并且在图 4.21 中表示

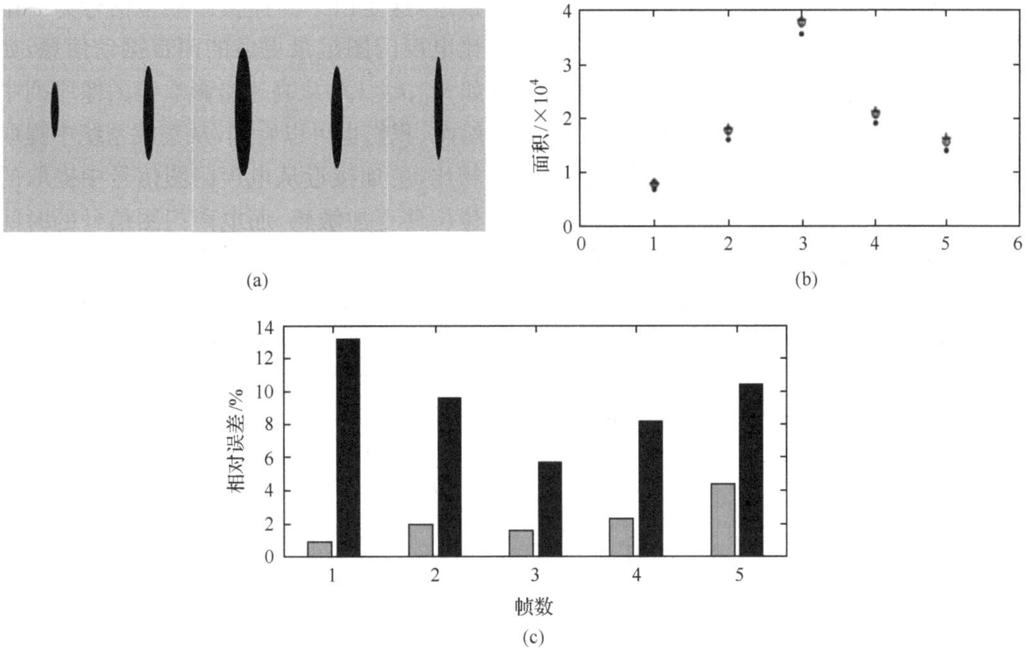

图 4.20　模拟声门图像序列的亚像素级和像素级面积提取结果及其误差分析(Qin et al.,2009)
(a)创建的待分割图像序列;(b)基于像素级和亚像素级方法提取的目标区域面积;
(c)两种方法提取面积结果的相对误差

出基于以上参数组得到的模型模拟结果及其对应的实验时间序列的对比结果。图 4.21(a1)和(a2)是基于同步系统提取得到的结果:(a1)是从同步系统中高速摄影喉镜图像序列提取的声门面积曲线和基于同步系统采集参数的模型反求结果的比较,其中实线为提取的面积曲线;(a2)是从同步系统中电声门图提取的时间特征点和基于同步系统采集参数的模型反求的声带上下沿运动结果,其中圆点为提取的特征点,虚线为模型模拟结果。图 4.21(b)是高速摄影喉镜提取的声门面积曲线与仅基于该曲线反求得到的模型参数模拟结果的比较。图 4.21(c)是电声门图特征点(表 4.2)与仅基于这些特征点反求得到的模型参数模拟的结果之间的比较。

从表 4.2 中我们可以看到,大部分基于集成系统的反求参数与高速摄影喉镜图像序

表 4.2　基于不同方法反求得到的声带振动组织力学参数

反求参数	基于同步系统的结果	仅基于高速摄影喉镜的结果	仅基于电声门图的结果
m_1	0.123	0.124	0.119
m_2	0.024	0.026	0.023
k_1	0.105	0.106	0.102
k_2	0.008	0.001	0.010
r_1	0.040	0.038	0.041
r_2	0.039	0.042	0.038
k_c	0.041	0.042	0.050

列的反求参数比从电声门图信号中的提取结果接近，这是由于高速摄影喉镜信号为二维图像信息，而电声门图信号为一维信息，因此它比电声门图记录更多的声带振动信息，如声门振动幅度等。那些与振动幅度相关的参数如 m_1、k_1、k_c，从高速摄影喉镜图像序列中提取的结果比从电声门图中提取的更为精确。然而，我们也可以看到，从集成系统中提取的参数 m_2 和 k_2 与仅从高速摄影喉镜提取结果相比，更加接近从电声门图信号中提取的结果。这是由于参数 m_2 和 k_2 对于振动的小相位位移更加敏感，而电声门图信号的时间采样率比高速摄影喉镜高，可以更为准确地记录这些时刻点。

尽管在试验中受试者尽量保持发声的稳定性，但是实际的振动结果并不会像模型假设的那样保持非常精确的稳定性(如图 4.21 和表 4.2 所示)。在实验中本身会出现难以

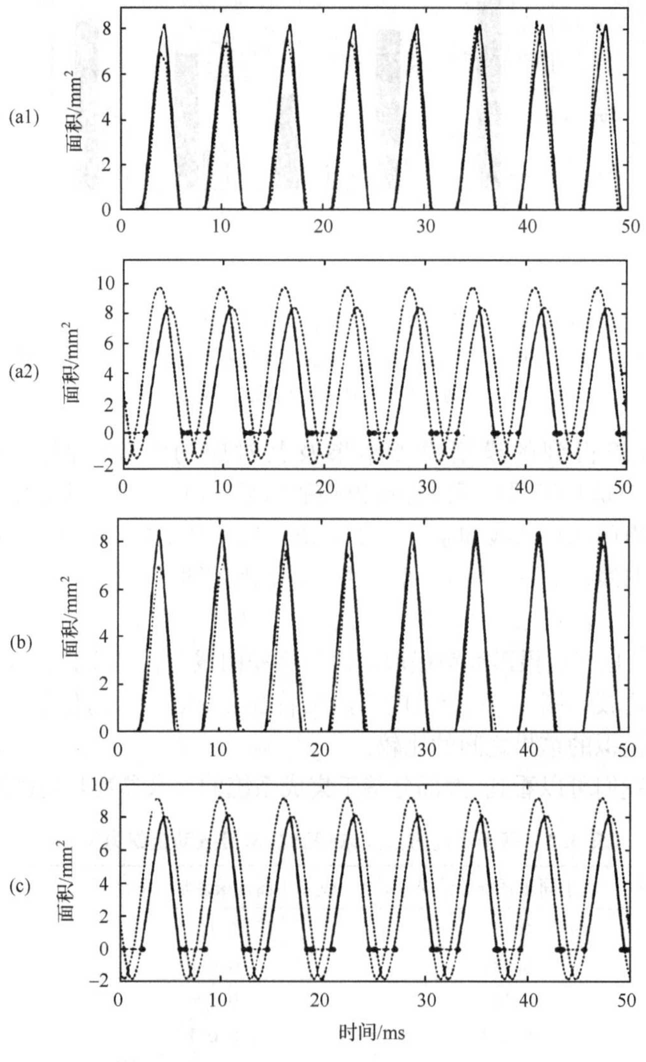

图 4.21 基于不同信号源的参数提取结果和模型反求结果(Qin et al.,2009)

(a1)基于同步结果提取的声门面积和模型反求结果；(a2)基于同步系统提取的电声门图特征点与模型反求结果；(b)仅基于高速摄影喉镜的声门面积提取结果与模型反求结果；(c)仅基于电声门图特征时间点提取结果与模型反求结果

避免的实验结果和模型理论之间的实验误差，这个误差虽然可以通过受试者的训练而降低，但是却无法消除。这种误差的存在将会降低反求的组织力学参数的可靠性和精度：基于高速摄影喉镜图像序列提取的反求参数更会倾向于使得振动幅度相关的参数误差最小化，而基于电声门图信号提取的反求参数更会倾向于使得振动相位误差最小化，如表 4.2 中给出的结果所示。但是，利用集成系统同步采集的信号进行反求得到的参数同时考虑了两者的因素，因而在振幅方面比单纯依靠电声门图信号准确，在相位方面比单纯依靠高速摄影喉镜图像序列的结果更加准确，该结论同样可以从表 4.2 中得出。因此，基于本节中提取出的集成系统可以同步采集并提供更为丰富和互为独立的振动信息，提高声带振动组织力学参数反求结果的可靠性和精确度。

从以上结果可以看到，虽然高速摄影喉镜可以采集得到声带振动的二维信息，并且成像速度对于一般光学成像来说速度已经很高，达到了 2000 帧的成像速度，远大于声带振动的速度。但是，声带是一个三维的复杂结构体，包括上表面、侧面、下表面，而不同面的几何结构并不相同。尤其声带的振动过程是一个高速、复杂的三维过程，仅仅依靠上表面的二维信息并不能获得足够的、能够反映声带全面振动特征的振动信息，仅基于此提取获得的声带振动的组织力学参数的精确度和可靠性都会大为降低。而引入电声门图信号以后，声带的振动信息加入了声带的侧表面接触面积信息，提高了声带在振动参数的丰富度和全面性；并且电声门图信号的采样频率更高，提高了振动参数的时间分辨率，从而整体上提高了声带振动组织力学参数反求的可靠性和精确度，可获得更为可信的实验结论。

4.3 声带振动的超声成像

4.3.1 喉的常规超声成像

1. 多普勒技术的应用

超声多普勒技术早已被广泛用于评估心血管功能和相关疾病的诊断。利用多普勒原理，可以通过估计超声回波信号的频率偏移来测量运动目标的速度，因此，多普勒技术也被用于声带振动的实时成像(Shau et al.，2001；Hsiao et al.，2001；Hsiao et al.，2002)。

从彩色多普勒图像上，可以清楚地识别振动的声带。对彩色多普勒图像解码，得到正常男性在常态发声音调和强度下，声带黏膜层的水平振动速度为(68±10)cm/s(Hsiao et al.，2001)。Shau 等(2001)利用该技术进一步对声带黏膜层振动进行了研究。利用振动组织仿体，研究者得到了彩色多普勒的图像特征与振动组织力学特性之间的相关性，并通过活体实验，得到了不同被试者在不同发声音调下声带黏膜层振动的彩色多普勒图像。Hsiao 等(2001，2002)利用彩色多普勒成像方法得到了声带振动的频率、速度和长度，并通过声带振动的简化模型反求出了声带的杨氏模量。

2. B 超成像应用

超声成像作为动态成像技术，一直是发声生理研究和喉科临床检查中希望能够引入并发展成熟的技术，虽然20世纪60年代开始超声测量引入该领域，产生了超声声门图技术，但其仅是一维信号，能够获取的声带振动信息很少。为此，后来研究者研究利用B超成像技术来对声带的多维组织结构进行成像，利用内插喉镜方式或者外表面非侵入式的方式获得二维的超声图像，其中由于声带的尺寸比较小，而其深度也比较浅，因此主要利用高频超声来对声带结构进行成像，可以获得声带内部的组织结构(如体层)。

在使用医用超声设备对声带成像时，换能器往往放置于皮肤表面，因此相较于喉镜成像，超声成像的优势在于其无侵入性，在降低了受试者的痛苦的同时，也保证了受试者在实验中能够自如地发声，为研究不同的发声方式提供了极大的便利。超声成像利用机械波来获取组织内信息的，所以相比于利用X射线的成像方法，该技术的优势在于无射线辐射，最大限度地降低了设备对人体的伤害。超声成像的另一个优势在于实时动态成像，相比磁共振成像(MRI)、X射线计算机断层扫描成像(CT)等方法，常规B超成像的帧率可达到每秒钟几十帧，可以对声带及其周围组织的运动进行实时成像。高速喉镜成像的帧率达到了每秒钟数千帧，但是这种光学成像方法仅能看到声带被覆层的振动，对于声带被覆层下的组织则无能为力，相比之下，超声成像的优势在于得到了声带黏膜层以下组织的运动信息，如声带体层的振动信息、杓状软骨的调节动作等。皮肤表面的换能器发射的超声波在到达声带之前必须经过甲状软骨，软骨具备一定的透声能力，因此，软骨下的组织结构在超声图像上是可见的。

早期的超声成像设备因为技术原因，其成像效果并不理想，20世纪八九十年代，随着电子计算机技术和材料加工技术的发展，B超成像的分辨力逐步提高，一些研究人员将B超应用于声带组织的成像。Harries等(1998)使用超声成像获得了男性在变声期声带长度的数据，得到了声带程度与发声基频之间的相关性。Chao等(2012)利用B超成像技术研究了职业歌唱者的声带长度与发声频率的关系。因为高频超声成像技术具备良好的空间分辨力，所以该技术被用于临床声带相关疾病的诊断和病理学的研究。

近年来，国际上有研究者将超声成像应用于声带振动成像和声带组织力学研究(Shau et al.，2001；Hsiao et al.，2001；Hsiao et al.，2002；Tsai et al.，2009)。在B超成像模式下，甲状软骨因为其声阻抗与周围软组织存在较大差异，所以表现为边界轮廓较亮、内部较暗的结构，可以清晰地在B超图像中分辨出来。而在声带与空气接触的黏膜层表面，超声波反射最强，在B超图像上表现为高亮的线条。在声带表面与甲状软骨之间的结构主要是肌肉构成的声带体层和无超声散射源的Reinke间隙。在B超图像上，被覆层的Reinke间隙表现为回声较弱的暗区域，相比之下，体层表现为稍亮的区域。总体上，相比其他的组织结构，声带的体层和被覆层在B超图像上表现为较暗的区域(Tsai et al.，2009)，Qin等利用切除犬喉，结合声带的组织成分的特性，区分了B超图像中的声带的多层结构。Tsai等(2009)利用常规B超成像得到了连续的声带振动图像序列，并利用PIV (particle image velocimetry)技术对图像序列做运动估计，得到了声带多层结构的振动信息。因为声带振动的频率较高，而成像帧率有限，采样率不满足奈奎斯特采样定理，所以得到的图像存在频谱混叠。

利用常规B超成像方法对声带的振动进行成像依然存在一些问题。尽管Tsai利用该方法对声带振动过程进行了记录，但是由于该方法的成像帧率小于声带振动的实际频率,因此利用该方法不能提供每个振动周期的声带振动信息,这会导致该方法不能用于非稳态发声情况或者发声起止时刻等情况下声带振动的研究。并且,该方法要求受试者必须能严格做到发声过程中声带振动为严格的准周期,因而在实际操作和受试者的训练时间较长,实际的临床应用存在很大困难。为了解决这个难题,研究者将高帧率超声引入振动声带力学特性研究领域。另外,尽管超声可以对被覆层的振动过程进行成像,但是由于被覆层的运动幅度大且与空气界面接触产生强反射,因此在超声图像中被覆层区域显得比较模糊,难以清晰分辨。甲状软骨钙化也是一个限制超声成像技术在该领域应用的因素,这也是为什么该技术手段更方便用于儿童及女性受试者的主要原因,对于软骨钙化较严重的部分成年男性受试者,超声成像几乎无法得到甲状软骨以下的组织的图像(Chao et al.,2012)。

超声成像技术不仅仅用于对声带成像,同时也可用于对其他发声调节器官和组织结构成像。Laukkanen 等(2002)和 Gugatschka 等(2009)分别利用了 B 超成像研究了发声音调与甲状-环状软骨间隙尺寸的关系。

还有研究者使用超声成像方法研究了与吐字表达相关的语言器官。其中,舌部成为研究的重点之一。Stone 等(1988)使用了一个放置在下颌部的超声探头,研究了语言表达过程中舌的运动和调节。一些学者还研究发声状态下舌上表面的形态特征。另外,舌部的超声图像也为舌部的形态特征建模提供了有用的数据,利用该技术研究人员得到了舌的矢状面、冠状面及三维整体模型。

4.3.2　高帧率超声与高速摄影同步成像

如前文所述,利用 B 超成像存在采样率不足和声带被覆层清晰成像的问题,而彩色多普勒技术则无法直观地体现声带体层的振动信息。针对以上声带振动成像中存在的问题,本节中提出了一个同步成像系统来对声带的体层和被覆层振动进行成像。该系统主要包括两个成像部分:一个是高帧率超声成像系统,另外一个是高速摄影喉镜系统。当成像区域较小、成像深度较浅时,高帧率超声的成像帧频可以达到每秒 1000 帧,因此可以用来对声带振动进行成像;而在成像过程中,利用高帧率超声成像系统主要来对声带的体层振动进行成像。另一方面,利用高速摄影喉镜来高速记录声带被覆层(主要是上表面)的振动图像,然后再利用图像分析的方法来处理同步成像系统得到的图像,以对声带体层、被覆层的振动情况进行测量和分析,获得各层的振动特性以及相互之间的振动关系。同时,由测量得到的声带多层振动结果,与声带振动的体层-被覆层的分层模型结合,可以对声带产生分层振动模式的组织力学原因进行分析。

1. 同步成像系统

该同步成像系统主要包括三部分:高速摄影喉镜、高帧率超声和同步信号触发器。其中,高速摄影喉镜和高帧率超声是该系统的成像设备,同时连接到数据处理计算机;同步信号触发器主要对高速摄影喉镜和高帧率超声的同步成像进行控制。

1) 声带体层超声成像设备

声带超声成像设备需要具备足够的成像分辨率、成像深度和帧率。其中,较高的帧率是该同步成像系统的关键，为了在测量声带振动中满足奈奎斯特采样定理，我们采用了一台成像帧率可达到1000帧/秒的高帧率超声成像设备（Sonix RP，Ultrasonix Medical Corporation）。

在较高的帧率下，为了能分辨出声带的多层结构，成像的分辨率也是一个重要系统指标，当超声发射频率在20～40MHz时，分辨率可以达到100μm，但是穿透深度只有1～3cm；而当超声发射频率在2～5MHz时，穿透深度虽然可以达到10～15cm，但是其分辨率为2mm左右，因此针对从颈部侧面对声带成像的实际情况，该设备采用的超声换能器是一个通带从5MHz到14MHz、中心频率为7.5MHz的线阵探头（L14-5/38，38mm，Sonix Series），同时我们采用了10MHz作为超声发射频率。根据实验反复测试，该发射频率下，换能器发射的超声波的穿透深度和成像分辨率适中，适合用于对声带内部组织结构的成像。

2）声带被覆层光学成像设备

同步系统的光学成像设备由高速摄像机和内窥喉镜构成。高速摄像机为Kay Electronic生产的9700型，内窥喉镜为9106型，成像的最高速度可以达到2000帧/秒。高速摄影喉镜主要包括光源、喉镜支架、摄影镜头、数据存储器等，它能够高速地拍摄并保存声带振动的光学图像。高速摄影喉镜通过数据线与数据处理计算机上的数据采集卡相连接。

3）同步成像系统的操作流程

在成像过程中，该系统的高速摄影喉镜被放置在声带上方，可以拍摄到声带振动过程中上表面图像；同时，该系统的高帧率超声的换能器被竖直放置在颈部外侧面，可以从冠状面对声带振动过程中体层等内层结构进行成像，获得射频信号和超声图像数据。成像的数据被同时保存到数据处理计算机的硬盘中，便于后续的数据处理和参数提取。

高帧率超声成像部分和高速摄影喉镜部分同时连接到系统的同步信号发生器，利用其产生的同步信号来控制两个系统的成像过程，可以实现对两种成像信号的同步采集，保证高速摄影喉镜和高帧率超声成像数据的同步性。另外，该系统也可以根据实际需要，利用某一成像设备单独对声带振动成像。利用该系统对声带振动进行成像的整个操作过程如下。

首先，成像之前，启动计算机中相应的数据采集和显示软件，并设置相应的采集时长、存放路径。显示模块能够对高速摄影喉镜和高帧率超声实时数据序列进行低频采样，并以图像形式在计算机上显示，以便于对成像操作进行监控。

其次，将高帧率超声线阵探头固定在被检查者颈部，紧贴喉部的侧面，并根据显示模块微调位置；将高速摄影喉镜从口腔插入，直到可以从显示模块看到声带。调节超声深度、对比度、增益等参数；调节高速摄影喉镜的位置和焦距。

其次，被检测者发声，通过显示模块观察声带振动是否符合采集要求；当符合要求时，通过同步采集控制开关来触发高速摄影喉镜模块和高帧率超声模块的同步数据采集，并通过数据储存模块按照设置的路径储存到计算机的硬盘中。

最后，当采集时间达到设定的时长以后，系统自动停止数据的同步采集和储存，完成了对声带振动的成像、采集与储存。

整个成像系统的示意图如图 4.22 所示。

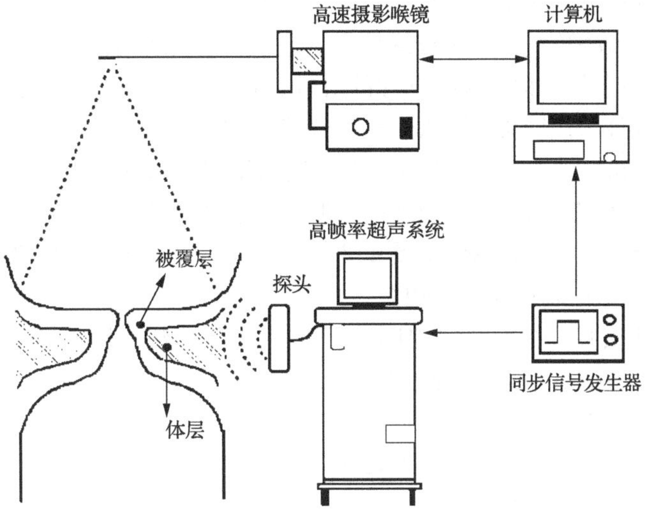

图 4.22　高帧率超声-光学同步成像系统的实验示意图(Qin et al.,2011)

2. 超声图像中声带组织结构的识别

利用该同步成像系统,为了对声带的体层和被覆层振动进行成像和测量,我们对正常发声情况下声带振动进行了成像,实验中的实验对象为声带健康的成年男性。利用该同步成像系统对正常发声时的声带振动进行成像,实验时,首先将高帧率超声系统的探头沿冠状平面紧贴一侧的颈部表面放置,然后将高速摄影喉镜系统的内诊喉镜从口腔插入深入到咽腔部位,两者的放置部位不同,尤其是超声成像的非侵入性可以保证二者对声带振动的同步成像。调整高速帧率超声系统的参数,使其能达到理想的高帧率成像速度和合适的成像区域。然后,引导受试者持续稳定地发元音/u:/,同时按下同步触发器让高帧率超声成像系统和高速摄影喉镜系统同步成像。为了使得获取的结果更为明显,引导受试者发声时的声音有意识地加大,使得声带具有较大幅度的振动。该成像过程持续 8s 左右,可以采集几百个声带振动周期,足够对声带的体层和被覆层振动进行测量和分析。

高速摄影喉镜的成像帧频设置为 2000 帧/秒,对应的图像分辨率为 120×256;而由于从超声图像中测量的受试者的声带厚度为 6mm,其喉的宽度为 30mm 左右,因此将高帧率超声探头的成像区域设置宽度为 6mm、深度为 30mm,在该成像区域大小下高帧率超声的成像帧频可以达到 792 帧/秒,大约为实验对象发声基频(约 130Hz)的 6 倍多。同时超声换能器的发射频率设置为 10MHz,以获取高分辨率的成像结果。在以上系统参数确定以后,同步获得发声时声带振动的高帧率超声图像(分辨率为 80×400)和高速摄影光学图像(分辨率为 120×256)。

为了能够从获取的高帧率超声图像中测量声带体层的振动过程,我们需要首先来从图像中分辨出来声带的各层组织结构。

首先,我们利用离体犬的喉部,对其周围组织分离后,仅保留甲状软骨、声带及其周围肌肉组织。然后将其水平放置于盛满水的水槽内，超声探头在水中从水平方向对喉进行成像，获得了对应的超声图像。将超声图像与拍摄得到的光学图像进行比对，可以得到犬的不同喉部组织的成像结果，从而获得具有标志性的组织结构特征。图 4.23(a)和(b)表示的就是离体犬的喉部结构与超声图像的对应关系。图中箭头 A 表示甲状软骨，箭头 B 表示与甲状软骨相邻的甲杓肌，箭头 C 表示声带外表面的上皮组织与空气构成的强反射界面。其中，软骨和声带边缘可以确定，且软骨内侧为肌肉；从图中还可以看出，声带内部结构可以被超声信号进行成像，即使外部有肌肉和软骨的阻隔，产生衰减，但是对于超声波的衰减并不很严重。因此，我们从图 4.23(a)和(b)中可以粗略的分辨出三个组织结构特征区域：甲状软骨、甲杓肌及声带边缘。

以上虽然是犬的喉部结构图像，但是由于犬的喉部结构及其组织构成与人的类似，因此，对人的喉部组织结构的超声图像也可以分辨出这三类结构组织特征区域。图 4.23(c)是人的声带的光学超声图像，可以看到人与犬的声带表面及其大致组织结构类似，但是由于人的是活体采集数据，因此图像更为复杂，还包含着甲状软骨外的其他组织结构，如皮肤和肌肉等。图 4.23(d)是人的声带的 B 超图像，从中可以看出，基于离体犬的超声图像特征区域，我们可以清楚区分出三类组织特征区域：甲状软骨(D)、甲杓肌(E)和声带边缘(F)。其中，声带的位置就位于甲杓肌和声带边缘的特征区域之间。

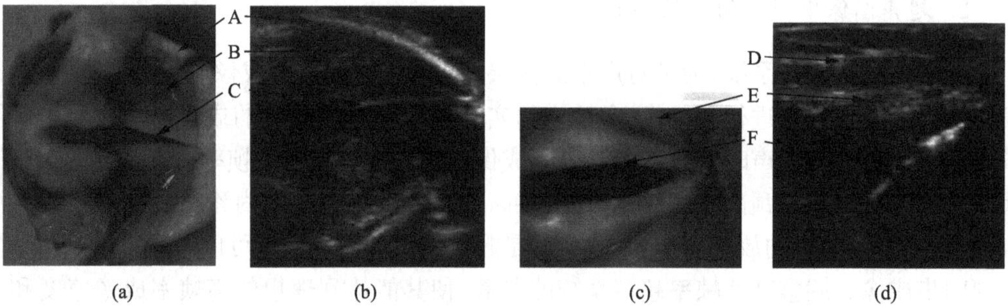

图 4.23　声带光学图像与超声图像的对应关系(Qin et al.,2011)

因此，基于离体犬的实验结果和分析，我们可以分辨出声带的大体位置，但是，对于声带内部，体层和被覆层的区分仍旧无法确定，需要做进一步的辨别。为此，我们根据从喉部外侧沿声带厚度方向对声带成像所遇到的生理结构，结合声带振动的动态 B 超图像，对声带体层和被覆层进行分辨。

图 4.24(a)是声带的组织结构示意图，图 4.24(b)是对应的声带 B 超图像。超声探头沿声带厚度方向放置，根据超声波从喉部外侧入射时沿水平方向的传播途径，可以首先明确区分出几部分：箭头 A 是皮肤层，箭头 B 表示喉外肌，箭头 C 表示甲状软骨，箭头 D 表示甲杓肌，箭头 E 表示声带黏膜层与空气的强反射界面。其他的两个部分 F 和 G 需要进一步进行区分。

在声带组织中，产生超声散射的散射元主要是肌肉纤维和胶原纤维，它们主要存在于声带的体层当中。另外，由于声带被覆层的外表面与空气接触，形成组织-空气界面，它们会对超声产生强烈的反射。因此，超声成像过程中声带的体层和被覆层接近外表面的反

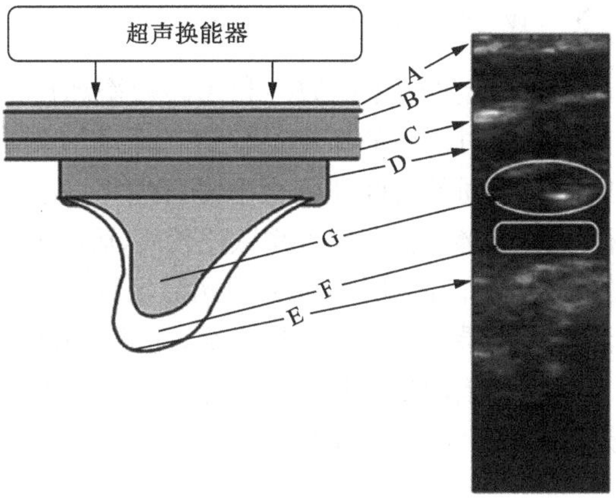

(a)　　(b)

图 4.24　B 型超声图像中的声带结构的示意图(Qin et al.,2011)

射信号比较强烈,在超声图像中的亮度比较亮。而它们之间的被覆层部分主要是 Reinke 间隙,由于组织对超声的反射少、组织疏松且密度均匀,所以在超声图像中该处亮度会显得比较暗。因此,与声带黏膜层紧邻的暗区域 F 就是声带被覆层的 Reinke 间隙。与 Reinke 间隙相邻的亮度区域为体层,但是由于甲杓肌部分也是亮度较高区域,不能明显将其区分出来;但是声带的体层位于声带内部,发声时存在振动,而甲杓肌在发声时仅保持声带固定,因此并不振动。为此,我们结合声带的动态 B 超图像,确定出区域 G 即为声带的体层区域。

3. *声带体层-被覆层分层振动测量方法*

1) *声带体层振动的测量方法*

为了从高帧率超声图像序列中提取声带体层的振动,本系统使用了光流场算法。该算法根据一个图像序列中随时间变化的像素点的亮度信息,来计算图像中的亮度模式的运动速度,即光流场。

当相邻两帧图像之间目标的运动时间间隔和运动位移都比较小的时候,假设 $I(X,t)$ 为图像内点 X 处在 t 时刻的亮度值,V 是该点处的光流;当在时刻点 $t+\mathrm{d}t$ 时,该点移动到位置 $X=X+\mathrm{d}X$ 处,其对应的图像亮度为 $I(X+\mathrm{d}X,t+\mathrm{d}t)$,其中 $\mathrm{d}X=V\cdot\mathrm{d}t$。由于该图像运动时是小位移且时间间隔小,那么移动前后对应点处的亮度应该相同,即运动后该点处的亮度 $I(X+\mathrm{d}X,t+\mathrm{d}t)$ 应满足以下公式:

$$I(X,t)=I(X+\mathrm{d}X,t+\mathrm{d}t) \tag{4.19}$$

当 $\mathrm{d}t$ 足够小时,上式利用二阶泰勒级数展开公式,可以得到:

$$\nabla I(X,t)\cdot V+\frac{\mathrm{d}I(X,t)}{\mathrm{d}t}=0 \tag{4.20}$$

该公式是光流场的基本约束方程,它是一个梯度约束方程,Lucas 等(1981)通过一个加权的最小二乘法对它进行了求解。通过在每个小区域 Ω 内最小化以下方程来计算光流场:

$$\sum_{X\in\Omega}[W(X)]^2\left[\nabla I(X,t)\cdot V+\frac{\mathrm{d}I(X,t)}{\mathrm{d}t}\right]^2 \tag{4.21}$$

该公式中的$W(X)$是一个定义的窗函数。利用高帧率超声对声带振动进行成像获得图像序列后，利用光流场方法对体层的振动过程进行运动检测是可行的。在高帧率超声图像序列中，相邻两帧图像之间的时间间隔很小，只有1ms左右；同时，由于声带振动幅度比较小只有1mm左右，尤其是体层由于硬度系数比较高，运动位移更小（<0.5mm），在图像中只有几个像素点的位移大小。因此，可以利用光流场方法对高帧率的超声图像序列进行运动估计，且该方法检测结果可以达到亚像素级，能够提取出较小的声带体层的振动位移。但是，尽管被覆层的振动幅度更加明显，但是由于声门之间的组织-空气强反射界面会导致严重的超声波反射赝像，因此不能直接利用该方法从超声图像中提取被覆层的振动位移。

2）*声带被覆层振动的测量方法*

（1）高速摄影喉镜图像的处理算法

为了能够快速并且高精度地测量声带被覆层的振动过程，采用4.2节中的图像分析算法来对成像得到的高速摄影喉镜图像序列进行处理。本节中对高速摄影喉镜的处理算法也主要分为两部分：首先利用改进水平集算法快速分割出像素级的声门区域，利用基于*Zernike*矩算子的边缘检测算法来提取亚像素级的声门边缘，计算单侧声带到声门中线的位移，即对应于声带被覆层沿声带宽度方向的水平位移。

（2）声带长度估计

为了能够研究体层和被覆层之间的振动关系，需要将从高帧率超声图像中提取的结果和从高速摄影喉镜中提取的结果统一到一个度量尺度体系中进行比较。为此，将两类图像中声带的长度作为比较对象，来确定两类图像中长度之间的比例关系。由于高帧率超声成像图像得到的结果是实际长度单位，因此，这里只需要将高速摄影喉镜图像中的长度转换为实际米进制单位。

在图4.25中通过箭头A和B标示出来的分别为声门的前联合和杓状软骨的位置，用它们之间的距离来代表声带的长度，而该长度在同一个发声模式中会保持稳定。其操作流程如下。

首先，当进行完前面提到的同步成像实验后，保持内诊喉镜在口腔中的位置不变，同时将超声探头调整至水平面放置在颈部外侧表面，并调整成像区域能够同时对声带前联合和杓状软骨进行成像，如图4.25(a)所示。

然后，将实验对象用相同的方式发元音/u:/，高帧率超声和高速摄影喉镜同时对声带振动进行成像。此时，两者将记录声带前联合和杓状软骨之间的同一个距离长度，其中高帧率超声图像中可以直接测量其米制长度，而高速摄影喉镜图像中的长度为像素单位。

最后，由于声带长度在同一发声方式下会保持稳定，因此根据高帧率超声图像和高速摄影喉镜图像中声带的长度比例，可以将高速摄影喉镜图像中提取的以像素单位的被覆层运动位移转化为米制单位，从而对声带被覆层和体层的振动关系进行比较和分析。

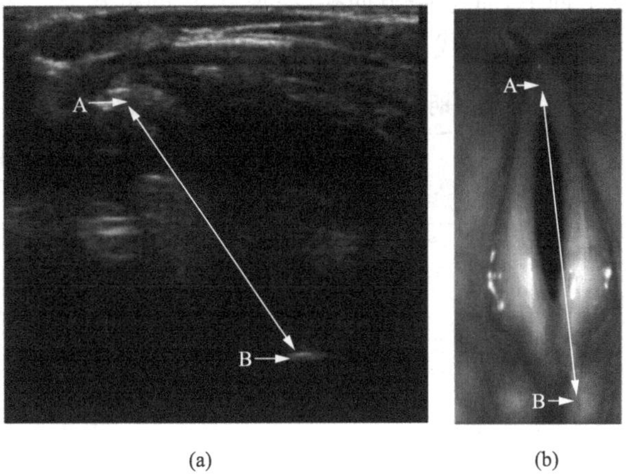

图4.25　声带前后联合的超声和光学成像结果比较(Qin et al.,2011)
(a)超声成像结果;(b)光学成像结果

4. 声带分层振动的测量结果与分析

1) 体层位移测量结果

基于以上的分辨结果,利用光流场算法对图像序列进行运动估计,获得相应的光流场。图4.26(a)所示的是相邻的两帧超声图像,其中的体层和被覆层在图像中的区域已经被标示出来,而图4.26(b)是它们之间进行运动估计以后得到的部分光流场结果,从中可以看到体层部分的光流与其他部分的光流不相同。在这些图像序列中,左边方向对应于声带的上边缘,而右边方向接近于声带的下边缘。

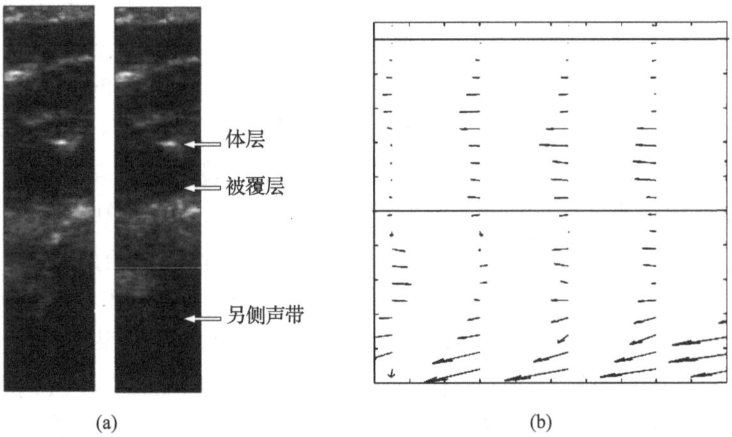

图4.26　相邻两帧超声图像及其光流场结果(Qin et al.,2011)
(a)相邻两帧图像;(b)两帧图像的光流场

另外,从超声图像序列的体层选取一个区域,计算一个声带振动周期内相邻图像之间的平均位移变化,其结果如表4.3所示。其中,速度U的符号+代表该点的运动方向是沿着声带厚度方向从上向下，而符号-方向相反；速度 V 的符号＋代表该点的运动是沿声带宽度方向来闭合声门，而符号-代表是沿声带宽度方向开放声门。

表 4.3 一个周期图像序列内体层运动的光流场检测结果

一个周期图像序列	光流场运动检测结果(像素)	
	U	V
1	+0.94	0.15
2	+0.79	0.02
3	+2.02	0.13
4	+0.43	0.31
5	−2.31	−0.35
6	−1.63	−0.47

基于表 4.3 中的数据，我们可以看到声带体层的振动主要是沿着声带厚度方向上下往复振动，而沿着声带宽度方向的振动则很小。该结论与先前研究者利用常规成像速度的超声观测结果一致，但是利用高帧率的超声成像方法可以获得同一个振动周期内多个时刻点的振动图像，获得更多的实际振动信息。并且，利用光流场方法进行运动估计的结果可以达到亚像素级，因此可以更为精确地从高帧率超声图像中测量出体层的相对位移。

2）光流场运动估计算法的误差分析

光流场算法对高帧率超声图像的运动估计是通过计算超声散斑的时间和空间的变化来实现的。因此，在超声成像和运动估计过程中，都会对提取的运动位移结果误差的产生造成影响。而在超声成像过程中，当组织运动位移比较小，运动的形变和旋转模式比较少、组织运动以平移为主的情况下，超声散斑的运动更加接近于真实的组织运动，可以减少因为利用超声散斑来计算组织运动位移所造成的估计误差。从表 4.3 中可以看到，相邻两帧图像之间体层的最大位移变化量只有 2 个像素点，大约 0.2mm，而且体层的运动主要以沿声带厚度方向的平移为主，旋转量可以忽略不计；同时由于体层主要为肌肉纤维和胶原纤维为主，纤维之间结合紧密，使得体层组织的密度和硬度都比较大，因此在振动过程中其形变量也很小。综上所述，可以看到在该高帧率超声图像中，超声散斑的运动非常接近于真实体层组织的位移变化，由此而产生的运动估计的误差很小。

另一个估计误差产生的原因是光流场算法本身。表 4.3 中可以看到光流场算法可以检测到运动位移达到亚像素级，为了能够验证这种亚像素结果的精确性，我们建立了 16 组成对的高分辨率图像，分辨率为 320×320，其中白色区域代表实际的物体，黑色为背景区域，成对图像间的物体运动位移大小从 1 个像素到 16 个像素。然后将它们采样为 80×80 的低分辨率图像，代表为高帧率的超声图像，如图 4.27(a)所示，图中的灰色区域代表物体的原始位置，白色区域代表运动后当前的物体位置。在这些图像对中，物体的运动位移变为从 0.25 个像素点到 4 个像素点大小。利用光流场算法对这些低分辨率的超声图像对进行运动估计，并计算检测结果与实际位移之间的相对误差，如图 4.27(b)所示，从结果中可以看到所有运动估计的结果的相对误差都小于 2%，属于可接受的误差。

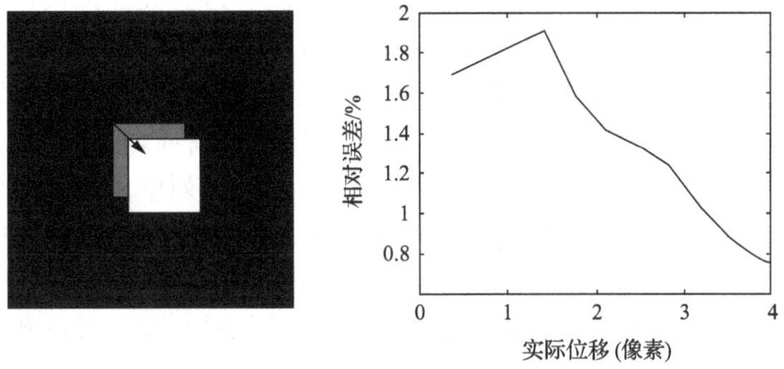

(a)　　　　　　(b)

图 4.27　人工图像的光流场运动估计的误差分析(Qin et al.,2011)
(a)发生相对位移的两幅图像;(b)光流场检测的相对误差分析

基于以上分析,我们可以看到利用光流场算法从高帧率超声图像序列中对声带体层的运动位移进行测量,可以得到足够精确度的结果。

3) 体层和被覆层同步振动的测量结果与分析

(1) 同步成像系统的同步性误差分析

高速摄影喉镜的外部触发成像时,仅需要一个 TTL 高电平的上升沿,就可以触发其成像,并且触发后不再依赖外部信号的控制,而自动地按照设定的帧频采集图像;高帧率超声成像则不同,它需要一个持续时间长度大于 50ns 的 TTL 高电平作为触发信号,但是每次触发信号仅可以成一帧超声图像,因此为了能够获得持续的时间序列图像,需要持续不断地输入触发信号。为此,我们在实验中采用了一个任意波形发生器作为同步触发信号,既触发高速摄影喉镜与高帧率超声的同步成像开始,也持续产生周期性的方波信号来控制高帧率超声持续成像。

在实验中,调整高帧率超声系统的参数,成像区域设置宽度为 6mm、深度为 30mm,使得其最大成像周期为 1.261ms(帧频为 793 帧/s),而设定的任意波形发生器产生的触发信号周期要长于该周期,为 1.262ms(帧频为 792 帧/s)。一般数字信号触发的电路延时只有几个纳秒,可以忽略不考虑。因此,整个触发信号的周期要长于超声系统本身的成像周期和电路延时的总时间,从而保证成像帧率的固定和准确。当任意波形发生器产生持续的周期性方波信号,第一个方波信号触发高速摄影喉镜和高帧率超声开始进行成像,在获得触发信号后,它们都立即进行成像,触发信号造成的电路延时不到 1μs,因此可以忽略不计;其后高速摄影喉镜自动、连续、稳定地成像,而连续的方波信号则持续触发高帧率超声进行持续、稳定的成像。由于方波信号的周期长度比超声成像的周期加上触发电路造成的时间延时都要长,因此利用持续的外部触发信号虽然降低了成像的帧频,但是对于成像的周期性、稳定性、实时性不会造成影响,从而保证了高帧率超声成像和高速摄影喉镜成像的同步性。

(2) 声带体层和被覆层的同步振动

首先,利用本节提出的声带长度测量方法,测量得到该实验中受试者声带的前联合到杓状软骨的长度为 26mm；然后将从高速摄影喉镜图像序列中提取的声门位移变化从像素单位转化为米制单位。图 4.28 展示的是在同一段时间间隔内体层和被覆层振动的位移时间序列曲线。其中，图 4.28(a)是从高速摄影喉镜图像序列中提取的右侧声门边缘到声门中线的最大位移曲线，对应于被覆层沿声带宽度方向的振动位移变化。图 4.28(b)是从高帧率超声图像中提取的体层位移曲线，它是利用光流场算法对图像序列运动估计获得相邻图像间的位移变化后，以该序列中的第一幅图像作为整个序列位移为零的初始位置来计算获得序列中每幅图像的位移。该位移曲线是沿声带厚度方向变化的，其中曲线斜率为正表示体层运动沿声带厚度方向从下向上运动，而斜率为负则代表从上往下运动。通过比较这两条时间序列曲线，可以获得声带体层和被覆层之间的振动关系，如表 4.4 所示。

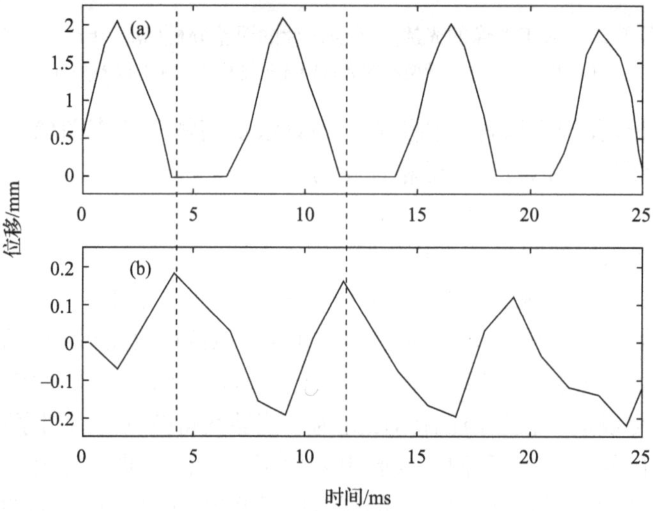

图 4.28　基于高帧率超声-光学同步成像提取的被覆层和体层的运动位移曲线(Qin et al.,2011)

首先，最明显的是两者的振动方向不同。声带被覆层的振动远比体层复杂，它不仅有水平方向的上下位延时现象，而且在声带厚度方向，由于声门下压力的作用，也会有较大的运动，其中被覆层沿声带宽度方向的运动可以通过高速摄影喉镜观察得到，而沿厚度方向的运动可以通过超声成像观察得到。与被覆层不同，声带的体层则以沿声带厚度方向的上下振动为主，水平方向运动很少，通过超声成像可以观察。

其次，从表 4.4 中可以看到两个时间曲线的振动周期很接近，都为 7.5ms 左右，但是它们之间的振动相位却不同。同样表示声带从完全开放到开始闭合时刻，被覆层对应时间曲线的声门面积最大的时刻点比体层对应时间曲线的运动方向开始从上往下的时刻点提前大约 2.7ms。

最后，声带被覆层的振动幅度远大于体层的振动幅度，这个也可以通过超声动态图像观察到。被覆层仅仅沿声带宽度方向的运动幅度大约就是体层运动位移的 6 倍左右，如表 4.4 所示。由于在发声过程中，受试者有意识的加大发声强度，使得声带振动幅度加大，因此声带振动的平均幅度较一般发声时的声带振动幅度要大。

表 4.4　基于参数提取结果的声带体层和被覆层的振动特性比较

振动特性	被覆层	体层
振动方向	振动沿声带厚度和宽度方向明显	振动主要沿声带厚度方向
周期	7.5ms	7.6ms
相位延时	0.0ms	2.7ms
振动平均幅度	2.1mm	0.35mm

(3) 结合声带分层振动模型的组织力学特性分析

Zhang(2009)建立了一个声带的体层-被覆层双层连续模型，参见图 4.3，用来研究在发声起始时刻的声带力学机制和几何形状特性对于发声基频的影响。该模型中，声带是由两个具有线性平面弹性的组织层构成的，外层代表被覆层，内层代表体层；每层都有一定的杨氏模量、密度、黏滞性等力学参数，同时也包含每层的几何形状如高度、厚度、偏角等几何参量。利用该模型，声带的体层和被覆层的各自振动特性及相互之间的振动差异被清楚地模拟出来。

声带体层-被覆层的双层模型的模拟结果表明，当体层-被覆层的硬度比值逐渐增大时，体层的振动幅度会减小，其振动以沿声带厚度方向为主，声带的振动会主要集中在被覆层。而前面实验中利用同步成像系统测量得到的体层-被覆层的振动关系与大硬度比值条件下的模型动态模拟结果是一致的，因此表明实验中声带体层和被覆层这样的振动模式是由于两者之间较大的硬度比造成的。这一结论与两层组织的生理构成是一致的：声带体层富含肌纤维和胶原纤维，在发声过程中，其硬度系数会远高于结构疏松的被覆层。

4.3.3　电声门图同步的高帧率超声成像

声带三质量块模型显示声带的振动可以分为具有不同组织力学等特性的两层振动(Hirano，1974)。所以声带振动是由体层和被覆层构成的双层结构振动器产生的综合振动。此外，有限元模型和体层被覆层双层模型都将体层的振动作为声带振动不可或缺的一部分考虑进模型的设计和建立中。因此，对在体的声带体层振动的量化测量能够提供体层实际振动过程中的生物力学特性，对建立新的声带分层模型，以及改进现有的模型都是十分有意义的。除此之外，在对声带分层模型研究过程中发现，当改变发声模式时，体层的振动幅度会出现很大的变化(Story and Titze，1995)。因此，对体层的振动进行量化测量还能够对体层在不同发声模式的声带振动中起到的作用及作用机制加以阐明。目前，对声带体层运动的量化测量亦成为语音产生研究领域的一个热点。

然而，使用喉科临床和科研中广泛应用的喉镜技术却难以对包裹在被覆层之内的声带体层展开研究，因为各种喉镜均不能获得除声带被覆层以外的任何信息。而超声成像技术，由于其能够无侵入地通过放置在颈部皮肤表面的换能器而获得声带内部结构信息，并且对发声过程干扰最小化等特点，在近十几年被研究者用于声带的研究中(Tsai et al.，2009)。例如，超声成像已经能够成功地区分声带的肿瘤和囊肿(Rubin et al.，2004)、检测声带麻痹(Vats et al.，2004)。此外，也有一些应用动态超声成像对声带在体振动声带展开研究的报道。Tsai 等(2009)运用一个低速超声(40fps)记录健康声带振动,并提出了混淆成像法。他们获得了体层振动的即时速度场,并在选定的三个体层位置上估计了振动幅度。然而,这一方法要求受试者在实验中必须以一个非常稳态的并实现约定好的发声频率进行发声(121Hz、122Hz 或 123Hz)。而且由于成像频率非常低,只能获得体层的振幅大小,并不能得到体层的振动过程。当振动声带被低速超声成像时,超声有限的线扫描速度会导致图像出现运动模糊。这是由于在同一幅超声图像中目标的不同部位是不同时被成像的,目标的运动速度越高,成像的速度越低,这一运动模糊就会越大。4.3.2 节介绍的高帧率超声-高速摄影喉镜系统能够同时记录声带体层和被覆层的运动,通过算法得到了声带被覆层沿横向的运动曲线和声带体层沿垂直向的运动曲线。而声带体层沿着横向的运动却由于 B 超图像的分辨率有限而无法提取。此外,由于高速摄影喉镜的侵入性,4.3.2 节中的系统和方法也无法得到自然发声方式下的语音。

体层的横向位移在不同发声方式下会有很大的改变(Story and Titze,1995)。因此,测量体层的横向位移对声带振动模式以及生物力学特性的全面深入研究是非常有意义的。然而目前对这一问题的研究和结果都非常有限。这是因为,考虑到声带的发声频率,无论是几个声带周期采一个点的低速超声,或是一个周期能够采到几个点的高帧率超声,这些采样点都是随机的落在声带周期的相位上。高速摄影喉镜图像虽然能够帮助我们识别声带周期的相位,但它的侵入性会严重影响发声的自然度。此外,前期的研究者都是通过静态或动态的 B 超图像中声带周围的组织结构来识别声带内部的分层情况。这一方式具有较大的主观性,而且到目前为止并没有一种方法能够识别出振动的体层在 B 超图像中的具体位置和范围。这些不足将会影响对体层运动估计的准确度。

1. 同步成像检测系统

我们建立了一个由高帧率超声和电声门图组成的无侵入性系统,该系统能够对自然语音条件下体层的振动进行超声成像并同时记录电声门图信号。实验中,电声门图记录的信号用来为超声采样提供准确的声带振动相位信息。三名健康嗓音的受试者(年龄为 22～27 岁)参与了实验。

1) 系统组成

同步系统包括一台高帧率超声和一台电声门图仪。其中,高帧率超声是由加拿大 Ultrasonix 公司生产的 Sonix RP,换能器型号为 L14-5/38。该高帧率超声能够以高达 750fps 的速度记录原始超声射频数据。而且当进一步减小成像区域时,它的速度还能够达到更高帧率。对声带的体层进行成像我们选择的成像区域为宽度 7.6mm,深度 30mm,换能器中心频率 6.7MHz,采样率 40kHz。电声门图仪是美国 Glottal Enterprises 公司生产的 EG2-PC,它的采样频率为 50kHz。

系统的这两大组成部分能够同步地由一个外触发进行触发。由外触发电路引起的时间延迟小于 1μs,较高帧率超声或电声门图仪的采样间隔来说是可以忽略的。

2) 声带体层振动的成像和检测

首先,高帧率超声的换能器沿冠状面放置于受试者右侧颈部的皮肤表面。令受试者以胸声区发声，前后小幅调整换能器的位置直到在高帧率超声显示屏上能够观察到明显的声带组织-气体界面振动。然后，调整高帧率超声的参数使其达到我们需要的成像帧率。此外，将电声门图的一个电极贴在受试者右侧颈部皮肤表面，置于超声换能器之上；另一个电极在斜向下的高度置于左侧颈部皮肤表面。两个电极分别位于受试者声门高度的上下 2cm 处。图 4.29 是该系统的示意图。如图 4.29 所示，电声门图在左侧较低位置的电极放置于超声传播路径之外，以避免电极的存在干扰了超声波的传播和反射。

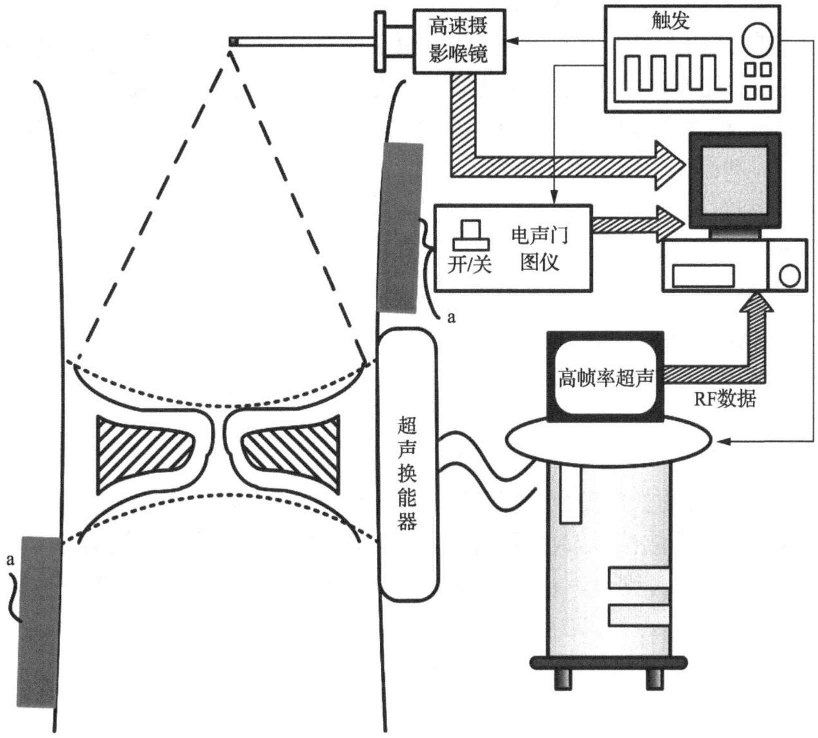

图 4.29　高帧率超声和电声门图同步系统示意图(Tang et al.,2013)
字母 a 表示电声门图仪的同一个线端

对电声门图仪的两个电极位置的重新安排，克服了电声门图电极和超声换能器之间在放置位置上的矛盾，使得电声门图和超声能够同时对声带振动进行记录。将这种电声门图称为斜置电声门图。

当实验系统准备就绪后，受试者被要求以元音/uː/进行胸声区发声。受试者发声的音量越大，产生的声带振动就相应越大，越利于观察和记录。待受试者稳定发声后，按下触发装置来启动同步系统的信号记录。记录过程将持续约 8s，这一记录时长包含约几百个声带振动周期，对于后续的数据分析是足够用的。所有采集的数据首先存储在一台电脑中，之后做离线的数据处理。

2. *基于超声射频数据的体层运动估计*

由于超声换能器是沿冠状面放置，因此在超声成像平面内能够观察记录声带体层沿横向和垂直向的运动。超声波束的传播方向与体层的横向振动是平行的，因此在该方向上能够获得更好的空间分辨率。由于体层沿横向的运动要比沿垂直向的运动小得多，故在 4.3.2 节中所用到的基于超声图像的光学成像算法的精度已经不能满足测量体层横向运动的需要了。因此，在这里我们用到了基于超声射频数据的二维运动估计算法，以期测量体层横向和垂直向两个方向的运动。

弹性成像算法由 Ophir 等(1991)提出，用于测量软组织的应变分布。从物理基础上讲，超声弹性成像是利用了不同硬度组织在外力作用、外加或自激振动的情况下，在组织内部会产生不同程度的位移。超声弹性成像就是利用超声信号获取这种位移前后组织的超声回波信号，进而从中解算得到组织形变(位移/应变)或组织硬度(弹性模量)，得到定量的组织硬度分布信息。互相关方法是弹性成像中最常用的方法。互相关函数是在统计意义上描述两个信号相似性的函数。基于互相关函数对信号平移、伸展或压缩进行估计就形成了互相关技术。互相关技术的核心思想是，当两个信号具有完全相同的频率特性时，互相关函数取得极大值；通过定位互相关函数极大值的位置，可以反映一个信号相对于另一个信号的延迟量。对于离散信号，互相关函数的计算公式为

$$C(m) = \frac{1}{N}\sum_{0}^{N-1}[x(m)y(m+n)] \tag{4.22}$$

若两列离散信号的长度分别为 N、L，则该两信号的互相关序列长度为$(N+L-1)$。图 4.30 所示为两个离散信号，$N=7$。信号 1 向左平移得到信号 2。设信号 1 和信号 2 的中心位置分别为 x_1、x_2，则 $d=x_1-x_2$ 表示信号的平移量。两信号做相关得到互相关序列，设其最大值点坐标 x_p，不难看出：

$$d = x_p - N \tag{4.23}$$

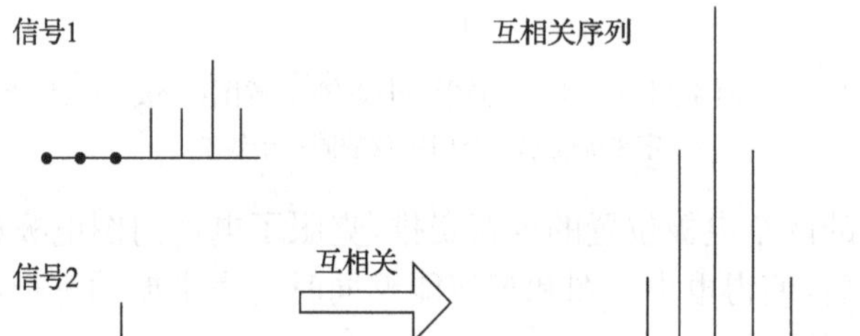

图 4.30　互相关算法示意图

基于互相关技术的位移/应变估计方法可以用图 4.31 来描述，大致可以划分为三个步骤：①对运动前后信号以一定的窗长和窗间重叠率进行分段，每一组对应的信号段称为一个信号对；②每个信号对分别做互相关处理，估计其相对位移量；③根据所得到的位移估计值计算应变分布。

基于互相关方法的位移估计可以用图 4.31(b)来说明。对应于图 4.31(a)所示信号

的一个信号对，图4.31(b)给出了其互相关系数。假定在这一窗长范围内组织是完全刚性的，即在给定的时窗范围内信号只有平移而不存在相对压缩，则当两信号段平移一定的距离后，其互相关系数将取得极大值。因此，在压缩量非常小的情况下，根据互相关系数序列最大值点的位置可以确定组织的相对位移量。

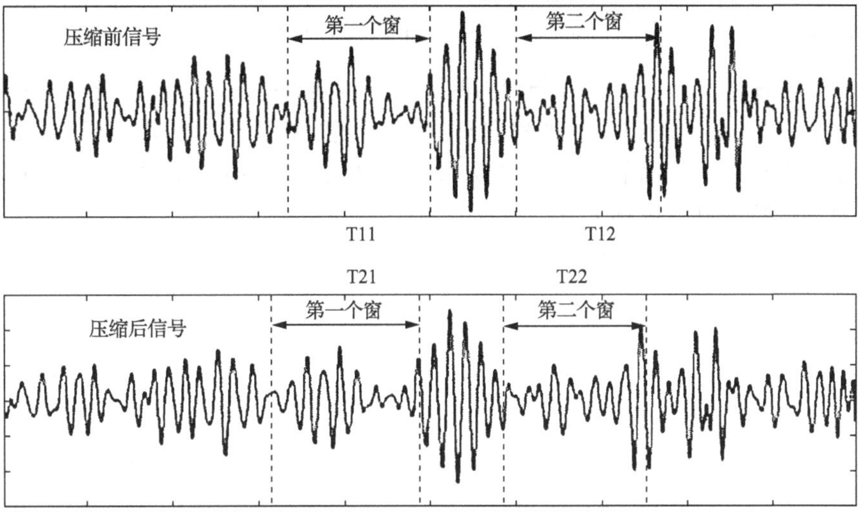

(a)

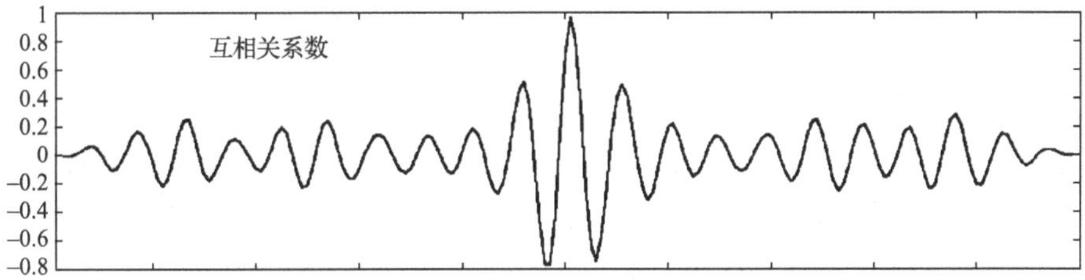

(b)

图4.31 组织应变估计原理图

(a)基于互相关技术的位移/应变估计算法示意图；(b)一个信号对的互相关系数

对于应变的计算，最直接的办法是对位移估计进行差分运算。应变是位移的一阶导数，位移与应变的关系可以简单记为式(4.24)的形式，其中 d 表示组织位，∇表示一阶差分运算。

$$\varepsilon = \nabla\left(\frac{d}{l}\right) \tag{4.24}$$

在测量声带体层的运动时，考虑到差分运算会将位移估计时的误差进一步放大，而且对体层应变分布的分析需要对声带生理具有更加深入细致的工作为基础，所以在这里我们只是关注算法能够得到的最直接的运动参数，即位移量，以期将误差控制在一个合理的范围内。

使用小的窗长以及高的窗重叠率能够显著提高运动估计轴向的分辨率(Righetti et al.,2002)。因此，我们选二维窗的大小为轴向1个超声波长，横向5条扫描线，即为

0.23mm×1.48mm。窗重叠率设为 0.9。在一个二维窗内，互相关系数根据下式进行计算：

$$R_{m,n}=\frac{\sum_{i=1}^{l}\sum_{j=1}^{k}(X_{i,j}-\bar{X})(Y_{i,j}-\bar{Y})}{\sqrt{\sum_{i=1}^{l}\sum_{j=1}^{k}(X_{i,j}-\bar{X})^2\sum_{i=1}^{l}\sum_{j=1}^{k}(Y_{i,j}-\bar{Y})^2}} \tag{4.25}$$

式中，$X_{i,j}$ 和 $Y_{i,j}$ 为一对窗内位置为 (i,j) 的点的射频数据；$l\times k$ 是以超声采样点数和扫描线数为单位的窗的大小。$\bar{X}$ 和 $\bar{Y}$ 分别为两个窗内射频数据的均值。n 表示互相关函数的峰值的位置，W_l 表示窗长（轴向或横向）。在查找到互相关函数的峰值后，对峰值附近一个小的范围进行抛物线插值，以获得亚采样点精度的互相关函数峰值位置，进而获得亚采样点精度的位移信息。位移 D 的计算公式为

$$D=n+\frac{R_{m,n}(n-1)-R_{m,n}(n+1)}{2(R_{m,n}(n-1)-2R_{m,n}(n)+R_{m,n}(n+1))}-W_l, W_l=l,k \tag{4.26}$$

由于我们使用的仅仅是弹性成像中估计位移的部分，并没有计算应变和杨氏模量。因此，在这里我们将这种方法称为基于 RF 数据的二维运动估计算法，以免发生理解上的混淆。

需要指出的是，尽管实验中在高帧率超声屏幕上能够观察到明显的声带被覆层的振动，但是由于在被覆层组织和气体界面处会存在严重的运动伪迹，因此不能够由超声射频数据估计得到被覆层的运动。声带被覆层的位移一般是通过图像学的边缘提取和检测算法由高速摄影喉镜图像序列估计得到的。

3. 基于电声门图信号的时间重建方法

成年男性正常胸声区发声时声带振动的基频为 90～200Hz，在满足对声带成像需求的前提下，高帧率超声的成像帧率最高能达到约 800 帧。这样每个声带振动周期能够采集到不多于 8 个采样点。然而这几个采样点是以一定的采样间隔随机落在声带振动相位上的，因而不能够保证振动曲线上的极大值和极小值都被采到，这在测量体层振动位移的幅值时就会导致精度的下降。

我们提出了一种时间重建方法来提高振动幅度测量的准确度。图 4.32 是该方法的示意图。曲线 A 是我们所希望通过算法所得到的实际振动曲线，并且假设曲线 A 对于研究者来说是未知的。将曲线 A 以频率 F_s 进行采样，F_s 比曲线 A 的频率高出 6～7 倍。在不同的周期中使用不同形状的点来表示采样点以示区分，但它们都表征相同的采样。将这些采样点用折线连接，就形成了曲线 B。在我们的研究问题中，曲线 B 代表着实际测量得到的体层振动曲线。观察曲线 B 发现它与曲线 A 之间的形状存在明显差异。而且，曲线 A 的峰值和谷值在采样过程中没有完全被采集。曲线 B 中出现的峰值和谷值点实际上是最为接近实际的曲线的峰值和谷值的一个邻近采样点。因此，实际的峰值和谷值被这些采样点所替代，造成了测量精度的下降。

我们从斜置电声门图曲线中能够提取出声带振动的特征点作为参考时间点（RTP），这样 RTP 总是表示声带振动的相同相位。为简单起见，选取斜置电声门图曲线每个振动周期中的最大值点作为 RTP。图 4.32 所表示的时间重建流程图选用的是三个相邻周期

的曲线来合成一个周期。对某一个采样点进行操作时，首先计算该采样点与其所在周期的 RTP 直接的时间距离，图 4.32 中 P_b 与相应 RTP 之间的时间距离记为 t；之后，在新的时间坐标轴上建立一个点 P_c，它与其所在周期相应的 RTP 之间的时间距离也为 t，并且 P_c 的位移值与 P_b 的位移值一致。当这一过程对全部曲线 B 中的采样点操作完成后，曲线 B 中三个周期的采样点就被整合成了一个周期，就形成了曲线 C。

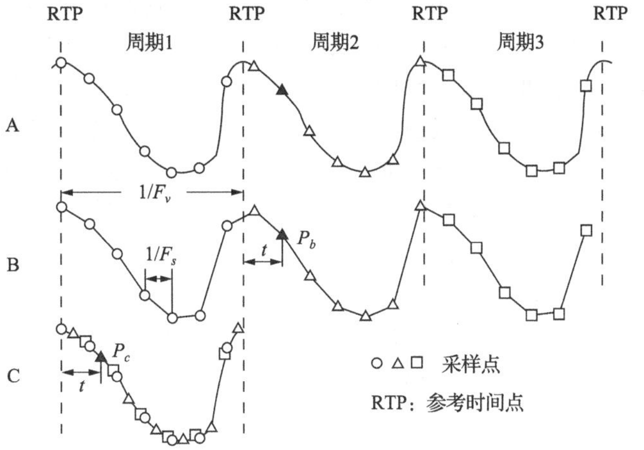

图 4.32　时间重建方法示意图(Tang et al.，2013)

通过时间重建方法，能够获得对振动曲线更加细节的描述。尽管图 4.32 中曲线快速变化的部分仍然显示为生硬的折线，但是那些梯度较小、变化缓慢的部分，如曲线的峰和谷，时间重建后与理想曲线相比具有较高的吻合度。这一结果表示通过时间重建方法，能够获得更好精度的曲线幅度信息。通常，参与合成一个完整周期的原始周期数越多，最终所获得的曲线幅度估计的精度就越高。

时间重建方法要求在一小段时间内的稳态发声，这个时间段通常由发声基频和方法中所使用的合成一个周期的声带振动周期数有关。在进行了前期试验后，我们在后续实验过程中使用了 7 个声带振动周期的运动曲线来合成一个周期的重建曲线。这一过程的持续时间约为几十毫秒。需要指出的是，Tsai 提出的混沌成像方法中也需要稳态发声，但相较而言，他所要求的稳态是绝对稳态，即受试者的发声稳定度和发声基频都需要严格控制，而且持续时间达到几百毫秒。而时间重建方法要求的稳态发声不仅没有对基频的严格控制，而且持续时间也大幅减少。在这样短的时间过程中，我们能够认为受试者的发声是稳定的。

4. 方法与系统的误差分析

在体层振动的测量过程中会引入方法和系统所共同引起的误差。下面我们将对产生误差的环节进行评估讨论。

1) 运动估计算法的误差分析

声带体层的形状是未知的、因人而异的，并且在发声准备、调节和振动过程中会发生变化。因此，引入一个楔形的仿体来模拟厚度可变化的声带体层。利用 Field II 软件进行仿真。在软件中，将仿体的大小设置为 38mm×30mm×5mm，楔形目标的最大高度为 10mm。换能器的参数设置为与实际实验过程中参数完全一致：128 阵元，阵元间宽度 0.2798mm，阵元宽度 0.025mm，30mm 轴向扫描深度，6.7MHz 的中心频率，40MHz 采样频率，以及 32 孔径。发射焦点设置在轴向 15mm 深度处，动态接收聚焦。整个仿体的散射子密度设置为一致的，为 153.8mm^{-3}。位移的产生由 COMSOL Multiphysics 4.2 软件来仿真实现。在该软件中设置楔形目标和背景的杨氏模量分别为 140kPa 和 35kPa。目标和背景的泊松比设置为 0.459。设置楔形目标的水平边为支撑边，楔形目标的斜边是能够自由运动的。这一设置的目的在于使得在楔形目标的内部能够获得跨度较大的位移幅度。位移量引入时，在整个仿体的下方水平边缘垂直向上加 0.5mm 的指定位移。形成位移分布后，测量楔形目标内部产生的位移量，最大位移约为 0.15mm。选择由 Field II 生成的一帧超声图像为参考帧。之后通过模拟的位移场引导散射子运动，形成一帧新的超声图像，这帧图像作为运动帧。图 4.33(a)中显示的是参考帧的 B 超图像，图 4.33(b)中显示的是由 COMSOL 软件仿真的运动场。然后，在获得参考帧和运动帧的 RF 数据后，应用基于 RF 数据的运动估计算法来计算参考帧和运动帧之间存在的位移，通过计算估计得到的位移如图 4.33(c)所示。灰度条表示的是位移的范围。在图 4.33(a)中可以看到，选取了 5 个点来衡量我们所使用的运动估计算法的性能。相应地，这 5 个点所在位置上的理想仿真位移和估计得到的位移列于表 4.5 中。从图 4.33(c)中能够明显的观察到在楔形目标之外，当位移大于 0.2mm 时误差是较大的。这是因为当位移大于 0.2mm 时，该位移量已经非常接近选择的窗长，因此会有一分部散射子运动出估计窗。当散射子的位移量继续增大时，移出估计窗的散射子的部分也随之增大，导致解相关效应增大，以至于估计误差随之增大。然而，在楔形目标之内，误差率是小于 5%的。可以在楔形目标内，尤其是在位移小于 0.1mm 的部分，观察到很高的准确度。通过前期实验发现，一般正常胸声发声时声带体层的位移量不会大于 0.15mm。因此，我们选择的运动估计算法的参数，尤其是算法的窗长，是合适于解决该类问题的。

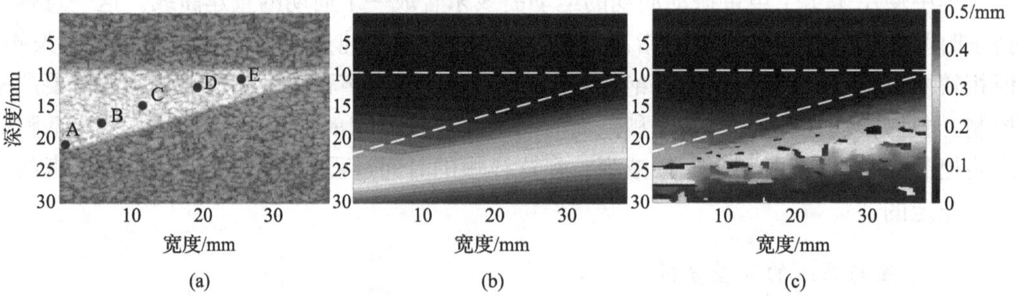

图 4.33 基于超声 RF 数据的运动估计算法性能评价(Tang et al.,2013)

(a)由 Field II 软件产生的参考帧 B 超图像，A～E 共 5 个点选择为楔形目标内的评估点；(b)由 COMSOL 软件产生的理想位移场，用于引导参考帧散射子运动，产生一帧新的 RF 数据，即运动帧；(c)应用基于 RF 数据的运动估计算法计算的参考帧和运动帧之间的运动场。图中白色虚线表示楔形目标的轮廓

表 4.5　基于超声射频数据的运动估计算法性能评估

目标点	仿真位移/mm	估计位移/mm	误差/%
A	0.1538	0.1614	4.94
B	0.1154	0.1189	3.03
C	0.0769	0.0768	0.15
D	0.0385	0.0382	0.78
E	0.0077	0.0078	1.29

2）时间重建方法的误差分析

对声带体层振动幅度测量的准确度能够通过时间重建算法予以提高，然而这种方法的效率却会随着发声基频的改变而改变。因此，我们通过一个仿真方法来检测时间重建算法的效率。

应用一个连续的正弦波来表示体层的实际振动曲线。该正弦波的平均频率记为 f_v。由于发声时总是存在着幅度扰动和频率扰动，因此再向这个连续的正弦波加入 1%的频率扰动和 4%的幅度扰动(Horii，1982)。之后，连续正弦波被进行采样处理，采样频率记为 f_{us}。采样后的正弦波表示估计得到的体层运动曲线。对采样后的正弦波应用时间重建技术，就形成了一个重建后正弦波。随后，对采样正弦波和重建正弦波进行幅值的测量，并根据已知的理想幅值进行误差率的计算，并进行对比。

将 f_v 的变化范围设置为 80～750Hz，这个范围能够覆盖成年人正常胸声发声的基频范围。f_{us} 设置为 750Hz，与实验中的高帧率超声的频率一致。共产生了 70 个周期的连续正弦波信号。在时间重建过程中，使用 7 个采样后正弦波周期来重建一个周期，因此重建后正弦波共有 10 个周期。

通过一个峰值检测算法检测到了采样后正弦波和重建后正弦波的所有峰值和谷值，进而计算出相应的幅度。根据连续正弦波的信号幅度，计算出所测量的采样后、重建后正弦波幅度的相对误差。

图 4.34 比较了所测量的采样后正弦波、重建后正弦波的幅度的相对误差随着频率比 η 的变化趋势：

$$\eta = \frac{f_v}{f_{us}} \tag{4.27}$$

从图中可见，在 η 的大部分区域，可以观察到重建后幅度的误差要明显小于采样后幅度误差。例如，当 f_v 为 150Hz 时，采样后幅度的相对误差为 6.8%，而重建后幅度的相对误差仅为 2%。此外，从图 4.34 中还能够观察到其他一些值得注意的结果。

第一，当 $\eta<0.5(f_v<f_{us}/2)$ 时，采样后曲线的幅度误差随着 η 的增大而增大。这是因为在此条件下，对连续正弦波采样时每个周期的采样点数是随着 η 的增大而下降的，从而导致了幅度测量上误差的增大。而当 $\eta>0.5(f_v>f_{us}/2)$ 时，采样已经不能够满足奈奎斯特采样定律了，然而从图中能够观察到，随着 η 的增大，采样后正弦波的幅度误差反而在减小。这一现象的出现是由于当 $\eta>0.5$ 时，在连续正弦波曲线上每个周期内仅仅能采集到一个采样点，然而这个采样点在不同的周期中是落在不同的振动相位上，即该采样点在曲线的振动相位上缓慢地进行移动，形成了一个慢速的蒙太奇效应。因此，在采样

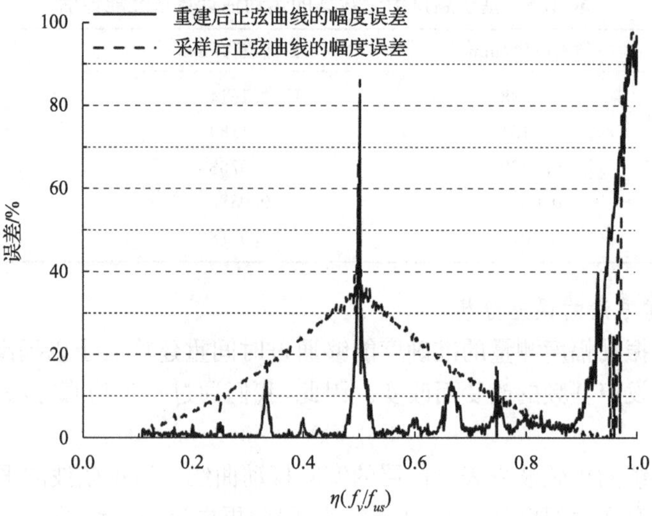

图 4.34　采样后正弦波的幅度误差(虚线)与重建后正弦波的幅度误差(实线)对比结果(Tang et al.,2013)

后正弦波上,可以通过落在连续正弦波曲线峰和谷附近的采样点来获得一个较为准确的幅度。

第二,当 $\eta>0.85$ 时,观察到重建后正弦波的幅度误差比采样后正弦波的幅度误差大,这说明当 $\eta>0.85$ 时,时间重建方法已经不再适用。这一现象可以归咎为使用有限的重建周期数(在本节方法中使用的重建周期数为 7)。用 N 来表示重建方法中使用的周期数,则一般来说,当

$$\eta>1-\frac{1}{N} \tag{4.28}$$

时间重建算法就不再适用了。

第三,从图 4.34 中可以观察到在重建幅度的相对误差上出现了一系列尖峰,这些尖峰的位置在:

$$\eta=\cdots,\frac{1}{5},\frac{1}{4},\frac{1}{3},\frac{1}{2},1,\frac{2}{3},\frac{3}{4},\cdots \tag{4.29}$$

换句话说,这些尖峰的位置正是处在采样频率 f_{us} 分频上。在这些位置上,连续正弦波上不同周期的采样点恰好处于相同的相位上。因此在这种情况下,当几个周期进行合成时,几个周期采样点上的相位信息都是相同的,没有多余的相位信息能够加以利用,因此造成时间重建后的效果与重建之前是一致的。即在图中的这些位置上,重建后幅度的相对误差与重建前一致,因而出现了瞬间的尖峰。此外,这些分频位置上幅度误差的值是由采样后正弦波的初始相位直接决定的。

3) 高帧率超声成像系统的误差分析

高帧率超声系统引入的误差主要有三个方面:空间分辨率、时间分辨率和超声换能器的位置。下面对这三个方面进行分别讨论。

系统的空间分辨率对所估计得到的振动幅度起着决定性影响,它主要与超声换能器

的中心频率相关。然而,换能器的中心频率不能够一味地提高。一方面是由于换能器硬件设备的制造工艺限制着其中心频率的提高,需要付出很大的经济条件来提高其中心频率;另一方面,换能器的中心频率决定着超声波的穿透力,大的中心频率穿透力明显下降。因此,在满足对声带体层振动成像要求的情况下,一般要求换能器的中心频率低于 20MHz。

时间分辨率主要由超声仪器的成像速度所决定。这一速度由超声波的传播速度及硬件速度所决定。在实际应用中,超声仪器需要一定的时间来形成一幅图像。在这一时间内,振动的组织也会发生一定量的位移,这就导致在图像最左侧的声束和图像最右侧的声束所采集到的组织并非处于同一个时刻的运动状态,即采集到的组织并不是处于同一振动相位。因此在实验设置中,在满足成像需求的情况下,将高帧率超声的帧率设置到尽可能高,以减小成像时间,缩小采集时的异步性。此外,这一采集异步性会影响到获得的振动曲线的相位,而不会影响到振动曲线的幅度测量,因此将研究问题聚焦于对体层振动的幅度测量,从而摆脱这种异步性对实验结果的影响。

超声换能器摆放的角度和位置也会影响到测量位移的准确度。可以采取以下步骤来减小这种可能存在的误差:第一,换能器沿着冠状面摆放在颈部表面,保证声束的传播方向与声带的横向振动处于平行方向;第二,当声带的气体-组织界面振动能够在超声仪器的显示屏上被观察到时,将换能器在前后方向进行轻微地调整,直到找到这一气体-组织界面振动达到最大值的部位。

5. 体层振动测量的结果与分析

1) 对声带振动方向的说明

图 4.35 显示了在冠状面声带振动所涉及的所有方向。由于在实验中超声换能器放置于受试者右侧颈部上,因此图中所显示的是右侧声带。虚线所示为声门中线。声带振动远离声门中线的横向运动(开放声门)被设置为是正向,而靠近声门中线(闭合声门)设置为负向。在垂直方向上,向上运动的方向为正方向,而向下运动为负方向。需要指出的是,超声声束传播的轴向方向与声带振动的横向方向是平行的。

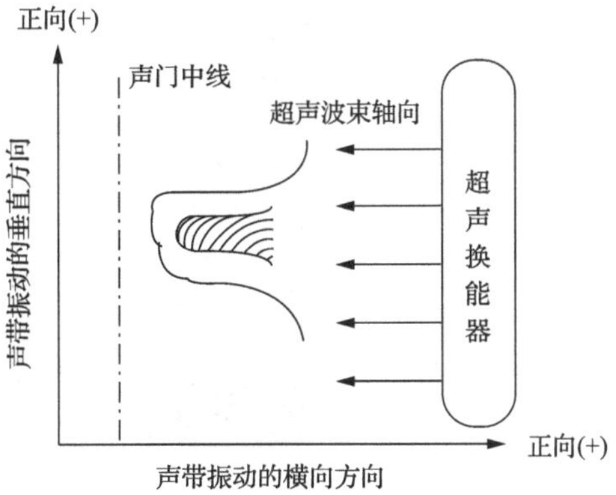

图 4.35　在冠状面上声带振动方向的示意图(Tang et al.,2013)

2) 喉部解剖结构在位移图像上的识别

前期对在体声带振动运用超声进行成像的研究者，当辨认声带体层位置时，均是通过主观判断，根据静态或动态超声图像，通过体层周围组织结构实现对体层的识别。图4.36(a)显示了在冠状面上从皮肤到声带的组织-气体界面的喉部结构。在实验中采集到的相应的B超图像显示于图4.36(b)。字母A～G分别代表：皮肤(A)、喉外肌(B)、甲状软骨(C)、甲杓肌的横向部分(D)、声带体层(E)、Reinke间隙(F)，组织-气体界面(G)。实际上，在冠状面上，声带的厚度为3～5mm(Hahn et al.,2006)，这一厚度比超声成像的宽度要小。因此，声带体层仅仅是处于超声图像中的某一个区域的。然而目前还没有方法能够探测到声带体层在超声图像中的具体位置和范围。通过我们的实验方法，能够计算出前后两帧声带运动的超声数据而获得位移图像，如图4.36(c)所示。在该位移图像中，由于组织振动位移的差异，从而能够清楚地看到一些组织的分界线。

在B超图像中对于体层定位的相同深度上，从位移图像中可以看到一个清晰的椭圆形区域。该椭圆区域内部的位移较为一致。因此可以认为该区域就是振动的体层所在的位置。从图4.36(c)中测量得到体层的最大厚度约为4mm，最大宽度约为6mm。这一区域代表的是体层参与声带振动的部分。这一结果是以下量化分析的基础。相比于B超图像，很显然，位移图像对于辨认振动体层的位置和范围更加清晰，可识别度更高。

在图4.36(c)中，皮肤和喉外肌显示出了较为一致的位移，且位移幅度较小。甲状软骨和附着在其上的横向甲杓肌具有较为一致的位移幅度，这一位移不仅较上层的皮肤和喉外肌位移幅度大，而且运动方向也相反。体层的位移幅度更大，位移方向与上层组织相同。这一在振动相位上的差别是由振动波的传播延迟所引起的。在体层的下方，观察到了明显混乱的位移现象。这一结果是由于Reinke间隙和声带被覆层组织-气体界面的运动要大于运动估计算法中所设置的2mm窗长的结果。此外，组织-气体界面对超声波的大量反射，会引起回波数据存在着严重的混响伪迹。所以，所使用的运动估计算法并不适合提取Reinke间隙和声带被覆层的运动位移。

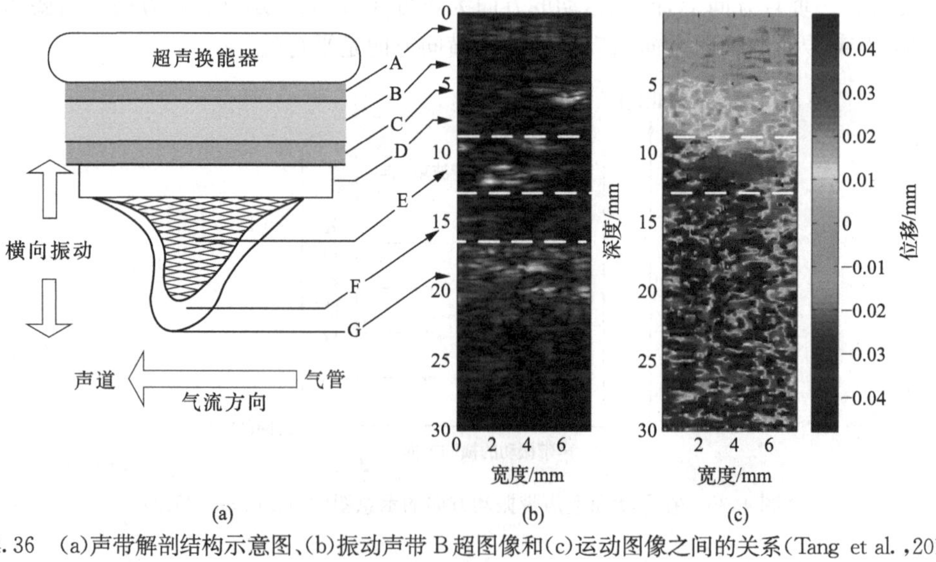

图4.36　(a)声带解剖结构示意图、(b)振动声带B超图像和(c)运动图像之间的关系(Tang et al.,2013)

需要指出的是，当通过运动估计算法获得位移分布以后，对于位移图像上各个组织的识别，尤其是声带体层的识别，完全是人工进行的。在这一过程中，尽管依旧未能排除人为的主观性，然而通过位移辨认体层的方法为已经建立起来的喉部解剖结构和 B 超图像之间的关系提供了验证和支持。并且与 B 超图像相比，振动体层的范围在位移图像中能够更清晰地被识别出来。在今后进一步的研究工作中，对声带体层位置在位移图像中的识别有可能成为自动化过程。通过设定一个合适的阈值对体层的位置进行自动的识别。然而，这一阈值的精确设定非常关键，需要对发声和体层振动数据进行更多的分析才能够决定。

Titze(1988)已经声明了声带振动的有效深度在决定发声频率时是一个非常关键的因素。然而，对这一有效深度的测量和评估要求关于声带在振动场中的更多信息才能够确定。而对振动声带的研究又非常依赖于声带的生物力学特性，因而非常难以获得。在目前的研究中，能够获得声带体层的振动位置和范围。这一结果能够反映在发声过程中参与到振动过程的体层的深度。尽管要量化这一有效的体层振动深度还需要进行更多的研究工作，但体层振动的测量有可能会在量化声带振动有效深度的研究中起到一定的帮助和推动作用。

3) 体层振动位移的测量与重建

在采集的声带振动的一系列超声 RF 数据中，选择其中一帧作为参考帧，该参考帧后面的数据帧都作为运动帧，则参考帧和每一运动帧之间的位移就能够通过运动估计算法被一一地进行估计。上一部分我们已经讨论了在位移图像中对声带体层的识别，那么在我们所辨认的振动体层的范围内选择 6 个点作为感兴趣区域，如图 4.37(a)中所示的 P1～P6。点 P1、P2 和 P3 处于体层中不同的横向深度位置，P4、P5、P2 和 P6 处于同样的横向深度位置而不同的垂直位置。P2 所处的位置大约处于所辨认体层的中心位置处，因此将 P2 点处体层的横向和轴向位移随时间变化的曲线绘制于图 4.37(b)中，即曲线 B 和曲线 C。相应的斜置电声门图曲线也绘制于图中，即曲线 A，以验证所得到的振动位移曲线 B 和曲线 C 与发声基频具有相同的频率。这一发声频率为 95Hz。

在图 4.37(b)中可以观察到曲线 A、曲线 B 和曲线 C 具有相同的振动周期。图 4.37(a)中所选择的其他点也可以得到与 P2 相似的横向和轴向振动曲线，但同时也能够观察到所选择的这 6 个点的振动曲线之间也具有一些差异。在对这些差异进行量化的分析讨论之前，需要对已经获得的振动曲线进行时间重建，以提高所测量的振动幅度的准确性。

图 4.38 是图 4.37(b)的振动曲线进行时间重建的结果。在重建中使用 7 个周期来合成一个周期，总共利用 14 个周期合成了两个完整的重建周期[14 个周期并未完全在图 4.37(b)中绘出]。为统一起见，将图 4.37(b)中的曲线 A，即斜置电声门图曲线，也进行了时间重建以便对比。与图 4.37(b)中的原始曲线对比，图 4.38 中的重建曲线更加光滑连贯，同时峰值和谷值也更加准确。然而也可以观察到，曲线 C 的后半部分在幅度上比较分散，类似带状。这是由于在曲线的后半部分，相应的运动帧距离参考帧的时间距离较远，从而引起数据相关性下降，解相关增大，降低了对位移估计的准确性，引起了较为明显的幅度的带状分布。但从总体上来说，重建后曲线在幅度估计的准确性上明显要优于重建前曲线。因此，在后续的讨论中，时间重建将应用于图 4.37(a)中选择的所有点所估计

得到的位移曲线，以提高对振动幅度的估计精度。

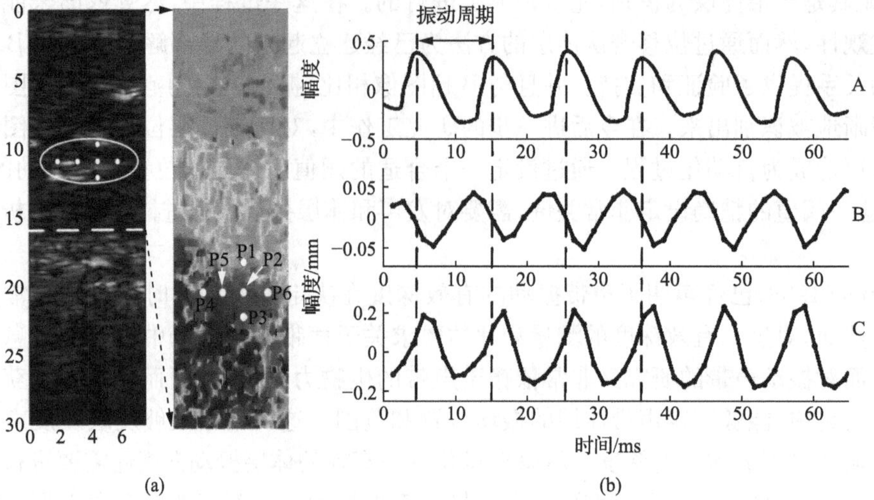

图 4.37　体层内被选为感兴趣区域的点及其相应的振动位移曲线

(a)体层中的点 P1～P6 为感兴趣区域；(b)同步的斜置电声门图去向和体层振动沿横向和轴向的位移曲线。曲线 A 为斜置电声门图曲线，曲线 B 和曲线 C 分别为沿横向和轴向的振动位移曲线

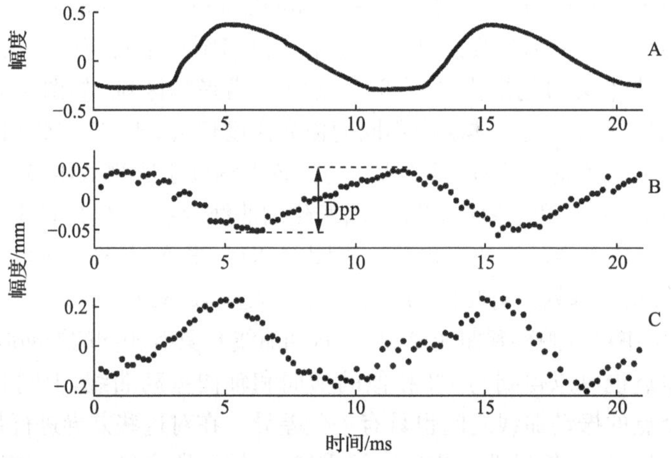

图 4.38　时间重建结果(Tang et al.，2013)

曲线 A 是斜置电声门图曲线的时间重建曲线，曲线 B 和曲线 C 分别为横向和轴向的体层振动位移曲线的时间重建结果。

4）体层振动位移的量化分析

(1) 横向与垂直向位移的幅度比较

首先对体层沿横向的振动和沿垂直向的振动的位移幅度在三个受试者中进行对比。以 P2 点的测量结果为比较对象，表 4.6 中所列出的是三位受试者体层振动多次实验与测量的平均位移及其标准差。从表 4.6 中可以看出，横向与垂直向的振动幅度具有明显的差异(*Paired t* test，$P<0.001$)。体层振动的垂直向位移幅度为 0.3～0.5mm，而横向位

移幅度为 0.06～0.09mm。显然，垂直向位移比横向位移大得多。

表 4.6　三位受试者之间体层的横向振幅和垂直向振幅的比较

受试者编号	横向振动		轴向振动	
	振幅/mm	标准差	振幅/mm	标准差
1	0.0905	0.0067	0.4150	0.0342
2	0.0790	0.0026	0.5150	0.0342
3	0.0585	0.0034	0.3200	0.0365

这一测量结果与其他研究者得到的结果一致(Tsai et al.,2009)。在 4.3.2 节中，曾提出体层的振动主要是沿着垂直向而很少沿横向。除了光学运动估计算法的测量精度不足以测量横向振动之外，发声方式也有可能是影响横向振动的一个因素。在某种特定的发声方式下，声带体层的横向振动位移可能会被局限于一个非常小的幅度范围(Story and Titze,1995)。

Döllinger 等(2005)测量了声带被覆层的中间表面的振动。中间表面的最大横向和垂直向振幅分别约为 1.47mm 和 1.36mm。Qin 等(2011)对声带被覆层运动的提取也说明体层的振动要小于被覆层的振动幅度。在声带体层和被覆层，这一振动幅度的差异是由于体层和被覆层不同的硬度所导致的。此外，对被覆层中间表面的测量结果显示，被覆层中间表面的横向和垂直向的振幅是相似的，而我们得到的结果中体层的垂直向振幅要大于横向振幅。这一结果是由声带体层和被覆层不同的灵活度引起的。体层中含有较多的肌肉和纤维组织。此外，在垂直方向上，体层的振动是相对自由的，而在横向上，体层的振动会受到甲状软骨和横向甲杓肌的阻碍。

(2) 体层振动的幅度分布特点

当越接近 Reinke 间隙时，体层的振动幅度就会越大(Tsai et al.,2009)。因此，对位于不同的横向深度的三个点 P1、P2 和 P3 的位移幅度进行比较，图 4.39(a)为这三个点的横向振动的振幅的比较结果，误差条表示多次测量之间的标准差。在图 4.39(a)中能够观察到从 P3 到 P1 点位移幅度有明显的下降(*Post hoc* test,$P=0.004$)。P3、P2 和 P1 三个点平均横向振动振幅分别为 0.12mm、0.091mm 和 0.052mm。这三个点在垂直方向上振动的振幅分别为 0.76mm、0.45mm 和 0.17mm(*One-way* ANOVA test,$P<0.001$)。这一幅度上的下降是由于这几个点所处的解剖位置的不同。在横向方向上，甲状软骨和其上附着的甲杓肌可以被认为是声带肌的运动边界，这一边界的存在很大程度上限制了声带肌的横向运动。此外，声带振动机械波沿着横向方向的衰减也是造成这一结果的原因之一。

P4、P5 和 P6 与 P2 点位于体层同样的横向深度但不同的垂直位置上，如图 4.37(a)所示。相较其他点而言，P4 点最接近上声门，而 P6 点最接近下声门。从这 4 个点相应的振动曲线中测得其振动幅度，比较结果如图 4.39(b)所示。*one-way* ANOVA test 显示这 4 个点的横向振幅并没有显示出明显的差异($P=0.194$)。这说明，体层相同横向深度不同垂直位置处的振动幅度是处于同一水平的。此外，P4、P5、P2 和 P6 这 4 个点的垂直向振动幅度分别为 0.49mm、0.45mm、0.45mm 和 0.47mm(*One-way* ANOVA test,$P=0.281$)。相似的，相同横向深度、不同垂直位置的体层组织的垂直向振动幅度也处于同一水平。这些结果显示在相同的横向深度下，体层的振动幅度从靠近上声门到靠近下声门并不发生明显的变化。量化比较的结果确认，不同位置体层组织的振动幅度主要与其所处的横向深度相关。

Döllinger 等(2005)指出，声带被覆层中间平面的振动最大位移幅度出现在靠近上声门的地方，而体层振幅量化结果显示在声门上、下方向的振幅是近乎相同的。体层的振动显示为一个类似整体的运动。这一体层和被覆层的差异源于它们不同的硬度和灵活度。

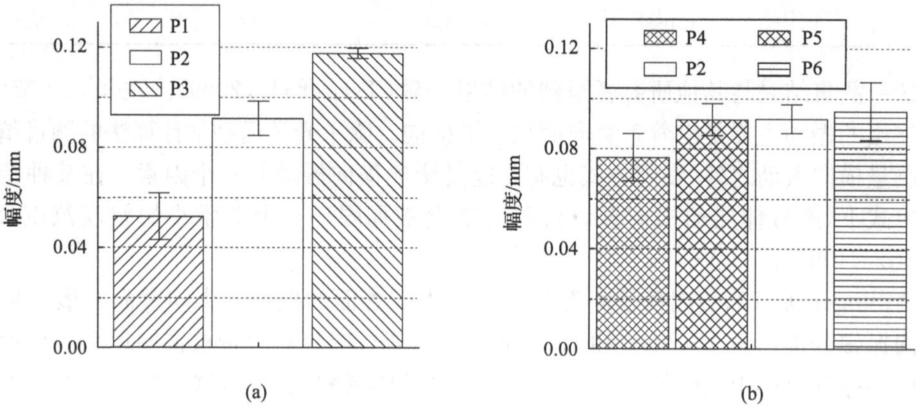

图 4.39　体层感兴趣区域点的振动比较(Tang et al.,2013)
(a)点 P1、P2 和 P3 的横向振动幅度比较；(b)点 P4、P5、P2 和 P6 的横向振动振幅比较

4.4　电声门图同步的超声喉动态镜

由于声带体层不能够通过内窥喉镜来成像，前期对声带体层的研究几乎都是在离体声带上进行的。虽然也获得了一定的研究进展，但离体声带的生物力学特性较在体声带是有区别的，且对离体声带的研究无法模拟在体情况下神经肌肉组织对声带的调节作用。因此，近年来研究者们开始对在体声带体层振动的研究方法展开探索。超声虽然是研究在体声带振动的有力工具，其缺点却是研究者们不可忽视的，如帧率低、运动模糊严重等。本节提出一种利用电声门图信号触发的频闪动态超声喉镜，以期在一定程度上克服超声的上述弱点。

4.4.1　电声门图同步的超声喉动态镜原理

1. 低帧率超声喉动态镜原理

临床中普遍应用的低帧率动态超声的帧率(<50Hz)总是低于声带的振动频率(>80Hz)。在这样的条件下，无法通过 B 超成像获得声带振动的实时动态过程。然而，Tsai 等于 2009 年提出了一种能够通过低帧率 B 超成像对在体声带振动过程进行记录和研究的方法。这一方法能够利用普通常规超声仪器为声带振动，尤其是声带体层振动的研究提供非常有价值的数据。

当超声成像帧率低于声带振动频率的一半时，在成像时就会出现明显的振动频率混叠效应。然而在实际生活和研究中，人们常有意地引起频率混叠并利用频率混叠。频闪喉镜就是一个典型的喉科临床中利用频率混叠效应的例子。频闪喉镜的频率被控制在声带振动频率的折叠频率附近，从而能够观察到一个慢速的组织运动过程，并获得声带大致上的振动模式。相似地，如果发声者能够控制发声频率在低帧率超声成像频率的整数倍附近，就能够通过低帧率超声获得声带振动的一个慢速变化的、低频率的运动过程图像。这一方法被称为混叠超声成像法(Tsai et al.,2009)。

用 f 表示发声基频，f_s 表示超声的成像帧频。假设发声基频 f 的范围为 121～125Hz，低帧率超声成像帧频 f_s 为 40Hz。受试者的发声频率 f 在 f_s 的整数倍附近，即

$$f = Nf_s + p \tag{4.30}$$

$N=3,1<p<5$。这一发声频率比成像频率的 3 倍高出 1～5Hz。由于频率混叠现象，从超声图像中记录得到的振动频率仅为 p。用 K 来表示记录到的一个声带振动周期的帧数，则

$$K = f_s/p \tag{4.31}$$

图 4.40 大致描述了用低帧率超声对高速振动进行成像的过程。一个连续的正弦波沿着 $-x$ 的方向进行传播，同时超声波束沿着 $+x$ 的方向进行扫描。超声波束在成像区域内进行逐线扫描，可以看出重建完成的每一帧 B 超图像大约需要 N 个正弦波振动周期。图 4.40 中，黑色的截面表示两帧连续的 B 超图像。这两帧图像能够以一个很低的速度显示出沿着 $-x$ 方向传播的正弦波振动。

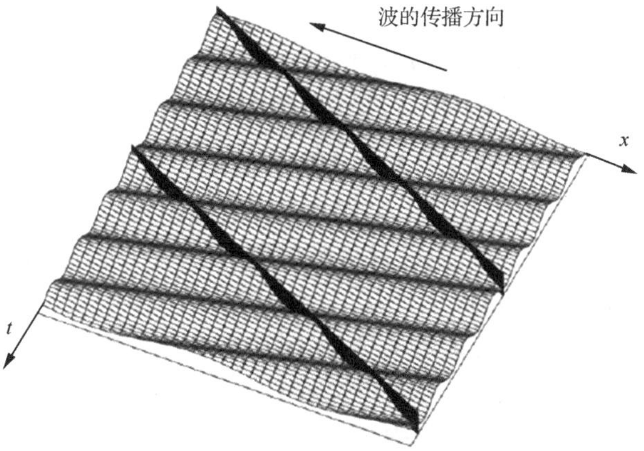

图 4.40　低帧率超声频闪喉镜原理示意图(Tsai et al.,2009)

这种利用混叠的方法通过低帧率超声对声带运动进行慢速成像的方法，在一定程度上是一种突破，首次实现了动态超声对在体振动声带的量化研究。然而，低帧率的超声动态喉镜对发声的要求非常严格，受试者必须以一个指定的频率(如 121Hz)进行稳态发声，并保持一段时间，以保证低帧率超声记录到的数据能够重建出一个或几个完整的声带运动周期。

2. 高帧率超声喉动态镜原理

当使用高帧率超声对在体声带的振动进行成像时，成像帧率能够达到 800Hz 左右。

正常成年男性的胸声区发声基频范围为 80～200Hz，则此时的成像帧率为发声基频的 4～10 倍，即每个声带振动周期内超声能够采集 4～10 个采样点。当高帧率超声的成像帧率不为发声基频即整数倍时，

$$f_s = Nf + p \tag{4.32}$$

$N=4,5,\cdots,10,p\neq0$。由于 p 的存在，使得高帧率超声在某一个声带振动周期采样时，采样点所在的振动相位与前后其他周期内的采样点所在的振动相位是不同的，它们之间存在 p Hz 的相位差。这就导致了，在一次采集中，高帧率超声的采样点所在的相位是各不相同并且无法控制的。这对声带振动的量化研究是不利的。

在今后对声带振动的精细量化研究中，将对声带在某一特定相位上的振动特性进行提取和分析，或者对某一相位过程进行深入研究（如声带开放、闭合的过程），都要求高帧率超声能够按照预定要求有目的地采集某一声带振动相位上的信息，或某一段振动相位的信息。更深入的研究要求能够实现超声采集对声带相位的识别，并进行有目的的采集。图 4.41 所示为对声带开放相一段进行采集的示意图。三个声带运动周期内相同的数字表示同样的振动相位，即高帧率超声对每个周期的采集位置是一模一样的。

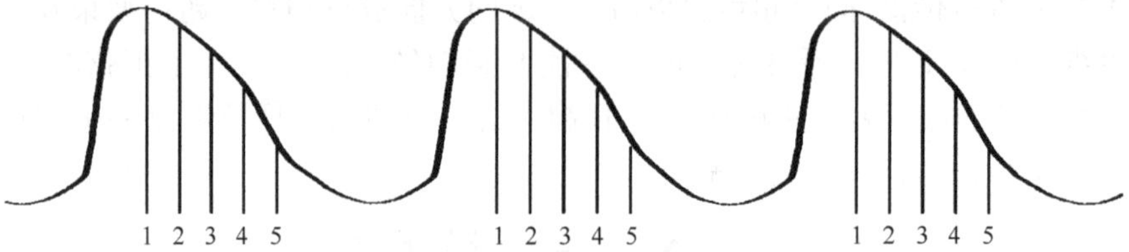

图 4.41　高帧率超声对指定声带相位进行采集的示意图
相同数字表示不同振动周期内的相同相位时刻

因此，基于以上要求，对声带发声模式和声带振动生物力学特性的定量化研究要求建立一套同步触发采集系统，真正实现由声带的振动对超声采集设备进行触发，而非手动触发。同时，采集和记录的方式可以由软件进行控制，使每个声带振动周期内的超声采样点所在的振动相位是相同并可知的。

这样一套同步触发采集系统能够实现：实时地对声带运动相位进行自动识别，识别的同时产生触发信号驱动采集设备，从该相位时刻开始对声带振动进行同步成像与采集。从电声门图及微分电声门图（DEGG）中可以提取出三类特征点，这些特征点对应于声带振动中不同生理动作的时刻点，能够反映高速振动的声带运动相位信息。所设计的同步触发采集系统采集 EGG 信号作为同步信号，实时识别这些特征点，产生触发信号。高速摄影喉镜和高帧率超声工作在外触发状态，接受触发信号开始采集图像，可以保证每次采集数据时，第一帧数据落在一个声带振动周期的相同相位处。

4.4.2　电声门图同步的超声喉动态镜系统

1. *系统需求分析*

电声门图的三个特征点，从检测方式来划分可分为峰值和过零点两种。峰值检测在实现上较为困难。检测峰值的一种方式是对输入信号的峰值进行提取并保持，直到一个

新的、更大的峰值出现或电路复位。这种方式对于准周期稳态发声来说只能检测到第一个峰值，且延时较长，不能适用于高速环境。峰值检测也可以采用对多个连续采样点进行比较，找到最大点。然而判别一个采样点是否是最大值，往往需要知道这个点前后多个采样点的值，因此同样不利于实时操作。相比而言，过零点检测的实时性较好，可以通过采用电压比较器来实现。而且，通过调节参考输入端电压，可以实现选择除了特征点以外的其他所需相位点。

通过电声门图仪采集到的信号，要实时获得微分电声门图，通常需要采用微分电路来实现。最简单的微分电路为 RC 微分电路，常用的微分电路通常是由集成运算放大器构成的。微分电路对高频噪声和干扰十分敏感，如果输入信号中含有高频噪声，输出信号中的噪声也会很大，并且电路可能不稳定。而由于受试者发声时不能保证完全稳态发声，存在频率扰动和幅度扰动，从而引入较多高频噪声，因此需要低通滤波配合工作，以达到最好的微分效果。可以采用常见的三阶巴特沃斯低通滤波器，由于声带振动基频为 80～400Hz，选择-3dB 截止频率 1000Hz，以保证滤除高频噪声的同时使 EGG 无失真输出，但缺点是延时较长。也可以采用具有信号放大和滤波功能的前置放大器来是实现滤波功能。并且，前置放大器也能够有效地对前后级进行隔离，降低干扰。

为了对声带振动特性进行深入的研究，往往需要多次采集信号进行分析，即要求可重复性。图像采集帧频较高，往往一次发声时，可以采集到几千帧图像，一次发声对于发声者来说更容易保持稳态发声，因此可以采用采集一段数据后，停止采集一段时间，然后再一次在相同相位处同步触发，即将数据分割成段。每段数据都是从相同相位开始采集的，从而保证了可比性。通过采用对特征点计数来实现数据的分段，即采集 M 个声带振动周期的数据，停止采集 N 个声带振动周期。

高速摄影喉镜工作在外触发状态时，上升沿触发，触发后将按照自身采样率进行成像。高帧率超声工作在外触发状态时，触发信号为持续时间大于 50ns 的高电平，每接收一个触发信号采集一帧图像，因此触发信号为方波信号，电压幅度范围为 3～5V，成像帧频即为方波信号的频率。若存在其他数据采集设备，只要可工作在外触发状态下，无外乎两种情况：一是触发后按照自身的采样帧频采集图像，二是按照同步触发信号的频率采集图像。Sonix RP 可接收外部触发，但外触发频率应低于 RP 自身成像帧频，以便仪器有足够的时间成像并存储。为了适应变化的发声基频，往往成像帧频需要可调，即方波频率可调。而且触发信号是在接收到特征点信号后输出，所以触发信号产生部分不但能够输出稳定的频率可调的方波，还需要能够接收外部的特征点信号。通常采用石英晶体构成多谐振荡器得到极为稳定的频率，但输出波形并不理想，需要整形才能得到矩形脉冲输出，而且输出频率不可调。也可以采用 555 定时器构成多谐振荡器，但是得到的脉冲频率不稳定，上电后 555 起振，不能在接收到特征点信号后再输出矩形脉冲。当然，系统要求参数可调，因此键盘输入和液晶显示也是不可或缺的。

因此，我们需要建立一个系统：采集稳态发声时的 EGG 信号，微分得到对应的 DEGG，当检测到 DEGG 的特征点时，输出 M 个声带振动周期的频率可调的方波信号，停止输出 N 个声带振动周期，然后再次在特征点到来时输出方波。方波信号即为同步触发信号，用来触发高速摄影喉镜和高帧率超声同步采集声带振动时的动态图像。

2. 系统总体设计

基于以上系统的需求，我们给出了系统框图，如图 4.42 所示。EGG 同步触发成像系统，包括 DEGG 的获取[1～3]、特征点检测[4,5]、同步触发信号输出[6]、参数键盘输入[7]及参数液晶显示[8]。

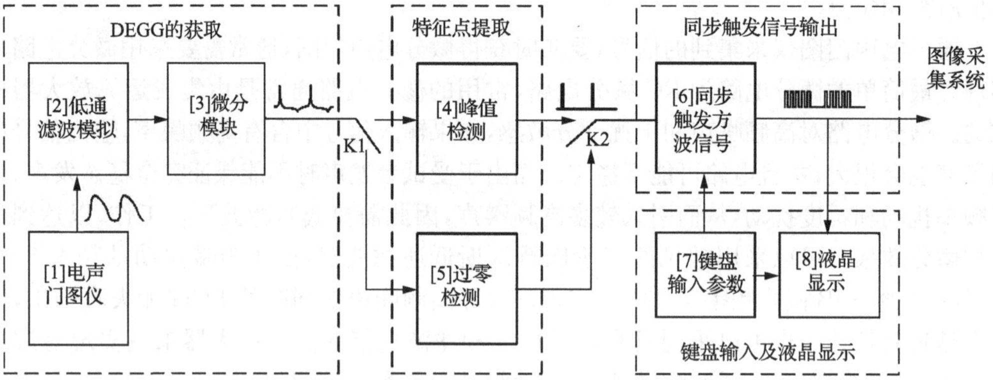

图 4.42 EGG 同步触发成像系统框图

DEGG 获取电路又可细分为 EGG 采集模块[1]、低通滤波模块[2]和微分模块[3]。模块[1]即电声门图仪，模块[2]采用前置放大器。模块[3]采用有源微分滤波电路，本设计中采用 OP07 芯片构成微分电路，通过设置 Q 值，使电路具有较为平坦的幅频特性，符合微分规律的频带范围较宽，能够较好地实现微分功能。特征点检测分为峰值检测电路[4]和过零点检测电路[5]两种，本设计中采用 LM339 电压比较器构成过零检测电路，DEGG 大于 0 时，输出高电平，DEGG 小于 0 时，输出低电平，作为后续处理的驱动信号。同步触发信号输出[6]、参数键盘输入[7]及参数液晶显示[8]模块利用单片机来实现，包括硬件系统和软件实现两部分。

单片机硬件系统：最小系统包括单片机芯片（本设计采用 PIC16F877A）、电源模块、外部晶振（4MHz）和复位模块。键盘输入采用 4×4 矩阵键盘，由单片机的 B 口控制，液晶显示采用价格相对低廉的字符型液晶 LCD1602，A 口输出控制信号，D 口传输显示数据。

单片机软件设计：利用单片机捕捉/比较/脉冲宽度调制模块（CCP）来实现输出方波的功能，方波频率由内部定时器比较产生。过零检测输出信号作为外部时钟，通过单片机定时器/计数器模块的计数功能实现采集时间和停止采集间隔时间的控制。

3. 基于单片机的硬件实现

基于 EGG 同步触发成像系统框图及系统需求，设计的同步触发系统的硬件电路如图 4.43 所示，包括电源供电系统、信号输入输出、微分模块、过零检测模块、单片机最小系统、键盘输入和液晶显示。

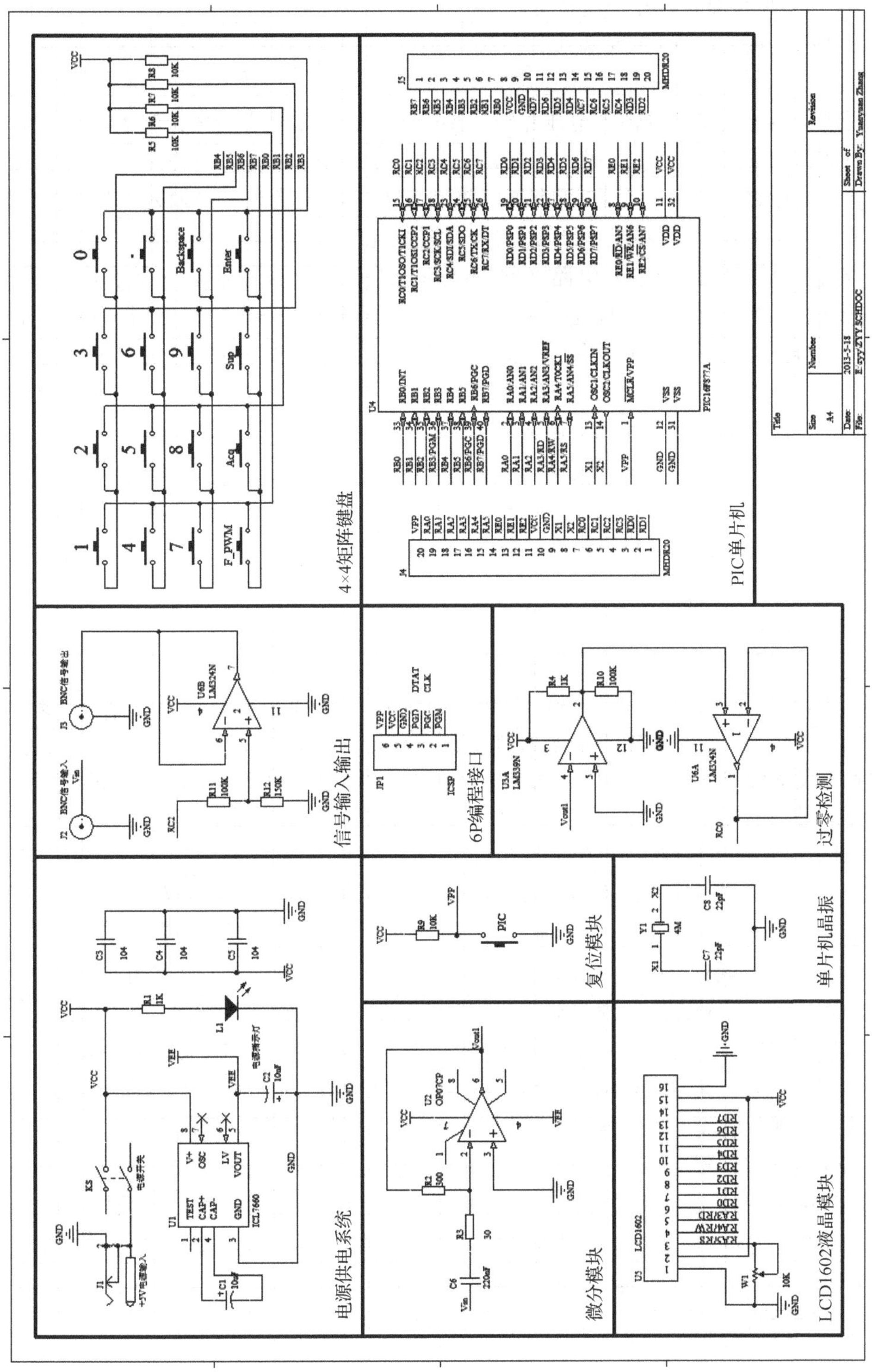

图 4.43　EGG 同步触发系统硬件电路图

理想微分电路的输出电压正比于输入电压的微商。而实际运用中，运放并非开环增益无穷大，尤其高频部分的开环增益有限，导致基本微分电路微分频段较窄，而且往往幅频特性曲线有尖峰的出现，导致微分性能差。因此设计微分电路时，需要考虑运动的频率特性。

电压比较器是用来比较输入电压相对大小的电路。通常至少有两个输入端和一个输出端。一个输入端接参考电平，另一个接被比较的输入信号。输出端的状态取决于输入信号和参考电压之间的大小关系，只有高电平和低电平两种状态。当输入信号略高于或低于参考电压时，输出电压将发生跃变。比较器输入的是模拟信号，输出则是属于数字性质的信号，它是模拟电路与数字电路之间的接口电路。对比较器的基本要求是：动作迅速、反应灵敏、判断准确及抗干扰能力强。运算放大器可以作为比较器使用，但其工作速度比较慢，带宽窄，且输出电平和其他电路的兼容性不好，因此目前大都使用集成电压比较器。集成电压比较器的速度很高，输出电平一般可以与 TTL 等各种数字电路兼容，性能稳定可靠，带负载能力强，使用灵活方便。

单片机最小系统是使单片机能够正常工作的最简电路，包括电源模块、外部晶振和复位模块。电源采用＋5V 稳压电源供电或电脑 USB 口供电，外部晶振由单片机时钟周期决定，选用 4M 晶振，复位电路用于外部复位，低电平有效。

4. 基于 PIC 单片机的同步触发系统软件实现

单片机最小系统搭建完成，需要编写程序来实现以下功能：捕捉 EGG 特征点信号（上升沿），输出频率可调的方波信号作为同步触发信号，同时对特征点信号进行计数，当输入特征点数达到预设的图像采集时长时，停止输出方波，然后重新对特征点计数，当计数值达到预设的停止采集时长时，进入下一组图像采集过程，即输出同步触发信号，液晶显示触发信号当前频率、数据采集声带振动周期数和停止采集声带周期数；当需要改变频率、采集时长或停止采集时长时，停止输出波形，系统接收键盘输入，并将输入数值显示在液晶显示屏，当按下确认键时，不再接收键盘输入数值，同时输出同步触发信号。

输出频率可调的方波信号，一种方法可以通过定时器实现，根据频率计算方波周期，定时器定时半个周期这么长的时间时，输出端口电平发生翻转，这样就可产生脉宽为50％的方波信号。这种方法是通过对定时器写入预置值，计数达预置值时产生溢出，判断溢出次数来实现准确定时。当频率发生改变时，需要重新计算预置值及溢出次数，不能快速地改变频率。另一种方法利用单片机捕捉/比较/脉冲宽度调制模块（CCP）的脉冲宽度调制模块来实现方波输出的功能，方波频率由内部定时器比较产生，频率可调。

DEGG 经过零检测后输出特征点信号，一方面作为同步方波信号输出的起始信号；另一方面将用于计时，控制方波输出和停止输出时长。单片机的定时器/计数器模块的计数功能可以捕获到信号上升沿，并将外部信号作为时钟，对上升沿进行计数，计数值达到要求时，开启或关闭同步方波输出，从而实现采集时间和停止采集间隔时间的控制。基于软件系统功能分析，其软件实现流程如图 4.44 所示。

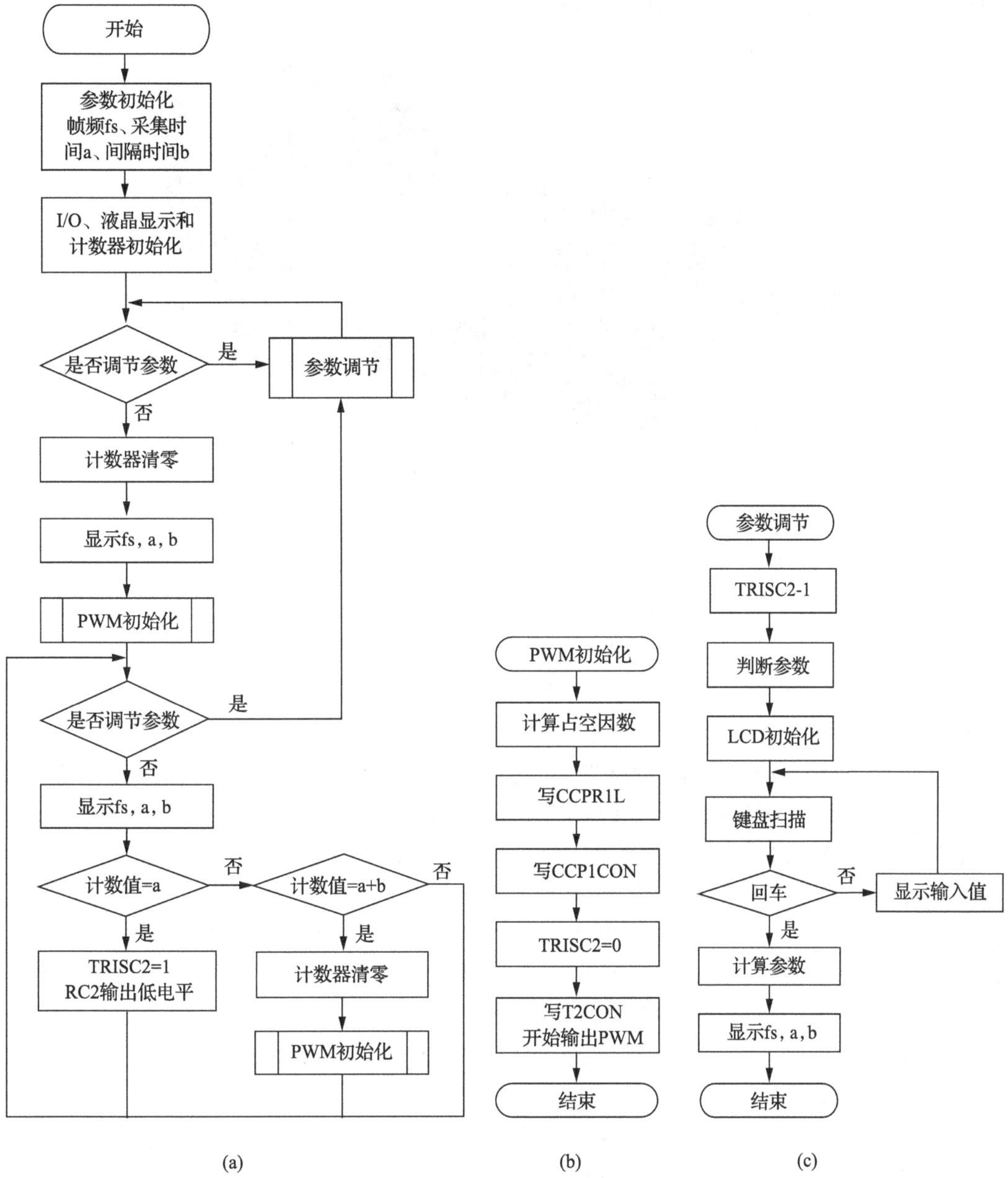

图 4.44　同步触发系统软件流程图

(a)主流程;(b)PWM 初始化;(c)参数调节

4.4.3　超声喉动态镜系统测试

1. 同步触发系统功能测试

1) 测试实验系统搭建

EGG 同步触发系统测试实验系统如图 4.45 所示,包括电声门图仪、前置放大器、自制的同步触发电路板和超声图像采集设备。

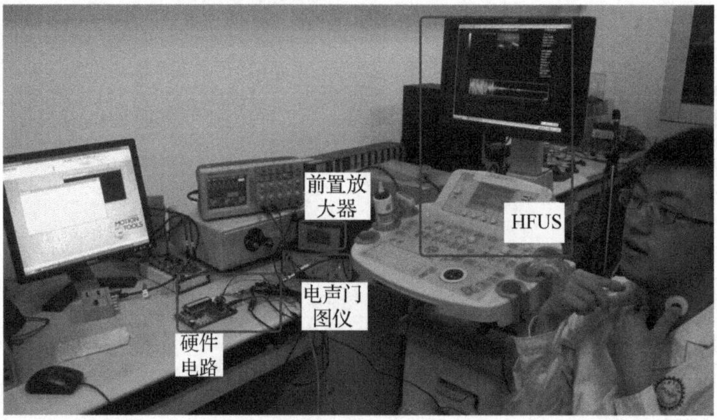

图 4.45　EGG 同步触发系统测试实验系统图

电声门图仪型号 EG2-PC,由 Glottal 公司生产,是非侵入式的设备,通过两个电极记录声带振动的运动轨迹,采样频率可以高达 50kHz。实验中,两个电极分别贴在人体颈部喉结左、右两侧,实验中为了采集发声时声带振动的超声图像,超声探头沿声带厚度方向放置,因此电声门图仪的两个电极放置时,电极连线与声带呈适当的角度。

电声门图仪测到的声带振动信号作为同步系统的输入信号,将通过前置放大器进行信号放大及带通滤波。前置放大器带通滤波频率范围根据实际需要进行设置,本系统中设置通带范围为 1Hz 至 1kHz,滤除发声时受试者的发音抖动及系统引入的高频干扰,保证 EGG 信号尽可能无失真输出。EGG 信号较弱,设置放大倍数为 12.5,保证了 EGG 信号能够可靠地输入到后续电路。

EGG 通过前置放大器处理后,输入到设计的同步触发系统硬件电路,产生同步触发信号触发数据采集设备。高速摄影喉镜对声带上表面进行动态成像时,需将摄像头插入口腔,往往引起受试者不适,而我们知道高速摄影喉镜图像序列和 EGG 信号之间存在很好的同步关系,且二者同时由 NI 采集卡采集到 PC 机,因此测试中只采集了 EGG 信号。超声设备采用 Sonix RP 系统,超声探头发射频率设为 10MHz,成像宽度为 1.8cm,成像深度为 2.5cm,成像帧频为每秒 505 帧。

实验中,首先需要正确连接设备,开启数据采集系统,并设置合适的参数,设备处于等待触发信号的状态。受试者固定超声探头和 EGG 电极于颈部合适位置,超声图像中能够清楚地观察到声带,而 EGG 信号较强且波形正常。受试者发张口音/a:/,并保持一段时间的稳态发声,开启同步触发系统,采集数据并保存。

为了检测同步触发系统性能,对同步系统各部分分别进行了测试,用示波器观察发声时各部分响应,并且对各部分测试结果进行了分析。

2) 测试结果与分析

对每个模块分别调试的结果显示,每个模块都能够正常工作,达到设计要求和预期效果。图 4.46 为一个周期声带振动图像,实验中受试者发声基频约为 110Hz,采用的成像帧频为 505 帧/秒,一个声带振动周期可以近似采集到 5 帧图像。第 1 帧对应于声门闭合最紧密的时刻，随后声带逐渐开放直至声门面积最大，然后声带逐渐闭合直至闭合最为紧密，一个声带振动周期结束。第 3 帧对应于声门开放的某个时刻，可以明显看出两侧声带边缘处反射较强，这是由于声门开放时，声带边缘与空气接触而形成的声带-空气强反射界面。

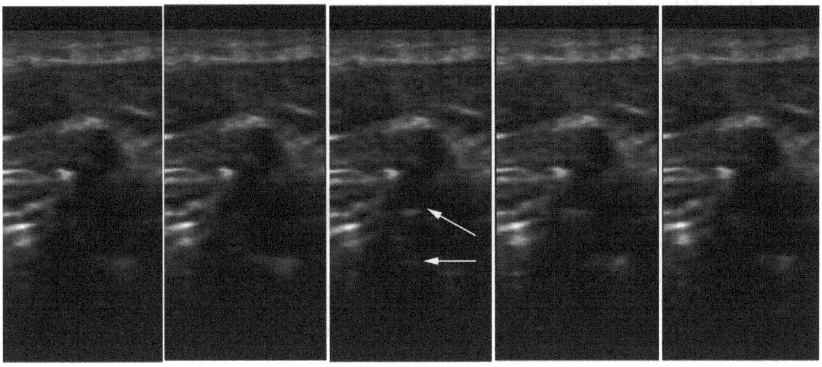

(a)　(b)　(c)　(d)　(e)

图 4.46　一个周期声带振动图像

(a)～(e)为第 1 帧～第 5 帧

图 4.47 所示为 5 组超声图像采集的起始帧，从图中可知，图像都是从声门闭合最为紧密时刻开始采集的。

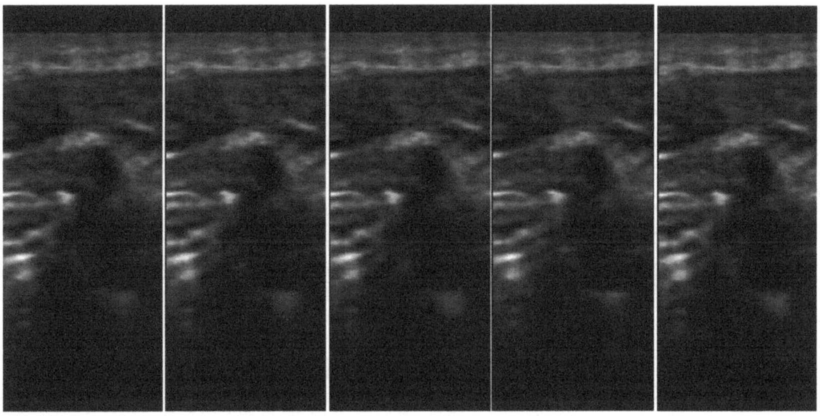

(a)　(b)　(c)　(d)　(e)

图 4.47　图像采集起始帧对比

(a)～(e)为第 1 组～第 5 组

2. 同步触发系统响应分析与扩展性分析

本系统是在发声过程中，实时检测 EGG 信号的特征点，并从特征点时刻开始输出同步信号，触发高帧率超声和高速摄影喉镜采集声带振动图像。因此，实时性是检验系统能否正常工作的重要标准。由前面系统功能测试可知，从检测到特征点到产生同步触发信号，系统是存在一定的延时的，目前系统延时主要发生在电压跟随器和软件处理部分，延时约为 0.56ms，而人体正常发声时声带振动频率为 100～400Hz，即振动周期为 2.5～

10ms,系统延时不超过振动周期的 1/3,我们认为延时对系统的实时性几乎没有影响。此外,每次开始采集图像时刻相对于特征点时刻延时相同,使得每次图像采集开始时刻一致,即保证了同一个人在一次发声过程中采集到的多组声带振动图像间具有可比性,不同病理生理情况下声带振动具有可比性。

目前系统设计中,单片机的资源并没有得到充分利用,还有很多 I/O 口空闲,而且程序存取区利用了 63.8%,数据存储区利用了 54.1%,EEPROM 利用 0%,因此可以新增别的功能模块,以实现更多功能。

4.5　声带的光学相干断层成像

光学相干断层扫描是近二十年来蓬勃发展的一种成像技术,它利用弱相干光干涉的基本原理,通过检测生物组织不同深度层面对入射光的背向散射信号,获取在体组织断层二维截面图像或三维结构图像(Huang et al.,1991)。Fercher 等(1993)和 Swanson 等(1993)两个研究小组于 1993 年分别首次采用 OCT 对活体的视网膜实现了结构成像。OCT 通常采样的光源为红外光,能够非侵入地提供几毫米深度下生物组织下表面微结构。OCT 能够提供微米级分辨率的活体组织形态图像,相对于其他医学图像具有很大优势,目前在临床医学诊断中已经成为了一个有力工具。

眼科 OCT 目前在临床上已获得成功的应用。此外,研究者们利用 OCT 对其他人体组织和器官的成像研究也正在开展,如皮肤(Welzel et al.,1997;Saxer et al.,2000;Gladkova et al.,2000;Yasuno et al.,2002)、冠状动脉(Brezinski et al.,1996;Jang et al.,2002,2005;Kume et al.,2006)、喉(Sergeev et al.,1997;Shakhov et al.,2001;Wong et al.,2005;Anmstrong et al.,2006)等。

1. OCT 的原理

OCT 技术的基础理论是白光或低相干光的干涉。在这种技术中,光学设备包括一个干涉仪和低相干的宽带光源。图 4.48 是一个典型的单点 OCT 设备示意图,可以通过重建获得生物组织截面的二维图像。

由低相干光源(low coherence light source)发出的光线经过准直镜(collimation lens)成为一束平行光,这束平行光源经过分光镜(beam splitter)后被分为两束:一束被发射到参考反光镜(reference mirror),称为参考臂;另一束被发射到被测组织(sample under test),称为信号臂。然后将参考臂从参考反光镜反射回来的光信号与信号臂从组织反射回来的光信号叠加。当信号臂和参考臂的光程长度一致时,就会发生干涉现象。从组织中反射回来的光信号随组织的形状和类别而显示不同强度。把它与从参考反光镜反射回来的参考光信号叠加,光波定点一致时信号增强(增加干涉),光波定点方向相反时信号减弱(削减干涉)。形成干涉的条件是频率相同、相位差恒定。利用干涉原理,OCT 比较标准光源与反射信号以增加单一反射,减弱散射光线的反射。

由于干涉只发生在信号臂和参考臂长度相同时,所以将参考反光镜进行轴向的移动(axial scanning),就能够改变参考臂的光程长度,从而得到来自不同深度的组织对信号臂

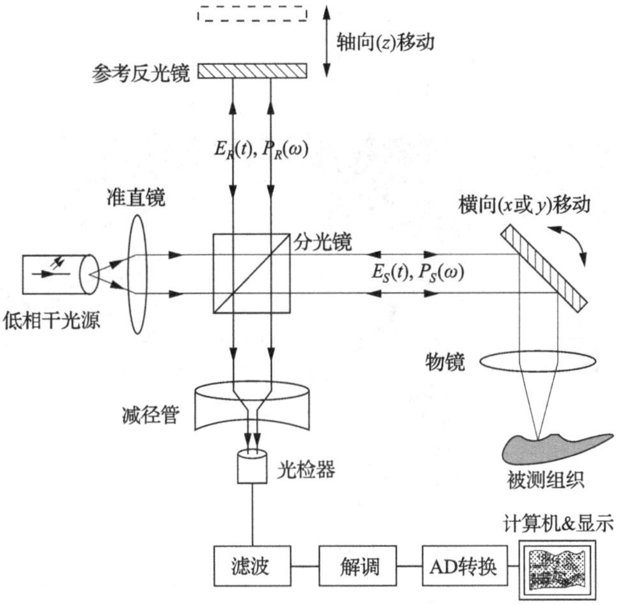

图 4.48　单点 OCT 成像设备示意图

(引自 http://zh.wikipedia.org/wiki/File:OCT_B-Scan_Setup.GIF)

的反射光束，实现对不同深度组织的探测。通过调节信号臂光点落在组织上的位置，逐点对组织的感兴趣区域进行成像，通过计算机重建获得对同一深度组织截面的成像。

目前 OCT 分为两大类：时域 OCT（TD-OCT）和频域 OCT（FD-OCT）。冠状动脉内 OCT 的最常见形式为时域 OCT。时域 OCT 是把同一时间从组织中反射回来的光信号与参考反光镜反射回来的光信号叠加、干涉、成像。频域 OCT 的特点是参考臂的参考反光镜不动，通过改变光源光波的频率来实现信号的干涉。目前研究应用较多的为扫频 OCT（swept-source OCT）。

2. 在体静息声带的 OCT 成像

喉癌的早期症状非常不典型，临床上喉科医生很难在早期对喉癌做出诊断。对喉部病变的良恶性的甄别一直以来都依赖于病理切片。而切片除了会对患者的声带造成不可恢复的创伤之外，还会导致发声的永久性变化。早期声带癌变的一个关键因素是声带基膜(basement membrane)完整性的丧失。基膜是由胶原质和蛋白质组成的一个薄膜，声带表面的上皮细胞附着于其上。基膜层被认为是上皮细胞层和固有层的分界。恶性病变一般会侵润到基底层。利用 OCT 可以非侵入地对声带的上皮细胞层、基膜层和浅固有层以高分辨率进行成像，识别病变的位置和范围，有望大幅提高临床对早期喉癌的诊出率。

Kim 等(2010)利用一个偏振光学相干断层成像系统（PS-OCT）对几种典型的声带病变进行了在体的三维成像。患者需要进行全身麻醉，且 PS-OCT 的探头需要紧贴声带组织表面。成像深度约为 1.5mm，成像区域约为 1.5mm×1.5mm。

1）声带息肉

声带息肉是发生于声带浅固有层的良性增生性病变，为一个内部是流体、外部有包层的囊性组织。图 4.49(a)为声带息肉的视频图像。图 4.49(b)为三维 OCT 图像,其中左侧为强度图像,右侧为偏振图像。图 4.49(c)～(e)为在选定的三个切面上的二维 OCT 强度和偏振图像。在息肉的三维强度 OCT 图像中,可以观察到息肉部位显示出明显的不均匀性。

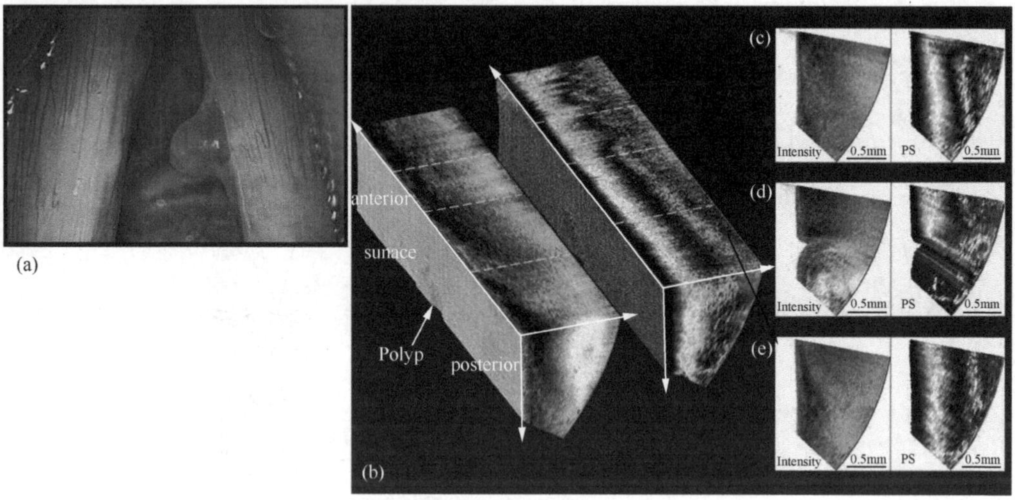

图 4.49　声带息肉的视频图像和 OCT 图像(Kim et al. ,2010)

(a)声带息肉的视频图像;(b)声带息肉的三维 OCT 图像(左:强度图像;右:偏振图像);

(c)～(e)为在箭头所指的选定的三维图像中的三个位置的切面 OCT 二维图像

2) 声带小结

声带小结是由于声带过度振动致使组织破坏,表现为上皮细胞层及基底膜的损伤。图 4.50 为声带小结的视频图像和 OCT 图像。OCT 强度图像显示出了小结区域的不规则组织结构。出现不规则组织可能是增厚的上皮细胞层或浅固有层变松散的纤维结构所导致的。

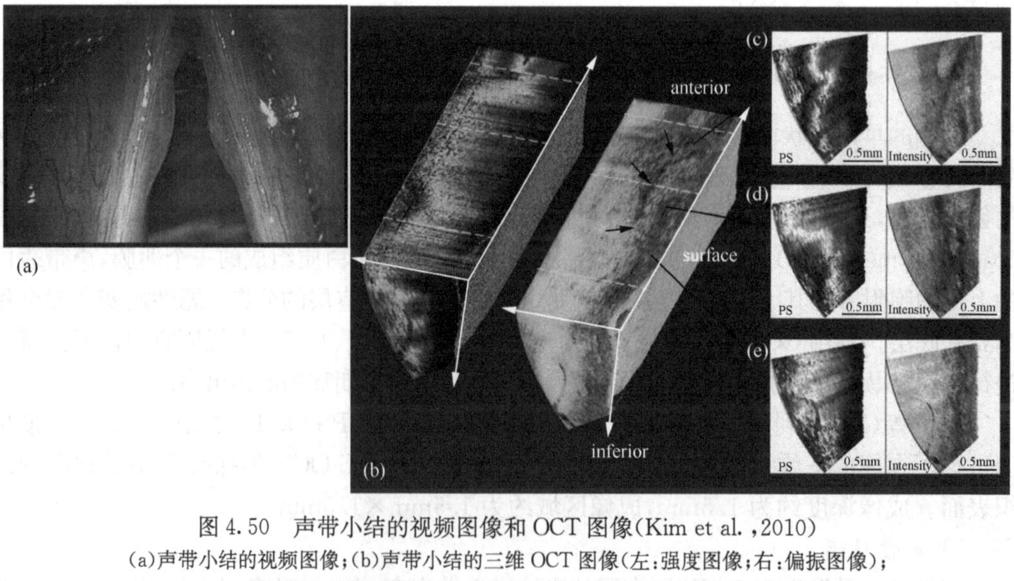

图 4.50　声带小结的视频图像和 OCT 图像(Kim et al. ,2010)

(a)声带小结的视频图像;(b)声带小结的三维 OCT 图像(左:强度图像;右:偏振图像);

(c)～(e)为在箭头所指的选定的三维图像中的三个位置的切面 OCT 二维图像

3. 在体振动声带的 OCT 成像与参数提取

对静息声带的成像一般要求受试者处于全身麻醉状态，且 OCT 的探头需要紧贴声带表面进行成像，成像速度很低。Yu 等(2009)提出了一种与喉镜结合的对声带的非接触式扫频 OCT 成像方法，能够令受试者在清醒状态下自主发声。对于喉部 OCT 成像来说，由医师手持式的内窥镜与受试者头部的相对移动(<1Hz)是最大的问题。而 Yu 等提出的成像方法中 OCT 的帧率可以达到 40fps。这一速度能够在很大程度上消除探头和声带之间的相对运动所造成的运动伪迹。此外，记录声带振动的动态过程，不仅能够提供高分辨率的组织切面图像，而且能够提供声带振动的运动参数，如基频、振幅。这些信息有望对临床声带病变的诊断提供额外的信息和帮助。

实验时，受试者采用直立坐姿，用纱布将舌头向外向下拉出，为探头的进入开辟路径。探头由口腔插入，当从喉镜返回的视频图像中能够观察到清晰的声带图像，且 OCT 的瞄准光束处于一个良好的位置时要求受试者发声。如图 4.51 所示。

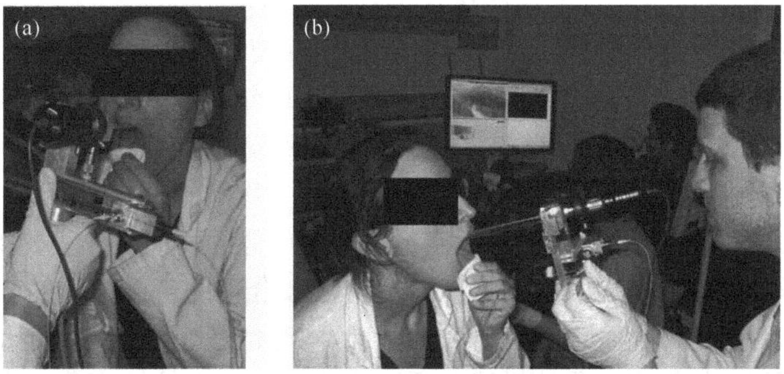

图 4.51　与喉镜结合的声带 OCT 系统(Yu et al.，2009)

图 4.52 是男、女两位受试者振动声带的 OCT 记录结果。可以明显地从图 4.52 中区分出上皮细胞层(E)和基底层(BM)，还能够从该实验结果中测量得到两个受试者的发声基频和振幅。OCT 的成像速度为 40fps，男性受试者的 OCT 图像中可以观察到 3 个周期，发声基频约为 120Hz，女性受试者的实验结果可以观察到 5 个周期，因此约为 200Hz。总成像深度为 2.6mm，估计得到的最大振动幅度分别为 1.2mm 和 0.59mm。

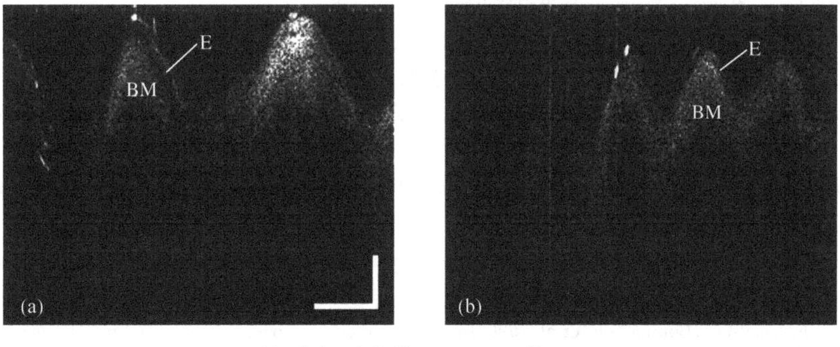

图 4.52　不同频率振动声带的 OCT 图像(Yu et al.，2009)

(a)约 120Hz；(b)约 200Hz。E 表示上皮细胞层，BM 为基底层。标尺为 500μm

对静态和运动声带的OCT成像和参数估计仍处于研究阶段，距离临床诊疗仍具有一定距离。但OCT的高分辨率已经引起了研究者们的重视和关注，随着对离体和在体声带振动的OCT成像及运动参数提取研究的不断深入与扩展，在不久后的将来，有望能够将声带生理和发声机制的研究推向一个更好的层次。

4.6 本章小结

人的发声实质是一个由声门下空气压力诱发声带振动的空气动力学与声带组织力学共同作用的过程。其中，声带高速、精微、复杂的三维振动对浊音噪音源的产生起着决定性的作用，同时声带组织力学特性的改变对发声模式的调控有着直接影响。因此，对声带振动的高速成像和定量化的功能成像对发声机理的研究具有十分重要的意义。结合声带振动经典模型，通过高速摄影喉镜和电声门图组成的同步系统，能够提高声带组织力学参数反求的精度和可靠性。作为一种无侵入的成像方式，超声成像最小限度地干扰发声，使得记录和研究自然发声方式下的声带体层振动成为可能。对声带体层-被覆层同步振动的高速成像，为研究在体声带分层振动特性开辟了重要途径。声带振动的定量化功能成像、定量化参数提取能够为我们提供直观、客观的实验结果，为开展声带组织力学特性的研究奠定基础。此外，OCT等一批先进的成像和检测设备应用于喉科尤其是声带振动的研究中，提供了更丰富的研究方式和研究角度，开阔了我们的研究视野。

目前对声带的振动成像和组织力学定量化功能成像的研究工作主要集中在如何更精确、更全面地提取声带振动参数，以及建立更为有效、合理的声带振动力学模型这两个问题上。其中，前者是定量化发声生理研究的基础，同时也是喉科临床中定量化检查和诊断的迫切需要。因此，如何定量化地描述并预测这些组织力学特性变化对发声结果产生的影响是发声生理研究的一个主要问题和目标，同时这也是喉科临床定量化检查、治疗和康复的迫切需要。

（唐姗姗　秦旭磊　敬博文　王素品　万明习）

参考文献

江德胜，余养居. 2004. 噪音外科学. 北京：世界图书出版公司.

刘变莲. 2005. 亚像素边缘检测技术的研究. 电脑开发与应用，18(11)：54-55.

钱芸，张英杰. 2008. 水平集的图像分割方法综述. 中国图像图形学报，13(1)：7-13.

Alipour F, Berry D A, Titze I R. 2000. A finite-element model of vocal-fold vibration. The Journal of the Acoustical Society of America, 108(6): 3003-3012.

Armstrong W B, Ridgway J M, Vokes D E, et al. 2006. Optical coherence tomography of laryngeal cancer. The Laryngoscope, 116(7): 1107-1113.

Berry D A, Herzel H, Titze I R, et al. 1996. Bifurcations in excised larynx experiments. Journal of Voice, 10(2): 129-138.

Brezinski M E, Tearney G J, Bouma B E, et al. 1996. Imaging of coronary artery microstructure (in vitro) with optical coherence tomography. The American journal of cardiology, 77(1): 92-93.

Cesare P, Francesca D B, Giorgio P, et al. 2012. Narrow band imaging in endoscopic evaluation of the larynx. Current

Opinion in Otolaryngology & Head and Neck Surgery,20(6):472-476.

Chao W,Hong J,Park H. 2012. Real-time ultrasonographic assessment of true vocal fold length in professional singers. Journal of Voice,26(6):819-e1.

Childers D,Krishnamurthy A,Baer T. 1985. A critical review of electroglottography. Critical Reviews in Biomedical Engineering,12(2):131-161.

Dresel C,Mergell P,Hoppe U,et al. 2006. An asymmetric smooth contour two-mass model for recurrent laryngeal nerve paralysis. Logopedics Phoniatrics Vocology,31(2):61-75.

Döllinger M,Berry D A. 2006. Visualization and quantification of the medial surface dynamics of an excised human vocal fold during phonation. Journal of Voice,20(3):401-413.

Döllinger M,Berry D,Berke G. 2005. Medial surface dynamics of an *in vivo* canine vocal fold during phonation. The Journal of the Acoustical Society of America,117(5):3174-3183.

Döllinger M,Hoppe U,Hettlich F,et al. 2002. Vibration parameter extraction from endoscopic image series of the vocal folds. IEEE Transactions on Biomedical Engineering,49(8):773-781.

Eysholdt U,Rosanowski F,Hoppe U. 2003. Measurement and interpretation of irregular vocal cord fold vibrations. HNO,51(9):710-715.

Fercher A F,Hitzenberger C K,Drexler W,et al. 1993. *In vivo* optical coherence tomography. American Journal of Ophthalmology,116(1):113-114.

Flanagan J,Landgraf L. 1968. Self-oscillating source for vocal-tract synthesizers. IEEE Transactions on Audio and Electroacoustics,16(1):57-64.

Gerratt B R,Hanson D G,Berke G S. 1988. Laryngeal configuration associated with glottography. American Journal of Otolaryngology,9(4):173-179.

Ghosal S,Mehrotra R. 1993. Orthogonal moment operators for subpixel edge-detection. Pattern Recognition,26(2):295-306.

Gladkova N D,Petrova G A,Nikulin N K,et al. 2000. *In vivo* optical coherence tomography imaging of human skin: norm and pathology. Skin Research and Technology,6(1):6-16.

Goldberg D E,Holland J H. 1988. Genetic algorithms and machine learning. Machine Learning,3(2):95-99.

Granqvist S,Hertegard S,Larsson H,et al. 2003. Simultaneous analysis of vocal fold vibration and transglottal airflow: Exploring a new experimental setup. Journal of Voice,17(3):319-330.

Gugatschka M,Kiesler K,Chibidziura-Priesching J,et al. 2009. Pitch synchronous changes of the anterior cricothyroid gap by using ultrasonography. Journal of Voice,23(5):610-613.

Gunter H. 2003. A mechanical model of vocal-fold collision with high spatial and temporal resolution. The Journal of the Acoustical Society of America,113(2):994-1000.

Hahn M S,Teply B A,Stevens M M,et al. 2006. Collagen composite hydrogels for vocal fold lamina propria restoration. Biomaterials,27(7):1104-1109.

Harries M,Hawkins S,Hacking J,et al. 1998. Changes in the male voice at puberty: vocal fold length and its relationship to the fundamental frequency of the voice. Journal of Laryngologyand Otology,112(5):451-454.

Herzel H,Berry D,Titze I R,et al. 1994. Analysis of vocal disorders with methods from nonlinear dynamics. Journal of Speech and Hearing Research,37(5):1008-1019.

Hirano M. 1974. Morphological structure of the vocal cord as a vibrator and its variations. Folia Phoniatrica et Logopaedica,26(2):89-94.

Hofmans G C J,Groot G,Ranucci M,et al. 2003. Unsteady flow through *in-vitro* models of the glottis. The Journal of the Acoustical Society of America,113(3):1658-1675.

Horii Y. 1982. Jitter and shimmer differences among sustained vowel phonations. Journal of Speech and Hearing Research,25(1):12-14.

Hsiao T Y,Wang C L,Chen C N,et al. 2002. Elasticity of human vocal folds measured in vivo using color Doppler imaging. Ultrasound in Medicine and Biology,28(9):1145-1152.

Hsiao T Y,Wang C L,Chen C N,et al. 2001. Noninvasive assessment of laryngeal phonation function using Color Doppler ultrasound imaging. Ultrasound in Medicine and Biology,27(8):1035-1040.

Huang C C,Sun L,Dailey S H,et al. 2007. High frequency ultrasonic characterization of human vocal fold tissue. The Journal of the Acoustical Society of America,122(3):1827-1832.

Huang D,Swanson E A,Lin C P,et al. 1991. Optical coherence tomography. Science,254(5035):1178-1181.

Hunter E J,Titze I R,Alipour F. 2004. A three-dimensional model of vocal fold abduction/adduction. The Journal of the Acoustical Society of America,115(4):1747-1759.

Ishizaka K,Flanagan J L. 1972. Synthesis of voiced sounds from a two-mass model of the vocal cords. Bell System Technical Journal,51(6):1233-1268.

Ishizaka K,Isshiki N. 1976. Computer simulation of pathological vocal - cord vibration. The Journal of the Acoustical Society of America,60(5):1193-1198.

Jacqui E A. 2012. The new age of laryngeal imaging. Current Opinion in Otolaryngology & Head and Neck Surgery, 20(6):427-428.

Jang I K,Bouma B E,Kang D H,et al. 2002. Visualization of coronary atherosclerotic plaques in patients using optical coherence tomography: comparison with intravascular ultrasound. Journal of the American College of Cardiology, 39(4):604-609.

Jiang J,Lin E,Hanson D G. 2000. Vocal fold physiology. Otolaryngologic Clinics of North America,33(4):699-718.

Jiang J J,Zhang Y,Ford C N. 2003. Nonlinear dynamics of phonations in excised larynx experiments. Journal of the Acoustical Society of America,114(4):2198-2205.

Johnson J H,Amend J F,Franklin D,et al. 1978. Measurement of specific laryngeal muscle function by ultrasound. Archives of Oto-Rhino-Laryngology,220(3):225-229.

Kendall K A. 2012. High-speed digital imaging of the larynx: recent advances. Current Opinion in Otolaryngology & Head and Neck Surgery,20(6):466-471.

Kim K H,Burns J A,Bernstein J J,et al. 2010. In vivo 3D human vocal fold imaging with polarization sensitive optical coherence tomography and a MEMS scanning catheter. Optics Express,18(14):14644-14653.

Koizumi T,Taniguchi S,Hiromitsu S. 1987. Two-mass models of the vocal cords for natural sounding voice synthesis. The Journal of the Acoustical Society of America,82(4):1179-1192.

Köster O,Marx B,Gemmar P,et al. 1999. Qualitative and quantitative analysis of voice onset by means of a multidimensional voice analysis system (MVAS) using high-speed imaging. Journal of Voice,13(3):355-374.

Kume T,Akasaka T,Kawamoto T,et al. 2006. Assessment of coronary arterial thrombus by optical coherence tomography. The American Journal of Cardiology,97(12):1713-1717.

Laukkanen A M,Takalo R,Arvonen M,et al. 2002. Pitch-synchronous changes in the anterior cricothyroid space during singing. Journal of Voice,16(2):182-194.

Lous N J C,Hofmans G C J,Veldhuis R N J,et al. 1998. A symmetrical two-mass vocal-fold model coupled to vocal tract and trachea with application to prosthesis design. Acustica,84(6):1135-1150.

Lucas B,Kanade T. 1981. An iterative image registration technique with an application to stereo vision. Proceeding of Imaging Understanding Workshop,81:121-130.

Lucero J C. 1996. Chest-and falsetto-like oscillations in a two-mass model of the vocal folds. The Journal of the Acoustical Society of America,100(5):3355-3359.

Lucero J C,Koenig L L. 2005. Simulations of temporal patterns of oral airflow in men and women using a two-mass model of the vocal folds under dynamic control. The Journal of the Acoustical Society of America, 117(3): 1362-1372.

Malladi R,Sethian J A,Vemuri B C. 1995. Shape modeling with front propagation - a level set approach. IEEE Transactions on Pattern Analysis and Machine Intelligence,17(2):158-175.

Mergell P, Herzel H, Titze I R. 2000. Irregular vocal-fold vibration-high-speed observation and modeling. The Journal of Acoustical Society of America, 108(6): 2996-3002.

Mergell P, Herzel H, Wittenberg T, et al. 1998. Phonation onset: Vocal fold modeling and high-speed glottography. The Journal of the Acoustical Society of America, 104(1): 464-470.

Nasri S, Beizai P, Sercarz J A, et al. 1994. Function of the interarytenoid muscle in a canine laryngeal model. Annals of Otology Rhinology and Laryngology, 103(12): 975-982.

Osher S, Sethian J. 1988. Fronts propagating with curvature-dependent speed: algorithms based on Hamilton-Jacobi formulations. Journal of Computational Physics, 79(1): 12-49.

Ophir J, Céspedes I, Ponnekanti H, et al. 1991. Elastography: a quantitative method for imaging the elasticity of biological tissue. Ultrasonic Imaging, 13(2): 111-134.

Qin X, Wang S, Wan M. 2009. Improving reliability and accuracy of vibration parameters of vocal folds based on high-speed video and electroglottography. IEEE Transactions on Biomedical Engeneering, 56(6): 1744-1754.

Qin X, Wu L, Jiang H, et al. 2011. Measuring body-cover vibration of vocal folds based on high-frame-rate ultrasonic imaging and high-speed video. IEEE Transactions on Biomedical Engeneering, 58(8): 2384-2390.

Qu Y D, Cui C S, Chen S B, et al. 2005. A fast subpixel edge detection method using Sobel-Zernike moments operator. Image and Vision Computing, 23(1): 11-17.

Righetti R, Ophir J, Ktonas P. 2002. Axial resolution in elastography. Ultrasound in Medicine & Biology, 28(1): 101-113.

Rubin J S, Lee S, McGuinness J, et al. 2004. The potential role of ultrasound in differentiating solid and cystic swellings of the true vocal fold. Journal of Voice, 18(2): 231-235.

Rudorf H, Barr F J, Lane J G. 2001. The role of ultrasound in the assessment of laryngeal paralysis in the dog. Veterinary Radiology & Ultrasound, 42(4): 338-343.

Saxer C E, De Boer J F, Park B H, et al. 2000. High-speed fiber based polarization-sensitive optical coherence tomography ofin vivo human skin. Optics Letters, 25(18): 1355-1357.

Schwarz R, Huttner B, Döllinger M, et al. 2011. Substitute Voice Production: Quantification of PE segment vibration using a biomechanical model. IEEE Transactions on Biomedical Engineering, 58(10): 2767-2776.

Schwarz R, Döllinger M, Wurzbacher T, et al. 2008. Spatio-temporal quantification of vocal fold vibrations using high-speed videoendoscopy and a biomechanical model. The Journal of the Acoustical Society of America, 123(5): 2717-2732.

Schwarz R, Hoppe U, Schuster M, et al. 2006. Classification of unilateral vocal fold paralysis by endoscopic digital high-speed recordings and inversion of a biomechanical model. IEEE Transactions on Biomedical Engineering, 53(6): 1099-1108.

Sergeev A M, Gelikonov V M, Gelikonov G V, et al. 1997. *In vivo* endoscopic OCT imaging of precancer and cancer-states of human mucosa. Optics Express, 1(13): 432-440.

Sethian J A. 1996. A fast marching level set method for monotonically advancing fronts. Proceedings of the National Academy of Sciences of the United States of America, 93(4): 1591-1595.

Shakhov A V, Terentjeva A B, Kamensky V A, et al. 2001. Optical coherencetomography monitoring for laser surgery of laryngeal carcinoma. Journal of Surgical Oncology, 77(4): 253-258.

Shau Y W, Wang C L, Hsien F J, et al. 2001. Noninvasive assessment of vocalfold mucosal wave velocity using color doppler imaging. Ultrasound in Medical & Biology, 27(11): 1451-1460.

Smith M, Berke G, Gerratt B, et al. 1992. Laryngeal paralyses: theoretical considerations and effects on laryngeal vibration. Journal of Speech and Hearing Research, 35(3): 545-554.

Steinecke I, Herzel H. 1995. Bifurcations in an asymmetric vocal - fold model. The Journal of the Acoustical Society of America, 97(3): 1874-1884.

Stone B H M, Shawker T, Talbot T, et al. 1988. Cross-sectional tongue shape during the production of vowels. The

Journal of the Acoustical Society of America, 83(4): 1586-1596.

Story B H, Titze I R. 1995. Voice simulation with a body-cover model of the vocal folds. The Journal of the Acoustical Society of America, 97(2): 1249-1260.

Svec J G, Schutte H K, Miller D G. 1999. On pitch jumps between chest and falsetto registers in voice: Data from living and excised human larynges. The Journal of the Acoustical Society of America, 106(3): 1523-1531.

Swanson E A, Izatt J A, Hee M R, et al. 1993. *In vivo* retinal imaging by optical coherence tomography. Optics Letters, 18(21): 1864-1866.

Tang S, Zhang Y, Qin X, et al. 2013. Measuring body layer vibration of vocal folds by high-frame-rate ultrasound synchronized with a modified electroglottograph. The Journal of the Acoustical Society of America, 134(1): 528-538.

Tao C, Jiang J J, Zhang Y. 2006b. Simulation of vocal fold impact pressures with a self-oscillating finite-element model. The Journal of the Acoustical Society of America, 119(6): 3987-3994.

Tao C, Jiang J J. 2006a. Anterior-posterior biphonation in a finite element model of vocal fold vibration. The Journal of the Acoustical Society of America, 120(3): 1570-1577.

Tao C, Zhang Y, Jiang J J. 2007. Extracting physiologically relevant parameters of vocal folds from high-speed video image series. IEEE Transactions on Biomedical Engineering, 54(5): 794-801.

Titze I R, Story B H. 2002. Rules for controlling low-dimensional vocal fold models with muscle activation. The Journal of the Acoustical Society of America, 112(3): 1064-1076.

Titze I R, Strong W J. 1975. Normal modes in vocal cord tissues. The Journal of the Acoustical Society of America, 57(3): 736-744.

Titze I R. 1988. The physics of small-amplitude oscilation of the vocal folds. The Journal of the Acoustical Society of America, 83(4): 1536-1552.

Tokuda I T, Horáek J, Švec J G, et al. 2008. Bifurcations and chaos in register transitions of excised larynx experiments. Chaos, 18(1): 1-12.

Tokuda I T, Horáek J, Vec J G, et al. 2007. Comparison of biomechanical modeling of register transitions and voice instabilities with excised larynx experiments. The Journal of the Acoustical Society of America, 122(1): 519-531.

Tsai C G, Chen J H, Shau Y, et al. 2009. Dynamic B-mode ultrasound imaging of vocal fold vibration during phonation. Ultrasound in Medicine & Biology, 35(11): 1812-1818.

Tsai C, Hsiao T, Shau Y, et al. 2006. Towards an intermediate water wave model of vocal fold vibration: Evidence from vocal-fold dynamic sonography. The 5th International Conference on Voice Physiology and Biomechanics, Tokyo: 12-14.

Tsui P H, Wan Y L, Chen C K. 2012. Ultrasound imaging of the larynx and vocal folds: recent applications and developments. Current Opinion in Otolaryngology & Head and Neck Surgery, 20(6): 437-442.

Vats A, Qorley A, Bruyn R, et al. 2004. Laryngeal ultrasound to assess vocal fold paralysis in children. Journal of Laryngology and Otology, 118(6): 429-431.

Welzel J, Lankenau E, Birngruber R, et al. 1997. Optical coherence tomography of the human skin. Journal of the American Academy of Dermatology, 37(6): 958-963.

Wong B J F, Jackson R P, Guo S, et al. 2005. In vivo optical coherence tomography of the human larynx: normative and benign pathology in 82 patients. Laryngoscope, 115(11): 1904-1911.

Wong D, Ito M R, Cox N B, et al. 1991. Observation of perturbations in a lumped-element model of the vocal folds with application to some pathological cases. The Journal of the Acoustical Society of America, 89(1): 383-394.

Wurzbacher T, Schwarz R, Döllinger M, et al. 2006. Model-based classification of nonstationary vocal fold vibrations. The Journal of the Acoustical Society of America, 120(2): 1012-1027.

Yang A, Lohscheller J, Berry D A, et al. 2010. Biomechanical modeling of the three-dimensional aspects of human vocal fold dynamics. The Journal of the Acoustical Society of America, 127(2): 1014-1031.

Yasuno Y, Makita S, Sutoh Y, et al. 2002. Birefringence imaging of human skin by polarization-sensitive spectral interferometric optical coherence tomography. Optics Letters, 27(20): 1803-1805.

Yu L, Liu G, Rubinstein M, et al. 2009. Office-based dynamic imaging of vocal cords in awake patients with swept-source optical coherence tomography. Journal of Biomedical Optics, 14(6): 064020-064020-4.

Zaartu M, Mongeau L, Wodicka G R. 2007. Influence of acoustic loading on an effective single mass model of the vocal folds. The Journal of the Acoustical Society of America, 121(2): 1119-1129.

Zhang K, Siegmund T, Chan R W. 2006. A constitutive model of the human vocal fold cover for fundamental frequency regulation. The Journal of the Acoustical Society of America, 119(2): 1050-1062.

Zhang Y, Jiang J J. 2004. Chaotic vibrations of a vocal fold model with a unilateral polyp. The Journal of the Acoustical Society of America, 115(3): 1266-1269.

Zhang Y, Jiang J, Rahn D A. 2005. Studying vocal fold vibrations in Parkinson's disease with a nonlinear model. Chaos, 15(3): 033903-033903.

Zhang Z Y. 2009. Characteristics of phonation onset in a two-layer vocal fold model. The Journal of the Acoustical Society of America, 125(2): 1091-1102.

第 5 章　病理语音重建

喉癌是仅次于肺癌的第二大呼吸道高发癌症，虽然通过喉切除术能够有效和彻底地治疗喉癌，但是喉部组织的切除使得术后患者也丧失了正常的发声功能。病理语音重建就是为了帮助喉切除患者恢复发声能力，实现自然语言交流而产生的技术。其中，电子喉语音重建是一种利用工程技术实现语音重建的方法，也是目前适用性和应用最广泛的语音重建手段之一。然而，现有电子喉重建语音存在可懂度低、自然度差、语音单调、使用不方便等缺陷，限制了喉切除患者的日常交流和生活质量。因此，电子喉语音重建方法研究对于改善电子喉语音质量、提高电子喉实用性，以及实现喉切除患者自然语言交流具有重要意义。近十年来，以哈佛-麻省理工卫生科学与技术组和东京大学为代表的国际研究小组在电子喉语音的起止和基频控制研究方面做出了重要贡献，而本研究小组基于电子喉语音重建的基本原理，在研究如何从电子喉嗓音源角度改善电子喉语音质量方面取得了重要的成果，拓展了电子喉语音重建研究的思路。本章以电子喉嗓音源研究为主要内容，首先详细叙述了不同电子喉元音、辅音嗓音源模型与合成方法，其次研究了基于嗓音源合成的电子喉控制方法，最后系统评价了这些方法对电子喉重建语音声学质量和感知听觉质量的改善效果。

5.1　病理语音重建方法

喉部组织的切除使得患者失去了正常语音产生所必需的嗓音源，因此，病理语音重建的基本思路就是通过产生替代的嗓音源，并与保留较为完整的上声道共鸣腔协同配合获得重建语音。随着科学技术的不断发展和手术技术的不断提高，目前临床上应用最广泛的语音重建方法主要有三种(Hillman et al.，1998；Pawar et al.，2008)，分别为食管语音、气管食管语音和电子喉语音(图 5.1)。

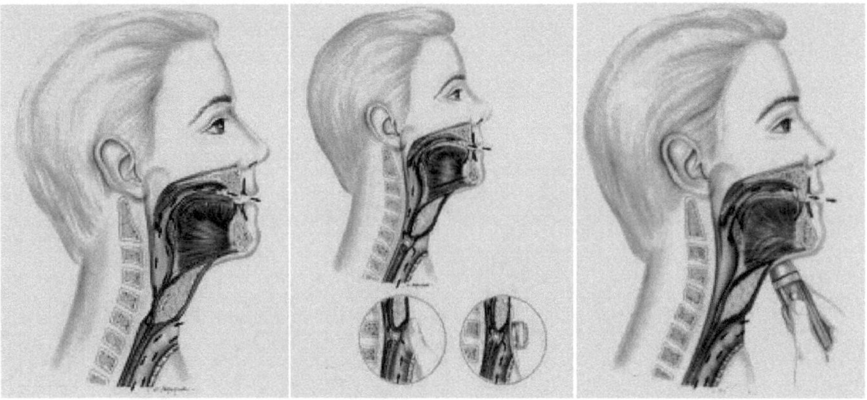

图 5.1　食管语音、气管食管语音和电子喉语音(牛海军，2003)

5.1.1　食管语音

食管语音是不需要借助外加装置或者附加手术而恢复发音的一种方法，也是目前国内最流行的一种发声方式。食管语音发声时，发声者需要先将空气吞咽进入食管和胃里，在呼气的过程中气流冲击下食管上端或者咽部黏膜，通过摩擦产生振动(Diedrich，1968；Schaefer et al.，1982)。当呼出气流的速度足够快和足够强时，就能够在咽部形成嗓音源，再通过上声道共鸣腔的调制，从而产生语音。

食管语音的优点：

(1) 成本低，不需要附加的手术即可进行发声；

(2) 食管语音的音色较好，接近正常人发出的声音。

食管语音的缺点：

(1) 很难掌握，需要较长时间的训练，仅有小部分人能够成功运用食管语音发声；

(2) 发音时间短，连贯性差，需要通过不断换气才能说出一句较长的话，特别对于老年人，这种发声方式比较困难。

5.1.2　气管食管语音

气管食管语音是喉切除后最有效的语音重建方法之一。自从1978年Singer和Blom研制出第一个发声假体来产生替代嗓音源之后，气管食管语音已经逐步发展成熟，目前在发达国家的应用非常广泛(Blom et al.，1998)。喉切除手术之后，气管不再与上声道相连，肺部呼出的气体不再经过口腔和鼻腔，患者只能通过颈前重造的瘘口进行呼吸活动。气管食管语音通过将气管内气流引入食管，使得呼气过程中气流从食管内经过并冲击食管壁产生振动。为了将气流引入食管，需要在气管和食管中间做一个瘘管，并在瘘管上放置一个单向阀门，称为发声假体。该假体允许气流由气管进入食管，同时可以防止食物进入肺内。在气管食管语音发声过程中，发声者必须将颈部瘘口堵住，让气流冲开发声假体的阀门进入食管，并冲击食管产生替代的嗓音源，最终通过唇、舌和颚的运动产生语音。

气管食管语音的优点：

(1) 发音质量好，接近于正常的喉部发音；

(2) 气流源来自于肺部，因此具有较长的发音时间和较好的气流控制。

气管食管语音的缺点：

(1) 需要附加的手术在气管和食管之间放置发声假体，由于生理结构的差异，气管食管语音并不适合于所有人；

(2) 放置在气管食管中间的发声假体需要定期取出清洁，存在卫生安全的问题；

(3) 发声时需要手臂运动配合盖紧颈前瘘口，这需要一定的训练，对于颅神经受损患者来说比较困难；

(4) 有时食物会进入气管，引起呛咳或者肺炎；

(5) 如果假体脱落进入支气管，可能会引起患者呼吸困难。

5.1.3 电子喉语音

与食管语音和气管食管语音不同,电子喉是一种能够产生机械振动的电子装置,通过外部施加的机械振动作为嗓音源,再经过上声道共鸣腔的调制形成语音。作为一种外部激励源,电子喉为不能使用食管语音和气管食管语音发声的喉切除患者提供了一种可行的语音重建方式,据统计,超过一半的喉切除患者采用电子喉语音作为主要的日常交流手段(Gray and Konrad, 1976; Morris et al., 1992; Clements et al., 1997; Hillman et al., 1998; Carr et al., 2000)。

1. 电子喉的分类

电子喉最早由 Wright 于 1942 年研制成功,至今已有 70 年的历史。该设备由一根电线连接电池与振动器,振动器置于颈部,其产生的声音经过颈部软组织传递到咽腔,通过口腔调制最终产生语音。经过不断地改进,电子喉已经由最初的模拟电路制造发展成为全数字化电路调节控制,并且提供了频率和音量的调节功能。

目前存在和发展的电子喉主要分为以下三类。

1) 颈外型电子喉

这是使用最广泛的一种电子喉,如图 5.2 所示。患者在使用时,将振动器顶在颈部,振动经过颈部组织传递到喉咽部,使空气振动而产生声波,再经过口腔与唇端调制最终产生语音。这一类电子喉中具有代表性的包括:①Western Electric 5A 型(低音调,适用于男性)和 Western Electric 5B 型(高音调,适用于女性);②德国索沃纳公司生产的 Servox digital 电子喉;③罗迈特公司的 Romet 型电子喉;④Griffin Laboratories 研制的 Tru-Tone 和 SolaTone 型电子喉;⑤美国 MPM 公司生产的 Nu-Vois Ⅲ型电子喉。

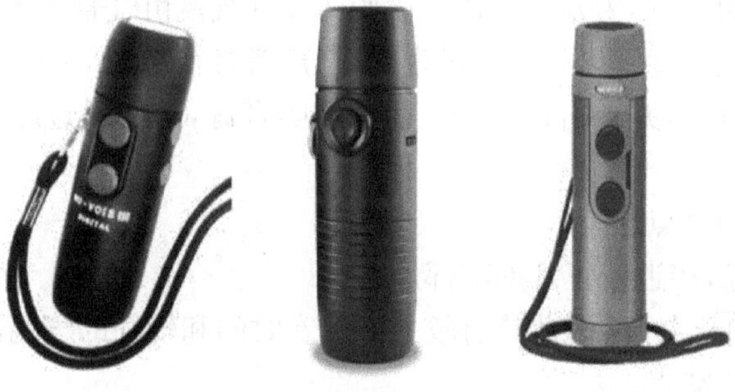

图 5.2 颈外型电子喉

2) 口腔型电子喉

最早的口腔型电子喉就是在颈外电子喉的顶端加装导管,声音经放大后,由导管传入口腔,经腭、舌、齿、唇结构的运动形成语音,如图 5.3 所示。利用该设备,患者经数天训练即可发出比较清晰的语音,而且音频的高低可以调节。具有代表性的有:①Cooper-Rand 电子喉;②口腔型 WE5 电子喉。

目前日本正在研制一种改进型口腔内电子喉,又叫托牙改造型。托牙改造是把电路、

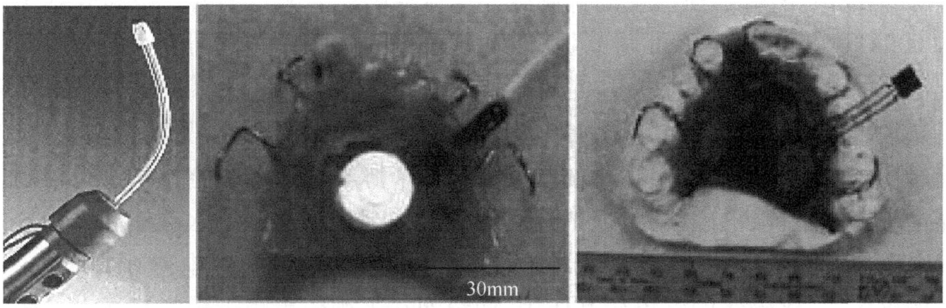

图 5.3　口腔型电子喉(牛海军,2003; Takahashi et al., 2001)

拾音器和电源放进托牙的区域。使用者使用一只舌头开关可以打开和关闭电子喉。拾音器是一只小的耳机,使用一条连接管直接把声音导进嘴后的谐振腔。托牙式电子喉装置的优点是容易拆卸,便于维修和电池充电。该装置最适用于戴假牙的高龄喉切除患者。这种装置的主要问题是唾液阻塞拾音管,会大大衰减拾音器信号。图 5.3 中分别给出了有线控制和无线控制形式的两种托牙式电子喉。

口腔型电子喉的优点在于可以直接使用谐振腔,不存在颈部组织对振动信号的衰减问题,而且使用方便,不需固定于口腔外部,更美观且不易分散谈话人的注意力。

3) 植入型电子喉

这是一种新型的电子喉,它由两部分组成:激活器和植入式传感器。前者包括周期性脉冲源和无线电频率发射器;后者包括皮下变压器、滤波器和传感器。这两部分用电线顺序连接,通过手术植入患者的颈部组织内。发射器埋入颈部皮下,传感器植入前咽的后壁颈椎的第 5 椎骨处。电子喉的工作顺序是:周期性脉冲源→无线电频率发射机→皮下变压器→滤波器→传感器→发声通道,最后经构音器官形成语音。与颈型和口腔型电子喉相比较,这种电子喉的最大优点是基频和强度可以按需调节。但是由于这种设备构成复杂,并且在应用时需要考虑较多的因素,如植入材料的生物相容性与排异反应、植入材料的耐用性、电子喉的噪声等。除此之外,附加的外科手术、专门的包装及可靠性要求都大大增加了这种电子喉的价格,而且这种外科手术对高龄患者存在危险性。

2. 电子喉的工作原理

电子喉语音的重建原理就是利用机械装置产生并施加一个嗓音源来替代声带振动的嗓音源,即电子系统产生一个稳定的基本频率,通过该电子系统与颈部组织系统的耦合将该声音经上声道送入共鸣腔内,经过口腔、鼻腔、咽及舌等吐字器官的运动模拟生理性发音获得的连续语音,从而恢复喉切除患者的发声能力。

图 5.4 为颈外型电子喉装置的结构示意图,一般包括三个主要部分:电池、驱动电路和振动头。电池是用来为电子喉提供所需的电能,通常采用 9V 或 12V 的可充电电池。驱动电路用来产生周期性的驱动电流,一般由振荡器、脉宽调制器和功率放大电路构成。振荡器一般由 CMOS 集成电路组成,通过振荡回路产生一个低频电脉冲信号,其低频脉冲频率可以通过电位器在 60～200Hz 的范围内进行调节,使用时作为基音音调高低的调节,可将使用者说话时的音调调整在近似于失音前自然发声的频率上。脉宽调制器也是

由CMOS集成电路构成，所产生的调制脉冲信号控制在高频范围内。该高频振荡信号频率约为500kHz，频率固定不可调节，脉冲宽度可以通过另一电位器连续进行调节，其脉宽输出波形的占空比为0.1～0.9，使用时作为音量控制，供使用者根据不同的环境情况调节音量大小/音响强度。经脉宽调制的信号经过功率放大器后，驱动振动头中的电能-机械能转换器产生振动。输出功率的强度通过调节脉宽波形的占空比来进行控制。电子喉的振动头由永磁体、电磁线圈、撞击杆和振动膜片组成。固定的永磁体和可动的电磁线圈构成一个传统的电能-机械能转换器，当周期性的驱动电流流过电磁线圈时，产生周期性变化的磁场，与永磁体的磁场相互作用，使线圈在平衡位置附近做往复运动。固定在电磁线圈上的撞击杆随着线圈一起做往复运动，以驱动电流的频率撞击顶部振动膜片下方的触点，产生所需要的周期性振动的噪音源。

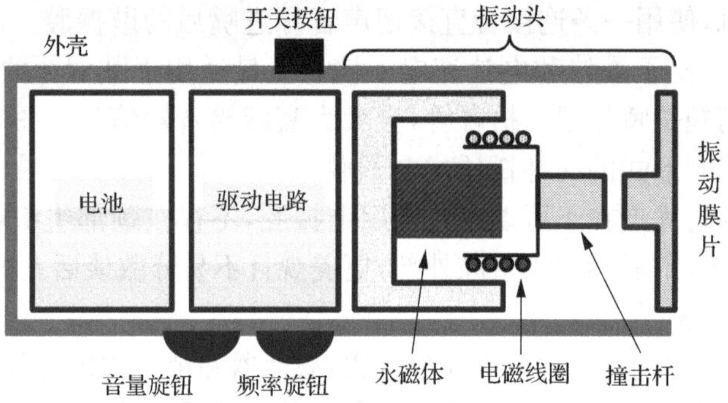

图5.4　电子喉装置结构示意图

3. 电子喉语音的优缺点

目前广泛应用的电子喉语音的优点：

(1) 可以长时间说话并且比较容易被理解；

(2) 使用方便，不需要额外的手术和外科护理，只要将电子喉放在颈部即可；

(3) 电子喉基本上可以适应于任何人，对于不同手术条件的患者来说，在某些伤口疤痕导致无法使用颈外型电子喉时，可以采用口腔型电子喉。

目前存在的电子喉语音的主要缺点(Meltzner et al., 2005a)：

(1) 电子喉语音音量低，噪声大，可懂度低；

(2) 在说话过程中缺乏较好的频率和强度调节，以及准确的语音起止控制；

(3) 电子喉的声音听起来很机械，与正常语音相比不自然；

(4) 发声时需要用手握住电子喉，使用不方便，长时间会产生疲劳。

5.2　电子喉元音重建

对于正常语音，元音和辅音具有不同的发声机制，其噪音源具有显著差异。一般情况下，元音发声时声带振动产生周期性的声门波作为噪音源，而辅音发声时声带不一定振动，特别是清辅音。现有电子喉代替声带提供一种周期性的振动源，原理上更符合元音发声的重建。

5.2.1　电子喉嗓音源与重建元音

1. 电子喉嗓音源的声学特征

传统电子喉是一种非线性的电能-机械能转换装置，如图 5.5 所示，通过电磁感应原理使撞击杆运动并冲击振动膜片产生电子喉振动嗓音源。现有电子喉的驱动信号多以周期性单脉冲为主，由于撞击杆与振动膜片之间是非接触的，产生的振动嗓音源类似于周期性的单脉冲阻尼震荡信号。

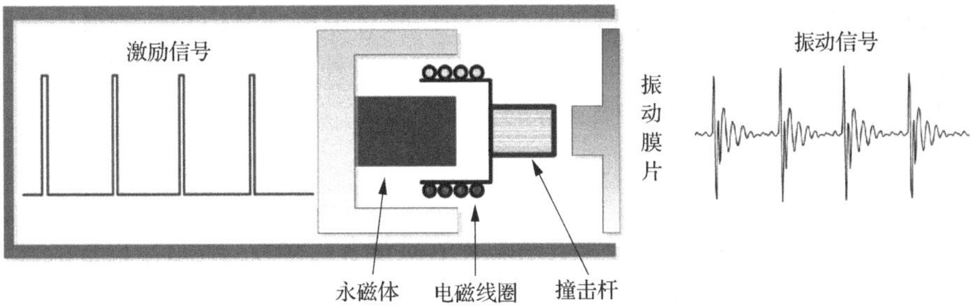

图 5.5　电子喉振动嗓音源的产生

正是电子喉本身的机械结构，使得电子喉的振动嗓音源与正常发声的声门嗓音源在声学特征上具有显著性差异。Qi 等研究发现，与正常发声的声门嗓音源相比，电子喉振动嗓音源具有明显的低频能量缺失（Qi and Weinberg，1991）。如图 5.6(a)所示，在 500Hz 以下范围，电子喉嗓音源的低频能量明显低于正常发声的嗓音源，而这种低频能量的缺失正是由电子喉装置的非线性造成的（Qi and Weinberg，1991）。不仅如此，如图 5.6(b)所示，电子喉嗓音源的低频能量缺失也造成了电子喉重建语音的低频能量缺失，并且这种低频能量缺失对于电子喉语音的可懂度具有显著影响（Weiss et al.，1979；Qi and Weinberg，1991）。

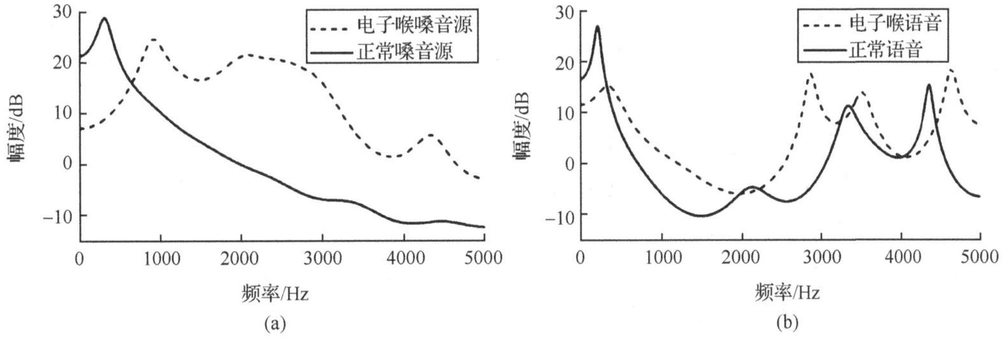

图 5.6　电子喉嗓音源与电子喉语音频率特征（元音/i/为例）
(a) 电子喉嗓音源和正常嗓音源；(b) 电子喉语音和正常语音

为了改善电子喉语音的质量，Qi 等设计了一个最优的二阶低通滤波器，该滤波器能够对电子喉语音 500Hz 以下频率的能量进行补偿而不影响高频成分的能量(Qi and Weinberg, 1991)。声学分析结果显示,该滤波器成功实现了电子喉语音的低频能量补偿,不仅如此,感知听觉实验发现,低频能量补偿能够提高电子喉语音的自然度和可接受度。

电子喉语音的低频缺失本质上是由现有电子喉装置的非线性造成的,因此有研究尝试从电子喉振动装置入手改善电子喉语音的质量。Houston 等根据电动扬声器的原理设计了电子喉线性振动器的原型,并对其振动性能进行了测量评价(Houston et al., 1999)。在正常受试者颈部组织负载的条件下,该线性振动器能够在 20～2000Hz 范围内提供平稳的频率响应。此外,Ooe 和 Sugio 等利用压电特性设计生产了一种压电陶瓷振动器,该振动器在锯齿波的驱动下能够产生与声门嗓音源声学特征相似的振动信号(Ooe et al., 1999; Sugio et al., 2007)。虽然没有关于这两种电子喉原型装置重建语音质量的报告,但都成功地补偿了电子喉嗓音源的低频缺失。

2. 电子喉重建元音的声学特征

虽然低频能量补偿提高了电子喉重建语音的质量和可懂度,然而与正常语音相比仍然存在显著差距(Qi and Weinberg, 1991)。Meltzner 等采集了同一患者喉切除前后的语音,并对其中的元音进行了声学特征的比较和分析来研究电子喉重建元音与正常元音之间的区别(Hillman et al., 1998; Meltzner, 2003)。Meltzner 发现喉切除后的电子喉重建元音与喉切除前正常元音相比存在异常的声学特征,主要包括以下几个方面。第一,电子喉重建元音的前三阶共振峰频率明显高于正常语音,升高的程度与元音类别有关。这个结果与 Sisty 等在食管语音中的发现类似(Sisty and Weinberg, 1972),Meltzner 认为共振峰的升高是由于喉切除手术使得咽腔部分的声道变短造成的,不同元音之间的差别是由于其在咽腔部分的声道面积不同而产生的(Meltzner, 2003)。第二,电子喉重建元音的第一共振峰的带宽明显变窄,而其他高阶共振峰不变,这主要由于喉切除使得声道顶端封闭,缺少了声门下耦合造成能量的损失。第三,电子喉重建元音的低频能量缺失使得第一共振峰衰减而不明显,特别对于具有较低第一共振峰的高元音。第四,电子喉重建元音的相对共振峰幅度也与正常语音存在显著差异,并且这种差异与元音类别相关。这些电子喉重建元音声学特征上的异常直接降低了电子喉语音的质量,同时也导致了感知听觉上的变化。

Meltzner 和 Myrick 等还发现电子喉重建元音的频率谱中普遍存在反谐振点(即谱零点),并且这些谱零点的位置因发声对象和元音类别的不同而不同(Myrick and Yantorno, 1993; Meltzner, 2003)。Myrick 等证实谱零点是由于电子喉振动器施加位置不在声道末端而引入的(Myrick and Yantorno, 1993)。Meltzner 研究发现,电子喉的施加位置不同会产生不同的谱零点,而对于同一个发声对象具有相似性(Meltzner, 2003)。Meltzner 研究还发现,这些谱零点会衰减共振峰的幅度,甚至消除共振峰,因此极大地影响了电子喉重建元音的质量和可懂度。

虽然对电子喉重建元音的声学特征已经有系统的研究,然而针对这些问题的解决方案却很少。为了补偿电子喉施加引入的谱零点,Myrick 等设计了一个全极点滤波器对电子喉语音进行反滤波(Myrick and Yantorno，1993)。然而，不同元音类别引入的谱零点具有显著差异，单一的滤波器不能有效地解决所有的情况。此外，Norton 等和 Meltzner 等认为颈部组织的传递特性降低了电子喉语音的质量，因此，他们分别对不同性别正常受试者和喉切除受试者的颈部组织传递特性进行测量(Norton and Bernstein，1993；Meltzner et al.，2003)。Meltzner 研究证实喉切除受试者的颈部组织传递特性类似于一个低通滤波器，利用该滤波器对电子喉振动源进行反滤波后，能够改善电子喉语音的声学特征(Meltzner et al.，2003)。Ma 等利用倒谱分析的方法从电子喉语音中分离出嗓音源和声道信息，利用正常语音嗓音源替换电子喉嗓音源分量，再重建获得质量更好的电子喉语音(Ma et al.，1999)。主客观感知听觉评价结果显示，经过处理的电子喉语音更容易被接受，可懂度也更高(Ma et al.，1999；Meltzner et al.，2005b)。

尽管如此，通过后处理的方法对于电子喉语音的改善仍然有限，并且难以满足语音交流实时性的要求，因此，本研究小组提出从电子喉语音重建的基本原理出发，建立了符合电子喉语音重建要求的声门上元音嗓音源模型，从根本上改善电子喉重建语音的质量(Wu et al.，2013b)。

5.2.2 具有声道特征补偿的电子喉声门上元音嗓音源

1. 声道特征补偿的必要性

电子喉语音重建的基础是正常语音的产生原理，然而，喉切除条件下的电子喉语音重建与正常语音产生也存在着显著差异。首先，喉切除手术造成生理结构的差异。全喉切除手术不但完全切除了喉部组织，同时也会或多或少地切除部分声门上的声道，喉切除患者不仅失去了发声的嗓音源，同时失去了部分声道的调制。其次，电子喉重建过程造成的差异。电子喉语音重建需要通过外部施加振动源，然而振动源的施加位置已经不是正常发声情况下的声门处了。因此，喉切除条件下的电子喉语音重建过程与正常语音产生过程存在显著差异，最主要的体现就是声道系统的差异。如图 5.7 所示，将声道近似为一个

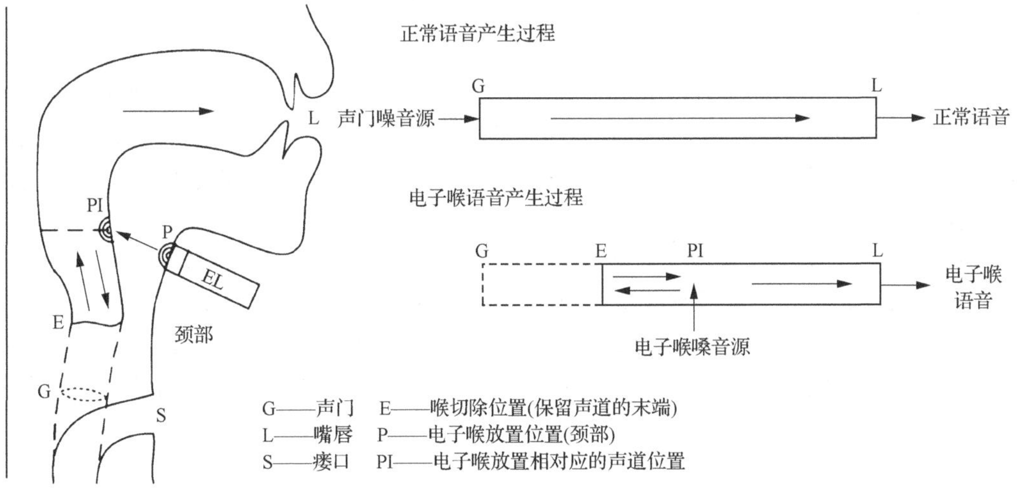

图 5.7　喉切除前后语音产生的声道系统差异

具有均匀横截面积的圆柱形声管，以下从声学原理的角度分析喉切除条件下电子喉语音重建的声道结构特征。

1）完全喉切除手术对声道系统的影响

如图 5.7 左图所示，手术不仅完全切除了声带组织（G 点），而且会切除部分的声门上声道（G～E 段），这就使得喉切除后声道的长度变短了，同时也改变了声道系统的频率响应特征。

如图 5.8 所示，对于长度为 L 的均匀声管，U_s 为输入信号，U_o 为输出信号，其声道频率响应定义为

$$\mathrm{VTTF}(f)=\frac{U_O(f)}{U_S(f)}=\frac{\mathrm{Zeros}(f)}{\mathrm{Poles}(f)} \tag{5.1}$$

在这种情况下，声管的频率响应 VTTF(f)是一个与输入信号无关而与长度 L 相关的全极点函数，并且极点的频率 fp_n 为

$$fp_n=\frac{(2n-1)c}{4L}\quad n=1,2,\cdots \tag{5.2}$$

式中，c 为空气中的声速。图 5.8 右图显示了不同长度（18cm、13cm 和 10cm）均匀声管的频率响应函数。可见，频率响应的极点频率与声道的长度成反比，并且对高频极点的影响更显著。因此，喉切除手术造成的声道变短必然会引起电子喉语音共振峰向高频的偏移。

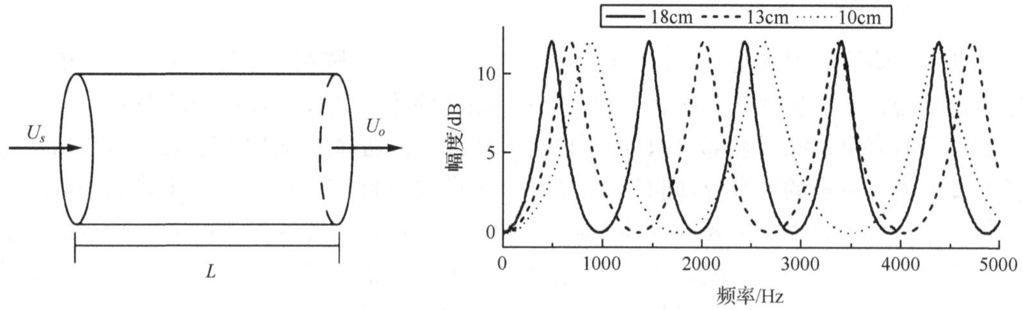

图 5.8　不同长度均匀声管的频率响应函数

2）电子喉的施加位置对声道系统的影响

如图 5.7 左图所示，电子喉使用时振动器施加于颈部（P 点），振动通过颈部组织传递进入声道的咽腔部位（PI 点），而其并不位于声道系统的末端（E 点），这就等价于输入信号产生于声道系统的中间位置。对于同一声道系统，施加位置的不同也会获得不同的声道响应特征。

如图 5.9 所示，对于长度为 L 的均匀声管，U_s 为输入信号，U_o 为输出信号，U_s 的输入位置距离末端 L_b。声管的频率响应函数 VFFT(f)依然定义为公式(5.1)，并且极点频率 fp_n 与公式(5.2)一致，但是声管的频率响应不再是全极点函数，同时包含了无限多的零点。施加位置的偏移产生了一个面积均匀且封闭的后腔，从施加点来看，后腔声道的声阻抗为

$$Z_b=-j\frac{\rho c}{A}\cot\left(\frac{2\pi fL_b}{c}\right) \tag{5.3}$$

当 Z_b 等于零时，后腔声道类似于短路系统。因此，对于一定长度 L_b 的后腔声道，将在固定的频率上引入零点，其频率 fz_m 为

$$fz_m = \frac{(2m-1)c}{4L_b} \quad m = 1,2,\cdots \tag{5.4}$$

可见，后腔的长度决定了声管频率响应中零点的频率。如图 5.9 右图所示，显示了不同施加位置(后腔长度为 0cm、6cm 和 8cm)均匀声管的频率响应函数。虽然极点频率不受施加位置的影响，但是零点引入会造成极点幅度的衰减。因此，对于电子喉语音重建，施加位置的不同必然在电子喉语音中引入不同的零点，当这些零点频率与元音共振峰频率相当的时候，就会使其衰减甚至抵消，从而降低元音的质量和可懂度。

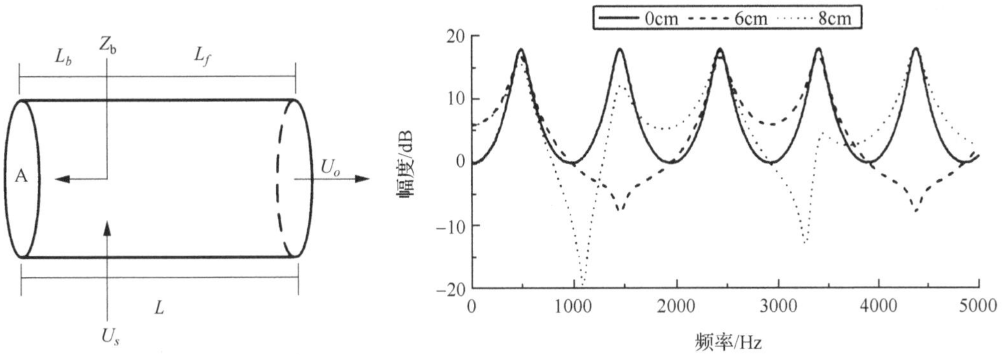

图 5.9　不同施加位置下均匀声管的频率响应函数

3) 电子喉语音条件下的声道系统特征

如图 5.7 右图所示，正常语音产生过程中，噪音源从声门处(G 点)输入，经过完整声道的单向传播，从唇端(L 点)输出语音。而电子喉语音重建过程中，噪音源从变短的声道中间位置输入，经过反向(向 E 点)和正向(向 L 点)的传播，最终从唇端(L 点)输出电子喉语音。图 5.10 显示了正常发声与电子喉发声条件下不同的声道频率响应，可见，电子

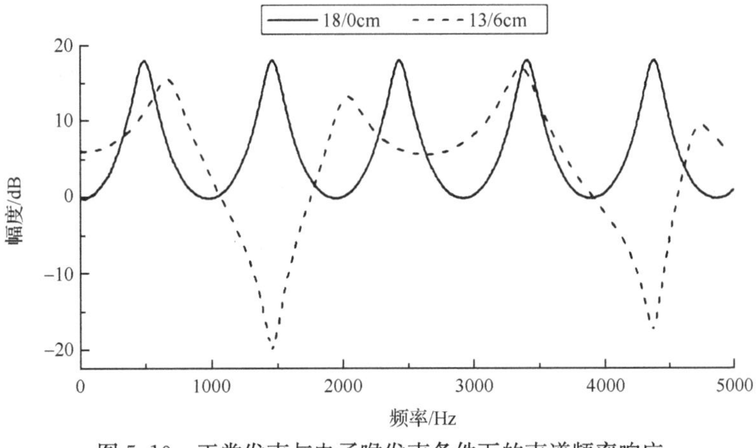

图 5.10　正常发声与电子喉发声条件下的声道频率响应

实线为正常发声的声道频率响应，声道长度为 18cm，施加位置为 0cm；

虚线为电子喉发声的声道频率响应，声道长度缩短为 13cm，施加位置为 6cm

喉语音重建过程中同时存在着声道变短和后腔声道对声道系统频率响应的影响。

声道系统在语音产生过程中起着极其重要的作用，对于元音发声，声道系统通过改变频率响应特性来从声学和感知听觉上区别不同元音的共振峰特征。在电子喉语音重建过程中，正是由于手术和电子喉使用导致的声道系统改变，对于同样的噪音源激励，电子喉重建元音必然与正常语音存在显著差异。无论现有的商业电子喉噪音源还是正常发声的声门噪音源，都不能满足喉切除条件下的电子喉语音重建需要，因为其声道特征是缺失的。

电子喉是通过代替声带振动提供噪音源进行语音重建的，因此，对电子喉噪音源进行改进，特别对声门噪音源进行声道特征补偿以适应喉切除条件下声道系统的改变是极其必要的，也是从本质上提高和改进电子喉语音质量的有效途径。

2. 电子喉声门上元音噪音源合成方法

电子喉声门上元音噪音源是一种具有声道特征补偿的改进声门噪音源。由于声道特征的补偿与喉切除手术后的声道生理结构及语音产生过程密切相关，声门上元音噪音源合成是基于发声合成法实现的。发声合成法是一种计算机语音合成技术，其主要基于声道的结构模型和语音产生的基本原理，通过模拟气流在声道中传播来合成语音（Fant，1970；Mermelstein，1973；Lin，1991）。由于生理结构模型能够直观地反映喉切除手术造成的声道结构差异，因此，采用了 LF 声门噪音源模型和 waveguide 声道模型来进行声门上噪音源合成。

1) LF 声门噪音源模型

LF 模型（Fant et al.，1985）是 Fant 和 Liljencrants 设计的一种参数化的声门噪音源模型。由于 LF 模型适用于各种发声情况，并且模型参数容易确定，已经被广泛应用于语音合成和语音分析等领域。其具体的模型公式和单周期波形如下所示：

$$\begin{cases} u'_g(t) = E_0 \mathrm{e}^{\alpha t}\sin(\omega_g t) & (0 \leqslant t \leqslant t_e) \\ u'_g(t) = -\left(\dfrac{E_e}{\varepsilon t_a}\right)\left[\mathrm{e}^{-\varepsilon(t-t_e)} - \mathrm{e}^{-\varepsilon(t_c-t_e)}\right] & (t_e \leqslant t \leqslant t_c \leqslant T_0) \end{cases} \tag{5.5}$$

LF 模型是一个声门气流体积速度倒数波分段模型，分别由正弦曲线和指数曲线两部分组成，其单周期波形如图 5.11(b)所示。确定一个 LF 模型总共需要 5 个参数，分别为 1 个幅度参数 E_e 和 4 个时间参数 $\{T_p、T_e、T_c、T_a\}$。如图 5.11 所示，E_e 为最大负峰值时刻的幅度，T_p 为最大气流的时刻，T_e 为最大负峰值时刻，T_c 代表声门关闭时刻，T_a 代表指数回复段时间常数。基于这 5 个参数可以确定声门噪音源倒数波形的形状特征，公式(5.5)中其他合成参数 $\{E_0、\alpha、\omega_g、\varepsilon\}$ 都可以由这 5 个参数通过以下条件计算获得。

$$\begin{aligned} &\int_0^T u'_g(t)\mathrm{d}t = 0, \quad \varepsilon t_a = 1 - \mathrm{e}^{-\varepsilon(t_c - t_e)}, \quad \omega_g = \frac{\pi}{t_p} \\ &E_0 = -\frac{E_e}{\mathrm{e}^{\alpha t_e}\sin(\omega_g t_e)} \end{aligned} \tag{5.6}$$

2) waveguide 声道模型

waveguide 模型（Smith，1992，1996）是一种时域的分段模型，通过模拟气流在声道

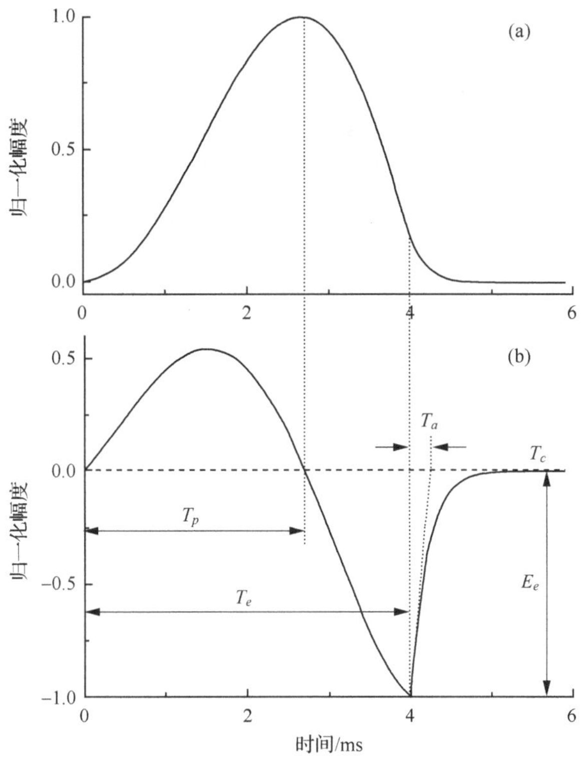

图 5.11　LF 模型单周期归一化波形

(a) 气流体积速度波形;(b) 气流体积速度倒数波形

中传播来描述声道特征。考虑到需要从声道解剖结构角度进行特征补偿,该方法选择了一维 waveguide 模型,其基本假设认为声道是直的,并且声音在声道中以平面波的形式传播。图 5.12 即为一维 waveguide 模型示意图,它将声道看成是一个一维的级联声管,按照间隔距离 d 划分为若干个均匀横截面积 A_i 的圆柱形声管,所有声管的截面积作为一维参数序列用来表征特定的声道参数,即为模型参数。

waveguide 模型利用波动理论模拟声波在级联声管中的传播。在第 i 个均匀声管内部,根据达朗贝尔解可将声波分解为一个正向波 u_i^+ 和一个反向波 u_i^-,两个波束之和即为该声管内的瞬时声波。此外,鉴于每一个均匀声管具有一定的长度,所以用一个时间延迟单位 $\tau = d/c$ 来表征声波在均匀声管内部的传播。

在两个相邻(第 i 和 $i+1$ 个)声管的交界处,由于横截面积的变化引起声阻抗的变化,使得声波在交界处发生透射和反射。根据 Kelly-Lochabum 散射方程的描述,声阻抗与声管的横截面积成反比。因此,第 i 与第 $i+1$ 个声管交界处的 Kelly-Lochabum 散射方程和反射系数 r_i 公式为

$$\begin{cases} u_{i+1}^+ = (1-r_i)u_i^+ - r_i u_{i+1}^- = u_i^+ - r_i(u_i^+ + u_{i+1}^-) \\ u_i^- = (1+r_i)u_{i+1}^- + r_i u_i^+ = u_{i+1}^- + r_i(u_i^+ + u_{i+1}^-) \end{cases} \quad r_i = \frac{A_i - A_{i+1}}{A_i + A_{i+1}} \tag{5.7}$$

此外,对于声道的两端,声门处假设为关闭状态(即 $A=0$),而嘴唇处假设为开放状

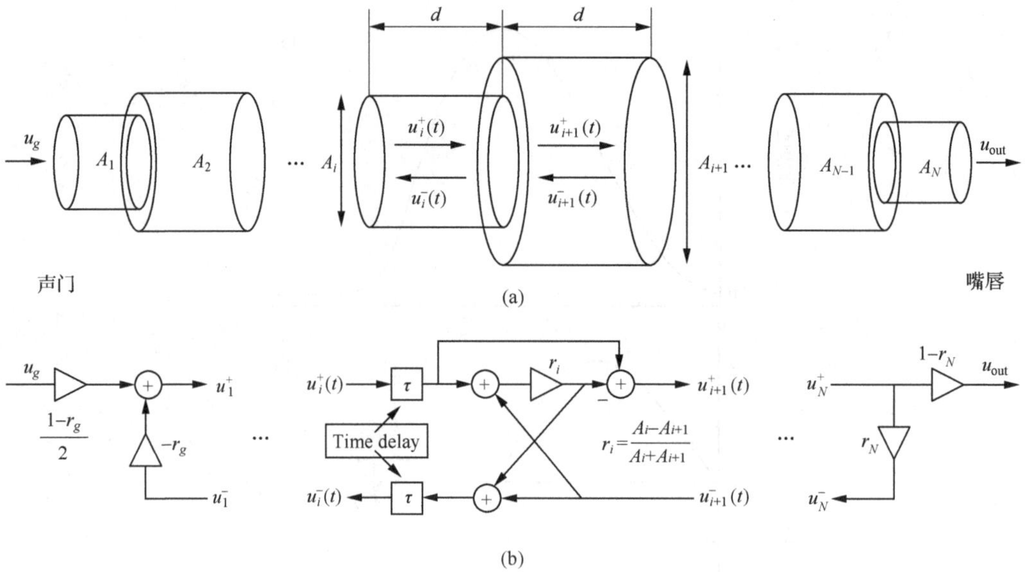

图 5.12　一维 waveguide 模型

(a) 理论模型；(b) 简化模型

态，故可由以下公式描述：

$$\begin{cases}\text{glottis: } u_1^+ = \dfrac{1-r_g}{2}u_g - r_g u_1^- = \dfrac{1}{2}u_g - r_g\left(\dfrac{1}{2}u_g + u_1^-\right) & r_g \approx -1 \\ \text{lips: } u_{\text{out}} = (1-r_N)u_N^+ = u_N^+ - u_N^- & r_N \approx -1\end{cases} \tag{5.8}$$

一维 waveguide 模型作为声道模型，一方面以声道面积函数作为参数，能够直接反应喉切除条件下的声道结构；另一方面，该模型可以计算得到声道中任意位置的声信号；此外，其算法简单，迭代运算速度快，能够满足实时性的要求。

3) 声门上元音噪音源模型参数提取

在合成声门上元音噪音源之前，必须要根据实际使用者的手术和电子喉使用情况，对声门上元音噪音源模型参数进行提取。声门上元音噪音源涉及的模型参数主要有两个方面：一是完整声道的面积函数，二是声道补偿需要的声道末端位置与噪音源施加位置。由于喉切除手术的差异，正常受试者和喉切除受试者的参数提取方法有所不同，但都是基于传统商业电子喉语音的声学特征反求获得。具体的提取过程如下。

(1) 对于正常受试者的情况，利用声道结构模型(Mermelstein, 1973)与模拟退火优化算法(Davis, 1987; Van Laarhoven and Aarts, 1987)从正常语音中反求出不同元音的声道面积函数，具体过程可利用 Childers 的语音处理与合成工具箱在 Matlab 程序下实现(Childers and Diaz, 2000)。由于正常受试者的声道保存完整，声道末端为声门处，所以只需要提取噪音源施加位置参数。由于传统商业电子喉语音频谱中的零点与施加位置引入的后腔有关，因此，施加位置主要根据谱零点的频率来提取。

(2) 完整的声道结构对于声门上噪音源的合成是必不可少的，然而，对于已经喉切除受试者，不可能实现完整声道的提取。由于不同个体之间同一元音的声道面积结构具有相似性(Story et al.，1996)，这就说明利用替代声道是可能实现声门上元音嗓音源的合成。在喉切除条件下，利用正常受试者的声道面积函数代替喉切除受试者的完整声道结构作为声门上元音嗓音源的参数来合成“替代声门上元音嗓音源”。因此，声道补偿的参数都是基于替代声道面积函数提取的，主要分为两步。第一，保留声道末端位置的提取是基于传统商业电子喉语音的第一共振峰实现的。由于手术造成声道长度变短直接影响着共振峰的频率。因为第一共振峰频率较低，不容易受到后腔引入的零点影响，所以利用第一共振峰频率能够可靠地获取保留声道的长度。第二，在确定保留声道末端位置的基础上，利用传统商业电子喉语音的谱零点提取电子喉嗓音源的施加位置。

4) 声门上元音嗓音源合成步骤

基于 LF 声门嗓音源模型与 waveguide 声道模型，采用语音产生的源-滤波器模型来合成声门上元音嗓音源。源-滤波器模型将语音的产生近似看成是一个嗓音源经过一个线性声学滤波器的过程，其基本假设是嗓音源和滤波器之间是相互独立的。虽然该模型忽略了声门与声道之间的气流耦合，但由于其相对简单，并且能够在时域进行计算，因此，选择该模型方法进行声门上嗓音源的合成，具体步骤如图 5.13 所示。

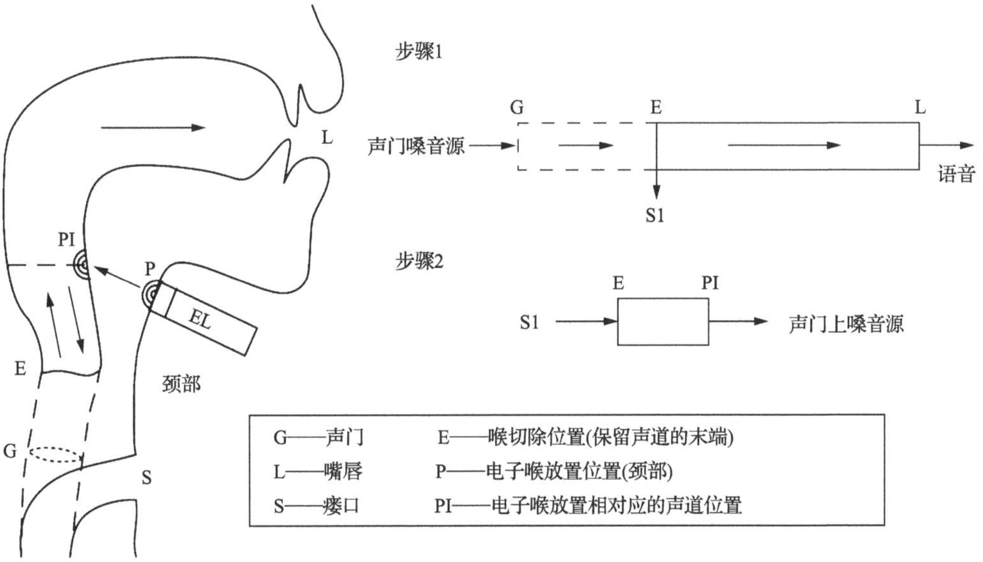

图 5.13　声门上元音嗓音源合成示意图

左图为喉切除患者矢状面声道结构与电子喉语音重建过程示意图，其中虚线为喉切除前完整的声道结构；右图为声门上元音嗓音源合成的两步声道特征补偿示意图

针对喉切除手术和电子喉使用引起的声道系统改变，声门上元音嗓音源合成中涉及的声道特征补偿主要包括两步。

(1) 手术切除的声道特征补偿

第一步是为了补偿由于手术切除而缺失的声门上部分声道特征，即图 5.13 中 G-E 段声道。首先，利用 LF 模型合成声门嗓音源波形。其次，利用 waveguide 模型对喉切除前完整声道(即从 G 点到 L 点)进行分段建模，其中声门处(G 点)设置为关闭状态，而嘴唇处(L 点)设置为开放状态。然后，将声门嗓音源波形作为输入信号从声门处(G 点)输入,并在声道中向嘴唇端(L点)传播。最后,位于截断处(E点)的信号波形S1即为第一步补偿的结果。对于正常受试者使用电子喉的情况,由于并没有进行喉切除手术,故不需要这一步补偿。

(2) 电子喉施加位置产生的后腔声道特征补偿

第二步是为了补偿由于施加位置引入的后腔声道特征。首先,利用waveguide模型对后腔声道进行分段建模。对于喉切除患者的情况,后腔为图5.13中的E-PI段声道,E点处设置为关闭状态,PI点处为开放状态。其次,将第一步补偿后的信号波形S1作为输入信号从E点输入。最终,从PI点输出的信号波形即为声门上元音嗓音源波形。对于正常受试者使用电子喉的情况,由于其声道保存完整,后腔为图5.13中的G-PI段声道,其中G点为关闭状态,PI点为开放状态。此外,由于不需要第一步补偿,输入信号即为LF模型合成声门嗓音源波形。

5) 声门上元音嗓音源合成的声学原理

为了从声学角度分别解释两步声道特征补偿的作用和目的,假设喉切除前完整的声道(即G-L段)是一个长度为16cm的均匀截面积的圆柱形声管,喉切除手术的截断声道(即G-E段)长度为5.5cm,后腔声道(即E-PI)长度为2.5cm。因此,根据声学原理,两步声道特征补偿的频率响应函数如图5.14所示。

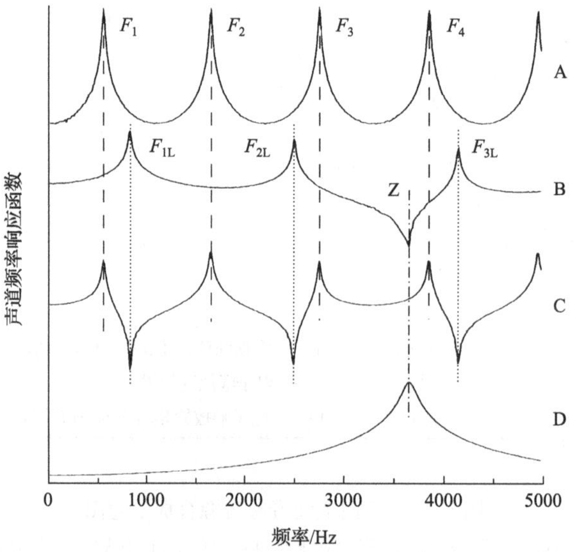

图5.14　声道特征补偿的声学原理

A. 喉切除前完整声道的声道频率响应函数,F_1、F_2、F_3、F_4分别代表前四阶共振峰;

B. 喉切除后保留声道的频率响应函数,F_{1L}、F_{2L}、F_{3L}和Z分别代表前三阶共振峰和谱零点;

C. 第一步声道特征补偿的频率响应函数;D. 第二步声道特征补偿的频率响应函数

第一步声道特征补偿是为了改善由于声道变短而引起的声学特征异常,最主要目的就是消除共振峰的偏移。如图5.14曲线C所示,第一步声道补偿的频率响应中包含4个极点和3个零点。很明显,3个零点的频率与电子喉条件下(曲线B)的前三阶共振峰F_{1L}、F_{2L}、F_{3L}一致,而4个极点的频率与完整声道(曲线A)的前四阶共振峰F_1、F_2、F_3、F_4

相一致。因此，通过第一步声道特征补偿，能够抵消保留声道的共振峰特征，而重建完整声道的共振峰特征，消除了喉切除术手术造成的声学特征异常。

第二步声道特征补偿是为了消除后腔声道引入电子喉语音的谱零点。如图 5.14 曲线 D 所示，第二步声道补偿的频率响应中只有一个极点，并且该极点频率对应于电子喉条件下(曲线 B)的谱零点 Z。因此，通过第二步声道特征补偿，能够消除后腔声道引入谱零点而产生的电子喉语音声学特征异常。

综上所述，经过声道特征补偿的声门上元音嗓音源，从声学原理上能够补偿喉切除手术和电子喉施加产生的声道系统差异，消除由此产生的电子喉语音声学特征异常，从而改善电子喉语音的质量，提高电子喉语音可懂度。

5.2.3　不同元音嗓音源及其重建元音的声学特征

1. 元音重建实验设计

1) 实验系统

图 5.15 显示了声门上嗓音源元音重建的实验系统(SGVS-EL)，由台式计算机和电子喉嗓音源输出装置组成。基于计算机系统，软件设计实现了声门上元音嗓音源的数字合成，同时通过交互界面能够对嗓音源参数进行设置。电子喉嗓音源的输出装置是由电子喉振动器及其前置驱动电路组成的。前置驱动电路通过 LPT 并口从计算机接收数据，主要对合成的嗓音源数字信号进行 D/A 数模转换和功率放大。电子喉振动器是一个由微型扬声器改装而成的、直径 3cm 的线性振动器。

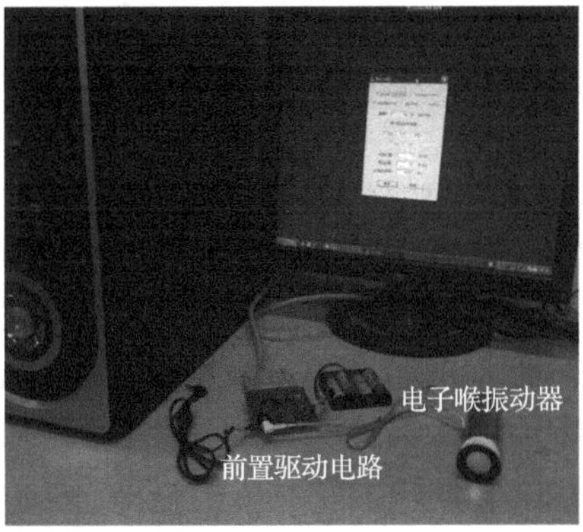

(a)

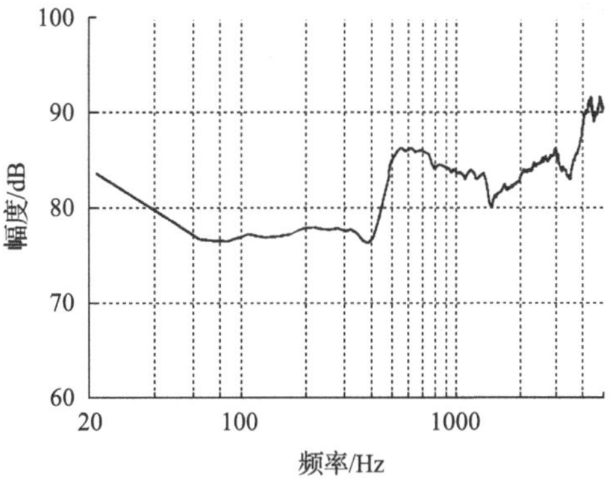

(b)

图 5.15　基于声门上元音嗓音源的电子喉语音重建实验系统

(a) 系统组成实物图；(b) 线性电子喉振动器的频率响应曲线

图 5.15(b)为系统中电子喉线性振动器在 100mm/s 扫频速度下测量的频率响应曲线。对于语音信号，一般情况下感兴趣的频率范围主要集中在 0～5000Hz。在该范围内，虽然线性振动器的频率响应不是理想的直线，特别是在低频区域(60～300Hz)的频率响应比高频区域(300～5000Hz)的频率响应平均低 7dB，但是其曲线在一定范围内还是比较平坦的。此外，Meltzner 研究发现颈部组织对电子喉振动的传递特性类似于一个低通

滤波器(Meltzner et al.，2003)，因此，一定程度上可以将超出的高频响应看成是对颈部组织频率响应的补偿。

2) 实验对象与语音材料

参加实验的对象共有两名，为一名正常成年人与一名全喉切除患者。其中，喉切除受试者为男性，76 岁，三年前由于喉癌进行了喉切除手术。术后一直使用电子喉作为其主要的语音交流方式，实验进行时已经有两年以上的电子喉使用经验。正常成年受试者同样为男性，25 岁，没有任何语言、听力及上呼吸道方面的疾病，并且具有一年以上使用电子喉发声的经验。

电子喉声门上噪音源是一种元音噪音源，因此，实验主要针对持续元音发声，包括 5 种稳态元音，分别为/ɑ/(bart)、/i/(beat)、/e/(bet)、/ɔ/(bought)和/u/(boot)。

3) 元音重建的计算仿真

由于实际的电子喉语音过程受到噪音源输出、施加、颈部组织特征等诸多因素的影响，因此，在进行语音重建实验之前，通过计算仿真实验能够从理论上验证声门上元音噪音源改进电子喉重建语音质量的可行性和有效性。

电子喉语音重建的计算仿真实验是利用 Matlab 计算软件基于源-滤波器理论进行的。由于喉切除手术使得声道系统与呼吸系统之间失去连接通道，电子喉语音重建过程中可以认为噪音源与声道系统之间是相互独立的。首先，基于不同模型合成不同的电子喉噪音源；其次，按照重建过程将噪音源输入不同条件下的声道系统，利用 waveguide 声道模型仿真噪音源在声道中的传播；最终，在唇端获得重建语音。

仿真中选择了三种不同的电子喉噪音源，分别为声门上元音噪音源、正常语音的声门噪音源，以及传统非线性电子喉噪音源。其中，声门噪音源利用 LF 模型合成，传统非线性电子喉噪音源以 Servox digital(Servona 公司)为例。

实验针对 5 种稳态元音在正常受试者和喉切除受试者条件下的电子喉语音重建进行仿真，其声道形状参数依据 Story 等利用核磁共振成像提取的声道面积函数设定(Story et al.，1996)，如图 5.16 所示。对于正常受试者电子喉发声情况，认为声门处始终保持关闭状态。对于喉切除受试者电子喉发声情况，假设手术造成声道咽腔下边缘部位以下被切除，即图 5.16 中黑色实心方框所示，距离声门处 3.97cm。电子喉噪音源的施加位置设定为声道咽腔中部位置，如图 5.16 中空心圆圈所示，距离声门 7.14cm，这个施加位置在喉切除患者电子喉使用中是相当普遍的(Meltzner，2003)。

仿真实验中，声道中噪音源的施加是被当成一个点声源来处理的，因此，为了更全面地证实声门上元音噪音源的重建效果，实验仿真了两种情况下的电子喉语音重建。

(1) 理想情况下，合成的声门上元音噪音源是无偏的，即声门上元音噪音源合成过程中施加位置参数与实际重建过程中点声源位置是一致的。因此，实验中不同声门上元音噪音源合成过程中的施加位置参数和仿真重建过程中的噪音源施加位置都在距离声门 7.14cm 处，如图 5.16 空心圆圈所示。通过对无偏声门上元音噪音源的仿真重建语音声学特征的综合分析，能够从理论上证实声门上元音噪音源改进电子喉语音声学质量的可行性。

(2) 在实际电子喉语音重建条件下，一方面，每次发声时电子喉的施加位置可能发生

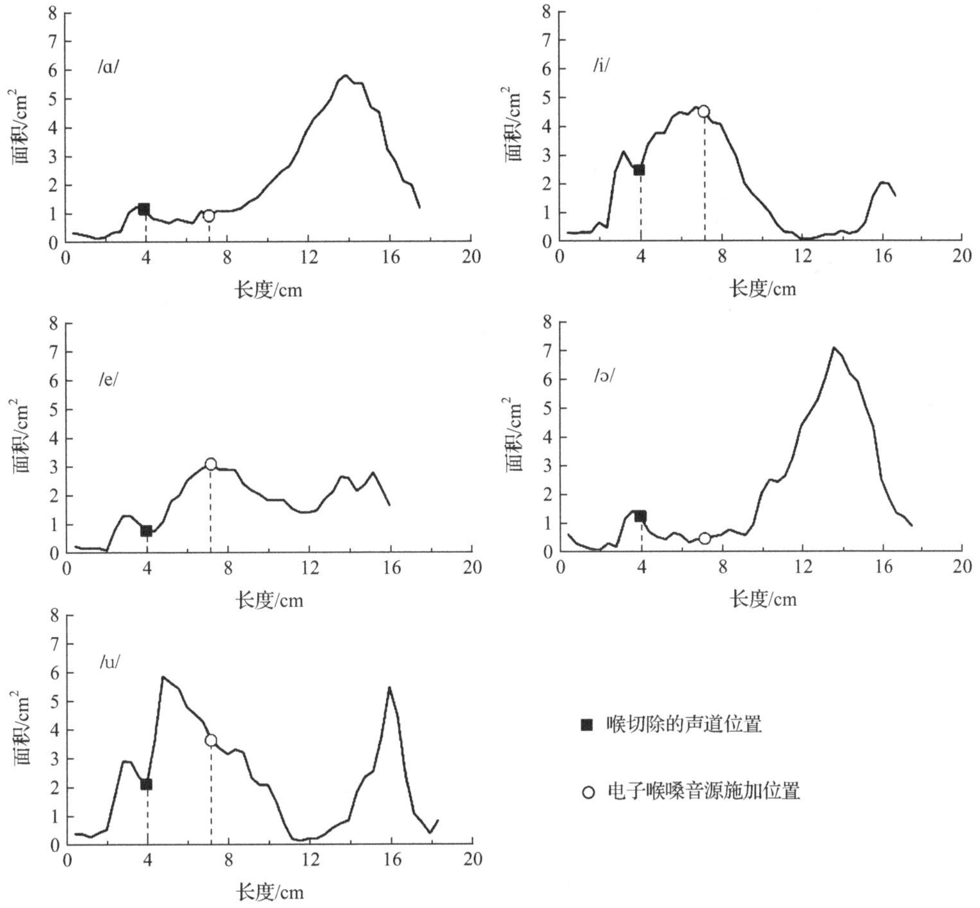

图 5.16　仿真实验中不同元音的声道面积函数

变化，而合成声门上元音嗓音源的参数基本保持不变，必然造成合成的声门上元音嗓音源是有偏差的；另一方面，电子喉振动器并不是一个理想的点声源，而是具有一定尺寸的分散式声源。为了验证不同程度声门上元音嗓音源的偏差对电子喉重建语音声学特征的影响，实验分别对 5 个不同的点声源施加情况下的电子喉语音重建进行仿真。实验中声门上元音嗓音源合成的施加位置参数仍然为距离声门 7.14cm 处，即图 5.16 空心圆圈所示位置，而嗓音源施加位置则是在(7.14±1.5)cm 范围内均匀分布的 5 个点声源。通过对有偏声门上元音嗓音源的仿真重建语音声学特征的综合分析，能够从理论上证实声门上元音嗓音源用于实际语音重建的可行性。

4) 基于系统的元音重建

基于 SGVS-EL 系统的电子喉元音重建实验中，声门上元音嗓音源模型参数根据受试者手术和电子喉使用情况提取，分别如图 5.17 所示。对于正常受试者，其使用电子喉的施加位置大约位于距离声门 8cm 处，如图中黑色实心方框所示。对于喉切除受试者，利用正常受试者的声道面积函数代替喉切除受试者的完整声道结构作为声门上元音嗓音源的参数，其基于替代声道面积函数的保留声道末端位置和电子喉嗓音源施加位置分别距离声门 6cm 和 10cm，如图中空心圆圈所示。

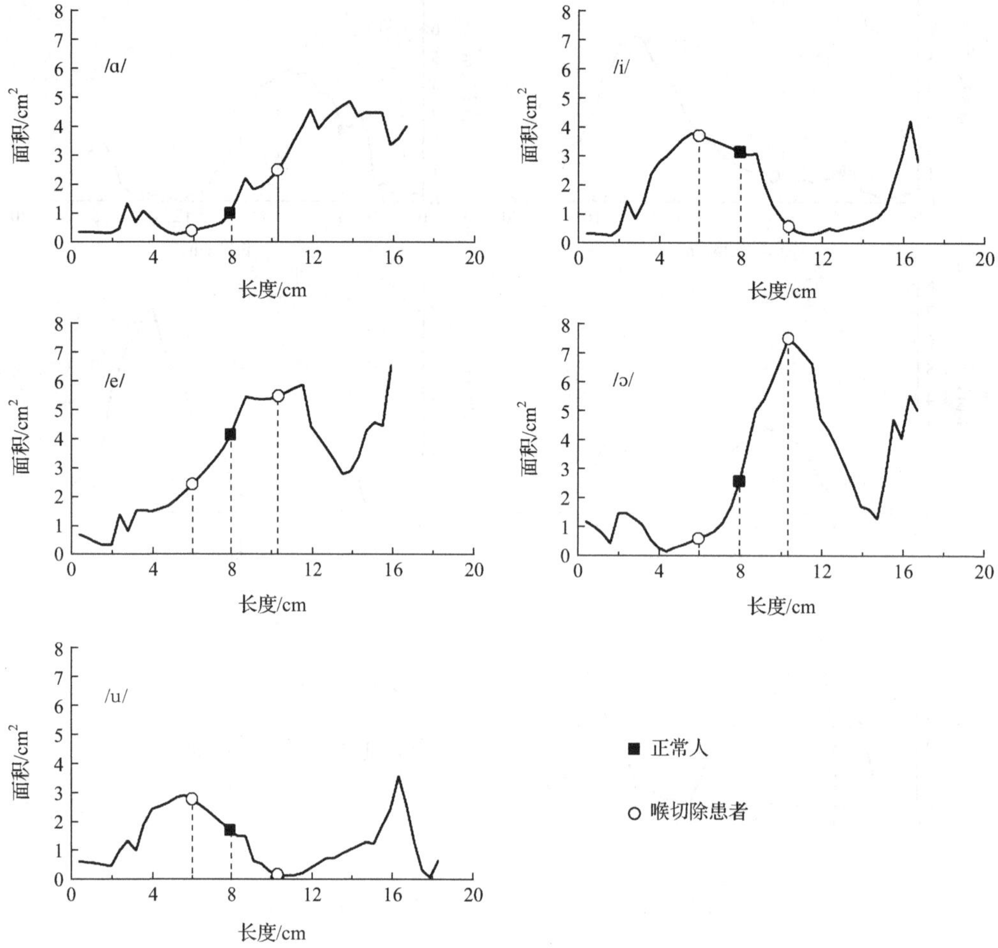

图 5.17　语音重建实验不同元音的声门上噪音源合成参数

为了消除 SGVS-EL 系统与传统商业电子喉之间的输出声压与泄漏噪声等系统性能差异，实验中传统商业电子喉噪音源也由 SGVS-EL 系统输出。除此之外，为了与喉切除条件保持一致，正常受试者在进行电子喉语音重建过程中保持声门关闭，以消除声门下呼吸系统的耦合和无意识的发声。

整个实验过程是在一个隔音的语音实验室完成的。实验过程中，每个受试者分别利用声门上元音噪音源、传统商业电子喉噪音源(Servox digital，Servona 公司)和正常嗓音(仅正常受试者)等三种不同的噪音源进行发声。所有语音信号都利用一个距离受试者嘴唇 5cm 处的动态麦克风通过数据采集系统进行实时采集。语音数据的采样率为 44 100Hz，量化精度为 16 位。

5) 重建语音的声学分析

声学特征是评价元音质量的一个重要指标(Hillenbrand et al.，1995)，并且对于不同元音的听觉感知具有重要影响(Rosner and Pickering，1994；Clark et al.，2007)，因此，实验主要从声学质量上客观评价声门上元音嗓音源对电子喉重建语音改进的效果。

实验涉及的声学分析方法主要包括三个步骤：第一，由于5kHz频率范围足够包含语音的前三阶共振峰信息，因此，在进行声学分析前对语音信号进行低通滤波并降采样到10kHz。第二，对于每个元音，利用50ms汉明窗选取分段语音信号，再通过4096点的离散傅里叶变换计算每段语音的频谱。第三，对每段语音信号进行线性预测分析，计算其线性预测系数。线性预测阶数选择能够准确反映前三阶共振峰的最小阶数，实验中根据经验设置为16。最后，线性预测系数被转换成共轭双极点 p_i，用来计算共振峰的频率 f_i。

$$f_i = \frac{(\angle p)F_s}{\pi} \tag{5.9}$$

式中，F_s 为采样率。

实验中主要关注三个方面的声学特征：首先是前三阶共振峰，包括共振峰频率（F_1、F_2、F_3）和共振峰幅度（A_1、A_2、A_3），利用离散傅里叶变换频谱和线性预测谱两个方面信息综合获得；其次是低频能量，由归一化能量参数 Er 表征，其定义为500Hz以下能量与5000Hz以下能量的比值；最后是谱零点，通过观察将可见的谱零点手动从频谱中标示出来。

2. 不同元音嗓音源的声学特征

图5.18显示了SGVS-EL系统输出不同元音嗓音源的归一化时域波形及相应的功

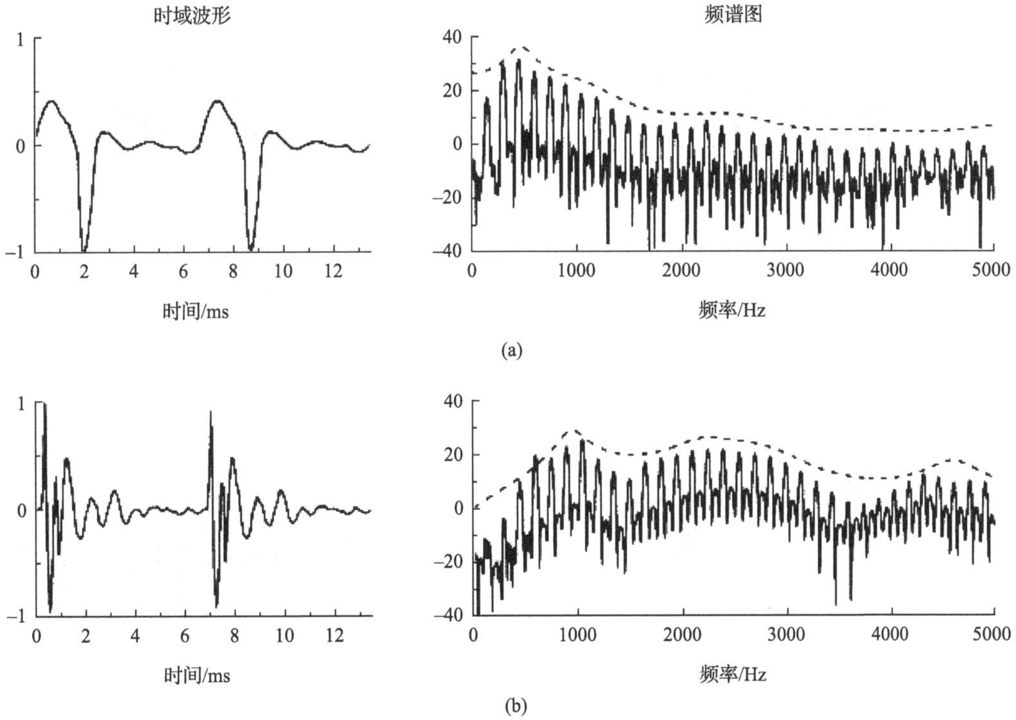

图5.18　SGVS-EL输出的不同嗓音源归一化波形及其功率谱密度

(a) 声门嗓音源；(b) Servox嗓音源；(c) 声门上嗓音源/ɑ/；(d) 声门上嗓音源/i/；(e) 声门上嗓音源/e/；(f) 声门上嗓音源/ɔ/；(g) 声门上嗓音源/u/

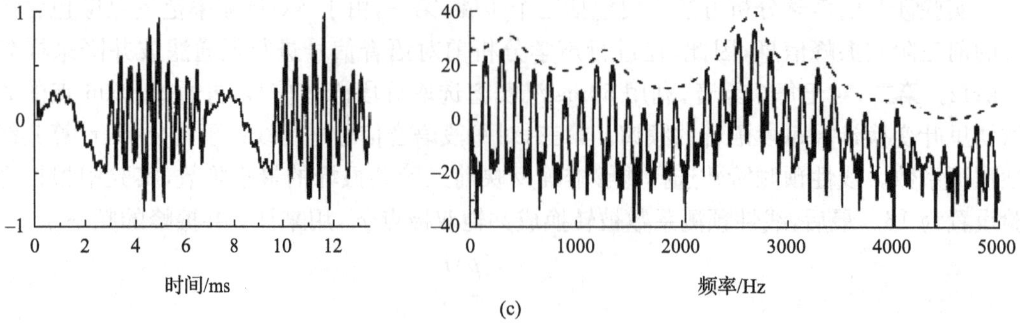
1
0
−1
0 2 4 6 8 10 12
时间/ms
40
20
0
−20
−40
0 1000 2000 3000 4000 5000
频率/Hz

(c)

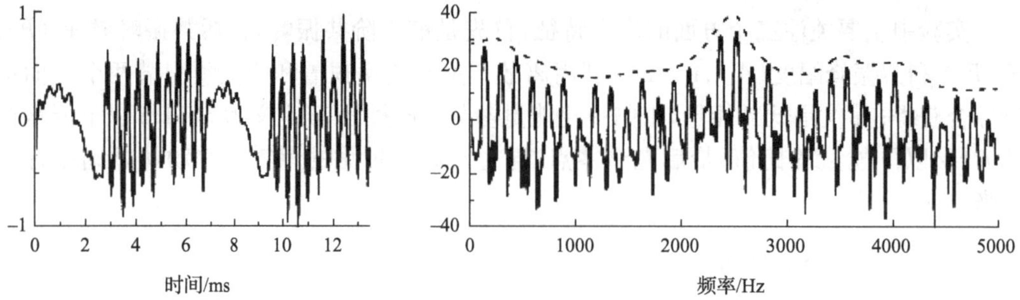
1
0
−1
0 2 4 6 8 10 12
时间/ms
40
20
0
−20
−40
0 1000 2000 3000 4000 5000
频率/Hz

(d)

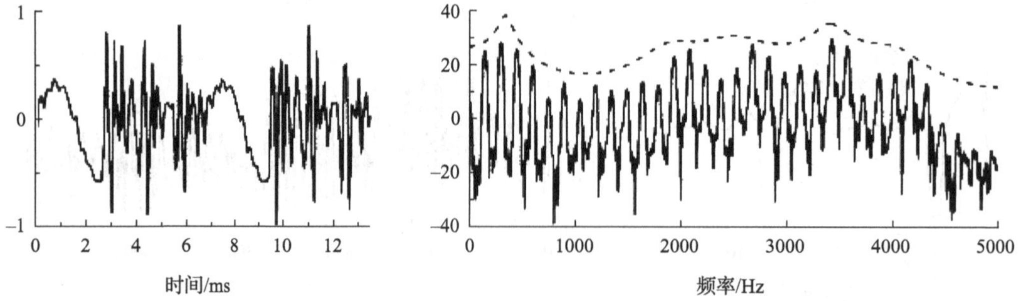
1
0
−1
0 2 4 6 8 10 12
时间/ms
40
20
0
−20
−40
0 1000 2000 3000 4000 5000
频率/Hz

(e)

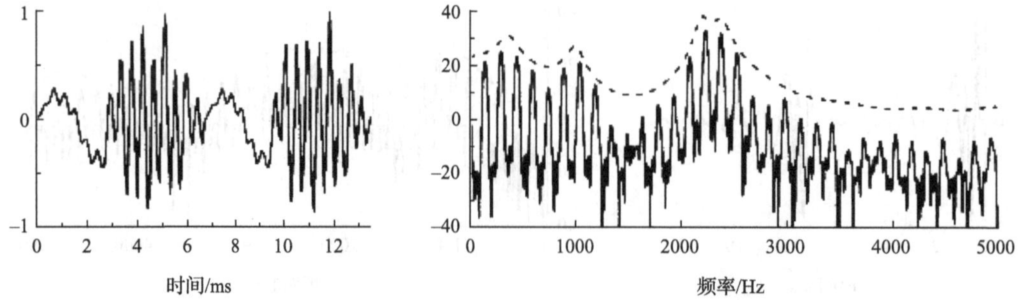
1
0
−1
0 2 4 6 8 10 12
时间/ms
40
20
0
−20
−40
0 1000 2000 3000 4000 5000
频率/Hz

(f)

图 5.18(续)

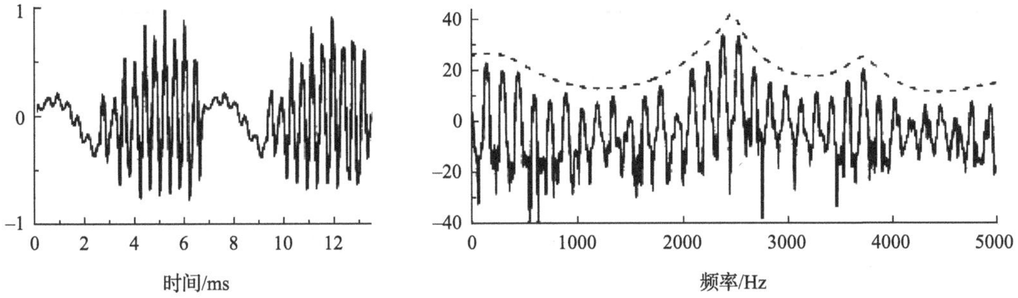

(g)

图 5.18(续)

率谱密度。SGVS-EL 实验系统的线性换能器的输出波形与输入驱动信号的平均失真率小于 3%，因此，SGVS-EL 系统对实验结果的影响是可以接受的。从图 5.18 的结果可以看出，声门上元音嗓音源与商业电子喉嗓音源（Servox）和正常发声的声门嗓音源之间存在显著性差异。

1）时域波形差异

Servox 嗓音源波形为周期性连续的单脉冲阻尼振动，虽然这种波形能够提供一种振动嗓音源，但是其与正常语音产生原理并不一致。相比之下，声门上元音嗓音源波形与正常发声的声门嗓音源波形更相近，特别是在声带振动周期的开放相，这主要是由于声门上元音嗓音源是基于声门嗓音源改进而来的。对于声带振动周期的闭合相，声门上嗓音源波形比声门嗓音源波形的波动更明显，这是进行了声道特征补偿的结果，是声道特征在波形上的直接反映。除此之外，不同元音的声门上嗓音源波形之间也存在差异，这种差异同样存在于声带振动周期的闭合相，主要是由于不同元音的声道面积函数具有不同的声道特征，不同的声道特征决定了不同的声门上元音嗓音源特征。

2）功率谱密度差异

在频率域，声门上元音嗓音源与声门嗓音源和 Servox 嗓音源之间的差异则更加显著，特别是其功率谱的频率分布。如表 5.1 所示，为不同电子喉嗓音源 0～5000Hz 的谱峰值频率。按照 LF 模型，正常发声的声门嗓音源功率谱仅在 468Hz 处有一个明显峰值，2358Hz 处的微弱峰值可能与线性换能器的性能有关。Servox 嗓音源的功率谱则在 945Hz、2237Hz 和 4320Hz 三个频率处存在能量峰值，这些峰值与正常语音产生之间并无直接关系。相比之下，对于不同元音的声门上嗓音源，其功率谱峰值虽然都不相同，但是这些频率峰值均与不同元音发声的声道结构有关，对应着不同元音的共振峰频率，这就说明声门上元音嗓音源有可能改善重建元音的频率特征。其次，声门上嗓音源是具有元音特异性的，这与声门上元音嗓音源的合成原理是一致的。Meltzner 对传统商业电子喉重建语音的声学分析发现，重建语音声学特征的异常程度与元音类别有关（Meltzner，2003），这就说明不同元音的电子喉语音重建所需的嗓音源也应该是不同的。因此，不同元音具有不同的声门上嗓音源是合理的，相比 Servox 嗓音源和声门嗓音源可能更符合电子喉语音重建的要求。

表 5.1 不同电子喉噪音源的谱峰值频率(<5000Hz) (单位：Hz)

声门噪音源	Servox 噪音源	声门上噪音源				
		/ɑ/	/i/	/e/	/ɔ/	/u/
468	945	361	234	344	366	195
2358	2237	1274	2504	2087	1001	2473
—	4320	2683	3533	2681	2302	3711
—	—	3293	4019	3425	—	—

3) 低频能量差异

图 5.19 比较了不同电子喉噪音源的归一化低频能量 *Er* 值。结果显示，Servox 噪音源的平均归一化低频能量 *Er* 仅有 0.018 55，这与 Qi 报道的 Servox 噪音源存在严重低频能量缺失相一致，并且会造成重建语音的低频能量缺失，降低了重建语音的可懂度(Qi and Weinberg, 1991)。相比之下，声门噪音源的平均归一化低频能量 *Er* 为 0.456 89，不同元音的声门上噪音源的平均归一化低频能量 *Er* 均显著高于 Servox 噪音源，这主要归功于声门上元音噪音源本身较好的低频特征及电子喉振动器的线性输出。声门上元音噪音源的归一化低频能量 *Er* 低于声门噪音源，主要是声道特征补偿后增加了高频分量的结果。因此，声门上元音噪音源能够实现电子喉噪音源的低频能量补偿，有可能改善电子喉重建语音的低频能量缺失，从而提高电子喉重建语音的声学质量。

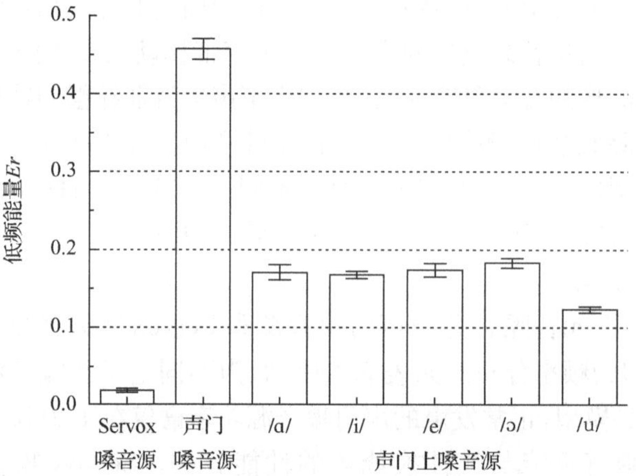

图 5.19 不同噪音源的低频能量比较

3. 仿真重建元音的声学特征

1) 无偏情况

表 5.2～表 5.6 分别列出了不同重建元音(/ɑ/、/i/、/e/、/ɔ/和/u/)的声学特征，每个表中均包括不同受试者和不同电子喉噪音源条件下的结果比较。整体来说，无偏声门上噪音源的重建元音相比 Servox 噪音源和声门噪音源的重建元音具有更接近正常语音的声学特征，特别是前三阶共振峰频率、幅度和低频能量等，并且声门上噪音源重建元音的

表 5.2　不同嗓音源仿真重建元音/ɑ/的声学特征比较

声学特征	正常语音	正常受试者			喉切除受试者		
		Servox 嗓音源	声门 嗓音源	声门上 嗓音源	Servox 嗓音源	声门 嗓音源	声门上 嗓音源
F_1/Hz	754.8	765.3	750.4	753.2	788.5	769	755.3
F_2/Hz	1341.2	—	—	1340.9	1725.5	1712.7	1272.6
F_3/Hz	2589.7	2594.7	2602.4	2549.5	3208.1	3160.6	2595.2
A_1/dB	38.5	36.7	40.4	38.6	33.6	37.8	33.3
A_2/dB	27	—	—	31.2	28.2	20.7	31.8
A_3/dB	12.4	26.8	10.3	15	9.9	−1.9	25
Er	0.1856	0.0234	0.2899	0.1742	0.0246	0.3422	0.1603
Zeros/Hz	—	1556	1502	—	2861	2845	—

表 5.3　不同嗓音源仿真重建元音/i/的声学特征比较

声学特征	正常语音	正常受试者			喉切除受试者		
		Servox 嗓音源	声门 嗓音源	声门上 嗓音源	Servox 嗓音源	声门 嗓音源	声门上 嗓音源
F_1/Hz	271.7	356.2	271	272	387.5	294.9	270.4
F_2/Hz	2556.9	964.3	—	2554.6	979.4	—	2517.7
F_3/Hz	3578.3	2513.9	3568	3324.9	3157	3758.3	3559.6
A_1/dB	35	21.2	37.6	34.2	28.7	40.9	38.2
A_2/dB	9.7	12.7	—	15.8	17.7	—	14.4
A_3/dB	24.1	29	9.9	25.1	28.4	4.8	25.1
Er	0.5324	0.0933	0.8466	0.4565	0.2034	0.9064	0.5336
Zeros/Hz	—	2016	—	—	2853	—	—

表 5.4　不同嗓音源仿真重建元音/e/的声学特征比较

声学特征	正常语音	正常受试者			喉切除受试者		
		Servox 嗓音源	声门 嗓音源	声门上 嗓音源	Servox 嗓音源	声门 嗓音源	声门上 嗓音源
F_1/Hz	640.3	652.6	628.9	639.6	758.8	747	640.6
F_2/Hz	2095	2119.1	2056.7	2100.7	2399.9	2402.4	2091.2
F_3/Hz	2702.7	2693.5	2715.1	2713.4	3768.1	3765.8	2675.7
A_1/dB	33	28.6	36.5	34.9	33.5	36.2	30.2
A_2/dB	30.7	25.3	11.1	31.9	33.2	14.5	26.4
A_3/dB	30.4	35.4	19.6	29.7	6.9	4	30.2
Er	0.2451	0.0319	0.4469	0.2178	0.0368	0.4273	0.2451
Zeros/Hz	—	1951	1949	—	3607	3623	—

表 5.5　不同嗓音源仿真重建元音/ɔ/的声学特征比较

声学特征	正常语音	正常受试者			喉切除受试者		
		Servox 嗓音源	声门 嗓音源	声门上 嗓音源	Servox 嗓音源	声门 嗓音源	声门上 嗓音源
F_1/Hz	612.1	631.4	620.2	614.8	741.7	750.7	619.8
F_2/Hz	1053.4	1047.8	1057.7	1050.1	1649.5	1604.9	1055.6
F_3/Hz	2286.7	2227.7	2070.4	2259.5	3158.3	3344.8	2241.5
A_1/dB	32	23.2	34.6	28.9	28.1	38.7	32.4
A_2/dB	37.6	35	31.2	39.6	27	14.7	35
A_3/dB	8.4	13.1	−4.1	9.4	13.8	0.3	6.3
Er	0.2316	0.0184	0.3457	0.2465	0.0351	0.3341	0.2142
Zeros/Hz	—	1139/2409	1125/2412	—	2398	—	—

表 5.6　不同嗓音源仿真重建元音/u/的声学特征比较

声学特征	正常语音	正常受试者			喉切除受试者		
		Servox 嗓音源	声门 嗓音源	声门上 嗓音源	Servox 嗓音源	声门 嗓音源	声门上 嗓音源
F_1/Hz	298.9	328.3	300.8	296	325.9	309.1	303.7
F_2/Hz	1197.6	1197.9	1202.8	1194.1	1198	1190.4	1199.2
F_3/Hz	2417.4	2419.9	—	2473.1	2946.4	—	2525.5
A_1/dB	40.6	32.4	41.1	39.8	36.8	42.7	38.4
A_2/dB	23.5	38.3	17.2	24.1	37	13.2	20.4
A_3/dB	16.5	24.6	—	13.6	2.5	—	16.2
Er	0.7876	0.2224	0.8919	0.721	0.3696	0.9335	0.6703
Zeros/Hz	—	1798	—	—	2560	—	—

频率谱中不存在传统商业电子喉重建元音中可见的谱零点。此外，不同受试者和不同元音条件下，重建元音的声学特征之间也存在一定的差异性。

(1) 正常受试者情况

结果表明，正常受试者利用 Servox 嗓音源重建的元音与正常语音相比存在异常的声学特征，而声门上嗓音源重建的元音更接近正常语音。首先，如图 5.20 所示，Servox 嗓音源重建元音的第一共振峰频率(F_1)均显著高于正常语音(平均 31.2Hz)。这是由于 Servox 嗓音源本身存在低频能量缺失使得重建语音低频能量降低，导致正常的第一共振峰 F_1 被衰减而产生较高频率的伪第一共振峰。相比之下，声门嗓音源和声门上元音嗓音源都不存在低频能量的缺失，因此，其重建语音第一共振峰频率 F_1 与正常语音的平均偏差仅为 5.1Hz 和 1.6Hz，均显著小于 Servox。除此之外，Servox 嗓音源的低频能量缺失同样使得第一共振峰幅度 A_1 被衰减。如图 5.21 所示，Servox 嗓音源重建语音的第一共振峰幅度显著小于正常语音(平均 7.4dB)，而声门上元音嗓音源和声门嗓音源重建语音的第一共振峰幅度与正常语音的差别最多不超过 3.5dB。因此，电子喉低频能量缺失会引起重建语音第一共振峰的衰减和偏移，声门上元音嗓音源具有较好的低频能量，通过改善电子喉嗓音源的低频能量，能够纠正重建语音的第一共振峰频率和幅度，从而改善电子喉重建语音的声学质量。

其次，Servox 嗓音源重建元音/i/的第二共振峰频率 F_2 为 964.3Hz，这一频率与该元音的声道特征并不相关，却与 Servox 嗓音源本身 945Hz 处的频率峰值(如表 5.1)接近。因此，这一多余的共振峰是由于 Servox 嗓音源本身引入的，从而导致重建语音中正常的第二共振峰变成了第三共振峰。相比之下，声门嗓音源本身没有明显的频率峰值，不会在重建语音中引入多余的共振峰，而声门上元音嗓音源本身的频率峰值是与发声元音的共振峰特征相关的，同样不会引入与该元音不相关的频率特征。这说明 Servox 嗓音源的声学特征会造成重建语音的声学特征异常，而声门上元音嗓音源更符合正常受试者的电子喉语音重建需要，消除这种异常的声学特征。对于其他元音的情况，这种异常情况并不是十分明显，可能是由于元音本身的共振峰频率与 Servox 嗓音源的频率峰值比较接近，使得 Servox 嗓音源声学特征的影响减弱了。

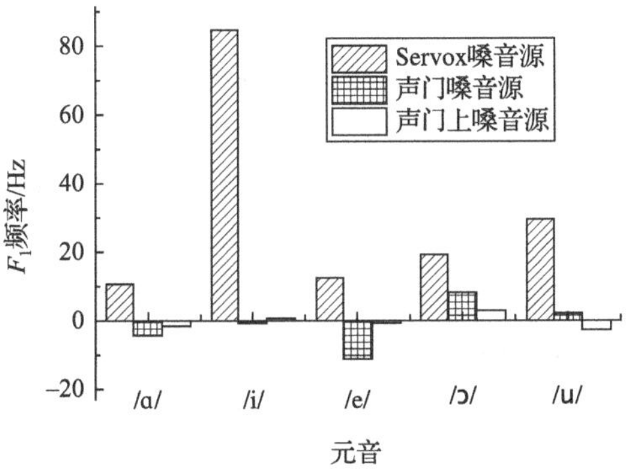

图 5.20　正常受试者不同嗓音源仿真语音的第一共振峰频率与正常语音的差异比较

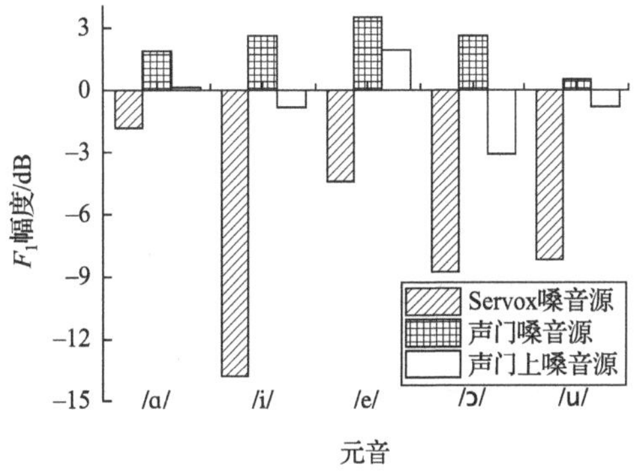

图 5.21　正常受试者不同嗓音源仿真语音的第一共振峰幅度与正常语音的差异比较

如图 5.22 所示，不同嗓音源重建语音的归一化低频能量 Er 具有显著差异。与 Qi 等的研究结果相一致(Qi and Weinberg，1991)，Servox 嗓音源重建语音的低频能量显著低于正常语音，这主要是 Servox 嗓音源本身低频能量缺失的结果。相比之下，声门嗓音源和声门上元音嗓音源重建语音的低频能量显著高于 Servox 嗓音源重建语音，说明声门嗓音源和声门上元音嗓音源本身低频能量的提高能够改善重建语音的低频能量缺失，并且能够防止由于低频能量缺失引起的共振峰偏移和衰减。然而，声门嗓音源重建元音的归一化低频能量显著高于正常语音，而声门上嗓音源重建元音的归一化低频能量更接近正常语音。这可能与声门上元音嗓音源合成中的声道特征补偿导致高频分量增加有关，同时说明了声道特征补偿对重建语音低频和高频能量分布的重要影响。

由于电子喉嗓音源施加位置并不在声道末端，必然在声道中产生一段后腔，其类似于一个短路电路，会在声道频率响应中引入零点，如表 5.7 所示为仿真实验中理论上存在的谱零点频率。结果显示，Servox 嗓音源重建元音和声门嗓音源重建元音中普遍存在可见

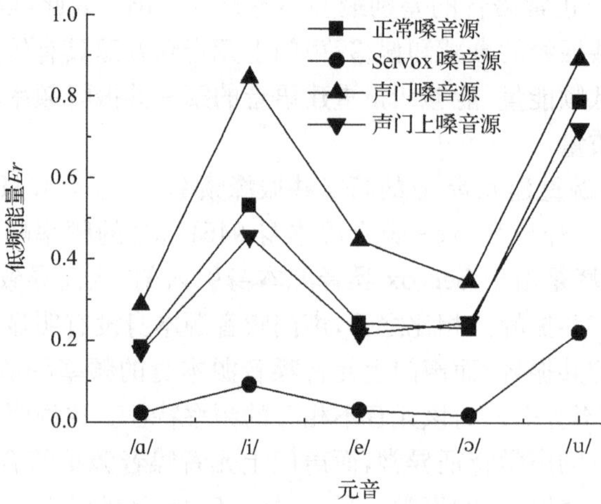

图 5.22　正常受试者不同噪音源仿真语音的归一化低频能量比较

谱零点，不仅如此，一些共振峰还受到谱零点的衰减而消失。如表 5.2 和表 5.3 所示，正常发声中元音/ɑ/的第二共振峰 F_2(1341.2Hz)和元音/i/的第二共振峰 F_2(2556.9Hz)，由于附近 1401Hz 和 2449Hz 的谱零点影响而消失。相比之下，声门上噪音源重建元音中并不存在可见的谱零点，同时各个共振峰也并未受到谱零点的影响，这是由于声门上噪音源合成中进行了与施加位置相对应的声道特征补偿。因此，声门上元音噪音源的声道特征补偿是十分必要的，能够消除电子喉噪音源施加位置产生的谱零点，从而改善电子喉重建语音的声学质量。

表 5.7　仿真实验中后腔对应的谱零点理论频率

元音	正常受试者情况		喉切除受试者情况
/ɑ/	1401Hz	3424Hz	2864Hz
/i/	2449Hz	4037Hz	2939Hz
/e/	1960Hz	3424Hz	3607Hz
/ɔ/	1195Hz	2390Hz	2455Hz
/u/	1873Hz	3908Hz	2584Hz

对正常受试者来说，其声道生理结构是完整的，电子喉发声过程与正常发声之间的主要区别在于噪音源声学特征和噪音源施加位置两个方面，而这两个方面都直接影响着语音的声学质量。对传统商业电子喉来说，其噪音源声学特征存在明显缺陷，如低频能量缺失、特异的频率峰值等，这些严重影响了重建语音的声学质量。声门噪音源虽然具有较好的声学特征，然而并不适应电子喉施加位置的改变。相比之下，声门上元音噪音源通过声道特征补偿，使其声学特征更符合电子喉语音重建的要求，消除了重建语音中异常的声学特征，从理论上能够有效的改善电子喉重建语音的声学质量。

(2) 喉切除受试者情况

对于喉切除受试者，由于手术的原因，与正常发声相比，不仅存在噪音源施加位置的改变，而且声道生理结构也存在重大差异。喉切除手术使得部分声道结构被切除，导致声道长度变短，根据语音声学的基本原理，声道频率响应的共振峰必然向较高频率偏移(Meltzner，2003)。如图 5.23 所示，即为喉切除受试者不同嗓音源重建元音的前三阶共振峰比较。Servox 嗓音源重建元音的前三阶共振峰频率均显著高于正常语音，证实了声道长度变短对重建语音声学特征的影响。相比之下，声门上嗓音源重建语音的前三阶共振峰与正常语音差异不大，说明声门上嗓音源能够消除喉切除手术对重建语音声学特征的影响，而这主要归功于声门上元音嗓音源合成中的第一步声道特征补偿。对于元音/i/的第二共振峰和第三共振峰低于正常语音的情况，主要是受到 Servox 嗓音源声学特征影响产生了伪第二共振峰，使得声道响应的第二共振峰变成了第三共振峰，通过比较第一共振峰，仍然可以看出声道结构变短产生的共振峰偏移现象。对于声门嗓音源来说，由于未考虑喉切除手术产生的声道系统变化，同样存在重建元音中共振峰偏移的现象。因此，声道特征补偿能够有效消除喉切除手术的差异，纠正重建元音共振峰的偏移。

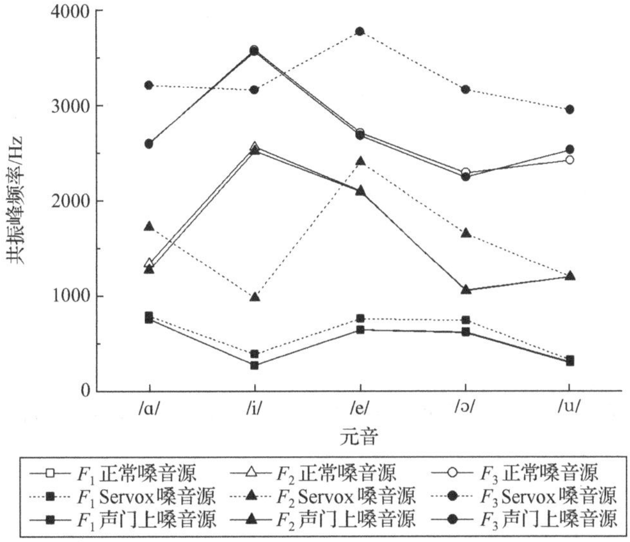

图 5.23　喉切除受试者不同嗓音源重建语音的前三阶共振峰比较

此外，与正常受试者情况相同，喉切除受试者电子喉重建元音也受到嗓音源声学特征和嗓音源施加位置的影响。首先，Servox 嗓音源重建元音仍然存在低频能量缺失，使得第一共振峰幅度显著低于正常语音。而声门嗓音源和声门上元音嗓音源本身较好的低频能量特征能够改善重建语音的低频能量，但声门嗓音源高低频能量分布仍然与正常语音存在差异。其次，嗓音源的声学特征影响了重建元音的共振峰，如 Servox 嗓音源本身的频率峰值使得重建元音/i/产生了伪第二共振峰(979.4Hz)。再次，施加位置产生的谱零点抵消了声道频率响应的共振峰，例如，声门嗓音源重建元音/i/的第二共振峰(2556.9Hz)和元音/u/的第三共振峰(2417.4Hz)就是由于附近谱零点的衰减而消失。相比之下，声门上嗓音源重建语音中不存在这些异常的声学特征，充分说明了具有声道特征补偿的声门上元音嗓音源同样符合喉切除条件下的电子喉语音重建要求，能够有效地消除嗓音源施加位置的影响，提高电子喉重建语音的声学质量。

(3) 不同元音情况

对于不同元音,Servox 噪音源和声门噪音源重建元音的声学特征异常具有显著差异。例如,正常受试者的元音/i/和/u/具有较低的第一共振峰,因此,Servox 噪音源低频能量缺失对元音/i/和/u/第一共振峰频率和幅度的影响程度比其他元音更大一些;对于喉切除受试者,声道长度变短导致的共振峰偏移,特别是第一共振峰,不同元音的偏移程度也存在显著差异,这主要与不同元音被截断处声道面积不同相关;此外,不同元音产生的谱零点位置也不同,这同样与施加位置产生的后腔声道面积不同相关。这些结果都与 Meltzner (2003)的报道相一致,说明电子喉语音重建条件下,重建语音的声学特征受到与元音类别相关的声道结构的影响,固定的噪音源不能满足所有元音重建的需要。相比之下,不同元音的声门上噪音源重建语音声学特征与正常语音均无显著差异,充分证明了针对不同元音进行声道特征补偿的合理性和有效性。因此,声门上噪音源更符合不同元音的重建要求,可提高电子喉重建元音的声学质量。

综上所述,无论是正常受试者还是喉切除受试者,无偏声门上元音噪音源的重建元音都具有更接近正常语音的声学特征,声道特征补偿能够有效地消除传统商业电子喉重建语音中存在的异常特征,特别是提高了低频能量、纠正了共振峰的偏移,以及补偿了谱零点等,仿真实验从理论上充分证明了无偏声门上元音噪音源更符合电子喉语音重建的要求,并且能够有效地改善重建语音的声学质量。

2) 有偏情况

表 5.8～表 5.12 分别列出了有偏声门上噪音源仿真重建元音/ɑ/、/i/、/e/、/ɔ/和/u/的平均声学特征及其方差。

表 5.8　有偏声门上噪音源仿真重建语音/ɑ/的平均声学特征

声学特征	正常语音	声门上噪音源	
		正常受试者	喉切除受试者
F_1/Hz	754.8	753.48±2.45	764.56±4.14
F_2/Hz	1341.2	1397.74±60.31	1256.36±11.99
F_3/Hz	2589.7	2500.16±26.14	2594.22±2.09
A_1/dB	38.5	37.26±1.38	31.68±0.87
A_2/dB	27	30.12±4.82	30.34±0.90
A_3/dB	12.4	20.42±3.34	20.76±0.76
Er	0.1856	0.1525±0.0280	0.1634±0.0032
Zeros/Hz	—	1050/2178	2845

如图 5.24 所示为无偏和有偏声门上噪音源重建元音与正常语音的声学特征之间的相对误差。对于所有声学特征,包括共振峰频率、幅度和归一化低频能量,有偏声门上噪音源重建元音与正常语音的相对误差都显著大于无偏声门上噪音源的重建元音。这表明声门上噪音源合成与施加位置的偏差对重建元音的声学特征具有显著影响,会降低重建语音的声学质量。然而,有偏声门上噪音源重建元音的平均共振峰频率与正常语音的相

表 5.9　有偏声门上噪音源仿真重建语音/i/的平均声学特征

声学特征	正常语音	声门上噪音源	
		正常受试者	喉切除受试者
F_1/Hz	271.7	256.68±11.01	270.2±1.20
F_2/Hz	2556.9	2503.34±32.46	2511.08±8.32
F_3/Hz	3578.3	3417.5±128.85	3543.48±9.50
A_1/dB	35	30.6±2.22	37.8±0.93
A_2/dB	9.7	14.86±2.35	15.14±1.66
A_3/dB	24.1	23.32±3.10	26.54±0.97
Er	0.5324	0.4654±0.0527	0.5034±0.0307
Zeros/Hz	—	1567/2702	—

表 5.10　有偏声门上噪音源仿真重建语音/e/的平均声学特征

声学特征	正常语音	声门上噪音源	
		正常受试者	喉切除受试者
F_1/Hz	640.3	628.54±12.7	637.68±9.42
F_2/Hz	2095	2067.08±53.9	2086.04±10.12
F_3/Hz	2702.7	2718.84±46.17	2681.32±9.51
A_1/dB	33	30.34±3.07	28.62±1.73
A_2/dB	30.7	34.9±3.11	23.70±3.00
A_3/dB	30.4	17.28±3.34	28.44±1.88
Er	0.2451	0.1856±0.0315	0.2238±0.0380
Zeros/Hz	—	1577/3138	—

表 5.11　有偏声门上噪音源仿真重建语音/ɔ/的平均声学特征

声学特征	正常语音	声门上噪音源	
		正常受试者	喉切除受试者
F_1/Hz	612.1	613.84±12.45	621.34±9.58
F_2/Hz	1053.4	1061.74±13.38	950.68±11.05
F_3/Hz	2286.7	2251.42±27.96	2241±6.16
A_1/dB	32	29.06±4.00	32.34±0.40
A_2/dB	37.6	38.54±3.12	34.7±0.77
A_3/dB	8.4	8.66±2.44	6.18±1.09
Er	0.2316	0.2089±0.022	0.2258±0.019
Zeros/Hz	—	—	—

表 5.12　有偏声门上嗓音源仿真重建语音/u/的平均声学特征

声学特征	正常语音	声门上嗓音源	
		正常受试者	喉切除受试者
F_1/Hz	298.9	299.18±1.68	306.14±1.78
F_2/Hz	1197.6	1181.74±33.47	1180.46±11.76
F_3/Hz	2417.4	2473.85±51.52	2502.78±34.03
A_1/dB	40.6	39.78±0.17	38.98±0.51
A_2/dB	23.5	21.82±6.01	20.64±1.89
A_3/dB	16.5	15.53±5.13	20.5±2.65
Er	0.7876	0.7171±0.0093	0.6724±0.0032
Zeros/Hz	—	4339	—

对平均误差低于 2.5%，最大误差低于 5%，仍然显著低于 Servox 嗓音源和声门嗓音源重建元音的误差。这说明当声门上元音嗓音源与施加位置的偏差在一定范围内时，重建元音的声学特征仍然比 Servox 嗓音源和声门嗓音源重建元音更接近正常语音。除此之外，有偏声门上嗓音源重建元音的平均声学特征同样不存在低频能量缺失和共振峰偏移等异常情况，但是存在可见的谱零点，尽管如此，这些谱零点并未影响共振峰等主要特征。因此，在一定偏差范围内，有偏声门上元音嗓音源仍然能够提高电子喉重建元音的声学质量。

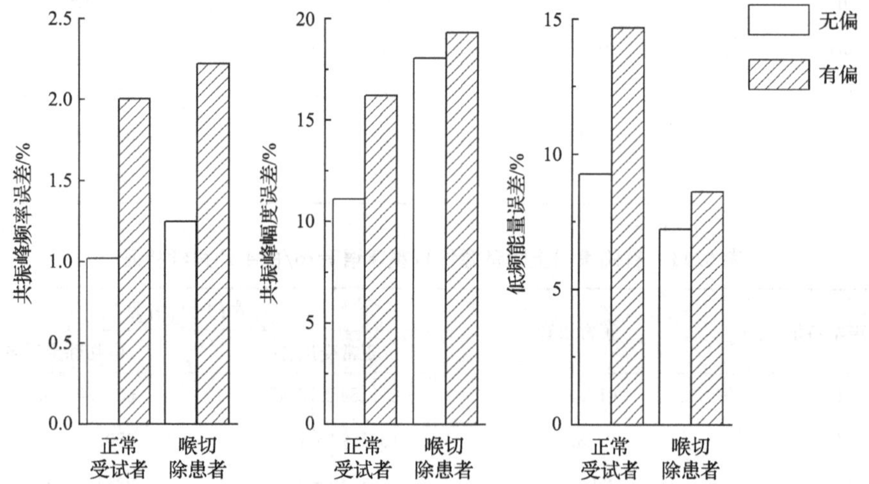

图 5.24　无偏和有偏声门上嗓音源重建元音与正常语音的声学特征相对误差比较

对于不同施加位置重建元音的声学特征，其方差能够反映声门上元音嗓音源与施加位置偏差对该声学特征的影响程度。图 5.25 所示为不同施加位置重建语音的共振峰频率和幅度的方差比较。结果显示，正常受试者重建元音共振峰频率和幅度的方差分别为 2.0917%和 14.7882%，喉切除受试者重建元音共振峰频率和幅度的方差分别为 0.7235%和 6.4168%，说明声门上元音嗓音源的偏差对重建语音共振峰幅度的影响比共振峰频率要大得多，这是因为共振峰幅度对声道结构变化和嗓音源声学特征更敏感(Meltzner，2003)。除此之外，图 5.26 比较了不同受试者重建元音声学特征的方差。正常受试者重建元音共振峰频率、幅度，以及归一化低频能量的方差都显著高于喉切除受试者的重建元音，表明声门上元音嗓音源与施加位置的偏差对喉切除条件下电子喉元音重建的影响要小一些。这可能与喉切除手术有关，手术造成的声道长度变短在一定程度上减弱了声门上元音嗓音源与施加位置偏差产生的影响。

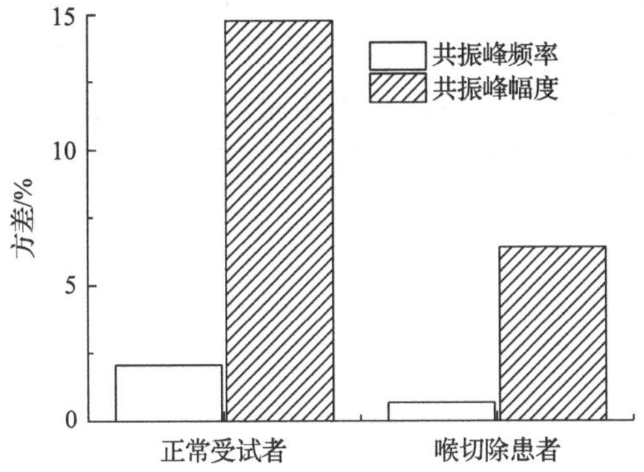

图 5.25　不同施加位置重建语音的共振峰频率和幅度的方差

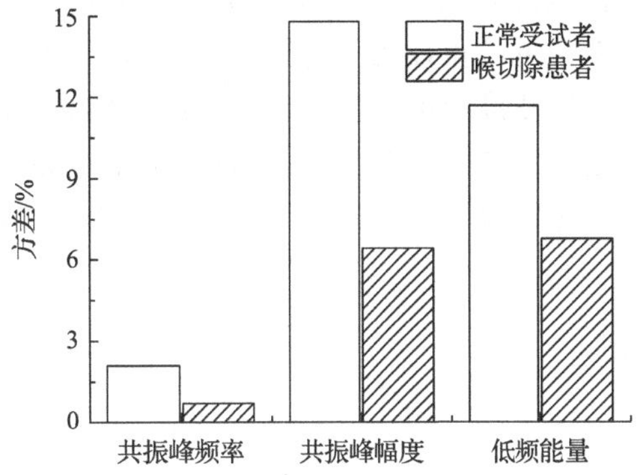

图 5.26　正常受试者和喉切除受试者重建语音声学特征的方差比较

对于不同元音发声，图 5.27 比较了有偏声门上嗓音源重建元音共振峰频率的方差。结果显示，不同元音发声的重建语音共振峰频率方差之间具有显著差异，表明声门上嗓音源与施加位置之间偏差对重建元音共振峰频率的影响程度与发声元音类别相关，这是由于不同元音在嗓音源施加位置处的声道结构不同导致。除此之外，施加位置与声道补偿的偏差有可能使得后腔产生的谱零点不能被完全补偿，使得有偏声门上嗓音源重建元音中出现了可见的谱零点。然而，并不是所有重建元音中都会出现可见的谱零点，同样说明声门上元音嗓音源声道补偿与施加位置的偏差对谱零点补偿的影响与元音类别相关，特

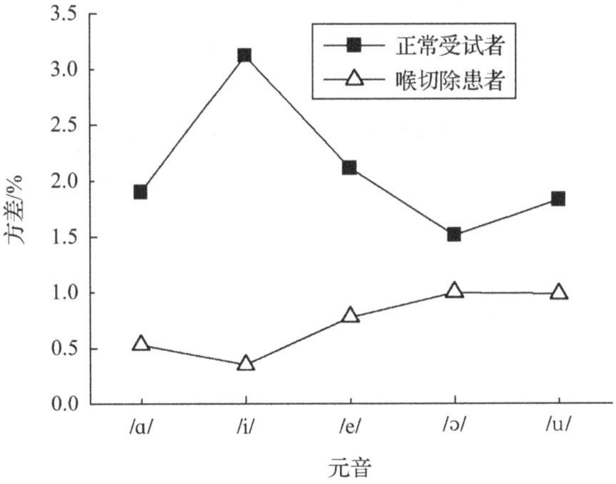

图 5.27　不同元音条件下重建语音共振峰频率的方差比较

别是施加位置处声道面积的变化程度。当施加位置处声道面积变化越大，后腔产生的谱零点频率变化也越大，此时声门上元音嗓音源声道补偿的偏差也越大，重建元音中就会出现可见的谱零点。

仿真中，嗓音源的施加是作为一个理想的点声源。然而，实际的电子喉语音重建过程中，由于电子喉振动器是具有一定尺寸的，当电子喉振动信号通过颈部传递进入声道后，在声道中并不是形成一个简单的点声源，而是一个分散的声源。仿真中 5 个独立点声源的范围为 3cm，这与 SGVS-EL 实验系统的线性振动器尺寸是一致的。虽然没有直接对分散声源的重建元音进行分析，但是 5 个均匀独立分布点声源重建元音的平均声学特征在一定程度上能够反映分散声源重建元音的一般结果。因此，仿真实验从理论上证实，在一定范围内，有偏声门上嗓音源仍然能够提高重建元音的声学质量，并且声门上元音嗓音源能够满足实际电子喉元音重建应用的要求。

4. 系统重建元音的声学特征

1）正常受试者情况

表 5.13～表 5.17 分别列出了正常受试者利用 SGVS-EL 系统进行不同元音（/ɑ/、/i/、/e/、/ɔ/和/u/）发声的重建语音声学特征。每个表格中分别列出了受试者的正常语音、Servox 电子喉语音和 SGVS-EL 电子喉语音的平均声学特征。

表 5.13　正常受试者使用不同嗓音源重建元音/ɑ/的声学特征

声学特征	正常语音	Servox 电子喉语音	SGVS-EL 电子喉语音
F_1/Hz	940.5	1013.7	926.8
F_2/Hz	1216.4	1499.2	1188.6
F_3/Hz	2772.5	2725	2982.7
A_1/dB	33.1	38.4	36.2
A_2/dB	24.9	31.1	28.2
A_3/dB	19.6	10	14.6
Er	0.1486	0.0362	0.1897
Zeros/Hz	—	1620	1488

表 5.14　正常受试者使用不同嗓音源重建元音/i/的声学特征

声学特征	正常语音	Servox 电子喉语音	SGVS-EL 电子喉语音
F_1/Hz	310.2	436.9	294.6
F_2/Hz	2555.4	2149	2656.1
F_3/Hz	3285.3	2886.2	3631.3
A_1/dB	33.8	32.1	35.3
A_2/dB	16.1	28.7	16.9
A_3/dB	18.3	16.9	14.9
Er	0.5062	0.204	0.4916
Zeros/Hz	—	1340～1467	—

表 5.15　正常受试者使用不同嗓音源重建元音/e/的声学特征

声学特征	正常语音	Servox 电子喉语音	SGVS-EL 电子喉语音
F_1/Hz	888.7	895.7	881.6
F_2/Hz	1935.5	2171.2	1846.2
F_3/Hz	2820.7	3040.5	2998.4
A_1/dB	28.2	38	31.9
A_2/dB	23.4	23.1	22.7
A_3/dB	22.2	8.9	16.5
Er	0.1475	0.054	0.1289
Zeros/Hz	—	1464	2210

表 5.16　正常受试者使用不同嗓音源重建元音/ɔ/的声学特征

声学特征	正常语音	Servox 电子喉语音	SGVS-EL 电子喉语音
F_1/Hz	672.8	743.3	704.8
F_2/Hz	915.1	974	920.8
F_3/Hz	2949	2856.9	3124.9
A_1/dB	34.4	32.1	36.5
A_2/dB	28.5	35.9	34.7
A_3/dB	20.6	13.5	19.2
Er	0.204	0.0495	0.1592
Zeros/Hz	—	3814	—

表 5.17　正常受试者使用不同嗓音源重建元音/u/的声学特征

声学特征	正常语音	Servox 电子喉语音	SGVS-EL 电子喉语音
F_1/Hz	306.4	321.2	302
F_2/Hz	724	734.9	725.4
F_3/Hz	2712.5	2336.7	2553.2
A_1/dB	36.5	33.2	37
A_2/dB	30.2	35.7	29.6
A_3/dB	6.5	0.8	8.7
Er	0.496	0.1242	0.5016
Zeros/Hz	—	1467	—

图 5.28 所示为 Servox 重建元音和 SGVS-EL 重建元音与正常语音声学特征的相对误差。无论是共振峰频率、幅度和归一化低频能量，SGVS-EL 重建元音与正常语音的相对误差都显著小于 Servox 重建元音。这个结果印证了仿真实验的结论，即声门上元音嗓音源能够有效的改善电子喉重建语音的声学质量，并且证实了 SGVS-EL 电子喉重建元音比 Servox 电子喉重建元音更接近正常语音。

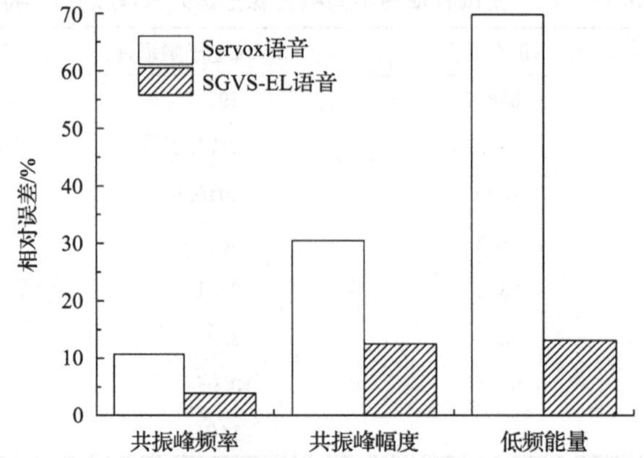

图 5.28　Servox 重建语音和 SGVS-EL 重建语音与正常语音声学特征的相对误差比较

SGVS-EL 重建元音声学特征主要在两个方面优于 Servox 重建元音。首先，由于 Servox 嗓音源低频能量的缺失以及本身声学特征的影响，Servox 重建元音的第一共振峰频率 F_1 显著高于正常语音，而 SGVS-EL 重建元音第一共振峰频率 F_1 则更接近正常语音。如图 5.29(a)所示，Servox 重建元音第一共振峰频率与正常语音第一共振峰频率的平均相对误差为 13.14%，显著高于 SGVS-EL 重建元音的 2.70%。与仿真实验结果一致，是由于 Servox 重建元音低频能量缺失导致正常的第一共振峰衰减并出现偏移。如图 5.29(b)所示，Servox 重建元音归一化低频能量显著低于正常语音，而 SGVS-EL 重建元音则与正常语音差异不大。低频能量的缺失同样降低了 Servox 重建元音第一共振峰的幅度。对于第一共振峰频率比较低的元音，如元音/i/和/ɔ/，其第一共振峰幅度受到低频能量缺失的影响比较大；而对于元音/ɑ/和/e/，由于其第一共振峰频率比较高，与 Servox嗓音源频率峰值相近，第一共振峰幅度反而高于正常语音。相比之下，SGVS-EL 重建元音的第一共振峰幅度也更接近正常语音。因此证实，在实际的语音重建中，声门上元音嗓音源能够改善重建元音低频能量的缺失，并纠正由此产生的第一共振峰频率偏移和幅度差异。

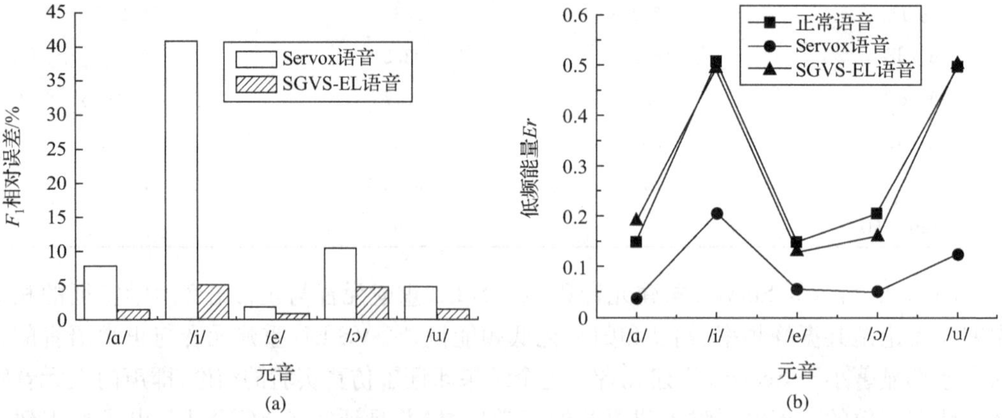

图 5.29　Servox 和 SGVS-EL 重建元音第一共振峰(a)和归一化低频能量比较(b)

其次，Servox 重建元音中存在可见的谱零点，在一定程度上影响了重建元音的声学特征。根据正常受试者的声道面积函数，表 5.18 中列出了重建元音实验中可能存在的谱零点理论频率。Servox 重建元音/i/、/e/和/ɔ/的第二共振峰就可能由于 2555Hz、1637Hz 和 850Hz 处谱零点的衰减而发生偏移。相比之下，SGVS-EL 重建元音中可见谱零点的情况要少很多，并且第二共振峰受到谱零点的影响要小很多，说明声道特征补偿能够消除施加位置产生的后腔影响，改善重建元音的声学质量。然而，SGVS-EL 重建元音/ɑ/、/i/和/e/中仍然存在可见的谱零点，这是由于声门上嗓音源声道补偿与施加位置的误差导致，并且这种影响与元音类别有关，这与仿真实验的结论一致。

表 5.18　语音重建实验中谱零点理论频率

元音	正常受试者情况		喉切除受试者情况
/ɑ/	1044Hz	3898Hz	2595Hz
/i/	2555Hz	4037Hz	2153Hz
/e/	1637Hz	3284Hz	2702Hz
/ɔ/	850Hz	4113Hz	3510Hz
/u/	1475Hz	3208Hz	1813Hz

比较不同元音的声学特征，Servox 重建元音与正常语音的声学差异与元音类别相关，而 SGVS-EL 重建元音声学特征并无显著的元音依赖性。图 5.30 为不同元音发声的 Servox 重建元音和 SGVS-EL 重建元音声学特征与正常语音的相对误差。结果显示，Servox 重建元音/i/与正常语音的共振峰频率相对误差显著大于其他元音，而 Servox 重建元音/ɔ/存在最小的共振峰幅度相对误差。这同样与仿真结果一致，说明 Servox 嗓音源特有的声学特征决定了其仅仅适合部分元音的重建。由于声门上元音嗓音源中声道补偿误差的影响，不同元音的 SGVS-EL 重建元音声学特征与正常语音的相对误差也存在一定程度差异，但这种差异并不显著。因此，SGVS-EL 能够满足不同元音条件下的发声重建，改善重建元音的声学质量。

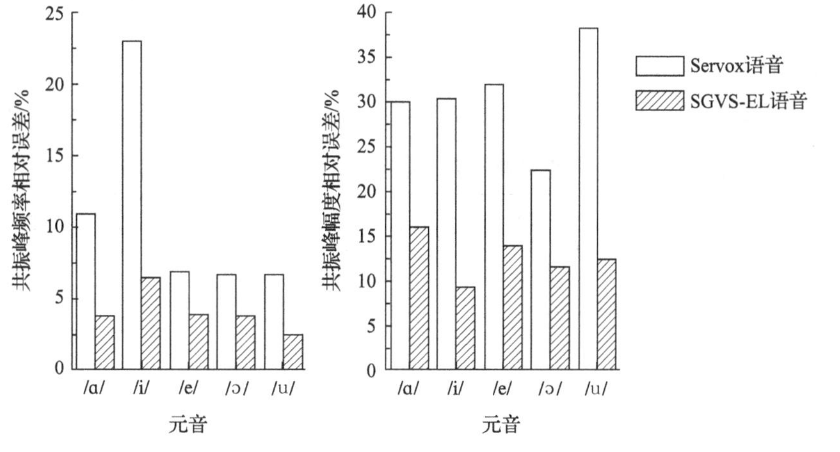

图 5.30　不同元音发声的 Servox 和 SGVS-EL 重建语音声学特征与正常语音的相对误差

相比仿真实验，实际语音重建的情况要更复杂，因此 SGVS-EL 重建元音声学特征与正常语音之间的误差也更大，特别是在高频分量部分。图 5.31 为 SGVS-EL 重建元音的前三阶共振峰与正常语音的相对误差比较。结果显示，第三共振峰 F_3 的平均相对误差为 7.25%，显著高于前两阶共振峰的平均相对误差（2.70%和 2.33%）。SGVS-EL 重建元音声学特征的误差主要由于两个方面的原因：第一，合成声门上元音嗓音源的声道面积函数从正常语音信号反求获取，由于声道模型假设和算法误差，以及每次发声时声道结构的微小差异，必然使得声门上元音嗓音源是有偏的；第二，仿真实验结果证实，实际重建过程中分散声源对重建元音声学特征存在影响。这两个方面的差异都与声道结构相关，根据声学理论，声道结构发生微小变化时，主要影响声道响应函数的高频分量。尽管如此，SGVS-EL 重建元音的声学特征仍然比 Servox 重建元音更接近正常语音，特别是第一共振峰和第二共振峰，其对于不同元音的感知听觉起着至关重要的作用。

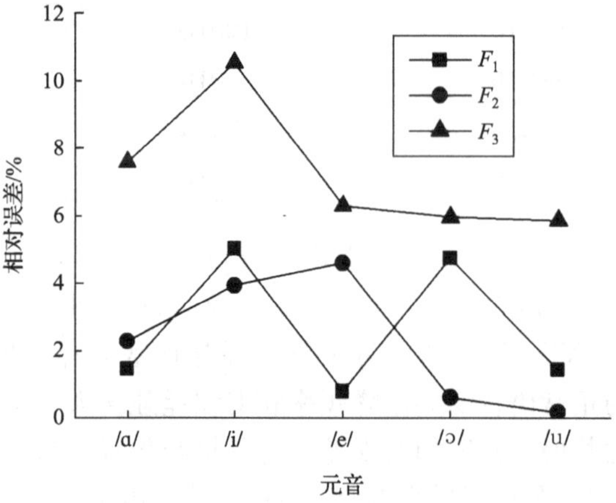

图 5.31 SGVS-EL 重建语音的前三阶共振峰与正常语音的相对误差比较

综上所述，对于正常受试者，SGVS-EL 重建元音的声学特征比 Servox 重建元音更接近正常语音，证实了声门上嗓音源能够应用于实际的电子喉重建过程，并且有效地提高电子喉重建元音的声学质量。

2）喉切除受试者情况

表 5.19～表 5.23 分别为喉切除受试者利用 SGVS-EL 系统进行不同元音（/ɑ/、/i/、

表 5.19 喉切除受试者使用不同嗓音源重建元音/ɑ/的声学特征

声学特征	正常语音	Servox 电子喉语音	SGVS-EL 电子喉语音
F_1/Hz	940.5	1007.8	881
F_2/Hz	1216.4	1784.1	1320.2
F_3/Hz	2772.5	2822.5	2777.3
A_1/dB	33.1	28.1	31.6
A_2/dB	24.9	20.9	28.8
A_3/dB	19.6	13.8	11.6
Er	0.1486	0.0229	0.1955
Zeros/Hz	—	2743～3066	1728

/e/、/ɔ/和/u/)发声的重建元音声学特征,第二列为正常受试者正常语音的声学特征。

表 5.20　喉切除受试者使用不同嗓音源重建元音/i/的声学特征

声学特征	正常语音	Servox 电子喉语音	SGVS-EL 电子喉语音
F_1/Hz	310.2	517.3	294.6
F_2/Hz	2555.4	1169	2525.3
F_3/Hz	3285.3	2270.7	3468.9
A_1/dB	33.8	28.3	35.7
A_2/dB	16.1	21.3	18.3
A_3/dB	18.3	18	12.9
Er	0.5062	0.1304	0.426
Zeros/Hz	—	1406～1661	1187

表 5.21　喉切除受试者使用不同嗓音源重建元音/e/的声学特征

声学特征	正常语音	Servox 电子喉语音	SGVS-EL 电子喉语音
F_1/Hz	888.7	1268.9	798.6
F_2/Hz	1935.5	2177.5	1841
F_3/Hz	2820.7	3184.2	2612.5
A_1/dB	28.2	20.2	29.2
A_2/dB	23.4	10.8	27.5
A_3/dB	22.2	11.6	20.8
Er	0.1475	0.0343	0.2181
Zeros/Hz	—	2242～2632	2793

表 5.22　喉切除受试者使用不同嗓音源重建元音/ɔ/的声学特征

声学特征	正常语音	Servox 电子喉语音	SGVS-EL 电子喉语音
F_1/Hz	672.8	783.6	707.8
F_2/Hz	915.1	1198.3	1081.6
F_3/Hz	2949	2035.7	2662.2
A_1/dB	34.4	29.3	37.7
A_2/dB	28.5	22.9	27.1
A_3/dB	20.6	7.9	20.2
Er	0.204	0.0585	0.1852
Zeros/Hz	—	2409～3233	—

表 5.23　喉切除受试者使用不同嗓音源重建元音/u/的声学特征

声学特征	正常语音	Servox 电子喉语音	SGVS-EL 电子喉语音
F_1/Hz	306.4	494.9	327.4
F_2/Hz	724	1190.7	755.6
F_3/Hz	2712.5	2075.5	2964.9
A_1/dB	36.5	29.7	35.1
A_2/dB	30.2	20.8	28.5
A_3/dB	6.5	11.5	2.7
Er	0.496	0.1706	0.5762
Zeros/Hz	—	748～1410	—

结果显示，喉切除受试者 SGVS-EL 重建元音的声学特征与 Servox 重建元音的声学特征之间存在显著性差异，说明“替代声门上嗓音源”对于重建元音的声学特征产生了重要影响，具体包括以下三个方面。

首先，表 5.24 列出了不同元音第一共振峰 F_1 正常的频率范围和第二共振峰 F_2 正常的中心频率。Servox 重建语音的第一共振峰 F_1 频率普遍超出了正常的频率范围，并且第二共振峰 F_2 频率也显著高于中心频率，这可能是由于喉切除手术后声道长度变短使得声道频率响应的共振峰向高频发生了偏移。相比之下，SGVS-EL 重建元音的第一共振峰 F_1 和第二共振峰 F_2 频率都显著低于 Servox 重建元音，并且在正常频率范围内，说明“替代声门上嗓音源”的声道特征补偿同样能够消除喉切除手术产生的共振峰偏移，改善重建元音的声学质量。

表 5.24　不同元音的共振峰频率范围(Ladefoged and Disner，2012)

元音	F_1	F_2
/ɑ/	800～1200Hz	1400Hz
/i/	200～400Hz	2500Hz
/e/	600～800Hz	1800Hz
/ɔ/	400～700Hz	1000Hz
/u/	200～400Hz	800Hz

其次，图 5.32 比较了喉切除受试者 Servox 重建元音与 SGVS-EL 重建元音的第一共振峰幅度 A_1 和归一化低频能量 Er。结果显示，SGVS-EL 重建元音的第一共振峰幅度 A_1 平均高于 Servox 重建元音 6.74dB，并且归一化低频能量 Er 也显著高于 Servox 重建元音，表明“替代声门上嗓音源”能够提高重建元音的低频能量，纠正共振峰幅度，从而改善电子喉元音的声学质量。

再次，喉切除受试者 SGVS-EL 重建元音的可见谱零点范围和出现频率显著低于 Servox 重建元音。由于施加位置的改变，Servox 重建元音中谱零点范围较广，一般在 200～700Hz 范围内变化。相比之下，SGVS-EL 重建元音/ɔ/和/u/中没有谱零点，说明“替代声门上嗓音源”的声道特征补偿同样能够较好地补偿谱零点，消除了 SGVS-EL 重建元音中绝大部分可见的谱零点，改善了重建元音的声学质量。

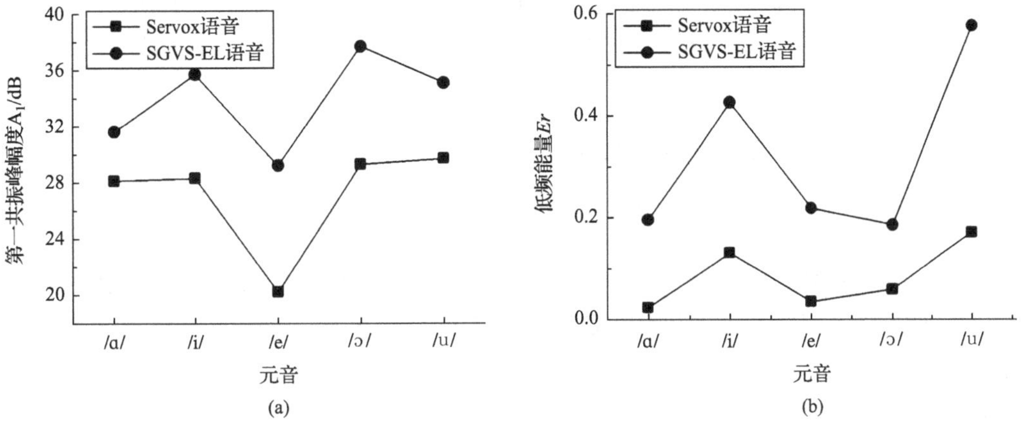

图 5.32　Servox 与 SGVS-EL 重建元音的第一共振峰幅度 A_1(a)和归一化低频能量 Er(b)比较

为了研究替代声道对重建元音的影响，比较了喉切除受试者 SGVS-EL 重建元音与正常受试者正常语音的声学特征。结果显示，两个元音的共振峰频率平均相对误差为 6.06%，共振峰幅度平均相对误差为 13.37%，这个结果不高于正常受试者 SGVS-EL 重建元音与正常语音的相对误差，也就是说"替代声门上嗓音源"的重建元音与其正常语音具有相似的声学特征，这也意味着合成声门上元音嗓音源的声道特征在一定程度上决定着重建元音的声学特征。声道结构特征的决定作用可以从声门上嗓音源声学原理角度解释，第一步声道特征补偿的作用是消除残留声道的声学特征并引入完整声道的声学特征，引入的声学特征与合成的声道面积函数一致，同时决定了重建元音的声学特征。因此，"替代声门上嗓音源"不仅能够改善重建元音的声学质量，而且在一定程度上为控制重建元音的声学特征提供了一种可能性。

综上所述，对于喉切除受试者，利用替代声道面积函数合成"替代声门上元音嗓音源"同样能够有效地消除传统商业电子喉存在的异常声学特征，改善重建元音的声学特征，重建更加自然的电子喉元音，并且有可能通过改变替代声道结构来控制重建元音的声学特征。

5.3　电子喉辅音重建

辅音的产生主要是通过构语器官在上声道不同位置形成狭窄对气流进行阻碍形成，这一过程中声带不一定振动。而喉切除和呼吸改道造成空气动力丧失，使得不能正常或完整地产生辅音。电子喉语音声学分析和听觉感知评价研究发现，电子喉语音中辅音的可懂度比元音可懂度低，其中词首的清辅音和浊辅音之间的混淆是降低可懂度的主要因素(Weiss et al., 1979, 1985)。由于电子喉嗓音源和重建原理更符合元音的产生机制，使得电子喉重建辅音缺失和清辅音浊化的问题很严重，导致可懂度极低。Takahashi 等利用口腔内气压对清/浊辅音进行识别，从而控制嗓音起始时间 VOT 和第一共振峰 F_1

过渡(Takahashi et al., 2008),虽然在一定程度上提高了对清/浊辅音的听觉分辨率,然而现有电子喉噪音源原理上不符合电子喉辅音重建的需要,是限制电子喉辅音质量的主要原因。因此,提供与发声需求相一致的电子喉辅音噪音源才可能根本上改善电子喉辅音的重建质量。

5.3.1 基于辅-元结构音节的重建方法

1. 基于辅-元结构的电子喉噪音源

正常条件下的辅音产生是一个涉及空气动力学、组织振动和声学等多方面的复杂问题,空气动力学及声学特征之间存在必然的相互关系,但从语音感知和理解角度来看,语音主要还是属于声学问题。因此,在喉切除导致呼吸改道的条件下,利用声学方法进行辅音重建,理论上是可行的。从语音合成的角度,无论是元音还是辅音的产生,都可以基于发声合成理论利用源-滤波器模型合成。因此,基于发声音素类型输出噪音源进行辅-元结构音节的电子喉重建是可行的。

在语音产生过程中,声带振动为元音和浊辅音提供周期性的声门波,声学上称为浊音噪音源。当清辅音发声时,声带保持开放,气流通过形成类似白噪声的湍流,声学上称为清音噪音源。电子喉语音的原理是通过施加替代噪音源进行语音重建,因此,基于辅-元结构的电子喉语音重建就是通过施加与发声相符的清音-浊音噪音源来实现的。

图 5.33 即为基于辅-元结构的电子喉噪音源模型示意图。对于辅音噪音源,根据发声辅音的不同选择浊音噪音源和清音噪音源,元音的噪音源则为浊音噪音源。依据语音合成的理论方法,浊音噪音源采用经典的 LF 声门噪音源模型(Fant et al., 1985),而清音噪音源由调幅的白噪声模拟(Kleijn and Paliwal, 1995)。基于辅-元结构的电子喉噪音源主要由辅音噪音源、元音噪音源及过渡阶段组成。辅音噪音源和元音噪音源的持续时间分别为 tc 和 tv。辅-元过渡定义为辅音结束到元音开始的时间段,用来模拟辅音和元

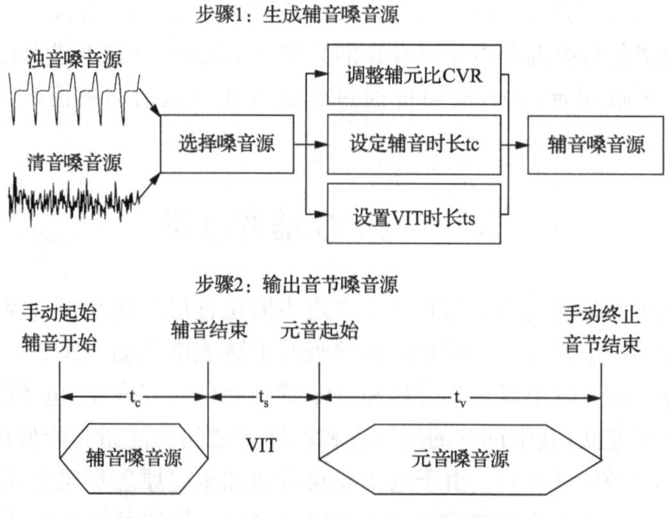

图 5.33 基于辅-元结构的电子喉噪音源模型

音之间的过渡特征。过渡阶段的发声间隔时间为 t_s，主要用来模拟正常发声的噪音起始时间，其在语音感知中是区分清音-浊音、送气-不送气辅音的重要特征(Zlatin，1974)。此外，辅-元强度比 CVR 对于辅音的可懂度具有重要影响。因此，基于辅-元结构的电子喉噪音源参数包括辅音噪音源时长 t_c、元音噪音源时长 t_v、发声间隔时长 t_s，以及辅-元强度比 CVR。在进行辅-元结构音节的电子喉语音重建时，根据音素类型选择辅音噪音源和噪音源参数，合成并输出辅-元结构的噪音源，配合共鸣腔咬字器官的运动形成重建语音。

2. 电子喉噪音源线性输出装置

如图 5.34 所示，电子喉线性输出装置是基于微型扬声器设计的，由于微型扬声器能够在语音信号的频率范围内较好地将驱动信号转换为声音信号，相比传统电子喉振动装置，其可以认为是一种近似线性的振动输出装置。该装置通过计算机合成输出噪音源波形，通过 LPT 并口将数字波形发送至外部电路，经过 DA 转换和功率放大后驱动微型扬声器，输出噪音源波形。LPT 并口采用 8 位的双向并行接口，工作在 EPP 模式，最大传输速率可达 2Mb。工作状态下，LPT 接口的输出速率为 44 100 字节/秒，与噪音源波形的采样率一致。外部电路由 8 位的高速 DA 转换芯片 DAC0832 和单声道音频功放 TPA701 组成。微型扬声器的直径为 32mm，厚度为 18.5mm，阻抗为 4Ω，最大输出功率 3W。

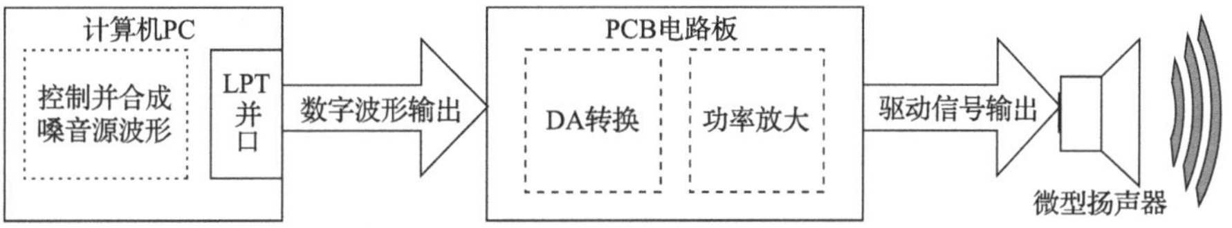

图 5.34 电子喉噪音源线性输出装置

5.3.2 噪音源参数设置

利用语音重建和主观感知评价实验，可以比较不同噪音源参数对重建辅音质量的影响，并且获取最优的噪音源参数选择方案。参与实验的发声者为一名正常成年男性，28 岁，能够熟练使用传统电子喉，没有任何语音或语言上的疾病或病史。参与主观评价的为 3 名成年男性，年龄 26～28 岁，平均 27.3 岁，均无任何已知的听力方面问题，并且熟悉电子喉语音，具有与电子喉使用者交流的经验。

1. 清/浊音辅音噪音源

为了研究输出不同噪音源对清辅音和浊辅音重建的对比度，实验选择了 6 对共 12 个辅音，包括 3 对爆破音/p/-/b/、/t/-/d/、/k/-/g/和 3 对摩擦音/f/-/v/、/s/-/z/、/ʃ/-/ʒ/。实验在安静的隔音环境中进行，受试者分别利用线性电子喉和传统电子喉(Servox)进行辅音发声，并通过高质量麦克风进行语音采集。线性电子喉输出的为基于音素的清/浊音辅音噪音源，即根据清辅音和浊辅音分别输出清音和浊音噪音源。

三位听者的听力测试独立进行，音频文件通过双耳型耳机播放给听声者，音量以听声者感觉舒适为准。所有的音频文件按照其发声内容分组并随机配对，听声者都被事先告知每一组的发声内容，在听完每对声音后选出该对辅音发声质量（包括自然度、可懂度）最好的。实验统计了不同辅音噪音源重建辅音具有最佳听觉感知质量的百分比。

不同噪音源对辅音重建的感知评价的结果如图 5.35 所示。对于清音爆破音，使用清音噪音源重建的辅音质量（97.2%）明显优于传统电子喉重建辅音的质量（2.8%）。对于清音摩擦音，清音噪音源重建的辅音质量（64.8%）同样高于传统电子喉噪音源重建的辅音（35.2%），但不如爆破音的差异明显。在发浊音爆破音时，使用浊音噪音源重建辅音的质量（58.3%）也高于传统电子喉重建的辅音。但在发浊音摩擦音（/v/、/z/、/ʒ/）时，使用浊音噪音源重建辅音的质量（54.1%）与传统电子喉的重建辅音质量（45.9%）差异不大。

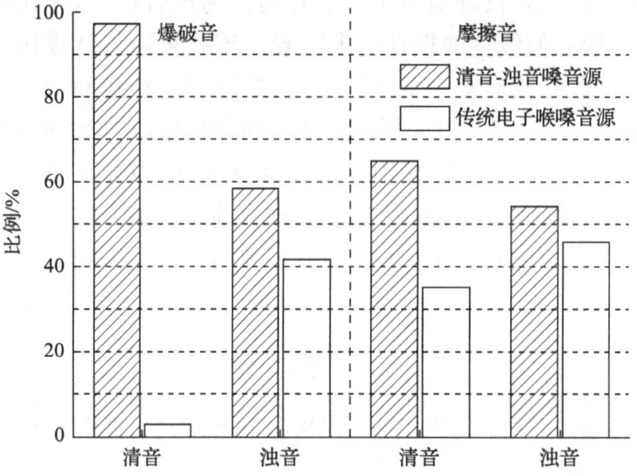

图 5.35　不同噪音源对辅音重建的感知评价

2. 辅音持续时间

为了使线性电子喉输出的辅音噪音源能够配合发声时声道形状的变化，通过发声实验测量了发声者对不同辅音的平均发声时长，以此设置辅音噪音源的时长。表 5.25 列出

表 5.25　发声者不同辅音的平均持续时间

	辅音	平均持续时间/ms		辅音	平均持续时间/ms
爆破音（清）	/p/	110.8	爆破音（浊）	/b/	10.8
	/t/	119.0		/d/	12.8
	/k/	98.2		/g/	20.0
	平均	109.3		平均	14.5
摩擦音（清）	/f/	150.8	摩擦音（浊）	/v/	105.6
	/s/	159.0		/z/	113.8
	/ʃ/	138.2		/ʒ/	114.2
	平均	149.3		平均	111.2

了清音爆破音、浊音爆破音、清音摩擦音和浊音摩擦音 4 个不同类型辅音的平均持续时间。Post hoc 检测结果表明，不同类型的辅音持续时间具有显著差异($P<0.01$)，而同一类型的辅音持续时间之间并没有显著差异($P>0.05$)。因此，辅音噪音源的持续时间按照其类型的平均持续时间设置。

3. 发声间隔时间

为了研究不同发声间隔时间对重建辅音感知的影响，实验选择 12 个辅音(/p/-/b/、/t/-/d/、/k/-/g/、/f/-/v/、/s/-/z/、/ʃ/-/ʒ/)和 5 个元音(/ɑ/、/i/、/e/、/ɔ/、/u/)，构成 C-V 结构音节作为发声材料。辅音噪音源按照噪音源类型输出清音或浊音噪音源，其中发声时间间隔分别设置为 0ms、20ms、50ms。发声者利用线性电子喉发声，并用高质量麦克风进行采集。听者对不同发声间隔的重建辅音进行主观评价，实验统计了不同类型辅音发声时，不同发声间隔时间的重建辅音具有最佳听觉感知质量的百分比。

图 5.36 显示了不同发声间隔时间的重建辅音感知评价结果。对于清音爆破音，发声间隔时间为 20ms 时的重建辅音中有 66.7%被认为具有最佳的感知听觉质量。对于清音摩擦音，发声间隔时间为 20ms 时的重建辅音中有 51.1%被认为具有最佳的感知听觉质量，而这与发声间隔时间为 0ms 的重建辅音的百分比十分接近(44.4%)。对于浊音，无论是爆破音还是摩擦音，发声间隔时间为 0ms 时的重建辅音中超过 70%(分别为 71.1%和 82.2%)被认为感知听觉质量最佳。因此，对于浊辅音起始的音节，发声间隔时间为 0ms 能够取得较高的辅音重建效果；对于清辅音起始的音节，发声间隔时间为 20ms 时能够取得较好的辅音重建效果。

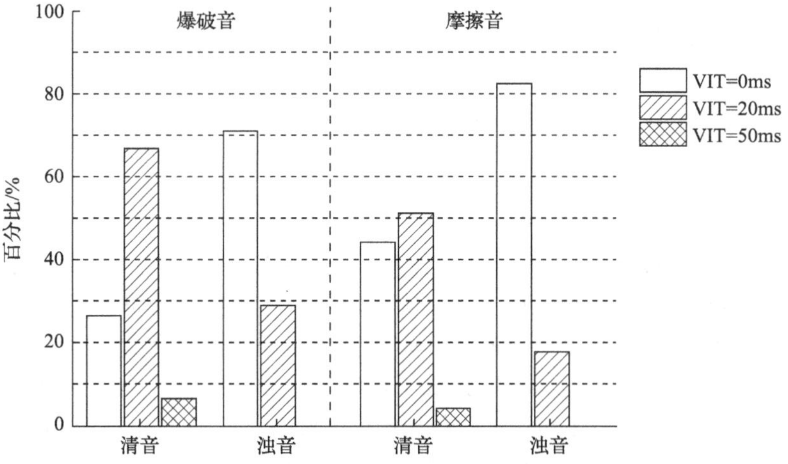

图 5.36　不同发声间隔时间的重建辅音感知听觉质量评价

4. 辅-元强度比

为了研究不同辅-元强度比对重建辅音感知的影响，实验选择 12 个辅音(/p/-/b/、/t/-/d/、/k/-/g/、/f/-/v/、/s/-/z/、/ʃ/-/ʒ/)和 5 个元音(/ɑ/、/i/、/e/、/ɔ/、/u/)，构成 C-V

结构音节作为发声材料。发声者利用线性电子喉进行发声，辅音嗓音源依据嗓音源类型输出清音或浊音嗓音源，发声间隔时间按照清音或浊音设置为 20ms 或 0ms。辅-元强度比定义为辅音嗓音源与元音嗓音源的最大幅度之比，实验分别按照 1、1.5、2 生成嗓音源进行语音重建。听者对不同辅-元强度比的重建辅音进行感知评价，实验统计了不同辅-元强度比重建辅音具有最佳听觉感知质量的百分比。

不同辅-元强度的重建辅音感知听觉质量评价结果如图 5.37 所示。对于清音爆破音，辅-元强度比为 1.5 时的重建辅音中有 63%被认为具有最佳感知听觉质量；对于清音摩擦音，辅-元强度比为 1.5 时的重建语音中有 65.9%被认为具有最佳感知听觉质量。而对于浊辅音来说，辅-元强度比为 1 时的重建语音中大部分(爆破音 96.3%，摩擦音 70.4%)被认为具有最佳的感知听觉质量。因此，较高的辅-元强度比能够提高清辅音的重建质量，但会降低浊辅音的重建质量。

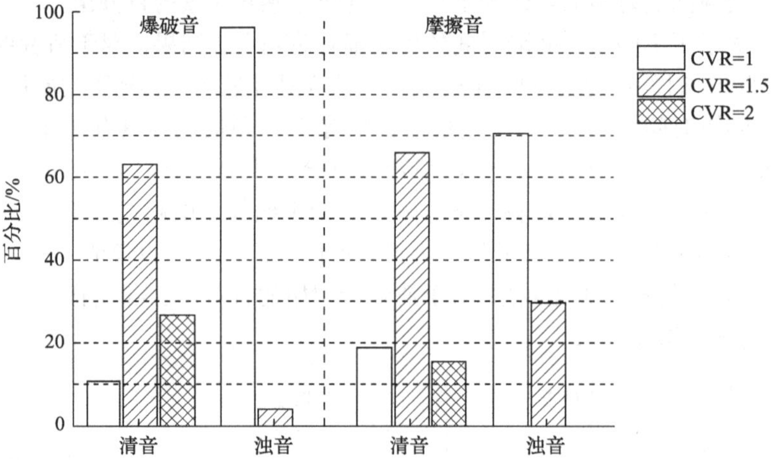

图 5.37　不同辅-元强度的重建辅音感知听觉质量评价

5. 讨论

清/浊音辅音嗓音源输出方案重建辅音时，清辅音的感知听觉质量得到了明显提升，而浊辅音的质量提升有限。这表明了使用随机白噪声作为清音嗓音源可以有效地重建清辅音，特别是产生清-浊辅音之间的差异。而在传统电子喉语音重建时，无论清音还是浊音，都只能输出周期性的浊音嗓音源，造成了传统电子喉语音中绝大部分的清音都被感知为相对应的浊音。使用清/浊音嗓音源输出方案对爆破音重建质量的提高要优于摩擦音重建质量的提高，可能是摩擦音发声过程中声道结构使得电子喉振动嗓音源极大衰减造成的。

在重建清音爆破音起始的 C-V 音节时，20ms 的发声间隔时间可以一定程度上提高重建辅音的质量，可能是因为重建语音具有与正常语音相当的嗓音起始时间 VOT。而 50ms 的发声间隔时间会在音节中产生较明显的间断，破坏音节的连续性和整体性。对于浊音爆破音起始的 C-V 音节来说，元音的起始发生在爆破音除阻之前，即浊音爆破音的 VOT 为负值。因此，在使用线性电子喉重建浊音爆破音时，不需要发声间隔时间。对于发清音摩擦音来说，并不存在 VOT，但发声间隔时间为 20ms 相比 0ms 仍有一定的辅音质量提高。这可能是因为从辅音噪音源转变为浊音噪音源过程中信号突变影响到输出音节的质量，而一定时间的发声间隔并不会严重影响到音节的完整性，并且使输出噪音源的过渡更加自然。对于浊音摩擦音，并不存在噪音源过渡问题，因此 0ms 的发声间隔时间能够达到较好的重建效果。

当辅-元强度比从 1 提高到 1.5 时，重建辅音的质量得到了提升。这表明提高辅-元强度比对于提高清辅音起始的 C-V 结构音节的重建辅音质量确实有效。但是辅-元强度比继续增加到 2 时，重建辅音的质量反而下降，甚至低于辅-元强度比为 1 时的重建辅音质量。这可能是因为在提高重建辅音部分能量的同时，也造成了辐射噪声的增加，影响了重建语音的质量。而对于浊辅音起始的 C-V 结构音节来说，噪音源是连续的浊音噪音源，提高辅-元强度比会引起噪音源过渡中音量的突变，造成重建语音的不自然。

综上所述，对不同类型辅音起始的 C-V 结构音节进行电子喉语音重建时可以采用如下输出方案：对以清辅音起始的 C-V 音节来说，选择清音噪音源作为辅音噪音源，辅-元强度比为 1.5，发声间隔时间为 20ms；对于以浊辅音起始的 C-V 音节来说，直接输出连续的浊音噪音源即可。这种方案与传统噪音源的主要区别在于改善了清辅音起始音节的重建质量。

5.3.3　重建辅音的感知听觉评价

1. 实验设计

根据噪音源的最优参数方案，选择辅-元强度比 1.5、发声间隔时间 20ms 的白噪声作为清辅音噪音源，而辅-元强度比 1、发声间隔时间 0ms 的声门上噪音源作为浊辅音噪音源，辅音时长依据表 5.25 设置。发声材料为以 12 个辅音（/p/、/t/、/k/、/f/、/s/、/ʃ/、/b/、/d/、/g/、/v/、/z/、/ʒ/）起始，以 5 个元音（/ɑ/、/i/、/e/、/ɔ/、/u/）结束的 C-V 结构音节。发声者分别使用线性电子喉和传统电子喉进行发声，通过高质量麦克风采集语音，用于听觉感知评价。

8 位正常听力者参与了重建语音的主观感知评价，年龄在 23～29 岁之间，平均值为 25.8 岁。所有的听声者都没有任何已知的听力方面的问题，并且没有任何与电子喉使用者交流的经验。听力实验在隔音的房间里进行。语音文件通过双声道耳机输出，音量大小以听者感到舒服为准，所有听力刺激材料以随机的顺序播放给听者。听声者事先并不知道听力刺激的内容。听声者根据听到的声音判断发声者所读的音节，用音标记录下听到的内容。根据记录分别计算听声者对传统电子喉和基于线性电子喉重建语音的判断准确率。另外，分别计算了听声者对每个辅音的判断准确率，以及两类错误判断的百分比。第一种错误判断是将该辅音判断为对应的浊音/清音的百分比，第二种错误判断是将该辅音判断为其他辅音的百分比。

2. 实验结果

图 5.38 显示了传统电子喉噪音源和辅-元结构噪音源重建的不同 C-V 音节时域波形

和语谱，以摩擦音起始的音节/fa/、/va/和以爆破音起始的音节/ta/、/da/为例。结果显示，对清辅音起始的音节，辅-元结构噪音源重建语音的语谱图中存在明显的噪音起始时间 VOT，辅音中包含的能量较强；而传统电子喉噪音源重建的语音缺乏 VOT，难以从时域波形和语谱图上将辅音部分区分出来。对浊辅音起始的音节，辅-元结构噪音源重建的语音和传统电子喉语音并没有明显差异，只有低频部分的能量稍强于传统电子喉语音。

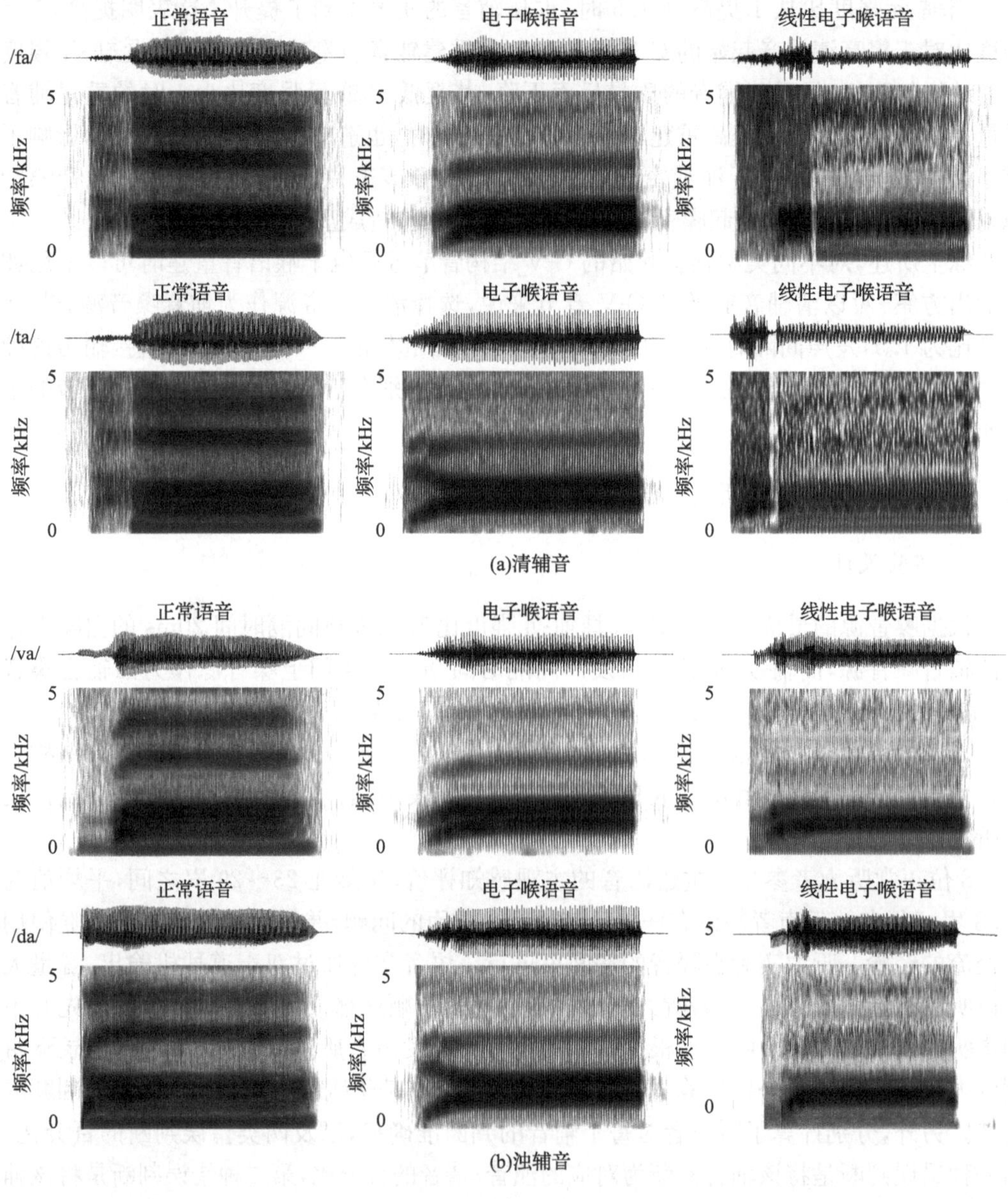

图 5.38　不同噪音源重建语音的时域波形及其语谱图

听声者对 C-V 结构音节中起始辅音的感知判断结果如图 5.39 所示。对于传统电子喉噪音源重建的清辅音起始音节，绝大多数的清辅音都被判断为相对应的浊辅音。而辅-

元结构嗓音源重建的清辅音起始音节，清音爆破音和清音摩擦音的正确判断率得到了很大的提高，只有少数被误判断为对应的浊辅音。对使用两种嗓音源重建的辅音做配对 t 检验，结果表明辅-元结构嗓音源显著改善了重建辅音的质量（$P<0.001$）。对于浊辅音起始的音节，传统电子喉嗓音源和辅-元结构嗓音源重建的效果并没有显著差异（*T-test*，$P=0.532$）。

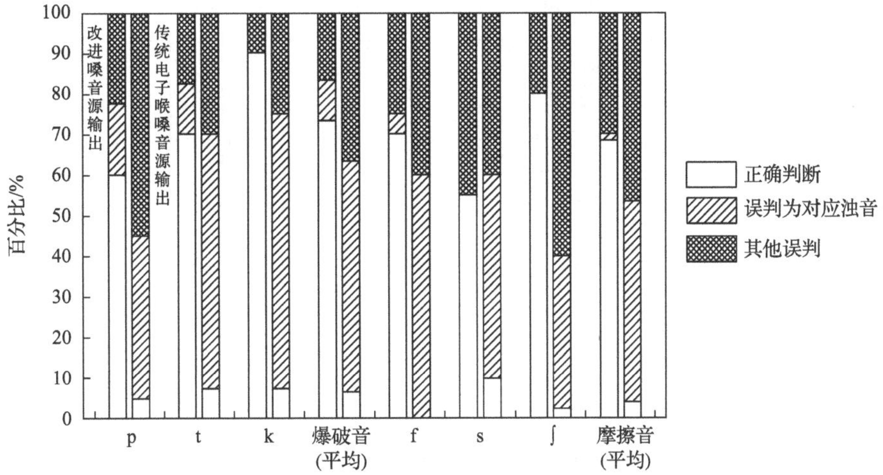

(a) 单音节中清辅音的感知判断

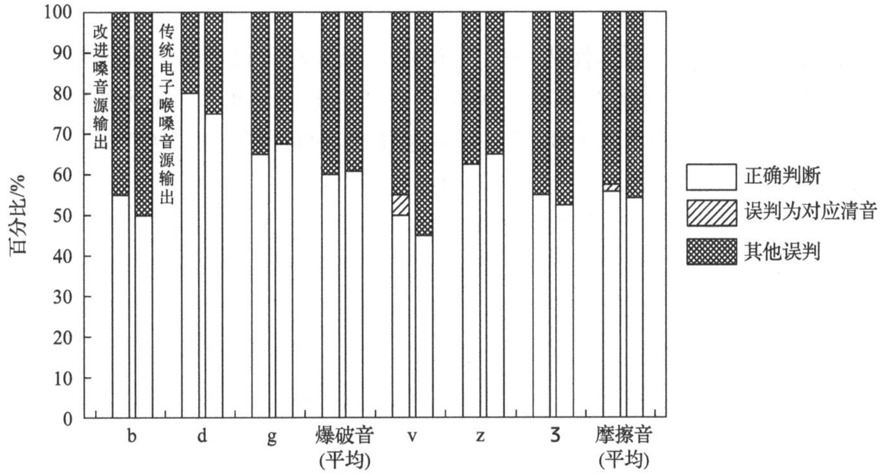

(b) 单音节中浊辅音的感知判断

图 5.39　不同嗓音源重建语音中起始辅音的感知判断

不同辅音起始的 C-V 音节的可懂度如图 5.40 所示。当使用传统电子喉嗓音源重建语音时，清辅音起始的音节可懂度只有 5.4%，而浊辅音起始的音节可懂度为 52.9%，所有音节的平均可懂度为 29.2%。当使用辅-元结构嗓音源重建语音时，清辅音起始的音节可懂度为 52.1%，明显高于传统电子喉语音（*T-test*，$P<0.001$）；浊辅音起始的音节可懂度为 48.9%，与传统电子喉语音的可懂度并无显著差异（*T-test*，$P=0.083$）；所有音节的平均可懂度为 50.0%。因此，使用辅-元结构嗓音源重建的音节的懂度得到了明显的

提高。

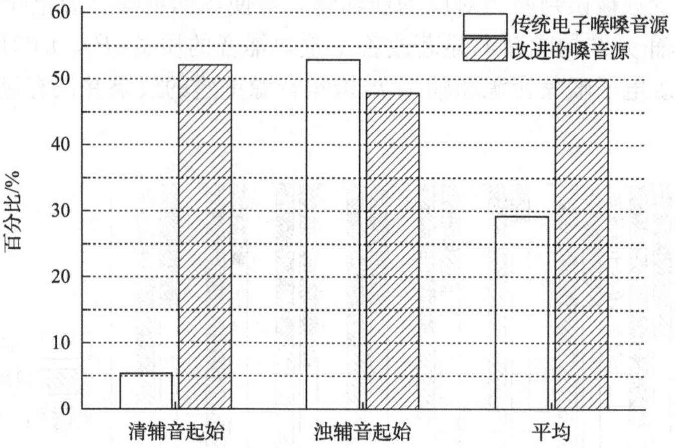

图 5.40　不同辅音起始的 C-V 音节的可懂度

3. 讨论

结果证实,使用基于音节的辅-元结构嗓音源进行重建语音,能够显著地提高音节中清辅音的识别准确率,清辅音被识别为相对应的浊辅音的概率也大大减小。而使用传统电子喉嗓音源重建语音时,清辅音以高概率被误判为相对应的浊辅音,这是使用周期性的嗓音源造成的。值得注意的是,使用辅-元结构嗓音源重建清辅音的正确识别率甚至高于传统电子喉嗓音源重建清辅音被判断为相应辅音对的概率。这可能是因为随机白噪声作为清辅音嗓音源时,泄漏的白噪声听起来类似送气音,而正常发声中送气是清辅音特别是摩擦音的重要特征。因此,清音摩擦音几乎不会被误判为对应的浊音,而误判大多出现在较为近似的清辅音之间,如/s/常被误判为/c/。

在产生辅-元结构嗓音源时,对于浊辅音起始的音节并没有做任何处理,直接输出 LF 声门嗓音源。辅音感知判断的结果表明,使用 LF 嗓音源替代传统嗓音源重建电子喉语音,对浊辅音可懂度并没有明显的提高。这可能是因为在重建辅音时使用的嗓音源与正常发声时辅音嗓音源有较大差异。在正常发声时,辅音的嗓音源产生与声道形成阻塞的位置有关,不同的阻塞位置会产生不同的辅音嗓音源。而在使用电子喉重建辅音时,电子喉输出装置的施加位置固定在声道中靠近声门,输出嗓音源的波形也是单一的 LF 嗓音源,并没有考虑到发声时声道的差异对语音的影响。因此,仅仅使用 LF 嗓音源替代传统嗓音源重建电子喉语音对浊辅音可懂度的提高并不明显。

语谱图的结果证实,电子喉施加位置对重建辅音具有显著影响。在正常语音中,清辅音中并没有明显的共振峰,而传统电子喉嗓音源和辅-元结构嗓音源重建的清辅音中都有明显的共振峰信息。这是由于电子喉施加位置是固定在靠近声门的位置,而实际的清辅音嗓音源大多产生于靠近唇端的位置。从电子喉施加位置到唇端的声道部分的调制作用产生了明显的共振峰信息,这对重建辅音的听觉感知造成一定的影响,这一结果与 Takahashi 等的研究相一致(Takahashi et al.,2008)。Takahashi 等通过后处理的方法,将电子喉语音的辅音段中带有明显共振峰信息的部分删去，处理后语音具有更高的辅音识别率，这表明使用电子喉重建语音时多余的声道特征会降低重建辅音的感知听觉质量。

综上所述，基于辅-元结构的电子喉噪音源，通过调整辅音噪音源时长、发声间隔时间、辅-元强度比等参数，能够有效提高清辅音重建的感知听觉质量。然而，由于噪音源参数确定和实时控制，以及与构语器官的协同等，基于辅-元结构噪音源应用于连续语音发声重建还有很多亟待解决的难题。

5.4　电子喉自动控制

5.4.1　电子喉自动控制缺失

除了电子喉机械装置和噪音源本身的缺陷，电子喉同样缺乏很好的基频、幅度和发声起止等控制，被使用者和病理语音学家列入电子喉五大缺陷之一，并且严重影响了电子喉重建语音的质量和可懂度。

1. 电子喉语音起止控制

虽然电子喉使用起来比较简单，不需要特殊的训练即可很好地掌握，但是电子喉的使用并不方便。整个发声过程中，使用者需要手持电子喉放置于颈部，并且要通过手动控制电子喉的开关来掌握电子喉语音的起止。一方面，这种手动控制方式很难准确掌握语音起始和停止的时刻，造成电子喉语音起止时刻辅音的混淆，降低电子喉语音可懂度（Weiss et al.，1979）；另一方面，长时间手持电子喉发声不仅会造成疲劳，而且影响了其他工作。

为了实现非手持电子喉和自动发声起止控制，目前已经发展了三种主要的控制方法。Zwitman 和 Knorr 设计了一种利用舌头进行发声起止控制的口腔型电子喉（Knorr Zwitman，1977；Zwitman et al.，1978）。这种电子喉特别适合佩戴假牙并且刚进行过喉切除手术的患者。虽然这种电子喉不需要手持控制开关，然而利用舌头控制开关仍然是一种主动型控制方式，很难配合咬字器官实现较好的发声起止。Goldstein 发现利用颈部组织的肌电信号（EMG）能够有效地实现电子喉语音起止的自动控制（Goldstein et al.，2004），并且喉切除患者通过一定的训练能够很好地掌握 EMG-EL（Goldstein et al.，2007）。然而这种方法的最大弊端是需要进行专门手术对肩胛舌骨肌的神经进行一定的保留和移植（Heaton et al.，2004），这必然给患者带来额外的痛苦和经济负担。为了解决这个问题，Stepp 尝试利用颈部和面部表面肌电信号（sEMG）进行电子喉语音的发声起止控制，并证实利用表面肌电信号控制发声起止的电子喉语音与手动控制的电子喉语音在感知听觉上没有明显差异（Stepp et al.，2009）。

2. 电子喉语音基频控制

音调是声音三个主要的主观属性之一，声学上表现为语音基频的变化。然而，电子喉语音中缺乏基频的变化，使得电子喉语音存在语言学上的缺陷。Gandour 利用听觉感知实验研究电子喉语音重建中电子喉使用者能够产生的音调差异(Gandour and Weinberg, 1983, 1984)。结果表明,电子喉语音的基频曲线平坦,一般很难实现音调的变化和区分,并且证实了基频变化对语言交流中分段信息的表达和理解具有重要影响,提出了电子喉语音基频控制的重要性。

基频变化的缺失对电子喉语音的可懂度有重要影响。Watson 等研究表明,利用可以手动控制基频的电子喉(Tru-Tone,Griffin laboratories)重建的具有声调变化的电子喉语音,比无基频变化或者固定基频变化的电子喉语音具有更高的可懂度(Watson and Schlauch, 2009)。不仅如此,研究还发现电子喉语音基频的缺失对于泰国语、汉语和广东话等声调语言的可懂度具有更显著的影响(Gandour et al., 1988; Ng et al., 2001; Liu et al., 2006)。Ng 等发现,在基频变化、幅度变化和发声持续时间这三个最主要的声学特征中,基频变化对于语义表达的贡献最大(Ng et al., 2001)。除此之外,Meltzner 等利用信号处理方法对电子喉语音中存在的缺陷进行改进,通过客观听觉评价研究这些异常声学特征对电子喉语音的影响(Meltzner, 2003; Meltzner et al., 2005b)。研究结果证实,基频变化的引入能够极大地提高电子喉语音的自然度,并且与低频补偿、噪声去除等相比,基频变化对电子喉语音质量的提高更显著(Meltzner et al., 2005b)。

为了改善电子喉语音基频的缺失,提高电子喉语音的质量,目前已经发展了许多实现电子喉语音基频变化的方法。首先,Van 利用固定的基频变化模式来实现电子喉(Secom MYVOICE)语音的音调变化(Van Geel, 1982)。这种电子喉会输出一个基频由高到低逐渐变化的振动源,研究表明,这种基频模式重建的电子喉语音比基频不变的电子喉语音具有更好的自然度。但是这种基频模式相对固定和单调,依然存在语义上的问题。其次,许多电子喉尝试通过手动控制来实现电子喉语音的基频变化(Choi et al., 2001; Kikuchi and Kasuya, 2004; Takahashi et al., 2005)。然而,绝大多数电子喉使用者很难利用手动控制实现精确和快速的基频调节,并且这种手动控制的训练对于年长的患者来说相当的困难。再次,利用其他生理信号作为控制源是目前研究比较深入的基频控制方法。Uemi 等利用瘘口处气流的压力信号来控制电子喉语音的基频,并且提取了比较准确的压力与基频相对关系曲线(Uemi et al., 1994)。然而,研究结果显示,仅有一小部分患者能够通过训练掌握这种方法,很大部分的患者很难通过控制气流来实现基频的变化。另外,有研究显示喉切除患者的肌肉电神经与基频之间存在一定的关系,证实了利用肌电信号对电子喉语音进行控制的可行性,但是这类方法仍然需要更深入的研究(Goldstein, 2003; Goldstein et al., 2004; Heaton et al., 2004)。

5.4.2 基于颈部肌电信号的电子喉自动控制

在语音产生的过程中,声带振动是一个声门下空气压力和喉部神经肌肉系统共同作用的过程,其对于语音质量和特征(如基频、响度等)都有很大影响。当持续发声时,声门下气流保持稳定,声带振动特性主要通过改变声带的组织力学特征进行调节,而这一调节则是通过高级神经中枢控制下喉部肌肉的收缩或舒张实现的。肌电信号是肌肉舒张和收缩等运动过程中产生的生物电信号,因此,颈部肌肉组织的肌电信号就可能包含了与发声有关的信息,可以作为很好的生物信号来对电子喉进行自动控制。近十年来,Harvard-

MIT 实验小组在基于颈部肌电信号的电子喉发声起止和基频控制方面做了大量的工作，取得了丰富的结果(Goldstein，2003；Goldstein et al.，2004；Stepp et al.，2009；Heaton et al.，2011)。

1. 颈部肌电信号的选择与处理

胸骨舌骨肌(sternohyoid，SH)和肩胛舌骨肌(omohyoid，OH)是两种较大的喉外肌，在发声过程中起着非常重要的作用(杨式麟，2001)。对于全喉切除患者来说，胸骨舌骨肌和肩胛舌骨肌与舌骨之间的连接往往被切断，肌肉的末端一般缝合于颈部软骨上，而喉部主要神经被游离出来。在这个过程中，如果能够使喉上神经(superior laryngeal nerve，SLN)或喉返神经(recurrent laryngeal nerve，RLN)植入残存的喉部肌肉中，该肌肉可以起到神经电信号放大器的作用，使得颈部肌电信号能够被保留并采集。

Heaton 等(2004)等为了利用肌电信号进行电子喉控制，在全喉切除手术过程中首先对肩胛舌骨带状肌进行了保留，将喉部两侧的肩胛舌骨肌从舌骨分离后缝合于气管造口上方中线处，然后右侧肩胛舌骨肌保留原有的神经分布，而对左侧肩胛舌骨肌进行神经移植术，将其运动神经(颈襻神经)与左侧喉返神经在末端接合。术后肌电信号的测量只要将表面电极贴于左侧肩胛舌骨肌表面，即气管造口上方颈部中线处即可。Heaton 等对喉切除患者术后的肌电信号进行长期持续的测量，结果发现由移植喉返神经支配的肌肉比原始神经支配的肌肉具有更高幅度且与发声更相关的肌电信号，预示了通过移植喉返神经产生的肌电信号可能提供一种较好的电子喉控制信息。

尽管改进的全喉切除手术能够提供可行的肌电信号，但同时也给喉切除患者带来额外的手术创伤和经济负担，另一方面，并不是所有患者都能够很好的控制手术后残留肌肉。因此，Stepp 等(2009)对常规喉切除手术后患者面部和颈腹侧区的表面肌电信号进行了提取和分析，并研究其用于电子喉控制的可行性。如图 5.41 所示即为 Stepp 等实验中涉及的 7 个表面电极的放置位置。位置 1 和位置 2 分别位于气管造口上方颈部中线两侧，用于记录胸骨舌骨肌和胸骨甲状肌的肌电信号；位置 3 位于胸锁乳突肌带上从锁骨到乳突的 1/3 距离处，用于记录胸锁乳突肌的肌电信号；位置 4 位于颏下表面下方颈腹区中线单侧 1cm 处，用于记录可能存在的舌骨上下的肌肉组织电信号；位置 5 位于颏下表面

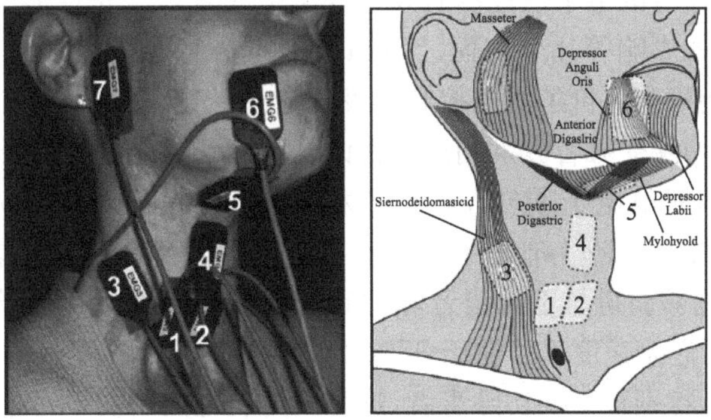

图 5.41　7 个表面电极的放置位置(Stepp et al.，2009)

中线横向 1cm 处，用于测量舌骨上舌根位置的肌肉组织电信号；位置 6 位于嘴角下方，用于记录口角降肌和降下唇肌的肌电信号；位置 7 位于侧下颌浅表的咬肌处，用于记录咬肌的肌电信号。

为了从肌电信号中获取可以用于电子喉发声控制的有用信息，需要对采集的肌电信号进行处理，图 5.42 即为 Goldstein 等(2004)提出的肌电信号处理过程。由于肌电信号的幅度较弱(几十微伏)，并且大部分能量主要集中在 10～500Hz 范围，因此，首先对肌电信号进行带通滤波和幅度增益以提高其信噪比。其次，对增强后的信号进行整流，然后分别经过两个具有三极点的低通滤波器。第一个低通滤波器的转折频率为 1Hz 左右，而第二个低通滤波器的转折频率可以在 1～9Hz 之间调节。经过两个低通滤波器可以获取两个不同时间常数的包络信息，分别为慢包络信号和快包络信号。最终，快包络信号经过一个 Schmitt 触发器，基于阈值电压来控制电子喉振动器的开关，即发声的起止；而慢包络信号经过线性换算直接被用来控制电子喉振动器的频率，即发声的基频。

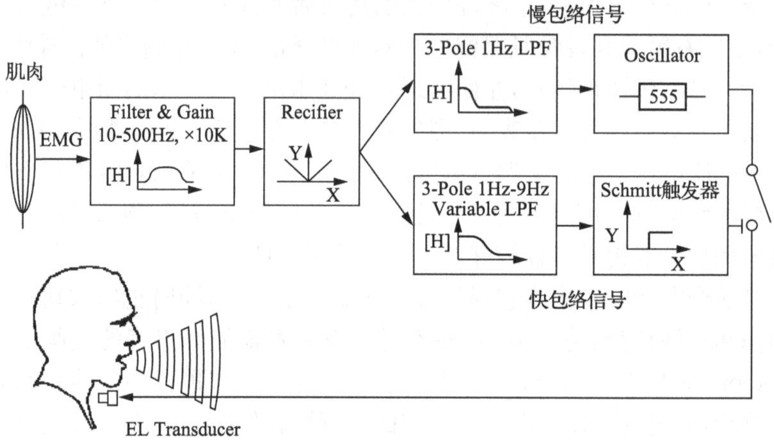

图 5.42 肌电信号处理流程图(Goldstein et al.，2004)

2. 基于肌电信号的电子喉控制研究

目前基于肌电信号的电子喉控制研究主要集中在发声起止性能、语调(基频)控制以及训练对控制性能的影响等几个方面。Goldstein 等(2004)研究了基于肌电信号的电子喉开关控制性能，测量和评价了肌电控制的发声起止速度，如图 5.43 所示实验对 7 名正常受试者和 1 名喉切除受试者分别利用正常语音(normal)或食管语音(TE)、手动控制电子喉(Button-EL)和肌电电子喉(EMG-EL)发声的起始反应时间(voice initiation time，VIT)和终止反应时间(voice termination time，VTT)进行了测量。结果显示，对于正常受试者，EMG-EL 能够获得与正常语音和 Button-EL 相当的发声起始速度，而喉切除患者 EMG-EL 的发声起始速度显著快于 TE。然而，EMG-EL 的发声终止速度却显著慢于其他发声终止速度，特别对于喉切除患者，这是因为肌电控制发声终止需要通过肌肉放松来实现，而这一过程并不是一个主动的控制过程。

为了提高电子喉的控制性能，Goldstein 等(2007)设计了一个连续 10 天的训练过程，训练总共包括元音起始、元音持续、元音终止、单字发声、句子发声、段落发声和声调控制 7 个方面。经过训练，参与实验的 4 名正常受试者和 3 名喉切除受试者都能够成功利用 EMG-EL 进行单字、句子及段落的发声，并且除 1 名喉切除患者外都能够利用 EMG-EL 进行基频的控制，实现重建语音中语调的变化。实验结果证实了 EMG-EL 能够利用手术保留的肌电信号实现电子喉的非手动发声起止和基频动态调节，并且通过较短时间的训练就能够被喉切除患者掌握。

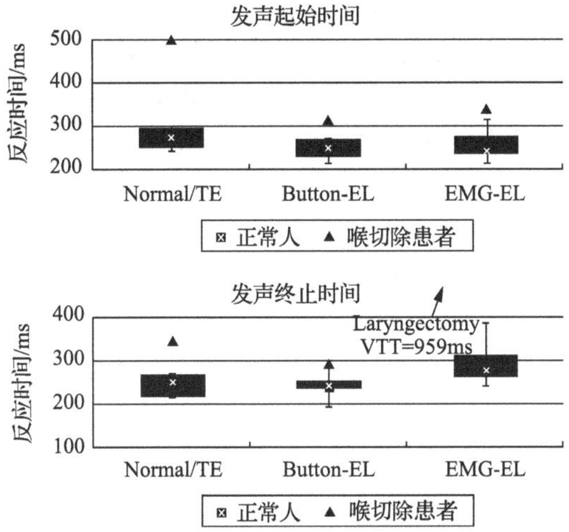

图 5.43　基于肌电控制的电子喉发声起止反应时间(Goldstein et al.，2004)

Goldstein 等(2004，2007)的研究成果均是基于手术保留的肌电信号，而 Stepp 等(2009)研究了常规喉切除手术后面部和颈腹侧区的表面肌电信号用于电子喉控制的性能，以及对重建语音自然度的影响。实验共研究了 7 个不同位置的肌电信号，如图 5.41 所示。研究结果表明，颏下肌肉的肌电信号能够作为最佳的电子喉控制信号源，其优点在于：①喉切除手术的影响较小，术后不需要额外的手术，可直接利用；②相比面部肌肉，电极的放置对外观的影响较小，同时对于(微笑等)非发声行为的误识别率较低；③该位置肌电信号不需要训练即可直接用于电子喉控制，并且具有较高的控制性能，如图 5.44 所示。利用最佳位置的肌电信号，所有受试者在进行句子发声时的控制性能都与 Goldstein 等

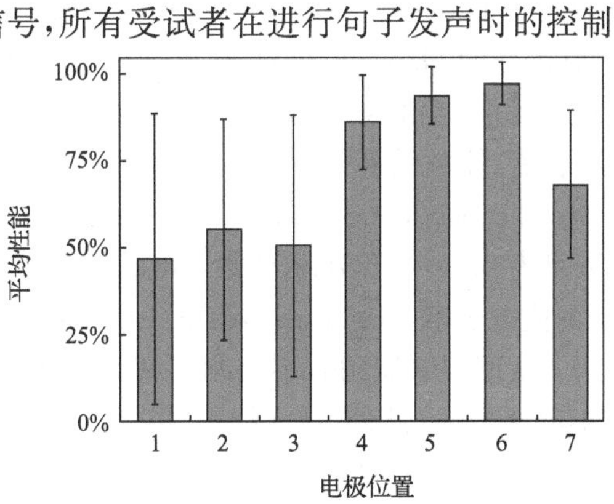

图 5.44　不同位置肌电信号用于电子喉控制的平均性能(Heaton et al.，2011)

(2004)的结果相当。然而,感知评价的结果显示 EMG-EL 重建语音的自然度并没有显著高于典型的手持电子喉,这一结果可能受到不同发声起止控制和基频控制限制的影响。目前 EMG-EL 的基频控制是一种线性控制,基频扰动范围和幅度远远低于正常语音。尽管如此,研究仍然证实了利用颈腹侧区或颏下区表面肌电信号能够获得较好的电子喉控制开关控制性能,喉切除患者未经训练即可重建与手持电子喉相当自然度的电子喉语音。

3. 基于肌电信号控制的电子喉装置

最早报道的基于肌电控制的电子喉装置是由 Harvard-MIT Division of Health Science and Technology 设计实现的,如图 5.45(a)所示(Goldstein et al., 2004)。该系统称为 EMG-EL,利用一个商业表面肌电电极(Delsy Inc., Boston MA)来采集肌电信号。表面电极与一个自制的信号处理装置(Draper Laboratories, Boston, MA)相连,该装置对肌电信号进行处理提取发声起止时刻和基频变化的控制信号,其主要方法如图 5.42 所示。最终,输出信号用于控制一个商业电子喉(NuVois, Mountain Precision Mfg., ID)。电子喉振动器可以通过一个可弯曲的支架固定于颈部,使得使用过程无需手持,如图 5.45(b)所示。

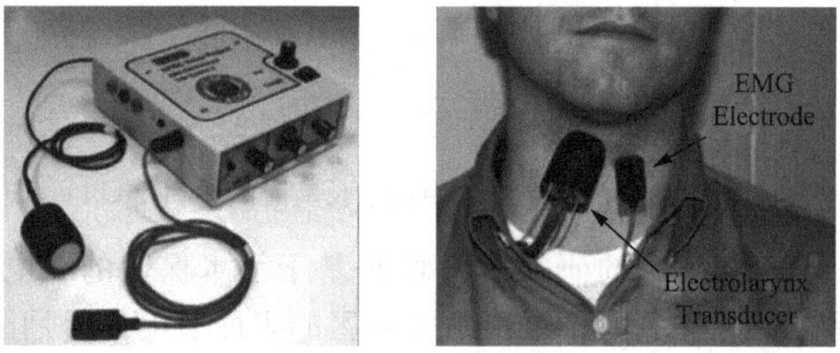

图 5.45　(a) EMG-EL 系统;(b) EMG-EL 使用示意图(Goldstein et al., 2004)

虽然上述系统已经被证实能够有效地对电子喉发声起止和基频进行控制,但是由于其体积和质量较大且连接线较多,不仅限制了使用,而且不美观。因此,Heaton 等(2011)基于上述系统开发了一个无线 EMG-EL,如图 5.46 所示。该系统设计了一个无线传感器进行肌电信号的采集,其尺寸为 28mm×23mm×10mm,质量为 7.6g,如图 5.46(a)所示。该传感器主要实现对表面肌电信号的采集和处理,其处理流程如图 5.46(b)所示。肌电信号经过滤波、放大、整流、模数转换等过程,最终产生数字化的包络信息并通过一个射频发射器(nRF2420, Nordic Semiconductor ASA, Tiller, Norway)传输给电子喉装置。射频发射器的传输频率为 2.4～2.5GHz,位数 16 位,传输距离 15cm。该无线 EMG-EL 系统的振动部分基于商业电子喉 TruTone(Griffin Laboratories, Temecula, Ca)改进而成,其差别在于:①采用了微型控制器的数字控制代替以往的模拟控制;②利用射频接收器接收 EMG 传感器的包络信号。此外,该无线 EMG-EL 系统的另一个特点在于保留了手动控制的功能,使用者可以根据需要选择不同的控制方式。

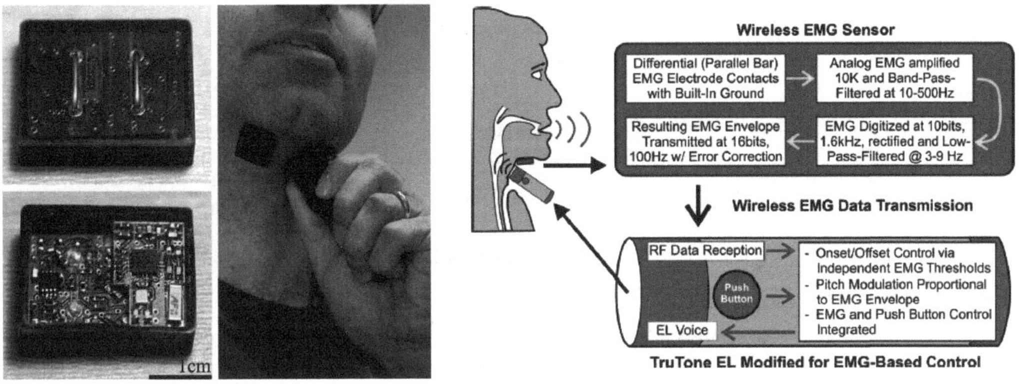

(a)　　　　(b)

图 5.46　无线 EMG-EL 系统(Heaton et al., 2011)

(a) 系统实物图;(b) 系统处理流程图

5.4.3　基于视觉语音特征的电子喉自动控制

已经发展的电子喉自动控制方法中,肌肉电信号已经被证实是一种有效的电子喉语音控制源,从中可以提取合适的电子喉语音起止和频率变化信息。然而,电子喉元音/辅音嗓音源的改进提出依据发声音素对电子喉嗓音源的合成与输出进行自动控制,现有的控制方法都很难实现实时的音素识别,需要通过其他与发声过程相关的生物物理信号获取发声信息。视觉语音特征,特别是嘴唇的形状特征,与发声过程中的语音信息具有密切的联系,已经被广泛应用于语音识别(Tomlinson et al., 1996; Dupont and Leuttin, 2000)、说话者识别(Wark and Sridharan, 1998)和感知评价(Evitts et al., 2009, 2010)等领域。其中,唇读技术是通过观察口型变化判断说话内容的方法,是图像语言分析学的一种应用(Jeffers and Barley, 1971)。因此,视觉语音特征是一个可行的信号源,本研究小组利用其对发声过程中语音起止和发声音素等进行识别,用于电子喉发声起止和嗓音源合成的自动控制(Wan et al., 2012b; Wu et al., 2013a)。

1. 嘴唇的视觉语音特征参数提取

利用嘴唇图像进行语音信息提取的方法主要有两种,即基于图像的方法(Petajan, 1984; Yuhas et al., 1989; Bregler et al., 1993, 1994; Goldschen, 1993; Tomlinson et al., 1996)和基于模型的方法(Rao and Mersereau, 1994; Hennecke et al., 1994; Luettin et al., 1996; Kaucic and Blake, 1998; Liew et al., 2000)。基于图像的方法一般对像素进行预处理之后直接作为特征向量,其优点在于处理方法简单快速,但是特征向量维数大、冗余信息较多,容易受到嘴唇旋转、尺度和光照的影响。基于模型的方法是通过模型对嘴唇形状进行匹配,利用模型参数作为表征嘴型的特征向量。相比之下,基于模型方法的特征向量往往维数较低,更能表征视觉相关的语音信息。因此,选择基于模型的方法从嘴唇图像中提取视觉语音特征参数,具体步骤如图 5.47 所示。

首先,必须从面部图像中提取嘴唇图像,按照图 5.47 所示步骤对每一帧视频图像进

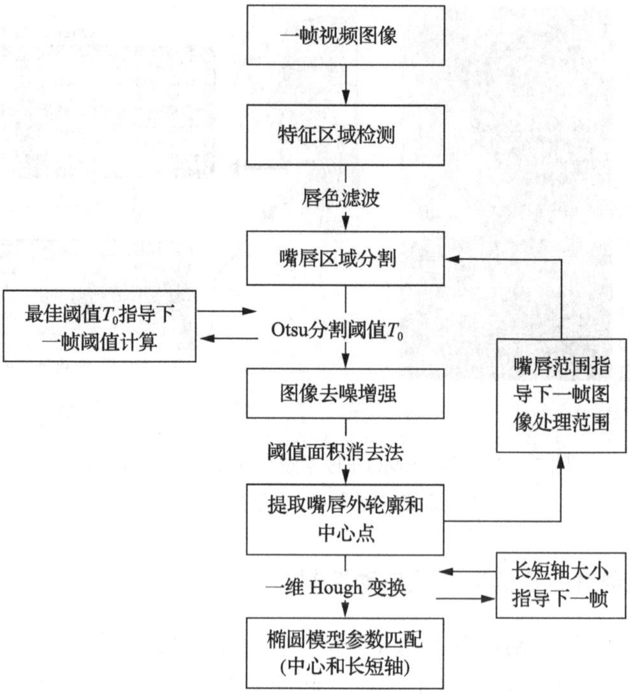

图 5.47　嘴唇图像处理与视觉语音特征提取

行处理，获得嘴唇分割图像。

(1) 利用基于肤色的检测方法对嘴唇区域进行检测（Yao et al.，2002），即在 YUV 色彩空间按照公式(5.10)计算矩形框范围的唇色特征值以增强嘴唇区域的区分度，并归一化为 0～255 灰度级，从而得到唇色特征值灰度图像。

$$Z = 0.493R - 0.589G + 0.026B \tag{5.10}$$

(2) 利用改进的最大类间方差(Otsu)法计算唇色特征值灰度图像的最佳分割阈值(Ostu，1979)，然后，以此阈值对图像进行二值化分割，从而得到嘴唇的初步分割图像。

(3) 采用面积阈值的方法，将初步分割图像中面积小于阈值的区域作为噪声消去，得到最终的嘴唇分割图像。

其次，利用模型对嘴唇形状进行匹配，并提取出最佳的模型参数。虽然已经有许多很好的模型用于嘴唇形状特征的描述（Kass et al.，1988；Yuille et al.，1992；Cootes et al.，1994），然而考虑到算法复杂度以及系统实时性的要求，我们选择椭圆模型来描述嘴唇的外轮廓。

(4) 如图 5.48 所示，对嘴唇区域进行外轮廓和中心点提取：利用椭圆模型对嘴唇外轮廓曲线进行拟合，通过一维哈夫(Hough)变换检测得到椭圆形状参数，即半长轴和半短轴的大小（以像素为单位）。

上述步骤是针对一帧视频图像进行的参数提取，对于连续发声的视频序列图像，为了满足实时性的要求，在嘴唇分割和椭圆模型匹配中可以采用时空域联合的跟踪控制方法。由于连续的视频信号包括空域和时域两部分信息，即帧内和帧间信息，因此，基于说话时

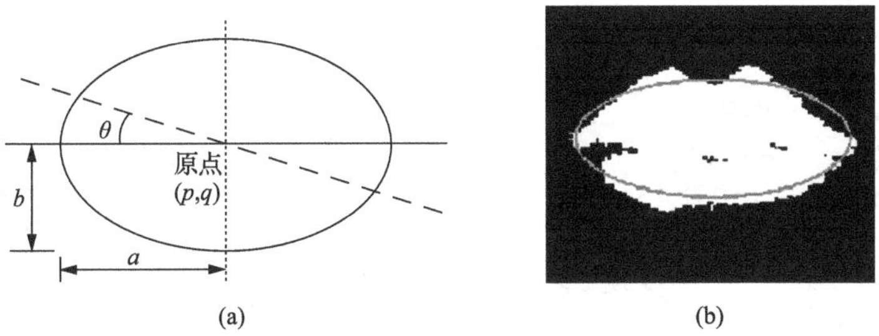

图 5.48　嘴唇外轮廓的椭圆模板示意图
(a) 嘴唇外轮廓的椭圆模板；(b) 嘴唇外轮廓椭圆模板拟合图

面部变化是缓慢连续的假设，通过上一帧图像分割区域信息和椭圆匹配的参数信息指导本帧目标分割的区域范围和匹配的参数范围，很好地利用了帧内和帧间信息，不仅弥补了静态图像分割不精确的问题，而且提高了处理速度。

2. 基于线性阈值的发声起止控制

通过嘴唇外轮廓边缘曲线拟合获得的椭圆模板参数(a,b)分别表征了嘴唇轮廓在高度方向上和长度方向上的形状特征。将嘴唇外轮廓椭圆的半短轴和半长轴之比(b/a)作为表征嘴唇形变的特征参数，参数(a,b)的数值虽然会因为嘴唇与摄像头距离的变化而变化，但参数 b/a 会消除嘴唇因成像大小的不同造成的影响。在发大多数音，特别是元音时，都需要张开嘴唇，嘴唇区域在椭圆短轴方向上变大，而在椭圆长轴方向上一般保持不变或变小，即相比不发声时的嘴唇闭合状态，发声会导致参数 b/a 的增大。因此，设置一个发声阈值 t，当 b/a 超过这一阈值时，就认为发声正在进行；当 b/a 小于这一阈值时，认为发声结束。然而，在连续说话时，b/a 的值常常会由于某些闭口音或音素间的过渡口型而低于阈值，导致断断续续的发声。因此，采用关延迟的方法来改善发声的连续性，即当 b/a 的值小于设定阈值之后，电子喉并不马上被关闭，而是延迟 m ms，并且在 m ms 内 b/a 值没有再次高于阈值，才会关闭电子喉。根据使用经验，阈值 t 通常设置为嘴唇闭合不发声状态时 b/a 值的 135%，而关延迟 m 通常设置为 300ms。

3. 基于人工神经网络的发声起止与元音识别

图 5.49 描述了归一化 b/a 值与归一化面积 ab 组成的参数空间中不同元音的分布情况，可以看出不同元音具有较集中的分布特性，说明不同元音的嘴唇形状存在一定的模式，但是不同类别之间并不是简单的线性关系，而是一种非线性分布。此外，对于不同发声对象，元音分布的情况不同，说明不同个体之间发声的嘴唇形状模式具有差异性。线性阈值的方法在一定程度上能够表征语音起止的变化，但是不能区分不同发声元音之间的差异。

人工神经网络(ANN)是一种基于生物神经网络结构和工作原理的数学计算模型，主要用来寻找输入和输出之间的复杂关系或探索数据的模式。人工神经网络是一种非线性统计性数据建模工具，已经被广泛应用于信号处理领域。多层神经网络是目前应用最广

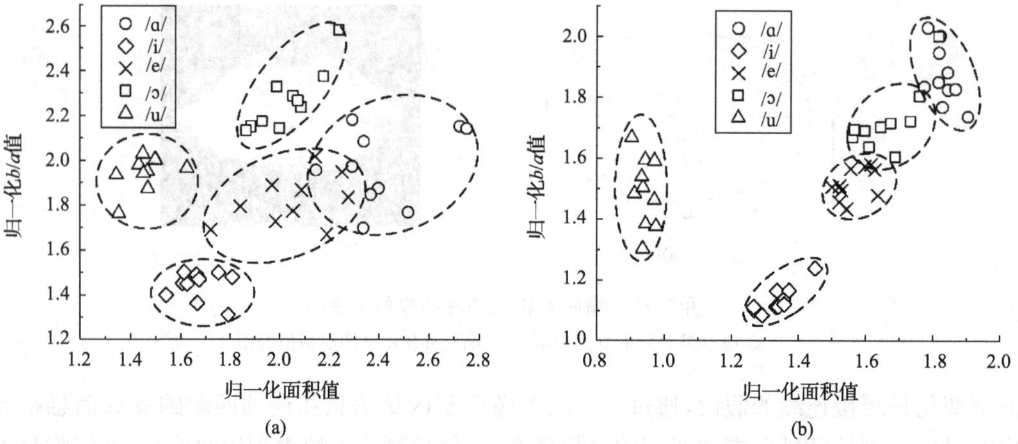

图 5.49 不同发声对象在二维参数空间中不同元音的聚类性

(a) 受试者 1;(b) 受试者 2

的神经网络模型,其被广泛应用于非线性分类和模式识别领域(Kohonen et al., 1988; Bishop, 1995)。本方法构建的是一个两层的前向人工神经网络,如图 5.50 所示。该神经网络由输入层、隐含层和输出层构成。

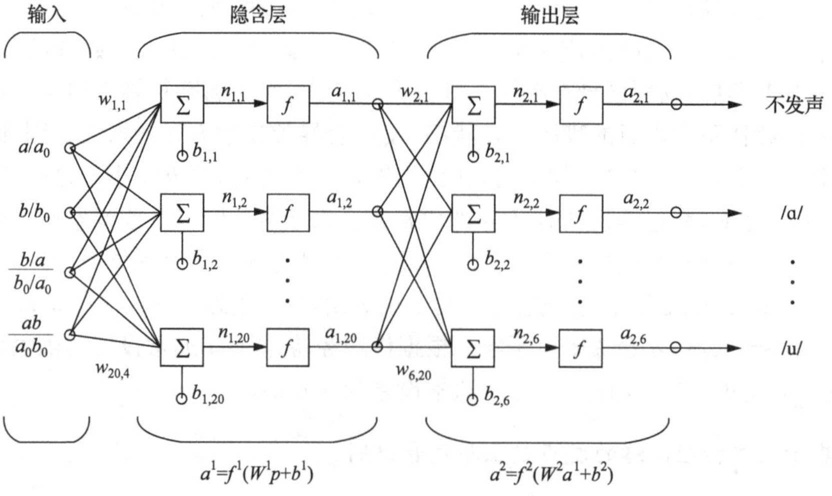

图 5.50 两层前向人工神经网络模型

输入层:包括 4 个输入节点,分别对应于 4 个参数,即归一化的半长轴 a/a_0,归一化半短轴 b/b_0,归一化半短轴与半长轴之比 $(b/a)/(b_0/a_0)$,归一化面积 ab/a_0b_0。归一化参数具有较好的距离不变性和旋转不变性,能够一定程度上消除发声过程中头部运动对识别结果的影响。

隐含层:包括 20 个神经元节点。研究已经证实,只要隐含层的神经元个数足够多,一个多层神经网络就能够描述任意复杂的输入输出映射关系(Cybenko, 1989)。但是神经元个数越多,训练和识别的计算量也越大,因此本方法根据经验选择 20 个神经元节点。

输出层：包括 6 个输出节点，分别对应于不发声状态和 5 种元音类别(/ɑ/、/i/、/e/、/ɔ/、/u/)。

对于每一层的单个神经元，其功能就是通过输入函数和激励函数的计算得到一个标量值，作为下一层神经元的输入或最终的输出。本方法中单个神经元的计算公式如下：

$$a = f(Wp + b) \tag{5.11}$$

式中，输入函数为线性加权函数；W 就是各个输入分量的权值；b 为偏置向量，而激励函数 $f(\cdot)$ 是一个双曲正切的非线性函数，公式如下：

$$f(x) = \tanh(x) = \frac{e^x - e^{-x}}{e^x + e^{-x}} \tag{5.12}$$

在神经网络使用之前，需要对神经网络进行训练来确定各个层之间的权系数向量。对于多层前向神经网络，应用最广的是反向传播(BP)算法，它是一种基于误差规则的监督学习算法(Rumelhart et al., 2002; Alpaydin, 2004)。本方法中神经网络的训练是基于共轭梯度的反向传播算法实现的(Charalambous, 1992; Møller, 1993)，经过训练的人工神经网络能够用于发声起止和元音类别的识别。

基于嘴唇模型的视觉语音特征参数提取和人工神经网络的识别方法，电子喉嗓音源自动控制方法主要包括电子喉语音自动发声起止控制和元音嗓音源合成控制两个方面，其主要策略是通过一次识别获得电子喉发声起止和元音类别两个方面的语音信息。自动控制的最终实现是在控制信号指导下合成并输出电子喉声门上元音嗓音源：①当识别结果为不发声时，电子喉将停止嗓音源波形的合成，从而停止嗓音源振动的输出，反之，合成嗓音源并输出振动，以此实现电子喉语音的自动起止；②当识别结果为不同元音(即发声)时，不同的识别结果将决定声门上元音嗓音源合成中声道面积参数的选择，通过控制声道特征补偿实现不同元音嗓音源合成和输出的控制。

5.4.4 基于视觉语音特征的电子喉发声起止控制性能

为了比较基于视觉语音特征的单阈值方法和人工神经网络方法的识别及控制性能，通过实验分别对不同方法的识别准确率、发声起止反应时间、重建语音流利度及可懂度等方面进行了测试和比较，客观评价了基于视觉语音特征的发声起止控制方法的可行性和有效性。

1. 实验设计

1) 实验系统

基于视觉语音特征的电子喉发声起止电子喉实验系统如图 5.51 所示，主要包含三个部分。

(1) 基于头戴式耳机改装的电子喉音视频采集模块。实验系统的视频采集是一个有线的摄像头，利用一个金属支架将其与头戴式耳机固定在一起，主要用来对发声过程中嘴唇视频信号和语音信号进行实时采集。如图 5.51(b)所示，使用过程中，实验对象正常佩戴耳机，此时摄像头被固定嘴唇前方大约 10cm 处，而麦克风位于嘴唇左侧大约 5cm 处。实验过程中，摄像头的采集帧率为每秒 20 帧。

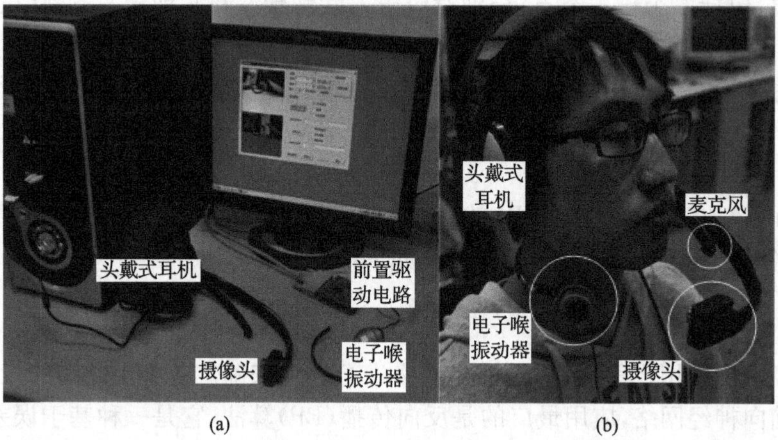

图 5.51　基于视觉语音特征与人工神经网络的自动发声起止电子喉实验系统
(a) 系统组成实物图；(b) 系统使用示意图

(2) 基于计算机软件实现的电子喉发声起止控制软件模块。该模块利用程序设计实现了包括嘴唇图像处理、特征参数提取、发声起止识别及噪音源输出控制等相关算法。此外，软件系统包括一个交互界面，可以对实验过程的参数进行设置，同时也可以对特定参数进行监控与存储。本实验系统采用台式计算机，Inter 2.5GHz 双核 CPU，内存 2G，由于算法复杂度不高，该配置能够满足实时控制的需要。

(3) 佩戴式电子喉振动输出模块。该模块包括一个前置驱动电路和有线的电子喉振动器，主要实现电子喉噪音源振动的输出。前置驱动电路主要对计算机 LPT 并口输出的噪音源数字信号进行 D/A 数模转换和功率放大。电子喉振动器是由一个颈部佩戴式电子喉改装而成的，如图 5.51(b)所示，使用过程中实验对象无需手持，可以实现电子喉自动发声起止控制。

2) 实验对象

实验参加对象共有 5 名，分别为 4 名正常成年人(2 名男性，2 名女性)和 1 名男性喉切除患者。其中，喉切除受试者为 76 岁，由于患有喉癌，3 年前进行了喉全切除手术。术后长期使用手持颈外式电子喉进行日常交流，具有 2 年以上的电子喉使用经验，能够较好地手动控制电子喉发声起止。正常成年受试者的年龄均在 22～26 岁之间(平均 24.25 岁)，没有任何语言、听力及上呼吸道等方面的疾病，并且能够熟练使用手控式电子喉进行发声。所有受试者的母语均为汉语普通话。

共有 10 名听者参加了电子喉重建语音的流利度与可懂度评价，实验是在安静的房间中进行的。听者年龄均在 22～28 岁之间(平均 25.3 岁)，没有任何听力和语言上的疾病，并且没有接触过电子喉语音。此外，所有听者都接受过至少大学本科教育，这确保了他们能够阅读和理解实验中的语音材料。

3) 发声起止识别性能测试

在进行系统的发声起止控制测试之前，利用已知样本对单阈值方法和人工神经网络方法的识别性能进行评价。样本的采集包括实验对象发声和不发声条件下的嘴唇参数

(半长轴 a 和半短轴 b),采集过程如下:首先,要求受试者保持不发声状态 2～4s,此时对不发声状态下的嘴唇参数(a 和 b)进行采集;其次,受试者进行稳态元音发声,此时采集发声条件下的嘴唇参数(a 和 b)。

实验过程中,正常受试者利用正常嗓音,喉切除受试者利用电子喉,分别进行 5 种不同元音(/ɑ/、/i/、/e/、/ɔ/、/u/)的发声,并且通过麦克风同步记录了整个过程的语音信号。样本需要经过一定的筛选,特别是排除微笑、打哈欠等特殊情况,保证样本的准确性。筛选通过人工完成,主要依据同步语音信号来确定,排除过渡阶段等类别模糊的样本,选择类别明确的样本作为最终的样本集。由于人工神经网络在使用之前需要经过一定的训练,因此,将样本集随机和均匀的分为两组,一组用来对人工神经网络进行训练,另一组则用来对不同的识别方法进行测试。

实验通过计算测试样本识别结果的两类错误来比较不同方法的识别性能。第一类错误(type I error)为发声状态的误识别率,即发声样本中被识别为不发声状态的样本百分比;第二类错误(type II error)为不发声状态的误识别率,即不发声样本中被识别为发声状态的样本百分比。

4) 发声起止控制反应时间测试

发声起止控制反应时间是评价发声起止控制性能的重要指标之一,主要包括发声起始反应时间 VIT 和发声终止反应时间 VTT 两个量化参数。因此,采用发声起止控制反应时间实验来获取不同方法的发声起止控制反应时间(Goldstein et al., 2004),通过比较来评价不同发声起止控制方法的性能。

发声起止控制反应时间实验的整体流程如图 5.52 所示:首先,每一位受试者佩戴实验系统坐在实验台前,正前方放置一个显示器,用于显示指示信号。此时,受试者处于放松状态,持续大概 10s。然后,显示器发出准备信号,提示受试者准备开始发声。经过 1～2s,显示器发出发声信号,提示受试者立刻开始发声。发声过程持续 2～4s 后,显示器发出停止信号,提示受试者立刻停止发声。实验过程中要求受试者在提示信号出现后尽可能快的进行发声或停止发声,以保证获取最快的反应时间。此外,准备阶段和发声阶段的时间是随机的,以防止多次实验后受试者的经验影响结果的准确性。

发声起始反应时间 VIT 和发声终止反应时间 VTT 定义为提示信号时刻与发声起止时刻和发声终止时刻之间的时间差。如图 5.52 所示,正常语音信号起止时刻与指示灯信号起止时刻的时间差为正常语音的 VIT 和 VTT,而不同控制方法的开关信号时刻与指示灯信号起止时刻的时间差为控制方法的 VIT 和 VTT。

所有受试者都参与了实验过程,整个测量过程在一个安静的语音实验室中完成。显示器放置于受试者正前方 1m 处,由 LabView 软件进行控制。实验过程中,语音信号通过放置于嘴唇前端 10cm 处的麦克风进行采集,并与控制信号通过多通道数据采集系统进行同步采集。

实验中涉及的语音材料包括 5 个稳态元音,即/ɑ/、/i/、/e/、/ɔ/、/u/,共测量了 4 种不同发声起止控制方式的发声起止反应时间,即正常发声、手动发声起止控制方法(button-EL,Servox 电子喉)、b/a 单阈值方法(video-EL),以及人工神经网络方法(ANN-EL)。为了进行统计分析,每种控制方法和每个元音均进行了 10 次测量。最终,通过比

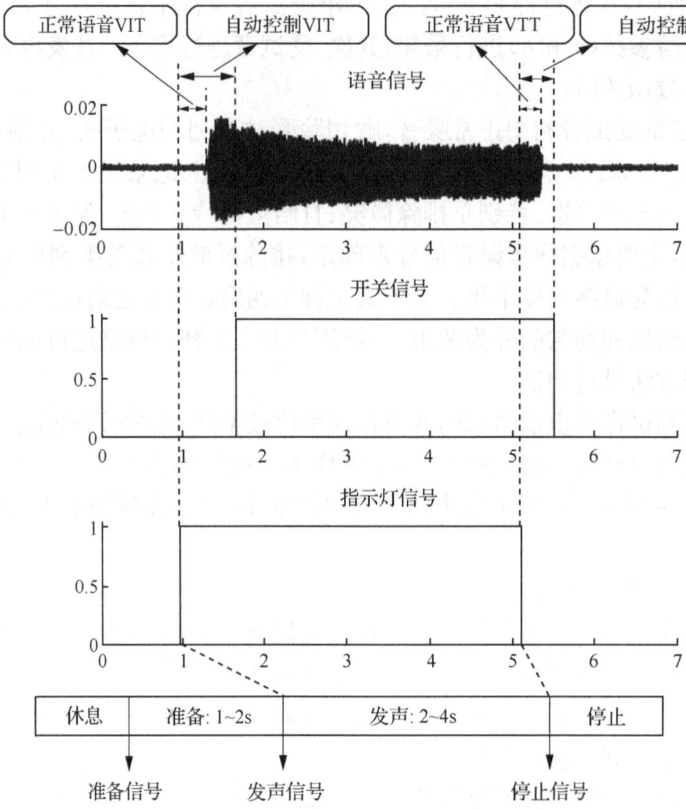

图 5.52　发声起止控制反应时间实验过程示意图

较不同控制方法和不同受试者的发声起止反应时间来评价 ANN-EL 的发声起止控制性能。

5）流利度测试

电子喉的发声起止控制对电子喉重建语音的流利程度具有直接的影响，同时也会间接影响电子喉语音的理解，因此，对不同识别方法的电子喉重建语音流利度进行分析，能够评价 video-EL 和 ANN-EL 的发声起止控制性能。

本实验中选择了一段名为“北风和太阳”的段落文字，它是北京大学中文系语音实验室的标准语音材料(Liu et al.，2005)。这段文字共有 163 个字和 18 处停顿，基本包含了所有的汉语元音和辅音。其内容如下：

“有一回北风和太阳正在那争论谁的本事大。说着说着来了一个过路的，身上穿着一件皮大衣。他们就商量好了，说谁能先叫这个过路的把他的大衣脱了下来，就算是谁的本事大。‘好！’，北风就使劲吹起来。可是他吹得越厉害，那个人就把大衣裹得越紧。到最后北风没有办法，只好就算了。一会儿，太阳就出来了，晒了一阵。那个过路的马上就把大衣脱了下来，于是北风不得不承认，到底还是太阳比他的本事大。”

所有受试者都参加了流利度实验，实验过程中，每位受试者分别利用 ANN-EL 和 video-EL 进行发声，按照其正常语速阅读以上语音材料。同时，利用距离嘴唇前方 10cm

处的麦克风实时记录重建语音信号。

重建语音流利度的评价主要包括两种情况:第一种情况,在一句连续完整的话中出现的突然中断;第二种情况,在需要停顿的时候出现语音而使听者不能分辨停顿。因此,对应这两种情况,本实验定义了两种错误,即中断错误(break error)和发声错误(voicing error)。中断错误对应第一种情况,其定义为出现突然中断的字数占总字数(163 字)的百分比;发声错误对应第二种情况,其定义为未出现停顿的次数占总停顿数(18 处)的百分比。全部听者参与了流利度的评价,其依据重建语音信号通过主观判断来计算两类错误。评分结果显示,不同听者之间的可信度达 97%,实验结果具有可靠性。

6) 可懂度测试

语音可懂度是评价电子喉重建语音及其系统的重要指标之一,其同样受到电子喉发声起止控制性能的影响,因此,有必要通过对重建语音可懂度的比较来评价不同控制方法的发声起止性能。

实验中涉及的语音材料为"中华人民共和国国家标准:声学—语言清晰度测试方法"(GB/T 15508—1995)中的汉语清晰度测试音节表(KXY 表)。实验中选择了其中两个音节表 KXY1 和 KXY10,KXY 表是语音平衡音节表,各表之间具有良好的等价性。每个表分别包括 70 个音节,其中包含 46 个辅-元(CV)结构的音节和 24 个辅-元-辅(CVC)结构的音节。其内容如表 5.26 和表 5.27 所示。

实验过程中,每位受试者分别利用 ANN-EL、video-EL 及 button-EL 进行发声,依次阅读所有的语音材料,同时利用放置于嘴唇前端 10cm 处的麦克风记录重建语音信号。实验总共记录了 15 组(5 个受试者×3 种电子喉)重建语音数据用于可懂度的评价。听力实验在一个安静的语音实验室中进行,语音材料依次播放给听者,其强度以听者感觉舒服为准。听者事先并不知道语音材料,每段语音可以反复播放,听者按照所听内容写下音节。为了避免学习和经验的影响,每组语音材料的播放顺序是随机的。

表 5.26　汉语清晰度测试音节表 KXY1*

bi	比	bian	变	biao	标	bin	宾	ca	擦	chi	尺
chong	冲	de	德	di	地	dian	电	dong	董	duo	多
fa	发	fo	佛	gai	改	gan	干	gen	根	gu	古
guan	关	he	河	hei	黑	hui	会	huo	火	ji	吉
jiao	叫	jing	竟	jiu	九	jue	决	ku	库	lang	浪
liang	良	lü	律	men	门	mou	某	mu	木	ni	你
nong	农	pai	排	qi	气	qian	欠	quan	全	rao	绕
ren	人	shan	善	she	蛇	shi	师	shua	刷	shui	谁
shun	顺	tai	太	teng	腾	tu	图	wo	卧	xi	西
xie	写	xin	信	xing	醒	ya	哑	ye	也	yi	一
ying	硬	you	又	zhao	找	zhe	这	zheng	正	zhi	志
zhuan	专	zi	自	zu	组	zuo	作				

* 表中所示为音节的汉语拼音。

表 5.27　汉语清晰度测试音节表 KXY10*

bi	闭	bian	边	biao	表	chen	陈	chi	池	ci	此
dai	带	de	德	di	底	du	杜	fan	饭	fen	分
ge	格	gei	给	gu	姑	guo	过	ha	哈	hen	恨
huai	坏	ji	记	jiang	酱	jie	姐	jing	井	juan	捐
ke	克	lai	来	li	力	man	满	meng	盟	mian	面
ni	你	nong	农	pu	普	qiang	墙	qiong	穷	ri	日
ruo	弱	shai	晒	shang	商	shi	十	shu	树	shui	谁
shuo	说	song	送	teng	腾	tou	透	tu	土	wang	王
wo	窝	xi	细	xiao	笑	xie	写	xin	心	ya	牙
yan	烟	yi	意	yin	银	ying	英	you	又	yu	玉
yun	运	za	杂	zao	早	zha	诈	zhang	张	zhao	赵
zhe	折	zhi	止	zhui	追	zi	自				

＊表中所示为音节的汉语拼音。

可懂度是根据听者能够听懂音节的个数来计算得分的。实验中可懂度得分根据音节结构的不同分为两类:一类是辅-元(CV)结构音节的可懂度,另一类是辅-元-辅(CVC)结构音节的可懂度。实验虽然针对汉语语音,由于语音材料不涉及上下文,并且发声起止控制并不影响汉语音调,所以可懂度评分不考虑音调,而是针对音节的判断。对于每一个听者,其可懂度得分为正确听懂音节的个数的百分比,因此,最终的可懂度得分为所有听者可懂度得分的平均值。

2. 实验结果

1) 发声起止识别准确率

图 5.53 所示为基于嘴唇形状特征的 b/a 单阈值与 ANN 两种方法在发声起止识别中两类错误的比较。对于正常受试者,图 5.53 显示的是 4 个受试者结果的平均值与方差。其中,ANN 方法的第一类错误与第二类错误分别为(0.27±0.05)%和(0.47±0.07)%,而 b/a 单阈值方法的第一类错误与第二类错误分别为(23.06±5.04)%和(6.01±4.27)%。对于喉切除受试者,ANN 方法的第一类错误与第二类错误分别为 0 和 0.3%,而 b/a 单阈值方法的第一类错误与第二类错误分别为 19.71%和 7.2%。相比之下,无论正常受试者还是喉切除受试者,b/a 单阈值方法的两类错误都明显高于 ANN 方法(T-$test$,$P<0.05$,$N=5$)。

图 5.53 中显示的是不同方法对于不同受试者的整体识别率的比较结果,表 5.28 和表 5.29 则分别列出了一位正常受试者与喉切除受试者不同识别方法和不同发声样本的发声起止识别结果的混淆矩阵,其中每一行代表一种测试样本,每一列代表一种方法的识别结果。对于 ANN 方法,正常受试者发声样本和不发声样本的识别正确率分别为 99.8%和 99.5%,而喉切除受试者发声样本和不发声样本的识别正确率分别为 100%和 99.7%。同时,方差分析结果证实不同受试者的 ANN 识别结果没有显著性差异(ANO-

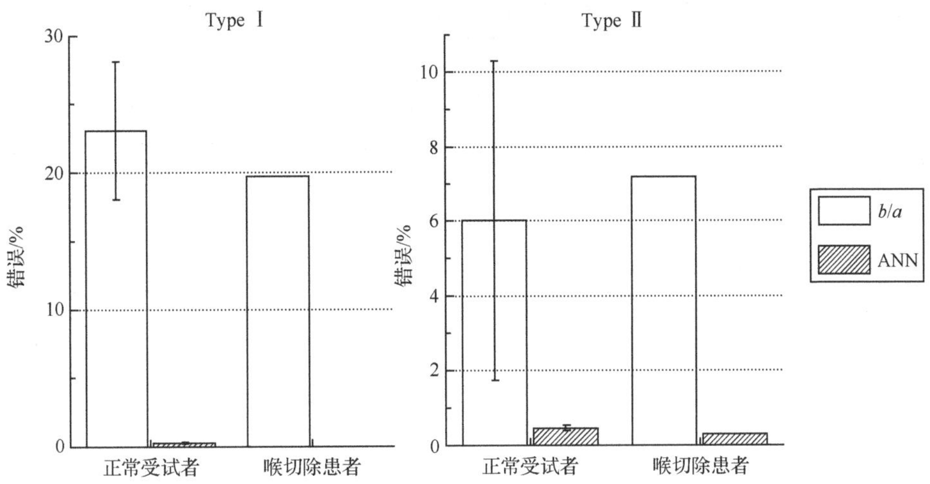

图 5.53　单阈值方法和 ANN 方法识别的两类错误比较

VA，$P>0.05$）。对于 b/a 单阈值方法，多重检验结果证实不同受试者之间的识别结果具有显著性差异（*Post hoc*，$P<0.05$）。比如，正常受试者发声样本/i/的识别正确率仅有 9.2%，其远远小于喉切除受试者的 50.2%；相反，正常受试者不发声样本的识别正确率 99.6%，大于喉切除受试者的 92.8%。

表 5.28　正常受试者发声起止识别结果的混淆矩阵*

测试样本		识别结果			
		发声		不发声	
		b/a	ANN	b/a	ANN
发声样本	/ɑ/	5010 (100%)	5010 (100%)	0	0
	/i/	483 (9.2%)	5253 (100%)	4770 (90.8%)	0
	/e/	5118 (97.8%)	5233 (100%)	115 (2.2%)	0
	/ɔ/	5182 (100%)	5182 (100%)	0	0
	/u/	2212 (42.6%)	5131 (98.8%)	2981 (57.4%)	62 (1.2%)
不发声样本		62 (0.4%)	84 (0.5%)	16 787 (99.6%)	16 765 (99.5%)

* 表格中数字代表识别的样本数，括号中数字代表其占总样本数的百分比。

表 5.29　喉切除受试者发声起止识别结果的混淆矩阵*

测试样本		识别结果			
		发声		不发声	
		b/a	ANN	*b/a*	ANN
发声样本	/ɑ/	4740 (100%)	4740 (100%)	0	0
	/i/	2276 (50.2%)	4536 (100%)	2260 (49.8%)	0
	/e/	4776 (98.5%)	4848 (100%)	72 (1.5%)	0
	/ɔ/	4772 (100%)	4772 (100%)	0	0
	/u/	2428 (51.0%)	4758 (100%)	2330 (49.0%)	0
不发声样本		1026 (7.2%)	43 (0.3%)	13 296 (92.8%)	14 279 (99.7%)

* 表格中数字代表识别的样本数，括号中数字代表其占总样本数的百分比。

2）发声起止控制反应时间

图 5.54 所示为正常语音、button-EL、video-EL 和 ANN-EL 共 4 种不同发声起止控制电子喉的发声起始反应时间(VIT)和发声终止反应时间(VTT)。对于所有的受试者，

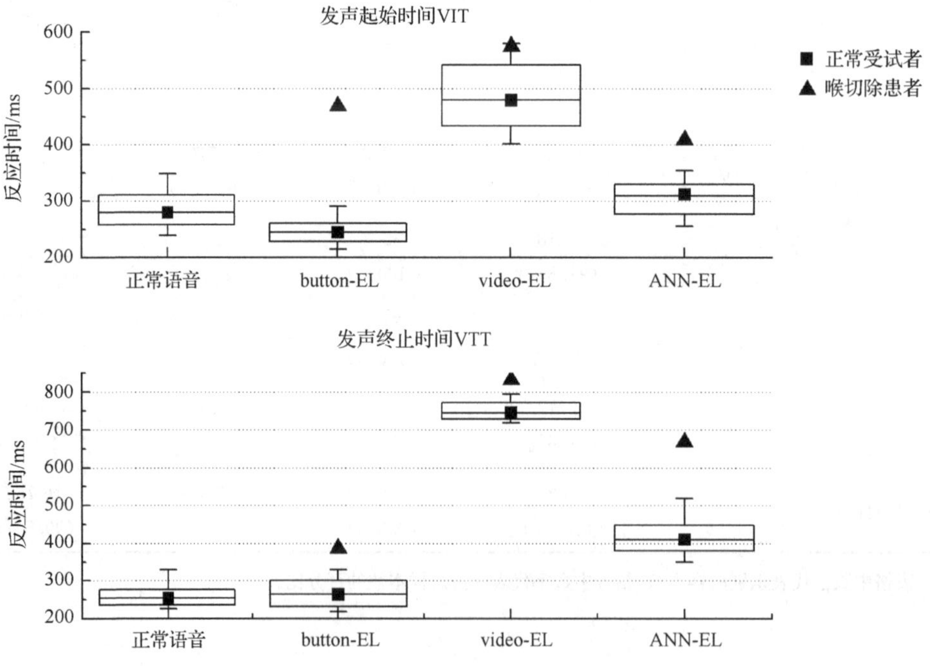

图 5.54　不同发声起止控制方法的发声起止反应时间

其不同电子喉的发声起始反应时间(VIT)和发声终止反应时间(VTT)之间具有显著差异(ANOVA,$P<0.05$)。

对于发声起始反应,所有正常受试者使用ANN-EL的VIT平均值为311.8ms,而正常语音、button-EL和video-EL的平均VIT分别为279.5ms、244.4ms和479.5ms。统计结果显示,正常受试者使用ANN-EL的VIT大于正常语音和button-EL(*Post hoc*,$P<0.05$),但显著小于video-EL(*Post hoc*,$P<0.05$)。对于喉切除受试者,其使用ANN-EL的VIT为409.3ms,小于button-EL(469.5ms)和video-EL(575.6ms)的VIT。

对于发声终止反应的情况,所有正常受试者使用ANN-EL的VTT平均值为409.8ms,而正常语音、button-EL和video-EL的平均VTT分别为253.9ms、263.9ms和745ms。与发声起始反应类似,正常受试者使用ANN-EL的VTT显著大于正常语音和button-EL(*Post hoc*,$P<0.05$),但小于video-EL的VTT(*Post hoc*,$P<0.05$)。对于喉切除受试者,ANN-EL的VTT(667.8ms)同样小于video-EL(833ms)而大于button-EL(386.9ms)。

由于发声起止控制方法基于嘴唇形状的变化,因此嘴唇运动与正常语音起止的先后关系对于电子喉发声起止控制性能具有重要影响。为了深入的分析这种关系对发声起止控制性能的影响,设计实验测量了嘴唇运动起止与正常语音起止之间的相对时间(relative time,RT)。实验过程中,每位受试者分别进行稳态元音(/ɑ/、/i/、/e/、/ɔ/、/u/)发声,同步记录嘴唇运动的视频信号与语音信号,相对时间RT即为嘴唇运动的起止时刻与语音信号起止时刻的时间差。实验中的嘴唇运动起止时刻主要通过人眼主观判断,所有听者参与了这个过程,不同听者之间的识别可信度高于90%。对于语音信号起止时刻,正常受试者直接利用正常嗓音进行发声提取。对于喉切除受试者无法获取正常语音信号,然而,本实验以及其他报道的结果显示手动控制电子喉与正常语音的发声起止反应时间没有显著差异(Goldstein et al.,2004),因此,可以利用喉切除受试者button-EL发声的语音信号代替其正常语音信号间接提取语音起止时刻。

图5.55显示了正常受试者与喉切除受试者不同元音发声的嘴唇运动与正常语音起止的相对时间RT。结果显示,所有受试者不同元音发声的相对时间RT之间没有显著差异(ANOVA,$P>0.05$)。在发声起始时刻,所有正常受试者的平均相对时间RT为-7ms,其显著大于喉切除受试者的平均相对时间RT(-103.2ms,*T-test*,$P<0.05$)。而在发声终止时刻,所有受试者的平均相对时间RT为114.9ms,其显著小于喉切除受试者的平均相对时间(205.8ms,*T-test*,$P<0.05$)。

3) 重建语音流利度

流利度的实验结果如表5.30所示,为ANN-EL和video-EL两种不同发声起止控制下连续发声的两类错误,即中断错误(break error)和发声错误(voicing error)。结果显示,对于ANN-EL连续语音发声的中断错误,正常受试者为0.71%,喉切除受试者为0.99%,其远远低于video-EL的结果(正常受试者为15.30%,喉切除受试者为19.04%)。同样,对于连续发声停顿处的发声错误,ANN-EL的结果(正常受试者为6.25%,喉切除受试者为12.5%)也小于video-EL(正常受试者和喉切除受试者均为18.75%)。

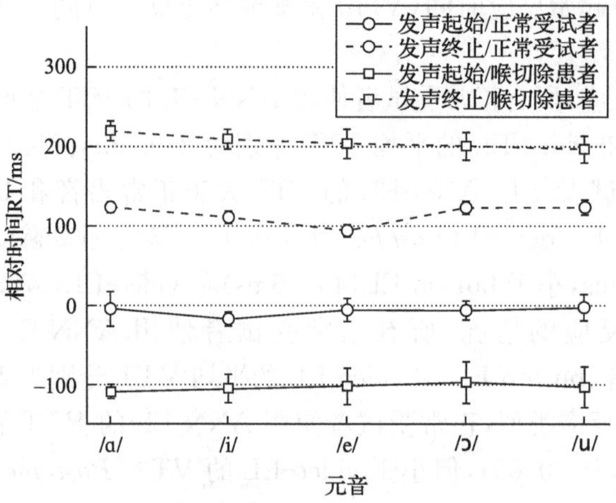

图 5.55　不同元音发声的嘴唇运动与正常语音起止的相对时间

表 5.30　流利度实验的两类错误

电子喉系统	正常受试者		喉切除受试者	
	中断错误	发声错误	中断错误	发声错误
video-EL	15.30%	18.75%	19.04%	18.75%
ANN-EL	0.71%	6.25%	0.99%	12.50%

4) 重建语音可懂度

图 5.56 所示为所有受试者不同发声起止控制电子喉重建语音的平均可懂度得分。对于辅-元(CV)结构的音节，ANN-EL 重建语音的平均可懂度得分为 31.94%，而 button-EL 和 video-EL 重建语音的平均可懂度得分分别为 51.89%和 10.59%。对于辅-元-辅(CVC)结构的音节，ANN-EL 重建语音的平均可懂度得分为 46.07%，而 button-EL 和 video-EL 重建语音的平均可懂度得分分别为 54.02%和 28.69%。统计分析结果显示，ANN-EL 重建语音的可懂度显著高于 video-EL 而低于 button-EL(*Post hoc*，$P<0.05$)。

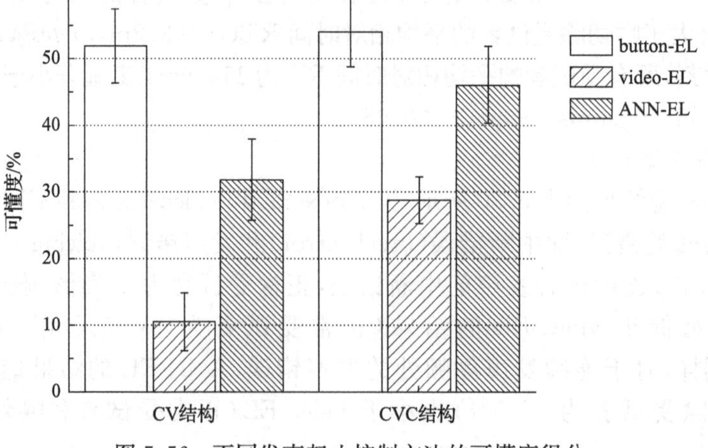

图 5.56　不同发声起止控制方法的可懂度得分

对于不同受试者情况，图 5.57 显示了 button-EL、video-EL 和 ANN-EL 重建语音可懂度的差异。对于辅-元(CV)结构的音节，正常受试者 ANN-EL 的重建语音可懂度为 33.02%，其略高于喉切除受试者 ANN-EL 的 27.79%(*T-test*, $P<0.05$)。对于辅-元-辅(CVC)结构的音节，正常受试者 ANN-EL 的重建语音可懂度为 49.97%，其显著高于喉切除受试者 ANN-EL 的 43.22%(*T-test*, $P<0.05$)。

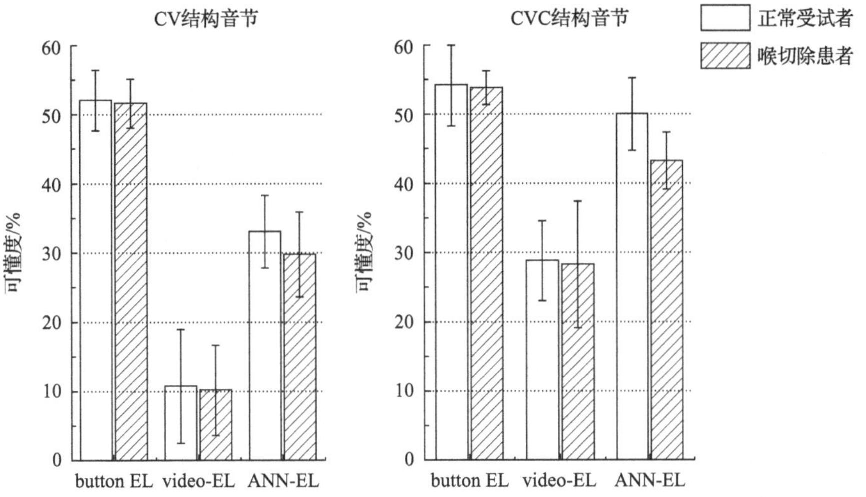

图 5.57　正常受试者与喉切除受试者重建语音可懂度比较

相比之下，button-EL 的重建语音可懂度均高于 ANN-EL，CV 结构音节结果分别为 52.03%(正常受试者)和 51.60%(喉切除受试者)，CVC 结构音节结果分别为 54.13%(正常受试者)和 53.77%(喉切除受试者)。而 video-EL 的重建语音可懂度均低于 ANN-EL，CV 结构音节结果分别为 10.83%(正常受试者)和 10.11%(喉切除受试者)，CVC 结构音节结果分别为 28.86%(正常受试者)和 28.26%(喉切除受试者)。统计分析结果显示，button-EL 和 video-EL 重建语音可懂度对于不同受试者没有显著差异(*T-test*, $P>0.05$)。

为了深入研究发声起止控制性能对重建语音可懂度的影响，实验定义并计算了重建语音感知听觉的两类误识别率。第一个为词首误识别率(initial misinterpretation)，即对 CV 和 CVC 结构音节的词首辅音识别错误的百分率。第二个为词尾误识别率(terminal misinterpretation)，即将 CV 结构音节识别为具有鼻音/n/或/ng/词尾的 CVC 结构音节的百分率。如图 5.58 所示，即为不同发声起止控制方法的词首与词尾误识别率。

对于词首误识别率，正常受试者 ANN-EL 的错误率为 38.7%，而 button-EL 和 video-EL 的错误率分别为 38.24%和 75.21%。统计分析表明，正常受试者 ANN-EL 的词首误识别率显著低于 video-EL(*Post hoc*, $P<0.05$)，但与 button-EL 无显著差别(*Post hoc*, $P>0.05$)。对于喉切除受试者，ANN-EL 的错误率为 63.21%，而 button-EL 和 video-EL 分别为 39.64%和 80%。喉切除受试者 ANN-EL 的词首误识别率同样显著低于 video-EL(*Post hoc*, $P<0.05$)，但高于 button-EL(*Post hoc*, $P<0.05$)。

对于词尾误识别率，正常受试者 ANN-EL 的错误率为 20.76%，而 button-EL 和 vid-

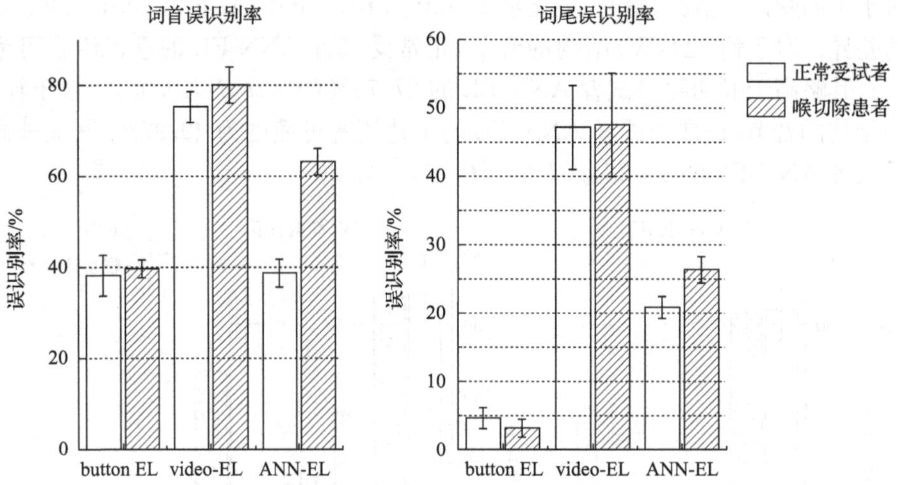

图 5.58　不同发声起止控制方法的词首与词尾误识别率

eo-EL 的错误率分别为 4.56%和 47.16%。喉切除受试者 ANN-EL 的错误率为 26.27%，而 button-EL 和 video-EL 分别为 3.19%和 47.52%。统计分析结果显示，对于所有的受试者，ANN-EL 的词尾误识别率均显著低于 video-EL（*Post hoc*，$P<0.05$），但是高于 button-EL（*Post hoc*，$P<0.05$）。

除此之外，不同受试者之间两类误识别率的统计分析结果表明，无论是词首误识别率还是词尾误识别率，正常受试者 ANN-EL 的错误率均显著低于喉切除受试者（*T-test*，$P<0.05$），而 button-EL 和 video-EL 的错误率在不同受试者之间无显著差异（*T-test*，$P>0.05$）。

3. 讨论

1) 基于视觉语音特征的发声起止识别性能

对于 ANN 方法，所有受试者的平均识别正确率为 99.35%，无论是第一类错误还是第二类错误都低于 0.5%，说明基于视觉语音特征的人工神经网络方法能够获得准确的发声起止识别结果。相比之下，b/a 方法的平均识别正确率仅有 71.36%，其两类错误都显著高于 ANN 方法，这种差异主要是由于 b/a 方法中的参数选择单一与线性阈值分割造成的。对于单一参数的 b/a 方法，发声条件下与不发声条件下的嘴型参数往往相互重叠，仅仅利用线性且固定的单阈值很难彼此区分，所以误识别是难以避免的。例如，对于元音/i/和/u/的发声样本，由于其嘴唇参数 b/a 与不发声时差异不大，往往不能达到开关阈值（基线的 135%），如图 5.59 所示，元音/i/和/u/的归一化 b/a 值分布在阈值的周围，通过线性阈值分割的方法很难将其完全区分。因此，元音/i/和/u/具有较高的第一类错误，即被识别为不发声。而 ANN 方法利用 4 个参数，能够从高维空间中更好地区分不同发声元音与不发声条件下的嘴型特征，同时 ANN 的非线性特点能够满足嘴唇形状与发声之间的非线性映射关系，从而最大限度地识别出发声与不发声状态。

对于不同的受试者，ANN 方法和 b/a 方法存在不同的适应性差异。对于 b/a 方法，

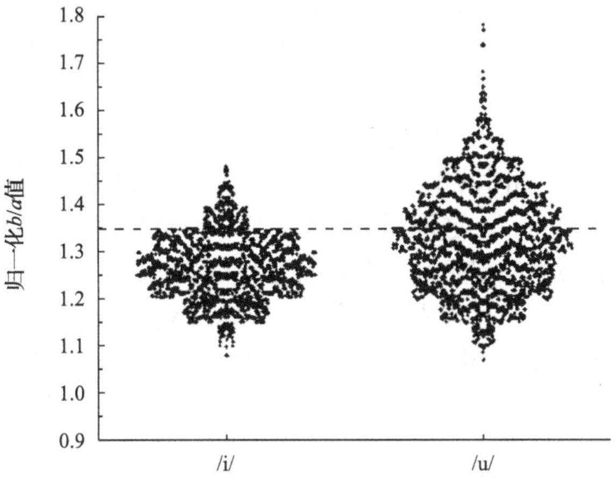

图 5.59　元音/i/和元音/u/归一化 b/a 值的分布

图 5.53 中显示了两类错误较大的方差,说明 b/a 方法的识别结果受个体差异影响较大,主要是由于线性阈值分割方法本身的缺陷所致。b/a 方法利用经验线性阈值进行识别,其中基线是根据不发声状态下的 b/a 值设定的,然而不同个体本身嘴唇形状的差异决定了基线的差异,进而造成阈值更大的差异。以表 5.28 正常受试者情况为例,由于其嘴唇较厚(b 较大),使得其基线和阈值都较高,这就需要较大的嘴唇形变才能达到开阈值。在这种情况下,对于嘴唇形变较小的元音/i/往往很难被识别为发声状态,从而具有较低的识别正确率(9.2%),但是不发声状态也不容易产生误识别,从而具有较高的识别正确率(99.6%)。反之,对于表 5.29 喉切除受试者的情况,由于其嘴唇较薄(b 较小),使得其基线和阈值都偏低。这种情况下,对于嘴唇形变较小的元音/i/也能够达到阈值条件,从而提高了识别正确率(50.2%),但同时方法的抗噪性能也降低,不发声状态的嘴唇形状参数可能会越过阈值,使得识别正确率(92.8%)降低。对于 ANN 方法,其训练是针对不同个体进行的,训练样本中包含着完整的个体信息,训练过程是求取个体最优识别参数的过程。因此,ANN 方法能够消除个体差异,对于不同受试者都能实现其最佳的识别效果。

2) 基于视觉语音特征的发声起止控制性能

对于电子喉的发声起止控制,发声起始反应时间 VIT 和发声终止反应时间 VTT 是评价其控制性能的一项重要指标。本实验正常受试者利用正常嗓音发声的 VIT 和 VTT 分别为 279.5ms 和 253.9ms,这个结果与 Goldstein 等测量的正常受试者正常语音 VIT (274ms)和 VTT(240ms)非常接近(Goldstein et al., 2004)。不仅如此,本实验正常受试者利用 button-EL 的平均 VIT(244.4ms)和 VTT(263.9ms)同样与 Goldstein 等的结果相一致(Goldstein et al., 2004)。基于实验结果的相似性与一致性,可以证明本实验发声起止反应时间(VIT 和 VTT)的测量过程是正确合理的,实验结果是有效的。

此外,实验结果与受试者自身的神经反应速度相关。对于喉切除受试者的情况,其 button-EL 的 VIT(469.5ms)和 VTT(386.9ms)均显著大于正常受试者 button-EL 的结果,这主要是由于本实验喉切除受试者由于年龄较大导致其反应速度较正常受试者慢。虽然受试者本身反应速度对结果具有显著影响,然而本实验主要讨论不同发声起止控制方法之间的差异，对于同一受试者而言，认为其神经反应速度是基本不变的，因此，以下结果讨论可以忽略受试者自身神经反应速度影响，只与不同发声起止控制方法与喉切除手术导致的发声习惯相关。

对于发声起始的控制，图 5.54 的结果表明，正常受试者使用 ANN-EL 能够产生与正常语音和 button-EL 几乎相同的发声起始速度，但是喉切除受试者使用 ANN-EL 的发声起始却比 button-EL 快 60ms。这说明了 ANN-EL 能够产生足够快甚至更快速度的发声起始，而这一性能与嘴唇运动起始和正常语音起始的先后关系密切相关。图 5.55 的结果显示，正常受试者在正常发声过程中，嘴唇运动起始时刻与语音产生时刻几乎相同，说明正常受试者发声起始时上声道构语与声带振动产生嗓音源是同步的。ANN-EL 基于嘴唇运动进行发声起始识别并产生电子喉嗓音源，考虑到算法运行的系统延迟(＜50ms)，因此，对于正常受试者能够产生与正常发声相当的发声起始速度。然而，对于喉切除受试者，图 5.55 的结果表明喉切除受试者在发声起始过程中，嘴唇运动明显早于正常语音的起始，这很可能与喉切除受试者长期使用手动发声起止电子喉有关。在使用手动电子喉早期，由于不能很好地掌握构语和发声起始控制的同步性，喉切除受试者更习惯于先进行上声道构语再控制开关，因此，喉切除受试者使用 ANN-EL 的发声起始必然快于 button-EL。最后，ANN-EL 与正常语音和 button-EL 发声起始反应时间 VIT 的差别，数值上同嘴唇运动起始与正常语音起始的相对时间 RT 相一致，说明了嘴唇运动与正常语音起始的相互关系是影响 ANN-EL 发声起始性能的主要原因。

对于 video-EL 的情况，图 5.54 的结果表明，无论是正常受试者还是喉切除受试者，其 video-EL 的发声起始都明显慢于 ANN-EL，这说明 ANN-EL 的发声起止控制性能优于 video-EL，这归功于人工神经网络方法更好的发声起止识别性能。对于 video-EL，单阈值判断的方法需要嘴唇形状变化达到一定的程度才能实现电子喉语音的起始，这必然会产生一定的滞后时间。相比之下，由于人工神经网络的非线性特性和多参数空间，对于嘴唇运动的灵敏度更高，产生的滞后时间就更短，甚至可以忽略，因此，ANN-EL 的发声起始速度也就比 video-EL 更快。除此之外，图 5.54 中结果显示，正常受试者使用 video-EL 的发声起始反应时间 VIT 的方差比其正常发声和 button-EL 的 VIT 方差要大，说明不同受试者产生的滞后时间具有差异性，这种差异性与不同个体的嘴型特征及阈值识别方法直接相关，即嘴唇较厚易产生较大的滞后时间，而嘴唇较薄易产生较小的滞后时间。同样地，ANN 在训练过程中能够消除的这种个性差异，使得 ANN 识别的结果与个性差异不相关，因此，使用 ANN-EL 的发声起始反应时间 VIT 的方差与正常发声和 button-EL 无显著差异。

对于发声终止的控制，图 5.54 的结果显示，无论是正常受试者还是喉切除受试者，其使用 ANN-EL 的发声终止速度都低于正常发声和 button-EL，说明 ANN-EL 的发声终止控制性能较正常发声和 button-EL 差，这一性能同样与嘴唇运动的情况密切相关。图 5.55的结果显示，在发声结束时刻，嘴唇关闭的运动都显著晚于语音终止时刻，这主要与语音产生的实际过程相关，为了进行充分完整的表达，在声带振动结束或气流停止后构语器官仍然会保持一定的时间。此外，发声终止的嘴唇运动速度要慢于发声起始的速度(Goffman and Smith，1999)。因此，使得 ANN-EL 的发声终止性能低于正常发声和

button-EL。然而,所有受试者使用 ANN-EL 的发声终止反应速度快于 video-EL,这是由于 video-EL 本身方法中存在 300ms 的关延迟。为了提高重建语音的流利度,降低噪声引起的语音间断,video-EL 方法中设置了 300ms 的关延迟,这使得 video-EL 的发声终止反应时间增加。相比之下,ANN 的方法识别准确率高,对于噪声具有很好的鲁棒性,因此,ANN-EL 即使没有关延迟,也能够在保证重建语音流利度的前提下,减小其发声终止反应时间,提高发声终止控制性能。

为了更全面地讨论 ANN-EL 的发声起止控制性能,将 ANN-EL 与 EMG-EL 的发声起止反应时间进行了比较。尽管两次实验结果来自不同的受试者,但是对于同一次实验相同受试者,基于不同控制方法与正常发声的相对结果,两次实验之间是具有可比性的。首先,对于发声起始的情况,EMG-EL 与正常发声和 button-EL 具有相当的发声起始速度,这说明 ANN-EL 的发声起始反应速度不低于 EMG-EL,特别对于本文中喉切除受试者的结果。这主要是由于颈部肌肉组织的肌电 EMG 信号早于正常语音起始大约 70～120ms(Atkinson, 1978),而这一数值同喉切除受试者嘴唇运动起始与正常语音起始的相对时间差异不大。其次,对于发声终止的情况,ANN-EL 与 EMG-EL 的 VTT 都大于 button-EL,然而 ANN-EL 与 button-EL 的相对时间小于 EMG-EL,尤其是喉切除受试者的情况。这个结果主要是因为发声终止过程中的嘴唇运动是一个主动过程,而 EMG-EL 缺乏这样一种主动机制来控制语音的结束,因此,喉切除受试者颈部肌肉组织肌电 EMG 信号在语音终止后仍然存在,延长了 EMG-EL 的发声终止时间(Hillel, 2001)。

综上所述,ANN-EL 能够产生与正常发声和 button-EL 相当的语音起始,但是语音终止慢于正常发声和 button-EL,然而,ANN-EL 的发声起止控制性能显著优于 video-EL,并且不低于 EMG-EL。

3) 发声起止控制性能对重建语音流利度的影响

语音的流利度是一个语言病理学词汇,指快速说话过程中能够连续、平稳地将字、词、短语等连接在一起。本实验对电子喉重建语音进行流利度评价,主要是指连续发声过程中不同发声起止控制方法重建语音的流利程度,其最基本的两个方面,一个是对于完整句子的连续发声不间断,另一个是能够产生句子间足够长的停顿。

表 5.30 的结果显示,无论是正常受试者还是喉切除受试者,ANN-EL 重建语音的流利度都显著高于 video-EL 重建语音的流利度,这主要体现在两个方面:一方面,ANN-EL 的中断错误(break error)比 video-EL 少,说明在完整句子的连续发声过程中 ANN-EL 具有更好的连续性,而这主要是由于 ANN 方法具有更好的发声起止识别性能。对于闭口元音和辅音,如/i/、/m/等,由于其嘴唇形状与不发声状态相似,video-EL 很难正确识别,易造成连续发声过程中不希望的间断和停顿,影响重建语音的连续性。另一方面,ANN-EL 的发声错误(voicing error)同样低于 video-EL,说明 ANN-EL 能够产生足够长时间的停顿使得听觉上分辨两个独立的句子。video-EL 的发声错误主要由于其本身识别方法中存在的 300ms 关延迟,使得句间的停顿时间减少,从而听觉上难以分别两个独立的句子。

video-EL 中 300ms 关延迟的设定,其主要目的是为了降低由于噪声产生的重建语音的中断错误,同时,其必然延长发声终止的时间,增加句间的发声错误。相比之下,ANN-

EL 中不仅没有关延迟的设定，而且具有更好的重建语音流利度，这可以从以下两个方面进行解释：首先，发声终止反应的结果表明，发声终止时刻的嘴唇运动晚于正常语音终止时刻，其发声习惯本身已经使得识别方法存在一定的延迟，因此能够在一定程度上保证重建语音的连续性；其次，连续发声过程中，嘴唇形状的变化也是连续的，并且基本保持张口状态，ANN 识别方法的准确性同样能够保证重建语音的连续性。基于这两点，对于 ANN-EL 来说，关延迟的设定是不需要的。

综上所述，由于人工神经网络方法准确的发声起止识别性能，极大地提高了基于视觉语音控制的重建语音流利度，使得 ANN-EL 能够重建比 video-EL 更流利的连续语音。

4) 发声起止控制性能对重建语音可懂度的影响

语音可懂度是指语音可以被听者理解的程度，电子喉重建语音的可懂度是评价电子喉设备及其重建语音质量的一个最重要和最直接的指标。可懂度结果显示，button-EL、video-EL 和 ANN-EL 的可懂度得分具有显著差异，这表明不同的发声起止控制方法对电子喉重建语音的可懂度具有重要影响。

图 5.56 的结果显示，无论是辅-元结构还是辅-元-辅结构的词，受试者使用 ANN-EL 重建的语音可懂度都显著高于 video-EL 的重建语音，但是低于 button-EL 的重建语音，这一结果与发声起止控制性能的结果相一致。无论是发声起始还是终止，ANN-EL 的控制性能都强于 video-EL，而差于 button-EL。因此，发声起止控制性能与重建语音可懂度之间存在正相关关系，并且这种关系主要反映在两个方面，即词首辅音与词尾辅音的识别率。

对于不同的受试者，图 5.57 的结果显示，正常受试者使用 ANN-EL 能够重建比喉切除受试者可懂度更高的语音，而 button-EL 和 video-EL 的可懂度结果不存在受试者之间的差异，这个结果主要与词首辅音的识别率相关。如图 5.58 所示，对于 ANN-EL，喉切除受试者重建语音的词首辅音误识别率显著高于正常受试者的重建语音，而 button-EL 和 video-EL 的词首辅音误识别率之间并没有显著差异。其中，喉切除受试者 ANN-EL 的词首辅音误识别率较高，可能由于其嘴唇运动控制的发声起始反应速度快于正常发声起始，导致构语器官与嗓音源不协调，从而降低了词首辅音的可懂度。相比之下，正常受试者发声起始时嘴唇运动起始与正常发声起始具有较好的一致性，所以正常受试者 ANN-EL 的词首辅音误识别率与 button-EL 无显著差异。词首辅音误识别率的结果表明，语音产生过程中构语器官与嗓音源的同步性对语音可懂度具有重要影响，电子喉发声起止控制与构语器官的协调性相比发声起止控制反应速度来说更重要。因此，video-EL 的发声起始与正常发声起始差异最大，必然产生最高的词首辅音误识别率以及最低的重建语音可懂度。

针对不同结构的音节，实验结果显示，ANN-EL 和 video-EL 重建的 CVC 结构音节比 CV 结构音节具有更高的可懂度（*T-test*，$P<0.05$），这个结果可能与不同结构重建语音的词尾辅音的误识别率相关。发声起始反应实验的结果证实了 ANN-EL 和 video-EL 的语音终止控制相比 button-EL 具有一定程度的延迟，而这一段延迟的语音很容易被误识别为具有鼻音/n/或者/ng/的尾音。对于 CV 结构的音节来说，尾音的产生容易引起词尾的误识别，从而降低重建语音的可懂度。图 5.58 的结果显示，video-EL 相比 ANN-EL

更容易产生词尾的误识别，这主要是由于 video-EL 较长的发声终止反应时间产生更为明显的尾音所致。同样，ANN-EL 相比 button-EL 具有更长的发声终止反应时间，于是也产生了更多词尾的误识别，最终使得 ANN-EL 重建 CV 结构音节的可懂度低于 button-EL。对于 CVC 结构的音节，发声终止反应时间延迟产生的词尾误识别的影响要小得多，这主要是由于汉语中词尾辅音只能为/n/或/ng/，更长时间的延迟不会产生明显的误识别。然而，/n/和/ng/之间可能会存在一定的混淆，因此，ANN-EL 重建 CVC 结构音节的可懂度仍然低于 button-EL。

发声起止控制性能对重建语音的可懂度具有显著影响，特别是发声起止控制与构语器官的同步协调性直接影响词首和词尾辅音的主观听觉感知。然而，基于嘴唇运动的发声起止控制方法与发声习惯密切相关，可以通过一定的发声练习和训练来改善，提高发声起止控制与构语器官的同步配合，从而提高重建语音的可懂度。

综上所述，基于视觉语音特征的电子喉语音发声起止控制是可行的，特别是基于人工神经网络的 ANN-EL 系统，能够实现与正常发声相同的语音起始速度，并且提供稳定的连续嗓音源和足够长的句间停顿，重建不低于手动控制电子喉可懂度的连续语音。

5.4.5 基于视觉语音特征的电子喉嗓音源控制性能

基于音素的电子喉嗓音源要求发声过程中能够对嗓音源进行实时的控制，而基于视觉语音特征和人工神经网络的元音识别方法为声门上元音嗓音源的应用提供了可能。为了证实基于视觉语音特征的嗓音源控制方法的有效性和可行性，通过实验设计对人工神经网络的元音识别和声门上嗓音源的控制性能等进行了测试，同时对重建语音的可懂度分析，进一步评价了声门上元音嗓音源和基于视觉语音特征的嗓音源控制方法对电子喉重建语音感知听觉质量的改善。

1. 实验设计

1）具有声门上元音嗓音源合成控制的电子喉语音系统

实验涉及的电子喉语音系统是在 5.2.3 节声门上嗓音源元音重建实验系统基础上，通过实现基于视觉语音特征的元音识别与嗓音源合成控制方法而建立的，仍然称为 SGVS-EL 系统。

图 5.60 显示了 SGVS-EL 系统的原理，主要包括控制模块、声门上元音嗓音源合成模块及电子喉振动输出模块三个部分。控制模块主要实现基于视觉语音特征的发声元音识别，并且控制声门上元音嗓音源合成的参数选择，同时也实现了电子喉发声起止的自动控制；声门上元音嗓音源合成模块根据控制模块选择的参数合成不同元音的声门上嗓音源波形，并通过电子喉振动模块输出。

图 5.61(a)为 SGVS-EL 系统的实物图，主要由一个改装的头戴式耳机、台式计算机、一个前置驱动电路和一个线性电子喉振动器组成。利用一个可调节的金属支架将摄像头固定于头戴式耳机上，使其在一个相对固定的位置采集发声过程中嘴唇运动的视频信号，这样能够避免采集过程中头部运动带来的影响。摄像头采集的嘴唇视频信号通过标准 USB 接口送入台式计算机，利用软件系统实现基于视觉语音特征的元音识别及声门上元

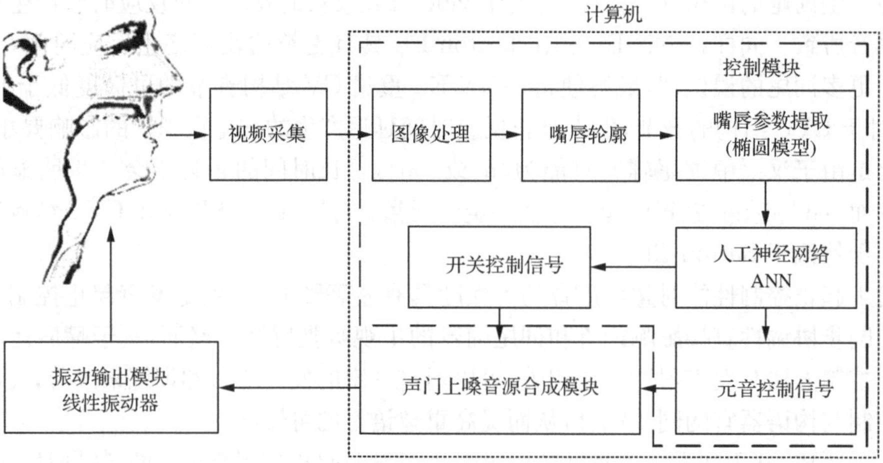

图 5.60　SGVS-EL 系统原理示意图

音噪音源的控制合成,并将合成波形通过标准 LPT 并口输出到前置电路。前置电路对数字波形进行数模转换和功率放大,最终模拟电信号驱动线性振动器输出振动噪音源。实验中的线性振动器与 5.2.3 节相同,是一个直径为 3cm 的改装微型扬声器,其频率响应曲线如图 5.15(b)所示。

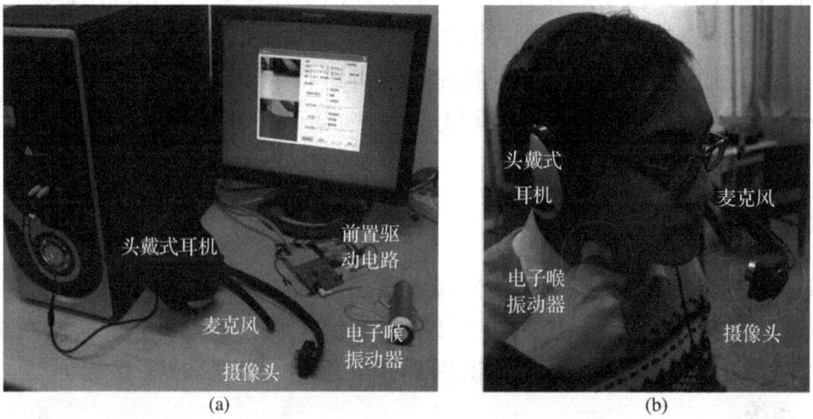

图 5.61　具有声门上元音噪音源合成控制的电子喉语音系统(SGVS-EL 系统)
(a) 系统组成实物图;(b) 系统使用示意图

图 5.61(b)为 SGVS-EL 系统使用的示意图。使用过程中,摄像头位于嘴唇前端 10cm 处,同时麦克风与嘴唇始终保持 5cm 的距离。为了保证振动器表面与颈部组织之间良好的耦合性能,减少泄漏噪声,实验过程中使用者始终利用手持固定电子喉振动器。最后,SGVS-EL 系统输出的电子喉语音声压级大约为(60±3)dB。

2) 实验对象

总共 5 名受试者参加了实验的全部过程,其中 4 名为正常受试者(N1-N4),包括 2 名男性(年龄分别为 25 岁和 26 岁)和 2 名女性(年龄分别为 22 岁和 24 岁)。他们均没有任何语言、发声及上呼吸道等方面的疾病,并且具有长时间使用电子喉的经验,能够熟练使用传统商业电子喉进行发声。其余一名为喉切除受试者(L)，76 岁，由于喉癌而进行了喉切除手术，术后以电子喉发声作为日常主要的交流方式，并且具有 2 年使用传统商业电子喉的经验。

喉切除手术并不会对发声的嘴唇形状产生直接影响，从视觉语音特征的角度来看，正常受试者与喉切除受试者的差异不存在手术因素。因此，对正常受试者进行实验研究的具有两个方面的意义：第一，能够证实基于视觉语音特征控制方法的训练方案及实验步骤的可行性和有效性；第二，正常受试者的结果在一定程度上能够作为喉切除受试者的补充来评价该方法和系统在喉切除受试者条件下的性能。

3) 训练方案

基于视觉语音特征的元音识别方法主要利用人工神经网络(ANN)实现，而 ANN 在识别之前需要进行一定数量样本的训练。此外，受试者同样需要进行一定训练来适应基于嘴唇运动的控制方法和 SGVS-EL 系统，提高嗓音源控制的性能。因此，在进行 SGVS-EL 控制实验和可懂度测试之前，全部受试者都进行了一系列的训练。

训练方案主要包括两个不同的训练内容，分别为 ANN 训练和发声嘴型训练。整个训练共持续 9 天，每天进行一项训练，两个训练交替进行。ANN 训练在奇数(第 1、3、5、7、9)天进行，一方面，是为了采集不同元音发声的嘴唇特征用于训练和测试人工神经网络；另一方面，计算不同元音嘴唇参数的聚类分布特征来指导发声嘴型训练。发声嘴型训练在偶数(第 2、4、6、8)天进行，主要是指导受试者在不同元音发声时形成具有一定差异且相对稳定的嘴唇形状，从而提高人工神经网络的识别正确率。

第一天训练开始之前，作者首先对每一位受试者就实验相关情况进行详细的说明，包括基于视觉语音特征的元音识别方法基本原理、嘴唇形状变化与元音识别结果的相互关系、SGVS-EL 实验系统的工作流程、训练方案及目的等。在受试者了解了具体情况之后，开始进行第一天的 ANN 训练，目的是为了获取未经过发声训练前受试者本身固有的、不同元音发声的嘴唇形状模式。训练过程中，受试者按照要求进行稳态元音(/ɑ/、/i/、/e/、/ɔ/和/u/)的发声，发声开始时保持 2s 的不发声状态，然后进行 2～3s 的稳态发声。同时，利用 SGVS-EL 系统对发声过程中的嘴唇形状特征参数(a 和 b)实时提取，并且与发声语音信号进行同步记录。对于语音信号，正常受试者利用正常嗓音进行发声，而喉切除受试者利用商业电子喉(Servox digital，Servona，Germany)进行发声。根据记录的语音信号，经过主观观察排除发笑、打哈欠、咳嗽等情况，将记录的嘴唇形状参数筛选为不同类别元音的样本，并且将其变换为人工神经网络训练所需要的输入和输出样本对。最后，这些经过筛选的已知标准样本随机混合在一起，并且均匀地分为两组，分别用于 ANN 的训练和测试。除此之外，所有选择的标准样本被用来计算不同元音类别 ANN 参数的聚类分布。

第二天的训练为发声嘴型训练，主要包含 5 个引导发声训练环节和 1 个综合发声训练环节。引导发声训练是在计算机软件的辅助下完成的，训练过程中，受试者首先进行一次稳态元音的发声，软件系统会将受试者发声过程中的嘴型参数实时提取并与一个目标参数进行比较。通过比较，软件会将距离结果转换成嘴型的差异，并且为受试者提供反馈，指导受试者改变发声过程中的嘴唇形状。其中，目标嘴型参数是通过前一天 ANN 训练采集的样本计算确定的，其原则是在受试者本身发声嘴型聚类分布特征的基础上尽可能地扩大不同类别之间的差异。在软件的指导下，经过不断的发声练习和反馈指导，受试者的嘴唇形状能够接近目标嘴唇形状，并且尽可能地形成一种相对稳定的嘴唇形状模式，以减小元音识别的误差，提高识别准确率。对于每一个引导发声训练环节，受试者只针对某一固定的元音进行，持续 15min。5 组引导发声训练环节分别对应 5 种不同的元音（/ɑ/、/i/、/e/、/ɔ/和/u/）。最后，经过 5min 的休息，受试者要进行 30min 的综合发声训练。软件系统随机提示受试者进行某个元音的发声，并且根据嘴唇形状给出可能的元音识别结果，但是不给出指导。这个训练主要是为了帮助受试者在不同元音发声嘴唇形状的变化过程中，通过自我调整巩固训练结果，最终形成相对稳定的嘴唇模式。

所有受试者都顺利完成了 9 天的训练方案。所有正常受试者首先进行了训练，主要是为了验证这个训练流程、方案的有效性；其次对喉切除受试者进行了同样的训练。经过训练，所有受试者测试结果中最好的 ANN 网络将被用于 SGVS-EL 系统，进行 SGVS-EL 控制实验和可懂度的测试。

4）语音材料

实验中共选择了两组不同的实验材料来进行 SGVS-EL 嗓音源控制实验和可懂度评价。第一组为 5 个稳态单元音（/ɑ/、/i/、/e/、/ɔ/和/u/），第二组包括 70 个具有辅音-元音-辅音（CVC）结构的单音节字，如表 5.31 所示，其中包含了 5 个元音（/ɑ/、/i/、/e/、/ɔ/和/u/）及 14 个常用的词首和词尾辅音。

表 5.31 具有辅音-元音-辅音(CVC)结构的单音节字

/lɑːd/	/liːʃ/	/letʃ/	/lɔːd/	/luːm/
/mɑːtʃ/	/miːn/	/meθ/	/mɔːm/	/muːn/
/nɑːd/	/niːk/	/neʃ/	/nɔːθ/	/nuːp/
/fɑːm/	/fiːt/	/fem/	/fɔːk/	/fuːd/
/sɑːk/	/siːb/	/set/	/sɔːb/	/suːn/
/ʃɑːp/	/ʃiːθ/	/ʃed/	/ʃɔːt/	/ʃuːt/
/hɑːʃ/	/hiːt/	/hep/	/hɔːk/	/huːʃ/
/pɑːt/	/piːt/	/pen/	/pɔːʃ/	/puːtʃ/
/bɑːθ/	/biːd/	/bed/	/bɔːn/	/buːt/
/tɑːn/	/tiːtʃ/	/ten/	/tɔːtʃ/	/tuːθ/
/dɑːk/	/diːm/	/deb/	/dɔːt/	/duːb/
/kɑːn/	/kiːp/	/kep/	/kɔːn/	/kuːk/
/gɑːb/	/giːn/	/get/	/gɔːd/	/guːd/
/tʃɑːt/	/tʃiːp/	/tʃek/	/tʃɔːp/	/tʃuːk/

两组语音材料都被用于 SGVS-EL 系统的嗓音源控制实验。首先，所有受试者进行稳态单元音发声，正常受试者（N1-N4）使用正常嗓音，喉切除受试者（L）利用商业电子喉进行发声。发声过程中，受试者同时利用 SGVS-EL 系统进行元音的识别和嗓音源合成的控制，并且同步记录 SGVS-EL 系统的元音识别结果、输出的嗓音源波形和受试者的语

音信号。每次测试只发一个元音,发声持续 2~4s,每个元音重复 10 次。其次,受试者进行 CVC 结构的单音节字发声,同样实时记录受试者的语音信号和 SGVS-EL 系统的元音识别结果与输出嗓音源波形。单元音语音材料用于测试 SGVS-EL 系统的元音识别和嗓音源控制性能,而 CVC 结构的单音节字语音材料用于研究不同辅音对 SGVS-EL 系统元音识别和嗓音源控制性能的影响。

SGVS-EL 系统重建语音可懂度测试实验采用表 5.31 所示具有 CVC 结构的单音节字作为语音材料。每一个字都被放置于一句完整的话中,即"Write-again",这样是为了设置一个相对一致且更加自然的语境。所有受试者分别利用 SGVS-EL、商业电子喉Servox 及正常嗓音(仅对正常受试者 N1-N4)对语音材料进行发声,并且同步记录下语音材料。

所有的语音实验都是在一个隔音语音实验室中进行的。所有语音信号都利用一个距离受试者嘴唇 10cm 处的麦克风通过数据采集系统进行实时采集。语音数据的采样率为 44 100Hz,量化精度为 16 位。

5) 数据处理

(1) ANN 的元音识别

人工神经网络的元音识别性能是通过 ANN 的测试结果来评价的。对于训练过程中的每一次 ANN 训练,训练后 ANN 网络都要通过测试来计算其整体元音识别正确率。不同训练阶段的 ANN 测试结果将被用来评价训练方案对元音识别结果的影响。经过全部的训练后,最终的 ANN 网络的识别性能将利用两类错误来评价。第一类错误(Type I error)定义为假阳性错误,即某一元音的识别结果不属于该元音的错误识别样本百分比,由假阳性率(false positive rate)来衡量;第二类错误(Type II error)定义为假阴性率,即某一元音测试样本被错误识别为其他元音的百分比,由假阴性率(false negative rate)来衡量。实验将通过比较不同受试者 ANN 网络的两类错误来评价基于视觉语音特征的元音识别方法性能及不同个体差异的影响。

(2) SGVS-EL 系统的嗓音源控制

SGVS-EL 系统实时的嗓音源控制是通过比较 SGVS-EL 输出嗓音源与同步记录的语音信号之间的差异来衡量的。由于 5.4.4 节已经深入研究和评价了基于视觉语音特征和人工神经网络的电子喉发声起止控制性能,本节实验主要针对 SGVS-EL 系统的元音识别和嗓音源控制性能进行评价。

对于单元音的发声实验,SGVS-EL 系统的嗓音源控制由控制错误率(control error)来评价,以 SGVS-EL 系统输出的嗓音源波形类别错误的概率来衡量。实验分别计算了不同发声时间段的控制错误率,包括起始段、持续段及终止段。时间段的划分主要以正常语音信号为标准,起始段为正常语音起始点后的 500ms 时间段,终止段为正常语音终止点前的 500ms 时间段,而持续段为起始段和终止段中间的部分。对于具有 CVC 结构的单音节字发声,同样通过计算控制错误率,并且与单元音结果相比较,来评价不同辅音对 SGVS-EL 系统嗓音源控制性能的影响。

(3) 可懂度

SGVS-EL 重建语音的可懂度测试主要由听者通过主观感知来评价。共有 12 名听者参加了可懂度评价,实验是在安静的房间中进行的。听者为 7 名男性和 5 名女性,年龄均在22～28岁之间(平均25.2岁),没有任何听力和语言上的疾病,并且没有接触过电子喉语音。此外,所有听者都接受过至少大学本科教育,这确保了他们能够阅读和理解实验中的语音材料。

实验总共记录了14组(4个正常受试者×3种发声方式+1个喉切除受试者×2种发声方式)重建语音数据用于可懂度的评价。听力实验在一个安静的语音实验室中进行,语音材料依次播放给听者,其强度以听者感觉舒服为准。听者事先并不知道语音材料,每段语音可以反复播放,听者按照所听内容写下音节。为了避免学习和经验的影响,每组语音材料的播放顺序是随机的。可懂度是根据听者能够正确记录音节个数百分比来计算的,最终的可懂度得分为所有听者可懂度得分的平均值。实验过程中,20%的语音材料被所有听者进行重复实验来计算不同受试者的评分者内可信度(intrajudge reliability)和评分者间可信度(interjudge reliability),本实验中的评分者内可信度为94%,评分者间可信度为85%。

2. 实验结果

1) ANN元音识别正确率

图5.62为不同受试者在整个训练过程中ANN元音识别正确率的变化曲线。结果显示,每一位受试者训练开始时(即第一天)ANN的识别正确率分别为(69.83±3.00)%(N1)、(48.73±6.87)%(N2)、(62.00±3.84)%(N3)、(44.17±3.44)%(N4)和(50.63±4.36)%(L),而训练结束时(即第9天)ANN的识别正确率分别为(97.17±0.12)%(N1)、(94.20±0.95)%(N2)、(94.00±0.44)%(N3)、(95.10±0.36)%(N4)和(90.37±0.87)%(L)。方差分析结果表明,对于每一个训练阶段,不同受试者ANN的识别正确率之间均存在显著性差异(ANOVA,$P<0.05$)。

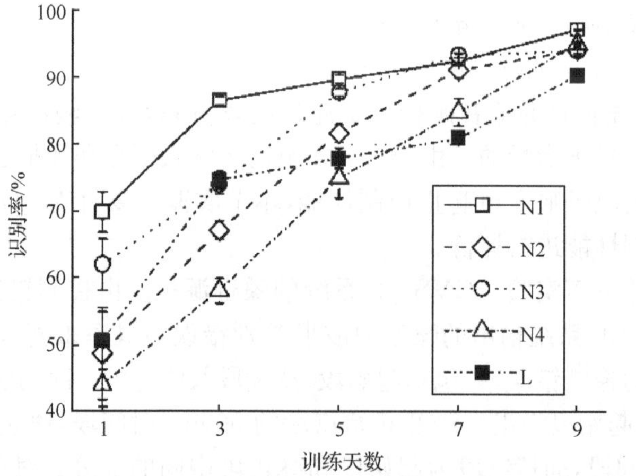

图5.62　不同受试者训练过程中ANN元音识别正确率的变化

为了更深入地分析不同受试者ANN元音识别的个体差异性,图5.63分别列出了训练结束后2名正常受试者(N1和N2)和喉切除受试者(L)不同元音发声条件下ANN识别结果的第一类错误和第二类错误。对于正常受试者N1,不同元音识别的两类错误平均值分别为 0.13%和 0.06%(/ɑ/)、1.41%和 1.01%(/i/)、1.91%和 3.99%(/e/)、2.50%和 1.00%(/ɔ/)、7.16%和 4.79%(/u/);对于正常受试者 N2,不同元音识别结果的两类错误平均值分别为 18.24%和 17.56%(/ɑ/)、0.42%和 0.61%(/i/)、13.77%和 14.56%(/e/)、4.67%和 4.59%(/ɔ/)、0.90%和 0.57%(/u/);对于喉切除受试者 L,不同元音识别结果的两类错误平均值分别为 23.44%和 14.30%(/ɑ/)、18.47%和 18.85%(/i/)、18.02%和 21.98%(/e/)、8.01%和 12.48%(/ɔ/)、3.57%和 3.20%(/u/)。对于每一个受试者,方差分析结果显示,不同元音识别的两类错误之间存在显著性差异(ANOVA,$P<0.05$);同时,对于不同受试者,其不同元音识别的两类错误之间也存在显著性差异(ANOVA,$P<0.05$)。此外,对于不发声的情况,不同受试者识别的两类错误平均值分别为 1.79%和 2.67%(受试者 N1)、0.06%和 0.06%(受试者 N2)、0%和 0%(受试者 L)。

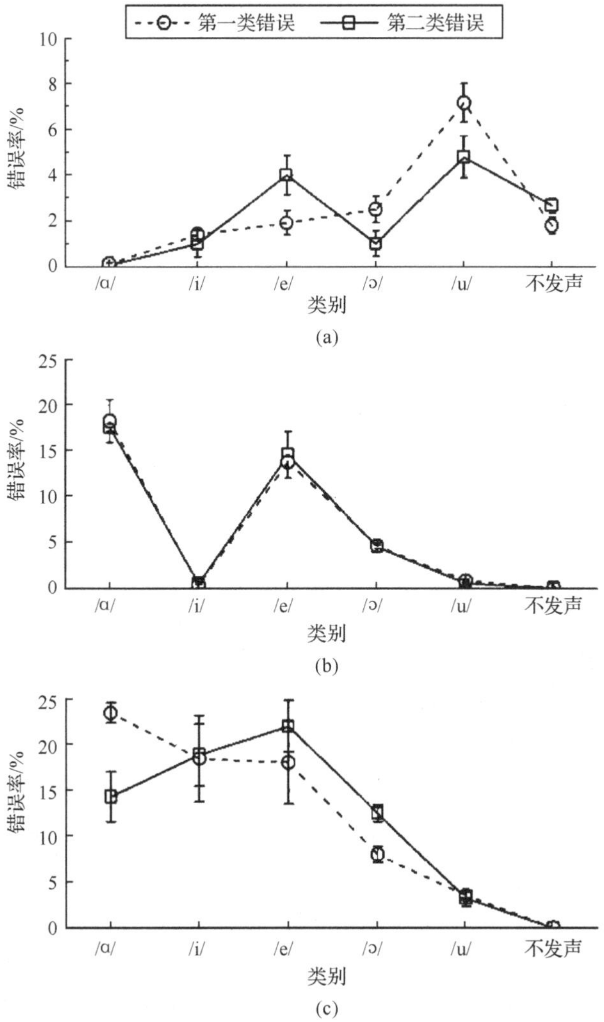

图 5.63　不同受试者 ANN 识别结果的两类错误

(a) 正常受试者 N1;(b) 正常受试者 N2;(c) 喉切除受试者

2) SGVS-EL 实时控制

(1) 元音稳态发声

图 5.64 所示为元音稳态发声条件下的 SGVS-EL 控制结果，其中位于图像上方的曲线是受试者正常发声的语音波形，而图像下方的曲线是同步记录的 SGVS-EL 系统输出元音嗓音源类别。结果显示，无论是连续元音还是单元音稳态发声，SGVS-EL 系统都能够准确地识别出发声元音的类别，特别在元音发声的持续期，元音识别和嗓音源控制的正确率能够达到 95%以上。

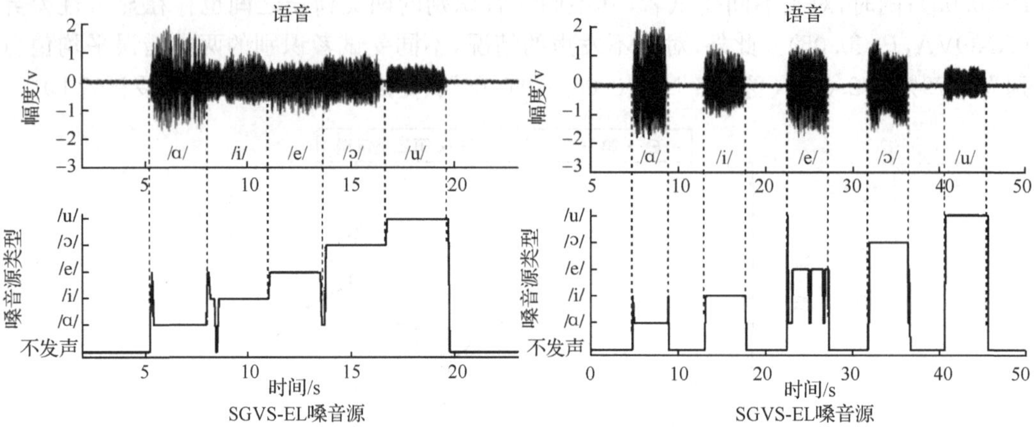

图 5.64　单元音发声的 SGVS-EL 实时元音识别和嗓音源控制结果

尽管如此，SGVS-EL 系统仍然存在嗓音源控制错误，并且这种错误主要出现在两种发声状态的过渡阶段。如图 5.64 所示，与元音/ɑ/相关的发声过渡过程中，容易输出元音/e/和/i/的嗓音源，而与元音/e/相关的发声过渡过程中，则可能输出元音/ɑ/的嗓音源。为了定量的评价 SGVS-EL 系统的控制性能，图 5.65 比较了正常受试者和喉切除受试者不同发声时间段的控制错误率。图 5.65(a)为不同受试者发声起始段(＜500ms)和持续段(＞500ms)的平均控制错误率。结果显示，在发声起始阶段，正常受试者和喉切除受试者的控制错误率分别为(75.2±11.6)%和(14.0±4.6)%，而在发声持续阶段，正常受试者和喉切除受试者的控制错误率仅为(7.2±1.9)%和(1.3±1.2)%。图 5.65(b)显示了控制错误率随时间的变化情况，其中零时刻为语音起始时刻。从结果可以看出，语音起始时正常受试者和喉切除受试者的控制错误率分别为 74.8%和 14.0%，并且随着发声时间的增加，控制错误率逐渐降低。结果显示，正常受试者需要 600ms 才能将控制错误率降低到 5%，而喉切除受试者仅需要 230ms。

为了研究不同元音发声时 SGVS-EL 系统的控制性能，图 5.66 比较了正常受试者和喉切除受试者不同元音的控制错误率随时间的变化情况。与图 5.65(b)相似，不同元音的控制错误率同样会随着发声时间的增加逐渐降低。对于正常受试者的情况，语音起始时刻不同元音的控制错误率分别为 98.3%(/ɑ/)、63.3%(/i/)、87.5%(/e/)、90.8%(/ɔ/)、34.2%(/u/)，并且分别需要 790ms(/ɑ/)、565ms(/i/)、695ms(/e/)、260ms(/ɔ/)、165ms(/u/)才能将控制错误率降低到 5%。对于喉切除受试者，语音起始时刻不同元音

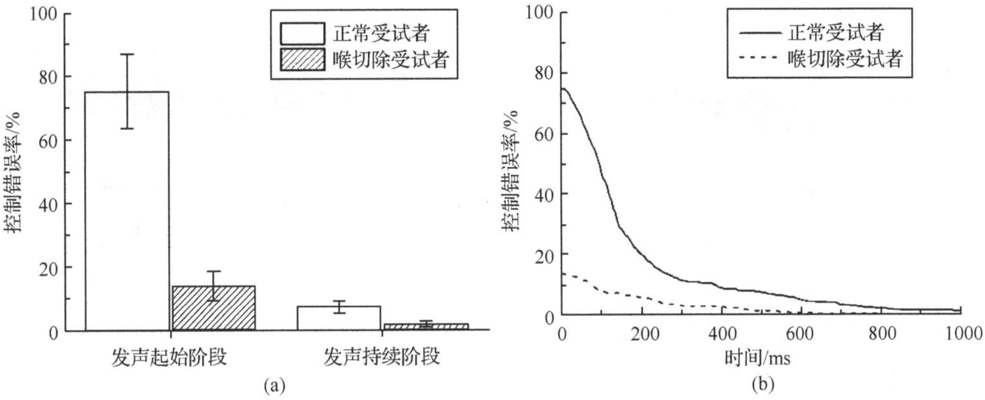

图 5.65　正常受试者和喉切除受试者不同发声时间段的控制错误率比较

(a) 发声起始段和持续段控制错误率；(b) 控制错误率随时间的变化结果

的控制错误率分别为 18.3%(/ɑ/)、21.7%(/i/)、10.0%(/e/)、20.0%(/ɔ/)、0%(/u/)，分别需要 85ms(/ɑ/)、465ms(/i/)、70ms(/e/)、250ms(/ɔ/)、0ms(/u/)才能将控制错误率降低到 5%。

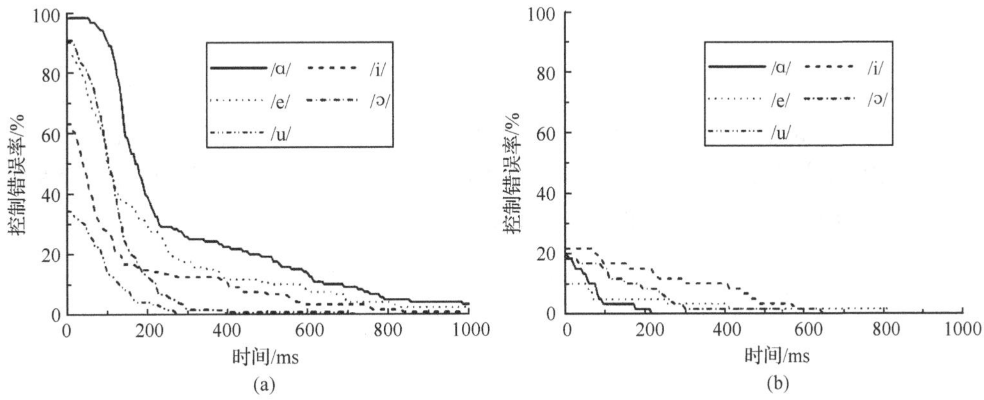

图 5.66　不同元音的控制错误率随时间的变化结果

(a) 正常受试者；(b) 喉切除受试者

(2) 辅-元-辅(CVC)结构的单音节字发声

以/hɑ:d/和/mu:n/为例，图 5.67 所示为 CVC 结构的单音节字发声的 SGVS-EL 系统实时元音识别和嗓音源控制结果。结果显示，在 CVC 结构的单音节字发声过程中，SGVS-EL 系统能够实时识别出其中所包含的元音类别，并且输出正确的元音嗓音源波形。同时，与元音稳态发声相似，嗓音源控制错误主要出现在发声过渡阶段，即从辅音到元音或者从元音到辅音的过渡阶段。

由于不同辅音发声的嘴型与不发声的嘴型之间存在显著的差异，因此，不同辅音对 SGVS-EL 的元音识别和嗓音源控制性能具有不同的影响。为了研究不同辅音对元音控制的影响，实验测量了不同 CVC 结构的单音节字发声过程中元音控制错误率，并且与稳

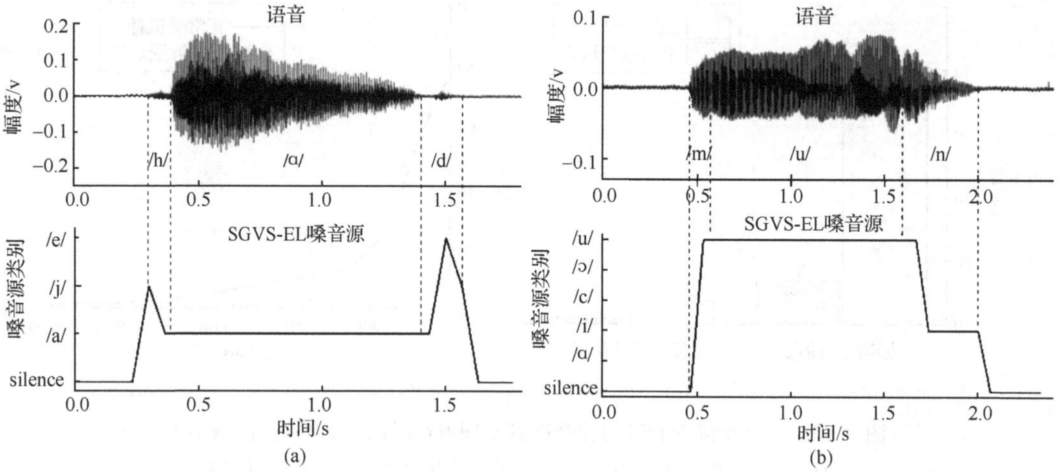

图 5.67 CVC结构的单音节字发声的 SGVS-EL 实时元音识别和嗓音源控制结果
(a) /hɑ:d/;(b) /mu:n/

态元音发声的元音控制错误率进行比较,最终将辅音的影响总结为三个不同的类别:'+'说明该辅音增加了元音的控制错误率,'−'表示该辅音降低了元音的控制错误率,而'±'表示该辅音对元音控制错误率无显著影响。对于词尾辅音的情况,由于嘴唇形状的变化相对滞后于元音发声的结束(见 5.4.4 节),词尾辅音对元音控制无显著影响,因此,表 5.32仅列出了词首辅音对元音嗓音源控制的影响结果。首先,正常受试者和喉切除受试者具有相同的词首辅音影响。其次,10 个词首辅音降低了 SGVS-EL 元音的控制错误率,其余 4 个词首辅音则对元音控制无显著影响。

表 5.32 词首辅音对 SGVS-EL 元音嗓音源控制的影响*

受试者	/l/	/m/	/n/	/f/	/s/	/ʃ/	/h/	/p/	/b/	/t/	/d/	/k/	/g/	/tʃ/
正常受试者	−	±	−	±	−	−	−	±	±	−	−	−	−	−
喉切除受试者	−	±	−	±	−	−	−	±	±	−	−	−	−	−

*符号'+'表示词首辅音增加了元音的控制错误率;符号'−'表示词首辅音降低了元音的控制错误率;符号'±'表示词首辅音对元音的控制错误率无显著影响。

3) 重建语音可懂度

通过所有听者对正常受试者和喉切除受试者重建语音的主观感知评价,表 5.33 列出了不同受试者 SGVS-EL 重建元音与正常语音和商业电子喉重建元音的可懂度,表格中数字代表不同元音的平均可懂度得分,而括号中数字代表其标准方差。作为一个参考值,正常语音的平均可懂度得分为 98.45%。对于 SGVS-EL 的重建元音,正常受试者和喉切除受试者的平均可懂度分别为 90.83%和 89.76%。对于商业电子喉 Servox 的重建元音,正常受试者和喉切除受试者的可懂度分别为 60.77%和 56.19%。分析结果显示,SGVS-EL 重建元音的可懂度得分显著高于 Servox 重建元音的可懂度得分(*T-test*, $P<0.05$)。

表 5.33　不同受试者 SGVS-EL 重建元音与正常语音和商业电子喉重建元音可懂度得分比较*

元音	正常语音	正常受试者		喉切除受试者	
		SGVS-EL	Servox	SGVS-EL	Servox
/ɑ/	98.21(1.90)	86.90(5.34)	60.12(4.93)	89.58(4.59)	58.33(6.20)
/i/	99.40(1.01)	92.86(4.83)	52.38(5.54)	92.86(4.94)	57.74(6.40)
/e/	99.11(1.21)	93.45(5.26)	69.05(5.34)	92.26(6.13)	57.44(5.10)
/ɔ/	96.73(2.97)	88.10(4.43)	61.61(6.48)	89.88(5.15)	58.63(4.47)
/u/	98.81(1.36)	92.86(5.67)	60.71(6.14)	84.23(5.16)	48.81(6.11)
平均值	98.45	90.83	60.77	89.76	56.19

* 表格中数字代表不同元音的平均值，括号中数字代表其标准方差。

为了更全面地评价 SGVS-EL 系统的重建语音质量，实验测量和比较了不同受试者 SGVS-EL 重建语音与商业电子喉重建语音和正常语音的辅音可懂度及单音节字可懂度，如图 5.68 所示。对于辅音可懂度，图 5.68(a)结果显示，SGVS-EL 重建语音的辅音可懂度分别为(33.51±7.38)%(正常受试者)和(26.79±6.38)%(喉切除受试者)，而 Servox 重建语音的辅音可懂度分别为(39.90±7.79)%(正常受试者)和(29.85±6.94)%(喉切除受试者)。分析结果证实，无论是正常受试者还是喉切除受试者，SGVS-EL 重建辅音可懂度都略低于 Servox 重建辅音的可懂度(*T-test*，$P<0.05$)。

图 5.68(b)为具有 CVC 结构单音节字的重建语音可懂度比较。作为参考值，正常受试者正常发声的单音节字可懂度为(96.64±1.64)%。对于正常受试者，SGVS-EL 和 Servox 重建单音节字的可懂度分别为(63.36±4.86)%和(47.14±5.81)%，而对于喉切除受试者，SGVS-EL 和 Servox 重建单音节字的可懂度分别为(59.81±4.29)%和(41.31±4.45)%。分析结果证实，SGVS-EL 重建单音节字的可懂度显著高于 Servox 重建单音节字的可懂度(*T-test*，$P<0.05$)。

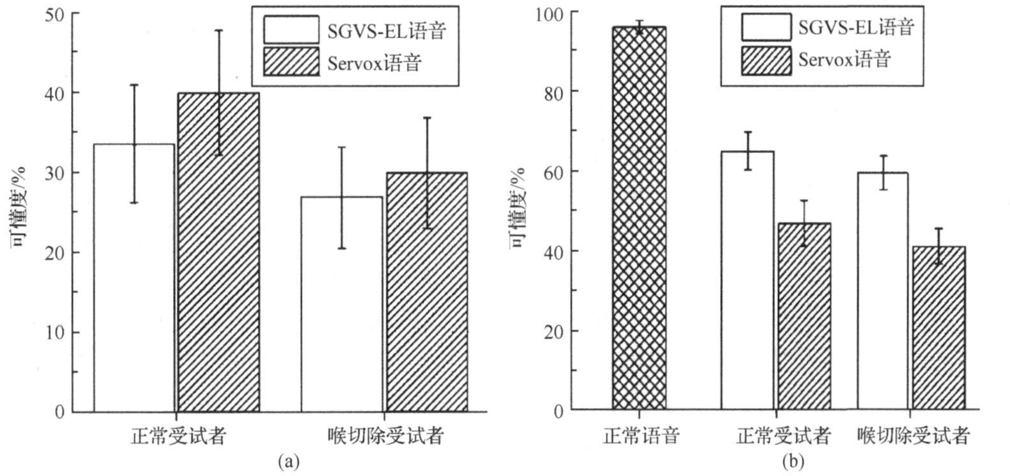

图 5.68　不同受试者 SGVS-EL 重建语音与商业电子喉重建语音和正常语音的辅音可懂度(a)及单音节字可懂度(b)的比较

3. 讨论

1) ANN 元音识别性能

实验过程中，分别对不同训练时期的 ANN 识别结果进行测量，目的是为了对 ANN 元音识别性能及训练效果进行综合评价。实验显示，在训练开始时，所有受试者的平均识别正确率均高于 40%，其中正常受试者 N1 的平均识别正确率接近 70%。这一结果表明，在未接受专门的嘴型发声训练之前，每一位受试者进行不同元音发声时，本身就存在特定的嘴型模式。同时，每一位受试者识别正确率的标准方差均高于 3%，说明这种固有的元音嘴型模式并不是很显著和稳定。尽管如此，这种固有的元音嘴型模式仍然证实了基于嘴唇形状的元音识别方法的实际可行性，而且较高的初始识别正确率为嘴型发声训练提供了足够显著的初始嘴型模式及相对明确的训练方向。

随着训练的进行，每一个受试者 ANN 的平均识别正确率都在逐渐地升高，而标准方差都在逐渐地降低。当训练结束时，所有受试者 ANN 识别正确率都高于 90%，分别升高了 30%～50%，其中，受试者 N4 平均识别正确率升高了 50.93%。同时，每一位受试者识别正确率的标准方差都降低到了 1%以下。这充分说明，实验涉及的嘴型发声训练方法是可行的，其能够基于每一位受试者固有嘴型模式逐渐形成更加稳定的嘴型模式，并且这一嘴型模式通过最大化不同元音的嘴唇形状差异能够有效地提高 ANN 元音识别的性能。

尽管如此，嘴型发声训练带来的 ANN 识别性能的提高并不是无止境的。对于前两次的嘴型发声训练，所有受试者平均识别正确率升高了 13.67%，其远远高于后两次嘴型发声训练平均识别正确率的增加(5.88%)。特别地，对于受试者 N1，每一次训练后平均识别正确率的增加分别为 16.67%、3.23%、2.67%和 4.76%。这些结果表明，当平均识别正确率高于 85%后，通过嘴型发声训练提高 ANN 识别性能会更加困难，主要是识别方法本身局限性的影响。为了保证系统实时性能，方法中选用了相对简单的椭圆嘴唇模型和有限的嘴型参数，其不能完全表征和区分不同元音发声的嘴型特征，因此，该方法不能实现 100%正确的元音识别。然而，高于 90%的识别正确率仍然能够确保较好的 ANN 识别性能，为 SGVS-EL 的实时控制提供保证。

在整个训练过程中，不同受试者和不同元音发声时 ANN 识别正确率的初始值及变化过程都存在显著性差异，这说明 ANN 识别结果具有显著差异性特征。根据图 5.63 不同受试者 ANN 识别结果的两类错误比较，这种差异性主要表现在两个方面。第一，对每一个受试者而言，其 ANN 识别结果存在元音的差异性，即不同元音发声时识别结果不同。以受试者 N2 为例，元音/ɑ/和/e/识别的两类错误(15%～20%)远远大于元音/i/、/ɔ/和/u/(<5%)识别的两类错误，说明受试者 N2 发元音/ɑ/和/e/时更容易发生错误的识别。由于识别方法依赖于嘴唇形状特征，因此，这种元音的差异性主要与不同元音的嘴型差异密切相关。对于受试者 N2，正是由于元音/ɑ/和/e/的发声嘴型较为相似，从而导致两个元音之间产生较高的误识别。第二，对于不同受试者而言，ANN 识别结果存在显著的个体差异性。例如，受试者 N1 元音/e/和/u/的两类错误较高，受试者 N2 元音/ɑ/和/e/的两类错误较高，而喉切除受试者 L 的误识别主要发生在元音/ɑ/、/i/和/e/三种情

况下。不仅如此，受试者 N1 的最大错误率为 7.2%，远远低于受试者 N2(18.2%)和喉切除受试者 L(23.4%)。考虑到识别方法的基本原理和识别标准，这种个体差异性应该与不同受试者的嘴唇特征(薄/厚、轮廓大/小等)及发声过程中的嘴型模式相关，这一点与 ANN 发声起止识别的结果具有相似性(见 5.4.4 节)。因此，嘴唇生理特征和发声模式对于 ANN 识别性能具有显著影响。

图 5.63 的结果显示不发声情况的识别错误率均低于 3%，这说明元音识别并不会显著影响发声起止识别的性能，该方法能够对元音类别和发声起止进行同步识别。除此之外，没有结果表明正常受试者与喉切除受试者之间具有显著差异，因此，正常受试者的结果在一定程度上能够作为喉切除受试者结果的补充。综上所述，经过发声训练，所有的受试者都能够获得较好的 ANN 识别性能，为 SGVS-EL 实时控制奠定良好的基础。

2) SGVS-EL 实时控制性能

(1) 稳态元音控制性能

实验对 SGVS-EL 稳态元音的控制性能的测试结果表明，SGVS-EL 系统具有与 ANN 一样高的元音识别准确率，这说明 SGVS-EL 系统性能能够满足和实现元音识别方法。此外，在元音发声的稳态持续期，SGVS-EL 系统能够保持稳定和高准确率(>95%)的元音控制。因此，图 5.64 结果定性地证实，基于视觉语音特征和人工神经网络的元音识别与控制方法能够可行并且有效地实现 SGVS-EL 元音嗓音源的实时控制。

然而，SGVS-EL 系统仍然存在比较普遍的控制错误，特别是在两个不同发声状态的过渡过程中，而这些控制错误主要是受到元音识别错误的影响。元音识别基础是不同发声元音特定的嘴唇形状，在发声的过渡阶段，嘴唇形状从一个状态过渡到另一个状态，其对应的识别参数在参数空间中也从一个点过渡到另一个点。在这个过程中，嘴型的变化是连续的，故识别参数在空间中的变化也是连续的。因此，在发声起始阶段，当嘴型从闭合状态张开达到某个发声元音的嘴型过程中，其在参数空间中有可能经过其他元音的聚类空间，从而出现元音的误识别。

为了定量地评价 SGVS-EL 的控制性能，图 5.65(a)定量比较了不同发声时间段的控制错误率。结果证实，无论是正常受试者还是喉切除受试者，元音发声起始阶段(<500ms)的平均控制错误率都普遍高于元音发声持续阶段，这一结果与图 5.64 的定性结果是一致的，主要与元音的误识别相关。其次，喉切除受试者的平均控制错误率显著低于正常受试者，特别是元音发声的起始阶段，这一结果很可能与不同受试者电子喉发声的嘴型习惯相关。5.4.4 节的结果证实，在发声起始阶段，正常受试者嘴唇运动起始与语音产生同步，而喉切除受试者的嘴唇运动起始要早于语音产生。对于喉切除受试者来说，在语音起始时刻，其嘴型已经完成了部分的过渡，相比正常受试者更接近发声元音的嘴唇形状，同时也更早结束嘴型过渡，因此，喉切除受试者发声起始阶段的元音识别错误更少，从而降低了 SGVS-EL 的控制错误率。图 5.65(b)所示 SGVS-EL 控制错误率随时间的变化同样证实了这一结论。一方面，在发声起始时刻，喉切除受试者的控制错误率远远小于正常受试者；另一方面，如果将正常受试者的曲线向时间轴的负方向移动大约 255ms，两个曲线可以近似重合，说明喉切除受试者有可能比正常受试者嘴型运动早起始大约 255ms。因此，由于电子喉长期使用导致的发声习惯差异，使得喉切除受试者能够获得比

正常受试者更好的 SGVS-EL 元音嗓音源控制性能。

除了不同受试者之间存在控制性能的差异性，图 5.66 的结果证实了不同元音发声的控制性能也存在显著的差异性。首先，不同的元音具有不同的发声起始元音控制错误率，例如，正常受试者元音/ɑ/的发声起止控制错误率最高，而元音/u/最低；其次，不同元音达到稳态发声的时间也不一样(<5%的控制错误率)，同样，正常受试者元音/ɑ/所需的时间最长，元音/u/最短。这些元音的差异主要与不同元音发声的嘴唇形状差异和过渡过程相关。对于元音的发声起始过渡，起始嘴型为不发声的闭合状态，终止为目标元音的嘴型，由于不同元音的目标嘴型具有差异性，必然使得过渡过程具有差异性。与元音/u/相比，元音/ɑ/和不发声状态的嘴型差异更大，所以在发声起始时刻元音/ɑ/的识别错误率更高，并且需要更长的过渡时间来达到目标嘴型。相比之下，喉切除受试者控制错误率的元音差异性要小一些，因为较早的嘴型运动降低了其发声起始时刻嘴型与目标元音嘴型的元音差异性。除此之外，喉切除受试者元音/i/具有最高的发声起止控制错误率，与正常受试者不同，说明不同受试者控制错误率的元音差异性不同，这一点可能与 ANN 识别中的个体差异性一致，主要受到不同受试者个体的嘴型生理差异和发声模式的影响。

对于发声的终止时间段，所有受试者的控制错误率几乎都为零，这主要因为在发声终止时嘴型运动相对滞后于语音终止，因此足够保证元音发声终止阶段的完整识别与嗓音源的准确控制。综上所述，对于元音稳态发声阶段，所有受试者都能够利用 SGVS-EL 实现较好的控制性能，并且喉切除受试者能够获得比正常受试者更好的元音嗓音源控制。

(2) 词首辅音对元音控制性能的影响

在日常的交流过程中，辅音是完整表达语义时不可缺少的组成部分。由于不同的辅音发声同样具有相应的嘴型特征，在具有辅-元-辅(CVC)结构的单音节字发声时，辅音必然会对元音的识别和控制产生影响。图 5.67 结果定性地证实，对于具有 CVC 的单音节字发声过程，SGVS-EL 同样能够准确地识别元音部分和控制嗓音源输出，特别是在元音发声的稳态持续期。与此同时，与稳态元音控制相似，SGVS-EL 控制错误普遍出现在发声过渡阶段，即从辅音到元音或元音到辅音的过渡。

由于嘴型的运动相比元音的终止晚，所以词尾辅音对元音部分的识别和控制无显著影响。对于词首辅音，表 5.32 显示词首辅音对 SGVS-EL 的元音识别与控制存在显著影响，并且绝大部分辅音降低了元音的控制错误率，说明词首辅音一定程度上能够提高 SGVS-EL 的元音控制性能。这一结果可能与这些词首辅音发声的嘴型特征相关，与不发声的嘴型相比，这些词首辅音均为开口音，使得起始嘴型状态更接近目标元音嘴型，从而降低起始控制错误率和缩短过渡时间。相比之下，辅音/m/、/f/、/p/、/b/均为闭口音，与不发声的嘴型差异不大，因此，对元音控制无显著影响。

综上所述，对于具有 CVC 结构的单音节字发声，所有受试者都能够获得比稳态元音发声更好的元音控制性能，说明 SGVS-EL 能够应用于连续语音发声的元音嗓音源控制。

3) SGVS-EL 重建语音可懂度

(1) 元音可懂度

由于 SGVS-EL 的元音识别与嗓音源控制是为了提高重建元音的质量，因此，元音可懂度是主观评价重建元音质量的一个重要方面。表 5.33 的结果表明，无论是正常受试者还是喉切除受试者，SGVS-EL 重建元音具有比商业电子喉 Servox 重建元音更高的可懂度，同时证实了 SGVS-EL 系统能够提高重建元音的主观听觉质量。这主要归功于声门上噪音源对重建元音声学特征的改善，包括低频能量的增强、共振峰的纠正，以及谱零点的补偿等。其中，前两阶共振峰在元音的感知方面具有重要作用（Fant and Tatham，1975；Traunmüller and Lacerda，1987）。图 5.69 为不同受试者 SGVS-EL 和 Servox 重建元音的前两阶共振峰（F_1 和 F_2）的分布图。在 F_1-F_2 坐标系中，相比 Servox 重建元音，SGVS-EL 重建元音与正常语音的坐标距离更小。因此，所有受试者利用 SGVS-EL 都能够重建具有自然声学特征与高可懂度的元音。

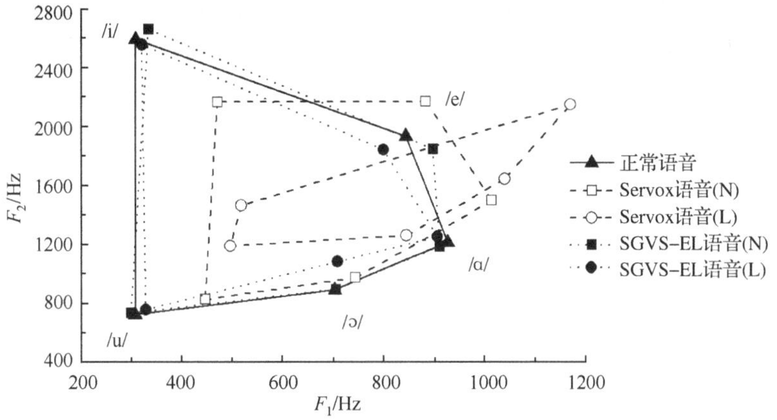

图 5.69　不同受试者 SGVS-EL 和 Servox 重建元音的平均第一共振峰（F_1）与平均第二共振峰（F_2）分布图

尽管 SGVS-EL 可提高重建元音的可懂度，但仍低于正常语音的元音可懂度，可能是由于发声起始阶段控制错误导致可懂度的降低。然而，两个方面结果表明这种控制错误对元音可懂度的影响并不是很显著。首先，SGVS-EL 重建元音可懂度不存在显著的元音差异性（ANOVA，$P>0.5$），然而不同元音的控制错误率之间存在差异性，说明控制错误率的元音差异性未显著影响元音的可懂度；其次，SGVS-EL 重建元音可懂度不存在显著的个体差异性（*T-test*，$P>0.5$），然而不同受试者的控制错误率之间也存在差异性，说明控制错误率的个体差异性也未显著影响元音的可懂度。因此，SGVS-EL 的元音识别和噪音源控制性能能够满足实际语音交流的需要，重建高可懂度的元音。

（2）单音节字可懂度

对于重建辅音的主观评价，图 5.68(a)结果显示 SGVS-EL 重建辅音的可懂度略小于 Servox 重建辅音的可懂度，这可能与 SGVS-EL 系统的发声起止控制性能相关，5.4.4 节可懂度测试证实了发声起止控制性能对词首辅音和词尾辅音的可懂度具有显著影响。然而，这个结果说明了 SGVS-EL 系统输出的元音噪音源对于重建辅音的主观感知无显著影响。此外，喉切除受试者的重建辅音可懂度显著低于正常受试者的重建辅音，这同样与 SGVS-EL 发声起止性能的差异有关。

对于 CVC 结构单音节字的主观评价，图 5.68(b)的结果表明，尽管 SGVS-EL 的重建辅音可懂度略低于 Servox 重建辅音，但是所有受试者利用 SGVS-EL 能够重建比商业电子喉 Servox 更高可懂度的单音节字。这个结果说明，具有声门上元音噪音源合成控制的电子喉语音系统 SGVS-EL 能够改善电子喉重建语音的声学质量和主观听觉质量。

综上所述，基于视觉语音特征和人工神经网络的控制方法能够实现元音的实时识别与噪音源控制，为声门上元音噪音源应用于日常语音交流提供了可能，并且证实了 SGVS-EL 系统能够有效地从声学特征和感知听觉两个方面提高重建语音的质量。

5.4.6 基于轨迹球运动的汉语声调控制

目前已经报道的呼气压、肌电等电子喉语音基频控制方法能够产生语调、重音的变化，用于日语、英语等非声调语言的重建中，提高了重建语音的自然度。然而，语调和重音是定义在句子和词组上的基频变化，对于音节上频率变化产生的声调，则需要更精准更快速的频率调节。汉语是一种声调语音，声调在表征字义方面具有重要作用，不同声调的同一音节具有不同意义，因此，声调控制对于汉语电子喉语音重建具有重要意义。本研究小组利用轨迹球对电子喉噪音源的基频模式进行控制，从而实现汉语声调的变化（Wan et al.，2012a）。

1. 基于轨迹球的汉语声调控制方法

1）基于轨迹球的电子喉振动频率控制

轨迹球是一种常用于精确定位的输入装置，能够提供精细的运动信息输入，通常扫描频率可以达到 1000Hz 以上，可以满足声调频率精确控制的需求。基于轨迹球运动控制电子喉振动频率的设计方案如图 5.70 所示。当轨迹球运动时，打开电子喉驱动波形合成模块的开关，先以初始频率输出驱动波形，同时获取轨迹球的运动信息，根据其运动方向，调节合成波形的频率，经过功率放大后，驱动电子喉振动器，产生频率变化的电子喉噪音源。

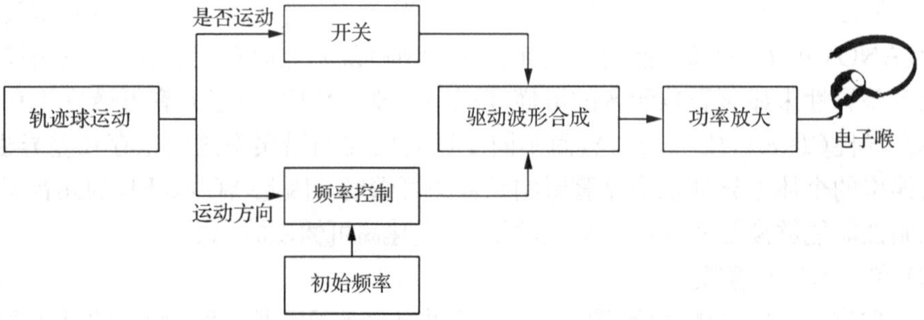

图 5.70 基于轨迹球运动控制电子喉频率的原理图

基于轨迹球的声调电子喉装置如图 5.71 所示，主要包含三个部分：手持型轨迹球鼠标负责提供快速和精准的运动信息输入，控制电路负责将轨迹球的运动信息转化为对发声频率的调节并输出相应频率的电子喉驱动信号，颈佩式电子喉负责产生周期性振动的噪音源。

作为运动输入装置的轨迹球鼠标呈鱼形，十分适合手握，使用者可以用拇指控制轨迹

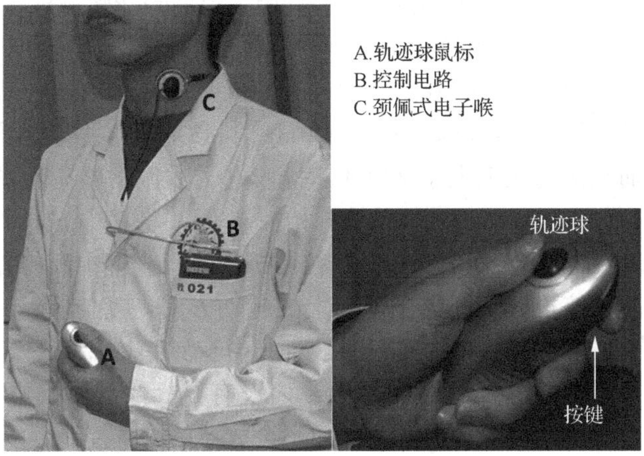

图 5.71　声调电子喉实物图

球，同时还可以使用食指控制鼠标按键。控制电路的主要组成如图 5.72 所示。核心处理器件是 FPGA 芯片，晶振提供了 50M 的初始时钟，串行配置器件 EPCS 用于 FPGA 硬件配置信息的存储，FLASH 用于软件程序的掉电存储，SDRAM 用于数据缓存和软件运行，这些构成了基本的 FPGA 平台。在 FPGA 平台上，构建了基于 Nios II 软核 CPU 的 SOPC 系统(system on programmable chip)，负责与 USB 控制芯片的通讯与解码，获取轨迹球的运动信息；构建了频率调节 IP 核，负责将获取的轨迹球运动信息转换为对频率的调节；采用了 DDS(direct digital synthesizier，直接数字式频率合成器)作为频率合成 IP 核，按照频率调节 IP 核输出的频率产生方波。DDS 频率合成器具有频率分辨率高、频率切换速度快且频率切换时相位连续的优点，可以输出频率连续变化的任意波形。该系统中，FPGA 输出的驱动信号是频率可变的方波信号，通过功率 vMOS 开关控制功率输出模块，产生周期性的驱动信号使电子喉振动。

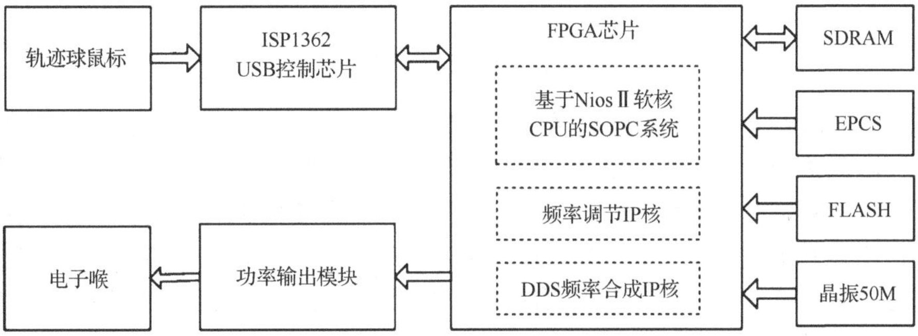

图 5.72　声调电子喉硬件组成示意图

2) 汉语声调控制策略

在声调电子喉中，频率的变化根据轨迹球沿着纵向(y 轴)的运动确定。发声起始时，电子喉以预先设定的初始频率开始振动；当轨迹球沿着 y 轴正方向运动时，电子喉的振动频率增加；当轨迹球沿着 y 轴负方向运动时，电子喉的振动频率降低。轨迹球在横向

(x 轴)上的运动并不影响电子喉的振动频率，只用来辅助判断轨迹球是否在运动。

在声调电子喉的频率控制实施中，电子喉振动的初始频率设置为 110Hz，频率调节范围设定在 40～200Hz。经验表明，在这个振动频率区间内，颈佩式电子喉可以产生响度较高的、有效的重建嗓音源。当振动频率小于 40Hz 时，该电子喉振动器产生的声音听起来有不连续的感觉；而当振动频率大于 200Hz 时，该电子喉振动器产生的声音音量会有显著降低。当检测到鼠标活动时，SOPC 系统开始控制 DDS 频率合成器按照初始频率合成周期方波。在声调电子喉运行过程中，USB 控制芯片采用查询中断的方式每隔 5ms 检测一次鼠标状态，同时系统根据轨迹球在 y 轴上的运动方向，实时地调整 DDS 频率合成器的频率控制数。当轨迹球沿着 y 轴正方向运动时，合成频率增加 1Hz；当轨迹球沿着 y 轴负方向运动时，合成频率减少 1Hz。当 100ms 内没有鼠标活动触发电子喉时，则认为本次发声结束，停止输出驱动信号，并将 DDS 频率合成器的频率控制数复位至初始频率。

汉语声调包括 4 种类型：一声(阴平)、二声(阳平)、三声(上声)和四声(去声)。这 4 种声调的基频曲线有着特定的随时间的变化模式。其中一声的基频曲线是平坦的，以较高的频率起始并保持至发声结束(high-level, HL)；二声的基频是以中等的频率起始后迅速升高，以较高的频率结束(middle-rising, MR)；三声的基频是以中等的频率起始后先降至较低的频率后升高(falling-rising, FR)；四声的基频以较高的频率起始后迅速降低至较低的频率(high-falling, HF)。为了使用声调电子喉产生汉语的四声，设定的鼠标轨迹球运动轨迹如图 5.73 所示，除了在 y 轴上的运动，同时伴有 x 方向上的运动。这样做可以避免在发三声时由向下运动转为向上运动时产生的短暂停顿而导致发声中断，可以产生更平滑的调节频率变化。

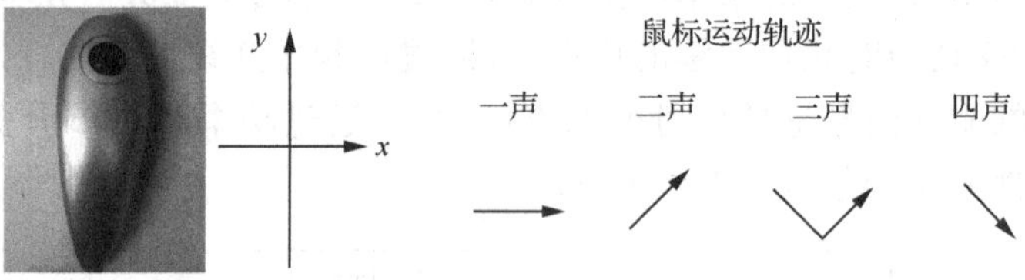

图 5.73　汉语四声对应的鼠标运动轨迹

图 5.74 显示了使用正常语音、传统电子喉和声调电子喉产生汉语四声的基频曲线。传统电子喉无法产生声调的变化，而声调电子喉可以有效地产生声调的变化。但是，由于选择了固定的频率调节速率(每 5ms 调节 1Hz)，所以在使用声调电子喉产生四声时，语音基频的变化并不完全和正常语音一致。这种设计是为了简化使用者的控制，使用时只需要注意控制轨迹球的运动方向，不需要关注控制轨迹球的运动速度等其他方面，更利于使用者掌握。

2. *声调电子喉的训练*

图 5.75 所示为基于 LabVIEW 的声调电子喉训练的虚拟仪器用户界面。该虚拟仪器能够让使用者选择训练阶段，为使用者提供行动指示，显示每次发声的语音波形和基频曲线，提供视觉反馈，并计算出发声相关参数用来指示使用者产生声调的熟练度。

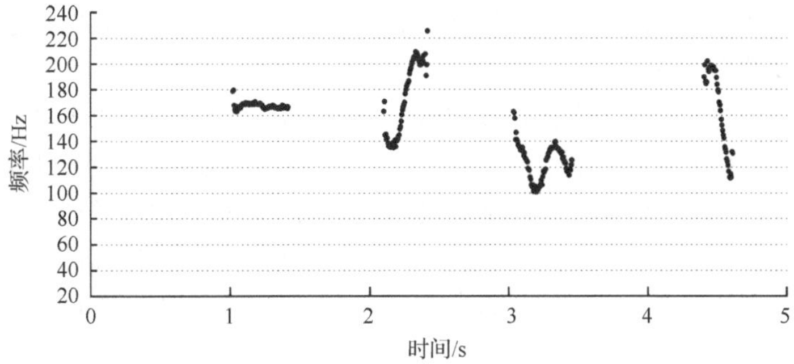

(a) 正常语音发/ma/

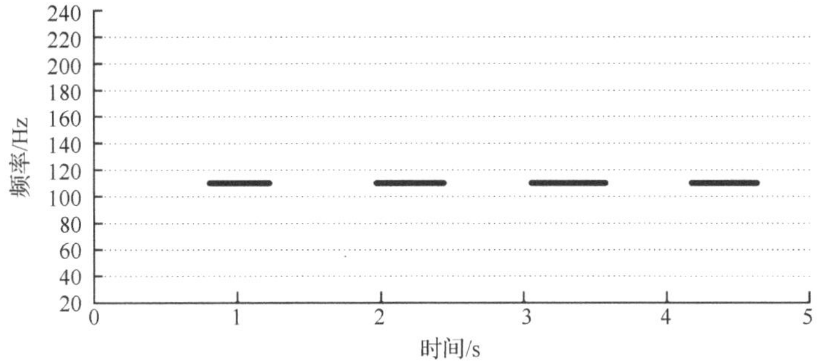

(b) 传统电子喉发/ma/

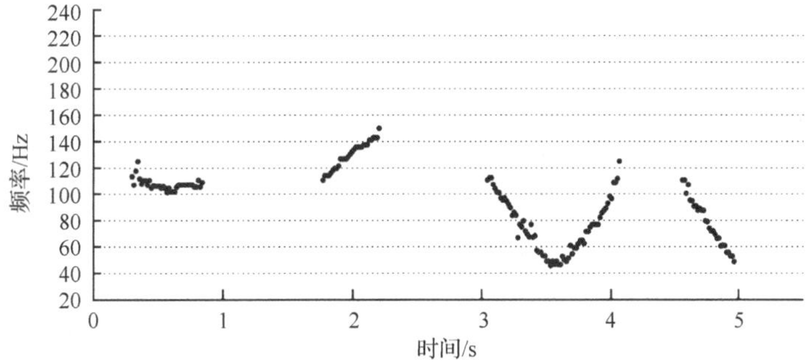

(c) 声调电子喉发/ma/

图 5.74　使用正常语音、传统电子喉和声调电子喉产生汉语四声的基频曲线

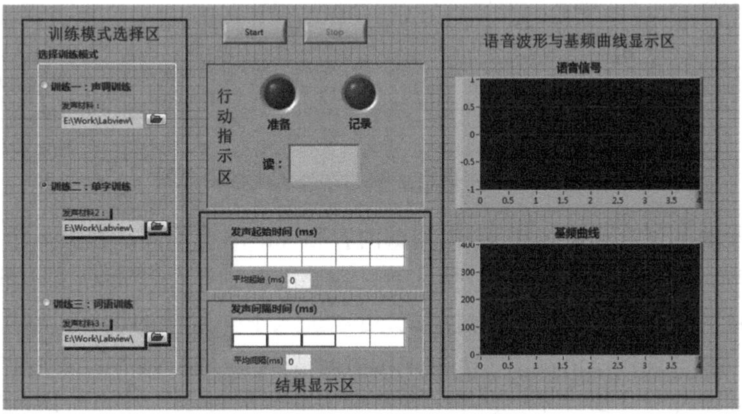

图 5.75　声调电子喉训练虚拟仪器界面

整个训练方案分为三个阶段进行,参与者在完成每次训练后需要通过指定测试后才能进入下一阶段的训练。

第一阶段的训练为声调控制训练。在这一阶段中,参与者主要练习使用声调电子喉控制发声基频,产生汉语的4种声调。LabVIEW 编写的虚拟仪器通过麦克风采集音频信号,检测语音段并实时计算出发声基频,同时显示语音波形和基频曲线。参与者根据主观听觉反馈和虚拟仪器面板上显示的基频曲线反馈,练习控制轨迹球产生汉语四声。

第二阶段的训练为单字发声训练,参与者主要练习在使用声调电子喉发单字时对声调的控制与咬字运动的配合。

第三阶段的训练为词语发声训练。在这一阶段中,主要训练受训者在使用声调电子喉连续发声的能力。因为在使用声调电子喉时,每发完一个字都需要稍作停顿,使发声频率重置为初始频率后再继续发下一个字。因此,除了产生声调的准确度和发声反应速度,两个字中的停顿时间也被认为是反映使用声调电子喉连续发声能力的重要参数。

训练阶段后的测试流程如图5.76所示,受训者根据指示灯的提示,按照虚拟仪器面板上要求发声。首先是10s的休息阶段;接着面板上黄灯亮起,提示受试者做好准备;在随机的1～2s内,绿灯亮起,同时面板上的高亮文本框显示"读",同时开始采集语音信号;受试者需要尽快使用声调电子喉发出该字/词;语音采集阶段持续4s,之后所有指示灯灭,采集阶段结束,此时虚拟仪器将对刚采集到的语音信号进行处理,计算基频曲线、发声反应时间和发声间隔时间;10s后进入下一组测试。每一轮测试包含8组测试。

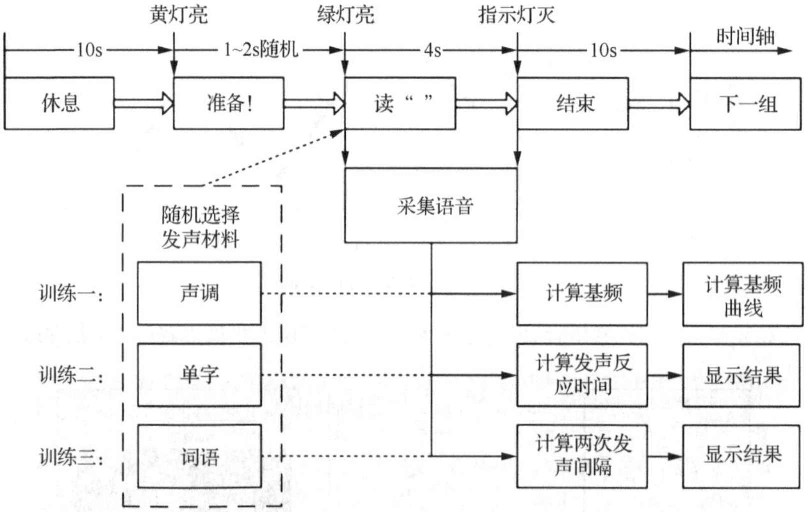

图5.76　声调电子喉训练测试流程示意图

三个阶段的测试流程基本相同,但测试内容和标准略有不同。在第一个训练阶段,每次测试的发声材料只包括4个声调,受试者只需要准确地产生与高亮文本框中显示的声调类型相一致的基频曲线即认为通过测试,可以进入下一阶段的训练。在第二个训练阶段,发声材料是从《现代汉语常用字表》(中国教育委员会1988年制定)中随机挑选出的。发声反应时间定义为从绿灯亮起到受试者产生语音的时间差。在本阶段测试中,受试者不但需要产生正确的语音声调，还需要在一轮的每组测试中都产生小于500ms的发声反应时间，才被认为通过测试。在第三个训练阶段，发声材料为现代汉语常用词。发声间隔时间定义为在每次发词语的过程中，第一个字结束到第二个字起始的时间。在本阶段测试中，受试者不但需要满足前两个测试的要求，还需要在一轮的每组测试中都产生小于300ms的发声间隔时间。完成所有测试后，受试者即被认为是熟练的声调电子喉使用者。

3. 电子喉汉语声调重建质量

1）实验设计

实验主要从主观感知听觉方面进行，听者对声调电子喉重建的声调语音辨识和评分，分别计算声调辨识度、单字可懂度、词语可懂度和长句的可接受度等，并与传统电子喉进行比较，对声调电子喉发声质量进行全面的评价。

（1）实验对象

实验中的发声者为一位男性喉切除患者，76岁，4年前进行了切除手术。使用传统的手持电子喉作为日常的语音重建和交流手段，已有超过3年的历史，能够产生高质量的重建语音，是一名熟练的电子喉使用者。除了与喉切除术相关的问题，没有任何语音或语言上的疾病或病史。该喉切除者以汉语普通话为母语，并且有足够的受教育程度能够正确地完成发声材料的朗读任务。该名发声者实验前进行了声调电子喉的使用训练，通过了所有训练测试。

8名使用汉语普通话作为母语的受试者作为听者参加了感知听觉评价。他们的年龄为23～29岁，平均值为25.8岁。所有听者都没有任何已知的听力方面问题，并且没有与电子喉使用者交流的经验。他们均接受过大学本科教育，完全有能力正确地理解实验中所用到的语音材料。

（2）语音材料

实验包括两组发声材料，每组材料包含了三个类别：单字、词语和句子。在每组材料中，单字包含了一组从《国家标准声学-语音清晰度测试方法》(GB/T 15508—1995)中随机挑选的字表。该方法中提供了10张等价的字表，每个字表中包含了75个单字。词语材料包含了40个数字、40个形容词和40个专有名词。其中，40个数字从1～999的整数中随机挑选，平均每个词由2.6个字组成；形容词是从日常常用词语中随机挑选，平均每个词包含2.1个字；专有名词从著名的地名或人名中随机挑选，平均字长为3.4。每组材料中还包含有10个句子，它们是从报纸中随机摘抄的，平均每个句子包含9.6个字。因此，每组发声材料中包含了75个单字、120个词语和10个句子。

发声实验在安静的环境下进行。发声者在语音采集前先熟悉发声材料，排除因阅读或理解问题对朗读造成的影响。在发单字和词语时，不使用载句的形式，发声者直接读出字和词语。通过高质量的麦克风采集音频信号，采样率为44 100Hz。发声者所发的听力刺激材料被重新组合并分为4组，对应于参加听力测试的听声者需要完成的4个任务。

听力实验在隔音的房间进行。听者的听力测试独立进行，音频文件通过双耳型耳机播放给听声者，播放顺序随机，音量以听者感觉舒适为准。听者可以根据需要重复听同一段声音，并且允许每隔10min休息一次。

2) 单字可懂度

单字可懂度测试的听力刺激材料由传统电子喉和声调电子喉重建的所有单字组成。实验中，听声者要记录下听到的字，包括音节和声调，总共有 75×2=150 个单字。单字的判断正确率定义为听声者同时正确地判断出音节和声调的单字占总字数的百分比。音节的判断正确率定义为听声者正确地判断出音节的单字占总字数的百分比，无论声调是否判断正确。

听者对单字的感知判断结果如图 5.77 所示。听者对传统电子喉产生的单字音节和整字的识别正确率分别是 52.7%和 15.2%。而听者对声调电子喉产生的单字音节和整字的识别正确率分别是 54.7%和 49.8%。听者对传统电子喉和声调电子喉产生的音节正确识别率之间并没有显著差异(*T-test*，$P=0.398$)，但是对声调电子喉产生的整字正确识别率明显大于传统电子喉产生的整字(*T-test*，$P<0.001$)。

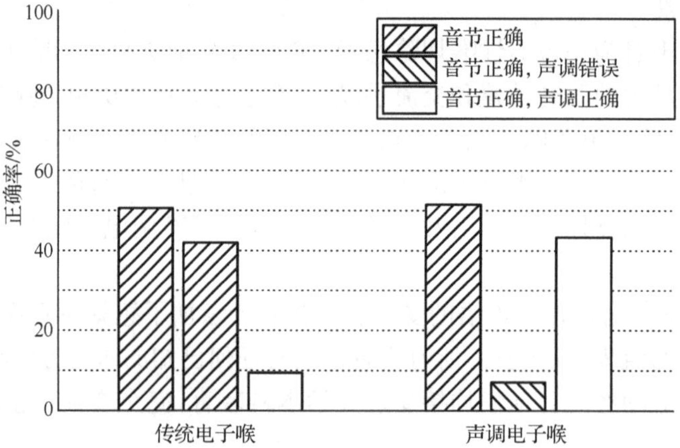

图 5.77　传统电子喉语音和声调电子喉语音的单字识别正确率

表 5.34 给出了听者对传统电子喉语音声调辨识的混淆矩阵。二声和四声的正确识别率比较接近(13%～14%)；三声的正确识别率最低，仅 1.7%；二声、三声和四声都以很高的概率被误识别为一声(>70%)。事后多重检验(*Post hoc* test)显示，对传统电子喉语音来说，一声的正确识别率(92.8%)明显大于其他声调($P<0.001$)；而三声的识别率(1.7)明显小于其他声调($P<0.001$)。

表 5.34　传统电子喉语音声调的辨识

听力刺激声调	辨识声调			
	一声	二声	三声	四声
一声	**92.8(5.4)**	8.9(2.5)	0(0)	6.3(5.9)
二声	73.6(19.4)	**13.9(11.1)**	1.4(2.6)	11.1(11.9)
三声	83.3(16.3)	9.2(8.7)	**1.7(3.1)**	5.8(9.0)
四声	74.6(18.9)	6.4(6.0)	5.7(5.3)	**13.3(14.3)**

表 5.35 给出了听者对声调电子喉语音声调辨识的混淆矩阵。听者对所有声调的正

确识别率都很高(＞80％)。事后多重检验(*Post hoc* test)显示,一声(80.8％)和四声(84.4％)的识别率之间并没有显著差异(P=0.359),而三声(93.3％)和二声(86.8％)的识别率之间并没有显著差异,但明显高于一声(P=0.003)和四声的识别率(P=0.025)。

表 5.35　声调电子喉语音声调的辨识

听力刺激声调	辨识声调			
	一声	二声	三声	四声
一声	**80.8(4.3)**	8.3(4.7)	7.5(6.6)	3.4(5.0)
二声	6.6(6.6)	**86.8(10.8)**	2.2(4.4)	4.4(4.2)
三声	3.3(5.0)	1.7(3.1)	**93.3(6.2)**	1.7(3.1)
四声	2.2(3.3)	0.9(1.6)	12.5(6.3)	**84.4(7.6)**

3) 词语可懂度

实验测试了声调电子喉语音在两种条件下的词语可懂度。听力材料中所有词语被平均分成两组。每组材料包含 60 个传统电子喉产生的词语和 60 个声调电子喉产生的词语,每种发声方式产生的词语都包含 20 个数字、20 个形容词和 20 个专有名词。两组任务的不同之处在于是否提前给听者提示了词语种类。第一个任务中,听者不会预先获得任何关于词语的信息,仅根据听到的声音判断听到的词语。而第二个任务中,听者会事先获知所要听到的词语的种类,如数字、形容词、人名或地名。听者在听到语音后,记录下听到的词语。当听者对词语中所包含的每个字的音节和声调都判断正确时,认为该词语被正确判断。根据听者判断,分别计算传统电子喉和声调电子喉重建的各类词语的判断准确率。

图 5.78 显示了在不同条件下传统电子喉和声调电子喉重建词语的可懂度。在未知词语种类的情况下,听者对传统电子喉重建的形容词、数字和专有名词的正确识别率分别是 24.4％、63.8％和 39.4％,对声调电子喉重建的形容词、数字和专有名词的正确识别率分别是 35％、84.4％和 51.2％。在已知词语种类的情况下,听者对传统电子喉重建的形容词、数字和专有名词的正确识别率分别是 48.8％、87.5％和 77.8％,对声调电子喉重建的形容词、数字和专有名词的正确识别率分别是 58.7％、87.5％和 79.4％。多因素方差分析(three-way ANOVA)结果表明,三种因素(声调信息、词语类型和有无提示)对词语的可懂度有明显的交互作用(df=4,F=7.239,P＜0.001);每种因素都对可懂度具有显著的影响(声调信息:df=1,F=27.103,P＜0.001;词语类型:df=2,F=171.941,P＜0.001;有无提示:df=1,F=190.709,P＜0.001)。当没有预先的提示信息提供给听者时,声调信息和词语类型信息之间的交互作用不明显(two-way ANOVA, df=2, F=1.493, P=0.236),而声调信息对词语的感知有明显影响(two-way ANOVA, df=1, F=31.176, P＜0.001);当听者获得提示时,声调信息和词语类型信息之间的交互作用也不明显(two-way ANOVA, df=2, F=2.007, P=0.147),而声调信息对词语的感知的影响不再显著(two-way ANOVA, df=1, F=2.404, P＜0.129)。

4) 电子喉声调语音的可接受度

听力材料包含了所有的句子,共 20 个句子。听者只需要对听到的句子的可接受度进

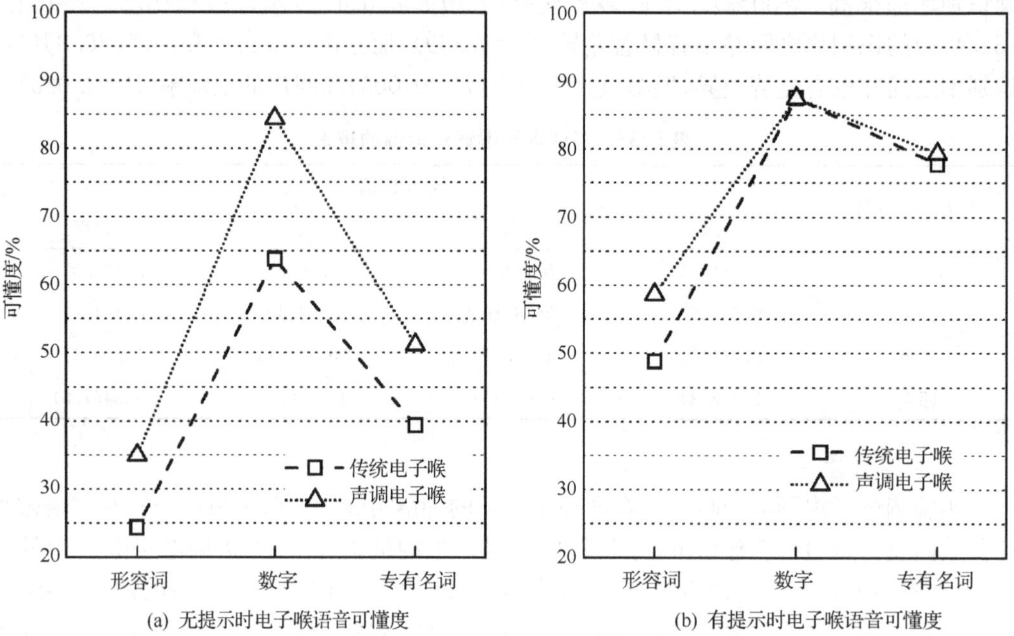

图 5.78 传统电子喉语音和声调电子喉语音在不同条件下的语音可懂度

行打分，不需要理解句子的内容。实验采用了平均意见得分(mean opinion score，MOS)的标准(表 5.36)对语音的可接受度进行打分。听者对所有使用同种发声方式产生的句子的平均可接受度即被认为是该发声方式重建语音的可接受度。

表 5.36 MOS 评分标准

MOS 评分	语音质量	说明
5	优秀	非常自然
4	良好	比较自然，接近正常语音但有差距
3	普通	不是很自然，但可以接受
2	差	明显不自然，勉强能接受
1	很差	非常难以接受

如表 5.37 所示，使用传统电子喉发声时，句子的可接受度为 2.1(SD=0.47)，而使用声调电子喉发声时，句子的可接受度为 3.8(SD=0.54)。T 检验的结果显示，声调电子喉语音的可接受度显著高于使用传统电子喉产生的语音($P<0.001$)。

表 5.37 使用不同发声方式时长句的可接受度

	可接受度	标准误差
传统电子喉	2.1	0.47
声调电子喉	3.8	0.54

4. 讨论

1) 声调电子喉的设计与使用

声调电子喉利用轨迹球的运动调节发声频率，实现了在发声过程中对声调的控制。使用者通过控制轨迹球的运动，可以产生汉语的四声。声调电子喉的特点是，对频率的调节速率是固定的，且其变化只与轨迹球的运动方向有关，其优点在于发声者在使用时只需要关注控制轨迹球的运动方向，而不需要关心运动速度，简化了对手动控制的需求。另外，声调电子喉产生汉语四声的轨迹球控制方式，其运动轨迹与汉语声调四声的基频曲线非常相似，这也可能对发声者对正确地控制声调有帮助。在声调电子喉的训练过程中，参与的喉切除者能够在 5min 内即可熟练地准确地产生汉语的四声。尽管在设计声调电子喉时尽力简化了其频率控制方式和四声产生方式，但在使用声调电子喉时确实需要比传统手持电子喉投入更多的注意力。在使用传统电子喉发声时，只需要关注语音的起止；而在使用声调电子喉时，不但要关注语音的起止，还要关注对声调的控制。特别是在连续发声时，为了产生流畅的语音，使用者往往还需要预先考虑下一个字的声调控制。喉切除者声称，在说话时最主要的精力放在了预判声调上。

固定的语音起始频率和固定的基频调节速率存在一定的缺陷。首先，声调电子喉产生的 4 种声调之间的差别与正常语音的 4 种声调之间的差别并不相同，这会影响到连续语音中的声调感知。其次，声调电子喉的使用者很难产生连续的语音，这是由于声调电子喉在使用时必须在每个字之后停顿 100ms 以重置下个字的输出频率，因此影响了连续语音的自然度。最后，使用这种设置的声调电子喉装置并不适合于产生语调和重音。在设计时采用这种固定的设置是出于语音质量、易用性和装置实现三个方面的折中。对于具有汉语声调调节功能的手动电子喉装置来说，字间的停顿几乎是不可避免的。这是因为汉语发声中连续的两字之间的频率曲线轮廓可能并不连续。使用与轨迹球运动速度成比例的频率控制方式可以提供更为灵活的基频调节模式，产生更接近正常语音的频率曲线轮廓，甚至允许使用者在声调之上产生附加的语调或重音。但是，这种运动速度-频率的控制方式对使用者提出了更高的操控要求，使用者不仅需要控制轨迹球的运动方向，还需要精确地控制运动速度。此外，普通的使用者通常不具备音韵学的相关知识，如何培训使用者使之能够在普通的声调上附加额外的声调或重音信息并精确地产生相应的基频曲线是一个难题。

2) 声调电子喉语音的感知听觉质量

当使用传统电子喉发声时，绝大部分字的声调都被识别为一声，这是由于传统电子喉缺乏在发声时对频率的调节导致的。而使用声调电子喉发的单字，其声调的正确识别率很高，表明了使用声调电子喉可以有效地产生汉语四声。其中三声的正确识别率最高，这可能是由于三声的基频曲线中包含了一个独有的转折点，这一特征使三声不容易被混淆为其他声调。也正因为如此，在传统电子喉发出的单调语音中，由于缺少这一特征，声调被识别为三声的概率是最低的。在声调电子喉产生的语音中，一声的正确识别率最低，这可能是由于发声者操控轨迹球的问题。汉语一声的基频曲线是一条平坦的直线，要求发声者在控制频率的时候保持轨迹球在 y 轴方向上没有运动。为了满足产生声调的需要，声调电子喉对频率的调节十分灵敏。而在实际使用中，发声者很难保证轨迹球完全平直的运动轨迹。因此，使用轨迹球所产生的一声相比其他声调更容易被混淆。在声调电子喉产生的语音中，最常发生的辨识混淆出现在四声，很容易被误判为三声，这可能是由于声调电子喉产生声调的特点造成的。正常语音产生的四声是以较高的频率起始，然后迅速下降至较低的频率；三声是以中等的频率起始，先下降再上升。而声调电子喉产生的四声和三声以同样的频率起始，以同样的速度下降，不同的只是三声的频率在下降之后会继续上升。因此，声调电子喉产生的四声的基频曲线与三声下降部分的基频曲线是一样的。因此，四声更容易被误判断为三声而非其他声调。

在本实验中，传统电子喉发声时单字的可懂度为 15.2%，声调电子喉发声时单字的可懂度为 49.8%。因此，对于声调语言来说，声调信息对语音的感知理解是十分重要的，可以显著提高语音的可懂度。当不考虑声调仅仅考虑音节的正确识别时，传统电子喉语音和声调电子喉语音之间并没有明显的差异。这一结果表明，声调电子喉所产生的声调信息对音节的感知并不起作用，而是通过提高声调的正确识别率来提高汉语语音的可懂度。

使用不同发声方式时，词语的可懂度受到有无声调信息、词语的类型和有无提示等因素的影响。当没有预先提示时，声调电子喉重建的带声调词语的可懂度比传统电子喉重建的单一声调词语的可懂度高 11.4%～20.6%。其他研究结果显示，带正常声调的替代嗓音源合成的语音的词语可懂度(72.8%)要比单一周期的替代嗓音源的词语可懂度(32.8%)高出 40%。声调电子喉所产生的声调对词语可懂度的提高小于张等的研究结果(Moore and Jongman, 1997)，可能是由以下原因造成的。首先，声调电子喉产生的汉语声调之间的差异与正常语音声调之间的差异不同。在正常语音中，一声和四声以较高的频率起始，二声和三声以中等的频率起始；而声调电子喉产生的声调都以同样的频率起始。其次，在正常语音中，声调的频率变化速率也各不相同，而声调电子喉对声调基频的调节速率是固定的。有研究指出，听声者对声调的识别不仅仅依靠字内频率随时间变化的声学信息，说话过程中声调之间的对比也起到了重要作用(Moore and Jongman, 1997)。再次，汉语中存在很多声调变调的情况，连续音节的调值会发生变化，而声调电子喉无法产生正常的变调。因此，使用声调电子喉发声时，单字的声调辨识准确率较高，因而对单字的可懂度的提高也更为显著；而词语的声调辨识准确率有所下降，因而对词语的可懂度的提高并不如单字那么明显。但是，无论是单字还是词语，声调电子喉都可以显著提高语音的可懂度。

当有提示信息提供给听者时，无论是传统电子喉还是声调电子喉的语音可懂度都显著地提高了。对于数字和专有名词来说，传统电子喉的可懂度甚至提高到了和声调电子喉同等的水平。相比没有提示时，由声调信息带来的可懂度提升要小得多。而对形容词来说，声调信息仍然对可懂度的提升有显著作用。传统的单调电子喉语音中，由于声调信息的缺失会对可懂度造成损害，而说话时有很多因素，如词语内的关联信息和词语间的关联信息等，对词语的理解有一定的补偿作用。听者会根据接收到的语音、语言相关的各种信息，对语音的含义进行理解。除了声调信息，词语内的关联信息和词语间的关联信息也会给听者提供判断词语含义的提示。听声者能够获得的提示信息越多，那么理解语音时对某种特定提示方式的依赖就越小。在数字和专有名词中，其搭配比较固定，事先的提示和词内的关联信息能够提供足够的信息供听声者判断词义，因此，声调对其可懂度的提升有限。而形容词更为灵活，事先的提示和词内的关联信息并不能提供充分的信息，因此，声调对形容词的可懂度仍有明显改善。

可接受度的测试结果表明，相比于传统电子喉产生的单调语音，听者更偏向于接受使用声调电子喉产生的语音。可以看出，声调电子喉产生的声调可以使语音更加自然，更容易被人们接受。如我们前面提到过的，声调电子喉产生的语音是离散的字，而传统电子喉可以连续发音。但经过训练之后，喉切除者可以产生字间间隔较短的语音，辅以适当的断句和词语间的停顿，并不会产生明显不流畅的感觉。

3）声调电子喉的使用策略

在大多数情况下，声调电子喉重建语音的可懂度高于或不低于传统电子喉语音，而且声调电子喉重建语音的可接受度也显著高于传统的单调电子喉语音，可以认为声调电子喉能够有效地产生高质量的汉语重建语音。然而，使用声调电子喉需要使用者投入更多的注意力，这可能会比较容易导致疲劳，并且可能对某些发声者来说比较困难。因此，需要尝试得到一种最优化的使用声调电子喉的策略，在语音质量和使用难度之间找到平衡点。

在不考虑声调电子喉的使用难度时，为了获得最佳的语音质量，包括最佳可懂度和最佳可接受度，应该始终使用声调电子喉产生带声调的语音。但是，如果只为了达到最佳可懂度时，没有必要在所有情况下都使用声调电子喉产生声调，因为在实际的谈话交流中，听者可以通过谈话的环境、谈话的话题、上下句之间的提示等获取许多对说话内容有提示性作用的信息，在一定程度上弥补了由声调的缺失带来的可懂度损失。实验中考虑了三种因素对语音可懂度的影响，分别是声调信息、词语内的关联信息和预先的提示信息。对三种因素进行多因素方差分析，结果表明每种因素都对语音的可懂度有显著影响，并且在不同情况下，声调对可懂度的影响不同。不同类型的词语对可懂度有着不同的影响，表明不同类型的词语包含的词内关联信息水平不同。在汉语中，少数的单字即可表示绝大部分的数字，专有名词通常是比较固定的单字组合，而形容词的组成是非常灵活和自由的。因此，在有提示的情况下，仅凭音节信息就足够听声者判断出数字或专有名词，但并不足以帮助听声者判断出形容词。换句话说，对于数字或专有名词来说，预先获得的关于词语类型的提示就已经足够，而对于形容词来说，这样的提示并不足够充分。在提示信息并不充分的情况下，声调电子喉能够对语音的可懂度有较大的提高。因此，在制定最佳使用策略时，发声者应根据听者所能获得的信息量水平决定是否需要使用声调发声。

随着人们对电子喉重建语音质量的需求越来越高，带频率/声调调节功能的电子喉也越来越受到青睐。无论采用何种声调调节方法，使用者都需要投入更多的注意力在控制上。因此，对使用声调电子喉的控制策略的研究是无法忽视的问题，应该更多地将语言学与电子喉语音重建研究联系起来，这样才能够对电子喉语音重建起到重要的指导作用。

5.5 本章小结

本章通过分析电子喉语音重建与正常语音产生过程之间的差异，建立了符合喉切除条件的电子喉元音和辅音嗓音源模型，详细叙述了不同嗓音源的合成和实时控制方法，并分别评价了不同电子喉嗓音源对重建语音声学质量和感知听觉质量的影响。研究结果表明，本小组建立的电子喉声门上元音嗓音源和基于辅-元结构音节的辅音嗓音源模型能够有效提高电子喉重建语音的声学质量和主观听觉质量，这不仅证实了电子喉嗓音源质量对于重建语音质量具有极其重要的影响，同时说明了研究如何建立、合成和控制符合重建要求的电子喉嗓音源，对于提高电子喉重建语音自然度和可懂度具有十分重要的意义。目前对电子喉嗓音源模型的研究成果还比较少，本章工作虽然证实了从嗓音源角度改善电子喉语音质量的可行性和有效性，然而电子喉重建语音与正常语音之间仍然存在较大差距，在电子喉嗓音源模型和施加等方面还需要进行更深入的研究。例如，如何建立符合电子喉辅音重建需要的等效辅音嗓音源模型，如何将语言学、语音合成技术与语音重建技术结合建立具有韵律特征的连续嗓音源模型，如何实现实时的电子喉嗓音源控制等，这些都对提高电子喉重建技术和改善重建语音质量具有重要意义。因此，电子喉嗓音源研究将成为电子喉语音重建领域的重要内容之一。

（吴　亮　万聪颖　王素品　万明习）

参考文献

牛海军. 2003. 基于生理参数补偿调节和信号处理的电子喉语音增强与评价. 西安交通大学博士学位论文.

杨式麟. 2001. 嗓音医学基础与临床. 沈阳：辽宁科学技术出版社.

Alpaydin E. 2004. Introduction to machine learning. Cambridge：The MIT Press.

Atkinson J E. 1978. Correlation analysis of the physiological factors controlling fundamental voice frequency. The Journal of the Acoustical Society of America，63(1)：211-222.

Bishop C M. 1995. Neural networks for pattern recognition. New York：Oxford University Press.

Blom E D，Singer M I，Hamaker R C. 1998. Tracheoesophageal voice restoration following total laryngectomy. San Diego：Singular Publishing Group.

Bregler C，Hild H，Manke S，et al. 1993. Improving connected letter recognition by lipreading. IEEE International Conference on Acoustics，Speech，and Signal Processing，Minneapolis，MN，1：557-560.

Bregler C，Konig Y. 1994. "Eigenlips" for robust speech recognition. IEEE International Conference on Acoustics，Speech，and Signal Processing，Adelaide，2：669-672.

Carr M M，Schmidbauer J A，Majaess L，et al. 2000. Communication after laryngectomy：an assessment of quality of life. Otolaryngology-Head and Neck Surgery，122(1)：39-43.

Charalambous C. 1992. Conjugate gradient algorithm for efficient training of artificial neural networks. IEE Proceedings Circuits，Devices and Systems，139(3)：301-310.

Childers D G，Diaz J A. 2000. Speech processing and synthesis toolboxes. The Journal of the Acoustical Society of America，108(5)：1975-1975.

Choi H S，Park Y J，Lee S M，et al. 2001. Functional characteristics of a new electrolarynx "Evada" having a force sensing resistor sensor. Journal of Voice，15(4)：592-599.

Clark J, Yallop C, Fletcher J. 2007. An introduction to phonetics and phonology (3rd edition). Oxford: Blackwell Publishing.

Clements K S, Rassekh C H, Seikaly H, et al. 1997. Communication after laryngectomy: an assessment of patient satisfaction. Archives of Otolaryngology-Head and Neck Surgery, 123(5): 493-496.

Cootes T F, Hill A, Taylor C J, et al. 1994. Use of active shape models for locating structures in medical images. Image and Vision Computing, 12(6): 355-365.

Cybenko G. 1989. Approximation by superpositions of a sigmoidal function. Mathematics of Control, Signals, and Systems, 2(4): 303-314.

Davis L. 1987. Genetic algorithms and simulated annealing. London: Pitman Publishing.

Diedrich W M. 1968. The mechanism of esophageal speech. Annals of the New York Academy of Sciences, 155(1): 303-317.

Dupont S, Luettin J. 2000. Audio-visual speech modeling for continuous speech recognition. IEEE Transactions on Multimedia, 2(3): 141-151.

Evitts P M, Portugal L, Van Dine A, et al. 2010. Effects of audio-visual information on the intelligibility of alaryngeal speech. Journal of Communication Disorders, 43(2): 92-104.

Evitts P M, Van Dine A, Holler A. 2009. Effects of audio-visual information and mode of speech on listener perceptions of alaryngeal speakers. International Journal of Speech-Language pathology, 11(6): 450-460.

Fant G. 1970. Acoustic theory of speech production (2nd edition). Berlin: Walter de Gruyter.

Fant G, Liljencrants J, Lin Q. 1985. A four-parameter model of glottal flow. STL-QPSR, 4(1985): 1-13.

Fant G, Tatham M A A. 1975. Auditory analysis and perception of speech. London: Academic Press.

Gandour J, Weinberg B. 1983. Perception of intonational contrasts in alaryngeal speech. Journal of Speech, Language and Hearing Research, 26(1): 142-148.

Gandour J, Weinberg B. 1984. Production of intonation and contrastive stress in electrolaryngeal speech. Journal of Speech and Hearing Research, 27(4): 605-612.

Gandour J, Weinberg B, Petty S H, et al. 1988. Tone in Thai alaryngeal speech. Journal of Speech and Hearing Disorders, 53(1): 23-29.

Goffman L, Smith A. 1999. Development and phonetic differentiation of speech movement patterns. Journal of Experimental Psychology, 25(3): 649-660.

Goldschen A J. 1993. Continuous automatic speech recognition by lip reading. Thesis (Ph. D.), George Washington University.

Goldstein E A. 2003. Prosthetic voice controlled by muscle electromyographic signals. Thesis (Ph. D.), Harvard University.

Goldstein E A, Heaton J T, Kobler J B, et al. 2004. Design and implementation of a hands-free electrolarynx device controlled by neck strap muscle electromyographic activity. IEEE Transactions on Biomedical Engineering, 51(2): 325-332.

Goldstein E A, Heaton J T, Stepp C E, et al. 2007. Training effects on speech production using a hands-free electromyographically controlled electrolarynx. Journal of Speech, Language, and Hearing Research, 50(2): 335-351.

Gray S, Konrad H. 1976. Laryngectomy: postsurgical rehabilitation of communication. Archives of Physical Medicine and Rehabilitation, 57(3): 140-142.

Heaton J T, Goldstein E A, Kobler J B, et al. 2004. Surface electromyographic activity in total laryngectomees following laryngeal nerve transfer to neck strap muscles. The Annals of Otology, Rhinology and Laryngology, 113(9): 754-764.

Heaton J T, Robertson M, Griffin C. 2011. Development of a wireless electromyographically controlled electrolarynx voice prosthesis. IEEE Annual International Conference on Engineering in Medicine and Biology Society, Boston, MA, 5352-5355.

Hennecke M E，Prasad K V，Stork D G. 1994. Using deformable templates to infer visual speech dynamics. 28th Asilomar Conference on Signals，Systems and Computers，Pacific Grove，California，1：578-582.

Hillel A D. 2001. The study of laryngeal muscle activity in normal human subjects and in patients with laryngeal dystonia using multiple fine-wire electromyography. The Laryngoscope，111(S97)：1-47.

Hillenbrand J，Getty L A，Clark M J，et al. 1995. Acoustic characteristics of American English vowels. The Journal of the Acoustical Society of America，97(5)：3099-3111.

Hillman R E，Walsh M J，Wolf G T，et al. 1998. Functional outcomes following treatment for advanced laryngeal cancer. The Annals of Otology，Rhinology and Laryngology，172(5)：1-27.

Houston K M，Hillman R E，Kobler J B，et al. 1999. Development of sound source components for a new electrolarynx speech prosthesis. IEEE International Conference on Acoustics，Speech，and Signal Processing，Phoenix，AZ，4：2347-2350.

Jeffers J，Barley M. 1971. Speechreading (lipreading). Springfield：Thomas.

Kass M，Witkin A，Terzopoulos D. 1988. Snakes：Active contour models. International Journal of Computer Vision，1(4)：321-331.

Kaucic R，Blake A. 1998. Accurate，real-time，unadorned lip tracking. 6th International Conference on Computer Vision，Bombay，370-375.

Kikuchi Y，Kasuya H. 2004. Development and evaluation of pitch adjustable electrolarynx. International Conference on Speech Prosody，Nara，761-764.

Kleijn W B，Paliwal K K. 1995. Speech coding and synthesis. New York：Elsevier Science Inc.

Knorr S，Zwitman D. 1977. The design of a wireless-controlled intra-oral electrolarynx. Journal of Bioengineering，1(3)：165-171.

Kohonen T，Barna G，Chrisley R. 1988. Statistical pattern recognition with neural networks：Benchmarking studies. IEEE International Conference on Neural Networks，San Diego，CA，1：61-68.

Ladefoged P，Disner S F. 2012. Vowels and consonants. 3rd edition. Chichester：Wiley-Blackwell.

Liew A W C，Leung S，Lau W. 2000. Lip contour extraction using a deformable model. International Conference on Image Processing，Vancouver，2：255-258.

Lin Q. 1991. Speech production theory and articulatory speech synthesis. The Journal of the Acoustical Society of America，90(4)：2203-2203.

Liu H，Wan M，Ng M L，et al. 2006. Tonal perceptions in normal laryngeal，esophageal，and electrolaryngeal speech of Mandarin. Folia Phoniatrica et Logopaedica，58(5)：340-352.

Liu H，Wan M，Wang S. 2005. Features of listeners affecting the perceptions of Mandarin electrolaryngeal speech. Folia Phoniatrica et Logopaedica，57(1)：9-19.

Luettin J，Thacker N A，Beet S W. 1996. Visual speech recognition using active shape models and hidden Markov models. IEEE International Conference on Acoustics，Speech，and Signal Processing，Atlanta，GA，2：817-820.

Ma K，Demirel P，Espy-Wilson C，et al. 1999. Improvement of electrolaryngeal speech by introducing normal excitation information. EUROSPEECH，Budapest，323-326.

Meltzner G S. 2003. Perceptual and acoustic impacts of aberrant properties of electrolaryngeal speech. Thesis (Ph. D.)，Harvard University—MIT Division of Health Sciences and Technology，Massachusetts Institute of Technology.

Meltzner G S，Hillman R E. 2005b. Impact of aberrant acoustic properties on the perception of sound quality in electrolarynx speech. Journal of Speech，Language，and Hearing Research，48(4)：766-779.

Meltzner G S，Hillman R E，Heaton J T，et al. 2005a. Electrolaryngeal speech：The state of the art and future directions for development. In Contemporary considerations in the treatment and rehabilitation of head and neck cancer：Voice，Speech，and Swallowing (Doyle P C，Keith R L，Eds)，Austin，Texas：Pro-Ed：571-590.

Meltzner G S，Kobler J B，Hillman R E. 2003. Measuring the neck frequency response function of laryngectomy patients: implications for the design of electrolarynx devices. The Journal of the Acoustical Society of America, 114(2): 1035-1047.

Mermelstein P. 1973. Articulatory model for the study of speech production. The Journal of the Acoustical Society of America, 53(4): 1070-1082.

Møller M F. 1993. A scaled conjugate gradient algorithm for fast supervised learning. Neural Networks, 6(4): 525-533.

Moore C B, Jongman A. 1997. Speaker normalization in the perception of Mandarin Chinese tones. The Journal of the Acoustical Society of America, 102(3): 1864-1877.

Morris H, Smith A, Van Demark D, et al. 1992. Communication status following laryngectomy: the Iowa experience 1984-1987. The Annals of Otology, Rhinology, and Laryngology, 101(6): 503-510.

Myrick R, Yantorno R. 1993. Vocal tract modeling as related to the use of an artificial larynx. Proceedings of IEEE 19th Annual Northeast on Bioengineering Conference, Newark, NJ: 75-77.

Ng M, Gilbert H, Lerman J. 2001. Fundamental frequency, intensity, and vowel duration characteristics related to perception of Cantonese alaryngeal speech. Folia Phoniatrica et Logopaedica, 53(1): 36-47.

Norton R L, Bernstein R S. 1993. Improved LAboratory Prototype ELectrolarynx (LAPEL): Using inverse filtering of the frequency response function of the human throat. The Annals of Biomedical Engineering, 21(2): 163-174.

Ooe K, Fukuda T, Arai F. 1999. New type artificial larynx using PZT ceramics vibrator as sound source. IEEE/ASME International Conference on Advanced Intelligent Mechatronics, Atlanta, 114-119.

Ostu N. 1979. A threshold selection method from gray-level histogram. IEEE Transactions on Systems, Man and Cybernetics, 9(1): 62-66.

Pawar P V, Sayed S I, Kazi R, et al. 2008. Current status and future prospects in prosthetic voice rehabilitation following laryngectomy. Journal of Cancer Research and Therapeutics, 4(4): 186-191.

Petajan E. 1984. Automatic lipreading to enhance speech recognition. Thesis (Ph. D.), University of Illinois at Urbana-Champaign.

Qi Y, Weinberg B. 1991. Low-frequency energy deficit in electrolaryngeal speech. Journal of Speech and Hearing Research, 34(6): 1250-1256.

Rao R, Mersereau R M. 1994. Lip modeling for visual speech recognition. IEEE 28th Asilomar Conference on Signals, Systems and Computers, Pacific Grove, CA, 1: 587-590.

Rosner B S, Pickering J B. 1994. Vowel perception and production. New York: Oxford University Press.

Rumelhart D E, Hinton G E, Williams R J. 2002. Learning representations by back-propagating errors. In Cognitive Modeling (Polk T A, Seifert C M, Eds), Cambridge, MA: The MIT Press: 213-220.

Schaefer S D, Johns D F. 1982. Attaining functional esophageal speech. Archives of Otolaryngology-Head & Neck Surgery, 108(10): 647-649.

Sisty N L, Weinberg B. 1972. Formant frequency characteristics of esophageal speech. Journal of Speech and Hearing Research, 15(2): 439-448.

Smith J O. 1992. Physical modeling using digital waveguides. Computer Music Journal, 16(4): 74-91.

Smith J O. 1996. Physical modeling synthesis update. Computer Music Journal, 20(2): 44-56.

Stepp C E, Heaton J T, Rolland R G, et al. 2009. Neck and face surface electromyography for prosthetic voice control after total laryngectomy. IEEE Transactions on Neural Systems and Rehabilitation Engineering, 17(2): 146-155.

Story B H, Titze I R, Hoffman E A. 1996. Vocal tract area functions from magnetic resonance imaging. The Journal of the Acoustical Society of America, 100(1): 537-554.

Sugio Y, Kanetake R, Tanaka A, et al. 2007. Work of PZT ceramics sounder for sound source artificial larynx. The 14th International Symposium on Smart Structures and Materials & Nondestructive Evaluation and Health Monitoring, San Diego, California, 6525: 65251H-65251H.

Takahashi H, Nakao M, Kikuchi Y, et al. 2005. Alaryngeal speech aid using an intra-oral electrolarynx and a miniature fingertip switch. Auris Nasus Larynx, 32(2): 157-162.

Takahashi H, Nakao M, Kikuchi Y, et al. 2008. Intra-oral pressure-based voicing control of electrolaryngeal speech with intra-oral vibrator. Journal of Voice, 22(4): 420-429.

Takahashi H, Nakao M, Okuas T, et al. 2001. A voice-generation system using an intra-mouth vibrator. Journal of Artificial Organs, 4(4): 288-294.

Tomlinson M, Russell M, Brooke N. 1996. Integrating audio and visual information to provide highly robust speech recognition. IEEE International Conference on Acoustics, Speech, and Signal Processing, Atlanta, GA, 2: 821-824.

Traunmüller H, Lacerda F. 1987. Perceptual relativity in identification of two-formant vowels. Speech Communication, 6(2): 143-157.

Uemi N, Ifukube T, Takahashi M, et al. 1994. Design of a new electrolarynx having a pitch control function. 3rd IEEE International Workshop on Robot and Human Communication, Nagoya, 198-203.

Van Geel R C. 1982. Semi-automatic pitch control for an electrolarynx. In Electroacoustic analysis and enhancement of alaryngeal speech (Sekey A, Eds), Springfield, Illinois: Thomas: 190-197.

Van Laarhoven P J, Aarts E H. 1987. Simulated annealing: theory and applications. Dordrecht: Kluwer Academic Publishers.

Wan C, Wang E, Wu L, et al. 2012a. Design and evaluation of an electrolarynx with tonal control function for Mandarin. Folia Phoniatrica et Logopaedica, 64(6): 290-296.

Wan C, Wu L, Wu H, et al. 2012b. Assessment of a method for the automatic on/off control of an electrolarynx via lip deformation. Journal of Voice, 26(5): 674. e21-e30.

Wark T, Sridharan S. 1998. A syntactic approach to automatic lip feature extraction for speaker identification. IEEE International Conference on Acoustics, Speech and Signal Processing, Seattle, WA, 6: 3693-3696.

Watson P J, Schlauch R S. 2009. Fundamental frequency variation with an electrolarynx improves speech understanding: a case study. American Journal of Speech-Language Pathology, 18(2): 162-167.

Weiss M S, Basili A C. 1985. Electrolaryngeal speech produced by laryngectomized subjects: Perceptual characteristics. Journal of Speech and Hearing Research, 28(2): 294-300.

Weiss M S, Yeni-Komshian G H, Heinz J M. 1979. Acoustical and perceptual characteristics of speech produced with an electronic artificial larynx. The Journal of the Acoustical Society of America, 65(5): 1298-1308.

Wu L, Wan C, Wang S, et al. 2013a. Development and evaluation of on/off control for electrolaryngeal speech via artificial neural network based on visual information of lips. Journal of Voice, 27(2): 259e7-e16.

Wu L, Wan C, Wang S, et al. 2013b. Improvement of electrolaryngeal speech quality using a supraglottal voice source with compensation of vocal tract characteristics. IEEE Transactions on Biomedical Engineering, 60(7): 1965-1974.

Yao H, Lu Y, Gao W. 2002. Lip-movement features extraction and recognition based on chroma analysis. Acta Electronica Sinica, 30(2): 168-172.

Yuhas B P, Goldstein Jr M H, Sejnowski T J. 1989. Integration of acoustic and visual speech signals using neural networks. IEEE Communications Magazine, 27(11): 65-71.

Yuille A L, Hallinan P W, Cohen D S. 1992. Feature extraction from faces using deformable templates. International Journal of Computer Vision, 8(2): 99-111.

Zlatin M A. 1974. Voicing contrast: Perceptual and productive voice onset time characteristics of adults. The Journal of the Acoustical Society of America, 56(3): 981-994.

Zwitman D H, Knorr S G, Sonderman J C. 1978. Development and testing of an intraoral electrolarynx for laryngectomy patients. Journal of Speech and Hearing Disorders, 43(2): 263-269.

第6章 电子喉语音增强与评价

电子喉语音重建是通过工程方法帮助喉切除患者实现接近自然发声的一种技术。然而，现有电子喉语音中存在严重的噪声干扰，是降低重建语音可懂度的主要原因之一。对于电子喉语音噪声的早期研究主要集中在电子喉机械制造工艺的改良，希望从振动源处降低噪声水平，但是几十年来电子喉的工作方式并没有显著改进，使得在改善机械设计方面的努力收效甚微。20世纪90年代以来，研究者开始利用信号处理方法来改善电子喉语音质量，发展了许多有效的电子喉语音增强方法，成为电子喉重建研究的重要内容之一。长久以来，国内外电子喉语音的增强主要集中在电子喉辐射噪声，而忽视了环境噪声。本研究小组在考虑环境噪声的前提下，提出了可同时消除背景噪声和辐射噪声的新算法，不仅提高了电子喉语音的质量，对于改善喉切除患者的生活也具有重要价值。此外，电子喉语音评价也是康复语音领域的重要课题，通过对不同康复语音的客观声学和心理声学等方面进行评价，能够为医生和喉切除患者选择合适的发声方式提供可靠的临床依据。目前国外对康复语音评价的研究主要集中在英语等非声调语言上，而国内缺乏对语音康复方法的系统研究，本研究小组针对汉语声调语言进行了研究，为声调语言的康复训练和评价提供了客观依据。本章主要围绕电子喉语音增强方法和电子喉语音评价，详细叙述和评价了不同电子喉语音增强方法对重建语音质量的改善效果，以及电子喉语音的空气动力学特性、心理声学特性和声调感知特性等。

6.1 电子喉语音的噪声

电子喉在使用的过程中会由于电-机换能器的持续振动而产生"嗡嗡"的声音，这种声音是电子喉输出语音的基音。由于使用熟练程度的不同、颈部组织耦合的差异、使用位置的变化等原因，会造成一部分声音泄漏到环境中去，构成电子喉语音中所特有的辐射噪声。

图6.1给出了在安静环境条件下电子喉所产生的噪声波形。Weiss等(1979)报道大多数直接辐射噪声的第一共振峰主要集中在400～800Hz的区域，第二共振峰在1～2kHz，幅度比第一个高峰要低5～10dB。另外，根据讲话者的不同，大概还有2～3个其他的共振峰。虽然这不会直接影响可懂度，但是这部分噪声的掩蔽效应会使得电子喉语音在听觉上感觉不自然。在低信噪比的条件下，这些噪声会造成对元音的共振峰有强烈的掩蔽效应，导致元音识别上的错误。

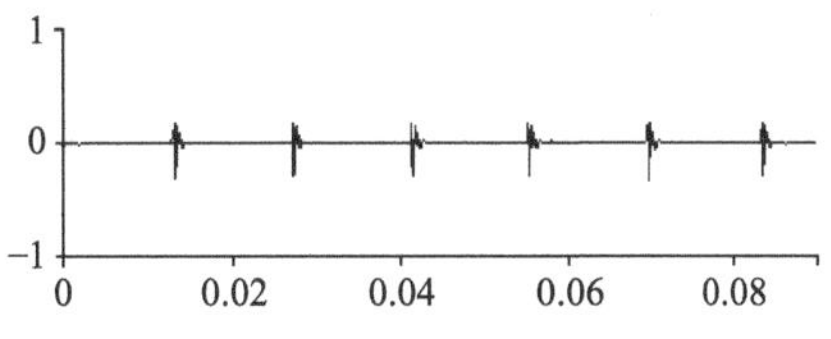

图6.1 电子喉辐射噪声的波形

研究表明，辐射噪声的存在会导致语音可懂度的下降，尤其是在信噪比比较低的条件下(Knox and Anneberg,1973)。对于颈部组织较为僵硬的患者来说,在极端的情况下,电子喉振动所产生的能量会被完全反射到环境中去形成噪声,无法通过声道及共振腔传递任何的语音信息。这部分低频背景噪声的存在,不仅造成语音可懂度和可接受度的下降,而且对于区分浊音和轻音也造成了极大的困扰。电子喉泄漏能量的多少,与患者使用电子喉的熟练程度、颈部组织经放射治疗后的康复程度、电子喉和颈部组织的耦合度都有紧密的关联。Barney 等(1959)的报告显示,电子喉语音与自身辐射噪声比为 20～25dB。Weiss 等的研究报告指出,对于同一种设备,当电子喉使用者的嘴闭合时,对于不同受试者,辐射噪声的声强在4～15dB 间变化(Weiss et al.,1979)。电子喉直接辐射噪声使得语音信号中的声学特征变得模糊。电子喉背景噪声从三个方面干扰语音的质量:第一,噪声使得发声与无声之间的间隔变得模糊,从而引起可懂度的降低;第二,一些辅音如/t/或/f/用电子喉不能产生,因为在发声过程中电子喉不能在足够的时间间隔内起止;第三,噪声可能引起电子喉语音的不自然性。因此,如何有效地利用信号处理方法来去除这部分背景噪声,是实现电子喉语音增强的关键。

6.2 电子喉语音的谱减增强方法

6.2.1 经典谱减法

谱减法是一类广泛用于病理语音增强的算法,其中最为重要的是功率谱相减(power spectral subtraction,PSS)和幅度谱相减(magnitude spectral subtraction,MSS)算法。这类算法基于这样一个假设:语音和噪声是不相关的,因此带噪语音信号的幅度谱等于干净语音和噪声信号的幅度谱之和。算法的关键是准确地估计背景噪声,从而在频域当中将估计到的背景噪声从带噪语音当中减去。基于人耳对噪声相位的偏移并不敏感,所以带噪语音的相位并不处理。

1. 基本谱减法

基本谱减法的原理图如图 6.2 所示。用 $s(n)$ 代表语音信号,$l(n)$ 代表附加的稳态背景噪声信号,那么带噪语音信号 $y(n)$ 可以表示为

$$y(n) = s(n) + l(n) \tag{6.1}$$

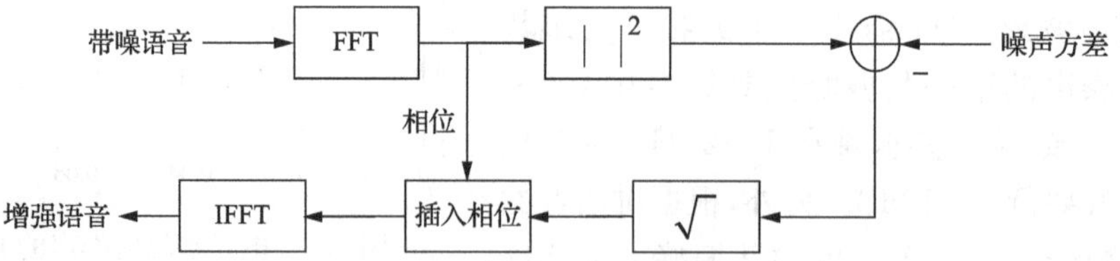

图 6.2 基本谱减法原理图

对式(6.1)做快速傅里叶变换(FFT)后得到:

$$Y(\omega) = S(\omega) + L(\omega) \tag{6.2}$$

式中，$Y(\omega)$、$S(\omega)$ 和 $L(\omega)$ 分别是 $y(n)$、$s(n)$ 和 $l(n)$ 的 FFT 变换。

对于 MSS 算法来说，在估计出噪声频谱和带噪语音频谱之后，利用人耳对语音相位的不敏感性，可以直接从带噪语音幅度谱中减去噪声的幅度谱并将其作为语音的幅度谱，而用带噪语音的相位来近似语音的相位，从而达到消除噪声、实现语音增强的目的。算法可以表现为以下形式：

$$|\hat{S}(\omega)| = \begin{cases} |Y(\omega)| - |\hat{L}(\omega)| & \text{如果} |Y(\omega)| > |\hat{L}(\omega)| \\ 0 & \text{其他} \end{cases} \tag{6.3}$$

对于 PSS 算法来说，可以表示为以下形式：

$$|\hat{S}(\omega)|^2 = \begin{cases} |Y(\omega)|^2 - |\hat{L}(\omega)|^2 & \text{如果} |Y(\omega)|^2 > |\hat{L}(\omega)|^2 \\ 0 & \text{其他} \end{cases} \tag{6.4}$$

式中，$|\hat{S}(\omega)|^2$、$|\hat{L}(\omega)|^2$、$|Y(\omega)|^2$ 分别代表增强语音信号的短时谱、噪声信号的功率谱估计和带噪语音的短时谱，带噪语音信号的相位不作任何处理。

谱减法可以通过一个基于带噪信号功率谱和噪声谱估计的时变线性滤波器对带噪信号来进行滤波来实现。其中 $|\hat{S}(\omega)|$ 为带噪语音信号的短时谱幅度 $|Y(\omega)|$ 与一个增益函数 $G(\omega)$ 的乘积，如下所示：

$$G(\omega) = \frac{|\hat{S}(\omega)|}{|Y(\omega)|} \tag{6.5}$$

根据式(6.4)，$G(\omega)$ 可以表示为：

$$G(\omega) = \begin{cases} \sqrt{1 - \dfrac{|\hat{L}(\omega)|^2}{|Y(\omega)|^2}} & \text{如果 } |Y(\omega)|^2 > |\hat{L}(\omega)|^2 \\ 0 & \text{其他} \end{cases} \tag{6.6}$$

式中，$0 \leqslant G(\omega) \leqslant 1$。增益函数 $G(\omega)$ 随着带噪语音中的噪声大小而发生变化。如果 $G(\omega) = 1$，代表语音信号中不含有任何噪声；如果 $G(\omega) = 0$，则代表信号当中全部都是噪声。

通过功率谱减法计算所得到的增强语音结果可以通过干净语音的谱幅度和带噪语音的相位混合来获得。增强语音 $\hat{s}(n)$ 可以通过以下的关系式来获得：

$$\hat{s}(n) = \mathrm{IFFT}[|\hat{S}(\omega)| \cdot \mathrm{e}^{j\arg Y(\omega)}] \tag{6.7}$$

2. 改进谱减法

传统谱减法中，噪声估计是以无音帧的统计平均的噪声方差代替当前分析帧的噪声频谱，因此噪声的估计是一个定值，这样对噪声的估计缺乏弹性。而在大多数情况下，噪声在每帧的分布并不是均匀的，这样就造成了这两种算法无法适应消除各种不同类型噪声的需要，实际处理效果不是很理想。语音的能量往往集中在某些频段内，在这些频段内的幅度相对较高，尤其是共振峰处的幅度一般远大于噪声，因此不应同一标准处理。实际情况下噪声频谱服从高斯分布

$$p(x)=\frac{1}{\sqrt{2\pi\sigma}}\mathrm{e}^{\frac{-(x-m)^2}{2\sigma^2}} \tag{6.8}$$

式中，m 为 x 的均值；σ 为标准偏差。噪声的帧功率谱随机变化范围很宽，在频域中的最大值与最小值之比往往达到几个数量级，而最大值与均值之比也达 6～8 倍。因此，在减去噪声谱后，会有较大的功率谱分量的剩余部分，在频谱上呈现随机出现的尖峰，在听觉上形成残留噪声。这种噪声具有一定的节奏性起伏感，所以称为“音乐噪声”(姜琳峰，2004)。

因此，改进的方法是在幅度较高的时帧处减去可调整的噪声，这样可以更好地突出语音谱，抑制纯音噪声，改善降噪性能；其次，在语音谱中保留少量的宽带噪声，在听觉上可以起到一定的掩蔽纯音噪声的作用。

根据上述解决思路，现在已经发展出了多种改进型的谱减法弥补上述算法的缺陷，这些算法中多数都会引入谱减参数来适应不同类型和大小的噪声(Berouti et al.，1979；Lim and Oppenheim，1979；Boll et al.，1979；McAulay and Malpass，1980；Ephraim and Malah，1984；Lockwood and Boudy，1992；Hansen et al.，1994；Li et al.，2009，2010)。其中，改进的谱减法的一般形式如下(Berouti et al.，1979)：

$$G(\omega)=\begin{cases}\left(1-\alpha\cdot\left[\left|\dfrac{\hat{L}(\omega)}{Y(\omega)}\right|\right]^{\gamma_1}\right)^{\gamma_1} & \text{如果}\left[\left|\dfrac{\hat{L}(\omega)}{Y(\omega)}\right|\right]^{\gamma_1}<\dfrac{1}{\alpha+\beta}\\ \left(\beta\cdot\left[\left|\dfrac{\hat{L}(\omega)}{Y(\omega)}\right|\right]^{\gamma_1}\right)^{\gamma_1} & \text{其他}\end{cases} \tag{6.9}$$

式中，$\alpha(\alpha>1)$ 和 $\beta(0\leqslant\beta\leqslant1)$ 是谱减参数；γ_1、γ_2 是指数，决定了从 $G(\omega)=1$ 到 $G(\omega)=0$ 转变时的尖锐程度。

这是最具弹性的一种谱减法表达形式，它考虑了谱减法的基本原则。例如，不同的 γ_1 和 γ_2 值表示了不同的谱减算法：当 $\alpha=1$ 和 $\beta=0$ 的条件下，当 $\gamma_1=1$ 和 $\gamma_2=1$ 时为 MSS 算法；当 $\gamma_1=2$ 和 $\gamma_2=0.5$ 时为 PSS 算法；当 $\gamma_1=2$ 和 $\gamma_2=1$ 时为维纳滤波算法。它允许在去噪、残留噪声和语音失真之间找到一个较好的均衡。本方法中，令($\gamma_1=2$ 和 $\gamma_2=1$)，得到的算法形式如下：

$$|\hat{S}(\omega)|^{\gamma}=\begin{cases}|Y(\omega)|^2-\alpha\,|\hat{L}(\omega)|^2 & \text{如果}\dfrac{|\hat{L}(\omega)|^2}{|Y(\omega)|^2}<\dfrac{1}{\alpha+\beta}\\ \beta\,|\hat{L}(\omega)|^2 & \text{其他}\end{cases} \tag{6.10}$$

这种改进型 PSS 算法通过与感知加权技术和听觉掩蔽模型相结合，在有效地驱除电子喉的辐射噪声和环境中的背景噪声的同时，也能够避免音乐噪声带来的不利影响。

6.2.2 电子喉语音的噪声估计

大多数语音增强算法，如谱减法、自适应滤波等方法，都需要正确估计噪声的性质。而在大多数实际噪声环境中，噪声是不稳定的，只有及时找到最新的噪声，才能保证这些方法的有效使用。在基于单声道的语音增强技术中，噪声源是不可接近的，所以背景噪声的特性只能从带噪语音中获得。因此，噪声估计就成为语音增强技术中非常关键的环节，对噪声估计方法的研究也是非常必要的。

在电子喉语音增强过程中，牵扯到两类噪声的估计方法。一种是电子喉本身所产生的辐射噪声估计，另一种是环境中的平稳噪声估计。前者是在安静的环境中进行的，而后者是有附加噪声的环境下进行的。估计的方法并不相同，下面就分别进行描述。

1. 辐射噪声的估计

如前面所述，辐射噪声是电子喉振动所产生的，它的特点是具有固定的频率和振幅。因此，对它进行估计要比其他噪声的估计简单得多。一般情形下，对它的估计方法有两种。

第一种是让受试者在发声之前紧闭嘴唇，待电子喉放在合适的位置振动 1～2s 之后再开始发声。这是距离唇段一定距离的麦克风记录到的语音信号中，前面的 1～2s 的噪声就是电子喉所产生的辐射噪声。在谱相减的算法中，可以把这段噪声当作讲话过程中的噪声估计。

第二种方法是直接在语音段中寻找无音帧。电子喉语音中的无音帧不包含语音信号，但是由于电子喉的持续振动却包含了辐射噪声。因此，可以利用无音帧中的噪声当作整段语音的噪声估计，也可以利用谱减法有效地增强电子喉语音。

2. 背景噪声的估计

相对辐射噪声而言，背景噪声的估计就要复杂得多。背景噪声估计的方法主要有两种：基于语音活动检测（voice activity detection）的噪声估计和基于连续更新噪声谱的噪声估计。

1）语音活动检测

传统的噪声估计方法就是使用语音活动检测技术分离出元音段，这时元音段主要表现为噪声特性，然后再通过某种统计方法，即可获得对背景噪声特性的近似估计。通常的语音活动检测是基于语音帧来进行的，语音帧的长度在 10～30ms 不等。语音活动检测的基本方法可以表达为：从输入信号中提取一个或一系列的对比特征参数，然后将其和一个或一系列的门限进行比较。如果超过门限则表示当前为有音段，否则就表示当前为无音段。门限通常是根据无音段时语音特征确定的。但是由于语音和环境噪声的不断变化，使得这一判断过程变得非常复杂。因此，一个好的语音活动检测算法必须具备对各种噪声的鲁棒性，同时要简单、适应性好、易于实时实现。

语音活动检测的方法很多，主要有基于短时能量的判决方法、基于背景噪声估计的判决方法、基于小波变换的判决方法、基于模糊理论的判决方法、模式识别方法（朱民雄等，2002）。其中，在语音增强的处理中，较为常用的有基于短时能量和基于背景噪声估计的两种判决方法。基于短时能量的判决方法主要检测大于一定门限值的短时功率是否持续了规定的时间。其依据是信号的功率比噪声的功率大。通过对元声期间噪声信号的估计，确定相应的门限阈值。当输入信号的短时能量超过阈值并持续一定时间后，则认为是语音段起始点。而当信号的短时能量低干阈值并持续一定时间，就可测定语音段的终止点。预定时间的取值要合适，取值过大，则信号的检测时延相应增加；过小则不能正确检测出语音段和噪声段，该方法在短时冲击的干扰下处理容易出现错误的结果。基于背景噪声估计的判决方法通过元音段中对噪声能量的测量，然后使用一阶AR模型预测当前帧中的噪声能量来修正判决门限，或者通过信噪比来判决。这种方法简单，运算量小，可以应对各种不同的信噪比，有音段错判为无音段率高，比较适合于语音增强系统。

综上所述，对信噪比高的含噪语音，可以通过短时能量来检测。这是因为，信噪比高时，语音的短时能量一般比噪声的短时能量大，用短时能量作为判据，距离的测度比较简单，物理意义也很明确。信噪比较低时，必须采用比较复杂的噪声检测算法。从实用性、易实现性等方面考虑，大部分算法都是建立在相对理想的实验室条件下的，要求背景噪声保持平稳，信噪比较高，而且需要一定的训练算法以预先得到背景噪声及语音的统计信息。在实际工作中，这些条件很难得到满足，而且经常会遇到信噪比较低、背景噪声缓慢变化的情况，也不可能预先得到背景噪声或语音的统计信息。

2）基于连续更新噪声谱的噪声估计

上述提到的语音活动检测方法主要是依靠含噪声语音信号的能量统计特性和语音信号的一些其他特征。当噪声的能量特性发生变化时，需要一段非语音段来重新估计噪声的特性。因此，依靠这些方法很难实时跟踪噪声能量的变化，尤其是在信噪比较低的情况下，实时寻找含噪语音信号中的非语音段也比较困难，因此估计出来的信噪比很难保证准确性。

基于这些元音，近年来人们提出了多种不用语音活动检测的噪声估计方法（章文义和朱杰，2003；Atal and Schroeder，1979；Lynch et al.，1987；Martin，1994；Hirsch and Ehrlicher，1995；Meyer，1997；Stahl et al.，2000）。这些方法不区分语音和非语音段，在每一帧都进行噪声谱的更新，所以称之为基于连续更新噪声谱的噪声估计方法。本节中所用的噪声估计方法为权重平均法（Lynch et al.，1987；Hirsch and Ehrlicher，1995），下面对此方法的原理作一介绍。

该方法基于一阶的递归平均，并用一个自适应的门限来决定是否对当前的噪声谱进行更新。用公式来描述如下：

$$|\hat{L}_m(\omega)|^2=\lambda\cdot|\hat{L}_{m-1}(\omega)|^2+(1-\lambda)\cdot|\hat{Y}_m(\omega)|^2 \quad 0.5\leqslant\lambda<1 \tag{6.11}$$

式中，m 代表当前的语音帧；$|\hat{L}_m(\omega)|^2$ 和 $|\hat{L}_{m-1}(\omega)|^2$ 分别代表当前帧和前一帧的噪声谱估计；$|\hat{Y}_m(\omega)|^2$ 代表当前帧的带噪语音谱估计；λ 为平滑参数。考虑到算法的稳定性和对噪声的跟踪性能，λ 一般取 0.85～0.98。

6.2.3 基于感知加权滤波器的电子喉语音增强

1. 感知加权技术

感知加权技术是在低比特率的分析-合成语音编码器中经常使用的，该技术考虑了人耳听觉系统中的频域掩蔽特性。低码率语音编码中一个主要问题是合成语音与原始语音的匹配问题。由于人耳对不同频率的信号具有不同的敏感度及听觉掩蔽效应，使得直接应用最小均方误差(MMSE)准则来评定合成语音的质量并非最优。感知加权滤波器是根据人耳的掩蔽效应来设计的。由人耳响度等高线可知,不同频率信号要达到人耳所感受的同一响度需要不同强度,其中 1～5kHz 的区域内听觉最为灵敏。掩蔽效应即某一频率上的信号掩蔽相邻频带上的信号。实验表明,掩蔽效应不仅与频率有关,也与掩蔽信号的强度有关。掩蔽信号为不同分贝值时其掩蔽范围也不一样。尤其在低码率语音编码中,由于每个样值量化所用的比特数不到 1,合成语音不会像中高码率编码器那样能在波形上与原始语音接近。故在低码率语音编码中,进行合成语音与原始语音的匹配时需要利用人耳感知特性。Kroon 和 Atal(1992)提出了感知加权最小均方误差原则,即在语音频谱中,因为能量较高的频段即共振峰处的噪声相对于能量较低处的频段的噪声不易被感觉,所以在度量原始语音和合成语音之间的误差时可以把这个因素考虑进去,通常在高能量段允许误差大一些。由此引入一个频域的感知加权滤波器 $P(z)$ 来衡量语音之间的误差:

$$e = \int_0^{f_s} \left| S(f) - \hat{S}(f) \right|^2 P(f) \mathrm{d}f \tag{6.12}$$

式中,f_s 是采样频率;$S(f)$ 和 $\hat{S}(f)$ 分别是原始语音和重建语音的傅立叶变换。这样,只要在高能量频段的 $P(z)$ 较小,而低能量段的 $P(z)$ 较大,就可以提高前者误差的能量而降低后者误差的能量。由此,感知加权滤波器的函数为

$$P(z) = \frac{A\left(\dfrac{z}{\sigma_1}\right)}{A\left(\dfrac{z}{\sigma_2}\right)} == \frac{1 - \sum_{k=1}^{p} a_k \sigma_1{}^k z^{-k}}{1 - \sum_{k=1}^{p} a_k \sigma_2{}^k z^{-k}} \tag{6.13}$$

式中,$A(z)$ 是 LPC 多项式;a_k 是短时线性预测系数;σ_1 和 σ_2($0 \leqslant \sigma_2 \leqslant \sigma_1 \leqslant 1$)是共振峰区域控制误差能量的参数;而 p 是预测阶数。

2. 基于感知加权滤波器的谱减法

分析-合成语音编码器通过闭环最小化感知加权误差获得 LPC 合成的最佳激励(Schroeder et al.,1979)。频率掩蔽试验表明:在语音共振峰处的噪声不能够被人耳所感知,这是因为此处的语音信号能量很高。听觉掩蔽的理论指出:在语音共振峰区域的噪声会部分乃至全部被语音信号所掩蔽(Atal and Schroeder,1979;Schroeder et al.,1979)。因此,感知加权滤波器的作用就是把量化的噪声在频域内进行重新分布,使得较多的噪声落在语音的共振峰处,而较少的落在语音谱的波谷处,从而利用人耳的掩蔽效应来进行语音增强(Hu and Loizou,2003)。因此,本研究小组提出了基于感知加权滤波器的谱减算法(如图 6.3 所示),其核心思想是通过感知加权滤波器来计算其频率响应(perceptual weighting filter frequency response,PWF-FR),然后以此来调整改进型 PSS 算法的谱减系数,从而完成电子喉语音的去噪增强(Liu et al.,2006a)。

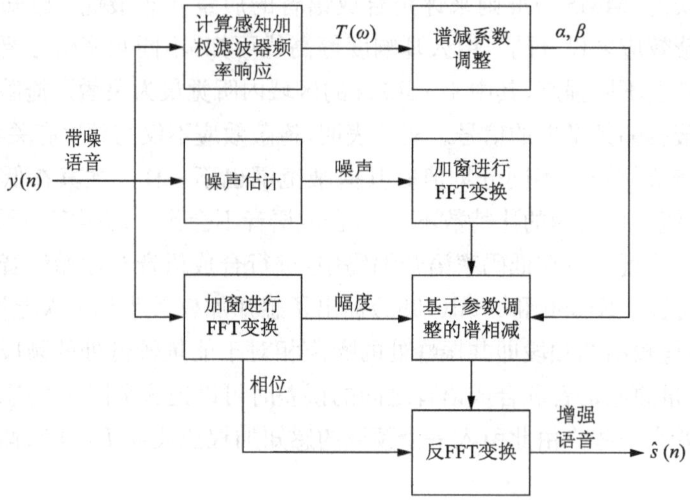

图 6.3　基于感知加权技术的电子喉语音增强算法流程图

首先,完成谱分解和语音/噪声检测及噪声估计的处理,然后利用感知加权滤波器计算带噪语音的 PWF-FR,表示为 $T(\omega)$。其次,谱减系数 α 和 β 会通过计算所得到的 $T(\omega)$ 来进行调节,由此增强的语音谱幅度会通过改进的谱减法来计算得到。最后,增强语音会由得到的谱幅度和带噪语音的谱相位通过反 FFT 变换来得到。

在本算法中,α 和 β 的选择是语音增强过程的关键问题。如果 $\alpha > 1$,噪声会被过减。这时不仅噪声窗会减小,而且宽带噪声的峰值也会降低。但是,噪声的过减会导致峰值附近波谷的增强,引起噪声偏移的增加。这样会导致残留噪声的降低,但是也会引起过多的语音失真。这可以通过谱减参数 β 的调节来实现,它的主要功能是调节背景噪声的大小来掩蔽音乐噪声。β 的增加会引起音乐噪声的降低,但是也会增加保留在增强语音中的背景噪声。当 $\beta > 0$ 时,谱偏移不会像 $\beta = 0$ 的那样大,这是由于峰值之间的波谷并不深。这在很大程度上降低了音乐噪声的影响。

1) 计算感知加权滤波器频率响应

通过这个感知加权滤波器,PWF-FR 的计算可以归纳为以下三步:

(1) 通过噪声语音来计算线性预测系数 a_k;

(2) 令 $p = 24$、$\sigma_1 = 1$、$\sigma_2 = 0.8$,通过公式(6.13)获得感知加权滤波器;

(3) 计算该滤波器的频率响应来作为 $T(\omega)$。

$P(z)$ 的计算也可以通过预增强的语音(通过传统功率谱减法)来计算得到,但是这样做会在增强语音中引入失真,从而造成 $P(z)$ 的不准确估计(Hu and Loizou,2003)。因此,选择直接通过带噪语音来计算 $P(z)$。图 6.4 中显示了计算所得到的感知加权滤波器的频率响应。实线代表的是语音的 LPC 谱图,虚线代表的是 PWF-FR。

根据图 6.4,在 PWF-FR 中,最小值在共振峰处获得,此处噪声可以被较高的语音能量所屏蔽而不能被人耳所感知。另一方面,最大值在谱谷处获得,此处由于语音能量过小噪声能量即使很小也很容易被听到。因此,PWF-FR 的主要思路如下:利用感知加权滤波器对语音中的噪声进行重新分布，使得较多的噪声落在共振峰处而被较高的语音能量掩蔽，而较小的噪声则落在语音谱的波谷处，减少被人耳所感知到的噪声能量。

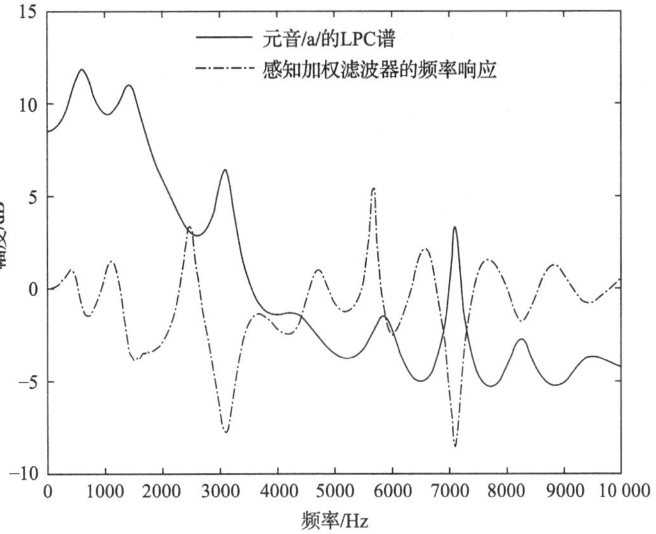

图 6.4　元音/a/的 LPC 谱与感知加权滤波器的频率响应

2）调整谱减系数

对减性参数的优化调节是一件非常困难的工作。无论这些参数怎么调节，要想同时实现消除尽量多的噪声和保持尽量小的语音失真是不可能的。因此，需要尽可能在消除噪声和增强可懂度的同时，使得残留噪声和语音失真在人耳所能接受的范围内。由于传统的谱减法中的减性参数无法调节来适应不同类型和大小的噪声，这里的算法是利用感知加权滤波器的频率响应在频域中对这些参数进行调节。残留噪声可以通过 α 和 β 的增大来降低。但是，这样会导致更多的语音失真和保留更多的背景噪声。基于 PWF-FR，一个新的调整原则阐述如下：当 PWF-FR 较小时会取得较大的谱减系数，用来消除该处较多能量的噪声，由于过减而产生的残留噪声或者音乐噪声会被共振峰处的高语音能量所掩蔽。如果 PWF-FR 较高，代表此处的噪声能量较小，那就需要降低谱减系数的值以确保尽量低的语音失真。这是因为此时较高的谱减系数会导致过减以引入较多的音乐噪声，引起听觉上的疲劳和可懂度的下降。

在 PWF-FR 与谱减参数之间的调整原则上，借鉴了在基于听觉掩蔽模型算法中听觉掩蔽域对谱减参数的调整原则，两者之间是一种线性变换函数，表达式中反映为谱减参数的变换相对 PWF-FR 来说是一个减函数，即对每一帧来说，$T(\omega)$ 的最小值对应于 α 和 β 的最大值，而 $T(\omega)$ 的最大值对应于 α 和 β 的最小值。具体的参数调整方程如下：

$$a = \alpha_{\max}\left(\frac{T(\omega)_{\max} - T(\omega)}{T(\omega)_{\max} - T(\omega)_{\min}}\right) + \alpha_{\min}\left(\frac{T(\omega) - T(\omega)_{\min}}{T(\omega)_{\max} - T(\omega)_{\min}}\right), \tag{6.14}$$

$$T(\omega)_{\min} \leqslant T(\omega) \leqslant T(\omega)_{\max}$$

$$\beta=\beta_{\max}\left(\frac{T(\omega)_{\max}-T(\omega)}{T(\omega)_{\max}-T(\omega)_{\min}}\right)+\beta_{\min}\left(\frac{T(\omega)-T(\omega)_{\min}}{T(\omega)_{\max}-T(\omega)_{\min}}\right),\quad T(\omega)_{\min}\leqslant T(\omega)\leqslant T(\omega)_{\max} \tag{6.15}$$

式中，$\alpha_{\min}$、$\alpha_{\max}$ 和 $\beta_{\min}$、$\beta_{\max}$ 分别是 α 和 β 的最小值和最大值，$T(\omega)_{\min}$、$T(\omega)_{\max}$ 分别是 $T(\omega)$ 的最小值和最大值。α 和 β 的值可以根据上述公式来计算确定。需要指出的是，如果 $T(\omega)=T(\omega)_{\min}$，那么 $\alpha=\alpha_{\max}$；如果 $T(\omega)=T(\omega)_{\max}$，那么 $\alpha=\alpha_{\min}$。同样地，对 β 也适用。经过多次不同噪声类型和噪声大小的去噪试验，选择了这些参数的经验值，以取得去除噪声和降低语音失真之间的平衡。$\alpha_{\max}$ 的降低会保留较多的残留噪声，但是语音失真会比较小；而 $\beta_{\max}$ 的降低也会保留较多的残留噪声，但是会减少保留在增强语音中的背景噪声。

3. 语音增强效果

1）声学分析

图 6.5～图 6.7 描述了由全喉切除术患者发声的电子喉原始语音、带有白噪声的语音、带有 Babble 噪声的语音及其经过 PSS 算法和 PWF 算法增强后的语音。加噪后语音的信噪比是－5dB，语音材料为“西安交通大学”。

图 6.5(a)表明，在原始的电子喉语音中有些辐射噪声，这是由于全喉切除术患者讲话时电子喉的持续使用造成能量泄漏到环境中去。图 6.5(a)的语谱图表明噪声主要集中在高频部分，大约在 2kHz 以上。图 6.5(b)和图 6.5(c)表明这两种算法都能够有效地消除电子喉中的辐射噪声。然而通过语谱图的比较，PWF 算法要比 PSS 算法更加有效地消除噪声，特别是高频噪声的消除更加明显。

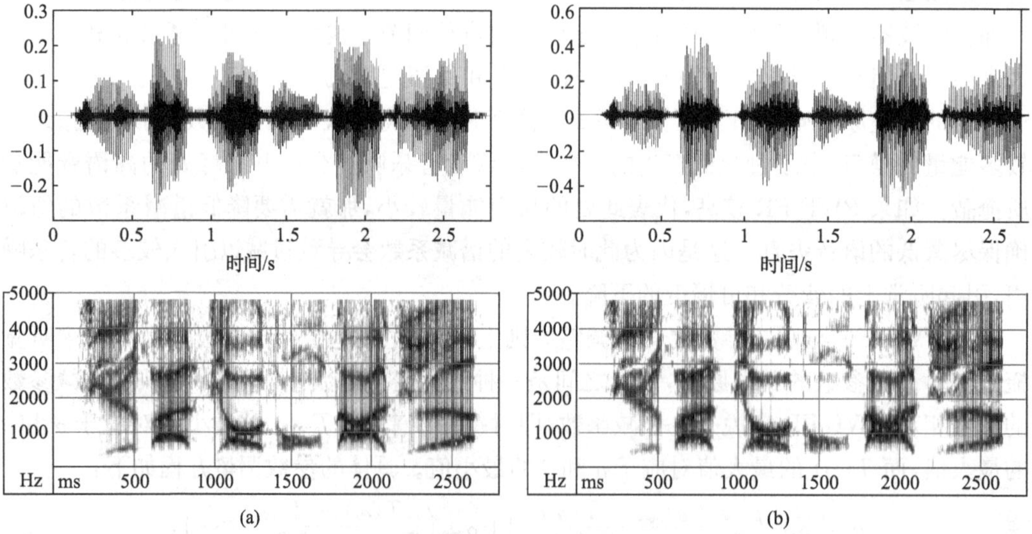

图 6.5　全喉切除术患者电子喉语音“西安交通大学”

去噪前(a)、PSS 算法去噪(b)和 PWF 算法去噪后(c)的时域波形和语谱图

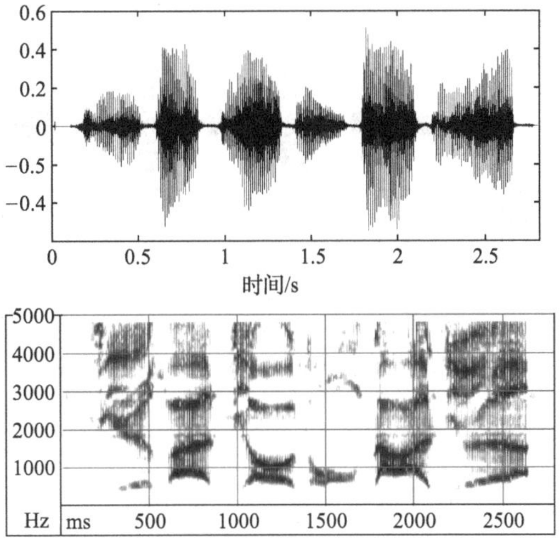

(c)

图 6.5(续)

图 6.6(a)的语谱图表明原始语音几乎都被白噪声掩蔽掉了，尤其是高频部分。图 6.6(b)表明尽管经过了 PSS 算法的处理，很多噪声仍然保留在电子喉增强语音中。PSS 算法主要去除了 2kHz 以下的一些低频噪声，但是 3kHz 以上的高频噪声却无法有效地消除。与 PSS 算法相比，PWF 算法更能有效地消除白噪声。另外，图 6.5(c)与图 6.6(c)的比较表明，经过去噪之后，语音的共振峰不明显，造成了一些有效语音信息的损失。

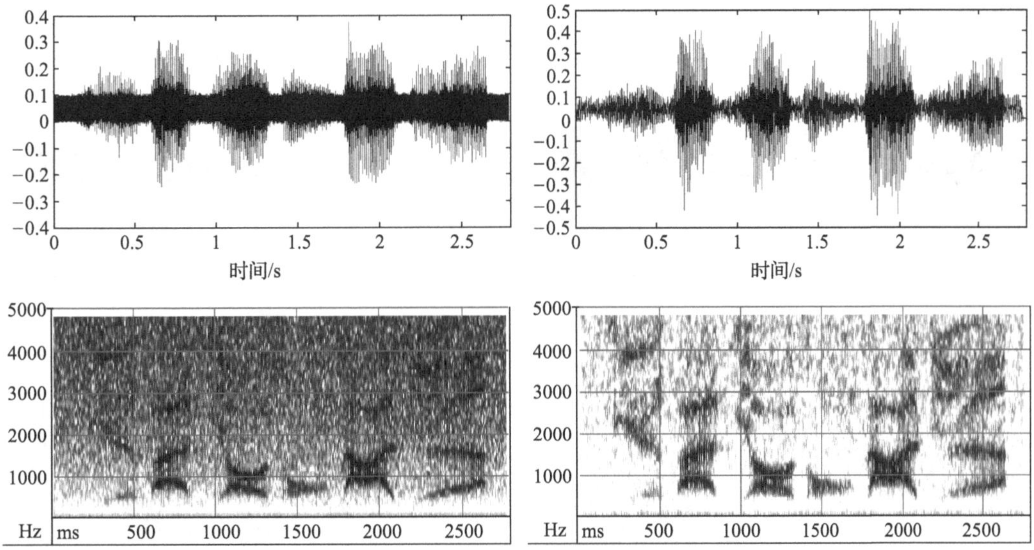

(a)　　(b)

图 6.6　全喉切除术患者电子喉语音叠加高斯白噪声“西安交通大学”去噪前(a)、PSS 算法去噪(b)和 PWF 算法去噪(c)的时域波形和语谱图

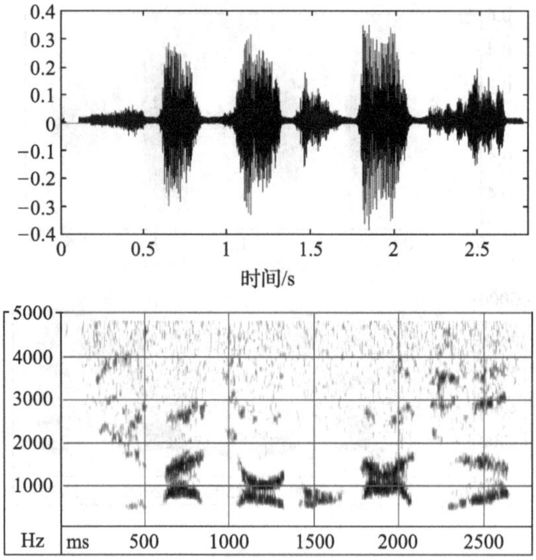

(c)

图 6.6(续)

图 6.7(a)的语谱图表明 Babble 噪声覆盖了语音的低频和高频分量，但是与白噪声相比，低频分量的能量相对来说更加集中。图 6.7(b)与图 6.7(c)的比较表明，与 PSS 算法相比，经过 PWF 算法处理之后，增强语音中残留的噪声分量更少，增强效果更加明显。图 6.6 与图 6.7 的比较说明本节算法消除 Babble 噪声的效果要比消除白噪声的效果更好。

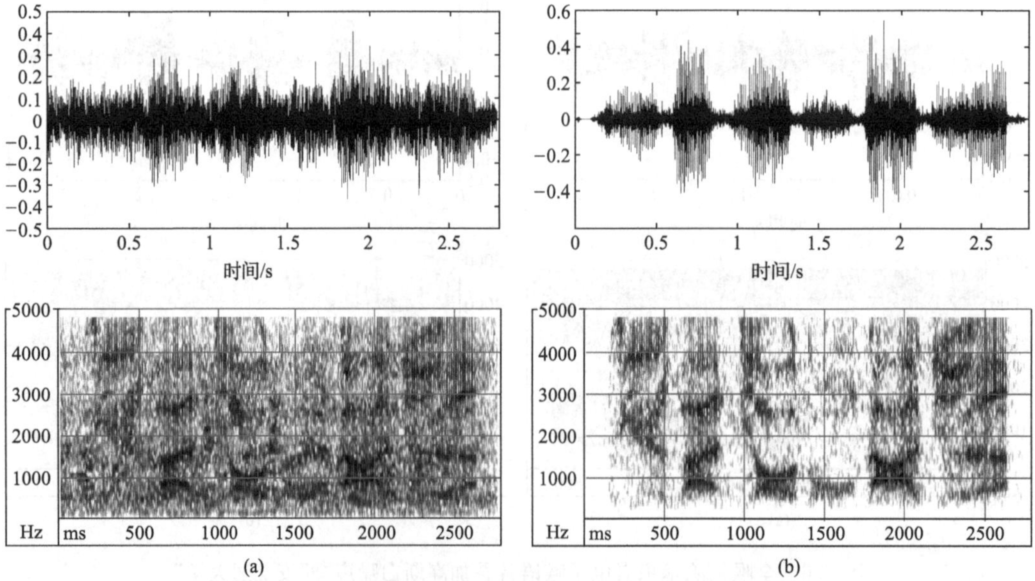

图 6.7　全喉切除术患者电子喉语音叠加 Babble 噪声“西安交通大学”

去噪前(a)、PSS 算法去噪(b)和 PWF 算法去噪(c)的时域波形和语谱图

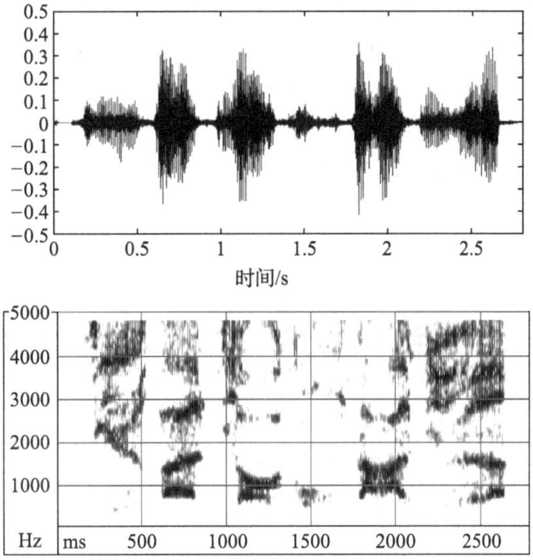

(c)

图 6.7(续)

表 6.1 中给出了原始和增强后的由全喉切除术患者发声的电子喉语音的信噪比。由表中可以看出，原始的电子喉语音经过 PSS 算法处理之后，它的增强语音的信噪比要比经过 PWF 算法处理之后的语音信噪比要高。但是，对于有附加白噪声的电子喉语音来说，在不同的信噪比条件下，PWF 算法处理之后的增强语音信噪比要比 PSS 算法处理过的语音信噪比高。对于附加了 Babble 噪声的电子喉语音来说，也有类似的结果，尤其是在输入信噪比较低的情况下效果更加明显。因此，PWF 算法能够比 PSS 算法更加有效地去除白噪声和 Babble 噪声。

表 6.1　全喉切除术患者发声的电子喉语音去噪前后的信噪比

噪声类型	信噪比/dB		
	去噪前	PSS 算法去噪	PWF 算法去噪
原始语音	8.07	9.85	9.08
高斯白噪声	0.00	5.10	5.40
	−5.00	4.28	5.17
	−10.00	3.80	4.20
Babble 噪声	0.00	4.60	6.20
	−5.00	4.90	6.77
	−10.00	1.80	5.00

图 6.8～图 6.10 描述了由正常人发声的电子喉原始语音、带有白噪声的语音、带有 Babble 噪声的语音及其经 PSS 算法和 PWF 算法增强后的语音。加噪后语音的信噪比是 −5dB，语音材料为“西安交通大学”。

与图 6.5(a)相比较，图 6.8(a)表明由正常人发声原始电子喉语音比由全喉切除术患者发声的电子喉语音所含的辐射噪声要多。这是由于正常人的颈部组织比较硬，导致了更多的能量泄漏。图 6.8(a)的语谱图表明高频共振峰的分量较图 6.5(a)所显示的要少，这是由于发声时正常人的颈部组织与电子喉的耦合导致了较多的语音能量的损失。图 6.8(b)与图 6.8(c)说明 PWF 算法的去噪效果要比 PSS 算法的去噪效果更加理想。

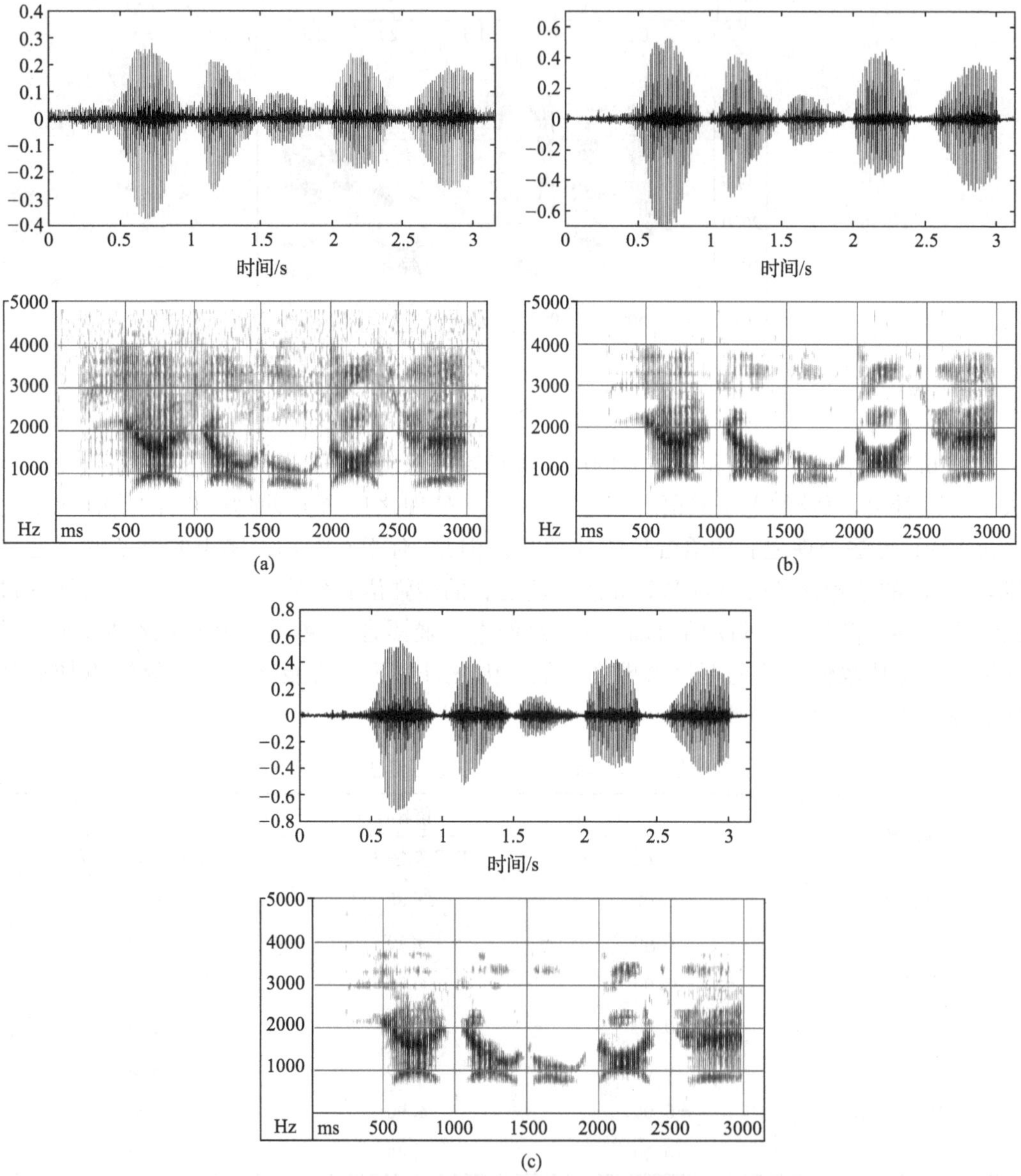

图 6.8　正常测试者电子喉语音“西安交通大学”
去噪前(a)、PSS 算法去噪(b)和 PWF 算法去噪(c)的时域波形和语谱图

与图 6.6(b)相似,图 6.9(b)表明经过 PSS 算法处理之后很少的噪声在 2kHz 以下,而 3kHz 以上却保留了较多的噪声。但是,PWF 算法的去噪效果要更加理想一些,尤其在消除高频噪声方面。绝大多数的噪声都能被消除,保留的残余噪声用以掩蔽增强语音中由于过减导致的音乐噪声。同时,通过图 6.9 与图 6.10 的比较发现,PWF 算法消除 Babble 噪声的效果要比消除白噪声的效果更好。

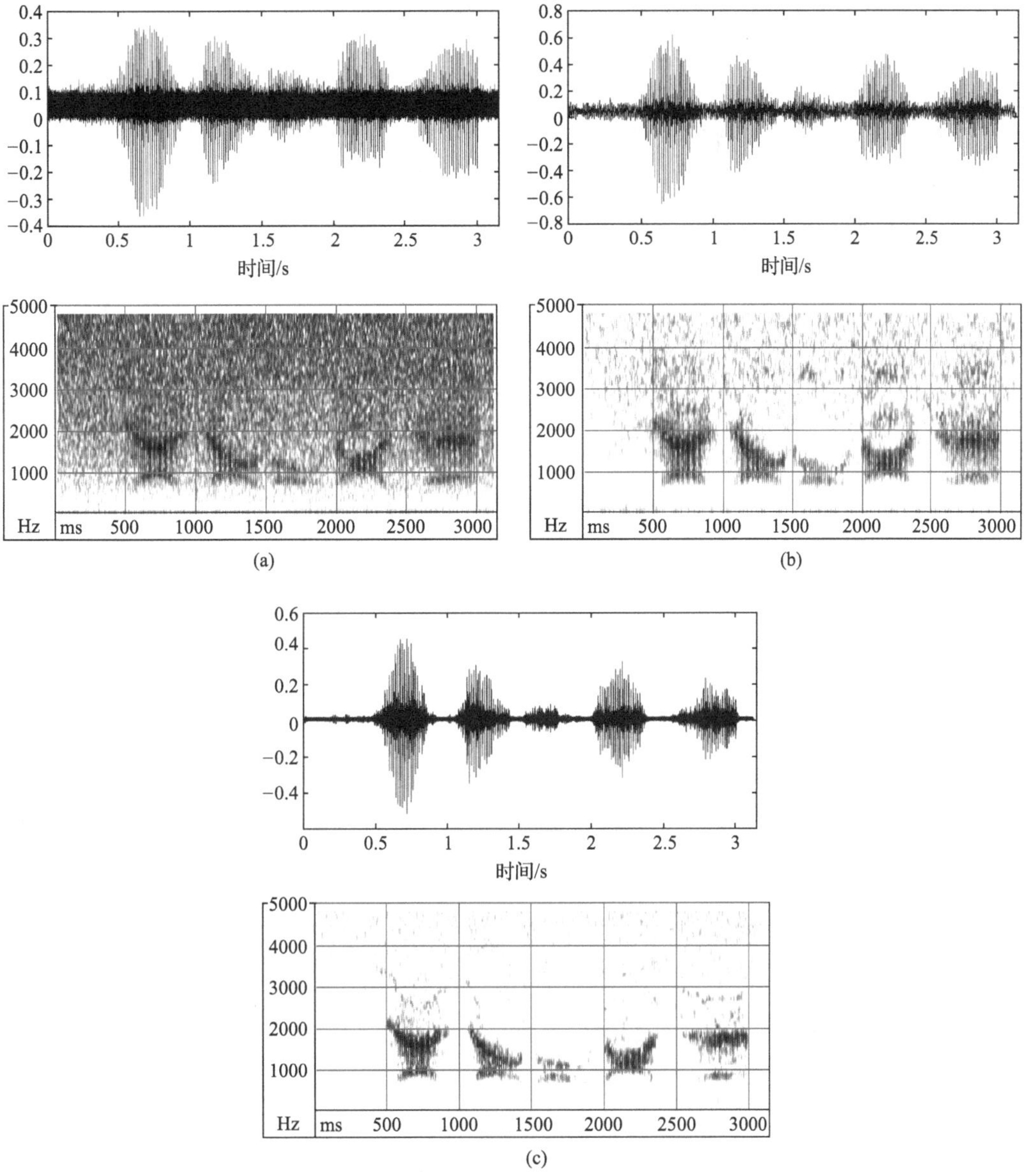

图 6.9　正常测试者电子喉语音叠加高斯白噪声“西安交通大学”
去噪前(a)、PSS 算法去噪(b)和 PWF 算法去噪(c)的时域波形及语谱图

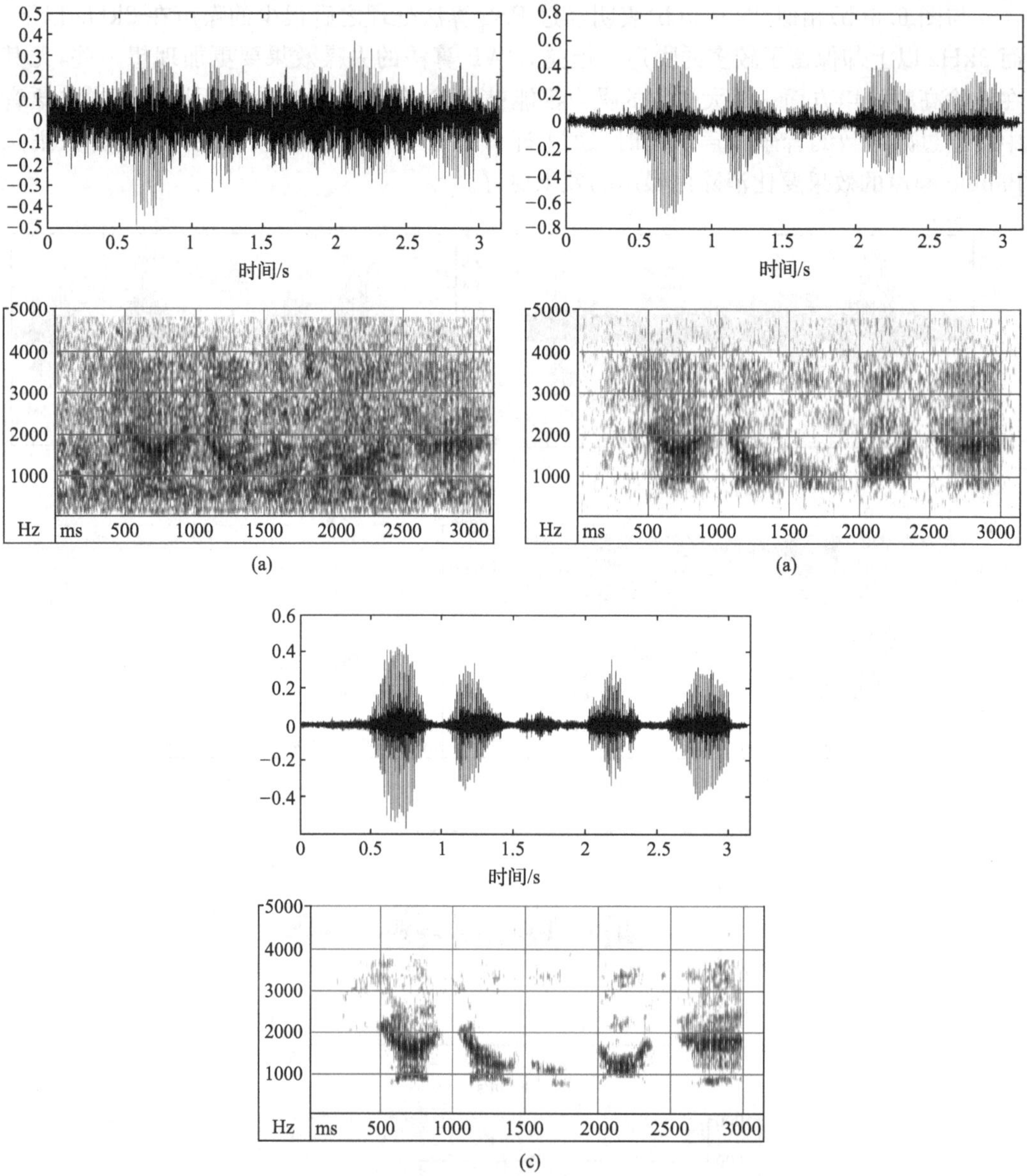

图 6.10　正常测试者电子喉语音叠加 Babble 噪声“西安交通大学”去噪前(a)、功率谱相减去噪(b)和 PWF 算法去噪(c)的时域波形及语谱图

表 6.2 中给出了由正常人发声的原始语音和叠加噪声的电子喉语音去噪前后的信噪比数值。

表中数据说明对于原始语音和加噪语音来说，PWF 算法处理过后的增强语音的信噪比 PSS 算法处理后的信噪比要高。另外，通过表 6.1 和表 6.2 的对比，由正常人发声的电子喉语音的信噪比提高幅度要比由全喉切除术患者的信噪比提高幅度高，在低信噪的条件下 PWF 算法处理后的效果更加明显，表明 PWF 算法比 PSS 算法能够更有效地消除由正常人发声的电子喉语音中的噪声。

表 6.2　正常人发声的电子喉语音去噪前后的信噪比

噪声类型	信噪比/dB		
	去噪前	PSS 算法去噪	PWF 算法去噪
原始语音	7.85	10.30	10.38
高斯白噪声	0.00	6.50	8.90
	−5.00	4.45	5.15
	−10.00	3.60	4.00
Babble 噪声	0.00	5.60	6.10
	−5.00	4.70	7.65
	−10.00	4.10	6.40

2）主观评价

对电子喉语音声学参数的客观评价往往并不能完全反映电子喉的语音质量，所以还需要对电子喉语音进行了主观听力测试来评价各种语音增强方法的效果。

在图 6.11 中，给出了分别由全喉切除术患者发声和正常人发声的原始电子喉语音和增强电子喉语音的主观评测结果，评分原则是平均意见分数。

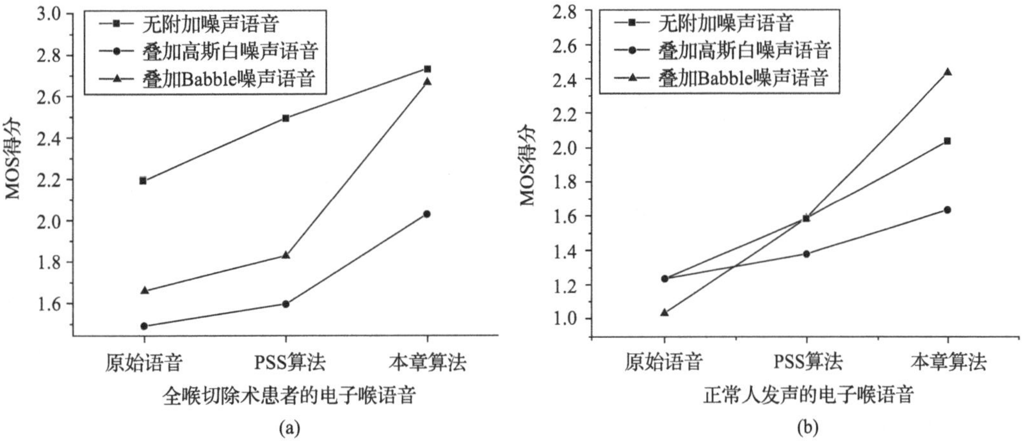

图 6.11　全喉切除术患者(a)和正常人(b)电子喉语音去噪前后可接受度评价

全喉切除术患者发声的电子喉语音原始语音评分是 2.20，明显要比带有附加噪声的电子喉语音分数高：带有白噪声的电子喉语音评分是 1.50，带有 Babble 噪声的电子喉语音评分是 1.67。经过 PSS 算法和 PWF 算法处理之后，增强后的原始电子喉语音评分都有所提高。对 PSS 算法来说，提高后的评分是 2.50；对 PWF 算法来说，提高后的评分是 2.73。这表明 PSS 算法和 PWF 算法都能够有效地提高原始语音的质量，消除其中的辐射噪声。对于带有附加白噪声和 Babble 噪声的带噪电子喉语音来说，语音质量的降低是明显的。但是，对附加有白噪声的带噪电子喉语音来说，经过 PSS 算法增强之后，主观评分达到 1.60；经过 PWF 算法处理之后，主观评分为 1.83。附加有 Babble 噪声的带噪电子喉语音经过 PSS 算法增强之后，主观评分达到 2.03；经过 PWF 算法处理之后，主观评分为 2.67。由此，得出了两个结论：第一，带有 Babble 噪声的带噪语音增强后的主观评测分数要比带有白噪声的带噪语音增强后的主管评测分数高；第二，在主观评测中，PWF 算法比 PSS 算法能够更加有效地提高电子喉语音的质量。特别指出的是，带有附加 Babble 噪声的电子喉语音经过 PWF 算法增强后的主观评测分数几乎和无附加噪声的原始电子喉语音增强后的分数一致。

对于正常人产生的电子喉语音来说，原始电子喉语音的分数(1.25)要比由全喉切除术患者发声的原始语音主观评测分数低。带有附加 Babble 噪声的电子喉语音主观评测分数(1.05)要比原始语音主观评测分数低，但是带有附加白噪声的电子喉语音主观评测分数却和原始语音主观评测分数一样。这反映了由正常人发声的电子喉原始语音的质量很差。经过两种算法的处理之后，增强后的语音无论是有无附加噪声的，其质量都有了一定的提高。主观评测的结果进一步证实：无论是在安静还是带有噪声的环境条件下，PWF 算法在电子喉语音的去噪增强方面，要明显优于 PSS 算法。

需要指出的是，尽管由全喉切除术患者发声的电子喉原始语音经 PSS 算法增强后的主观评测分数要比经 PWF 算法增强后的主观评测分数低(2.50∶2.73)，但是表 6.1 中前者却比后者获得了更高的信噪比(9.85dB∶9.08dB)。表 6.2 也表明 Babble 噪声的去噪效果在输入信噪比等于 0dB 时要比白噪声的去噪效果差，这和主观评测的结果也不相符合。这些矛盾的结果显示了信噪比尽管在一定程度上表明了语音质量提高的客观特征，但是却不能完全和人耳的主观感知相符合。

6.2.4 基于人耳听觉掩蔽模型的电子喉语音增强

虽然感知加权滤波算法已经较好地解决了音乐噪声的问题，但是该算法未考虑人耳对不同频率信号的选择性，对掩蔽效应的考虑是利用 LPC 参数近似估计的，使得此类感知加权滤波器有较大的局限性，因此需要更进一步地提高电子喉语音的去噪效果。本节中介绍基于人耳听觉掩蔽模型和互相关功率谱相减方法的电子喉语音增强算法。这种方法充分考虑到了人耳对不同频率信号的敏感性，有效地利用听觉掩蔽效应，并通过互相关功率谱相减对低频噪声进行了有效的去除，弥补了电子喉语音的低频缺陷，取得了比感知加权技术方法更好的去噪效果。

1. 人耳的听觉掩蔽效应

作为一种众所周知的心理声学特性，听觉掩蔽已经被成功地应用到语音和声音编码当中。听觉掩蔽之所以存在，是因为人耳是不能够在频域或者时域内区分两种同时发生的信号。假定对声音 A 的阈值确定为 50dB，若同时又听到声音 B，人们发现，由于声音 B 的影响，使声音 A 的阈值提高到如 64dB，即比原来的阈值要提高 14dB 才能被听到。一个声音的阈值因另一个声音的出现而提高听阈的现象称为听觉掩蔽。在上述例子中，B 称为掩蔽声，A 称为被掩蔽声，14dB 称为掩蔽量。掩蔽是心理声学中很重要的效应，它不仅说明一个声音怎样影响另一个声音，透过它还有助于了解人耳频率的分辨力。这是由于听觉的非线性引起的，使人们在噪声环境下谈话成为“准耳聋”，从而引发鸡尾酒会效应。掩蔽现象与听觉传导系统无关，它是神经系统判断的结果。上述掩蔽现象都发生在掩蔽声和被掩蔽声同时作用的情况下，称为同时掩蔽；但是掩蔽效应也可以发生在两者不同时作用的条件下。被掩蔽声作用于掩蔽声以前，称为后掩蔽。掩蔽声作用在前，被掩蔽声作用在后称为前掩蔽。前掩蔽和听觉疲劳有些相似。在实践中，后掩蔽更为重要。当被掩蔽声在时间上越接近于掩蔽声，阈值就越高。掩蔽声和被掩蔽声时间上相距很近时，后掩蔽作用大于前掩蔽作用。掩蔽声的强度增加，并不产生掩蔽量的相应增加，例如，掩蔽声增加 10dB，掩蔽阈只提高 3dB，这和同时掩蔽的效果不同。

为了描述听觉掩蔽效应，需要引入临界带宽(critical band)的概念。一个纯音可以被以它为中心且具有一定频带宽度的连续噪声所掩蔽。如果在这一频带内噪声功率等于该纯音的功率，且这时纯音处于刚能被听到的临界状态，则称这一带宽为临界带宽。临界频带编号(bark)与频率之间的换算关系为(Lim and Oppenheim，1979)：

$$z(f) = 13\arctan(0.00076f) + 35\arctan\left[\left(\frac{f}{7500}\right)^2\right] \tag{6.16}$$

2. 基于人耳听觉掩蔽模型的谱减法

1) 听觉掩蔽模型

以往用于电子喉语音增强的传统谱减法是基于两个假设：第一，语音和噪声是不相关的；第二，噪声是稳态，并且是缓慢地随时间变化的过程，从而使得噪声谱在按帧处理时可以看成是不变的。由于噪声的随机变化，谱相减可以导致短时幅度谱或者功率谱的负估计。任何谱的负估计都应该被转变成非负值。这个非线性的校正过程会扰乱回复信号的分布，导致了音乐噪声的引入。

虽然基于感知加权技术的语音增强算法已经较好地解决了音乐噪声的问题，算法的执行效率也较高，但是该算法不仅未考虑人耳对不同频率信号的不同敏感度，而且更主要的是其对掩蔽效应的考虑也仅是利用 LPC 参数近似估计的，感知加权滤波器的加权系数都是固定不变的，所有这些使得此类感知加权滤波器有较大的局限性。而且由于高频部分感知加权滤波器的响应较高引起谱减系数的减小，所以高频噪声的去噪效果不够理想，而高频噪声的存在会使得电子喉语音的可懂度进一步降低。因此，需要更进一步提高电子喉语音的去噪效果。

在正常语音增强中，已经有人将提高的方向转向了用人耳听觉掩蔽模型来消除音乐噪声，这是一种已经广泛用于宽带声音编码中的方法(Johnston，1988；Tsoukalas et al.，1993；Brandenburg and Stoll，1994；Usagawa et al.，1994；Nandkumar and Hansen，1995；Tsoukalas et al.，1997；Virag，1999；Painter and Spanias，2000)。这种方法涉及临界带宽分析的概念，这是一种内耳中非常重要的分析机制。听觉掩蔽模型方法的中心是计算听觉掩蔽域(auditory masking threshold，AMT)，在低于这个域值以下的噪声认为是无法被人耳感知的，因此也就没有必要去抑制。那么，目标就变成了使噪声谱的可听部分变得最小化，以使得尽量少的噪声分量被人耳所感知。一些通过建立增强机制模型的方法已经被研究者所提出(Tsoukalas et al.，1993；Usagawa et al.，1994；Nandkumar and Hansen，1995；Tsoukalas et al.，1997；Virag，1999)。Tsoukalas 等(1993)将 AMT 与一种改进的谱减法相结合，用它来调整谱减法中的参数，实现消除噪声的目的。研究结果表明，通过用标准英语材料和希腊语的字节诊断测试(diagnostic rhyme test，DRT)，这种方法最多可以将可懂度提高40%。Virag(1999)提出了类似的方法来用于低信噪比条件下的语音增强，不过她采用了一种与上述算法不同的AMT计算方法来嵌入到非线性谱减法中去，以获得更精确的AMT数值。

考虑到AMT方法在正常人语音增强方面所取得的成功，本小组提出了把这种方法应用于电子喉语音增强的思路(Liu et al.，2006b)。但是，基于电子喉语音的特殊性，也要考虑该方法的改进问题。根据Virag(1999)的研究结果，发现该方法能够有效地消除高频噪声，但是低频噪声却保留的较多。这是由听觉掩蔽模型所决定的，在算法中很难加以改变。但是诚如上面所提到的，电子喉在550Hz以下的语音成分能量很小，存在严重的低频缺失。在这种情况下，如果在低频部分保留过多的背景噪声，会导致电子喉语音可懂度的提高很有限，无法从根本上实现电子喉语音增强的目的。因此，必须要寻找一种适合于电子喉语音增强的改进型听觉掩蔽算法，能够实现同时有效地去除低频和高频噪声的目的，弥补电子喉语音的低频缺失。

针对这种情况，利用互相关谱相减(cross-correlation spectral subtraction，CCSS)方法作为一种后处理方法来解决听觉掩蔽模型算法低频噪声消除不彻底的问题(Hu et al.，2001)。基本思路是：认为经过AMT算法处理之后的增强语音中的噪声以与语音相关的噪声为主，因此利用CCSS算法中的相关噪声去除方法，对增强语音进行后处理，消除残留的相关噪声，进一步改善增强语音的质量，弥补电子喉语音的低频缺陷。

基于听觉掩蔽模型的电子喉语音增强算法的目的是，不仅要能够有效地去除辐射噪声，也要能够去除附加噪声。研究目标包括：①采用AMT算法用于电子喉语音增强；②应用简化的CCSS算法作为后处理方法，与AMT算法相结合形成新的增强型AMT(supplementary AMT，SAMT)算法，来增强电子喉语音；③利用声学分析和主观评价，来对这两种算法的去噪性能进行分析。

算法的流程图如图6.12所示。包括了两部分：第一部分是AMT算法部分，第二部分是CCSS算法部分，整个算法部分构成增强型听觉掩蔽模型算法。对于听觉掩蔽模型算法来说，首先是完成谱分解、语音/噪声检测和噪声估计，以及AMT的计算。其次是谱减参数由AMT来进行调整，增强语音的谱幅度由改进型的功率谱减法计算获得。最后，由AMT算法计算所得到的增强语音由该谱幅度和带噪语音的相位经过反FFT获得。

对于CCSS算法来说，输入信号是经AMT算法增强后的电子喉语音。这两个算法的差异在于不同的输入信号和不同的谱减法，具体细节会在下面的算法部分描述。经过CCSS算法的后处理之后，互相关部分的噪声会消除掉。因此，最后得到的是经过SAMT算法处理获得电子喉语音。

本算法中所采用的改进型功率谱减法和谱减系数的调整方法与上节中相同，因此此处不在赘述。

本算法的一个重要特点就是在频域中利用计算所得的AMT来调节谱减法中的两个参数α和β，动态消除不同帧中的噪声分量，从而达到语音增强的目的。这里的工作只考虑频域内的同时掩蔽效应——一个弱信号会由于同时发生的一个强信号的掩蔽而无法被听觉系统所感知。

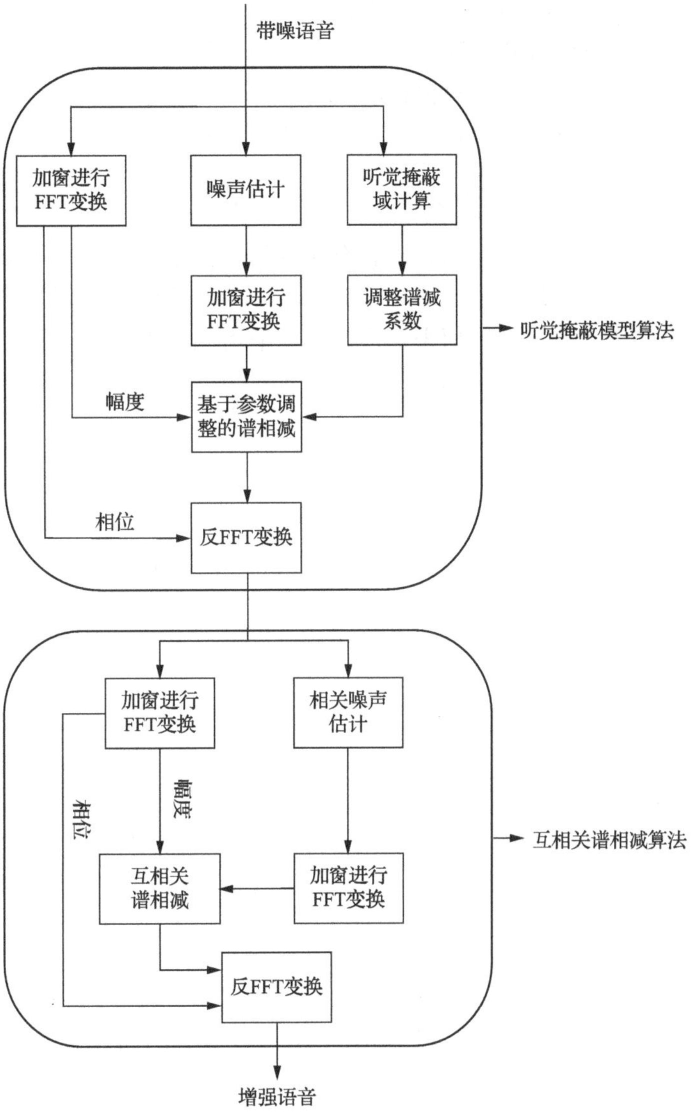

图 6.12　基于听觉掩蔽模型的电子喉语音增强算法流程图

2) 计算听觉掩蔽阈

AMT 的计算是通过建立人耳的频率选择性和掩蔽特性的模型来计算得到的。算法是由 Johnston 在 1988 年所提出，计算过程可以总结为以下几步(Johnston，1988)。

第一步：把功率谱映射成 Bark 谱，即计算临界带宽的功率谱。每个带宽的信号谱的总能量如下所示：

$$E_b(i) = \sum_{k=k_{lb}}^{k_{hb}} P_x(k,i), \quad 0 \leqslant b \leqslant B-1 \tag{6.17}$$

式中，k_{lb} 和 k_{hb} 代表临界带宽 b 的上限和下限；B 是总的临界带宽数目；$P_x(k,i)$ 代表语音信号的功率谱。

第二步：耳蜗基底膜伸展函数（spreading function，SPF）提供了 Bark 域中信号对信号的掩蔽信息，这是由 Schroeder 等在 1979 年提出的（Schroeder et al.，1979）。该函数域每个临界带宽的谱进行卷积以获得伸展掩蔽域：

$$10\log_{10}\mathrm{SF}(i)=15.81+7.5(i+0.747)-17.5\,(1+(i+0.474)^2)^{1/2}\,\mathrm{dB} \tag{6.18}$$

$$C_b(i)=\sum_{m=1}^{B}\mathrm{SPF}(b-m+B)E_m(i),\quad 0\leqslant b\leqslant B-1 \tag{6.19}$$

第三步：计算噪声掩蔽伸展门限。语音有清音和浊音之分，不同语音的频谱特性有不同的掩蔽门限。谱平坦性测度（spectral flatness measure，SFM）是用来确定频谱特性的常用方法，它被定义为功率谱的几何平均值和算术平均值之比：

$$\mathrm{SFM}_{\mathrm{dB}}(i)=10\log_{10}\frac{G(i)}{A(i)} \tag{6.20}$$

$$G(i)=(\prod_{k=k_{lb}}^{k_{lb}}P_x(k,i))^{\frac{1}{k_{lb}-k_{lb}+1}} \tag{6.21}$$

$$A(i)=\frac{1}{k_{hb}-k_{lb}+1}\sum_{k=k_{lb}}^{h_{hb}}P_x(k,i) \tag{6.22}$$

$G(i)$ 和 $A(i)$ 是信号功率谱的几何平均值和算术平均值。由此，信号的浊音度/清音度可以根据以下原则来判断：

$$\mathrm{ton}(i)=\min\left\{\frac{\mathrm{SFM}_{\mathrm{dB}}(i)}{\mathrm{SFM}_{\mathrm{dBmax}}},\ 1\right\} \tag{6.23}$$

$\mathrm{SFM}_{\mathrm{dBmax}}=-60\mathrm{dB}$ 表明信号完全为浊音，而 $\mathrm{SFM}=0\mathrm{dB}$ 表明信号完全为清音。因此 $\mathrm{ton}(i)=1$ 时，$\mathrm{SFM}=\mathrm{SFM}_{\mathrm{dBmax}}$；而 $\mathrm{ton}(i)=0$，则 $\mathrm{SFM}=0\mathrm{dB}$。根据语音频谱的清音/浊音特性产生的门限偏移量表示如下

$$O_b(i)=\mathrm{ton}(i)(14.5+b)+(1-\mathrm{ton}(i))5.5,\quad 0\leqslant b\leqslant B-1 \tag{6.24}$$

这样，噪声的扩展门限可以计算为

$$T_b(i)=10^{\log_{10}C_b(i)-O_b(i)/10},\quad 0\leqslant b\leqslant B-1 \tag{6.25}$$

第四步：门限再归一化，并与绝对门限相比较。用 $T_{abs}(b)$ 来代表每个临界带宽的绝对听域，

$$T_{abs}(f)=3.64\,(f/1000)^{-0.8}-6.5\mathrm{e}^{-0.6(f/1000-3.3)}+10^{-3}\,(f/1000)^4 \tag{6.26}$$

最终的听觉掩蔽域可以通过以下的公式得出（Schroeder et al.，1979）：

$$T_b(i)=\max\left\{T_{abs}(b),\quad \frac{T_b(i)}{\sum_{m=1}^{B}\mathrm{SPF}(b-m+B)}\right\} \tag{6.27}$$

图 6.13 显示了在安静环境中分别由正常语音和电子喉语音/a/计算所得到的 AMT。由此可以看到，一方面，低频区域的 AMT 值要比高频区域的 AMT 值高，说明人耳对于低频噪声的抵抗能力要较高频噪声高；另一方面，电子喉语音的 AMT 值比正常人语音的值要低，表明人耳对于正常人语音的抗噪能力比电子喉语音的抗噪能力要强。样本的采样频率是 20kHz，临界带宽的数值是 24。

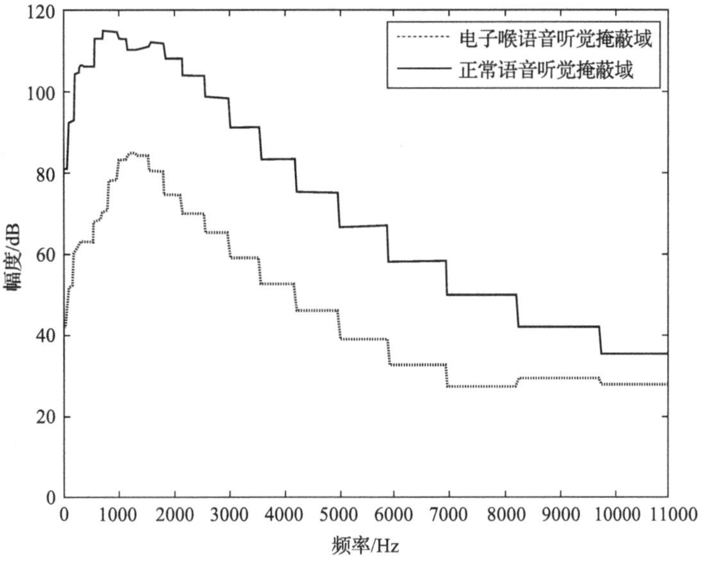

图 6.13　安静环境中正常语音和电子喉语音/a/的听觉掩蔽域

3) 互相关功率谱减法

作为一个后处理过程，CCSS 算法的输入信号是经过 AMT 算法增强后的电子喉语音。对于这种输入信号来说，大部分的非相关噪声已经被消除掉了，保留下来的噪声主要是与语音相关的部分。因此，传统谱减法成立的假设——语音和噪声是不相关是不成立的。因此，不能再忽视掉其中的互相关部分，即 $s(n)$ 和 $l(n)$ 的相关部分。为了与 AMT 算法的输入信号相区别，CCSS 算法的输入信号在频域里表示为

$$Y'(\omega) = S'(\omega) + L'(\omega) \tag{6.28}$$

因此，$Y'(\omega)$ 的功率谱可以表示为

$$|Y'(\omega)|^2 = |S'(\omega)|^2 + |L'(\omega)|^2 + S'(\omega) \cdot L'^*(\omega) + S'^*(\omega) \cdot L'(\omega) \tag{6.29}$$

CCSS 算法可以表示为(Hu et al.，2001)：

$$|\hat{S}'(\omega)|^2 = \begin{cases} |Y'(\omega)|^2 - \alpha\,|\hat{L}'(\omega)|^2 - \delta|Y'(\omega)| \cdot |\hat{L}'(\omega)| & \text{如果}\,|Y'(\omega)|^2 > \alpha\,|\hat{L}'(\omega)|^2 \\ \beta\,|\hat{L}'(\omega)|^2 & \text{其他} \end{cases} \tag{6.30}$$

式中，δ 是互相关系数，提供了当前语音帧中破损语音和噪声之间的相关估计。δ 可以通过下面的公式来进行计算：

$$\delta = \left| \frac{\chi_{yl} - \mu_y \cdot \mu_l}{\sigma_y \cdot \sigma_l} \right| \tag{6.31}$$

$$\chi_{yl} = \frac{1}{N/2} \sum_{\omega} |Y'(\omega)| \cdot |\hat{L}'(\omega)| \tag{6.32}$$

$$\mu_y = \frac{1}{N/2} \sum_{\omega} |Y'(\omega)|, \quad \mu_l = \frac{1}{N/2} \sum_{\omega} |\hat{L}'(\omega)| \tag{6.33}$$

$$\sigma_y^2 = \frac{1}{N/2}\sum_{\omega}(|Y'(\omega)| - \mu_y)^2 \tag{6.34}$$

$$\sigma_l^2 = \frac{1}{N/2}\sum_{\omega}(|\hat{L}'(\omega)| - \mu_l)^2 \tag{6.35}$$

式中，$0 \leqslant k \leqslant N/2$，$N$ 代表 FFT 的点数。δ 的值决定了减性参数，并且与语音和噪声之间的相关程度成正比。

考虑到非相关噪声 $|\hat{L}'(\omega)|^2$ 已经在 AMT 算法处理过程中被消除掉了，如果再减去这部分噪声的话，会引起过减从而引入过多的音乐噪声，这里把上述公式做一个简化，仅仅减去相关噪声部分 $\delta|Y'(\omega)| \cdot |\hat{L}'(\omega)|$ 。因此，上面的公式可以简化为

$$|\hat{S}'(\omega)|^2 = |Y'(\omega)|^2 - \delta|Y'(\omega)| \cdot |\hat{L}'(\omega)| \tag{6.36}$$

由于带噪语音信号的能量要远远大于相关噪声的能量，因而不再需要原公式中的判定条件：$|Y'(\omega)|^2 > \alpha\,|\hat{L}'(\omega)|^2$。

3. 语音增强效果

1）声学分析

图 6.14 给出了没有附加噪声的电子喉语音经过 AMT 算法和 SAMT 算法增强后的时域波形和语谱图，语音材料是“西安交通大学”。

与图 6.5 相比，图 6.14 表明经过 AMT 算法和 SAMT 算法去噪之后，电子喉原始语音的中辐射噪声得到了很好的消除。与 AMT 算法相比，SAMT 算法兼顾了高频噪声和低频噪声的消除，特别是帧间的电子喉噪声消除得更加彻底。

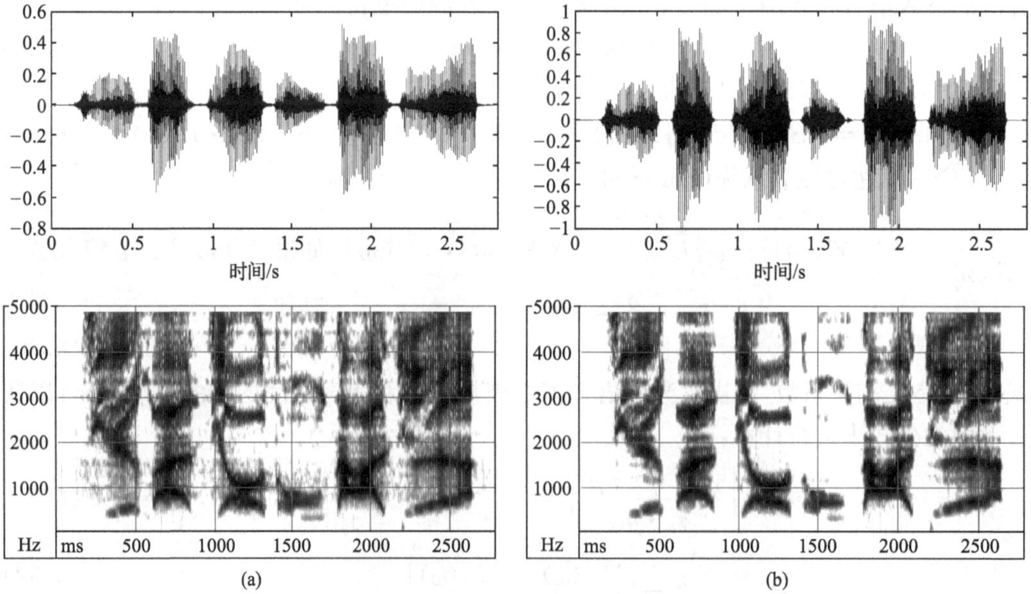

图 6.14 全喉切除术患者电子喉语音“西安交通大学”
AMT 算法去噪(a)和 SAMT 算法去噪(b)的时域波形及语谱图

图 6.15 给出了附加了白噪声的电子喉语音经过 AMT 算法和 SAMT 算法增强后的时域波形和语谱图，语音材料是“西安交通大学”，叠加噪声之后语音的信噪比为－5B。

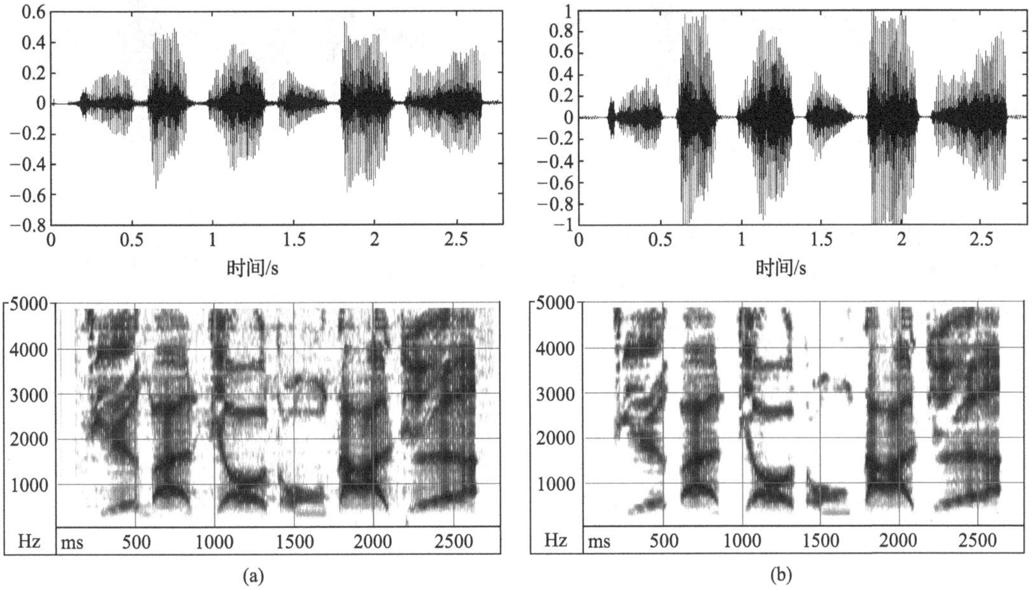

图 6.15　全喉切除术患者电子喉语音叠加高斯白噪声“西安交通大学”AMT 算法去噪(a)和 SAMT 算法去噪(b)的时域波形和语谱图

与图 6.6(a)相比，图 6.15(a)表明经过 AMT 算法处理之后，白噪声得到了有效的消除，绝大多数的白噪声都能够被去除。但是帧间仍有少许噪声没有被消除。而图 6.15(b)则表明 SAMT 算法弥补了这种缺陷，特别是高频部分的噪声消除非常彻底。但是部分语音的共振峰分量有所损失，特别是在/tong/的部分。与图 6.15(b)中的处理结果相比，无论从时域波形还是语谱图上看，AMT 算法和 SAMT 算法的消除白噪声的性能都明显优于 PSS 算法。

图 6.16 给出了附加了 Babble 噪声的电子喉语音经过 AMT 算法和 SAMT 算法增强后的时域波形和语谱图，语音材料是“西安交通大学”，叠加噪声之后语音的信噪比为－5B。

经过 AMT 算法去噪之后，图 6.16(b)的结果说明高频的噪声基本都被消除，但是低频区域的去噪效果并不理想，与白噪声去噪之后的效果相比，Babble 噪声去噪之后低频区域保留的噪声较多。PSS 算法和 AMT 算法都无法有效地消除低频区域的噪声，但是 SMAT 算法则很好地解决了这一问题，兼顾到了高频和低频噪声的消除，取得了令人满意的去噪效果。

原始语音、带噪语音和增强语音的信噪比数值在表 6.3 中给出，为了便于比较，PSS 算法的信噪比也在表中给出。可以看出，SMAT 算法增强之后语音的信噪比最高，其次是 AMT 算法，最差的是 PSS 算法的去噪效果。在叠加高斯白噪声的情况下，SAMT 的去噪效果最好，PSS 算法的增强效果仍然最差。同样的结果也发生在叠加 Babble 噪声的情况下。另外，可以看到在这些算法中白噪声的去噪效果要比 Babble 噪声的去噪效果

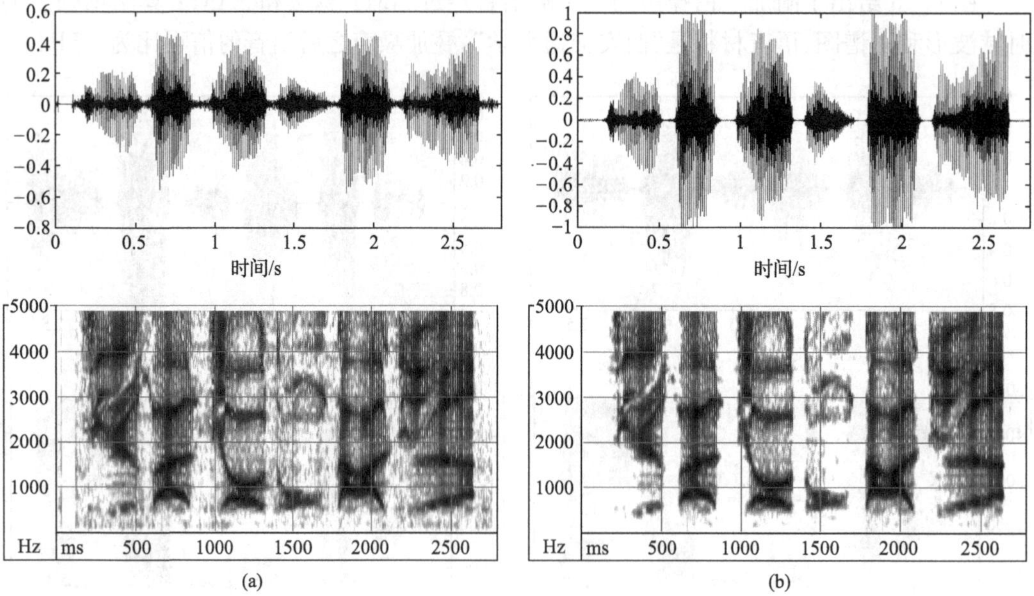

图 6.16　全喉切除术患者电子喉语音叠加 Babble 噪声"西安交通大学"
AMT 算法去噪(a)和 SAMT 算法去噪(b)的时域波形和语谱图

好。总结起来，无论是消除背景噪声还是辐射噪声，SAMT 算法比 AMT 算法和 PSS 算法的去噪效果好。

表 6.3　全喉切除术患者发声的电子喉语音去噪前后的信噪比

噪声类型	信噪比/dB			
	去噪前	PSS 算法	AMT 算法	SAMT 算法
原始语音	8.07	9.85	10.10	11.05
高斯白噪声	0.00	5.10	6.20	7.50
	−5.00	4.28	5.80	6.30
	−10.00	2.80	4.80	5.20
Babble 噪声	0.00	4.60	6.10	7.30
	−5.00	4.10	5.30	6.10
	−10.00	1.80	4.40	5.00

2）主观评价

图 6.17 给出了原始语音和增强语音基于平均意见得分标准的心理声学评价结果。原始语音的分数为 2.20，明显高于原始的带噪语音信号：带有白噪声的电子喉语音评分是 1.50，带有 Babble 噪声的电子喉语音评分是 1.67。经过 PSS 算法和 AMT 算法处理之后，增强后的原始电子喉语音评分都有所提高。对 PSS 算法来说，提高后的评分是 2.50；对本节算法来说，提高后的评分是 2.65。而经过 SAMT 算法去噪之后，分数变为 2.90。这表明 AMT 算法和 SAMT 算法都能够有效地提高原始语音的质量，消除其中的

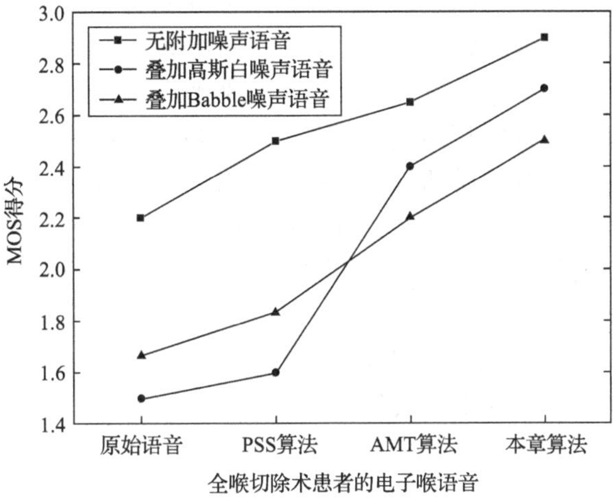

图 6.17　全喉切除术患者的电子喉语音去噪前后的主观评价

辐射噪声。对于带有附加白噪声和 Babble 噪声的带噪电子喉语音，语音质量的降低是明显的。但是，附加有白噪声的带噪电子喉语音经过 AMT 算法增强之后，主观评分达到 2.40；经过 SAMT 处理之后，主观评分为 2.70。附加有 Babble 噪声的带噪电子喉语音经过 AMT 算法增强之后，主观评分达到 2.20；经过 SAMT 算法处理之后，主观评分为 2.50。由此，得出了两个结论：第一，带有白噪声的带噪语音增强后的主观评测分数要比带有 Babble 的带噪语音增强后的主观评测分数高，这和 PSS 算法去噪的主观评价结果相反；第二，在主观评测中，SAMT 算法和 AMT 算法比 PSS 算法能够更加有效地提高电子喉语音的质量，特别是在附加背景噪声的情况下。同时，结果也表明 SAMT 算法在去噪性能上要明显优于 AMT 算法和 PSS 算法。

声学分析和主观评价的结果表明，AMT 和 SAMT 算法都能够有效地消除噪声，并且明显优于 PSS 算法，在附加背景噪声的情况下效果尤为明显。正如前面的讨论中指出的，PSS 算法的缺陷在于无法对谱减参数进行每帧的动态调整，所以对于噪声的适应能力较差，在消除高频噪声方面尤其无能为力。而对于 AMT 和 SAMT 算法来说，谱减参数可以根据符合人耳感知特性的听觉掩蔽域在每帧内动态调整谱减参数，来消除不同大小的噪声。对于高于听觉掩蔽域的噪声利用谱减方法进行消除，对于低于听觉掩蔽域的噪声则不作处理，使得去噪的过程更加符合人耳的听觉感知特性，达到了优于 PSS 算法的语音增强效果。对于 SAMT 算法来说，其去噪效果又要比单纯的 AMT 算法好，这主要是由于对 AMT 算法增强后的语音基于 CCSS 算法原理进行了后处理增强，从而弥补了 AMT 算法中低频噪声消除不好的缺陷，因此语音增强效果更加明显。

需要指出的是，经过 AMT 算法增强之后，仍然在低频区域保留了一部分噪声。这主要是由听觉模型的特性决定的。听觉掩蔽的理论指出，人耳对于低频噪声的抵抗能力较强，但是高频噪声的抗干扰能力则相对较弱。因此，反映在听觉掩蔽域中，则是低频区域的听觉掩蔽域值较高，而高频区域的听觉掩蔽域值较低。由于 AMT 和谱减参数的变化关系是减函数，因此低频区域较高的听觉掩蔽域值会产生较小的谱减参数，从而使得低频区域内的噪声消除并不彻底，从谱图上就表现出低频的部分保留了相当一部分残留噪声，而在高频区域较小的听觉掩蔽域值就产生了较大的谱减系数，因此这部分的噪声就会消除得比较彻底。由于电子喉语音的听觉掩蔽域值要比正常语音小，所以低频部分的残留噪声一般要少于正常语音，这和 Virag 的研究结果比较之后可以看出。但是，由于电子喉的低频语音成分非常弱，而语音的信息表达主要集中在低频部分，这部分残留噪声就会影响可懂度的提高。因此，SAMT 算法的目的就是通过 CCSS 方法来完成这部分噪声的消除，从而进一步提高去噪语音的质量。结果也证明 SAMT 算法确实能够消除这部分低频噪声，弥补电子喉语音的低频缺陷。SAMT 算法的可接受度评测结果也证实了 Qi 和 Weinberg 的发现——听者更喜欢低频增强后的电子喉语音。

结果同时也表明，对于 AMT 算法和 SAMT 算法来说，白噪声的去噪效果要比 Babble 噪声的去噪效果好。这是因为白噪声的能量在谱图上反映出来时主要集中在高频区域，而 Babble 噪声的能量则主要集中在低频区域。AMT 算法由于听觉模型本身的特性，使得高频噪声的去噪效果要优于低频噪声的去噪效果，因此白噪声的消除效果也就好于 Babble 噪声。对于 SAMT 算法来说，由于引入了 CCSS 方法来进行增强后处理，主要消除低频区域的噪声。谱图上可以发现，语音增强之后 Babble 噪声在低频区域的残留噪声要多于高斯白噪声。如果残留噪声量较多，那么就需要设定较高的谱减系数来进行消除。但是这时谱减方法不可避免的缺陷又出现了：过大的谱减系数会引起噪声过减，从而导致音乐噪声的引入。因此，只能设定一个中间值来实现语音增强和避免语音失真之间的平衡。这就导致了 Babble 噪声的去噪效果仍然低于高斯白噪声的去噪效果。

尽管 AMT 算法和 SAMT 算法可以有效地消除电子喉语音的噪声，但是这两种算法中存在两个缺陷。第一是对于听觉掩蔽域的准确估计。在估计听觉掩蔽域时，利用的是经过 PSS 算法预加强的噪声信号。但是在低信噪比的情况下，由于 PSS 算法预处理的带噪信号引入了音乐噪声，因此估计得到的 AMT 会偏离实际的 AMT 值。电子喉原始语音在安静环境中的信噪比一般很低，当在噪声环境中时就会更加恶化。因此，在低信噪比下如何准确地估计 AMT 是这两种算法共同面对的问题。另外一个问题是 SAMT 算法中的 CCSS 方法。由于这种算法仍然是基于谱减法的基本原理，因此后处理时如果相关噪声过多，就会导致过减，这样不仅不能实现进一步增强语音的目的，而且会使得原来的语音更加恶化。因此，这种后处理方法在利用时要注意防止过减情况的发生。

6.3 电子喉语音的自适应增强方法

6.3.1 基于自适应滤波的电子喉语音增强

自适应滤波算法是通过消除基于参考信号的主输入信号中的噪声分量来消除噪声的。自适应方法去噪效果最好，是因为这种方法比其他方法多了一个参考输入，可以获得比较全面的噪声信息。图 6.18 所示为基于自适应滤波的电子喉语音增强算法框图。主输入信号为语音 s 和噪声 n 叠加而形成的信号 d，参考输入信号为噪声信号 n_1。通过自适应滤波调整其输出 e，使 e 在基于最小均方误差(LMS)的判断标准最接近主通道干扰，使得与主通道的噪声分量对消。信号 d 为测试者唇边采集得到的电子喉语音与噪声混合信号，信号 n_1 为通过第二个麦克风采集得到的电子喉辐射噪声。

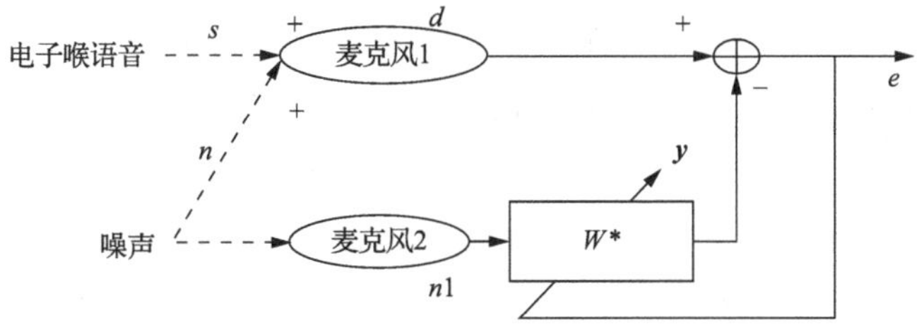

图 6.18　基于自适应滤波的电子喉语音增强算法

基于 LMS 算法的自适应方法是最常用的算法，这种算法基于信号的二阶相关性，从主输入信号中消除噪声。但是，作为参考输入的噪声信号和主输入中的某些分量之间一般存在着高阶相关性，而基于二阶相关性的自适应 LMS 方法对此无能为力，特别是在考虑有复杂背景噪声的情况下去噪效果并不十分理想。为了解决这一问题，牛海军等提出了一种基于独立分量分析的自适应滤波去噪方法用于电子喉语音增强。该方法基于信号的统计独立性推导学习规则，将多道观测信号按照统计独立的原则通过优化算法分解为若干独立分量，其基本目的就是确定线性变换矩阵即解混矩阵 W，使得变换后的输出分量 y 尽可能统计独立(Sahlin and Broman，1998；Hyvarinen et al. ，2001)。

6.3.2　基于 ANC-ICA 的电子喉语音增强

1. 盲源分离技术 ICA

盲信号分离，就是根据观测到的混合数据向量确定一个变换，以恢复原始信号或信源。对于观测到的源信号的线性瞬时混叠信号进行分离的典型情况，这一过程又称为独立分量分析(ICA)。观测数据向量是一组传感器的输出，其中每个传感器接收到的是源信号的不同组合。这里“盲”具有两重含义：①源信号不能被观测；②源信号如何混合是未知的。显然，当从信源到传感器之间的传输很难建立其数学模型，或者无法获得关于传输的先验知识时，盲分离是一种很自然的选择。

盲信号分离的核心问题是分离(或解混合)矩阵的学习算法，它属于无监督学习，其基本思想是提取统计独立的特征作为输入的表示，而又不丢失信息。当混合模型为非线性时，一般无法从混合数据中恢复源信号，除非对信号和混合模型有进一步的先验知识可利用。因此，在大多数的研究中，只讨论线性混合模型。

独立分量分析问题可以用图 6.19 所示的“混合-解混”模型来说明。图中矢量 $s(n)$ 表示一组相互独立的未知信源，A 是非奇异的混合矩阵，$x(n)$ 为混合后的观察矢量。根据模型，独立分量分析问题可以用下列公式表示：

$$x(n) = As(n) \tag{6.37}$$

式中，$x(n) = [x_1(n), x_2(n), \cdots, x_m(n)]^T$ 表示观测信号；$s(n) = [s_1(n), s_2(n), \cdots, s_n(n)]^T$ 是未知源信号；A 为混和矩阵。

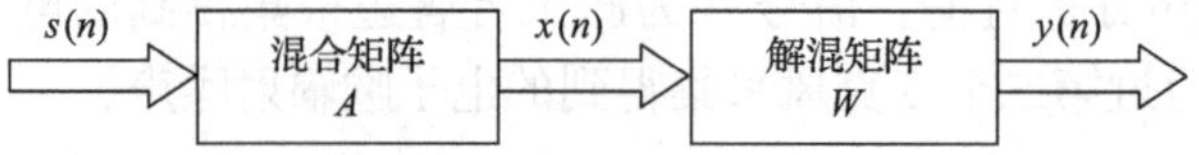

图 6.19　独立分量分析的混合解混模型

源分离问题就是要估计出解混矩阵 W，使得 $x(n)$ 通过 W 时的输出为 $y(n)=W\cdot x(n)$，如果 $W=A^{-1}$，则有 $u(n)=s(n)$，$u(n)$ 为源信号 $s(n)$ 的估计。

如果没有关于混合矩阵 A 和源信号的任何先验信息，仅从观测信号 $x(t)$ 恢复出 $s(t)$ 是不可能的，一般做如下假设：

(1) 源信号为相互统计独立的平稳随机信号；

(2) 混和矩阵 A 为满秩矩阵，$\det A=0$；

(3) 源信号的三阶累计量存在；

(4) $M\geqslant N$，即传感器数目大于等于源信号数目。

实际上，解答不唯一，并且估计信号的幅度与排列次序也是不确定的，但在实际应用中，只要保持波形的形状不变，这两个不确定性是可以接受的。

从上述独立分量分析问题描述可以看出，解混结果 $y(n)$ 是在上述条件下对信源 $s(n)$ 的恢复，可见独立分量分析的实质是一个优化问题，即先对输出 $y(n)$ 建立某种独立性判据 $\varepsilon(y)$，然后调节解混矩阵 W，使得在判据 $\varepsilon(y)$ 意义下 $y(n)$ 的各分量的独立性达到最大。

2. 基于 ICA 的自适应滤波

常规最小均方误差(LMS)算法学习规则一般描述为

$$\Delta\omega(k)\propto e(t)n_1(t-k) \tag{6.38}$$

公式中系统输出 e 表示为

$$e(t)=s(t)+n(t)-\sum_{k=1}^{K}\omega(k)n_1(t-k) \tag{6.39}$$

Park 等(2002)提出了一种基于独立分量分析(ICA)的自适应噪声消除算法，称为 ANC-ICA 方法。该方法基于信号的统计独立性推导学习规则，独立分量分析方法的基本含义是将多道观测信号按照统计独立的原则通过优化算法分解为若干独立分量，其基本目的就是确定线性变换矩阵即解混矩阵 W，使得变换后的输出分量 y 尽可能统计独立(Widrow et al.，1975；Park et al.，2002)。Bell 和 Sejnowski(1995)建议通过最小化分量 $y=g(e)$ 之间的互信息来得到解混矩阵 W，这里 $g()$ 是算法引入的非线性函数，近似于源信号的累计密度函数，e 表示恢复的源信号。研究表明，对超高斯信号来说，最小互信息准则等价于输出 y 的熵最大化。

通过熵最大化可以推导出噪声消除系统中自适应滤波器的学习规则。为了便于推导学习规则，设置一个虚拟输出值为 $v=n_1$。由于噪声独立于信号 s，并且推导过程中没有引入其他参数，基于熵最大化的推导过程与信息最大化相同。在上述系统中，雅克比行列式就可以表达如下：

$$J=\frac{\partial y_1}{\partial x}\frac{\partial y_2}{\partial n_1}-\frac{\partial y_1}{\partial n_1}\frac{\partial y_2}{\partial x}=\frac{\partial y_1}{\partial e}\frac{\partial y_2}{\partial v} \tag{6.40}$$

式中，$x = s + n_0$；y_1 和 y_2 分别是非线性函数的输出，这里非线性函数分别为信号和噪声的累计量函数。通过最大化 $\log|J|$，学习规则可以表示为下式：

$$\Delta\omega(k) \propto \frac{\partial \log|J|}{\partial \omega(k)} = \left(\frac{\partial y_1}{\partial e}\right)^{-1} \frac{\partial}{\partial \omega(k)}\left(\frac{\partial y_1}{\partial e}\right) = \phi(e(t)) n_1(t-k) \tag{6.41}$$

式中，$\phi(e)$ 为核函数，表示为

$$\phi(e) = \left(\frac{\partial y_1}{\partial e}\right)^{-1} \frac{\partial^2 y_1}{\partial e^2} \tag{6.42}$$

基于ICA的自适应滤波算法与LMS算法的不同之处，在于基于ICA的算法引入了一个非线性函数 $g()$，且其学习算法是根据信号和噪声之间的相互独立性推导得到的。许多研究者也曾把非线性引入自适应来提高其性能。在信号独立同分布的假设下，同样的非线性情况可以用近乎收敛的线性情况来近似。所不同的是，一般情况下，算法是在把噪声假设为零均值高斯白噪声（基于二阶特性）的前提下推导得出的，而基于ICA的算法是根据信号和噪声之间的相对独立性（基于二阶与高阶特性）这个前提推导得出的。Douglas分析了这些算法的收敛性能（Knox Anneberg，1973），矢量的系数偏差 $v(t) = w(t) - w^*$ 可以表示为

$$E[v(t+1)] = (I - \mu E[\phi'(s(t))]R)E[v(t)] \tag{6.43}$$

式中，R 是参考输入矢量的相关矩阵，它与基于LMS的算法精确匹配，这样可以得到一个近似的步长 μ 以保证算法收敛。

从上面的推导可以看出，基于ICA的自适应方法利用信号的统计独立性，在计算过程中同时考虑了信号的二阶相关性与高阶相关性，与常规LMS算法相比可以有效提高系统的去噪效果。本研究小组将该方法引入电子喉语音增强过程，研究了ANC-ICA算法对电子喉语音的增强效果（Niu et al.，2003）。

6.3.3 语音增强效果

1. 声学分析

图6.20(a)所示为一个正常男性讲话人的普通话电子喉语音“他今天没有上课”的时域波形。可以看出，经过ANC-ICA算法处理过的电子喉语音信号的噪声有明显的减少，特别是在发声的间隔段上（即发声之间）的去噪效果更突出，说明算法可以有效去除电子喉自身的辐射噪声。

从频域波形上可以更明显地看到，电子喉语音在发声阶段的去噪效果，图6.20(b)所示为上述正常男性讲话人的普通话电子喉语句“他今天没有上课”去噪前后的语谱图。信号的时频域分析提供了时域波形中看不到的更多的细节信息，从图上可以看出在发声段，算法不但去除了背景噪声，而且很好地保留了语音的声学特性。无论是低频区还是高频区，发声间隔段的噪声消除得很干净，而这一段的噪声是对语音质量影响最大的，从听觉效果上也可以分辨出去噪后的语音质量有明显改善，后面的主观测试也可以证实这一点。

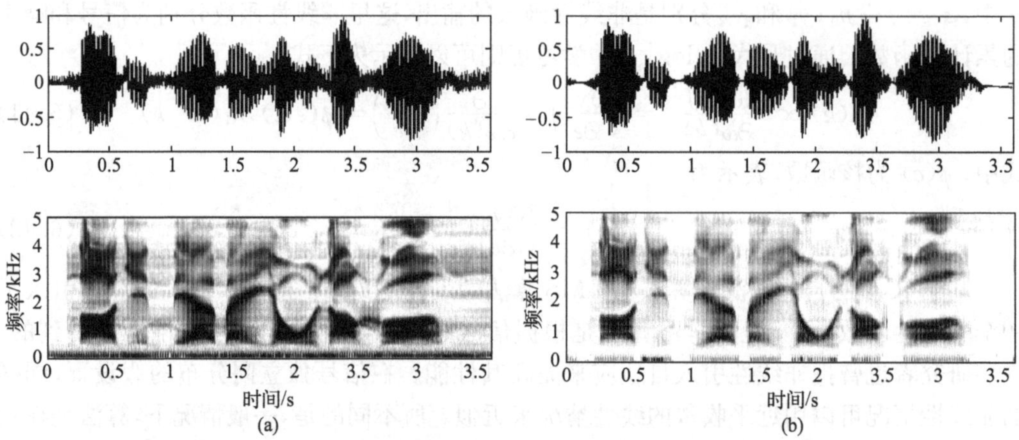

图 6.20　正常测试者电子喉语音去噪前(a)与去噪后(b)时域波形和语谱图

图 6.21 为一段去噪前后电子喉语音信号的短时谱(64ms 汉宁窗，512 点 FFT)，此段位于正常男性讲话人的电子喉语句“他今天没有上课”中“没”的音“m”的中心位置。在这一小段上测试者的嘴处于闭合状态。从谱图上可以看到噪声能量减少，尤其在 800Hz 以下的低频段，信号幅度明显降低，降幅大约在 20dB 左右。图 6.22 为同一电子喉语句中“他”音的“a”的中心位置一小段语音去噪前后的短时谱(64ms 汉宁窗，512 点 FFT)，在这一段中测试者嘴基本处于开启状态。这一段语音的频谱变化不大，能量幅度稍有下降。

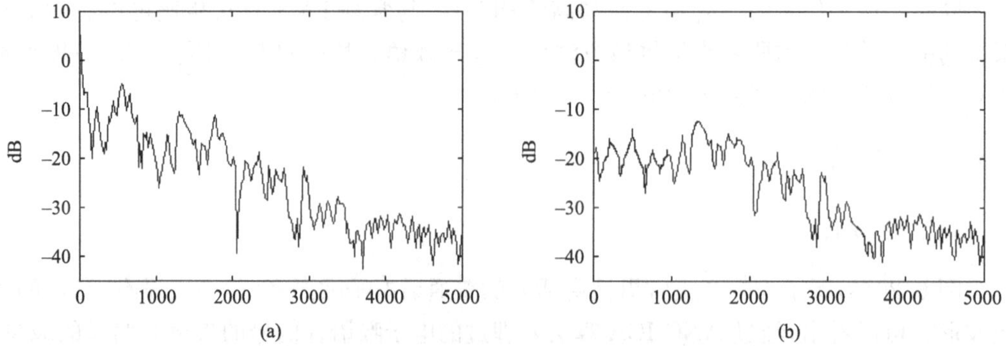

图 6.21　正常测试者电子喉语音中/m/音去噪前(a)与去噪后(b)短时谱

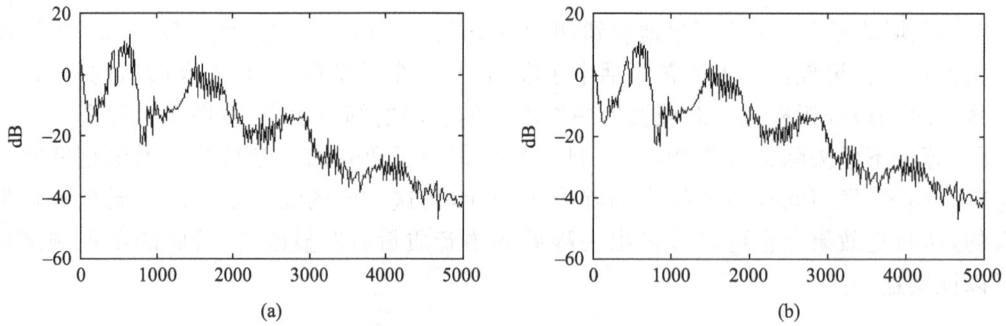

图 6.22　正常测试者电子喉语音中/a/音去噪前(a)与去噪后(b)短时谱

正常人的颈部组织由于肌肉和软骨存在，造成了颈部组织与电子喉振动头之间不能很好耦合，辐射噪声很大。而喉头切除术患者的电子喉语音基本可以分为以下两种情况：①对于经过放疗而出现颈部组织硬化的患者和未进行过喉头切除的患者，电子喉辐射噪声都非常明显，语音信号处理前后情况与正常人使用电子喉情况基本相同；②对于经过喉头切除术后很长时间，颈部组织已经变得非常柔软的患者来说，去噪前的电子喉语音效果就比较好，这一点从后面的主观分析也可以看出。这种电子喉语音去噪前和去噪后的时域波形差异是不明显的，主要是因为电子喉振动头与柔软的颈部组织耦合非常好，辐射噪声很小。

图 6.23 为颈部组织柔软的患者的一段电子喉语音“你现在好吗?”去噪前后的时域波形图和语谱图。从时域波形图可以看出，去噪前后语音时域波形没有太多改变，但从语谱图上可以看到在发声间隔上的噪声还是有所减少的。

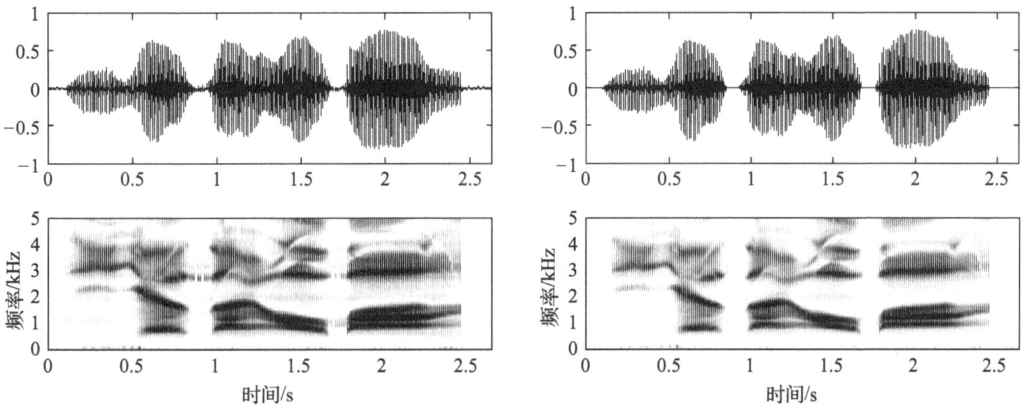

(a)　　(b)

图 6.23　喉头切除测试者电子喉语音去噪前(a)与去噪后(b)时域波形和语谱图

2. 主观评价

表 6.4 和图 6.24 显示了 4 个测试者去噪前后电子喉语音的可接受度与可懂度变化。每个发声者的电子喉语音可接受度评分基于所有 20 个语句得分的平均。一元方差分析揭示，去噪前后语音的可接受度存在明显差异($P<0.05$)。去噪后语音的可接受度得分明显提高(从平均 1.83 提高到平均 2.57)。从表中可以看出，测试者 L-S2 的语音可接受度最高，明显优于其他人。这个结果是处于意料之中的，由于 L-S2 的颈部组织柔软，使得电子喉与颈部耦合好，辐射噪声少，所以该去噪方法去噪效果也不明显。由此，可以得到结论：去噪方法特别有利于那些颈部组织硬化的喉头切除术患者提高语音质量，对于临时气管切开术的患者也同样受益。

每个发声者的可懂度评分基于所有 20 个短语的得分的平均。一元方差分析揭示，去噪前后语音的可懂度不存在明显差异($P>0.05$)。去噪前所有测试者的平均得分为 59.80，去噪后为 61.15，稍有提高。另一方面也说明，本去噪方法在提高可接受度的同时，没有损失语音的可懂度。

表 6.4　四个测试者去噪前后电子喉语音可接受度与可懂度变化

电子喉语音		参数	测试者			
			NM-S1	NF-S2	L-S1	L-S2
可接受度	初始语音	均值	1.62	1.91	1.37	2.41
		标准差	0.37	0.44	0.29	0.39
	去噪语音	均值	2.44	2.61	2.39	2.65
		标准差	0.40	0.43	0.44	0.31
可懂度	初始语音	均值	53.1	63.7	50.0	72.4
		标准差	18.6	13.5	20.4	10.4
	去噪语音	均值	53.4	64.0	53.5	73.7
		标准差	15.8	17.1	17.9	9.5

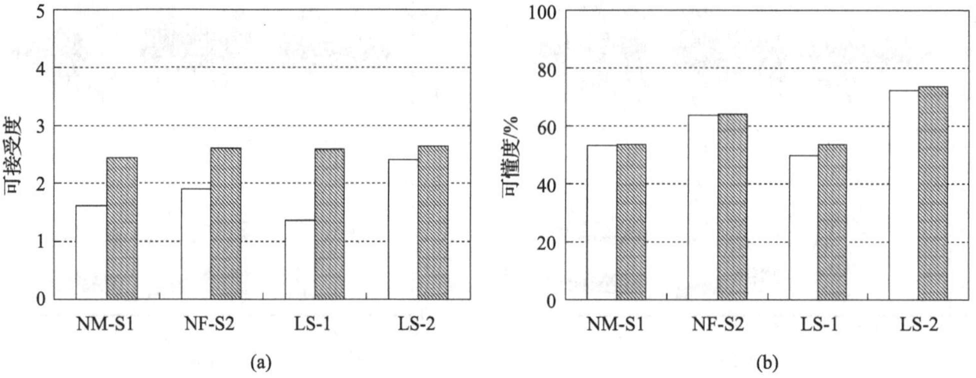

图 6.24　四个测试者去噪前后电子喉语音质量变化
(a)可接受度；(b)可懂度

6.4　电子喉语音的小波包增强方法

6.4.1　小波变换与小波包

1. 小波变换

小波分析的提出，可以追溯到 1910 年 Haar 正交基函数思想及 1938 年 Littlewnd-Paley 分析对 Fourier 级数建立的 L-P 理论，即按二进制频率成分分组 Fourier 变换的相位变化本质上不影响函数的形状及大小。20 世纪 70 年代，Calderon(Meyer，1994)于 1975 年用其早年发现的再生公式给出抛物空间上 H^l 的原子分解，该公式的离散形式已接近小波展开。但真正的小波研究高潮却开始于 80 年代，由于工程技术的需要和计算机技术的高度发展，为其准备了物质基础和诞生的客观条件。1981 年，Stromberg(Meyer，1994)引入了 Sobolve 空间 H^p 的正交基对 Haar 系进行了改造，证明了小波函数的存在性。1982 年，Battle(Meyer，1994)在构造量子场论中使用了类似 Galderon 再生公式的展开。1984 年，Morlet 和 Grossman(王建忠，1992；Morlet et al.，1982；Goupillaud et al.，1984；Grossmann et al.，1984，1985)根据地震数据分析和要求，提出了连续小波变换的几何体系，其仿射群下的不变性为小波的兴起奠定了理论基础，1984～1988 年间，Meyer、Battle 和 Lemarie 分别给出了具有快速衰减特性的小波基函数，使得小波变换得以进一步发展(Daubechies and Pqul，1988)。1987 年，Mallat(Mallat，1989a，1989b，1991；Mallat et al.，1992a，1992b)在攻读博士学位期间，将计算机视觉领域内的多尺度分析思想引入到小波分析中，提出了多分辨分析的概念，统一了在此之前的 Stiwnberg、Meyer、Lemarie 和 Battle 等提出的具体小波函数的构造，研究了小波变换的离散形式，给出了用于信号分析和重构的快速小波变换算法——Mallat 算法。Mallat 算法的提出将小波理论传统的滤波方式联系起来，使人们在进行小波变换时不必给出小波的具体表达式，从而大大简化了小波应用的难度，便于工程技术人员去理解和掌握小波理论。

1988 年，Daubechies and Pqul(1988)将 Mallat 多分辨分析思想与 Burt 和 Adelson 的塔形分析方案相结合，证明并给出了具有有限支集——紧支撑集的正交小波基。1990 年，Cbui(Daubechies，1998)和 Cohen(崔锦泰和程亚兴，1995)进而研究了非正交小波基的构造方法，提出了线性相位小波基的构造理论。与此同时，Coifmann 和 Wicherhauser(Cohen and Daubechies，1992；Chui，1992)提出小波包理论，引入了最优基选择的概念；1992 年，Zhou(Wickrhanser，1994)等又提出了“多带”小波变换理论，将小波变换从“二带”推广到“多带”情况。

随着小波理论研究的深入和日趋成熟，其应用已逐渐渗透到许多领域，特别是在信号处理和语音分析中，由于它的局部分析性能优越，在数据压缩、去噪和边缘检测等方面比现有手段更为有效。小波分析在时域和频域方面同时具有良好的局部化特性，克服了传统 Fourier 分析的不足，而且由于它对高频采取逐渐精细的时域步长，从而可以聚焦到被分析信号的任意细节。根据多分辨分析理论，以不同的小波变换尺度，可将信号分解成不同的频率分量，信号和噪声的小波变换系数的幅度随尺度的变化在小波空间的传播特性是不同的，从而可以将信号和噪声区别开来，消除其中的噪声成分。

小波理论发展十几年来，在信号去噪上已经得到了越来越广泛的应用。多分辨分析概念的提出，使小波具有带通滤波的特性，因而可以利用小波分解与重构的方法滤波降噪；奇异性检测理论的提出，使得可利用小波变换模极大值的方法去噪；此后，非线性小波变换阈值去噪法的出现，使小波去噪得到了非常广泛的应用。1995 年，在阈值法的基础上，又提出了对阈值法的一种改进，即平移不变量小波去噪法。此外，原子分解的基追踪去噪法、多小波(multi-wavelet)去噪也日益成熟(苏秦和赵鹤鸣，2003)。

阈值法去噪是其中一个主要的方法，前人在这个领域做了很多工作。小波分析可以用多分辨滤波器组对信号进行滤波而实现，这种方法已经被成功应用于图像处理和语音编码。近来，小波变换应用到了分段光滑信号的去噪。通过选择小波系数阈值，白噪声可以被有效地去除。同样，小波包变换也应用到了通过软阈值法增强带白噪语音。但是，它在语音增强中无法解决残留噪声和语音失真的问题。Donoho 等(Donoho and Johnston，1994；Donoho，1995)提出，对去除加性白高斯噪声使用统一阈值。在这种方法中，小波系数阈值(WCT)只是取决于干扰噪声水平。这种方法成功应用于分段线性信号的去噪，但其不能有效去除有色噪声。由于这个原因,对有色噪声干扰的信号应采取分子带分别设定阈值。通过对不同子带设定不同阈值的方法,可以达到较好的效果。WCT 取决于带噪语音和背景噪声。在有音帧时,低频带要被保留;相反,无音帧时需保留高频带。

Sheikhzadeh 提出一个改进方案,把语音分为有音帧和无音帧(Sheikhzadeh and Abutalebi,2001)。在有音帧时提高高频段的 WCT,在无音帧时降低高频段的 WCT。通过这种软阈值算法,有音帧的低频分量和无音帧的高频分量都得到了保留。Bahoura 和 Rouat(2001)提出 level-dependent 小波阈值方法。通过使用 Teager 能量算子来提高对有音帧和无音帧的判别能力。这个方法可以有效地去除噪声,而且时域中的阈值调节能阻止语音质量的恶化。他们提出 WCT 应该由有色噪声干扰的语音的清晰度而调节。Jansen 和 Bultheel(2001)提出统一阈值应乘以一个调节因子来达到最小均方误差。WCT 的统一阈值是基于这个假设,即噪声谱是白色的和固定的。然而,大多数情况下噪声不是白色的和固定的,这种方法不是很有效。

2. 小波包与 bark 频带

小波包分析是小波变换的推广,从工程技术角度看,是函数空间逐级正交剖分的扩展。它能够为信号提供一种更为精细的分析方法,将频带进行多层次划分,对多分辨分析没有细分的高频部分进一步分解,并能够根据被分析信号的特征,自适应地选择相应频带,使之与信号频谱相匹配,从而提高了时频分辨率,因此小波包具有更广泛的应用价值。

令小波多分辨分析中的滤波器系数分别为 h_k 和 g_k,小波函数 $\phi(t)$ 及对应的尺度函数 $\psi(t)$ 的两尺度方程如下

$$\begin{cases} \phi(t) = \sum_{k\in Z} h_k \phi(2t-k) \\ \psi(t) = \sum_{k\in Z} g_k \psi(2t-k) \end{cases} \tag{6.44}$$

式时,定义函数族 $\{u_n\}_{n\in Z^+}$

$$\begin{cases} u_{2n}(t) = \sqrt{2}\sum_{k\in Z} h(k) u_n(2t-k) \\ u_{2n+1}(t) = \sqrt{2}\sum_{k\in Z} g(k) u_n(2t-k) \end{cases} \tag{6.45}$$

式中,$u_0(t)=\phi(t)$,$u_1(t)=\psi(t)$,则该函数族 $\{u_n\}$ 称为由基函数 $u_0(t)=\phi(t)$ 确定的小波包。因此,小波包是包括尺度函数和小波函数在内的、具有一定联系的函数集合。

在由小波包 $\{u_n\}$ 生成的函数族 $\{2^{j/2}u_n(2^j t-k), n\in N; j,k\in Z\}$ 中,j 表示尺度,k 表示位移,n 为振荡参数。通过改变 j 和 n,小波包可以将小波变换没有细分的高频部分进一步分解,为信号提供更加精细的分析方法。

在小波包中任意选取一组可组成 $L^2(R)$ 的正交基对信号进行分解,可根据信号特征,自适应地选择频带,使频率分解方式更加灵活。小波包的这一特点使其能够模拟人耳的 bark 域频率描述。根据小波包的函数空间正交剖分理论,可以构造与人耳 bark 域频率描述相似的小波包分解结构,称之为“bark 尺度小波包分解”。常规方法是模拟人耳的 25 个频率群,得到的每个子带的中心频率相差 1 个 bark。

临界带的划分反映了听觉特性，如果把信号按照人的听觉特性进行划分，对相邻频率的信号进行集中处理，会有助于区分并保护信号，达到更好的去噪目的。基于此，采用的小波包分解树结构如图 6.25 所示（Hosoi et al.，1998）。

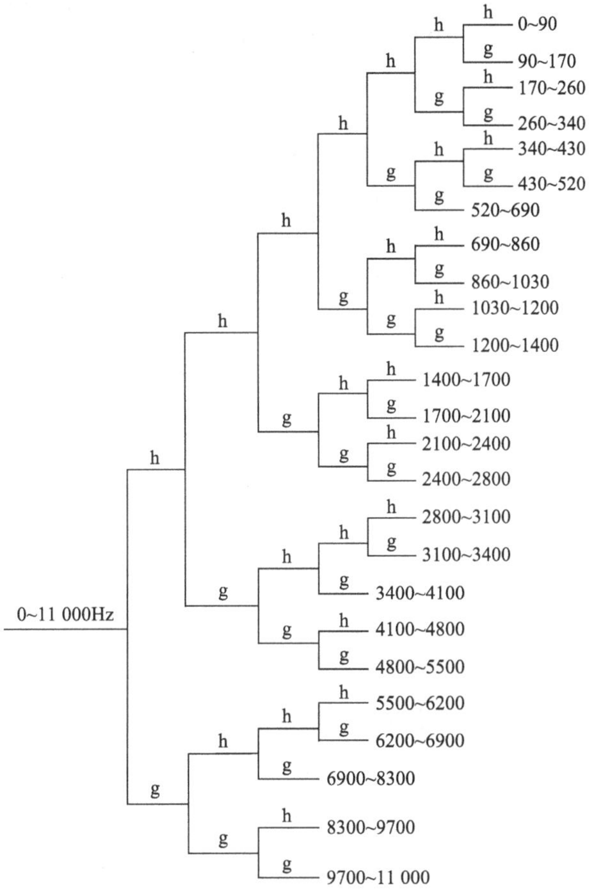

图 6.25　按照 bark 频带划分的小波包树结构图

6.4.2　基于自适应小波包变换的电子喉语音增强

本算法基于 Chang 等（2001）的自适应小波包变换（adapted wavelet package transform，AWPT）算法并进行了改进，其算法基本原理为：语音的共振峰代表传输从音源到输出的绝大部分能量的频率。对人的声音而言，在 3500Hz 以下有三个显著的谐振频率。完整定义的小波包变换可以为估计共振峰区域提供有用的信息。小波包分析提供了良好的局部时频分析，揭示了语音的非静态特性。给定一个信号，算法会找出最优的基函数来分解信号（在可能的小波基库范围内）。所以，大部分的第一和第二共振峰集中在尺度函数和低频带小波函数区域，即大部分的能量集中在小波包树的相应节点里。通过对各节点分别进行处理，即调节 AWPT 的各个节点方差，从而区分并保护共振峰，而对其他高频或噪声分量进行抑制。

原算法只能应用于白噪声去噪，且某些参数选取不合适，达不到去噪的最优效果。同时由于电子喉语音的特殊性，其天然伴有低频机械噪声，故电子喉语音受到的是有色噪声干扰。在这种情况下，原算法不能适用。本算法在此基础上做了一定改进，使除噪范围扩展到有色噪声范围，满足了电子喉语音去噪的要求，取得了不错的效果。

图 6.26 中给出了基于 AWPT 的语音增强算法流程图。

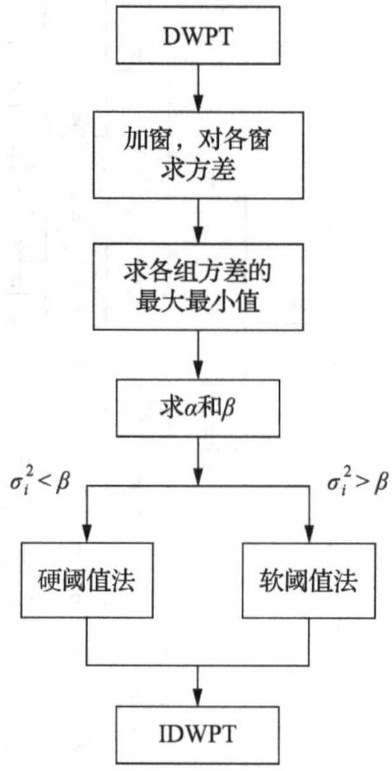

图 6.26　基于小波包自适应变换的语音增强算法流程图

(1) 对信号进行如上的小波包分解，按照 bark 频带划分为 25 个频带，得到各层小波包系数 $w_{j,k}$。

通常带噪信号表示为干净语音和加性噪声的和的形式，即

$$x_m(n) = s_m(n) + d_m(n) \quad n = 0,1,2,\cdots,L-1 \tag{6.46}$$

式中，$x_m(n)$、$s_m(n)$ 和 $d_m(n)$ 分别代表第 m 帧的带噪语音、干净语音和干扰噪声；L 是一帧中的采样点数。

噪声去除是使得均方误差最优，即

$$\frac{1}{L}E\ \|\hat{s} - s\|^2 = \frac{1}{L}\sum_{i=0}^{L-1} E\left[\hat{s}(i) - s(i)\right]^2 \tag{6.47}$$

这个边界条件要求在大概率下，$\hat{s}$ 至少要和 s 一样平滑。许多统计方法简单追求最小均方误差。这需要偏倚和方差的折中，某种均方误差的最优估计可能会带来一些不希望有的噪声导致的波动和摆动，增加了理解波形的难度。因此，重构时要小心以避免振荡伪迹出现。本方法通过调整 AWPT 树的节点方差来实现噪声去除。因此，可以保持平滑度，这个特性满足边界条件。

(2) 设定一个介于 0 和 1 之间的系数，对所有小波包系数 $w_{j,k}$ 加重。基本思想是：如果自适应小波包有很强的共振峰，则加重系数接近 1，那么自适应小波包系数基本保持不

变;相反,则加重系数接近 0,自适应小波包系数被大幅压缩。

加重系数 α 的计算公式为

$$\alpha(n)=\frac{1-\exp\left(1-\sqrt{\sigma_{\max}^2(n)/\sigma_{\min}^2(n)}\right)}{1+\exp\left(1-\sqrt{\sigma_{\max}^2(n)/\sigma_{\min}^2(n)}\right)}\quad n=1,2,\cdots,N \tag{6.48}$$

式中,$\sigma_{\max}^2(n)$ 和 $\sigma_{\min}^2(n)$ 代表第 n 帧内各节点方差的最大值和最小值。

这里给出了另外一种计算 α 的方法,

$$\alpha(n)=\frac{1-\sqrt{C/\sigma_b{}^2(n)}}{1+\sqrt{C/\sigma_b{}^2(n)}},\quad n=1,2,\cdots,N \tag{6.49}$$

$$\sigma_b^2(n)=\frac{1}{25}\sum_{i=1}^{25}\left(\sigma_i^2(n)-\sigma_{\text{mean}}^2\right)^2,\quad n=1,2,\cdots,N \tag{6.50}$$

$$C=\min(\sigma_b^2) \tag{6.51}$$

用公式(6.51)来代替公式(6.50),即用方差的方差来代替方差的最大值和最小值。相比之下,方差更能体现元素间相互的接近程度。这样处理的效果,同样能够实现上述目的:如果自适应小波包有很强的共振峰,则 $\sqrt{C/\sigma_b^2(n)}$ 很低,$\alpha(n)$ 的值接近 1,那么自适应小波包系数基本保持不变;反之,则系数明显变小,接近 0 值。

(3) 分别应用硬域值和软域值的方法消除噪声。如果节点方差很小,则此节点包含很少的共振峰成分,即认为此节点只含有噪声分量。设定一个标准阈值 β。

$$\beta=\sigma_{min}^2*2^{\left(1-\frac{\sigma_i^2(n)}{\sigma_{\max}^2(i)}\right)} \tag{6.52}$$

硬域值法消噪用于共振峰较少的区域,即语音信号较弱的地方:

$$w_{j,k}=w_{j,k}*\alpha*\sqrt{\frac{\sigma_{\min}^2}{\sigma_{\max}^2}} \tag{6.53}$$

而软域值消噪用于共振峰较多的区域,即语音信号较强的地方:

$$w_{j,k}=w_{j,k}*\alpha*\left(1-\frac{\beta}{\sigma_i^2}\right) \tag{6.54}$$

式中,$\sigma_{\max}^2(i)$、$\sigma_{\min}^2(i)$ 分别为第 i 层小波包系数的最大值和最小值。

如果当前节点 $\sigma_i^2<\beta$,则说明此帧含信号分量较少,噪声分量较多,应该压缩,所以使用硬压缩方法;反之,使用软压缩方法。软压缩避免了共振峰成分的损失。出于这个目的,β 由当前节点方差和最大方差之比决定,软压缩对较小方差的节点压缩较大;反之,对于大方差的节点,即含有共振峰成分的节点压缩较小。

在本算法中,对标准域值 β 进行了调整,由绝对值方差中值,以及当前节点方差和最大方差比值决定:

$$\beta_i(n)=\sigma_{\text{median}}^2(i)*\left(1-\frac{\sigma_i^2(n)}{\sigma_{\max}^2(i)}\right),\quad i=1,2,\cdots,25;\quad n=1,2,\cdots,N \tag{6.55}$$

原算法中公式(6.55)只适用于白噪声情况下,这里用 σ_{median}^2 代替 $\sigma_{\min}^2$,可以使适用范围扩展到有色噪声。

另外,硬阈值方法中公式(6.54)对某些高频信号抑制不够,将之改为

$$w_{j,k}=w_{j,k}*\alpha*\min\left(\sqrt{\frac{\sigma_{\min}^2}{\sigma_{\max}^2}},c\right) \tag{6.56}$$

式中，c 取 0.05，为经验值。加入此限制条件，可以使高频噪声的消除效果有所提高。

(4) 对处理后的各层系数进行小波包重构，得到新的信号。由于分层混叠现象会导致出现非真实的频率成分，须加以判断并防止。如无语音时，其小波包系数方差反而大于阈值，则说明发生上述情况，应予以消除。

6.4.3 语音增强效果

在实验结果中，原始语音选取的是全喉切除术患者发声的电子喉语音，所叠加的噪声是高斯白噪声和 Babble 噪声。电子喉原始语音的时域波形和谱图参见图 6.5(a)。

图 6.27 给出了的电子喉原始语音的增强结果，语音材料为“西安交通大学”。

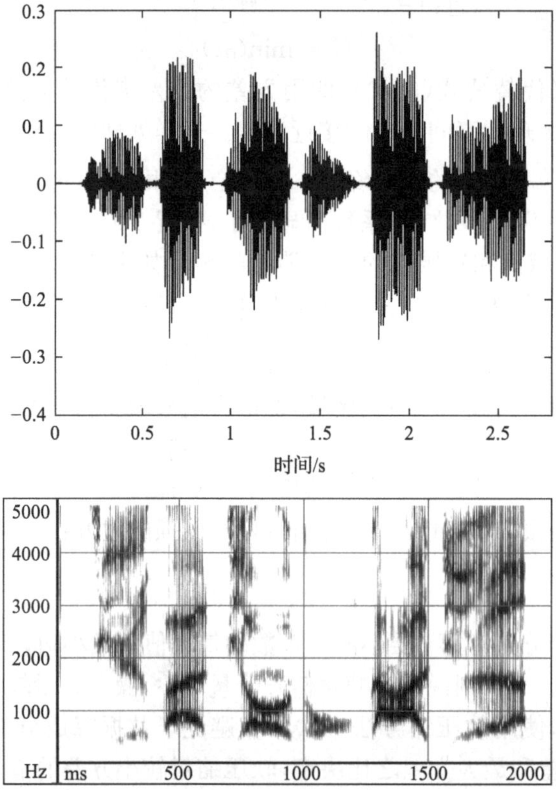

图 6.27 全喉切除术患者电子喉原始语音 AWPT 算法去噪后的时域波形和语谱图

通过时域波形和谱图的观察可以看到，电子喉语音中的辐射噪声已经被完全消除。但是同时也看到高频部分的共振峰，特别是/tong/字，损失较大。这部分的语音被当作噪声消除掉了。

图 6.28 给出了带有高斯白噪声的电子喉语音经过 AWPT 算法增强后的时域波形和谱图。加噪后语音的信噪比是 5dB，语音材料为“西安交通大学”。

图 6.29 给出了带有高斯白噪声的电子喉语音经过 AWPT 算法增强后的时域波形和语谱图。加噪后语音的信噪比是 0dB，语音材料为“西安交通大学”。

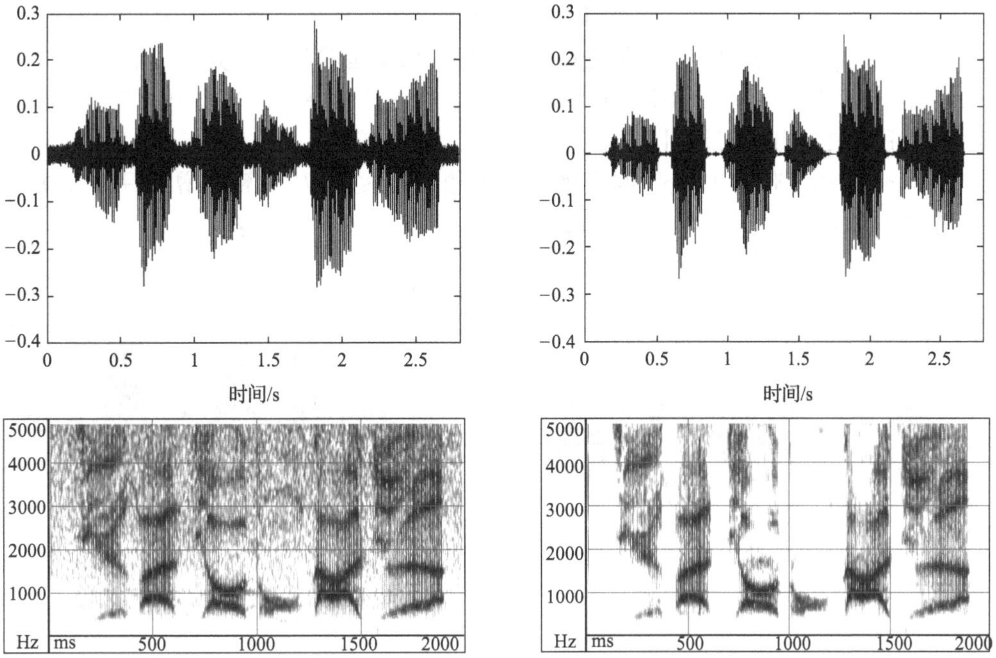

(a)　　(b)

图 6.28　全喉切除术患者电子喉语音叠加高斯白噪声“西安交通大学”(1)
AWPT 算法去噪前(a)和去噪后(b)的时域波形和语谱图，输入语音信噪比为 5dB

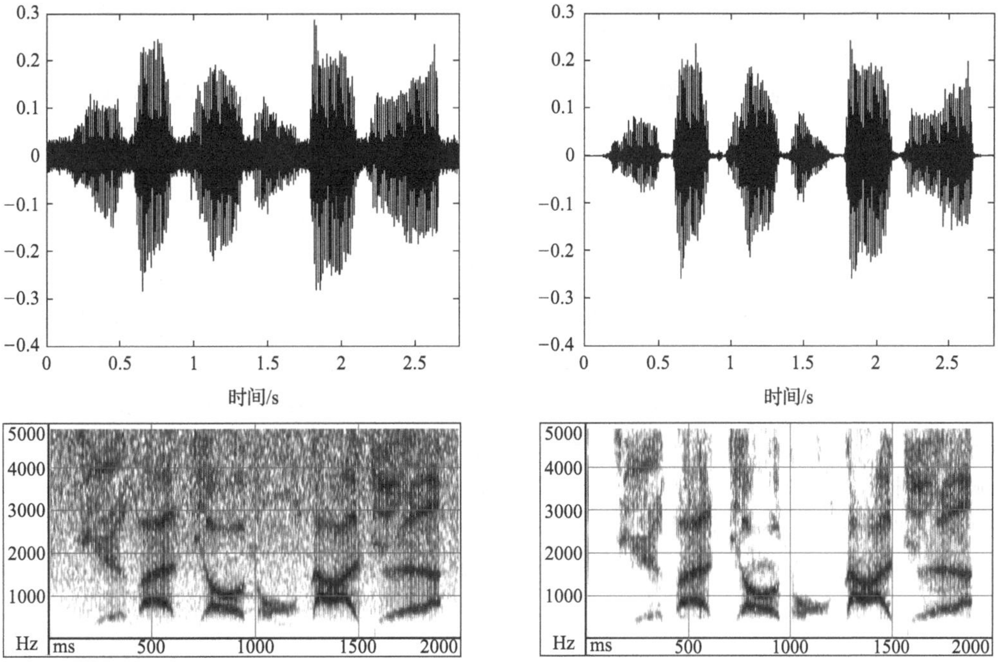

(a)　　(b)

图 6.29　全喉切除术患者电子喉语音叠加高斯白噪声“西安交通大学”(2)
AWPT 算法去噪前(a)和去噪后(b)的时域波形和语谱图

由图 6.28 和图 6.29 的比较可以看出，经过 AWPT 算法去噪之后，高斯白噪声得到了明显的消除。该算法原本用于消除高斯白噪声，结果也验证了该算法的有效性。特别是输入语音的信噪比从 5dB 下降到 0dB 时，算法的去噪效果仍然非常好，在时域波形和语谱图几乎反映不出任何差别。

图 6.30 给出了带有 Babble 噪声的电子喉语音经过 AWPT 算法增强后的时域波形和语谱图。加噪后语音的信噪比是 5dB，语音材料为“西安交通大学”。

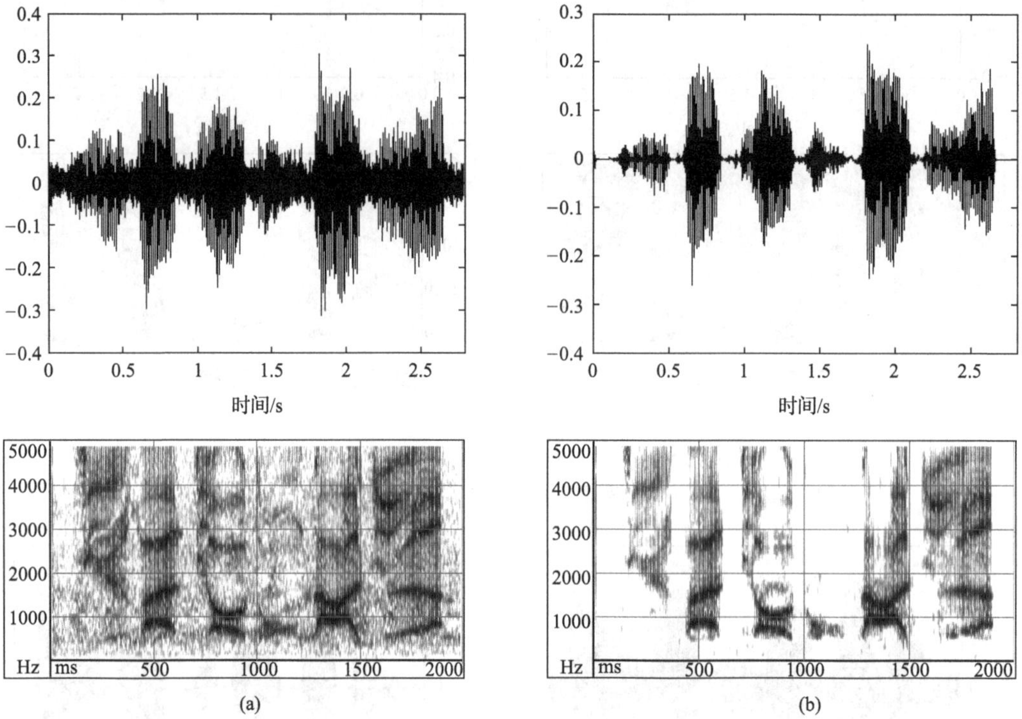

图 6.30　全喉切除术患者电子喉语音叠加 Babble 噪声“西安交通大学”(1) AWPT 算法去噪前(a)和去噪后(b)的时域波形和语谱图

图 6.31 给出了带有 Babble 噪声的电子喉语音经过 AWPT 算法增强后的时域波形和语谱图。加噪后语音的信噪比是 0dB，语音材料为“西安交通大学”。

由图 6.30 和图 6.31 中可以看出，经过改进之后 AWPT 算法较好地消除了电子喉语音中叠加的 Babble 噪声，改变了原算法中只能消除高斯白噪声的局限。与高斯白噪声的去噪效果相比，可以发现 Babble 噪声的消除有了以下特点：第一，低频区域的共振峰损失较大，特别是/xi/部分，这是因为低频部分的噪声削减过多的缘故；第二，当输入语音的信噪比下降时，Babble 噪声的去噪效果也相应地变差，图 6.31(b)中保留的低频噪声比图 6.30(b)多。

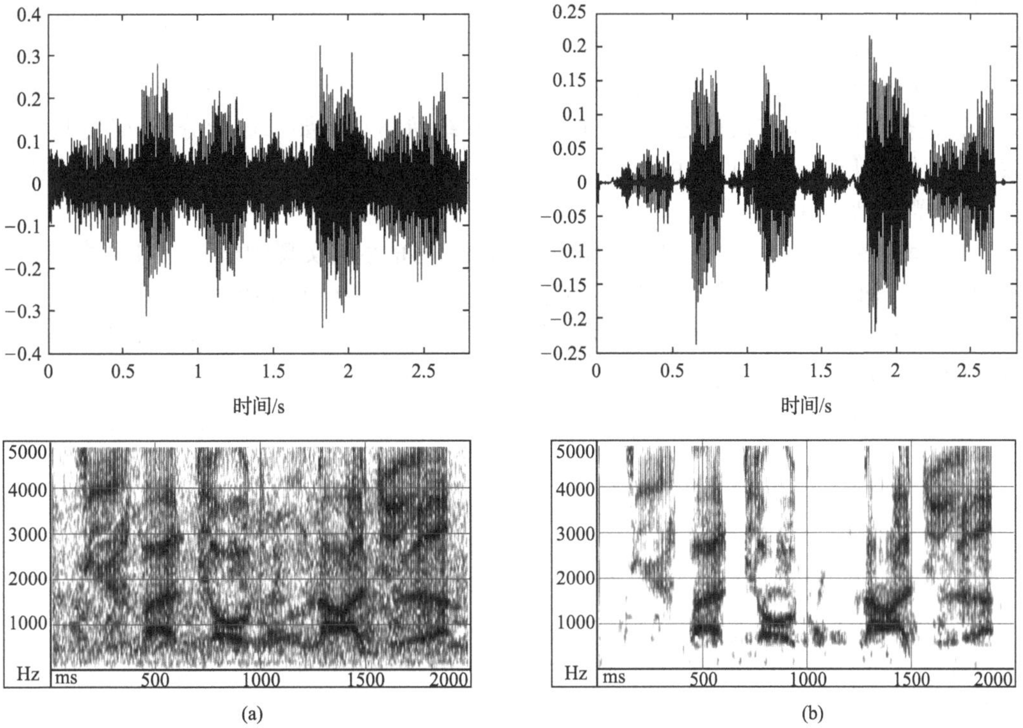

图 6.31　全喉切除术患者电子喉语音叠加 Babble 噪声“西安交通大学”(2) AWPT 算法去噪前(a)和去噪后(b)的时域波形和语谱图

综上所述，基于 AWPT 的语音增强算法可以有效地消除电子喉语音中的辐射噪声和附加的背景噪声，执行效率较高，相对谱减法的一个突出优点就是摆脱了对于噪声估计算法的依赖性。不足之处在于：第一，在消除高频噪声时，会把高频区域的语音成分当作噪声消除掉，这从原始语音和加噪语音的去噪语谱图上高频部分的空白就可以看出；第二，虽然对原算法进行改进使得能够适应 Babble 噪声的消除，但是可以看到在语音的信噪比下降时，语音的去噪效果并不很理想，也就是说在低信噪比的条件下，该算法的适用是有限的。

6.5　电子喉语音增强系统

6.5.1　系统设计

对电子喉语音增强算法研究的主要目的就是为了将其应用于实际系统当中，提高电子喉使用者的语音质量，因此本小组进行了电子喉语音实时增强系统的研究和设计工作。在本设计中，以数字信号处理芯片 TMS320VC5410A 为核心，进行软硬件设计，构建了电子喉语音实时增强平台，并将一种基于发生估计的语音增强算法与 DSP 系统相结合，构成一个实时的电子喉语音增强系统。整个系统以 DSP 芯片为核心，通过 A/D 或 D/A 转换电路和控制电路，扩展存储器等外围电路，利用各种语音增强算法，实现对电子喉语音的采样，实时增强处理及放大输出功能。

在进行具体的系统设计之前，首先应该对系统所需功能要求进行分析，确定具体参数，这样才可以确保系统设计的目标性、合理性和准确性。针对电子喉语音实时增强系统，设计需要满足以下要求。

(1) 增强效果。这是本系统应用价值的体现，也是系统实现的核心。与它关系最紧密的就是电子喉语音增强算法的研究和选择。在研究电子喉语音特性及其增强算法的基础上，应该尽可能选取和提出增强效果最好的算法，并将其应用到系统当中，以达到最佳听觉效果。其次，影响增强效果的是系统的运算精度。对于同一增强算法，在一定的范围内，运算精度越高，增强效果就越好，这就要求系统具有较高的运算精度来满足增强效果的要求。

(2) 实时性。这是本系统在速度方面最重要、最实际的要求。该系统是以实际应用为最终目标的，使用者从发出电子喉语音之后，到最后得到增强后的语音，中间的时间延迟不应造成听觉影响和理解偏差。实时性主要包含两个方面的要求。①硬件处理速度，尤其是核心的 DSP 芯片：系统的核心处理芯片应具有足够的运算能力。语音信号在离散化采样之后，具有相当大的数据量，而核心处理芯片需要在很短的时间内完成语音采样、读取、处理、输出等一系列工作，因此必须具备足以达到要求的运算处理能力。②增强算法的复杂度：在同等的增强效果条件下，要优先选择复杂度较低的算法，这样既可以降低硬件要求，又不会造成增强效果的下降。

(3) 可扩展性。主要包含两个方面：一是外接接口，二是程序更新。系统除了可以输出增强语音外，还应该具有标准音频信号输入输出接口，方便系统与电话、呼叫器或者其他网络的连接。而随着增强算法的发展，可能出现增强效果更好、复杂度更低的算法，这就要求系统可进行软件的升级更新。

(4) 便携性和低功耗。作为辅助发声装置，电子喉本身已经是患者使用的外加设备，如果电子喉语音增强系统无法满足便携性和低功耗要求，则会影响使用者重建语音的便捷和持久程度，因此系统应尽量减轻对使用者带来的负担。

基于以上这些原则，选择工作时钟为 120MHz 的 TMS320VC5410A 型 DSP 芯片为系统核心，利用基于阈值判断的功率谱减法，设计实现可实际应用的 DSP 语音增强系统。

6.5.2 系统实现

1. 硬件系统

整个系统的硬件架构设计方案如图 6.32 所示。整个系统以 DSP 芯片为核心，通过模数数模转换电路、控制电路，扩展存储器等外围电路，利用电子喉语音增强算法，实现对电子喉语音的采样，实时增强处理及放大输出功能。

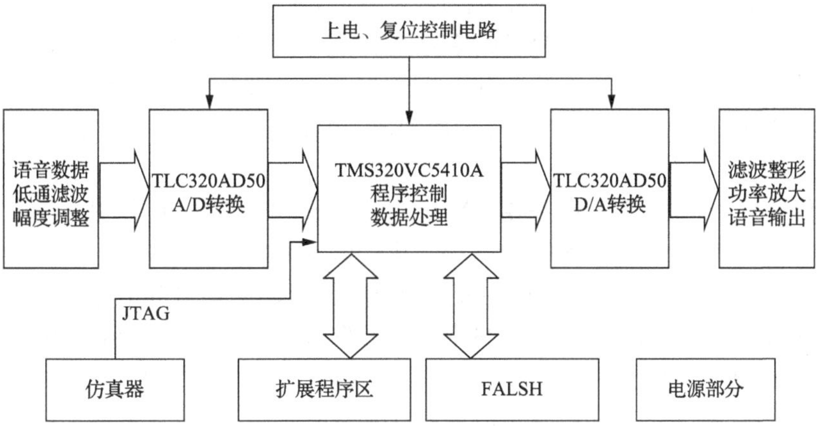

图 6.32　电子后语音增强系统硬件框图

1）DSP

DSP 芯片是整个处理系统的核心部分，它的处理能力直接决定了整个系统的运行速度。本设计中，选择了 TI 公司的 TMS320C5410A 作为系统核心。该芯片为 16 位定点 DSP 芯片，在 120MHz 全速工作条件下，指令周期为 8.33ns，运算速度为 120MIPS，可以满足语音信号实时处理方面的一般应用需求。

2）语音输入输出

系统中的 A/D 转换模块负责对连续的语音信号进行数字化采样，并将结果传送到 DSP 进行处理。在本设计中，采用 TI 公司生产的语音编码芯片 TLC320AD50C 作为系统的 A/D、D/A 转换模块的核心。该芯片使用过采样技术提供从数字至模拟和模拟至数字的高分辨率低速信号转换。它包含两个 16 位的同步串行转换通道；在 DAC 之前有插入滤波，在 ADC 之后有抽取滤波，并且可以编程控制和调节采样率、输入输出增益、帧同步信号延时等。

语音的频率主要集中在 20Hz～5kHz，所以其采样率一般为 10kHz 左右，高保真的音乐文件采样率可以达到 44kHz 甚至更高。对于电子喉语音，由于其能量主要集中在 4kHz 以下且语音质量较差，关心的重点是语音的可懂度和自然度，所以只针对 4kHz 以下的语音成分进行采集和处理，这样做不仅不会对电子喉语音的理解产生大的影响，还可以有效地减小运算量和系统负担。基于这样的考虑，系统中设置 AD50 的采样率为 8kHz，采样精度为 16 位，采用二次通信模式，即数据为 15 位。

为了满足 AD50 的差分输入和输出方式，并对输入输出的电子喉语音信号进行放大整形处理，设计中采用了音频功放 TLC2274。该芯片将麦克风或者其他音频输入由单端模式转换为差分模式输入到 AD50，并且对输入语音信号的放大倍数可调，以适应不同输入器件的要求。

3）存储空间

TMS320VC5410A 有 23 条地址线，其程序寻址空间为 128×64k，数据寻址空间为 64k，但其自身只有 64k×16bits 的 DARAM 和 16k×16bits 的 ROM。其中，DARAM 的

前32k默认为数据区，但也可以配置为程序/数据区，使得两者皆可访问，后32k默认为程序区，可配置为数据区；ROM则只可配置为程序区。虽然这些存储器能完成一般的数据和程序存储，但对于本系统来说稍显不足，最重要的就是没有存储系统程序和关键数据的EPROM或者FLASH，而且为了扩展性的要求，也需要对程序区和数据区进行必要的扩展。

为了解决这些问题，本系统采用CY7C1021和AM29LV400B分别对程序区和数据区进行扩展。CY7C1021为CYPRESS公司生产的64k×16bits静态RAM，最快存取时间为12ns，数据存取时间消耗少，且在未选中情况下自动降低自身电压，进入省电模式，以减小功耗，满足程序扩展要求的同时也符合本设计高速和低功耗的需要。AM29LV400B为AMD公司生产的256k×16bits的FLASH，当中要存储的是系统的主程序和关键数据，用于系统上电复位时的程序和数据加载，是独立系统不可或缺的一个部分。

4）上电复位

上电复位电路主要通过MAXIM公司的MAX708S芯片来构成，该电路在上电或者复位按钮按下时，将在RESET引脚产生一个200ms标准复位脉冲，保证系统各芯片正确复位。

5）仿真接口

本部分为系统与仿真器接口设计，仿真器通过此接口实现与DSP之间的数据交互，从而完成系统的移植及软硬件调试。

2. 软件系统

1）系统工作流程

系统工作流程如图6.33所示。系统在上电复位后，首先开始执行内部ROM中的BootLoader程序，按照程序设定的参数，自动将系统外部数据区Flash中的可执行程序代码和关键数据加载到DSP高速程序区，然后由指定的程序入口处开始执行系统初始化。

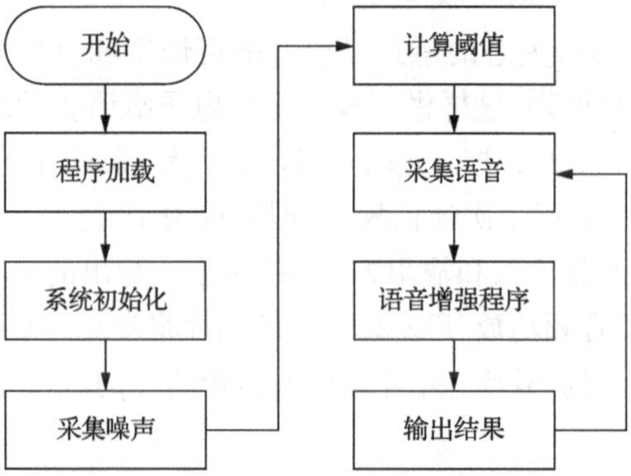

图6.33　电子喉语音增强系统工作流程图

系统初始化是通过各个寄存器参数的设定来设置系统及外设的工作状态，主要包括时钟频率设置、缓冲串口设置、中断矢量表设置和采样率设置等。本系统中 DSP 采用的外部时钟为 10MHz，需要重新设置 CLKMD 使 DSP 工作频率达到 120MHz 的最高状态；在语音采集和发送时，使用了 DSP 的多通道缓冲串口，通过 McBSP0 完成 DSP 和 AD50 之间的数据传送，所以初始化也要完成 McBSP0 的配置工作；AD50 设置为采样率 8kHz，采样精度 16 位，采用二次通信模式。

初始化完成后即进入电子喉噪声采集，每帧为 256 点，采集 15 帧，整个过程持续大约 0.5s。因此，使用者在应用本系统时，应保证系统启动前就将电子喉置于合适位置并开启，但不进行发声动作，直到系统启动约 0.5s 后再进行正常的电子喉发声动作。在此过程中，应尽量保证环境噪声稳定，并且话筒与电子喉的相对位置应尽量保持固定，以保证所采集的电子喉语音噪声具有稳定性，并能够适合于对后面的电子喉语音进行增强处理。采集完成后还需对其进行谱运算，并提取阈值，为后续的电子喉语音增强提供关键数据的同时，减少增强程序部分的运算量。

采集噪声并进行处理后，系统进入语音增强过程。此时程序循环执行电子喉语音的采集和发送。当采集到一帧语音信号即 256 个数据，则产生一个中断信号，使系统自动转入中断处理程序，也就是电子喉语音增强程序。在进行阈值处理和谱减运算后，将得到的 256 点增强后语音数据存入数据发送缓冲区，中断结束。而数据发送缓冲区中增强后语音则按照 8kHz 的频率通过 McBSP0 送入 AD50 的 D/A 部分，转换为模拟信号输出。

一帧语音完全发送入数据采集缓冲区之后，才能进行处理，而每次信号处理过程都是在两次采集语音信号之间进行的，因此整个数据采集、处理和发送过程的时延约为 256/8000＝0.032s，这个时延不会对正常交流带来任何影响，满足系统对实时性的要求。

2）基于发声估计的实时电子喉语音增强

本章中提到的各种电子喉语音增强算法对于去除噪声都有明显的效果，但都需要较大的运算量，难以满足实际交流中实时处理的要求。因此，在实时的电子喉语音增强系统中，应用了基于发声估计的电子喉语音增强方法(图 6.34)。在实际处理时，如果对采集到的信号进行发声估计，判别其是否为语音帧，并只对语音帧进行谱减增强处理，对于无音帧或者噪声帧，则直接改为静音段，就完全可以避免噪声帧或者无音帧对电子喉语音整体产生不利影响。

对于采样率为 8kHz 电子喉语音，设定每帧 256 点，即帧长 32ms。按照后面介绍的方法进行噪声估计，设最终的估计噪声为连续采集 L 帧电子喉辐射噪声，L 取值为 10～20，$n_l(m)$ 为第 l 帧噪声，$N_l(\omega)$ 为其功率谱，则最终的阈值为

$$\text{threshold}=\frac{\mu}{L}\sum_{l=1}^{L}\sum_{\omega=bf}^{ef}\mid N_l(\omega)\mid^2 \tag{6.57}$$

式中，μ 为阈值系数，是判别有无音帧的关键因素，其值决定有无音帧的分辨率，也直接影响增强后语音的质量。μ 值过大，则容易将能量较低的语音帧误判为噪声帧，造成语音的丢失，而且也使得经过阈值处理后的语音波形过于“尖锐”，在主观听觉上给人感觉比较突

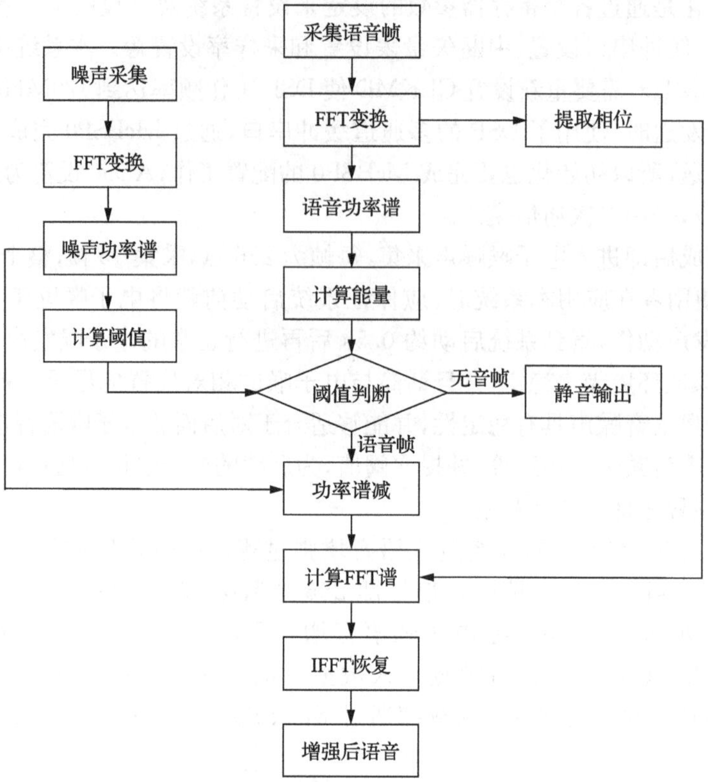

图 6.34　基于发声估计的实时电子喉语音增强

兀；μ 值过小，又不容易区分有无音帧，达不到设置阈值的目的。经过多次实验，μ 值取 1.5～2.5 较为合适，既能较好地区分有无音帧，不会丢失多少语音信息，也使得经过阈值处理后的语音听起来比较自然。

bf 和 ef 代表阈值计算的频率范围，这对于噪声帧和语音帧是一致的。前面已经证明，语音帧和噪声帧在能量上的区别主要表现在中高频，所以阈值计算也只取中高频部分作为判据。这样做也可以消除由于其他干扰造成的局部语音在低频部分的波动，使得有无音帧判别更加精确。

6.5.3　系统性能

1. 实时性

实时性测试主要是检测各种增强算法处理一帧语音所需的时间。表 6.5 列出了在 8kHz 采样率、每帧 256 点的情况下，固定系数功率谱减(1)、发声估计(2)及其改进的功率谱减(3)三种算法在系统上进行电子喉语音增强时的周期数消耗情况，其中单次最大时间消耗最为重要，因为它代表了程序对语音帧做处理时的情况，是衡量算法实时性的最重要参数。5410A 在 120MHz 运行速度时其周期为 8.33ns，则固定系数功率谱减、发声估计及其改进的功率谱减三种算法单次执行最大时间消耗分别为 2.03ms、0.11ms 和 2.10ms，相对于两点之间的采样间隔 0.125ms 来说，只有发声估计算法能在不损失语音的前提下实时完成电子喉语音增强，其他两种算法在语音帧每执行一次，就会丢掉 20 个点左右的语音信息，属于有损处理。但是，考虑到人耳的时间分辨率为 50ms 左右，丢失的信息不会对整体语音产生大的影响，并且在主观听觉上，这样的时延也是可以接受的。

表 6.5　算法单次执行时间(周期数)

算法类型	执行次数	总周期消耗	单次最大消耗	单次最小消耗	均值
(1)	60	12 968 547	243 491	201 748	216 142
(2)	50	614 738	12 777	12 524	12 294
(3)	40	3 678 157	251 846	12 006	91 553

2. 增强效果

增强效果是研究电子喉语音增强系统最为关注的问题，也是评价该增强系统质量、决定其应用范围的最关键的因素。在增强效果测试中，将上述的三种算法分别植入到系统中，使用正常人在较慢语速时的电子喉语音“西安交通大学”和“你现在好吗”作为测试源，一方面将测试结果进行录制，以波形图形式给出；另一方面，由试听者直接对系统输出进行试听和评价。在测试开始时，应先持续播放一定时间的噪声，以便系统准确地进行噪声估计。

图 6.35 给出了电子喉语音“西安交通大学”经过系统增强处理前后的波形图和语谱图对比。从波形图对比可以看出，植入发声估计及其改进功率谱减算法的系统，在保证语音信息不变的前提下，能有效地去除电子喉语音间隙的噪声，提高语音质量；而植入固定系数功率谱减算法时，其增强效果并不明显，从波形图上的效果甚至较原始语音还稍差。

从主观试听效果而言，植入固定系数功率谱减算法时，系统输出的增强语音虽然噪声部分有一定的降低，但是效果不明显，而且还带来了较为严重的音乐噪声，语音质量较原始语音差；植入发声估计算法时，系统输出的增强语音基本听不出电子喉辐射噪声的影响，使得语音部分听起来更加清晰，整体语音的可接受度也大大增强；植入基于发声估计的改进功率谱减算法时，系统输出的增强语音噪声也很小，虽然在语音部分存在一定的音乐噪声，但相对于整体语音而言，其影响很小，增强效果也很明显。

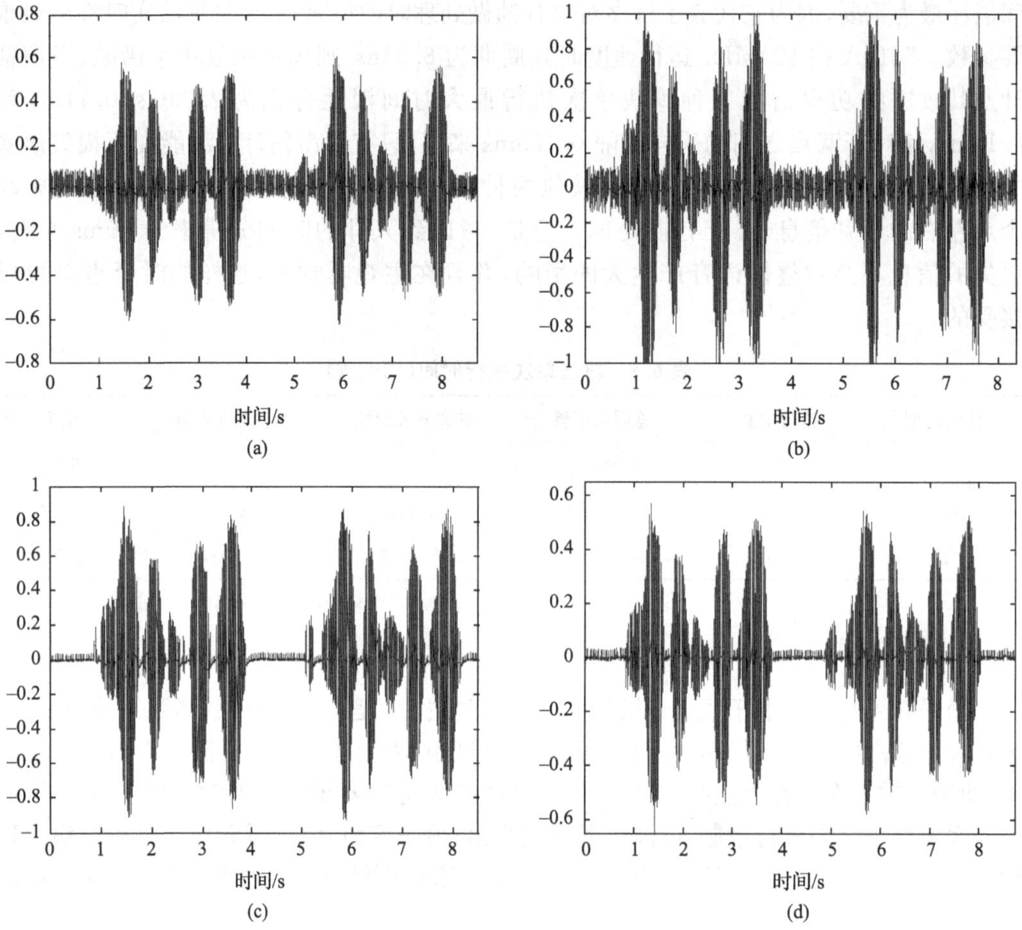

图 6.35　电子喉语音增强系统增强效果检测

(a)原始语音；(b)固定系数功率谱减增强；(c)发声估计增强；(d)基于发声估计的功率谱减增强

6.6　电子喉语音评价

6.6.1　电子喉语音的空气动力学分析

空气动力学方法在嗓音科学中应用由来已久。由于气流和气压等空气动力学参数在发声过程中起着重要的作用，因此该方法对于声带振动、发声生理、发声动态测试、嗓音源特性、喉部疾病诊断方法等方面的研究具有重要作用。由于喉部的切除，人工喉语音运用气流进行发声的机制发生了重大变化，特别对于食管语音和食气管语音来说，两者虽同属于人工喉语音，但是利用气流来重建语音的机制却完全不同。因此，这两类发声方法的空气动力学特性也一直是嗓音康复工程领域的研究热点。这些研究中，主要的研究内容分为三类（Weinberg and Moon，1984；Qi and Weinberg，1995；Motta et al.，2001；Schutte and Mieboer，2002）：第一，利用 Rothenberg 呼吸面罩，对人工喉语音的气流和气压进行无侵入性的测量，并通过线性预测反滤波的方法来研究其新嗓音源的特性；第二，利用微型压力传感器进行侵入性测量，获得气流速率、假声门上压力、食管内压力等空气动力学参数，并研究这些参数和声学参数之间的关联，计算发声效率；第三，通过研究甲杓肌、环甲肌、环杓侧肌等喉部肌肉的肌电活动，利用肌弹性-空气动力学理论来研究发声过程中基频、声强等变化与声门上压力、声门下压力等参数之间的关系。

然而这些研究中，一直少有对电子喉发声过程中的空气动力学特性进行分析。因此，本研究小组对喉切除患者在安静呼吸和电子喉发声过程中的空气动力学特性进行了研究(Liu et al.，2004)。第一个目的是确认正常人与全喉切除术患者在安静呼吸时空气动力学特性是否存在明显差别。第二个目的是调查全喉切除术患者在使用电子喉讲话时保持什么样的呼吸状态——屏住呼吸，呼气和吸气同时存在，还是仅仅呼气，同时研究这些状态与正常人讲话时的空气动力学差异。最后，对全喉切除术患者在不同呼吸状态下使用电子喉讲话时的语音可接受度也进行了评估。

1. 空气动力学实验设计

1) 实验对象

参加对象共有 20 人，包括了正常人和全喉切除术患者，并分成三组进行实验。第一组是 8 名正常人，他们没有语言、听力以及上呼吸道方面的任何疾病，年龄范围为 43～74 岁(平均年龄为 62.1 岁，方差为 9.9 岁)。其余的 12 人均为全喉切除术患者，具体信息如表 6.6 所示。

表 6.6　全喉切除术患者的具体信息

对象	年龄	性别	全喉切除术情况	使用电子喉时间
S1	58	男	术后 2 个月，未接受放疗	无
S2	61	男	术后 3 个月，未接受放疗	无
S3	57	男	术后 2 个月，未接受放疗	无
S4	45	男	术后 3 个月，未接受放疗(舌骨切除)	无
S5	71	男	术后 2 个月，尚未接受放疗	无
S6	74	男	术后 3 个月，未接受放疗(左肺切除)	无
S7	59	男	术后 2 个月，未接受放疗	无
S8	62	男	术后 2 个月，未接受放疗	无
S9	65	男	术后 5 年，接受过放疗	4 年
S10	71	男	术后 6 年，接受过放疗(右肺切除)	3 年
S11	75	男	术后 11 年，接受过放疗	8 年
S12	63	男	术后 8 年，接受过放疗	5 年

根据电子喉的使用熟练程度不同将喉切除患者分为两组。一组(即第二组)共有 8 人，他们已经完成全喉切除术至少 2 个月，但是尚未接受后期的放射性治疗。他们的颈部组织仍然足够柔软，因此使用电子喉时能量泄漏少。由于他们从来没有使用过电子喉，他们必须要接受实验前电子喉使用训练。第三组共有 4 名，他们使用电子喉作为语言交流

手段至少 3 年的时间。他们已经接受全喉切除术至少 5 年的时间，并且完全从放射治疗后导致的颈部组织纤维化中恢复过来，因此使用电子喉能够取得好的效果，是优秀的电子喉使用发声者。他们的年龄介于 45～75 岁之间（平均年龄为 63.4 岁，方差为 8.5 岁）。

2）实验设备

针对正常人和全喉切除术患者的差别，实验采用不同的方法来测量空气动力学特性。正常人的实验中，在安静呼吸的情况下需要测量鼻部的气流和压力信号，而在讲话的过程中则需要测量口腔的气流、压力和语音信号。空气动力学信号的测量要使用美国 Glottal Enterprises 公司生产的 Rothenberg 呼吸面罩、呼吸鼻罩、MS-100 面罩压力气流计和两种压力传感器。一种压力传感器 PTW 用于测量气流信号，另外一种压力传感器 KYB11 用于测量压力信号。两种压力传感器分别置于 Rothenberg 呼吸面罩前端的两个孔中。

对于全喉切除术患者来说，气流的进出通道只能通过术后的瘘口进行。这就给测量他们呼吸和使用电子喉发声时的气流和气压信号带来了困难。为了测量全喉切除术患者篓口处的空气动力学信号，根据日本学者在呼气压式电子喉方面的研究（Uemi et al.，1994），设计了一种气流阻抗管，它的特性如图 6.36 所示。

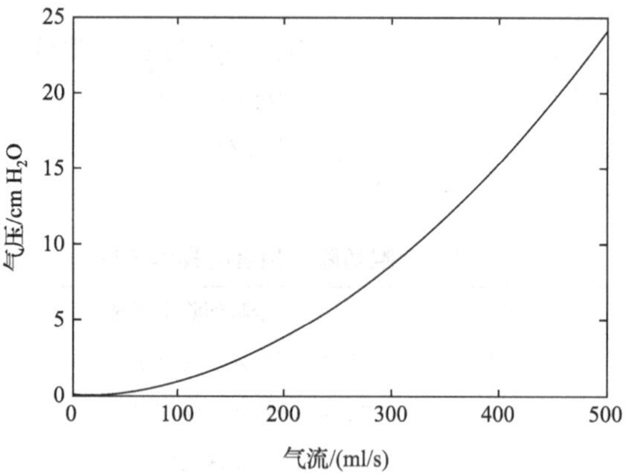

图 6.36　气流阻抗管的特性

实验中，使用一条软管连接气流阻抗管和全喉切除术患者的瘘口。在气流阻抗管的上有两个接口，用于连接两种压力传感器来测量压力和气流信号。在讲话过程中，全喉切除术患者使用广州生产的蝴蝶牌电子喉来进行发声。它的频率在 60～90Hz 之间，强度可以在 70～80dB 之间进行调节。

PTW 和 KYB11 型传感器在测量之前必须要进行校正。两种不同的气流速率（1/2 l/s，1 l/s）由美国 Glottal Enterprises 生产的 MCU-4 气流校正仪来产生，当该传感器随气流速率线性变化时方可正常使用。语音信号由高质量的麦克风来采集，然后经丹麦 Brüel & Kjær 公司生产的矢调放大器进行滤波放大之后，通过数据采集卡存入计算机。语音信号的采样率是 20kHz，16 位。气流和压力信号的采样频率是 10kHz，16 位。在分析之前，气流和压力信号都进行 50Hz 低通滤波。

3）语音材料

语音材料包括 3 个短句和一首中国五言古诗（李商隐的《登乐游原》：“向晚意不适，驱车登古原。夕阳无限好，只是近黄昏。”）。使用五言古诗的目的是为了测试电子喉讲话者的连续较长时间讲话的能力。第一组的正常人要将短句和古诗重复三遍，第二组和第三组的全喉切除术患者在电子喉的帮助下选择合适的频率和强度重复同样的任务。

4）可接受度

为了研究不同呼吸状态对电子喉语音质量的影响，进行了可接受度的主观评测实验。可接受度的定义为语音在发音、流利程度、音韵特性等方面的主观印象。听者对电子喉语音进行打分，从非常糟糕到非常好，标准是平均意见得分，具体准则见表 6.7。

表 6.7　可接受度的评分标准

质量级别	优秀	良好	普通	差	很差
MOS 评分	5	4	3	2	1

一共有 20 名听者参加了该项主观评测实验。他们所有的人都是大学生，志愿参加本项测试。他们对电子喉语音没有过接触，可以在没有语言病理学背景影响下完成本项实验。他们都没有听力问题，年龄从 21～28 岁，平均年龄为 24 岁。所有的听者在实验之前都接受必要的训练来对电子喉语音的可接受度进行评测。实验是在一所安静的房间中进行的，语音的输出强度以让听者感觉舒服为准。

5）实验过程

实验分为三个步骤：首先，所有的实验对象被要求尽量平缓的呼吸，此时对气流和气压信号进行采集。为了区分正常人和全喉切除术患者在呼吸时候的空气动力学特性差异，此时把第二组和第三组合并为一组。然后，所有的实验对象被分为三组来重复语音任务，此时语音、气流和气压信号同时进行采集。最后，由听者完成对不同状态下电子喉语音的可接受度的评估。

对第一组的实验对象来说，语音信号是通过放置在呼吸面罩前 7cm 的麦克风来采集的。实验对象被要求将呼吸面罩紧紧地按在面部来进行讲话和呼吸。每进行完一次实验，呼吸面罩都会进行清洁，以保证实验的安全卫生。在安静情况下，正常人使用呼吸鼻罩来测量呼吸时候的空气动力学信号，面罩则是在讲话的过程中进行使用。

对第二组和第三组的全喉切除术患者来说，他们将电子喉放在颈部的右侧，以便于在此位置传输语音。一般来说，电子喉放置的位置都在颈侧，具体位置如图 6.37 所示。从最佳放置部位中心点 m 作一个与下颌骨缘的垂直线并相交于 y 点（垂足），测量 ym 及 yz 的长度。测量值的大小为：$yz=3.78\pm0.60$cm，$ym=2.93\pm0.51$cm（Fu et al.，1999）。对于舌骨被切除的全喉切除术患者来说，电子喉还可以被放在颈部正中的位置。语音信号的采集通过放置在距离唇部约 6cm 处的麦克风完成。瘘口处的气流和气压信号采集则通过气流阻抗管处的两路压力传感器来完成。

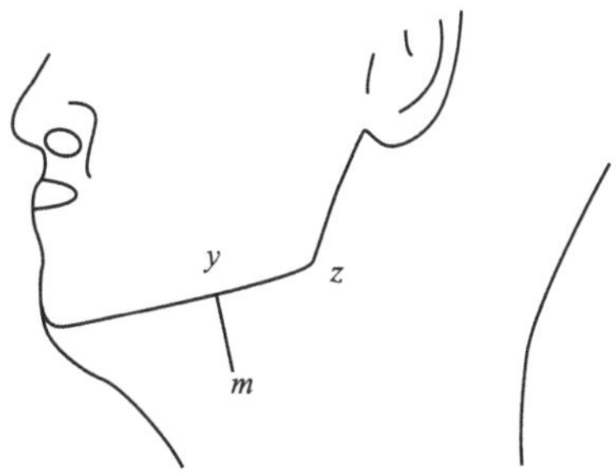

图 6.37　电子喉放置部位示意图
（Fu et al.，1999）

2. 实验结果

1) 空气动力学

图 6.38 所示为正常人和全喉切除术患者在安静状态下的呼吸模式波形，表 6.8 所示为气流和气压峰值的平均值及方差。结果表明，全喉切除术患者在安静状态下的平均呼气气流和气压峰值要比正常人高，但是平均吸气气流和气压峰值则几乎没有区别。单边方差分析结果表明正常人和全喉切除术患者在呼气气流和气压峰值方面存在显著性差异（$P<0.05$），而吸气气流和气压峰值方面则不存在显著性差异（$P<0.05$）。

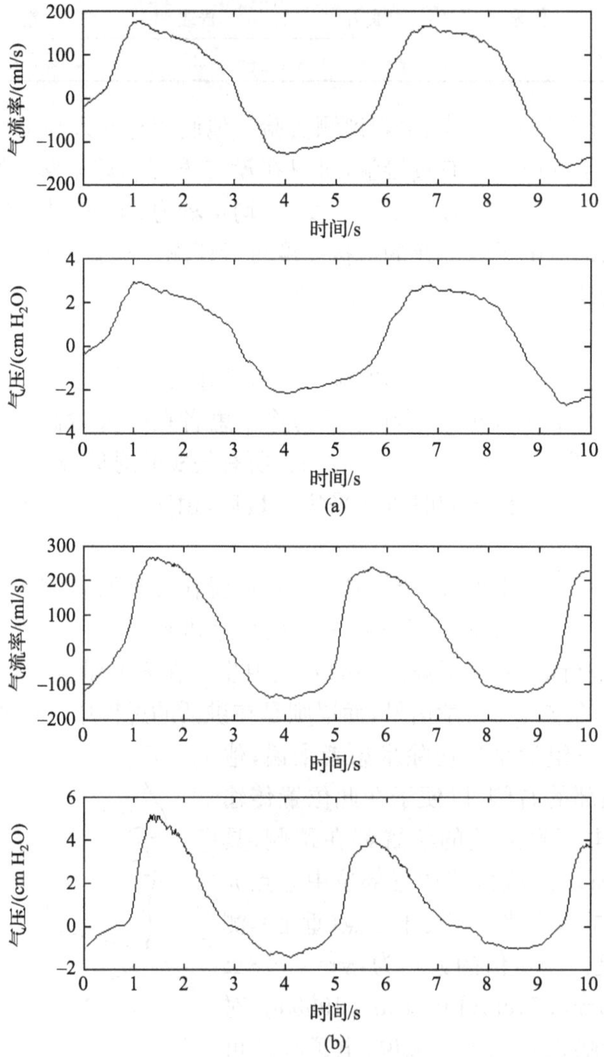

图 6.38　正常人(a)与全喉切除术患者(b)安静呼吸下的气流与气压波形

表 6.8　安静呼吸状态下的空气动力学参数值

空气动力学参数	正常人		全喉切除术患者	
	均值	方差	均值	方差
呼出气流峰值/(ml/s)	193.6	18.9	232.3	19.2
呼出气压峰值/(cm H_2O)	3.1	0.7	4.2	1.1
吸入气流峰值/(ml/s)	102.1	17.5	103.4	16.8
吸入气压峰值/(cm H_2O)	2.1	0.5	2.0	0.6

图 6.39 为正常人和全喉切除术患者在发声过程中的语音、气流和气压波形，语音材料为短句。图 6.39(a)～(c)分别代表由来自第一、二和三组的实验对象。表 6.9 为发声过程中的平均气流和气压数值。

对于第一组的正常人来说，由于发声过程中语音变化的原因，气流和压力的变化也就较正常呼吸时有了较大的变化。对全喉切除术患者来说，令人意外地出现了两种结果。一方面，气流和气压信号基本保持稳定，并且大于零值，这表明实验对象在发声过程中持续呼气，没有吸气过程的存在。表 6.9 中的数据也表明，图 6.39(b)中的气流和气压值要比图 6.39(a)为高。另一方面，在图 6.39(c)中，气流和气压值非常小，保持在零值附近，而且几乎没有变化。表 6.9 中的数据表明第三组的实验对象在发声过程中处于屏住气息状态。单边方差检验表明这三组在气流和气压方面都存在显著性差异($P<0.05$)。

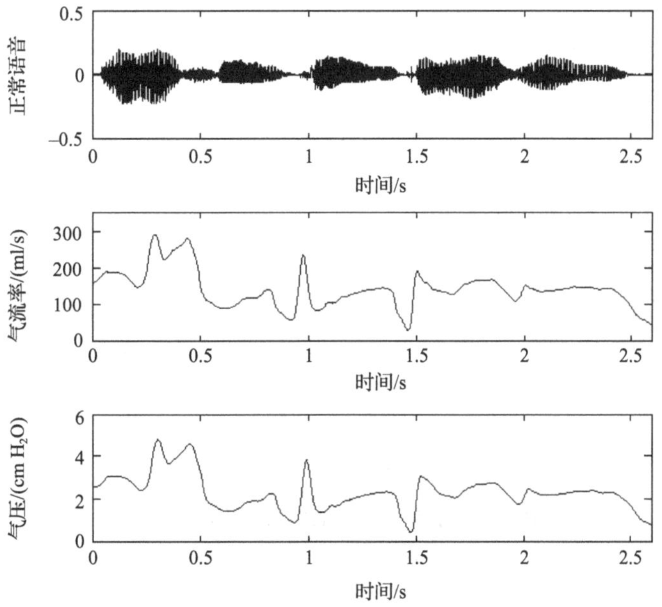

(a)

图 6.39　正常人(a)和全喉切除术患者第一组(b)和第二组(c)发声过程中的语音、气流和气压波形

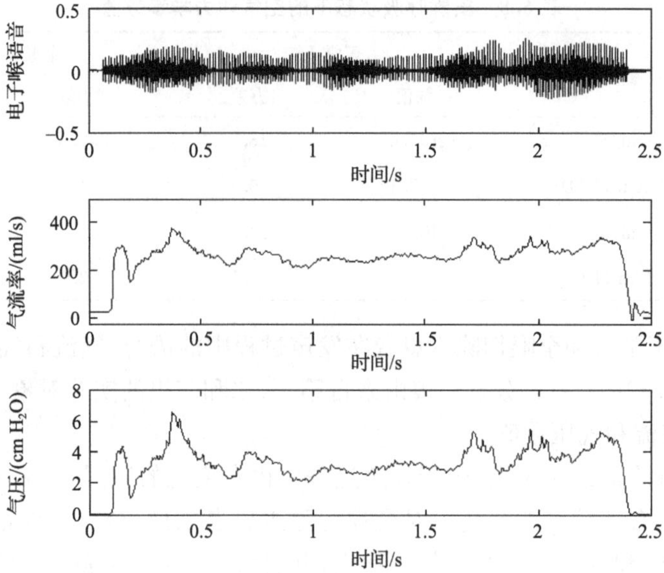

(b)

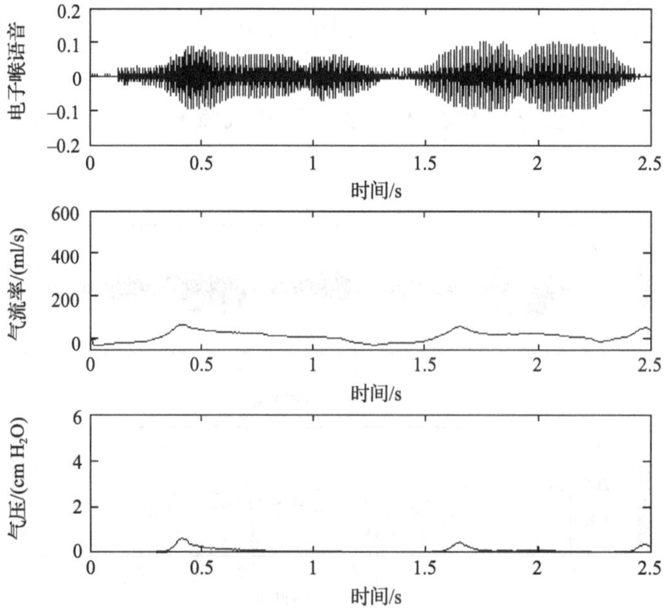

(c)

图 6.39(续)

表 6.9　发声过程中的空气动力学参数值

空气动力学参数	第一组		第二组		第三组	
	均值	方差	均值	方差	均值	方差
平均气流/(ml/s)	225.6	4.1	275.2	5.7	1.1	0.1
平均气压/(cm H_2O)	28.7	1.5	37.4	1.2	0.2	0.0

在实验过程中，电子喉使用者在发声时都处于呼气或者屏气状态，呼吸状态没有发生。为了验证电子喉使用者是否能在发生过程中同时呼气和吸气，设计了一个专门的方案来对全喉切除术患者进行训练。过程一共分为三步：首先，他们被要求在发声中保持呼气状态；其次，在讲述同样的话语时要保持吸气状态；最后，他们被要求尽量缩短呼气和吸气的持续时间使得这两个步骤能够在发声过程中连贯起来，实现说话的同时保持呼吸状态。经过专门的训练之后，结果表明对于熟练使用电子喉的第三组人员来说是无法完成这个目标的，他们甚至无法完成第一步的目标。对绝大多数的第二组的成员来说，他们很难完成第二步或者最后一步的目标。但是，在经过一个月持续的训练之后，有一位实验者成功的实现了讲话过程中保持呼吸状态。图 6.40 中给出了实验结果。

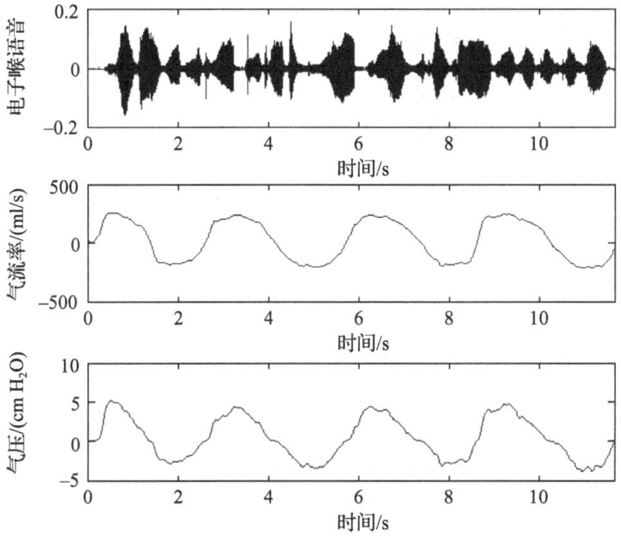

图 6.40　讲话时一位全喉切除术患者的语音、气流和气压波形

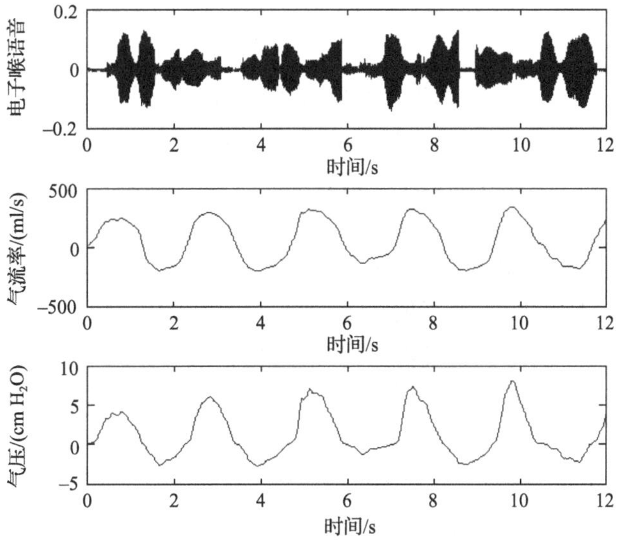

图 6.41　讲话时一位全喉切除术患者较快呼吸频率下语音、气流和气压波形

同时,实验中还发现该实验者还可以在发声过程中在一定范围内改变呼吸频率。图6.41给出了另一呼吸频率下的语音和空气动力学波形。与图6.40比较,图6.41中气流和气压峰值较高。

2) 可接受度评价

对全喉切除术患者在四种状态下的电子喉语音可接受度进行了评测,包括:屏住气息、呼气、缓慢呼吸和较快呼吸。结果如图6.42所示。

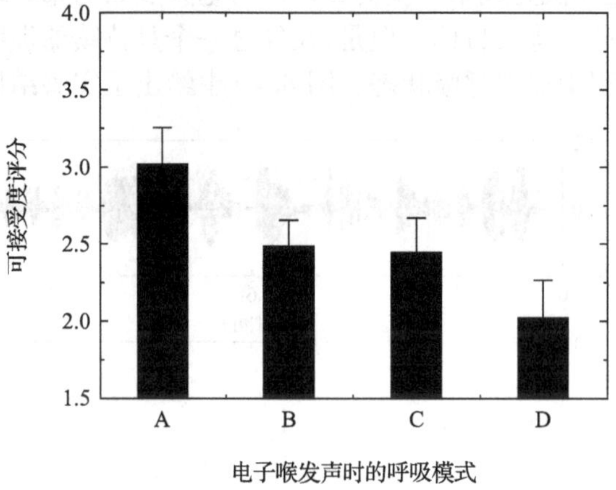

图6.42 不同呼吸模式下电子喉语音的可接受度评价

图6.42表明屏住气息状态下的可接受度最好(3.02),其次是呼气状态(2.49)和缓慢呼吸状态(2.45),可接受度最差的是较快呼吸状态(2.02)。同时,这也表明从缓慢呼吸状态到较快呼吸状态,可接受度有了明显的下降。单边方差分析表明呼气状态和缓慢呼吸状态下的可接受度并无显著性差异,但是屏住气息状态和另外三种状态下的可接受度存在显著性差异。

3. 讨论

由于手术的影响,全喉切除术患者在安静呼吸和发声过程中的空气动力学特性有别于正常人。研究结果表明,无论是安静呼吸还是发生过程中,全喉切除术患者的呼气气压峰值要比正常人高。气压在呼吸道中一般是从下往上逐渐降低的,因此才能够驱动肺部的气流完成呼吸或发声的过程。这就说明气管的呼气压要比声门下压的数值为高。在发声过程中,声门下压要比声门上压高,这是由于声门对气流有阻碍作用,因此跨声门压力(即声门下压和声门上压之差)是正值。在呼吸过程中,呼气过程中有气流呼出体外是因为肺容量变小导致肺部压力大于外部气压,因此使得跨呼吸道的压力驱动气流上升并排出体外。声门通常状态下是打开的,但是由于声门会形成一个非常窄的空气通道,导致了较小的正值的跨声门压力。因此,没有声门的全喉切除术患者的呼气压要比正常人为高也就不足为怪。

全喉切除术患者在发声过程中保持屏住气息或者呼气状态也并不令人感到意外。屏住气息的模式主要发声在第三组长期使用电子喉的全喉切除术患者身上,这和电子喉的特性有关。电子喉将声音传入口腔，经过共振腔的调制形成语音。这个过程并不需要空气的参与，这和正常人发声有着明显的区别。当使用电子喉进行发声时，使用者要求尽量张大嘴巴但要屏住气息。这一点对于刚开始使用电子喉的患者来说并不容易做到，但是随着使用时间的增加会逐渐变得非常容易。另外一种模式是呼气状态，主要发生在第二组实验对象中。由于他们使用电子喉的时间并不长，所以仍然保持着以前的发声习惯：利用肺部气流冲击声带发声。他们的喉部尽管已经切除，但是使用电子喉发声过程中仍然保持了这一潜意识的发声习惯。由于这种发声方式的语音质量比较差，所以他们会逐渐的在发声过程中屏住气息。因此，电子喉发声过程中的呼气状态仅仅出现在全喉切除术患者联系发声的初期。

有一位实验者能够在发声过程中保持正常呼吸状态这一发现是事先没有预料到的。这可能主要和特别的训练有关。一方面，这种训练是他能够在发声过程中保持正常的呼吸状态，相对那些屏住气息进行电子喉发声的全喉切除术患者来说，他可以长时间讲话而不需要中断。另一方面，绝大多数受试者无法完成这一训练说明这种方法过于粗糙和困难，没有解决发声需要和呼吸过程之间的协调问题。Norihiro等(Uemi et al.，1994)设计了一种方法使全喉切除术患者使用呼气压式电子喉来发声，结果表明以前用食气管发声的患者容易掌握这种新型电子喉的使用。关于食气管发声方法的涉及很多有关气流运用的问题，因此有必要加以借鉴来改良本试验中的训练方法。

四种状态下的可接受度结果并无意外性的发现。对于第二组的实验对象来说，他们使用电子喉的时间较短，因此使用程度的不熟练、放置位置的合适性、颈部组织的差异、发声过程中电子喉的使用方法等问题使得他们发声的质量要比第一组差。在呼吸状态下，由于呼吸和发声的协调问题，使得电子喉使用过程中的发声精确性受到了一定影响，如唇部和舌部的运动。因此，语音的可接受度也就受到了影响。

正如在前面所介绍的，利用呼气压来控制基频的新型电子喉已经用于提高电子喉语音的质量。但是应用结果表明，对于一部分使用者来说掌握这种电子喉的使用非常困难，尤其是那些已经能够熟练使用传统电子喉的全喉切除术患者。在日本科学家的研究结果报告中，16名实验者中仅仅有2名实验者可以完全掌握这种呼气压式电子喉的使用。根据研究结果，那些熟练使用电子喉的全喉切除术患者之所以不能掌握这种新型电子喉的使用，是因为他们长期以来屏住气息来发声，已经失去了发声过程中对气流的控制和调节功能。但是，对于从未使用过或者仅仅短期使用过电子喉的患者来说，还是有可能在经过长时间的训练之后掌握这种电子喉的使用的。同时，对于能够在发声过程中保持呼吸状态的患者来说，掌握呼气压式电子喉的发声可能更为容易，因为他们对于气流的控制协调能力更强。这需要在下一步的实验中进一步验证。

6.6.2 电子喉语音的心理声学评价

在针对喉切除患者的语音恢复方法发展的同时，语音质量的评价也在同步进行。研究方法主要是从心理声学的角度来进行分析，主要的评测指标是可懂度和可接受度。在对电子喉语音进行评价时，主要和其他两种重建语音进行对比分析。可懂度一般是根据评判者能够听懂的单词的个数来计算其百分比。研究认为，当发音者讲单个单词时，食管语音和气管食管语音比电子喉的可懂度高。但是对于句子发音来说，三者的可懂度是基本一致的(McCroskey and Mulligan,1963)。McCroskey 等的报告显示，言语可懂度的判别结果与听音者的专门知识水平明确相关。当由语言病理学家来判断时，食管语音和食气管语音比电子喉语音好，而由未经过专门知识训练的普通听者来判断时，电子喉的可懂度要比其他类型好(Clark and Stemple,1982)。Williams 等研究发现，食管语音和电子喉语音的可懂度没有显著性差异，但如果由专门知识者评判的话，气管食管语音比食管语音好，食管语音又比电子喉语音优良。Williams 等还发现，普通测听者在食管语音和电子喉语音之间，并不明显偏爱食管语音(Williams and Watson,1985)。除此之外，Weiss 等研究了喉头切除者分别使用两个不同的颈型电子喉发音，认为无喉者之间电子喉语音可懂度的不同与电子喉的不同类型无关，而与无喉者的自身言语特性有关(Williams and Watson,1987)。由于上述研究是研究者们针对不同程度的患者和不同语言种类进行的，因此结果差异较大，可比性并不强。可接受度的评估内容比较多，主要有音质、流利度等评判指标。音质是指声音的独特品质和个性，一般取决于泛音的多少。以前认为，食管语音、气管食管语音和电子喉语音三者的音质没有大的差别，但是后来 Shi 等发现食管语音、气管食管语音的音质比电子喉好。对流利度来说，Williams 和 Shi 等认为，电子喉语音、气管食管语音的流利度比食管语音高(Williams and Watson,1985,1987)。而 Morris 等的研究结果显示，电子喉语音比气管食管语音高(Morris et al.,1992)。

在上述电子喉语音的心理声学评价中，虽然对于听者为普通听者和语言病理学家的结果进行了分类研究，但是没有考虑到听者本身的因素例如年龄、性别等对语音质量的评价的影响。对这些可能影响电子喉语音心理声学评价的多种因素进行分析，有利于从社会的角度对电子喉的语音质量做出判断，为全喉切除术患者选择重建语音的方法提供依据。因此本研究小组对随机选出的 100 名从未接触过电子喉发声的实验者进行了电子喉汉语语音心理声学评价，研究了听者的年龄和性别因素对电子喉语音的心理声学评价结果可能产生的影响(Liu et al.,2005)。

1. 心理声学实验设计

1) 实验对象

讲话者：有 4 名男性全喉切除术患者参加了本次实验。他们使用电子喉的时间至少有 5 年，并且他们已经从手术后的放射治疗造成的颈部僵硬状态中恢复过来。他们除了全喉切除术之外，没有任何其他语言方面的疾病。他们的语音质量都被耳鼻喉科医生评估为优良。他们的平均年龄为 61 岁，范围在 55～71 岁。

听者：共有 100 名听者参加了此次电子喉语音的心理声学评价，实验是在安静的房间中进行的。在试验中，把听者根据年龄分成 5 组，根据性别分为 2 组。具体分组情况见表 6.10。

表 6.10　听力测试者的年龄与性别组成信息

年龄	女性	男性	总数
20～29	11	21	32
30～39	15	14	29
40～49	7	5	12
50～59	3	12	15
60～70	4	8	12
总数	40	60	100

他们的年龄范围为 20～68 岁，平均年龄为 38.08 岁（方差为 14.05 岁）。这些听者都接受过至少高中教育，这确保了他们能够阅读和理解实验当中所用到的语音材料。所有参加者的母语都是汉语普通话。

2）语音材料

作为声调语言，汉语有 4 种声调：阴平、阳平、上声、去声。每个电子喉使用者都会给一段文字、一些单字和短句来阅读。段落文字取自标准语音材料“北风和太阳”的第一段。这段文字共 73 个字，基本包含了所有的汉语元音和辅音。它是北京大学中文系语音实验室的标准语音材料。内容如下：

有一回北风和太阳正在那争论谁的本事大。说着说着来了一个过路的，身上穿着一件皮大衣。他们就商量好了，说谁能先叫这个过路的把他的大衣脱了下来，就算是谁的本事大。“好！”，北风就使劲吹起来。可是他吹得越厉害，那个人就把大衣裹得越紧。到最后北风没有办法，只好就算了。一会儿，太阳就出来了，晒了一阵。那过路的马上就把大衣脱了下来，于是北风不得不承认，到底还是太阳比他的本事大。

同时，共有 4 组单字和短句用于阅读。每组包含 5 个孤立单字和 5 个嵌入短句的单字。单字的内容是相同的，不同的是嵌入单字有上下文的提示。这样的分组是为了研究上下文的存在对电子喉语音可懂度的影响。这样就共有孤立单字 20 个，嵌入单字 20 个。这些单字包含了汉语所有的声调，它们是从汉语普通话标准测试材料中摘录出来的，确保了它们是经常使用的单字并且较容易确认。

3）电子喉语音记录

测试者使用由广州研究中心生产的蝴蝶牌电子喉发声，基本频率可以在 60～90Hz 之间、发声强度在 70～80dB 之间调节。所用的麦克风型号为 Electro-Voice RE-10，记录时麦克风距离唇边 15cm，语音信号经过多通道矢调放大器放大（丹麦 Brüel & Kjær），经数据采集卡采样频率为 20kHz，16 位采样并存储。电子喉使用者的基频和强度在测试过程中是保持固定的。讲话者都会被提供一些卡片，上面印有段落文字和单字以及短句。每个人以正常的速度阅读语音材料 4 遍。实验结束后，语音材料共有 320 个单字、320 个短句和 16 个段落。这些材料随机分布，用于听力实验。

4）心理声学评价标准

听者在实验之前要接受训练对电子喉语音进行评价。测试在安静的房间中进行，输出语音的强度以听者感到舒服为准。听者写下他们所听到的内容，事先并不知道语音材料的内容。由于语言材料是汉语和多音字的存在，听者只需写下汉字的拼音和声调即可。

心理声学评价包括两部分的内容：①阅读速度；②可接受度和可懂度。阅读速度是从主观角度判断电子喉使用者讲话的速度快慢，文字材料是语音段落。阅读速度的判断标准是5分制，可接受度的标准是基于平均意见得分的5分制。具体标准如下表6.11所示。

表 6.11　阅读速度和可接受度的评分标准

分数	1	2	3	4	5
阅读速度	很慢	比较慢	合适	快	非常快
可接受度	很差	比较差	适中	好	非常好

可懂度的判断是针对孤立单字和嵌入单字来说的。在本次实验中，可懂度的判断方法与以往不同。可懂度一般是根据评判者能够听懂的单词的个数来计算其百分比，这对于英语的判断是合适的。但是对汉语来说，由于声调的存在，当听者写下的拼音中声调不正确是会认为是识别错误，这种判别方法就忽视了声调的存在。因为当存在上下文的背景提示时，声调对汉字的识别作用会弱化。因此，本实验中采取评分值：如果一个单字的拼音和声调都正确，则赋予2分；如果拼音正确但是声调不正确，则赋予1分；如果拼音不正确则赋予0分。这样能够更加科学的分析汉语电子喉语音的可懂度。

2. 实验结果

1）性别因素对电子喉语音评价的影响

表6.12中给出了不同性别的两组对于电子喉语音的可懂度和可接受度的判断结果。结果发现，这两组中嵌入单字可懂度的分数统计上明显高于孤立单字的分数($P<0.01$)。Kruskal-Wallis 单边方差分析表明，男性和女性在阅读速度和可接受度判断上并无差异，在孤立单字和嵌入单字的可懂度方面男性和女性的判断也同样没有显著性差异。

表 6.12　男性和女性对电子喉语音的主观评价

性别		阅读速度	可接受度	孤立单字可懂度	嵌入单字可懂度
女性	方差	2.32	2.13	4.00	5.35
	均值	0.57	0.52	1.11	1.17
男性	方差	2.32	2.28	4.07	5.30
	均值	0.62	0.61	1.38	1.23

图6.43中给出了男性和女性在孤立单字和嵌入单字可懂度评价的结果。在这两组中，孤立单字判断错误的百分比要明显高于判断正确的百分比($P<0.01$)，但是对嵌入单字来说，判断正确的百分比要明显高于判断错误的百分比($P<0.04$)。Kruskal-Wallis 单边方差分析表明，男性和女性在可懂度的判断方面并没有存在显著性的差异。也就是说，性别的因素并不影响对电子喉语音的心理声学的评价结果。

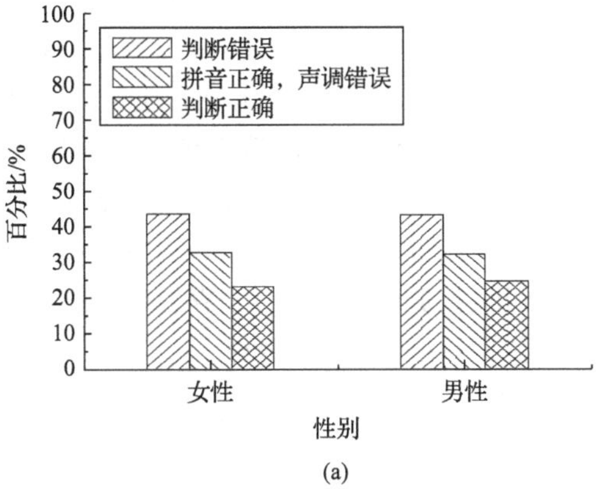

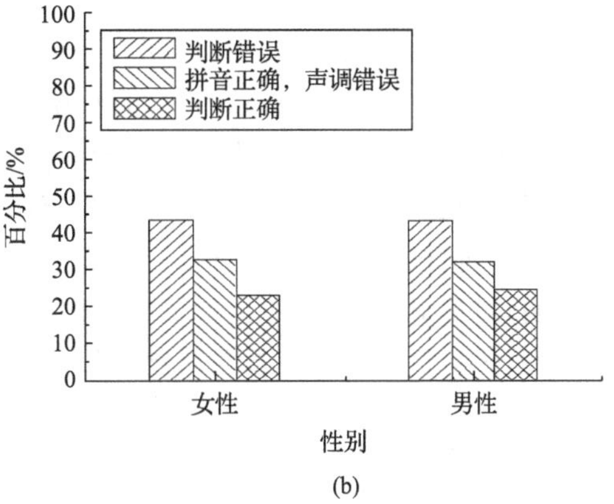

图 6.43　男性和女性对电子喉语音孤立单字(a)和嵌入单字(b)可懂度评价

2）年龄因素对电子喉语音评价的影响

表 6.13 中给出了不同年龄组的可懂度和可接受度的得分情况。结果表明，60～70 岁年龄组在阅读速度方面的分数明显高于其他组，但是同时他们对于整体可接受度的评价也最低。Kruskal-Wallis 单边方差分析表明，不同年龄组在阅读速度（χ^2 =10.870，P<0.03）和可接受度（χ^2 =10.201，P<0.04）的判断方面存在显著性差异。Man-Whitney U 检验结果表明，20～29 岁年龄组和 30～39 岁年龄组在阅读速度方面与 60～70 岁年龄组存在显著性差异（P<0.05）；在可接受度方面，60～70 岁年龄组和 20～29 岁、30～39 岁和 40～49 岁年龄组存在显著性差异（P<0.04）。表 6.13 也表明嵌入单字的可懂度明显高于孤立单字的可懂度，并且可懂度的分数随着年龄的增长而降低。Kruskal-Wallis 单边分析表明，不同年龄组在孤立单字（χ^2 =28.080，P<0.01）和嵌入单字（χ^2 =16.238，P<0.01）的可懂度方面存在显著性差异。Man-Whitney U 检验结果表明 20～29 岁、30～39 岁和 40～49 岁年龄组在孤立单字可懂度（P<0.01）和嵌入单字可懂度方面（P<0.05）与 60～70 岁年龄组存在显著性差异。

表 6.13　不同年龄组的可懂度与可接受度的判断结果

年龄		阅读速度	可接受度	孤立单字可懂度	嵌入单字可懂度
20～29 岁	方差	2.09	2.25	4.44	5.59
	均值	0.64	0.57	1.22	1.29
30～39 岁	方差	2.34	2.38	4.52	5.62
	均值	0.55	0.56	1.02	1.01
40～49 岁	方差	2.33	2.33	3.83	5.50
	均值	0.49	0.49	0.83	1.31
50～59 岁	方差	2.40	2.13	3.53	4.93
	均值	0.63	0.64	1.51	0.80
60～70 岁	方差	2.75	1.75	2.67	4.17
	均值	0.45	0.45	0.78	0.94

图 6.44 中给出了不同年龄组对于孤立单字和嵌入单字的可懂度评价结果。在图 6.44(a)中,错误的百分比最高,拼音正确但是声调不正确的百分比次之,最低的是正确的百分比。对 50～59 岁和 60～70 岁年龄组来说,他们判断错误的百分比要其他年龄组高,相应的正确的百分比也就低。Kruskal-Wallis 单边方差分析表明在孤立单字的判断中,各个年龄组在判断正确($\chi^2=22.286$,$P<0.01$)($\chi^2=16.534$,$P<0.01$)和判断错误方面存在显著性的差异,但是对于声调判断错误方面则无显著性差异。Man-Whitney U 检验表明,对孤立单词来说 60～70 岁年龄组在判断正确方面与 20～29 岁、30～39 岁和 40～49 岁年龄组存在显著性差异,但是这三组之间并不存在显著性差异。

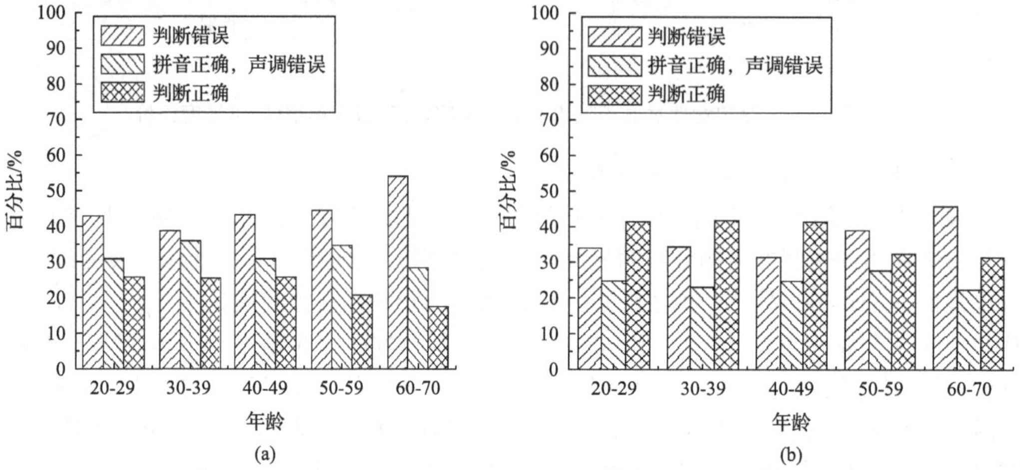

图 6.44　不同年龄组对电子喉语音孤立单字(a)和嵌入单字(b)可懂度评价

在图 6.44(b)中,对 20～29 岁、30～39 岁和 40～49 岁年龄组来说,正确的百分率最高,错误的百分率最低。但是对 50～59 岁和 60～70 岁年龄组来说,错误的百分比仍然最高。Kruskal-Wallis 单边方差分析表明对嵌入单字的判断来说,各个年龄组在正确($\chi^2=24.848$,$P<0.03$)和错误($\chi^2=26.340$,$P<0.01$)百分比方面存在显著性差异。Man-Whitney U 检验表明 50～59 岁和 60～70 岁年龄组的正确($P<0.01$)和错误百分比($P<0.04$)与 20～29 岁和 30～39 岁年龄组存在显著性差异。20～29 岁、30～39 岁和 40～49 岁年龄组之间不存在显著性差异。

3) 整体分析

表 6.14 给出了所有实验者的可懂度和可接受度的心理声学评价结果。统计分析表明嵌入单字的可懂度明显高于孤立单字的可懂度($\chi^2=44.485$,$P<0.02$)。

表 6.14　所有实验者的可懂度与可接受度的判断结果

	均值	方差
阅读速度	2.32	0.60
可接受度	2.22	0.58
孤立单字可懂度	4.04	1.27
嵌入单字可懂度	5.32	1.20

图 6.45 给出了在不区分性别和年龄因素的情况下孤立单字和嵌入单字的可懂度。对于孤立单字来说，声调判断错误的百分统计上比要判断正确的百分比低($\chi^2=136.986$，$P<0.01$)。同样的结果也发生在嵌入单字的可懂度方面($\chi^2=123.115$，$P<0.01$)。同时，孤立单字的判断正确的百分比要嵌入单字的百分比低($\chi^2=41.479$，$P<0.01$)，判断错误百分比($\chi^2=26.732$，$P<0.01$)和声调判断错误的百分比($\chi^2=99.744$，$P<0.01$)则要高。

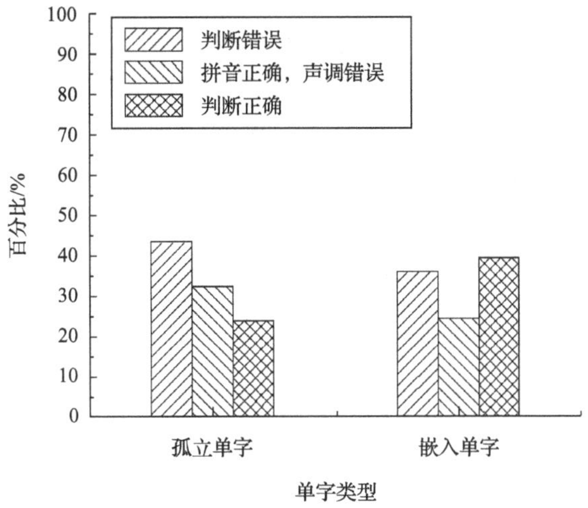

图 6.45　孤立单字和嵌入单字的可懂度

3. 讨论

研究结果表明性别因素不会影响电子喉语音的心理声学评价结果，但是年龄因素会对判断结果造成一定的影响结果。50～59 岁和 60～70 岁年龄组给出了较低的电子喉语音可懂度和可接受度判断结果，这表明年龄较大的人理解电子喉语音存在着一定的困难。同时，20～29 岁、30～39 岁和 40～49 岁年龄组之间的判断结果不存在在显著性差异，说明在较为年轻的人群中年龄因素不会对电子喉语音的心理声学评价噪声影响。

图 6.45 的结果表明判断正确的百分比始终很低，无论是对于孤立单字(24.00%)还是嵌入单字(39.40%)来说都是如此。这说明，电子喉使用者无法准确地表达汉语普通话的四声变化，这与 Gandour 在泰国语和 Ng 在粤语中的研究结果是一致的。但是声调的重要性可能会被上下文的背景提示所降低。研究结果中嵌入单字的正确辨识百分比要明显高于孤立单字的正确识别百分比，正是因为前者有着文本背景的提示，因而提高了可懂度。同时，拼音正确而声调不正确的百分比在嵌入单字中要明显比孤立单字中低，也是因为上下文的提示导致了声调混淆的减少。

另外，一个有意思的发现是声调混淆(即拼音正确声调不正确)的现象没有受到年龄和性别因素的影响。这主要与电子喉的特性有关。Ng 的研究结果表明基频等高线是用来区别话语意思的主要声学因素。Eady 指出，汉语与其他语言相比其基频变化很快。但是电子喉使用者由于电子喉本身的局限性，无法动态地改变发声的基频，因此它的基频等高线是一条没有变化的直线。由于4个声调的基频等高线是一样的,因此很难加以区分。这就导致了无论是性别还是年龄因素都不会对电子喉声调混淆的现象造成影响。

6.6.3 电子喉语音和食管语音的声调特性

世界上主要的语言都是声调语言,而声调语言的特性要比非声调语言复杂得多。因此,研究声调语言的重建语音声学特性是一项重要的研究课题。目前,对于声调语言的研究主要集中在泰国语和粤语两种语言上(Gandour et al.,1986,1988;Weinberg et al.,1987;Ching et al.,1994;Yiu et al.,1994;Ng et al.,1997,1998,2000)。这两种语言的康复语音研究中,基频、声强、元音持续时间、平均间歇时间、噪音起始时间等是声学分析的主要对象(Gandour et al.,1980,1986,1988;Weinberg et al.,1987;Ng et al.,2000)。Gandour 等(1988)指出,泰国语的食管语音发声者无法准确地发出其中的5个声调,声学分析表明这是由于他们不能产生和正常人相似的基频曲线所造成的。持续时间的研究表明食管语音发声者无法保持较为稳定的发声持续时间,一些字节的发声时间或长或短,这些对于声调的辨识会造成一定的干扰。对于粤语来说,Ching 等(1994)指出食管语音发声者无法熟练和准确的发出6个声调。Ng 等(1997,1998,2000)报道听者对于食管语音和正常语音的声调辨识率有着相同的模式,这表明他们能够准确地判断出粤语食管语音的字节。食管语音和正常语音的粤语声学分析表明:食管语音的基频和元音持续时间要高于正常语音,而声强要低于正常语音。这三个参数在两者之间存在着显著性的差异。在粤语的6个声调上,元音持续时间和声强不存在统计上的差异。这种研究结果表明,对于正常人正确判断食管语音声调帮助作用最大的是基频,而不是声强和元音持续时间。与重音联系的三个主要声学参数是基频、时程和强度,并且基频和时程比,强度更重要。

尽管对于声调语言的康复语音和正常人之间的对比已经进行了一定的研究,但是这些研究中仍然存在一些缺陷。一个是参加实验研究的人数。Ching 等的研究中只有3名食管语音发声者和1名正常讲话者参加了实验。Gandour 等所做的一系列泰国语的康复语音实验中,只有2名食管语音发声者参加了实验。由于这些研究中的人数过少,因此他们研究的成果是否能够反映了统计性的规律尚值得怀疑。另一个局限是声学分析的参数比较少。声调语言中仅仅有基频、声强、元音持续时间等参数得到了分析,其他更多的参数如频率微扰、幅度微扰、信噪比、噪音起始时间、共振峰数据等也应该被分析,以便更加深入地研究食管语音的声调特性。第三个局限是声调与声学参数之间的关联分析缺乏。尽管声调的基频、持续时间等数据得到了分析,但是它们如何和为什么随着声调发生变化尚缺乏深入的研究。声调的感知和声调的产生应该关联起来进行分析。

到目前为止还没有关于汉语重建语音的研究结果,尤其是在声调辨识方面的研究更是没有人研究过。研究不同语言的人工喉语音能够把不同语言之间的共同点和不同点区分开来,更深入和全面地评价重建语音。由于声调语言和非声调语言之间的差别,有理由假定汉语的重建语音更难以准确地辨识各个声调。因此,本研究小组对正常人、食管发音者和电子喉讲话者的汉语普通话声调感知特性进行了初步研究(Liu et al.,2006c)。通过对食管语音和电子喉语音汉语声调区分特性的分析,研究这两种发声方法发声过程中的基频调节机制,从噪音源的角度来探讨重建语音的声调产生原理。这方面的研究不仅能够为汉语重建语音的心理声学评价提供科学的评判标准，而且能够对改进重建语音的训练方法提供重要的依据。

1. 声调特性实验设计

1）实验对象

三组成年男性参加了本次实验：8 名电子喉使用者、8 名正常人和 7 名食管语音发声者。其中食管语音发声者由北京协和医科大学肿瘤研究医院耳鼻喉科提供，所有实验者均经该医院的食管语音发声训练班培训，并被认定为发声质量优良。三组实验对象的年龄是相互匹配的，范围为 47～71 岁。所有参加者都能够熟练的阅读文字资料。听者共有 8 名，他们的年龄范围为 20～32 岁，平均年龄为 28 岁。

2）语音材料

在本项研究中，要求实验者说/ma/和/ba/的四声连续三遍，共产生 8 个嵌入单字，如表 6.15 所示。

表 6.15　四种声调的/ma/和/ba/文字实验材料

	阴平	阳平	上声	去声
/ma/	妈	麻	马	骂
/ba/	八	拔	靶	坝

这些单字被嵌套到短句当中，句子为“我读________给你听”，这样做的目的是消除上下文的背景提示信息。这部分语音材料用作两个目的：一方面是提供给测听者，通过计算声调判断正确的百分比来分析汉语四声的感知特性；另一方面，将食管语音发声者阅读的数据用于声学分析，计算/ma/和/ba/的基频等高线和元音/a/的基频、声强、频率微扰、幅度微扰和信噪比等声学参数，分析食管语音中随声调变化的声学特性。

另外提供一段语音文字，专门提供给食管语音发声者，内容如下：

每年四月到六月，大批海龟随着西南来的海流，到西沙群岛产卵。晚上 10 点以后，雌海龟爬上岸来，用四肢在沙滩上挖一个坑，把卵产在坑里。每只雌海龟一次能产卵一百多个。卵是白色的，样子很像乒乓球。它产完卵，便用沙子把坑填好，然后安心的回到海里。五十多以天后，小海龟破壳出世了。它们钻出覆盖在身上的沙尘，奋力爬向大海。

这段文字的语音材料用于声学分析，计算食管语音发声过程中的阅读速度、停顿次数、平均基频和平均声强。

3）实验记录

所有的语音激励材料在一个安静的声学实验室中记录。测试者使用由广州研究中心生产的蝴蝶牌电子喉发声，基本频率可以在 60～90Hz 之间、发声强度在 70～80dB 之间调节。记录麦克风型号为 Electro-Voice RE-10，麦克风频率响应范围为 31Hz～12kHz，记录时麦克风距离唇边 15cm。由麦克风记录的语音信号经过多通道矢调放大器放大(丹麦 Brüel & Kjær)，经数据采集卡采样频率为 20kHz，16 位采样并存储。

4）听力实验

测试在安静的房间中进行，输出语音的强度以听者感到舒服为准。听者事先并不知道语音材料的内容，在通过高质量的耳机接受语音激励时写下他们所听到的内容，只需写下汉字的拼音和声调即可。

5）声学分析

阅读的平均基频是从阅读句子的第三句话来进行计算的。在测量过程中，每个句子都会被段落中提取出来，进行 10kHz 的滤波，然后存储到计算机中进行分析。句子的持续时间是按照句子的开始时间和截止时间的差值来计算的。阅读时平均基频的计算是通过一个专用的时频分析软件——TF32 来实现的。

一种由美国 SCICON R&D 公司生产的 PCQUIRE 语音信号分析软件被用来计算 8 个嵌入单字的基频等高线和声强。字节的元音部分是通过手动标注来提取的，它等于元音部分的起始时间和截止时间的差值。为了对元音部分进行准确的提取，每段/ma/和/ba/字节都要经过 1kHz 的低通滤波。在 300Hz 带宽的宽带语谱图的帮助下，元音/a/的起始点的判断是基于初始阶段存在的垂直条纹和信号幅度急剧上升的位置，截止点是信号幅度急剧缩减的位置。元音部分提取出来之后，不同声调下的声学参数的起始值、截止值和变化范围包括基频 F_0、频率微扰（jitter）、幅度微扰（shimmer）、信噪比（SNR）及元音持续时间，通过 TF32 软件计算出来。

阅读速度用每分钟单字个数来表示，即 WPM（word per minute）。WPM 和停顿次数是通过整段文字来进行计算的，通过段落所包含的字数与阅读所需的时间之比，可以得到 WPM 的数值。如果波形为零，那部分的语音会进行重复播放以确定是否有停顿的发声，以此来计算阅读过程中的停顿次数。

长时 LPC 谱是对整段文字来进行计算的，处理之前语音信号会经过预加会 45ms 的 Hamming 窗，然后利用自回归方法来计算 LPC 系数，预测阶数为 28，其频率响应就是整段文字的 LPC 谱。这个过程由 Matlab 完成。统计分析利用 SPSS（social package for social science）软件来完成。

2. 电子喉语音和食管语音的声调感知特性

1）实验结果

图 6.46 给出了正常人、食管发音者和电子喉说话者的/ma/在不同声调下的基频等高线图。由于/ma/和/ba/的基频等高线图类似，因此这里只给出了/ma/的基频等高线图，从左到右依次是阴平、阳平、上声和去声。

在图 6.46(a)中可以看到，阴平开始的基频比较高，大约 130Hz，并且在这个发声过程中保持比较平稳的变化趋势。阳平开始的基频比较低，大约 90Hz，在缓慢下降时会出现一个上升的趋势，一直到频率的最高点。上声开始的基频比阳平还要低，大约 80Hz，接着降到四个声调中的最低频率点，然后在该位置频率突然上升，直至最高点。去声开始的基频在 4 个声调当中是最高的，大概 170Hz，接着继续上升到最高点，然后突然下降一直到发音的结束。通过图 6.46(a)和 6.46(b)的对比，发现正常人的基频等高线与食管发音者的基频等高线很类似，不过后者的频率要比前者低。图 6.46(c)给出了电子喉语音4 个声调的基频等高线，发现他们是一条直线，没有任何变化，频率大概在 70Hz 左右。基频是由电子喉本身的振动频率来决定的，由于电子喉在使用过程中基频无法动态的调节，因而反映在 4 个声调的基频等高线上就没有任何变化。

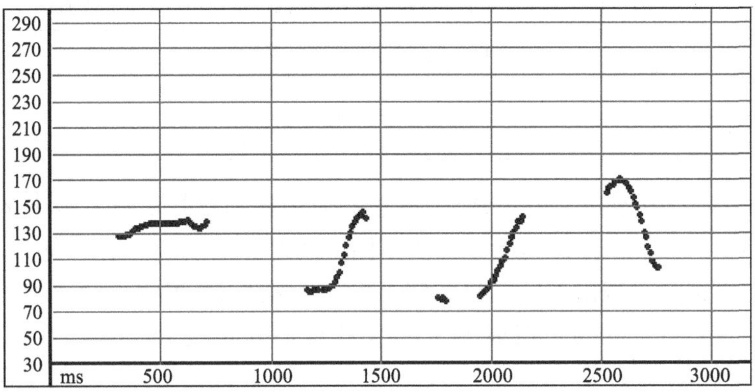

(a)

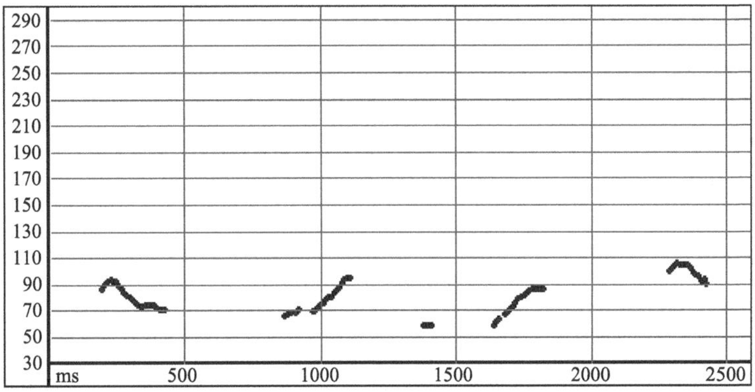

(b)

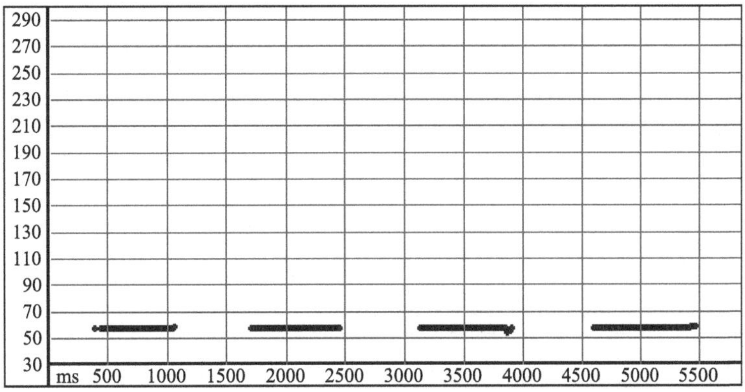

(c)

图 6.46　正常语音(a)、食管语音(b)和电子喉语音(c)/ma/的 4 种声调基频等高线

表 6.16 中给出了由正常人、电子喉使用者和食管语音发声者产生的/ma/和/ba/在 4 个声调的平均可懂度。对于/ma/和/ba/来说，正常语音的 4 个声调的正确识别率最高，食管语音次之，电子喉语音最差。这表明正常语音声调的正确识别率要远高于食管语音和电子喉语音。

表 6.16　正常语音、食管语音与电子喉语音/ma/和/ba/的可懂度

	正常语音	食管语音	电子喉语音
/ma/	97.8	56.8	25.6
/ba/	94.7	64.1	24.8

表 6.17～表 6.19 给出了由正常人、电子喉使用者和食管语音发声者的/ma/和/ba/的可懂度混淆矩阵。混淆矩阵是为了给出不同声调的感知模式。结果表明，正常语音、电子喉语音和食管语音呈现出不同的声调辨识模式。表 6.17 表明正常语音的 4 个声调的正确辨识率都超过了 90%。在表 6.18 中，食管语音的上声(/ma/为 65.3%；/ba/为 76.3%)和去声(/ma/为 70.8%；/ba/为 80.6%)的正确辨识率要高于阴平(/ma/为 42.2%；/ba/为 35.7%)和阳平(/ma/为 38.2%；/ba/为 47.4%)声调的正确辨识率。在表 6.19 中，电子喉语音的上声(/ma/为 64.4%；/ba/为 65.6%)的正确辨识率要远远高于阳平(/ma/为 18.9%；/ba/为 26.7%)、上声(/ma/为 7.8%；/ba/为 6.5%)和去声(/ma/为 11.1%；/ba/为 5.6%)的正确辨识率。

表 6.17　正常语音/ma/和/ba/4 种声调的可懂度

声调	正常语音/ma/				正常语音/ba/			
	阴平	阳平	上声	去声	阴平	阳平	上声	去声
阴平	100	0.0	0.0	0.0	94.4	5.6	0.0	0.0
阳平	0.0	92.2	7.8	0.0	0.0	93.3	6.7	0.0
上声	0.0	1.1	98.9	0.0	0.0	8.9	91.1	0.0
去声	0.0	0.0	0.0	100	0.0	0.0	0.0	100

表 6.18　食管语音/ma/和/ba/4 种声调的可懂度

声调	食管语音/ma/				食管语音/ba/			
	阴平	阳平	上声	去声	阴平	阳平	上声	去声
阴平	42.2	14.6	25.1	18.1	35.7	14.3	4.6	45.4
阳平	12.2	38.2	33.1	16.5	8.3	47.4	32.2	12.1
上声	7.9	10.6	65.3	16.2	0.0	15.6	76.3	8.1
去声	14.0	0.0	15.2	70.8	10.2	0.0	9.2	80.6

表 6.19　电子喉语音/ma/和/ba/4 种声调的可懂度

声调	电子喉语音/ma/				电子喉语音/ba/			
	阴平	阳平	上声	去声	阴平	阳平	上声	去声
阴平	64.4	23.1	12.5	0.0	65.6	19.8	20.1	4.5
阳平	54.3	18.9	13.1	13.7	54.2	26.7	10.0	9.1
上声	59.5	26.2	7.8	6.5	74.6	13.5	1.3	10.6
去声	47.7	30.3	10.9	11.1	62.6	20.7	11.1	5.6

3×4 的方差分析表明不同语音和不同声调之间存在者显著性差异($P<0.05$)。Turkey *post hoc* 检验表明正常语音中 4 个声调的辨识率不存在显著性差异,但是电子喉语音和食管语音中则相反。食管语音中,上声和去声与阴平和阳平之间存在着显著性的差异($P<0.05$),上声和去声的正确辨识率高于阴平和阳平的正确辨识率。对/ba/来说,阳平的正确辨识率明显高于阴平的正确辨识率($P<0.05$)。对电子喉语音来说,阴平的正确辨识率明显高于其他三个声调的正确辨识率($P<0.05$),另外,阳平的辨识率与上声和去声的正确辨识率存在显著性差异($P<0.05$)。

对于声调混淆现象,正常语音和人工喉语音呈现出不同的模式。对正常语音来说,阳平和上声的混淆在/ma/和/ba/中分别占所有混淆的 100%和 73.6%。而在食管语音中,两者的混淆分别占 23.8%和 29.9%,在电子喉语音中则占 13.2%和 8.8%。对于食管语音中的/ma/和/ba/来说,阳平被辨认为上声的情况占 33.1%和 32.2%,而阳平的正确辨识率分别是 38.2%和 47.4%。这个发现说明食管语音中阳平很容易被误听为上声。另外,阴平和去声之间的混淆占所有混淆的 36.9%和 65.6%,特别需要指出的是对于/ba/来说,阴平在 45.4%的情况下被误认为去声,而去声在 10.2%的情况下被误认为是阴平。这说明阴平被误认为去声的情况要多余去声被误认为阳平的情况。对电子喉语音来说,阳平、上声和去声在超过 45%的情况下被误认为阴平(/ma/为 47.7%~59.5%;/ba/为 54.2%~74.6%)。这说明电子喉语音中阳平、上声和去声非常容易被误认为阴平。

2) 讨论

研究结果表明,汉语普通话的人工喉语音不能够像正常语音一样产生足够准确的四声声调,它们的声调正确辨识率要远低于正常语音的声调正确辨识率,并且它们的声调混淆模式也明显有别于正常语音。这个发现说明这两种人工喉语音发声的精确度和正常语音相比还有很大的差距。这与泰国语的人工喉语音的研究结果是一致的,尽管两者的语言存在着很大的差异。

对于/ma/和/ba/来说,正常语音的阳平和上声的正确辨识率并没有达到 100%。这个发现和以前的研究结果一致。根据 Zue(1976)的发现,阳平和上声非常容易混淆,尽管其他声调几乎能够达到 100%的正确辨识率。相近的混淆模式在食管语音中也被发现,阳平被误认为上声的概率为上声被误认为阳平的概率的 2 倍还要多。这一发现与 Chuang 和 Hiki(1972)对正常语音的研究结果相类似。认为这种现象和两种声调的基频等高线过于相似有关,阳平和上声在基频等高线上都有一个下降并且上升的过程。

除了与基频等高线相似之外,持续时间也可能与阳平和上声的混淆有关。在本研究中,食管语音的数据在/ba/中表明上声的发音持续时间在统计上要明显长于阳平的发音持续时间,但是在/ma/中并无这种发现。同时,心理声学评价结果表明在/ba/中,阳平和上声的正确辨识率在统计上少于在/ma/中,两者的混淆情况也明显降低。这个有趣的发现表明发音持续时间在区分阳平和上声中发挥了重要的作用。事实上,在 Blicher 等(1990)和 Shen 等(1991)对正常语音的研究中发现,持续时间的差异在声调区分中扮演了重要的角色。正常语音中,上声的发音持续时间要明显长于阳平。当两者的发音持续时间相当接近时,阳平就非常容易被误认为上声。

另外,由于咽-食管假体(PE segment)的发声机制上的限制,食管语音不能够在足够的时间内发出阳平的初始部分,因此导致了阳平的初始部分发音时间过长。这就使得阳平的基频等高线和上声的基频等高线非常相似,使得听着容易将阳平误认为是上声。当发/ma/时,食管语音不能够使上声的发音时间明显长于阳平的发音时间,因此就无法利用持续时间的因素来对这两种声调进行区分。这就说明了为什么两者之间的混淆在/ma/中要高于在/ba/中。

在电子喉发声中,元音的发音持续时间是由电子喉的发声按钮来控制的,利用手指来控制发音的起始导致了电子喉语音中发音持续时间明显长于正常语音和食管语音。

根据图 6.46(a)和(b),食管语音和正常语音的基频等高线非常类似,除了食管语音的基频等高线的变化不如正常语音丰富以外。这是由于食管语音使用了有别于正常语音的咽-食管假体作为新的发音嗓音源造成的。但是,正常语音和食管语音的阴平基频等高线相差比较大。正常语音中阴平的基频等高线相对比较平坦,没有什么变化,然而食管语音中阴平的基频等高线则是在发声过程中逐渐下降的。而在去声的基频等高线中也发现了这种缓慢下降的趋势。两者的变化趋势类似就解释了食管语音中阴平和去声之间的混淆。据此认为,由于食管语音中使用了咽-食管假体作为假声门,他们不能够很好地控制这一假声门的振动,因此导致了阴平和去声之间的混淆。

数据同时也表明对于正常语音和食管语音来说,上声和去声的正确辨识率要高于阴平和阳平,也就使说食管发声更容易精确的发出这两种声调。这可能与在声调产生中基频的变化幅度有关。汉语中,上声的开始基频很低,并且在发声中基频在上升之间会逐渐降低 4 个声调中的最低点。同时,去声的开始基频最高,并且会持续上声到 4 个声带中基频的最高点,然后会有一个突然的下降一直持续到发声结束。上声和去声中剧烈的基频变换需要不断的改变肌肉的紧张程度。这种肌肉紧张程度变化使得食管发音者能更准确的发出这两种声调。由于阴平和阳平发声中肌肉的紧张程度较为缓和,缺乏极端的变化,需要更为精确的控制,所以使得这两种声调的准确发声比较困难,也就导致了它们的正确辨识率较低。这种看法得到了其他语言中类似研究结果的证实。这些研究表明一个共同的观点:基频等高线变化较为剧烈的声调能够被食管语音发声者更精确地表达出来,因而正确辨识率就较高。

对于电子喉语音来说,尽管阴平的发声正确辨识率远远高于其他声调,但是与食管语音和正常语音相比仍然偏低。这种发现在泰国语和粤语的电子喉研究中也得到了证实。在电子喉语音发声中,阴平的正确辨识率要远高于其他三个声调。这和声调的基频等高线特性有关。Ng 的研究结果表明,基频等高线是用来区别话语意思的主要声学因素。阴平的基频等高线频率较高,并且发生过程中变化较为平缓。但是其他三个声调则在发生过程中有着丰富的频率变化曲线。电子喉本身的局限性决定了发声过程中无法动态地改变基频,因此它的基频等高线是一条没有变化的直线。由于正常语音中阴平的基频等高线和直线非常类似,这就导致了电子喉语音中阴平的正确辨识率最高。在泰国语和粤语的食管语音的研究中也发现了类似的结果。Gandour 等指出,电子喉语音的低声调正确辨识率较高,而正常人的低声调基频等高线也近似是一条直线,缺乏变化。在粤语中,电子喉语音平声的正确辨识率要高于去声的正确辨识率。

需要指出的是，本项研究中，声调的感知结果都是在没有上下文背景的孤立单字中得到的。而实际交流当中，上下文的提示对于声调的辨识有着非常重要的作用。Yiu 等的研究结果表明在具有上下文背景条件下，人工喉语音声调的正确辨识率要高于孤立单字情况下的辨识率。因此，汉语人工喉语音的声调辨识率在实际环境交流中应该会有更高的正确辨识率。

3. 电子喉语音和食管语音的声调特性

1）实验结果

表 6.20～表 6.22 给出了正常语音和食管语音段落文字的平均基频、平均声强、阅读速度和停顿次数数值，以及/ma/和/ba/中元音/a/的声学参数的最大值、最小值和变化范围，其中包括基频、声强、频率微扰、幅度微扰和信噪比。

表 6.20　正常语音和食管语音段落文字的声学参数值

	正常语音	食管语音
平均阅读基频/Hz	111.51	84.35
平均阅读声强/dB	72.56	64.81
停顿次数	16.6	35.8
每分钟阅读字数	175.3	118.8

表 6.21　正常语音/ma/和/ba/4 种声调的声学参数值

		/ba/				/ma/			
		阴平	阳平	上声	去声	阴平	阳平	上声	去声
基频/Hz	min	122.43	80.10	55.20	87.3	129.23	88.17	68.43	99.6
	max	140.77	143.3	142.63	157.57	137.66	148.07	137.67	167.83
	range	18.34	63.20	87.43	70.27	8.43	59.9	69.23	68.23
声强/dB	min	72.23	69.43	55.90	57.97	66.40	62.97	55.77	65.63
	max	83.57	80.90	81.33	80.47	81.50	80.80	80.63	82.53
	range	11.34	11.47	25.43	22.50	15.10	17.83	24.86	16.90
幅度微扰/%	min	0.21	1.46	1.74	1.91	0.14	1.53	1.87	3.43
	max	1.54	4.49	4.65	4.25	0.62	7.87	5.52	4.39
	range	1.33	3.03	2.91	2.34	0.48	6.34	3.65	0.96
频率微扰/%	min	1.07	7.82	11.35	7.34	1.18	2.94	9.42	5.08
	max	7.28	20.42	22.67	20.63	5.54	16.55	22.63	20.00
	range	6.21	12.60	11.32	13.29	4.36	13.61	13.21	14.92
信噪比/dB	min	22.93	7.83	7.40	5.83	20.13	7.23	7.40	6.33
	max	26.07	15.70	14.57	15.03	22.47	14.50	16.90	14.33
	range	3.13	7.87	7.17	9.20	2.34	7.27	9.50	8.00

表 6.22　食管语音/ma/和/ba/4 种声调的声学参数值

		/ba/				/ma/			
		阴平	阳平	上声	去声	阴平	阳平	上声	去声
基频/Hz	min	71.97	59.56	51.16	54.98	62.88	58.18	50.93	54.4
	max	100.50	92.68	88.68	97.90	87.40	87.20	89.45	92.84
	range	28.53	33.12	37.52	42.92	24.52	29.02	38.52	38.44
声强/dB	min	66.22	61.44	57.88	61.91	63.38	64.53	61.34	59.48
	max	79.73	79.56	78.63	81.08	77.38	78.78	75.86	79.09
	range	13.52	18.12	20.75	19.17	14.00	14.25	14.52	19.61
幅度微扰/%	min	3.46	6.04	8.19	4.61	3.73	5.79	7.33	7.17
	max	9.17	15.15	20.55	12.92	12.97	17.09	21.51	21.72
	range	5.71	9.11	12.36	8.31	9.24	11.30	14.18	14.55
频率微扰/%	min	21.69	38.01	39.29	32.20	39.36	38.96	38.75	38.17
	max	45.65	63.45	67.62	66.74	64.54	69.54	66.26	64.59
	range	23.94	25.44	28.33	34.54	25.18	30.58	27.51	26.42
信噪比/dB	min	4.63	4.77	4.04	3.60	4.15	3.93	3.96	4.42
	max	7.84	8.27	7.62	7.22	7.55	7.42	7.33	8.35
	range	3.21	3.50	3.58	3.62	3.40	3.49	3.37	3.93

正常语音的元音基频和信噪比的最大值及最小值均高于食管语音，但是频率微扰和幅度微扰要小。正常语音频率微扰和幅度微扰的波动范围要小于食管语音。正常语音阴平的基频和信噪比波动范围要小，但是其他声调的这两个参数值要高于食管语音。另外，正常语音声强的最大值要高于食管语音。Kruskal-Wallis 单边方差分析结果表明正常语音和食管语音之间这些声学参数存在显著性差异($P<0.05$)。*Man-Whitney U* 检验表明正常语音阴平和其他声调的声学参数变化范围存在显著性差异($P<0.05$)。但是食管语音中 4 个声调之间的声学参数并无显著性差异。和正常语音相比，食管语音阅读中的平均基频、平均基频和阅读速度明显要低，但是停顿次数要多。Kruskal-Wallis 单边方差分析结果表明两者在阅读中的声学参数上存在显著性差异($P<0.05$)。

图 6.47 中给出了正常语音和食管语音中元音/a/随声调变化的基频初始值和终止值。正常语音和食管语音的阴平和去声基频起始值要高于阳平和上声，但是其基频终止值来说则恰恰相反。与正常语音相比，食管语音中各个声调的基频起始值和终止值较小。对正常语音和食管语音来说，Kruskal-Wallis 单边方差分析表明各个声调的基频起始值和终止值存在显著性的差异($P<0.02$)。*Man-Whitney U* 检验表明阳平和上声的基频起始值及终止值与阴平和去声存在显著性差异($P<0.05$)。食管语音/ma/中去声的基频起始值和其他声调存在明显的差异($P<0.05$)，但其他三个声调之间则不存在这种情况。类似的结果也出现在正常语音/ma/中去声和其他声调的基频终止值($P<0.02$)。/ma/和/ba/中正常语音各个声调的基频起始值和终止值要明显高于食管语音($P<0.02$)。

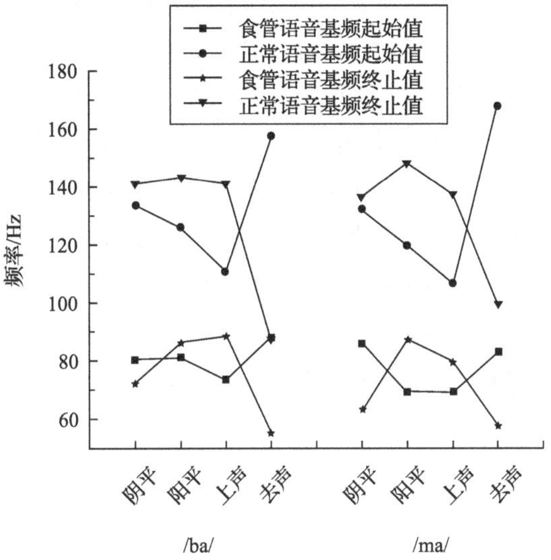

图 6.47　正常语音和食管语音元音/a/4 种声调的基频初始值及终止值

图 6.48 中给出了正常语音和食管语音中元音/a/随声调变化的声强初始值和终止值。对于正常语音来说，阴平和去声声强起始值要高于阳平和上声。但是对于基频终止值来说则恰恰相反。起始值和终止值之间的差值随声调也有所变化，其中去声的差值最大，最小的是阳平的差值，阴平和上声介于两者之间。对食管语音来说，阴平和去声的起始值也高于其他两个声调，终止值则相反。但是与正常语音相比，食管语音中各个声调的声强起始值和终止值较小。对正常语音和食管语音来说，Kruskal-Wallis 单边方差分析表明各个声调的声强起始值和终止值存在显著性差异（$P<0.01$）。*Man-Whitney U* 检验表明阳平和上声之间声强起始值及终止值存在显著性差异（$P<0.05$）。对于/ma/和/ba/来说，正常语音中随声调变化的声强起始值和终止值要明显高于食管语音（$P<0.01$）。

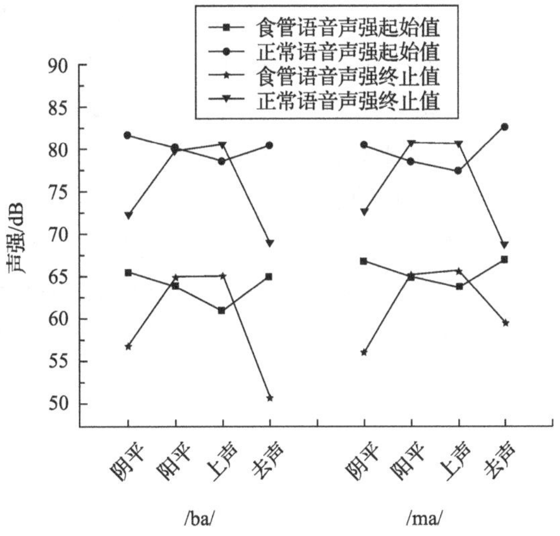

图 6.48　正常语音和食管语音元音/a/4 种声调的声强初始值及终止值

图 6.49 中给出了正常语音和食管语音中元音/a/随声调变化的元音持续时间。正常语音和食管语音中，上声发音持续时间最长，其次是阳平，接着是阴平和去声。Kruskal-Wallis 单边方差分析表明正常语音各个声调之间在/ma/($\chi^2=48.576$，$P<0.01$)和/ba/($\chi^2=54.798$，$P<0.01$)中存在显著性的差异。食管语音各个声调之间在/ma/($\chi^2=44.686$，$P<0.01$)和/ba/($\chi^2=78.256$，$P<0.01$)中同样存在显著性的差异。Man-Whitney U 检验表明正常语音中各个声调的元音持续时间相互之间存在显著性差异($P<0.05$)。食管语音/ma/中阳平和上声之间的元音持续时间无显著性差异，但是/ba/中各个声调之间的元音持续时间则有显著性差异($P<0.05$)。/ma/和/ba/中食管语音各个声调的元音持续时间要明显长于正常语音($P<0.01$)。

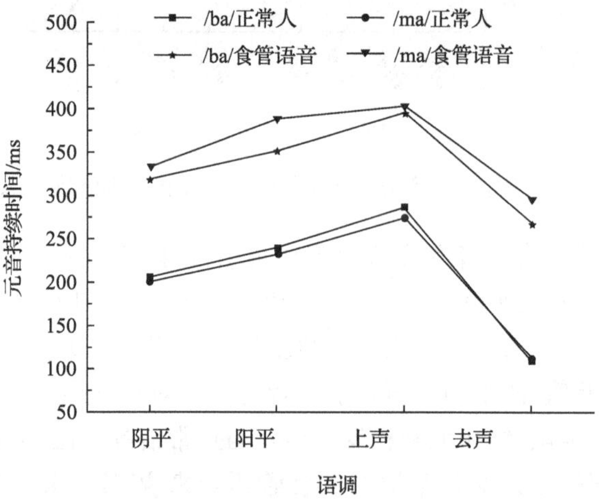

图 6.49　正常语音和食管语音元音/a/4 种声调的元音持续时间

图 6.50 和图 6.51 中给出了正常语音及食管语音元音/a/随声调变化频率微扰和幅度微扰的初始值及终止值。正常语音和食管语音中阴平的频率微扰和幅度微扰值最小，上声的频率微扰值最大。频率微扰和幅度微扰的终止值要明显高于起始值。正常语音的上声的频率微扰和幅度微扰值比其他声调大。正常语音的频率微扰和幅度微扰值要明显小于食管语音。Kruskal-Wallis 单边方差分析表明，正常语音和食管语音各个声调的频率微扰及幅度微扰起始值和终止值存在显著性的差异($P<0.01$)。Man-Whitney U 检验表明阴平的频率微扰和幅度微扰起始值和终止值与其他声调存在显著性差异($P<0.05$)。正常语音中阳平、上声和去声的频率微扰和幅度微扰不存在显著性差异。/ma/和/ba/中正常语音中各个声调的频率微扰和幅度微扰起始值及终止值要低于食管语音($P<0.04$)。

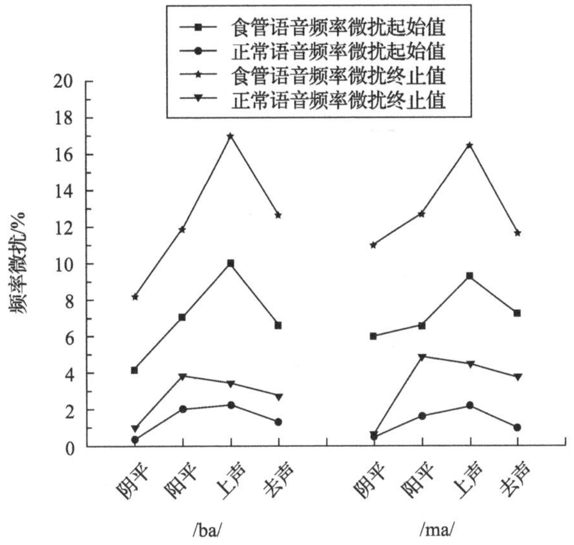

图 6.50　正常语音和食管语音元音/a/4 种声调的频率微扰初始值及终止值

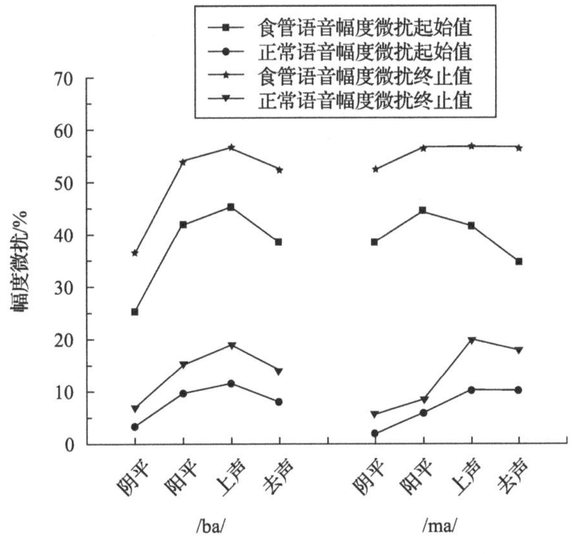

图 6.51　正常语音和食管语音元音/a/4 种声调的幅度微扰初始值及终止值

图 6.52 中给出了正常语音和食管语音中元音/a/随声调变化的信噪比的初始值和终止值。对正常语音来说，阴平信噪比的起始值和终止值最高，去声最低。各个声调信噪比的起始值要高于终止值。食管语音中信噪比的起始值和终止值随声调变化趋势并不明显，但是各个声调信噪比的初始值都高于终止值。Kruskal-Wallis 单边方差分析表明正常语音各个声调的信噪比起始值和终止值存在显著性的差异($P<0.01$)。Man-Whitney U 检验表明阳平的信噪比起始值和终止值比其他声调明显要高($P<0.05$)。食管语音各个声调之间的信噪比起始值和终止值并不存在显著性差异。/ma/和/ba/中正常语音中各个声调的信噪比起始值及终止值要明显高于食管语音($P<0.03$)。

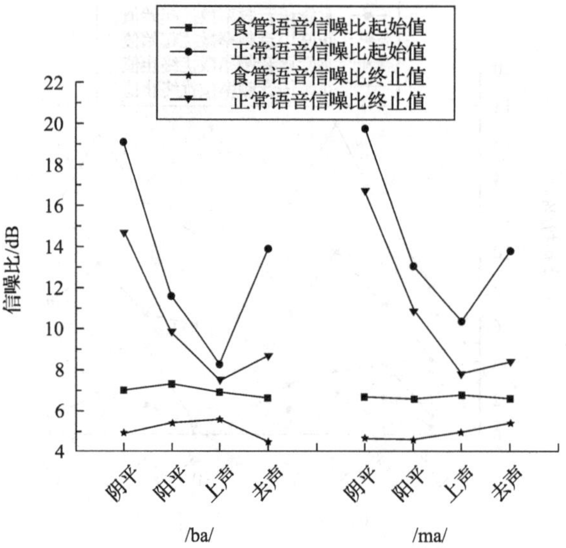

图 6.52　正常语音和食管语音元音/a/4 种声调的信噪比初始值与终止值

图 6.53 给出了有正常人和食管发音者阅读文字段落时的长时 LPC 语音谱。从谱上可以明显看出两个方面的结果：第一，4000Hz 以下共振峰相当明显，并且食管语音的共振峰明显高于正常语音；第二，食管语音谱在高频部分比正常语音有着更为平坦的谱包络。这个发现与早期 Sisty 和 Weinberg 的研究结果一致。

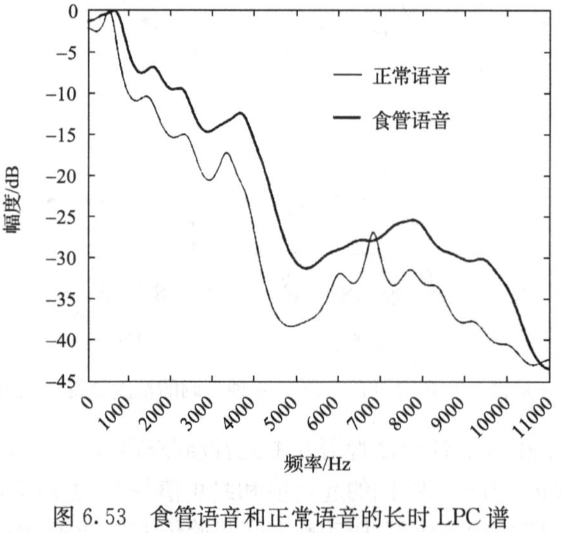

图 6.53　食管语音和正常语音的长时 LPC 谱

2）讨论

（1）基频、声强和元音持续时间

实验结果显示汉语正常语音的平均阅读基频是 111.51Hz，这与英语正常语音的结果是一致的。Robbins 等（1984a）报道的平均基频是 108Hz，Blood（1984）的结果是 120.8Hz，Bellandese(1998)报道的结果是 115.6Hz。在使用同样的语音材料的情况下，粤语正常人的平均基频是 120.5Hz。尽管语言之间的差异性很大，并且语音测试材料也不尽相同，但是汉语正常人和其他语言的正常人的平均基频结果非常接近。

汉语食管语音的平均阅读基频在本项研究中的值为 84.35Hz，要比以前报道的英语食管语音发声者的结果高(Hoops and Noll，1969；Shipp and Hollien，1969；Weinberg and Bonnott，1972；Filter and Hyman，1975；Robbins et al.，1984a，1984b)。但是这个数值要比粤语食管语音的平均基频低很多，Ng 等(2000)报道的数据为 155.2Hz。

在 4 种声调中，正常语音的基频起始值和终止值要比食管语音高，并且阳平、上声和去声 3 个声调的频率变化范围也要比食管语音大。这主要是由于汉语声调的特性和食管语音与正常语音不同的发声机制所决定的。在食管语音和正常语音中，阴平的基频波动范围与其他声调相比是最小的。但是食管发声者使用咽-食管假体来进行发声，而不是像正常人利用声带的振动来产生语音。根据研究，咽-食管假体的质量要远大于声带的质量，因此不能像声带一样做非常精确和复杂的运动(Van den Berg et al.，1959)。过大的质量导致了咽-食管假体的振动速率很慢，产生了较低的基频。另外，正常人能都对声带的振动根据发声的需要进行精确的控制，这意味着正常人能够在发阴平声调时保持较好的平稳特性，而在其他声调发声时产生较大的变化波动和丰富的泛音。而食管发声者在这方面的能力则要差得多，从而使得阴平的平稳性难以保持，其他声调的频率也只能在较小的范围内进行变化。

与英语食管语音发声者相比，汉语食管语音具有较高的平均阅读基频。这种差距可能与食管语音的基频调整机制有关。Diedrich(1968)指出，食管语音中咽-食管假体紧张程度的加剧只能在很小范围内导致基频的升高，这是因为咽-食管假体的结构过于简单，并且神经控制机制非常有限。尽管通过气流的冲击可以导致咽-食管假体振动频率的增加，但是食管语音发声者增强呼吸气流的能力非常有限，因为气流的来源——食管或者胃部的容量非常有限。Bellandese(1998)指出，一个优秀的食管发声者可以在发声过程中降低呼吸的气流，因为气流在升高基频的同时会导致气流供应的突然中断，由此会产生嘶哑的声音。食气管发声者尽管同样也是利用肺部的气流来发声，但是他们的基频仍然要比正常人低。这一事实说明咽-食管假体在食管语音的基频调整过程中发挥了比气流更为重要的作用。Ng 等(2000)在粤语的研究中指出，食管语音的平均基频明显高于正常语音。据此认为粤语食管语音发声者可以收缩颈部组织来紧张咽-食管假体，因此能够产生明显高于正常语音的基频。这种解释与 Bellandese 等的研究结果相吻合。基于这种解释，本项研究的结果表明汉语食管语音发声者可以对咽-食管假体进行更好的调控，因此取得了比英语食管语音更高的基频。

在本项研究中，正常语音比食管语音有更高的平均声强。这与以前的研究结果相符和(Baggs and Pine，1983；Blood，1984；Robbins et al.，1984b)。Robbins 等(Robbins et al.，1984b)指出，由于食管语音中食管或者胃部存储的气流的相当有限，因此呼吸气流量和气压都很小。因此导致了发声过程中声强要比正常语音低。

结果表明食管语音比正常语音有着更长的元音持续时间。这个发现和以前的研究相符和(Christensen and Weinberg，1976；Gandour et al.，1980；Ng et al.，2001)。持续之间的差异可能和阅读的速度有关。食管发声者的阅读速度为每分钟 139.8 个单字，而正常人的阅读速度为 175.3 个。Gandour 等(1980)指出食管语音发声系统由于本身的缺陷导致无法项正常语音一样满足发声的需要。食管语音用于发生的气流的使用效率很低,这导致了相当一部分气流无法用于发声的需求。发声空气动力学机制的改变和缺乏其他相关组织对声调变化的支持,使得食管发声者的阅读速度要比正常人慢得多。Christensen 和 Weinberg(1976)提出一个假设:人工喉语音过长的元音持续时间可能是由于咽-食管假体的振动延迟导致的(振动的速度较慢,恢复期较长,导致了需要较多时间转变到另一状态)。但是由于缺乏对食管括约肌的肌肉弹性特性的深入理解,这个假设的正确性还有待证实。

(2) 频率微扰、幅度微扰和信噪比

在各个声调中,食管语音的频率微扰和幅度微扰要比正常语音高得多。这和以前的报道相符和(Gandour et al.,1980;Robbins et al.,1984a,1984b)。Bellandese 指出,食管发声者应用和正常人完全不同的机制来对基频进行调节,咽-食管假体是主要的基频调节动力源。食管语音中较高的频率微扰说明食管发声者对咽-食管假体的控制比较差,导致了发声过中的稳定性较差。较差的稳定性导致了频率微扰和幅度微扰的数值较高,对于噪音源的振动控制得越好,振动的周期性和规律性就越好,频率微扰和幅度微扰的数值就越小。

在正常语音中,阴平的频率微扰和幅度微扰要明显低于其他声调。正如前面所指出的,阴平的基频变化很平稳,波动较少。这就使得阴平的频率和幅度微扰数值较小,大小和英语中稳定元音很相近。其他声调的频率波动较为剧烈,因而这两个数值也就比较高。

研究结果中指出,正常语音的信噪比要比食管语音高,但是食管语音中 4 个声调的信噪比之间并无统计行差异。可以看到食管语音的信噪比是正值,而以前报道的英语食管语音的信噪比是负值(Bellandese,1998;Bellandese et al.,2001)。这是由于汉语食管语音中周期性的信号要多于非周期性的信号,这也说明了汉语食管发声者对咽-食管假体的调控要优于英语食管发声者。

(3) 长时 LPC 谱

通过对长时 LPC 谱的观察,可以看到正常语音的第一个共振峰位于 300～450Hz 之间,而食管语音的第一共振峰则位于 450～750Hz 之间,即食管语音的第一共振峰要大于正常语音,其他共振峰也是如此。这和以前 Sisty 和 Weinberg(1972)在英语食管语音中的报道相一致。Cervera 等(2001)在研究西班牙食管发声的元音时也得到了相同的结论。食管语音的平均共振峰元音之所以高,是因为假声门的存在缩短了声道的长度。

6.7 本章小结

本章在分析了电子喉语音的噪声特性和介绍了传统语音增强算法的基础上,详细研究了基于感知加权技术的谱减增强方法、基于人耳听觉掩蔽模型的谱减增强方法、基于独立分量分析的自适应增强方法和基于自适应小波包变换的电子喉增强方法,并且从语音声学和主观听觉两个方面系统评价了这些方法在高斯白噪声及 Babble 噪声等不同背景环境下的电子喉语音增强效果。研究结果表明,本小组提出的电子喉语音增强方法相比传统的增强方法，去噪性能显著提高，不仅能够有效地消除辐射噪声，而且能够消除附加的环境噪声。此外，本章建立的电子喉语音增强系统，不仅改善了电子喉语音的质量，而且扩大了电子喉的应用范围。然而，电子喉语音增强是一种后处理技术，对于环境复杂和实时性要求较高的情况仍然存在很大的限制，因此，提高实时性和适用性是电子喉语音增强方法研究的主要难题。此外，本章也介绍了本小组在电子喉语音空气动力学特征、电子喉语音可懂度影响因素、电子喉语音声调特征表达等方面的研究成果，为汉语声调康复语音的评价研究奠定了基础，为电子喉语音的使用和康复训练提供了客观依据，具有重要的临床意义。

（刘汉军　万聪颖　牛海军　王素品　万明习）

参考文献

崔锦泰. 1995. 小波分析导论. 程亚兴译. 西安：西安交通大学出版社.

姜琳峰. 2004. 语音增强技术的研究及应用. 武汉大学硕士学位论文.

苏秦，赵鹤鸣. 2003. 基于小波变换的多尺度多阈值语音信号去噪. 苏州大学学报(工科版)，23(6)：18-22.

王建忠. 1992. 小波理论及其在工程中的应用. 数学进展，21(3)：289-316.

章文义，朱杰. 2003. 几种无语音检测噪音估计方法的比较研究. 计算机工程与设计，24(10)：40-42.

朱民雄，闻新，黄健群. 2002. 计算机语音技术. 北京：北京航空航天大学出版社.

Atal B S，Schroeder M R. 1979. Predictive coding of speech and subjective error criteria. IEEE Transactions on Acoustics，Speech and Signal Processing，27(3)：247-254.

Baggs T W，Pine S J. 1983. Acoustic characteristics：tracheoesophageal speech. Journal of Communication Disorders，16(4)：299-307.

Bahoura M，Rouat J. 2001. Wavelet speech enhancement based on the teager energy operator. IEEE Signal Processing Letters，8(1)：10-12.

Barney H L，Haworth F E，Dunn H K. 1959. An experimental transistorized artificial larynx. Bell System Technical Journal，38(6)：1337-1356.

Bell A J，Sejnowski T J. 1995. An information-maximization approach to blind separation and blind deconvolution. Neural Computation，7(6)：1129-1159.

Bellandese M H，Lerman J W，Gilbert H R. 2001. An acoustic analysis of excellent female esophageal，tracheoesophageal，and laryngeal speakers. Journal of Speech，Language and Hearing Research，44(6)：1315-1320.

Bellandese M H. 1998. The relation between acoustic and perceptual characteristics of laryngeal，excellent tracheoesophageal and excellent esophageal speakers. Thesis(Ph. D.)，University of Connecticut.

Berouti M，Schwartz R，Makhoul J. 1979. Enhancement of speech corrupted by acoustic noise. IEEE International Conference on Acoustics，Speech，and Signal Processing，Washington DC，4：208-211.

Blicher D L，Diehl R L，Cohen L B. 1990. Effects of syllable duration on the perception of the Mandarin Tone 2/Tone 3 distinction：Evidence of auditory enhancement. Journal of Phonetics，18(1)：37-49.

Blood G W. 1984. Fundamental frequency and intensity measurements in laryngeal and alaryngeal speakers. Journal of Communication Disorders，17(5)：319-324.

Boll S F. 1979. Suppression of acoustic noise in speech using spectral subtraction. IEEE Transactions on Acoustics，Speech and Signal Processing，27(2)：113-120.

Brandenburg K，Stoll G. 1994. ISO-MPEG-1 audio：a generic standard for coding of high quality digital audio. Journal of the Audio Engineering Society，42(10)：780-792.

Cervera T，Miralles J L，Gonzalez A J. 2001. Acoustical analysis of Spanish vowels produced by laryngectomized subjects. Journal of Speech, Language and Hearing Research, 44(5): 988-996.

Chang S, Kwon Y, Yang S. 2001. Denoising adapted wavelet packets domain for robust speech recognition. IEEE International Symposium on Industrial Electronics, Pusan, 497-500.

Ching T Y C, Williams R, Hasselt A V. 1994. Communication of lexical tones in Cantonese alaryngeal speech. Journal of Speech, Language and Hearing Research, 37(3): 557-563.

Christensen J M, Weinberg B. 1976. Vowel duration characteristics of esophageal speech. Journal of Speech, Language and Hearing Research, 19(4): 678-689.

Chuang C K, Hiki S. 1972. Acoustical features and perceptual cues of the four tones of standard colloquial Chinese. The Journal of the Acoustical Society of America, 52(1A): 146-146.

Chui C K. 1992. Wavelets: A tutorial in theory and applications. Boston: Academic Press.

Clark J G, Stemple J C. 1982. Assessment of three modes of alaryngeal speech with a synthetic sentence identification (SSI) task in varying message-to-competition ratios. Journal of Speech, Language and Hearing Research, 25(3): 333-338.

Cohen A, Daubechies I. 1992. Biothogonal bases of compactly supported wavelets. Communications on Pure and Applied Mathematics, 45(5): 485-560.

Daubechies I, Pqul T. 1988. Time frequency of localization aoperators: a geometric phase space approach. IEEE Transactions on Information Theory, 34(4): 605-612.

Daubechies I. 1998. Orthonormal bases of compactly supported wavelets. Communications on Pure and Applied Mathematics, 41(9): 710-732.

Diedrich W M. 1968. The mechanism of esophageal speech. Annals of the New York Academy of Sciences, 155(1): 303-317.

Donoho D L, Johnston I M. 1994. Ideal spatial adaptation by wavelet shrinkage. Biometrika, 81(3): 425-455.

Donoho D L. 1995. De-noising by soft-thresholding. IEEE Transactions on Information Theory, 41(3): 613-627.

Ephraim Y, Malah D. 1984. Speech enhancement using a minimum mean-square error short-time spectral amplitude estimator. IEEE Transactions on Acoustics, Speech and Signal Processing, 32(6): 1109-1121.

Filter M D, Hyman M. 1975. Relationship of acoustic parameters and perceptual ratings of esophageal speech. Perceptual and Motor Skills, 40(1): 63-68.

Fu M, He H N, Yu Y Z, et al. 1999. The application of electrolarynx on speech rehabilitation of total laryngectomy. Chinese Archives of Otolaryngology-Head and Neck Surgery, 6(4): 216-219.

Gandour J, Weinberg B, Pretty S H, et al. 1986. Rhythm in Thai esophageal speech. Journal of Speech, Language and Hearing Research, 29(4): 563-568.

Gandour J, Weinberg B, Pretty S H, et al. 1987. Vowel length in Thai alaryngeal speech. Folia Phoniatrica et Logopaedica, 39(3): 117-121.

Gandour J, Weinberg B, Pretty S H, et al. 1988. Tone in Thai alaryngeal speech. Journal of Speech and Hearing Disorders, 53(1): 23-29.

Gandour J, Weinberg B, Rutkowski D. 1980. Influence of postvocalic consonants on vowel duration in esophageal speech. Language and Speech, 23(2): 149-158.

Goupillaud P, Grossmann A, Morlet J. 1984. Cycle-octave and related transforms in seismic signal analysis. Geoexploration, 23(1): 85-102.

Grossmann A, Morlet J, Paul I. 1985. Transforms associated to square integrable group respresentations. Journal of Mathematical Physics, 26(10): 2373-2479.

Grossmann A, Morlet J. 1984. Decomposition of Hardy function into square intergrable wavelets of constant shape. SIAM Journal on Mathematical Analysis, 15(14): 723-736.

Hansen J H L. 1994. Morphological constrained feature enhancement with adaptive cepstral compensation (MCE-ACC) for speech recognition in noise and Lombard effect. IEEE Transactions on Speech and Audio Processing, 2

(4): 598-614.

Hirsch H G, Ehrlicher C. 1995. Noise estimation techniques for robust speech recognition. International Conference on Acoustics, Speech, and Signal Processing, Detroit, MI, 1: 153-156.

Hoops H, Noll J D. 1969. Relationship of selected acoustic variables to judgments of esophageal speech. Journal of Communication Disorders, 2(1): 1-13.

Hosoi S, Toyama J, Shimbo M. 1998. Audio coding using the best level wavelet packet transform and auditory masking. 4th International Conference on Signal Processing Proceedings, Beijing, 2: 1138-1141.

Hu Y, Bhatnagar M, Loizou P C. 2001. A cross-correlation technique for enhancement speech corrupted with correlated noise. IEEE International Conference on Acoustics, Speech, and Signal Processing, Salt Lake City, UT, 1: 673-676.

Hu Y, Loizou P C. 2003. A perceptually motivated approach for speech enhancement. IEEE Transactions on Speech and Audio Processing, 11(5): 457-464.

Hyvarinen A, Karhunen J, Oja E. 2001. Independent component analysis. Danvers, MA: John Wiley & Sons.

Jansen M, Bultheel A. 2001. Asymptotic behavior of the minimum mean squared error threshold for noisy wavelet coefficients of piecewise smooth signals. IEEE Transactions on Signal Processing, 49(6): 1113-1118.

Johnston J D. 1988. Transform coding of audio signals using perceptual noise criteria. IEEE Journal on Selected Areas in Communications, 6(2): 314-323.

Knox A W, Anneberg M. 1973. The effects of training in comprehension of electrolaryngeal speech. Journal of Communication Disorder, 6(2): 110-120.

Kroon P, Atal B S. 1992. Predictive coding of speech using analysis-by-synthesis techniques. In Advances in Speech Signal Processing(Furui S, Sondhi M, Eds), New York: Marcel Dekker: 141-164.

Li S, Wan M, Wang S. 2009. Multi-band spectral subtraction method for electrolarynx speech enhancement. Algorithms, 2(1): 550-564.

Li S, Wang J, Niu M, et al. 2010. Iterative spectral subtraction method for millimeter-wave conducted speech enhancement. Journal Biomedical Science and Engineering, 3(2): 187-192.

Lim J S, Oppenheim A V. 1979. Enhancement and bandwidth compression of noisy speech. Proceedings of the IEEE, 67(12): 1586-1604.

Liu H, Wan M, Ng M L, et al. 2006c. Tonal perceptions in normal laryngeal, esophageal, and electrolaryngeal speech of mandarin. Folia Phoniatrica et Logopaedica, 58(5): 340-352.

Liu H, Wan M, Wang S, et al. 2004. Aerodynamic characteristics of laryngectomees breathing quietly and speaking with the electrolarynx. Journal of Voice, 18(4): 567-577.

Liu H, Wan M, Wang S. 2005. Features of listeners affecting the perceptions of Mandarin electrolaryngeal speech. Folia Phoniatrica et Logopaedica, 57(1): 9-19.

Liu H, Zhao Q, Wan M, et al. 2006a. Enhancement of electrolaryngeal speech based on auditory masking. IEEE Transactions on Biomedical Engineering, 53(5): 865-874.

Liu H, Zhao Q, Wan M, et al. 2006b. Application of spectrual substraction method on enhancement of electrolaryngeal speech. The Journal of the Acoustical Society of America, 120(1): 398-406.

Lockwood P, Boudy J. 1992. Experiments with a nonlinear spectral subtractor(NSS), hidden Markov models and projection, for robust recognition in cars. Speech Communication, 11(2-3): 215-228.

Lynch J F, Josenhans J G, Crochiere R E. 1987. Speech/silence segmentation for real-time coding via rule based adaptive endpoint detection. IEEE International Conference on Acoustics, Speech, and Signal Processing, Dallas, Texas, 12: 1348-1351.

Mallat S, Zhong S. 1992a. Characterization of signals from multiscale edges. IEEE Transactions on Pattern Analysis and Machine Intelligence, 14(7): 710-732.

Mallat S, Huang W L. 1992b. Singularity detection and processing with wavelets. IEEE Transactions on Information

Theory, 38(2): 617-643.

Mallat S. 1989a. A theory for multiresolution signal decomposition: The wavelet representation. IEEE Transactions on Pattern Analysis and Machine Intelligence, 11(7): 674-693.

Mallat S. 1989b. Multifrequency channel decomposition of images and wavelets models. IEEE Transactions on Acoustics, Speech and Signal Processing, 37(12): 2091-2110.

Mallat S. 1989c. Multiresolution approximations and wavelet orthonormal bases of L2(R). Transactions of the American Mathematical Society, 315(1): 69-87.

Mallat S. 1991. Zero-crossing of a wavelet transform. IEEE Transactions on Information Theory, 37(4): 1019-1033.

Martin R. 1994. Spectral subtraction based on minimum statistics. European Signal Processing Conference, Edinburgh, 1182-1185.

McAulay R J, Malpass M L. 1980. Speech enhancement using a soft decision noise suppression filter. IEEE Transactions on Acoustics, Speech and Signal Processing, 28(2): 137-145.

McCroskey R L, Mulligan M. 1963. The relative intelligibility of esophageal speech and artificial-larynx speech. Journal of Speech and Hearing Disorders, 28(1): 37-41.

Meyer J. 1997. Comparison of one - and two-channel noise estimation techniques. The International Workshop on Acoustic Echo and Noise Control, London, 17-20.

Meyer Y. 1994. 小波与算子. 北京：世界图书出版公司.

Morlet J, Arens G, Fourgeau E, et al. 1982. Wave propagation and sampling theory. Geophysics, 47(2): 203-236.

Morris H L, Smith A E, Van Demark D R, et al. 1992. Communication status following laryngectomy: the Iowa experience 1984-1987. The Annals of Otology, Rhinology, and Laryngology, 101(6): 503-510.

Motta S, Galli I, Di Rienzo L. 2001. Aerodynamic findings in esophageal voice. Archives of Otolaryngology-Head and Neck Surgery, 127(6): 700-704.

Nandkumar S, Hansen J H L. 1995. Dual-channel iterative speech enhancement with constraints on an auditory-based spectrum. IEEE Transactions on Speech and Audio Processing, 3(1): 22-34.

Ng M, Gilbert H, Lerman J W. 2000. Fundamental frequency, intensity, and vowel duration characteristics related to perception of Cantonese alaryngeal speech. Folia Phoniatrica et Logopaedica, 53(1): 36-47.

Ng M, Kwok C, Chow S. 1997. Speech performance of adult Cantonese-speaking laryngectomees using different types of alaryngeal phonation. Journal of Voice, 11(3): 338-344.

Ng M, Lerman J, Gilbert H. 1998. Perceptions of tonal changes in normal laryngeal, esophageal, and artificial laryngeal male Cantonese speakers. Folia Phoniatrica et Logopaedica, 50(2): 64-70.

Niu H, Wan M, Wang S, et al. 2003. Enhancement of electrolarynx speech using adaptive noice cancelling based on independent component analysis. Medical and Biological Engineering and Computing, 41(6): 670-678.

Painter T, Spanias A. 2000. Perceptual coding of digital audio. Proceedings of the IEEE, 88(4): 451-515.

Park H M, Oh S H, Lee S Y. 2002. Adaptive noise canceling based on independent component analysis. Electronics Letters, 38(15): 832-833.

Qi Y, Weinberg B. 1995. Characteristics of voicing source waveforms produced by esophageal and tracheoesophageal speakers. Journal of Speech, Language and Hearing Research, 38(3): 536-548.

Robbins J, Fisher H B, Blom E C, et al. 1984a. A comparative acoustic study of normal, esophageal, and tracheoesophageal speech production. Journal of Speech and Hearing Disorders, 49(2): 202-210.

Robbins J, Fisher H B, Blom E D, et al. 1984b. Selected acoustic features of tracheoesophageal, esophageal, and laryngeal speech. Archives of Otolaryngology-Head and Neck Surgery, 110(10): 670-672.

Robbins J. 1984. Acoustic differentiation of laryngeal, esophageal, and tracheoesophageal speech. Journal of Speech, Language and Hearing Research, 27(4): 577-585.

Sahlin H, Broman H. 1998. Separation of real-world signals. Signal Processing, 64(1):103-113.

Schroeder M R, Atal B S, Hall J L. 1979. Optimizing digital speech coders by exploiting masking properties of the human ear. The Journal of the Acoustical Society of America, 66(6): 1647-1652.

Schutte H K, Nieboer G. 2002. Aerodynamics of esophageal voice production with and without a Groningen voice prosthesis. Folia Phoniatrica et Logopaedica, 54(1): 8-18.

Sheikhzadeh H, Abutalebi H R. 2001. An improved wavelet based speech enhancement system. INTERSPEECH, Aalborg, 1855-1858.

Shen X S, Lin M. 1991. A perceptual study of Mandarin tones 2 and 3. Language and Speech, 34(2): 145-156.

Shipp T, Hollien H. 1969. Perception of the aging male voice. Journal of Speech, Language and Hearing Research, 12(4): 703-710.

Sisty N L, Weinberg B. 1972. Formant frequency characteristics of esophageal speech. Journal of Speech and Hearing Research, 15(2): 439-448.

Stahl V, Fischer A, Bippus R. 2000. Quantile based noise estimation for spectral subtraction and wiener filtering. IEEE International conference on Acoustics, Speech, and Signal Processing, Istanbul, 3: 1875-1878.

Tsoukalas D E, Mourjopoulos J N, Kokkinakis G. 1997. Speech enhancement based on audible noise suppression. IEEE Transactions on Speech and Audio Processing, 5(6): 479-514.

Tsoukalas D, Paraskevas M, Mourjopoulos J. 1993. Speech enhancement using psychoacoustic criteria. IEEE International Conference on Acoustics, Speech, and Signal Processing, Minneapolis, MN, 2: 359-362.

Uemi N, Ifukube T, Takahashi M, et al. 1994. Design of a new electrolarynx having a pitch control function. 3rd IEEE International Workshop on Robot and Human Communication, Nagoya, 198-203.

Usagawa T, Iwata M, Ebata M. 1994. Speech parameter extraction in noisy environment using a masking model. IEEE International Conference on Acoustics, Speech, and Signal Processing, Adelaide, SA, 2: 81-84.

Van den Berg J, Moolenaar-Bijl A. 1959. Cricopharyngeal sphincter, pitch, intensity and fluency in esophageal speech. Practica Oto-Rhino-Laryngologica, 21(4): 298-315.

Virag N. 1999. Single channel speech enhancement based on masking properties of the human auditory system. IEEE Transactions on Speech and Audio Processing, 7(2): 126-137.

Weinberg B, Bennett S. 1972. Selected acoustic characteristics of esophageal speech produced by female laryngectomees. Journal of Speech, Language and Hearing Research, 15(1): 211-216.

Weinberg B, Gandour J, Pretty S, et al. 1987. Voice onset time in Thai alaryngeal speech. Journal of Speech and Hearing Disorders, 52(3): 288-294.

Weinberg B, Moon J. 1984. Aerodynamic properties of four tracheoesophageal puncture prostheses. Archives of Otolaryngology-Head and Neck Surgery, 110(10): 673-675.

Weiss M S, Yeni-Komshian G H, Heinz J M. 1979. Acoustical and perceptual characteristics of speech produced with an electronic artificial larynx. The Journal of the Acoustical Society of America, 65(5): 1298-1308.

Wickrhanser M V. 1994. Adapated wavelet analysis from theory to software. Wellesley, MA: A K Peters.

Widrow B, Glover J R, Mccool J M, et al. 1975. Adaptive noise canceling: principles and applications. Proceedings of IEEE, 63(12): 1692-1716.

Williams S E, Watson J B. 1985. Differences in speaking proficiencies in three laryngectomee groups. Archives of Otolaryngology-Head and Neck Surgery, 111(4): 216-219.

Williams S E, Watson J B. 1987. Speaking proficiency variations according to method of alaryngeal voicing. The Laryngoscope, 97(6): 737-739.

Yiu E M L, Van Hasselt C A, Williams S R, et al. 1994. Speech intelligibility in tone language(Chinese) laryngectomy speakers. International Journal of Language and Communication Disorders, 29(4): 339-347.

Zue V W. 1976. Some perceptual experiments on the Mandarin tones. The Journal of the Acoustical Society of America, 60(S1): S45-S45.

第 7 章　大脑语音加工机制

语音的大脑感知与发声的大脑控制机制是语言学、心理学、神经科学等领域研究的热点。语音神经肌肉系统的研究手段和脑功能成像技术正在言语语言病理学及其相关领域的前沿研究中发挥作用。语音脑功能的认识源于脑损伤所致的语言功能障碍的研究。脑电（electroencephalogram，EEG）、正电子断层成像（positron emission tomography，PET）、功能磁共振（functional magnetic resonance imaging，fMRI）、脑磁图（magnetoencephalogram，MEG）及电阻层析成像（electrical impedance tomography，EIT）等功能测量技术问世以来，对健康人群在语音任务下大脑活动进行观察和分析成为可能。

本章从脑功能的角度介绍语音听觉与发声的大脑控制，主要内容包括以下三个方面：大脑功能影像研究的实验设计、数据采集与数据分析方法；语音听觉与发声大脑控制环路，包括语音听觉脑区功能定位及语音表达大脑功能控制；以失语症、听觉异常、构音障碍及喉癌为代表的语言功能障碍。

7.1　语音加工脑功能研究方法

语音信号与思想之间的转换涉及多阶段、多水平的处理流程，语音神经科学的研究多集中于不同语音编码水平相关的语言神经环路的脑区定位及各功能脑区的关系。

功能成像技术出现之前，语言脑功能研究的对象主要是脑损伤患者或语言功能不全患者，采用术中刺激并记录响应的研究方法。19 世纪至 20 世纪中叶，典型的语言神经控制模型多基于 Broca、Wernicke、Lichtheim、Geschwind 等的研究（Price，2012），这些模型主要围绕 Broca 区、Wernicke 区的功能对语言的认知及产生的脑区控制机制进行描述。1988 年，Petersen 等首次报道了使用 PET 研究单词听觉和视觉任务下脑区激活状态（Petersen et al.，1988），从而开启了应用功能成像技术进行语言脑功能研究的先河，Petersen 等还在语言脑功能的 PET 研究中提出了一种新的语言脑功能模型。随着脑功能技术的发展，尤其是 fMRI 的出现，健康被试脑功能的研究成为可能，更多的语言相关的脑区被发现，语言脑功能模型不断更新。

7.1.1　语音加工脑功能模型

大脑在处理语音信号过程中包含腹侧信息流及背侧信息流两个信息处理流程（Hickok and Poeppel，2007）。腹侧信息流自接收语音信号的听觉脑区流向双侧大脑腹侧，主要实现语音理解，涉及的脑区包括双侧颞上沟（superior temporal sulcus，STS）中后部、双侧颞上回（superior temporal gyrus，STG）背侧面、双侧颞中回（middle temporal gyrus，MTG）后部、双侧颞下回（inferior temporal gyrus，ITG）后部、左脑颞叶前部（anterior temporal lobe，ATL）。背侧信息流自接收到语音信号的听觉区流向左脑背侧，凸显左侧半球优势，主要实现语音感知及其与发声运动控制的综合调节，涉及的脑区包括 STS 中后部、STG 背侧面、左脑 SPT 区（sylvian parietal temporal region，SPT）、运动前区（premotor，PM）、BA 45/44/6 区（Brodmann area 45，44，6）（Hickok and Poeppel，2007）。

1．腹侧信息流

语言优势半球问题一直是神经科学领域研究的热点，在腹侧信息流将语音信号解码成为可理解的语义信息过程中并未见明显的半球优势，但是也存在一定的两侧半球非对称性。从语音识别到语音理解的大脑加工呈现出两侧半球并行处理的特点，大量临床病理研究及神经影像研究结果支持这种观点。单侧半球损伤患者仍保持语音识别能力，说明对侧大脑半球至少存在一个语音识别功能的通路实现语音到词义转换的功能。功能影像学发现，语音刺激可激活双侧 STS 及 STG 背侧。大量研究表明，STS 在音韵水平上进行语音信号的处理，词义的识别脑区主要集中于颞中脑区的后部，ATL 脑区在更高水平的句法、组合词汇语义的理解中扮演重要角色（Hickok and Poeppel，2007）。

2．背侧信息流

背侧信息流主要负责处理空间定位及语音识别与发声运动交互功能。语言习得过程直接说明了语音感知与发声运动之间存在交互作用。左脑 STG 背侧在语音感知过程中起重要作用，该脑区的损伤也会引起发声运动功能障碍，说明语音感知功能脑区是发声运动控制环路中的重要节点。功能神经影像学的研究结果发现，大脑中存在着语音听觉与发声运动的交互作用。无论是语音感知任务还是发声任务，双侧 STS 后部、SPT 脑区、左脑额叶后部均被激活，SPT 区在语音感知和发声运动控制（尤其是声带运动控制）过程中起着关键作用。背侧信息流功能脑区的分布特点体现了显著的左侧半球优势（Hickok and Poeppel，2007）。

近二十年以来，语言脑功能成像研究拓展了人们对语言脑功能模型的认识，在图 7.1 所示主要功能区以外，还存在着众多脑区可被语言任务激活。除了语音任务以外，视觉语言任务在语言脑功能研究中也占有重要地位（视觉语言非本书重点，后续内容不作详细介绍），视觉刺激激活脑区主要集中在枕叶皮层，包括视觉刺激在内的语言任务激活脑区及脑区的主要功能见表 7.1，脑区分布如图 7.2 所示。

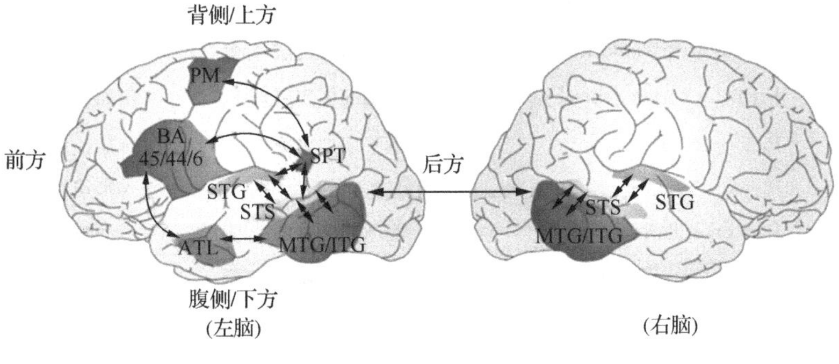

图 7.1　语音脑功能双重信息流模型（Hickok and Poeppel，2007）

背侧/上方 (d)/(s)

前方 (a)

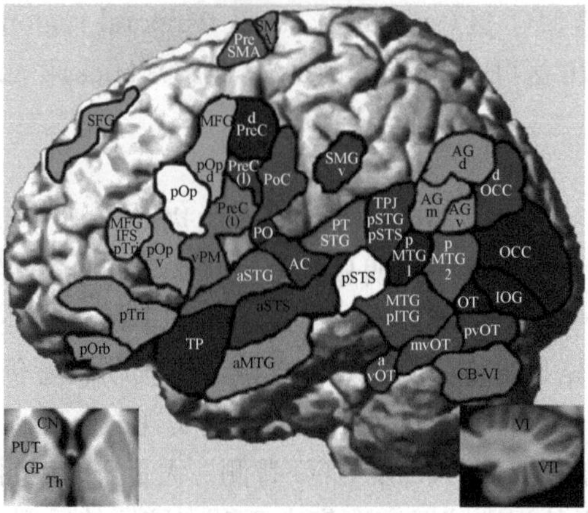

后方 (p)

腹侧/下方 (v)/(i)

图 7.2　语言任务激活脑区(Price,2012)

表 7.1　语言任务激活的脑区及其主要功能(Price,2012)

英文缩写	英文全称	中文全称	主要功能
AC-a	Anterior cingulate anterior	前扣带回-前部	抑制无意识单词发声运动
AC-p	Anterior cingulate posterior	前扣带回-后部	发声运动执行
AG	Angular gyrus	角回	语义整合及预测
CB(IV/V)	Cerebellum(lobules IV and V)	小脑第 IV 及 V 小叶	沉默发声运动计划
CB(VI/VIIB)	Cerebellum(lobules VI and VIIB)	小脑第 VI 及 VIIB 小叶	发声过程中单词联想
CB(VI)	Cerebellum(lobule VI)	小脑第 VI 小叶	发声运动时间判断
CB(VIII)	Cerebellum(lobule VIII)	小脑第 VIII 小叶	听觉时间判断、发声运动
Ins-a	Insula-anterior part	岛叶-前部	发声过程中呼吸控制
ITG-p	Inferior temporal gyrus-posterior	颞下回-后部	单词发声任务中语义访问
ITG-a	Inferior temporal gyrus-anterior	颞下回-前部	语义关联
MFG	Middle frontal gyrus	额中回	发声过程中单词检测
MTG-p	Middle frontal gyrus-posterior	额中回-后部	语义提取
MTG-a	Middle frontal gyrus-anterior	额中回-前部	语义关联
PM-d	Premotor cortex-dorsal	运动前区皮层-背侧	一般运动选择
PM-v	Premotor cortex-ventral	运动前区皮层-腹侧	口面部运动计划
pOP	Pars opercularis	额下回岛盖部	短期记忆及输入、预测、意义整合
pOp-d	Pars opercularis-dorsal	额下回岛盖部-背侧	运动时序
pOp-v	Pars opercularis-ventral	额下回岛盖部-腹侧	口面部运动计划

续表

英文缩写	英文全称	中文全称	主要功能
pOrb	Pars orbitalis	额下回眶部	语义、概念或单词选择或检索
PreC/Poc	Precentral and postcentral	中央前和中央后	口面部运动
Pre-SMA	Anterior to supplementary motor cortex	辅助运动区前区	运动时序
PT	Planum temporale	颞平面	听觉声学处理
pTri	Pars triangularis	额下回三角部	语义确定
PUT	Putamen	壳核	运动执行时间判断
SFG	Superior frontal gyrus	额上回	根据语境选择语义或单词
SMA	Supplementary motor cortex	辅助运动区	运动执行时序
SMG-v	Supramarginal gyrus-ventral	缘上回-腹侧	听觉预测
STG-a	Superior temporal gyrus-anterior	颞上回-前部	复杂声音的听觉前期处理
STG-p	Superior temporal gyrus-posterior	颞上回-后部	听觉处理、单词检索
STS-a	Superior temporal sulcus-anterior	颞上沟-前部	语义关联
STS-p	Superior temporal sulcus-posterior	颞上沟-后部	相近声音、关节运动、意义的整合
TH-vl	Thalamus-ventral lateral	丘脑腹部外侧核	发声过程中呼吸的控制
TPJ	Temporo-parietal junction	颞顶联合区	听觉短期记忆、语义检索
vOT	Ventral occipito-temporal cortex	腹侧枕颞皮层	视觉格式与语义系统的关联
vOT-a	Ventral occipito-temporal-anterior	腹侧枕颞皮层-前部	视觉格式的语义提取
vOT-p	Ventral occipito-temporal-posterior	腹侧枕颞皮层-后部	次语义格式的视觉前期处理

7.1.2　实验设计

在探索语音脑功能的研究中，研究者设计了大量的实验方案，从实验任务角度来分，包括非语音噪声、单频率声波、单音节、多音节组合、词汇、短语组合、句子等。从任务呈现方式的角度可将实验方案分为组块设计、事件相关设计、混合设计等(图 7.3)。

组块设计：又叫时段设计，在一段时间内，被试交替的“静息”状态和“任务”状态，在静息状态，对被试无任何刺激；在任务状态，对被试进行连续的任务刺激。

事件相关设计：它以一段时间无任务为对照，然后快速地执行首次任务，这个任务仅执行一次；再进入一段无任务阶段，然后进行第二个任务，这个任务也是执行一次。重复上述过程，直至结束，它试图把单个事件分离开来，这样更有利于检测到每一个事件引起的神经元生理活动引起的信号变化。

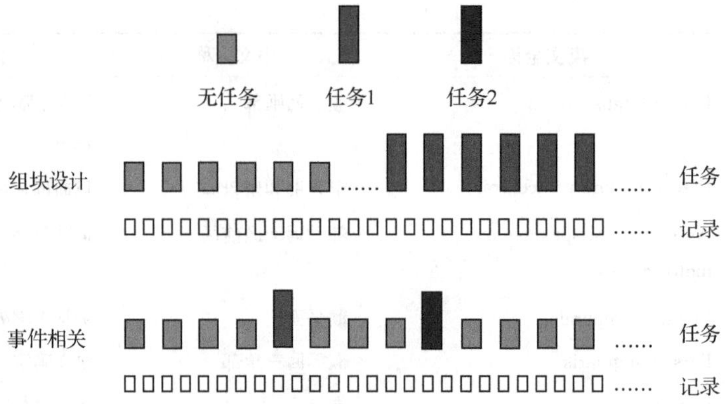

图 7.3 组块设计及事件相关设计方法示意图

7.1.3 数据的采集与分析

1. 数据采集手段

包括语音脑功能研究在内，目前脑功能研究采用 EEG、PET、fMRI、MEG 及 EIT 等多种数据采集方法。

1) EEG

EEG 在脑功能研究中应用较早，因其成本低廉、维护简单，在临床及实验室应用广泛。EEG 具有较高的时间分辨能力，可实现不同频段大脑活动信号的监测。从 EEG 中可提取出任务刺激引起的信号变化，由于该信号是脑神经系统对于感觉刺激的响应，又称为诱发电位。研究人员将任务刺激又称为事件，任务诱发电位又称为事件相关电位(event related potential，ERP)。

研究人员在语言脑功能的研究中应用 ERP 方法记录了被试阅读句子任务时的 EEG 信号。研究表明，当句尾词与其前面的词语内容在语义上不一致时，信号中产生一个内源性的负成分，通常在句尾冲突词出现后的 400ms 达到最大值，即所谓的“N400”(Kutas and Hillyard，1980)。当出现句法冲突时，EEG 将出现正信号，信号在冲突出现后的 600ms 达到最大值，称之为“P600”(Osterhout and Swinney，1989)。ERP 在语言脑功能研究中的应用加深了人们对大脑语言处理的神经机制的理解。尽管如此，EEG 无法实现电信号的空间定位，无法确定 ERP 来自哪个功能脑区。

2) PET

在 PET 成像过程中，需要将含有放射性同位素的示踪剂注入人体，示踪同位素放出的正电子与电子发生泯灭而释放出 γ 光子。通过体外测量 γ 光子反求脑中神经活动的空间分布，获得区域脑代谢率和局部脑血流的变化。PET 可实现大脑活跃区域的空间定位，空间采样单元可达到毫米级，但是示踪剂的放射性限制了该技术的应用。

3) fMRI

最基本的 fMRI 成像是血氧水平依赖(blood oxygen level dependent，BOLD)成像(Ogawa et al.，1993)。BOLD 效应是指，接受刺激后，大脑皮层相应的皮层中枢激活，大脑兴奋区血流量增加，同时耗氧量也增加，但血流量增加大于耗氧量的增加，氧合血红蛋白浓度升高，去氧血红蛋白的浓度降低，而氧合血红蛋白的 T2* 值比去氧血红蛋白的大，从而 T2* 加权图像中大脑兴奋区的信号强度增加。

在保证空间分辨率的前提下，BOLD-fMRI 采样时间一般为数秒，但是所测磁共振信号并不是直接的神经活动电信号，所测血氧水平的变化一般滞后于神经活动 4～8s。

4) 其他技术手段

MEG 测量的是大脑神经活动的磁信号，所测量的感应磁场受颅骨和脑组织的干扰很小，具有非常精确的源定位能力，但设备昂贵且维护费用很高，限制了该方法的广泛应用。此外，EIT 技术仍处于实验室基础及应用基础研究阶段。

2. 数据预处理及统计分析方法

EEG 在时间分辨能力方面优于其他方法，但是无法进行功能脑区的定位，本章重点介绍语音脑功能成像数据分析方法。

1) 脑功能数据存在的问题

(1) 脑功能图像在采集时，不同层面采集的时间存在延迟，但被视为同一时间得到的数据；

(2) 在数据采集过程中，被试头部运动不可避免；

(3) 功能图像与结构图像的采集参数存在差异，所处坐标系不同；

(4) 不同被试大脑的形态存在差异；

(5) 功能数据中存在噪声干扰。

针对上述问题需要对数据进行预处理(图 7.4)。

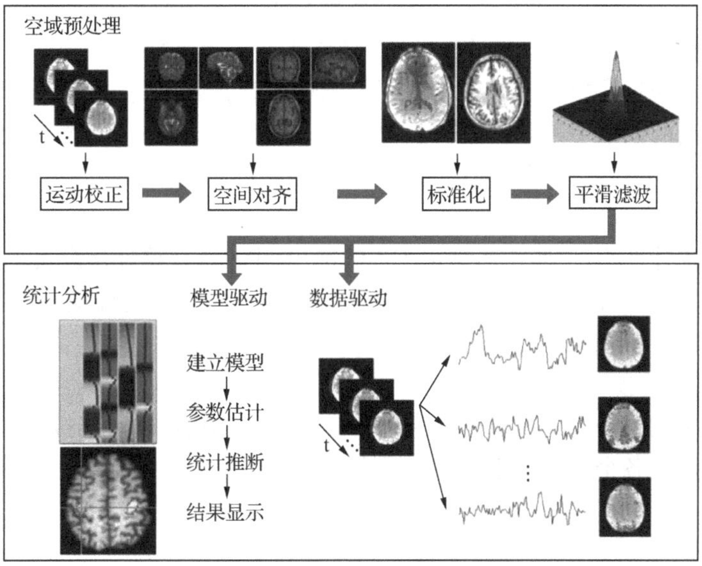

图 7.4　脑功能数据处理及统计分析流程图

2) 数据预处理

(1) 时间校正

脑功能数据分析时常常假设空间数据同时采集，但是实际数据采集过程中，不同层面的数据依次采集，因此需要通过插值或傅里叶平移等方法实现信号的时间校正。

(2) 运动校正

对不同时间采集到的功能磁共振数据进行刚体运动校正，一般选取一个时间的数据作为参考，将其他时间采集的数据配准至参考图像上，分别校正大脑的平动及转动，并产生 6 个运动变量，可作为自变量在一般线性模型中统计分析。

(3) 空间对齐

空间对齐指的是功能数据与结构数据在坐标系中的空间对齐，结构数据空间分辨能力较高（一般为 1mm×1mm×1mm），而功能数据空间分辨能力较低（一般为 3mm×3mm×3mm），数据分析结果的显示往往需要将功能数据叠加到结构数据上，以便更好地进行脑区定位。该环节采用 6 个自由度或 12 个自由度的配准方法，从而实现功能数据与结构数据解剖结构的空间对齐。

(4) 标准化

标准化主要针对群组分析而进行的处理步骤，群组分析中，被试之间的大脑形态存在个体差异，在同一坐标系下彼此间解剖结构无法正确对应，为此需要提供一个模板，将个体数据配准到标准模板上。

(5) 空域平滑

一方面，空域平滑具有噪声滤波的作用，减少噪声及空间错配对后续统计分析的影响；另一方面，空域平滑使脑功能数据更符合高斯分布，满足高斯随机场分析要求。

3) 统计分析

脑功能数据统计分析分为两个水平：个体水平和群组水平。

个体水平的统计分析是基于体素的一般线性模型参数估计及统计推断。以 Y_{jk} 表示第 j 个时间扫描的数据中第 k 个体素上的信号，m 是因变量 x 的个数，β 表示自变量与因变量的回归系数，一般线性模型理论公式（Lindquist et al.，2009）：

$$Y_{jk} = x_{j1}\beta_{1k} + x_{j2}\beta_{2k} + \cdots + x_{jm}\beta_{mk} + \varepsilon_{jk}, \quad \varepsilon_{jk} \sim N(0, x_j^2\sigma_k^2) \tag{7.1}$$

对 β 进行统计推断，一般认为满足 $P<0.05$ 条件即具有统计学意义。

群组水平则主要针对组间差异比较而进行的基于体素的统计检验，首先设计 t 检验或 F 检验，对组间差异进行统计分析。

4) 功能网络连接

构建脑网络的方法大体可以归纳为 4 个步骤：确定节点、确定连接、建立关系矩阵、计算网络特性参数。各个研究的不同点主要在于数据的采集方法和确定连接时选用的指标（图 7.5）。

(1) 确定节点

确定节点主要基于预设的脑图谱进行脑区分割，每个脑区就是脑网络中的一个节点，首先确定模板及脑图谱（如 AAL、Brodman 等）；对采集的图像进行预处理，去除颅骨，分割为白质、灰质、脑脊液、背景等部分；采集的图像与模板进行配准，确定各节点对应的区域。

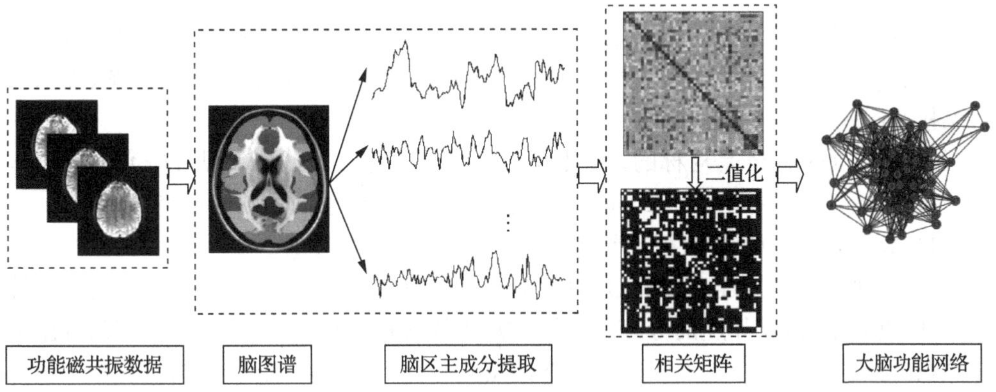

图 7.5　大脑功能连接建立流程图

配准的过程对后续数据处理有很重要的影响，如脑区容积作为度量连接性的常用指标，可由配准过程中脑图谱形变度量(Fan et al.,2011)。

(2) 确定连接

连接一般通过计算不同脑区(节点)某一生理指标的相关性，进而转化为对应的数学指标进行确定。还需要通过统计分析剔除不感兴趣因素引起的变化。下面介绍一下目前研究常用的生理指标和数学指标。

主要的生理指标包括皮层厚度(He et al.,2007)、脑区容积(Fan et al.,2011)、白质纤维连接等。主要的数学指标包括相关系数、纤维连接强度、同步似然性、相位滞后指数。

皮层厚度测量的关键是区分皮层内外表面和定义脑皮层厚度。这里，内表面为灰质与白质分界线、外表面为灰质与脑脊液的分界线。测得厚度值后，数据需要平滑处理。脑皮层厚度的测量方法可归纳为两大类：基于体数据的方法是根据初始图像中灰度值的差异来确定皮层的内、外表面；基于网格表面的方法是先以原始图像的灰度值和拓扑保持等为限制条件，通过形变模型等方法来生成网格状的皮层内、外表面，然后在内、外表面间定义皮层厚度并进行计算。两者的主要区别在于后者在分割图像的基础上生成了网格状结构表面(吕彬等,2008)。

一般使用脑区容积的相对值即可，通过把图像配准到标准脑模板上，获得每个脑区相对于标准图的形变量，就是脑区容积的相对值。使用脑区容积相对值就可以进行相关性计算，这种方法较为简便。

白质纤维束度主要用在扩散张量成像中，需要对扩散张量成像数据进行纤维束追踪。脑白质纤维追踪的算法主要可以分为以下两类：确定性算法(又称为流线算法)和概率性算法。确定性算法是在每个体素中确定一条单独的连接路线，而概率性算法则试图在感兴趣区中建立连接的空间分布度，追踪的效果较好，但计算量巨大。

相关系数的绝对值不超过1。当两个变量的线性关系增强时，相关系数绝对值趋于1。正相关时，相关系数大于0；负相关时，相关系数小于0。当两个变量独立时，相关系数为0。

同步似然性及相位滞后指数多用于fMRI的研究。

(3) 建立关系矩阵

关系矩阵就是图论中的连接矩阵。如果有 N 个节点,那么关系矩阵中便有 $N\times N$ 个元素。根据是否考虑连接的有向性和连接权重,可分为 4 种情况:无权无向图、加权无向图、无权有向图、加权有向图。

无向图的关系矩阵是对称的,无权图的关系矩阵是二值化的。现有研究大部分集中在无权无向图,也称为无向的二值图。有向图的使用多见于动物脑的研究中。

(4) 基于图论的网络特性分析

现有的研究在建立连接矩阵后,进行分析的方法基本相同,可以归纳为:通过计算基于图论的重要指标,比如度的分布、聚类系数、平均最短路径等,通过以上指标研究脑网络的性质和特点,进而通过这些指标分析脑网络是否为几种典型的网络结构,比如小世界网络、模块化网络、无标度网络,最终分析不同组别之间的差异。

衡量网络特性的主要指标主要有:节点的度、度的分布、集群系数、局部效率、最短路径长度、全局效率、模块性。

度是对节点互相连接统计特性最重要的描述,在无向图中,度 k 定义为与节点直接相连的边数,在有向图中,还可以分为入度和出度。度的分布 $P(k)$ 是网络最基本的一个拓扑性质,它表示在网络中等概率随机选取的节点度值正好为 k 的概率(梁夏等,2010),需要注意,在给出度的分布时,某些文献使用了“互补累计概率分布”的概念,将其称为“累计概率分布”,表示随机选取的节点的度值大于 k 的概率。

集群系数衡量的是网络的聚集程度,是度量网络的另一个重要参数,表示某一节点 i 的邻域节点间互相连接的可能。节点 i 的集群系数 C_i 的值等于该节点邻域节点间实际连接的边的数目(e_i)与可能的最大连接边数($k_i(k_i-1)/2$)的比值(梁夏等,2010),即

$$C_i=\frac{2e_i}{k_i(k_i-1)}=\frac{\sum_{j,m}a_{ij}a_{im}a_{mj}}{k_i(k_i-1)} \tag{7.2}$$

由于集群系数只考虑了邻域节点间的直接连接,后来有学者提出局部效率的概念,任意节点 i 的局部效率(Latora and Marchiori,2001)为

$$E_i=\frac{1}{N_{Gi}(N_{Gi}-1)}\sum_{j\neq k\in Gi}\frac{1}{l_{j,k}} \tag{7.3}$$

式中,G_i 指节点 i 的邻域所构成的子图;$l_{j,k}$ 表示节点 j、k 之间的最短路径长度(即边数最少的一条通路)。

对所有节点取平均可以得到网络的集群系数和局部效率,度量了网络的局部信息传输能力,也在一定程度上反映了网络防御攻击的能力。

最短路径刻画了节点间传递信息的难易程度,是描述网络内部结构非常重要的一个参数。该通路所经过的边的数目即为节点 i、j 之间的最短路径长度($l_{i,j}$)。

网络最短路径长度 L 描述了网络中任意两个节点间的最短路径长度的平均值,如果网络中存在不连通的节点会导致这两个节点间的最短路径长度值为无穷。因此有人提出了全局效率的概念(Latora and Marchiori,2001):

$$E_{\text{glob}}=\frac{1}{N(N-1)}\sum_{i,j\in V,i\neq j}\frac{1}{l_{i\ j}} \tag{7.4}$$

最短路径长度和全局效率度量了网络的全局传输能力。最短路径长度越短，网络全局效率越高，则网络节点间传递信息的速率就越快。效率作为新的网络度量指标，将传统的最短路径和集群系数融合成一个表达式，为复杂网络的研究开辟了新的思路。

网络可能存在模块化的特点，模块性可以定量地刻画网络模块化的程度，对于把一个网络 G 划分成 m 个模块的划分方法，模块性(Newman and Girvan，2004)的公式为：

$$Q(m) = \sum_{s=1}^{n_m}\left[\frac{l_s}{L} - \left(\frac{d_s}{2L}\right)^2\right] \tag{7.5}$$

式中，L 是 G 中的总边数；l_s是模块 s 中的总边数；d_s是模块 s 中各节点度数之和。

而网络 G 的模块性等于所有可能划分方法对应的模块性的最大值。可以通过快速算法搜索出取得模块性最大值的划分方法，称为最佳划分。需要注意的是，网络的模块性强不一定意味着其最佳划分的模块个数多，而是意味着各个模块内部的强连接、模块之间弱连接。

7.2 语音听觉

语音听觉脑功能主要基于声音感知、语音处理、语音理解三个层次进行研究(Price，2012)。

7.2.1 声音感知

声音感知包含了语音以及非语音任务下大脑对声音刺激的响应情况，双侧颞上回(包含颞横回及其邻近脑区)在声音感知任务中均被激活，其中颞横回(heschl's gyri)又被称为初级听觉区。在声音感知水平已经存在优势半球现象，快速变换声学时域特性导致额下回岛盖部、颞平面及颞顶联合区激活(Belin et al.，1998；Giraud et al.，2000；Zatorre and Belin，2001)。左侧颞平面在声音想象及声音刺激任务下均被激活，说明该区域在高级语言认知自上而下的处理过程中扮演重要角色(Price，2012)。

大脑对语音的初级处理主要针对语音的声学特性，大脑的声学处理包含了对包括语音及非语音声音刺激在内的所有声音类型刺激的响应。无论是语音还是非语音的声音刺激均可激活双侧颞上脑区，这些区域与声波的频率辨识、相似度、频谱分布及时间特征等功能有关。当听觉刺激任务中声学特性发生快速变化时，左脑颞上回后部、颞平面(PT 区)得到激活；而左脑颞上回前部与声学复杂度的识别有关。当听到相似的声音时，左脑颞上沟后部被显著激活，该脑区可能与声音相似度的感知有关。即使在没有声音刺激的情况下，与声音相关的刺激(如钢琴五线谱的图片)也可以激活与听觉想象功能相关的脑区(左脑颞平面)，这依赖于大脑对声音的记忆功能(左脑额下皮层、颞顶联合及辅助运动区)(Price，2012)。

尽管双侧听觉皮层均参与声音的初级感知，但是两半球侧重点有所差异。左侧听觉皮层侧重于时域信息辨识，对短时声音信息比较敏感，窗宽约为 40Hz；右侧听觉皮层则参与频率信息处理，侧重处理长时声音信息，窗宽约为 4～10Hz(Poeppel，2001，2003；Zaehle et al.，2008)。当声音频率由高向低转换时，大脑感知呈现左侧化优势；右半球则对声音的频谱、韵律、语调的变化更为敏感(Price,2012)。

1. 音高

音高是声音的关键参数,尤其是在音乐、语音的识别和提取中极其重要。听觉皮层损伤可引起音高辨识功能缺失,这种现象在人脑损伤研究及动物试验中均有体现。这种现象说明大脑听觉皮层存在专门进行音高认知的脑区,但是在初级听觉区内并未发现音高处理功能,众多研究提出假设,认为音高处理脑区可能存在于初级听觉区以外的皮层。音高主要取决于声波的基频,针对灵长类动物的基频感知电生理实验研究表明,在听觉感知皮层,对声波特征频率的认知神经元存在着频率依赖的空间分布特性(如图 7.6 所示),音高感知脑区由初级听觉皮层向前侧延伸(Bendor and Wang,2005)。对于人类听觉的脑功能成像研究发现,不同音高的刺激任务下,耳蜗听觉神经核、下丘及初级听觉皮层激活强度无显著差异,但是在颞横回前外侧脑区与音高处理存在相关性(Patterson et al.,2002;Penagos et al.,2004)。

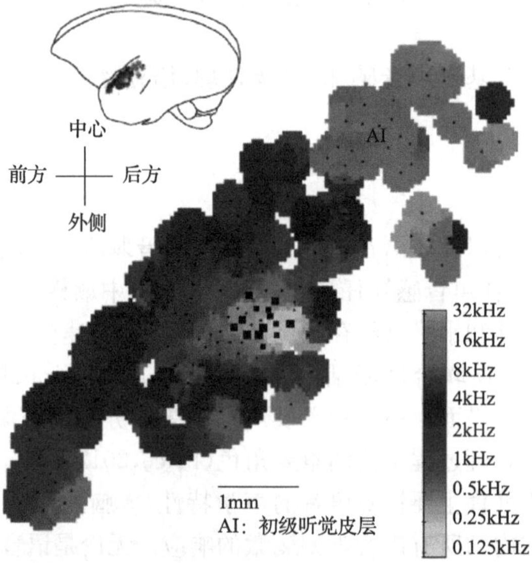

图 7.6　美洲小型长尾猴听觉皮层神经元基频依赖空间分布图(Bendor and Wang,2005)

2. 声强

对于不同声强水平的声音刺激,初级听觉皮层激活程度也随之而变化,声强越高,脑区激活强度越强、激活体素越多,激活程度与声强水平呈现非线性关系。初级听觉皮层在声强的处理过程中发挥重要作用(Lasota et al.,2003)。

3. 语音刺激频率

语音刺激频率引起脑区代谢活动改变的功能影像研究始于 1992 年的一项 PET 研究,研究采用单音节名词刺激任务,刺激频率分别为每分钟 10、30、50、70、90 个单词。该项研究发现，PET 所反映的脑局部血流信号与单词刺激频率呈线性正相关，刺激频率依赖的脑区主要是双侧初级听觉区及右侧次级听觉区，左侧次级听觉区未发现刺激频率依赖现象，这种偏侧化现象可能是由左侧次级听觉区（Wernicke 区）参与语音理解等高级功能造成的（Price et al.，1992）。但是随后的 fMRI 研究发现了与此不一致的结果，无论是音节刺激任务还是单词刺激任务，左右脑初级听觉区与次级听觉区激活强度和激活体素个数均随刺激频率的变化而变化（Dhankhar et al.，1997）。

4. 节奏与语调

语音的节奏和语调是语音的重要特性，在语音感知过程中发挥重要作用。语音的节奏取决于音节的持续时间及音节的间隔时间，确定了句子中音节、单词的组合与划分。语调的变化往往通过变换语音的基频实现，不同的语调可能使相同的语音蕴含不同的语义和情感。语音的节奏主要激活右半球颞上回中部，语调激活双侧颞上回、颞上沟及右半球颞上沟后部。右半球颞上回中部在处理语音的节奏与语调信息过程中扮演重要角色（Zhang et al.，2010）。

7.2.2　语音处理

语音处理主要实现对语音选择性的脑区响应（相对于非语音任务）。与其他声音相比，语音中蕴含了丰富的语义信息及构音器官运动的记忆信息。该水平的大脑处理包含语音的声学处理过程和发声运动相关的处理，呈现显著的左侧化（左脑优势半球）。左侧颞叶后部、前部分别处理语音的相似度、复杂度；语音产生的物理基础是构音器官的协调运动，这种运动通过语音信息可以被听者重复，从而引起听者对语音的重编码，左侧额下回及运动前区的激活可能由发声运动重编码引起；缘上回腹侧则可能与听觉注意及声音分类有关（Price，2012）。

7.2.3　语音理解

语音理解涉及多个认知过程，包括语义提取、语义联系、上下文联系、语义整合及预测、句义、叙事感知和语义选择。

语义提取主要针对一个单词或一个句子提炼出其意义，参与该功能的脑区主要位于左脑颞区后部，包括左脑颞中回后部及颞下回后部；语义联系指的是多个意义或概念相似或者相近的内容间进行联系，参与的脑区有左脑颞上回前部、左脑颞中回前部及颞枕区腹侧前部；参与上下文联系的功能脑区主要是左脑额上回；需要对上下文进行语义整合并据此对未知语义进行猜测时涉及语义整合及预测功能脑区（双侧角回）；参与整个句子理解的脑区包括颞极、左脑额下回岛盖部背侧、左脑运动前区背侧；对于叙事性段落的理解，楔前叶、后扣带回在其中扮演重要角色；左脑额下回眶部、额下回三角部的功能主要是通过一定的判据从众多可能的概念中进行语义选择（Price，2012）。

7.3 语音表达

语音表达包括语义获取、呼吸运动、喉部及口面部等发声器官的协同运动，这一系列的复杂运动依赖于大脑的协调控制。

7.3.1 构音器官的运动皮层功能定位

构音器官的运动是语音产生的基础，功能影像手段已实现喉、舌、唇等构音器官运动控制的脑区定位。如图 7.7 所示，在大脑运动皮层，喉部肌肉、嘴唇及舌运动的控制脑区分布于两侧大脑半球，舌运动控制脑区位于运动皮层下部，邻近外侧裂；嘴唇运动控制脑区位于舌功能脑区的背侧；如图中左侧两层轴位图所示，喉部肌肉运动控制脑区位于嘴唇运动控制脑区的内侧、前方(Brown et al.,2008)。

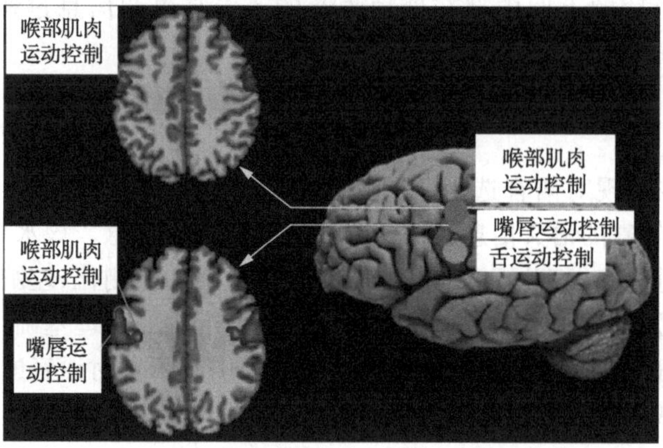

图 7.7 构音器官运动控制脑区定位(Brown et al.,2008)

呼吸系统的控制调节为发声过程中的声带振动提供了动力源，有意识地控制呼吸有助于理解发声过程中的呼吸控制。在早期的脑功能研究中发现，呼气控制与发声激活相似的脑区，比如，呼气控制激活左半球额下回外侧，而该脑区同时与构音器官的运动控制有关(Ramsay et al.,1993)；功能磁共振研究发现，有意识的呼气控制激活感觉运动皮层的背外侧，这些脑区可能与肺隔膜、胸腔壁的运动控制有关，而与构音器官的运动控制无关(Brown et al.,2008;Evans et al.,1999;Mckay et al.,2003)。

发声任务是在呼吸系统、喉部及口面部肌肉的协调运动下完成的，通过对上嘴唇、下嘴唇、舌、颌、胸部，以及腹部运动的相关性分析发现，在上述 4 个口面部结构中，颌与喉部、呼吸系统的运动协调性更强，可能反映这些结构的运动控制神经关系更为密切(McClean and Tasko,2002)。

7.3.2 语音表达的大脑控制

语音表达包括语义联想、构音器官运动计划、构音器官运动执行，以及听觉反馈等环节。

1. 语义联想

此处语义联想指的是根据提示信息搜索相关概念对应的词汇，比如给出一个名词“蛋糕”提示，则联系到“吃”。在语义联想过程中要求大脑中存在一定的词汇语义对应关系（语义记忆），从相近的语义中选择出恰当的概念，在语义联想的过程中往往会涉及多个概念（包括相关的及不相关的概念），需要对这些过度的反应进行抑制。在试图进行语言表达时，往往存在多个词汇对应于同一个概念的情况，从众多意义相同的词汇中进行选择可激活左脑额中回、左脑额上回；对于存储在大脑中与表达的意义不相关的词汇需要一个抑制机制，否则语言交流过程中大脑的反应速度将受到影响，前扣带回可能参与该功能的实现（Price，2012）。

2. 构音器官运动计划

构音器官的运动计划的研究可通过默声任务来完成，即被试在大脑中形成语言表达的构想，但不进行实施。首先要形成运动指令，主要由双侧运动前区，特别是左脑运动前区背侧完成；运动指令的时序计划由辅助运动区、辅助运动前区及左脑额下回岛盖部背侧完成；参与语言表达的口面部运动器官的运动计划由左脑脑岛前部、左脑额下回岛盖部腹侧及左脑运动前区腹侧实施；即使是默声任务，大脑会对其对应的语音进行联系，即形成语音听觉期望，参与该功能的脑区包括左脑额下回岛盖部、运动前区、颞平面及缘上回腹侧（Price，2012）。

3. 构音器官运动执行

在上一部分已经对构音器官的运动控制脑区进行了介绍，在构音器官产生运动过程中，参与运动命令执行的脑区还包括前扣带回背侧、辅助运动区；在双侧半球中央前回、中央后回分布着构音器官的控制脑区，从背侧至腹侧对应的运动器官包括唇、颌、声带、喉部周围肌肉及舌等；为了确保运动的有序进行，需要运动时序控制，涉及该功能的脑区包括左脑壳核、小脑（IV 区、V 区、VI 区及右侧小脑 VIII 区）；发声过程中的呼吸运动与平静状态有所不同，平静状态下，呼吸运动几乎是无意识的随意运动，发声过程中需要有意识地控制呼气过程，参与的脑区有丘脑腹部外侧核、左脑岛叶前部（Price，2012）。

4. 听觉反馈

听觉反馈在语音交流过程中非常重要，发声者可以及时对自己的发声运动进行调整，首先与听到其他发声者的声音感知类似，双侧颞上回会被激活；接收到声音后，大脑中会重现发声的运动过程，参与的脑区有左脑颞上回后部、颞横回及左脑颞上沟；左脑额下皮层岛盖部参与对听到的语音的判断与推测（Price，2012）。

7.3.3　基频微扰响应特性

语音中的基频对于语音所承载的语义信息非常重要，变化的基频可以形成不同的声调、重音、语调，这些信息在情感语音表达过程中起关键作用。

语音表达中基频的变化有赖于大脑对基频的实时调节。研究表明，听觉反馈在基频调节过程中扮演重要角色，如果听觉反馈功能损伤或者缺失将会导致基频控制能力的下降(Elliott et al.，1970；Mürbe et al.，2002；Svirsky et al.，1992)。另一方面，肌肉运动感知功能的变化也会对基频的调节产生影响，当声带黏膜被麻醉以后，基频扰动的发声响应大于正常情况(Larson et al.，2008)，可见听觉反馈和肌肉运动感知功能均参与了语音基频的调节(Liu et al.，2009b)。

语音表达过程中基频微扰发声响应具有以下几个特点：

(1) 大脑听觉皮层更倾向于处理自身发声过程中的基频扰动(相对于听其他人发声)(Behroozmand et al.，2009；Behroozmand et al.，2011)；

(2) 发声的听觉反馈有助于探测并校正所发语音与预期的语音输出之间的偏差，很小的基频扰动也可引起较强的听觉响应(Behroozmand et al.，2009)；

(3) 对于基频扰动的发声响应，较高的基频水平可引起较大的发声反应及较短的潜伏期(Liu et al.，2009a)；

(4) 基频扰动的发声响应幅度与语音任务的表达语调有关，在陈述型语音表达任务中，发声响应的幅度与听觉反馈刺激施加的时间没有关系，在疑问型语音表达任务中，发声与听到声音之间时间间隔越大，发声响应幅度越低(Liu et al.，2009b)；

(5) 听觉神经响应与反馈时间有关，与实时听觉反馈相比，延迟的听觉反馈可诱导较大的神经响应(Behroozmand et al.，2011)；

(6) 基频微扰反馈响应存在随龄性变化的特点，这可能与语言发育过程有关，与儿童、青壮年相比，老年人响应幅度最大，而儿童的响应潜伏期最长(Liu et al.，2010)。

基频微扰反馈调节是语音交流过程中众多反馈调节的一种，是人类语音表达自我校正的具体体现，有利于更准确的语义传递。

7.3.4 多语种语音表达

频繁的国际交流使掌握第二语言的人不断增加。所谓第二语言，泛指第一语言以外的语言。第一语言通常是在儿童时期习得，其学习过程与认识周围事物同步，是在无计划、无安排的情况下，靠模仿周围人的言语，不知不觉地掌握语言。而第二语言的学习主要是在第一语言的基础上进行的，是在某种特定的目的、特定的要求中学习语言的。掌握两种语言的人称为“双语者”。

根据第二语言学习时间不同，双语者在处理第一语言与第二语言的关系时大脑的响应也有所不同。对于早期掌握第二语言的双语者，由于其掌握两种语言的能力差异不大，当完成语言表达任务时，需要调用的脑区无显著性差异；但是对于较晚习得第二语言的双语者，在额叶语言区(Broca 区)，两种语言表达所激活的区域是明显分离的，在颞叶语言区(Wernicke 区)激活区域无分离现象(Kim et al.，1997)。

7.4 语言功能障碍

无论是神经系统功能或结构的异常还是构音器官的病变都可能导致语音表达障碍，

失语症的发现使人们开始了脑内特异性语言功能区域的研究，听觉异常特别是耳聋可能导致语音表达障碍，喉部是发声的关键环节，声带发育不全、喉癌等喉部疾病可导致声带振动异常甚至丧失，这类构音器官的病变反过来也会影响大脑对语音的感知与发声的控制。

7.4.1　失语症

失语症是大脑语言功能脑区损伤引起的语言功能障碍，但是并无其他认知功能障碍或构音器官运动异常。早期的失语症的研究为促进人们对大脑语言功能脑区的认识起了重要作用。在失语症研究的过程中，比较重要的两个发现分别是 1861 年 Broca 区和 1874 年 Wernicke 区的发现。法国神经科医生 Paul Broca 发现额叶损伤导致的语音表达功能障碍，提示大脑中存在语音表达的控制中枢，该脑区位于额叶，被称为“Broca 区”。德国神经科医生 Karl Wernicke 发现，左脑颞叶表面上部脑区损伤可导致的语言障碍与 Broca 区损伤导致的失语症症状不同，该脑区被称为“Wernicke 区”。这些功能脑区的出现为语言处理模型的建立提供了基础，较早的模型就是由 Wernicke 提出并被 Geschwind 改进的“Wernicke-Geschwind 模型”(Bear et al.，2007；Kandel et al.，2000)。

失语症的研究揭示一个重要的问题——大脑优势半球，语言功能脑区主要位于左半球，96%的人对于语言的处理依赖于左半球(Kandel et al.，2000)。功能成像技术为失语症患者治疗期间语言功能恢复程度评价提供了有力的工具，在失语症患者治疗阶段，优势半球一直是该领域讨论的焦点，较小的损伤、治疗效果显著的患者仍以左脑为优势半球，较大的损伤或治疗效果不佳的情况下则可能倾向于右脑优势半球(Crosson et al.，2007)。

7.4.2　听觉异常

语言功能的形成依赖于语音听觉，功能影像学证据表明，2～3 月的婴幼儿的大脑颞上回、角回已经可以对母语刺激产生响应(Dehaene-Lambertz et al.，2002)，并且快速地学习周围环境中的语言，从模仿到掌握，大约于 2 岁时可以实现母语的句子表达。听觉在语言习得过程中具有重要作用，听觉异常可能导致语言功能缺陷甚至丧失。

脑功能影像研究发现，触觉、听觉刺激任务可激活盲人的视觉皮层，提示当某种感知的终端器官出现异常，实现该功能的脑区会对类似的其他类型的感知产生响应。听觉异常被试的听觉脑区可被视觉刺激激活(Finney et al.，2001)，提示大脑功能的重塑特性。

7.4.3　构音障碍

构音障碍是一种运动型发声障碍，与构音器官损伤不同，该类疾病主要是由支配构音器官肌肉的神经系统损伤引起的运动障碍。呼吸系统、喉部声带、口面部等发声的各个子系统运动的病变均可能引起构音障碍。

构音器官运动的控制脑区的损伤可导致构音障碍，小脑缺血脑功能研究发现，右侧小脑半球存在协调舌与口面部肌运动的脑区，该脑区的损伤可导致构音障碍(Urban et al.，2003)；左脑皮质脊髓束中走行着语音产生的运动功能相关的白质纤维，通过扩散磁共振成像，利用纤维束评价构音器官运动功能的方法可以用于构音障碍的早期诊断（Liégeois et al.，2013）。

7.4.4 喉癌

喉癌手术经历了从喉部分切除术到以全喉切除术为主，又从全喉切除术过渡到以喉部分切除术为主的发展过程（Nakayama et al.，2012；Pawar et al.，2008）。喉部分及全切除患者语音重建辅助方法有咽食管发音、人工喉、手术发音（气管食管发音）等多种方式（Meltzner and Hillman，2005；Pawar et al.，2008；Schaefer and Johns，1982）。与正常发声相比，喉部分及全切除患者发声过程中，在发声振动体、喉部残余组织运动、呼吸气流通路等方面均存在差异。功能执行器官的变化将影响大脑对执行器官控制的改变。

对于喉部分及全切除患者来说，长期采用异于正常的发音方式使参与语言交流的功能脑区及脑区的活跃程度发生变化（Galgano et al.，2009；尹建忠等，2008；刘丽华等，2010）。已有研究表明，食管发音的喉全切除患者在不同的康复阶段完成发音任务时激活功能区域仍然以额叶、颞叶和枕叶相关脑区为主，与传统语言功能脑区位置未见明显差异。但是不同恢复阶段部分脑区激活的体素个数和强度的变化率存在显著差异（尹建忠等，2008）；喉全切除患者在语言恢复训练后，右顶叶存在重塑现象，语言相关脑区、连接点及信息传导通路在完成发声任务时激活强化（刘丽华等，2010）。

在发育、学习及病变等因素的影响下，人类大脑在结构和功能等方面不断地变化（Zatorre et al.，2012；虞晓菁和章士正，2005）。对于成年人来说，发育的因素影响较小，脑重塑在康复训练中得到了大量的研究。经过学习训练可以增强功能区的任务激活，有学者对阅读盲文及手指运动两种任务对盲人视觉区的激活状态进行了比较分析，研究发现盲人在阅读盲文时视觉区激活具有统计学意义（Gizewski et al.，2003）。运动功能执行器官的伤残可能引起大脑相应的调节控制区域的变化，有研究发现上肢截肢患者的嘴和残肢的功能脑区向先前手的功能脑区移动（Irlbacher et al.，2001）。在完成一项任务时往往需要多个脑区协同作用（虞晓菁和章士正，2005），研究发现任务训练前后相应脑区激活强度与脑区之间连接强度均有变化，但是变化趋势有所差异，单个脑区对刺激的响应强度减弱，但是功能相关的多个脑区之间的连接强度增强（Büchel et al.，1999）。

以往研究通过被试完成任务来观察脑区的响应情况，但是对于语言任务，被试的运动给数据的采集和分析增加了难度。由于长期的异常发音方式，患者在心理和性格上可能出现异常，除了在完成特定发声任务时大脑相关脑区激活程度与正常不同以外，静息状态下大脑的功能连接模式也可能发生变化，这种变化可能与发音器官的控制有关，同时也可能由情感表达受限制引起。

7.5 本章小结

本章从大脑功能影像研究的实验设计、数据采集、数据分析方法；语音听觉与发声的大脑控制；以失语症、听觉异常、构音障碍及喉癌为代表的语言功能障碍等三个方面对语音相关脑功能进行了介绍。大脑语音功能影像学研究丰富了人们对语音听觉、语音产生的大脑控制机制的认识，语音任务的完成往往涉及多脑区协同作用，多种功能数据同步采集（如功能磁共振与脑电）有助于认识大脑在处理语音任务时的信息流向，大脑功能网络分析方法的不断完善将使语音功能脑区间（尤其是听觉皮层和运动皮层）相互作用机制的研究更加深入。

（李贤军　万明习）

参考文献

梁夏，王金辉，贺永. 2010. 人脑连接组研究：脑结构网络和脑功能网络. 科学通报，55(16)：1565-1583.

刘丽华，龙淼淼，夏爽，等. 2010. fMRI 观察喉全切术发音重建后患者语言功能网络. 中国医学影像技术，26(12)：2258-2262.

吕彬，何晖光，赵明昌，等. 2008. 基于磁共振图像的脑皮层厚度测量方法. 中国医学影像技术，24(6)：955-958.

尹建忠，薛永刚，林鹏，等. 2008. 喉癌术后发声重建中语言功能脑区的重组特点研究. 临床放射学杂志，27(9)：1194-1197.

虞晓菁，章士正. 2005. 脑重塑的功能性磁共振成像研究. 国外医学(临床放射学分册)，28(6)：356-360.

Bear M F，Connors B W，Paradiso M A. 2001. Neuroscience：Exploring the brain(2nd edition). Philadelphia：Lippincott Williams & Wilkins.

Behroozmand R，Karvelis L，Liu H，et al. 2009. Vocalization-induced enhancement of the auditory cortex responsiveness during voice F0 feedback perturbation. Clinical Neurophysiology，120(7)：1303-1312.

Behroozmand R，Liu H，Larson C R. 2011. Time-dependent neural processing of auditory feedback during voice pitch error detection. Journal of Cognitive Neuroscience，23(5)：1205-1217.

Belin P，Zilbovicius M，Crozier S，et al. 1998. Lateralization of speech and auditory temporal processing. Journal of Cognitive Neuroscience，10(4)：536-540.

Bendor D，Wang X. 2005. The neuronal representation of pitch in primate auditory cortex. Nature，436(7054)：1161-1165.

Brown S，Ngan E，Liotti M. 2008. A larynx area in the human motor cortex. Cerebral Cortex，18(4)：837-845.

Büchel C，Coull J，Friston K. 1999. The predictive value of changes in effective connectivity for human learning. Science，283(5407)：1538-1541.

Crosson B，McGregor K，Gopinath K S，et al. 2007. Functional MRI of language in aphasia：a review of the literature and the methodological challenges. Neuropsychology Review，17(2)：157-177.

Dehaene-Lambertz G，Dehaene S，Hertz-Pannier L. 2002. Functional neuroimaging of speech perception in infants. Science，298(5600)：2013-2015.

Dhankhar A，Wexler B E，Fulbright R K，et al. 1997. Functional magnetic resonance imaging assessment of the human brain auditory cortex response to increasing word presentation rates. Journal of Neurophysiology，77(1)：476-483.

Doyle P C，Keith R L. 2005. Contemporary considerations in the treatment and rehabilitation of head and neck cancer：Voice，speech，and swallowing，Austin，TX：Pro-Ed.

Elliott L L，Niemoeller A F. 1970. The role of hearing in controlling voice fundamental frequency. International Journal of Audiology，9(1)：47-52.

Evans K C，Shea S A，Saykin A J. 1999. Functional MRI localisation of central nervous system regions associated with volitional inspiration in humans. The Journal of Physiology，520(2)：383-392.

Fan Y，Shi F，Smith J K，et al. 2011. Brain anatomical networks in early human brain development. Neuroimage，54(3)：1862-1871.

Finney E M，Fine I，Dobkins K R. 2001. Visual stimuli activate auditory cortex in the deaf. Nature Neuroscience，

4(21): 1171-1173.

Galgano J F, Peck K K, Branski R C, et al. 2009. Correlation between functional MRI and voice improvement following type I thyroplasty in unilateral vocal fold paralysis-a case study. Journal of Voice, 23(5): 639-645.

Giraud A L, Lorenzi C, Ashburner J, et al. 2000. Representation of the temporal envelope of sounds in the human brain. Journal of Neurophysiology, 84(3): 1588-1598.

Gizewski E, Gasser T, De Greiff A, et al. 2003. Cross-modal plasticity for sensory and motor activation patterns in blind subjects. Neuroimage, 19(3): 968-975.

He Y, Chen Z J, Evans A C. 2007. Small-world anatomical networks in the human brain revealed by cortical thickness from MRI. Cerebral Cortex, 17(10): 2407-2419.

Hickok G, Poeppel D. 2007. The cortical organization of speech processing. Nature Reviews Neuroscience, 8(5): 393-402.

Irlbacher K, Meyer B U, Voss M, et al. 2001. Spatial reorganization of cortical motor output maps of stump muscles in human upper-limb amputees. Neuroscience Letters, 321(3): 129-132.

Kandel E R, Schwartz J H, Jessell T M. 2000. Principles of neural science. 4th edition. New York: McGraw-Hill.

Kim K H, Relkin N R, Lee K M, et al. 1997. Distinct cortical areas associated with native and second languages. Nature, 388(6638): 171-174.

Kutas M, Hillyard S A. 1980. Reading senseless sentences: Brain potentials reflect semantic incongruity. Science, 207(4427): 203-205.

Larson C R, Altman K W, Liu H, et al. 2008. Interactions between auditory and somatosensory feedback for voice F0 control. Experimental Brain Research, 187(4): 613-621.

Lasota K J, Ulmer J L, Firszt J B, et al. 2003. Intensity-dependent activation of the primary auditory cortex in functional magnetic resonance imaging. Journal of Computer Assisted Tomography, 27(2): 213-218.

Latora V, Marchiori M. 2001. Efficient behavior of small-world networks. Physical Review Letters, 87(19): 198701.

Lindquist M A, Meng Loh J, Atlas L Y, et al. 2009. Modeling the hemodynamic response function in fMRI: Efficiency, bias and mis-modeling. Neuroimage, 45(1 Suppl): S187-S198.

Liu H, Russo N M, Larson C R. 2010. Age-related differences in vocal responses to pitch feedback perturbations: A preliminary study. The Journal of the Acoustical Society of America, 127(2): 1042-1046.

Liu H, Auger J, Larson C R. 2009a. Voice fundamental frequency modulates vocal response to pitch perturbations during English speech. The Journal of the Acoustical Society of America, 127(1): EL1-EL5.

Liu H, Xu Y, Larson C R. 2009b. Attenuation of vocal responses to pitch perturbations during Mandarin speech. The Journal of the Acoustical Society of America, 125(4): 2299-2306.

Liégeois F, Tournier J D, Pigdon L, et al. 2013. Corticobulbar tract changes as predictors of dysarthria in childhood brain injury. Neurology, 80(10): 926-932.

McClean M D, Tasko S M. 2002. Association of orofacial with laryngeal and respiratory motor output during speech. Experimental Brain Research, 146(4): 481-489.

Mckay L C, Evans K C, Frackowiak R S, et al. 2003. Neural correlates of voluntary breathing in humans. Journal of Applied Physiology, 95(3): 1170-1178.

Meltzner G S, Hillman R E. 2005. Impact of aberrant acoustic properties on the percepeion of sound quality in electrolanynx speech. Journal of speech, Language, and the Hearing Research, 48(4): 776-779.

Mürbe D, Pabst F, Hofmann G, et al. 2002. Significance of auditory and kinesthetic feedback to singers' pitch control. Journal of Voice, 16(1): 44-51.

Nakayama M, Laccourreye O, Holsinger F C, et al. 2012. Functional Organ Preservation for Laryngeal Cancer: Past, Present and Future. Japanese Journal of Clinical Oncology, 42(3): 155-160.

Newman M E, Girvan M. 2004. Finding and evaluating community structure in networks. Physical Review, 69(2): 026113.

Ogawa S, Menon R, Tank D, et al. 1993. Functional brain mapping by blood oxygenation level-dependent contrast magnetic resonance imaging. A comparison of signal characteristics with a biophysical model. Biophysical Journal, 64(3): 803-812.

Osterhout L, Swinney D A. 1989. On the role of the simplicity heuristic in language processing: Evidence from structural and inferential processing. Journal of Psycholinguistic Research, 18(6): 553-562.

Patterson R D, Uppenkamp S, Johnsrude I S, et al. 2002. The processing of temporal pitch and melody information in auditory cortex. Neuron, 36(4): 767-776.

Pawar P V, Sayed S I, Kazi R, et al. 2008. Current status and future prospects in prosthetic voice rehabilitation following laryngectomy. Journal of Cancer Research and Therapeutics, 4(4): 186-191.

Penagos H, Melcher J R, Oxenham A J. 2004. A neural representation of pitch salience in nonprimary human auditory cortex revealed with functional magnetic resonance imaging. The Journal of Neuroscience, 24(30): 6810-6815.

Petersen S E, Fox P T, Posner M I, et al. 1988. Positron emission tomographic studies of the cortical anatomy of single-word processing. Nature, 331(6157): 585-589.

Poeppel D. 2001. Pure word deafness and the bilateral processing of the speech code. Cognitive Science, 25(5): 679-693.

Poeppel D. 2003. The analysis of speech in different temporal integration windows: cerebral lateralization as 'asymmetric sampling in time'. Speech Communication, 41(1): 245-255.

Price C, Wise R, Ramsay S, et al. 1992. Regional response differences within the human auditory cortex when listening to words. Neuroscience Letters, 146(2): 179-182.

Price C. 2012. A review and synthesis of the first 20 years of PET and fMRI studies of heard speech, spoken language and reading. Neuroimage, 62(2): 816-847.

Ramsay S, Adams L, Murphy K, et al. 1993. Regional cerebral blood flow during volitional expiration in man: a comparison with volitional inspiration. The Journal of Physiology, 461: 85-101.

Schaefer S D, Johns D F, 1982. Attaining functional esophageal speech. Archives of Otolaryngology-Head & Neck Surgery, 108(10): 647-649.

Svirsky M A, Lane H, Perkell J S, et al. 1992. Effects of short-term auditory deprivation on speech production in adult cochlear implant users. The Journal of the Acoustical Society of America, 92(3): 1284-1300.

Urban P P, Marx J, Hunsche S, et al. 2003. Cerebellar speech representation: lesion topography in dysarthria as derived from cerebellar ischemia and functional magnetic resonance imaging. Archives of Neurology, 60(7): 965-972.

Zaehle T, Geiser E, Alter K, et al. 2008. Segmental processing in the human auditory dorsal stream. Brain Research, 1220: 179-190.

Zatorre R J, Belin P. 2001. Spectral and temporal processing in human auditory cortex. Cerebral Cortex, 11(10): 946-953.

Zatorre R J, Fields R D, Johansen-Berg H. 2012. Plasticity in gray and white: neuroimaging changes in brain structure during learning. Nature Neuroscience, 15(4): 528-536.

Zhang L, Shu H, Zhou F, et al. 2010. Common and distinct neural substrates for the perception of speech rhythm and intonation. Human Brain Mapping, 31(7): 1106-1116.

